Abkürzungsverzeichnis

Immunologie — Ein Nachschlagewerk

AAB	Antigen-Antikörper-Bindung(en)
AAK	Antigen-Antikörper-Komplex(e)
AAR	Antigen-Antikörper-Reaktion(en)
Ag	Antigen(e)
Ak	Antikörper
ALS	Antilymphozytenserum
bzw.	beziehungsweise
biol.	biologisch
dgl.	dergleichen
d. h.	das heißt
DD	Differentialdiagnose(n)
dd	differentialdiagnostisch
Di	Diagnose(n)
di	diagnostisch
IE	Internationale Einheit(en)
IK	Immunkomplex(e)
KB	Komplementbindung
KBR	Komplementbindungsreaktion
MG	Molekulargewicht
Serol.	Serologie
serol.	serologisch
Th	Therapie
th	therapeutisch
u. a.	unter anderem
usw.	und so weiter
z. B.	zum Beispiel
z. T.	zum Teil

IMMUNOLOGIE

ein Nachschlagewerk

IMMUNOLOGIE

ein Nachschlagewerk

2., bearbeitete Auflage

Herausgegeben von

Doz. Dr. med. habil. GERHARD BUNDSCHUH
und Prof. Dr. med. habil. BURKHARD SCHNEEWEISS

IMMUNOLOGIE

ein Nachschlagewerk

2., bearbeitete Auflage

Autoren

Prof. Dr. sc. rer. nat. H. Ambrosius
— Dr. rer. nat. M. Andreas
Dr. sc. med. R. v. Baehr
Dr. med. H. Barthelmes
Dr. sc. med. K.-Ch. Bergmann
Doz. Dr. med. habil. G. Bundschuh
Dr. med. G. Fünfhausen
Prof. Dr. sc. med. H. Friemel
— Dr. rer. nat. habil. J. Brock
Dr. med. Rita Eichler
Dr. rer. nat. Bringfriede Flentje
Dr. rer. nat. H. Gemeinhardt
Dr. sc. med. G. Geserick
Dr. med. E. Glöckner
Doz. Dr. med. habil. J. Grimm
Dr. rer. nat. J. Groth
Prof. Dr. sc. med. E. Günther
Dr. rer. nat. W. Gutsche
Prof. Dr. sc. med. L. Jäger
Dr. med. H. L. Jenssen
Dr. med. vet. habil. K. D. Jentzsch
Dr. med. vet. Ruth Jungmann
Dr. med. J. Kaden
Dr. med. J. Kiesewalter
Dr. sc. med. B. Klausch
— Dr. sc. med. W. Straube
— Dr. sc. med. R. Hofmann
Dr. med. G. Klimmt
Prof. Dr. Dr. W. Köhler
Dr. med. A. Krebs
Doz. Dr. sc. med. R. A. Kühn
Dr. rer. nat. Siegrid Leverenz
Dr. sc. med. Sonja Mebel
Doz. Dr. sc. med. H. Meyer-Rienecker
Dr. rer. nat. B. Micheel
Prof. Dr. sc. med. H. Mochmann
Prof. Dr. sc. med. J. Morenz
Prof. Dr. sc. med. D. Mücke
Dr. med. Gretel-Maria Müller
Dipl.-Biol. Hannelore Nitschke
Dr. med. U. Otto
Dr. med. K. V. Richter
Dr. rer. nat. Ursula Rinas
Doz. Dr. med. habil. G. Rogner (†)
Dr. med. W. Rohde
Prof. Dr. sc. nat. H.-A. Rosenthal
Prof. Dr. sc. med. K. Ruckpaul
Prof. Dr. sc. med. G. Schabinski
Dr. rer. nat. R. Schade
Dr. rer. nat. A. Scheibe
Prof. Dr. med. habil. B. Schneeweiss
Dr. med. W. Schneider
Dr. sc. med. S. Schnitzler
Dipl.-Biol. Marlis Schröter
Dr. sc. med. R. Schwarzer
Dr. med. Helga Schwenke
Dr. sc. med. H. Seipelt
Prof. Dr. sc. med. H. Sinnecker
Dr. med. Ursula Solga
Dr. med. H. Steinrück
Dr. sc. med. A. Tacke
Dr. med. K. Trzenschick
Dr. med. Helga Velhagen
Prof. Dr. sc. med. J. Wilke
Dr. med. vet. J. Zipper

AKADEMIE-VERLAG · BERLIN
1978

Erschienen im Akademie-Verlag, 108 Berlin, Leipziger Straße 3–4

Lizenznummer: 202 · 100/522/78
Einband und Schutzumschlag: Rolf Kunze
Gesamtherstellung: VEB Druckhaus „Maxim Gorki", 74 Altenburg
Bestellnummer: 761 888 7 (6135) · LSV 2105
Printed in GDR
DDR 42,– M

Unserem verehrten Lehrer,
dem wir die Begeisterung
an der Immunologie verdanken,

Herrn Professor Dr. O. Prokop

Zum Geleit

Für einen Immunologen ist es nicht nur ein besonderes Vergnügen — und in diesem Falle auch eine Ehre — diesem immunologischen Lexikon einige Worte zum Geleit voranzustellen, sondern auch eine Pflicht, denn das hier vorgelegte Buch gehört zu denen, die einmal geschrieben werden mußten und die bestimmt mehr als eine Auflage erleben werden.
Die zwingende Notwendigkeit einer solchen enzyklopädischen Übersicht ergibt sich aus folgenden Gründen:

1. Die Immunbiologie hat in den letzten Jahren eine geradezu stürmische Renaissance erlebt, welche alle Fachgebiete der Medizin und Biologie ungewöhnlich stark befruchtet und methodisch bereichert hat. Tumorimmunologie und Radioimmunoassay sind uns heute geläufige Begriffe geworden, doch bei vielen der neuen Namen und bei einigen Schlagworten stutzen wir, wenn wir sie klar und verständlich definieren sollen. Hier sind wir von der raschen Entwicklung dieses Gebietes einfach überfordert und überholt worden und können uns in diesem breit angelegten Werk im besten Sinne fortbildend orientieren.
2. Dieses Fach ist wie kein anderes eine interdisziplinäre Wissenschaft, d. h. es gibt fast keine biologische, chemische oder medizinische Institution, welche ohne ein immunologisches Labor arbeitet und wenn es auch in der Regel nur mit immunologisch-methodischen Spezialaufgaben betraut ist. Für viele dieser Mitarbeiter und ihre Hilfskräfte ist oder war es unmöglich, eine Allgemeinausbildung in der Immunbiologie zu absolvieren oder nachzuholen, sie sind auf ein solches Standard-Informationswerk einfach angewiesen.
3. Immunologische Forschung hat Zukunft, und ein fundiertes Wissen zahlt sich auch weiterhin noch aus. Es ist daher außerordentlich wichtig, das bisher Erreichte und Erarbeitete zu einer festen Basis für weitere Untersuchungen zusammenzufassen.

Hierzu gehören logisch begründete Definitionen, übersichtliche und gestraffte Orientierungsmöglichkeiten, didaktisch bestens unterstützt durch instruktive Zeichnungen und Tabellen, sowie eine ballast- aber nicht problemfreie Darstellung der wesentlichen Ergebnisse der Grundlagenforschung und zwar so, daß der Leser nicht durch den Wirrwarr von Nomenklaturen oder durch diffus-kolloidale Formulierungen verunsichert wird.
Andererseits ist jedoch sehr geschickt die Gefahr der Übersimplifizierung durch eine profunde Auslotung der Phänomene vermieden worden. Zum klaren Begriff gesellen sich auch die scharfen Konturen zukünftiger Entwicklungen, an denen man nach- und mitdenkend teilhaben kann. Mit anderen Worten: den Autoren ist es gelungen, die Vergangenheit aus der Sicht der Gegenwart zu bewältigen und aufzuarbeiten, das

Gegenwärtige auf einen für alle verständlichen Nenner zu bringen und uns in die Lage zu versetzen, am Zukünftigen in seinen Perspektiven teilnehmen zu können.
Das Buch schließt eine wesentliche Marktlücke, schließt bei vielen von uns so manche Gedächtnislücke und schließt alle, die an Immunbiologie interessiert sind, durch die Ermöglichung einer gemeinsamen Sprache zusammen, und zwar derart, daß man sich auf einem recht hohen Niveau treffen und verständigen kann.
Ein Nachschlagewerk, welches man nicht oft genug aufschlagen kann, um es so schnell nicht wieder zuzuschlagen. Dem trefflichen Werk — Professor O. PROKOP gewidmet — ist eine weite Verbreitung in allen Labors zu wünschen.

Prof. Dr. med. G. UHLENBRUCK
Leiter der Abteilung Immunbiologie
an der 1. Medizinischen Universitätsklinik Köln

Vorwort

Die wissenschaftliche Gegenwart löst durch ihre Informationsflut zugleich eine Informationsflucht aus. Nur ein Bruchteil wissenschaftlicher Publikationen erreicht seine Adressaten. Hier gilt kein „Massen"-Wirkungsgesetz. Die Immunologie — Basisforschung und praktische Wissenschaft zugleich —, die mit ihrer Vielfalt in fast sämtliche Gebiete der Biologie und Medizin hineinreicht, ist von dieser Misere nicht verschont. Der Spezialist überblickt nur Teile seines Fachgebietes, der Lernende hat Mühe, Einzelheiten zusammenzutragen, der Praktiker sucht nach Zusammenhängen, Erklärungen und theoretischer Fundierung, zu deren Studium ihm Zeit und spezielle Literatur meist fehlen.

Die Kenntnisse der Immunologie sind an viele Wissenschaftszweige geknüpft. Jede dieser Disziplinen besitzt ihre eigenen Lehr- und Handbücher. Wir haben den Versuch unternommen, die Erkenntnisse der wesentlichen Teilgebiete der Immunologie zusammenzuführen. Diesem Zweck dienend wurde für das vorliegende Buch die Nachschlageform gewählt: Sie bietet den Vorteil der schnellen Information, verlangt vom Leser jedoch eine aktive Mitarbeit, da Zusammenhänge nicht entwickelt, sondern durch Hinweise nur angedeutet werden und die Tiefe des Stoffes durch weiterführende Literatur selbst erschlossen werden muß.

Wir sind der Auffassung, mit dieser Form der komprimierten und alphabetisch geordneten Informationsübermittlung einem Bedürfnis der Gegenwart zu entsprechen. Ein Register kann jedoch ein Lehrbuch nicht ersetzen! Wir wenden uns mit dem Detail auch nicht an den Spezialisten, der über den Sitz von Disulfidbrücken besser informiert ist; wir wenden uns an den Kollegen aus dem Nachbarlabor, der seinerseits Spezialwissen produziert, das anderen nur unzureichend bekannt ist; wir wenden uns an den Kollegen am Krankenbett, an den technischen Mitarbeiter, an den Studenten, an den Lehrenden. Alle Leser bitten wir um kritisch-konstruktive Verbesserungsvorschläge.

Der Gedanke, Vollständigkeit bei der Sammlung immunologischer Termini anzustreben. wurde beizeiten aufgegeben. Die getroffene Auswahl ist nicht frei von subjektiven Schwerpunkten. Wissenschaftlich aktuelle Gebiete wurden ausführlicher dargestellt, klassische Bereiche summarisch abgehandelt. Durch einheitlichen Aufbau des Gebotenen haben wir die Vielfalt des Wissens zu ordnen und übersichtlich darzustellen versucht. Die Definitionen bereiteten oft Schwierigkeiten und bestätigten uns, daß zwei Wissenschaftler unter einem Begriff nicht immer dasselbe verstehen müssen. Wir sind sicher, daß dieser oder jener Leser an manchen Definitionen Kritik üben wird. Ist sie dem Werk von Nutzen, so soll sie als förderlich geachtet werden. Da für viele Begriffe verschiedene Synonyma existieren, und die gesuchte Information leicht zugänglich sein soll, wurden zahlreiche Hinweiswörter aufgenommen. Etymologische Erläuterungen sowie im Schrifttum benutzte Abkürzungen wurden dem alphabetischen Schlagwort-Katalog vorangestellt.

Die Realisierung dieses Buches war nur durch die Unterstützung zahlreicher Sachkenner möglich. Unser Dank gilt allen Mitarbeitern, die mit ideenreichen Vorschlägen bei der Konzeption, mit informativen Beiträgen bei der Manuskriptabfassung und mit geduldiger Kritik die Abrundung vieler Begriffe ermöglichten. Für die kritische Durchsicht des Manuskriptes danken wir besonders den Herren Prof. Dr. J. Segal und Prof. Dr. O. Prokop.
Für beratende Unterstützung danken wir zahlreichen Spezialisten, so den Herren Prof. Dr. Starke (Virusimpfstoffe), Prof. Dr. Oberdoerster und MR Dr. Dittmann (Impfschäden), Herrn Dr. P. Kragh, Statens Seruminstitute Kopenhagen (Standard-, Referenzpräparate), Herrn Dr. H. C. Goodman, WHO-Zentrale Genf (Referenzlaboratorien und Training Centers), Herrn Prof. Dr. D. Ebener (Etymologie). Besondere Anerkennung haben sich die Mitarbeiter der Abt. Klin. Immunologie, Bereich Medizin (Charité), Berlin, verdient, die in unermüdlicher Kleinarbeit die Sichtung des Manuskriptes und die alphabetische Ordnung der über 2000 Begriffe besorgten. In dankenswerter Weise haben uns Herr Prof. O. Prokop sowie die Kollegen J. Kiesewalter, B. Müller, E. Rössler und H. Steinbrück bei den umfangreichen Korrekturarbeiten unterstützt. Dank auch allen Mitarbeiterinnen, die uns in der Bibliothek und an der Schreibmaschine geholfen haben.
Nicht zuletzt gebührt dem Akademie-Verlag, Berlin, insbesondere Frau Grunow und Herrn Abel, für ihre Unterstützung bei der drucktechnischen Ausstattung des Buches und für das großzügige Eingehen auf sämtliche Wünsche unser Dank.

G. Bundschuh B. Schneeweiss
Berlin 1975

Vorwort zur 2. Auflage

Das umfangreiche Literaturangebot auf dem Gebiet der Immunologie im In- und Ausland trägt der weitreichenden Entwicklung dieses Fachgebietes Rechnung. Es liegt nicht in der Absicht der Herausgeber, mit dem profunden Wissen von Monographien und den Detailbeschreibungen von einschlägigen Handbüchern zu konkurrieren, sondern den Lesern in Medizin, Biologie und ihren Grenzgebieten eine zeitgemäße Informationsquelle zu bieten, die eine schnelle übersichtsmäßige Kenntnisvermittlung gestattet.
Im Bemühen, das jeweils Wesentliche darzustellen und von Erfahrenen niederschreiben zu lassen, hat sich die Zahl der Mitautoren weiterhin erhöht. Vor die Frage gestellt, ob ein in der Literatur neu entstandener Begriff ausgereift genug sei, um in ein Nachschlagewerk aufgenommen zu werden, wurde in der Regel so entschieden, daß gerade „neue" Begriffe dem Unerfahrenen das Bedürfnis nach Interpretation abverlangen und deshalb Eingang in erklärende Literatur finden sollten, auch wenn bei weiteren Auflagen Veränderungen oder Ergänzungen am Kontext vorgenommen werden müssen. Die große Nachfrage der 1. Auflage und einem zwischenzeitlich erschienenen unveränderten Nachdruck bestätigten unsere Auffassung.
Einer der mehrfach vorgetragenen Einwände zur 1. Auflage richtete sich gegen die gemischte alphabetische Katalogisierung deutsch- und englischsprachiger Begriffe. Wir haben diesen Modus dennoch beibehalten, da er sich unmittelbar aus dem Anliegen des Buches ergibt. Da englisch als „Muttersprache" der Immunologie fungiert, haben sich

viele englisch-sprachige Begriffe im Schrifttum festgesetzt, die der unerfahrene Leser in einem erklärenden Werk unter diesem Gebrauchs„term“ in alphabetischer Reihenfolge sucht, an anderen Stellen — unter dem übersetzten Begriff — würde er die gesuchte Information kaum vermuten. Eine weitere Schwierigkeit ergab sich beim Arbeiten mit dem Buch durch die Tatsache, daß mancher gesuchte Begriff wohl enthalten, aber unter dem vermuteten Schlagwort nicht zu finden war. Wir haben versucht, diesen Mangel durch Aufnahme weiterer Synonyma als Verweise soweit als möglich zu beheben. Für die uns diesbezüglich übermittelten Hinweise sind wir Autoren und Lesern sehr dankbar.

G. Bundschuh B. Schneeweiss
Berlin 1977

Inhaltsverzeichnis

Signum und Anschrift der Autoren

1. Prof. Dr. H. Ambrosius Dr. M. Andreas	Karl-Marx-Universität Leipzig Sektion Biowissenschaften 701 Leipzig, Talstr. 33
2. Doz. Dr. G. Bundschuh	Humboldt-Universität Berlin Bereich Medizin (Charité) Abteilung Klinische Immunologie 104 Berlin, Ziegelstr. 5—12
3. Prof. Dr. H. Friemel Doz. Dr. J. Brock	Wilhelm-Pieck-Universität Rostock Bereich Medizin Institut für Physiologische Chemie Forschungsabteilung Immunologie 25 Rostock, Leninallee 70
4. Dr. sc. med. G. Geserick	Humboldt-Universität Berlin Bereich Medizin (Charité) Institut für Gerichtliche Medizin 104 Berlin, Hannoversche Str. 6
5. Prof. Dr. L. Jäger	Friedrich-Schiller-Universität Jena Bereich Medizin Abt. Klin. Immunologie 69 Jena, Bachstr. 18
6. Dr. med. vet. habil. K. D. Jentzsch	Akademie der Wissenschaften der DDR Institut für Wirkstofforschung 1136 Berlin, Alfred-Kowalke-Str. 4
7. Dr. med. J. Kaden	Städtisches Krankenhaus im Friedrichshain Urologische Klinik Labor für Transplantationsimmunologie 1017 Berlin, Leninallee 49
8. Dr. med. J. Kiesewalter	Zentrallabor für bakterielle Darminfektionen der DDR 1115 Berlin, Wiltbergstr. 50
9. Dr. sc. med. B. Klausch Dr. sc. med. W. Straube Dr. sc. med. R. Hofmann	Wilhelm-Pieck-Universität Rostock Bereich Medizin Frauenklinik 25 Rostock, Doberaner Str. 142
10 OMR Prof. Dr. Dr. W. Köhler	Akademie der Wissenschaften der DDR Forschungszentrum für Molekularbiologie und Medizin Zentralinstitut für Mikrobiologie und Experimentelle Therapie 69 Jena, Beuthenbergstr. 11

11. Doz. Dr. R. A. Kühn — Friedrich-Schiller-Universität Jena
Medizinische Klinik
69 Jena, Bachstr. 18

12. Doz. Dr. H. Meyer-Rienecker — Wilhelm-Pieck-Universität Rostock
Nervenklinik
Arbeitsgruppe Neuroimmunologie
25 Rostock, Gehlsheimer Str. 20

13. Dr. rer. nat. B. Micheel — Akademie der Wissenschaften der DDR
Forschungszentrum für Molekularbiologie und Medizin
Zentralinstitut für Krebsforschung
Bereich Exp. klin. Immunologie
1115 Berlin, Lindenberger Weg 80

14. Prof. Dr. H. Mochmann — Städtisches Klinikum Berlin-Buch
Institut für Infektionskrankheiten im Kindesalter
Experimenteller Bereich
1115 Berlin, Wiltbergstr. 50

15. Prof. Dr. D. Mücke — Wilhelm-Pieck-Universität Rostock
Institut für Physiologische Chemie
25 Rostock, Leninallee 70

16. Dr. rer. nat. Ursula Rinas — Städtisches Klinikum Berlin-Buch
Institut für Laboratoriumsdiagnostik
Abt. Blutgruppenserologie
1115 Berlin, Wiltbergstr. 50

17. Doz. Dr. G. Rogner † — Stadtkrankenhaus Dresden-Neustadt
Kinderklinik
8023 Dresden, Industriestr. 40

18. Dr. med. W. Rohde — Humboldt-Universität Berlin
Bereich Medizin (Charité)
Institut für Experimentelle Endokrinologie
104 Berlin, Schumannstr. 20—21

19. Prof. Dr. B. Schneeweiß — Städtisches Krankenhaus im Friedrichshain
Kinderklinik
1017 Berlin, Leninallee 49

20. Dr. med. W. Schneider — Humboldt-Universität Berlin
Bereich Medizin (Charité)
Pathologisches Institut (Rudolf-Virchow-Haus)
Abteilung Immunologie
104 Berlin, Schumannstr. 20—21

21. Dr. sc. med. S. Schnitzler — Akademie der Wissenschaften der DDR
Institut für Wirkstofforschung
1136 Berlin, Alfred-Kowalke-Str. 4

22. Dr. med. Helga Schwenke — Karl-Marx-Universität Leipzig
Bereich Medizin
Medizinische Universitätsklinik
701 Leipzig, Johannisallee 32

23. Dr. sc. med. H. Seipelt — Humboldt-Universität Berlin
Bereich Medizin (Charité)
Kinderklinik
104 Berlin, Schumannstr. 20—21

24. Dr. med. H. Steinrück
Städtisches Klinikum Berlin-Buch
Institut für Infektionskrankheiten im Kindesalter
1115 Berlin, Wiltbergstr. 50

25. Dr. sc. med. A. Tacke
Städtisches Klinikum Berlin-Buch
III. Kinderklinik
1115 Berlin, Karower Str. 11

26. Dr. med. Helga Velhagen
Bezirksinstitut für Blutspende- und Transfusionswesen
113 Berlin, Atzpodienstr. 9

27. Dr. rer. nat. J. Groth
Städtisches Krankenhaus im Friedrichshain
Urologische Klinik
Labor für Transplantationsimmunologie
1017 Berlin, Leninallee 49

28. OMR Dr. med. A. Krebs
Städtisches Klinikum Berlin-Buch
Forschungsinstitut für Lungenkrankheiten und Tuberkulose
1115 Berlin, Karower Str. 11

29. Dr. rer. nat. Siegrid Leverenz
Bezirksinstitut für Blutspende- und Transfusionswesen
113 Berlin, Atzpodienstr. 9

30. Dr. med. Gretel-Maria Müller
Humboldt-Universität Berlin
Bereich Medizin (Charité)
Abteilung Klinische Immunologie
104 Berlin, Ziegelstr. 5—12

31. Dipl.-Biol. Hannelore Nitschke
Humboldt-Universität Berlin
Bereich Medizin (Charité)
Abteilung Klinische Immunologie
104 Berlin, Ziegelstr. 5—12

32. Dr. med. K. V. Richter
Bezirksinstitut für Blutspende- und Transfusionswesen
113 Berlin, Atzpodienstr. 9

33. Dipl. Biol. Marlis Schröter
Bezirkskrankenhaus Dresden-Friedrichstadt
Chemisches Zentrallaboratorium
801 Dresden, Friedrichstr. 41

34. Dr. med. vet. J. Zipper
Akademie der Wissenschaften der DDR
Institut für Wirkstofforschung
1136 Berlin, Alfred-Kowalke-Str. 4

35. Dr. rer. nat. Bringfriede Flentje
Bezirkshygieneinstitut
Parasitologische Abteilung
1055 Berlin, Schneeglöckchenstr. 26

36. Dr. med. K.-Ch. Bergmann
Städtisches Klinikum Berlin-Buch
Forschungsinstitut für Lungenkrankheiten und Tuberkulose
Arbeitsgemeinschaft Klinische Immunologie
1115 Berlin, Karower Str. 11

37. OMR Dr. med. G. Fünfhausen
Bezirksinstitut für Blutspende- und Transfusionswesen
113 Berlin, Atzpodienstr. 9

38. Dr. rer. nat. H. Gemeinhardt
Bezirkshygiene-Institut Berlin
1115 Berlin, Wiltbergstr. 50

39. Prof. Dr. J. Morenz
Medizinische Akademie Magdeburg
Institut für Mikrobiologie
301 Magdeburg, Leipziger Str. 44

40. Prof. Dr. G. Schabinski — Humboldt-Universität Berlin
Bereich Medizin (Charité)
Institut für Mikrobiologie
108 Berlin, Clara-Zetkin-Str. 96

41. Dr. med. G. Klimmt — Städtisches Krankenhaus im Friedrichshain
Kinderklinik
1017 Berlin, Leninallee 49

42. Prof. Dr. H. Sinnecker — Forschungsverband Immunologie und Infektionsschutz
Zentrallabor für Enzephalitisviren
15 Potsdam, Tornowstr. 21

43. Dr. med. K. Trzenschik — Humboldt-Universität Berlin
Bereich Medizin (Charité)
Orthopädische Klinik
104 Berlin, Scharnhorststr.

44. Dr. med. vet. Ruth Jungmann — Humboldt-Universität Berlin
Sektion Tierproduktion und Veterinärmedizin
Lehrbereich Parasitologie
104 Berlin, Hannoversche Str. 28

45. Dr. sc. med. Sonja Mebel — Staatliches Institut für Immunpräparate und Nährmedien
112 Berlin, Klement-Gottwald-Allee 317

46. Dr. med. Ursula Solga — Städtisches Krankenhaus im Friedrichshain
Urologische Klinik
1017 Berlin, Leninallee 49

47. Doz. Dr. J. Grimm — 9015 Karl-Marx-Stadt, Waldschlößchenstr. 3

48. Prof. Dr. J. Wilke — Medizinische Akademie Erfurt
Hals-Nasen-Ohren-Klinik
50 Erfurt, Nordhäuser Str. 74

49. Dr. med. H. Barthelmes — Humboldt-Universität Berlin
Bereich Medizin (Charité)
Hautklinik
104 Berlin, Schumannstr. 20—21

50. Dr. sc. med. R. v. Baehr — Akademie der Landwirtschaftswissenschaften der DDR
Institut für Impfstoffe
45 Dessau, Jahnstr. 9

51. Dr. med. Rita Eichler — Wilhelm-Pieck-Universität Rostock
Augenklinik
25 Rostock

52. Dr. rer. nat. W. Gutsche — Akademie der Wissenschaften der DDR
Forschungszentrum für Molekularbiologie und Medizin
Zentralinstitut für Mikrobiologie und Experimentelle Therapie
Labor Cancerostatica
69 Jena, Beuthenbergstr. 11

53. Dr. rer. nat. R. Schade — Humboldt-Universität Berlin
Bereich Medizin (Charité)
Institut für Pharmakologie und Toxikologie
108 Berlin, Clara-Zetkin-Str. 94

54. Prof. Dr. E. Günther
Friedrich-Schiller-Universität Jena
Bereich Medizin
Klinik und Poliklinik für Hautkrankheiten
69 Jena, Erfurter Str. 35

55. Dr. med. U. Otto
Dr. sc. med. R. Schwarzer
Karl-Marx-Universität Leipzig
Bereich Medizin
Chirurgische Klinik
701 Leipzig, Liebigstr. 20

56. Dr. rer. nat. A. Scheibe
Humboldt-Universität Berlin
Bereich Medizin (Charité)
Hautklinik
104 Berlin, Schumannstr. 20—21

57. Dr. med. E. Glöckner
Zentralinstitut für Diabetes
2201 Karlsburg

58. Prof. Dr. K. Ruckpaul
Akademie der Wissenschaften der DDR
Zentralinstitut für Molekularbiologie
Bereich Biokatalyse
1115 Berlin, Lindenberger Weg 70

59. Prof. Dr. rer. nat. H.-A. Rosenthal
Humboldt-Universität Berlin
Bereich Medizin (Charité)
Lehrstuhl für Virologie
104 Berlin, Schumannstr. 20—21

60. Dr. med. H. L. Jenssen
Wilhelm-Pieck-Universität Rostock
Bereich Medizin
Urologische Klinik
25 Rostock, Ernst-Heydemann-Str.

Hinweise für die Benutzung

1. Die Begriffe sind in Form kurzer Übersichten abgehandelt. Die Darstellung des Stoffes erfolgt nach einheitlichem Schema: Nach Aufzählung der Synonyma werden eine kurze Definition, in einigen Fällen historische Erläuterungen, danach ein Abschnitt über Grundlagen sowie Praxisbelange und schließlich wesentliche weiterführende Literaturstellen gegeben.
2. Um das Auffinden einer gesuchten Information zu erleichtern, sind zahlreiche Hinweiswörter aufgenommen worden: akute Phase- Protein ↗ C-reaktives Protein; STEFFEN-Test ↗ Antiglobulin-Konsumptionstest; nu-nu-Mäuse ↗ Nacktmäuse, u. a. Die im fortlaufenden Text vorhandenen Pfeile dienen weiterer nachzuschlagender Information. Da die Pfeile im fortlaufenden Text eingefügt wurden, ließ sich in manchen Fällen nicht vermeiden, die gesuchte weitere Information nur über ein mittelbares Schlagwort zu geben, z. B. Pfeil bei Tuberkulinkonversionsrate, als Schlagwort erscheint in alphabetischer Reihenfolge jedoch nur **Tuberkulinkonversion.** Zum anderen ließ sich in wenigen Fällen nicht vermeiden, die gesuchte weitere Information erst über ein zweites Verweiswort zu vermitteln: z. B. ↗ Hämagglutination ↗ **Agglutination,** da im fortlaufenden Text zwar Hämagglutination gemeint ist, die Beschreibung der dabei ablaufenden Vorgänge jedoch unter der Abhandlung des übergeordneten Begriffes Agglutination erfolgt.
3. Die alphabetische Einordnung eines Begriffes erfolgt in der Regel nach dem ersten Buchstaben des ersten Substantives: Modulation, antigene. Besteht ein Begriff dagegen aus einer Wortkombination (z. B. C-reaktives Protein) und ergäbe die Trennung der Wortverbindung eine Sinnentstellung, so erfolgt die Einordnung unter dem ersten Buchstaben der Wortverbindung. Enthalten derartige Wortkombinationen griechische Buchstaben als Kombinationsanfang (z. B. α, β, $\varkappa$, λ usw.), so erfolgt die Einordnung nach der deutschen Schreibweise (α ↗ alpha, $\varkappa$ ↗ kappa usw.). Enthält bei einem aus mehreren Worten bestehenden Begriff das Adjektiv die entscheidende beschreibende Information (z. B. alkylierende Substanz), so erfolgt die Einordnung unter dem ersten Buchstaben des jeweiligen Adjektivs.
4. Auf die Beschreibung der einzelnen Antikörper unter dem Stichwort Antikörper wurde verzichtet, wichtige zum jeweiligen Antikörper gehörende Informationen wurden bei dem entsprechenden Antigen berücksichtigt: Anti-Fy ↗ Fy u. ä.
5. Internationale Standard- oder Referenzpräparate (-laboratorien) sind unter Standard bzw. Referenz eingeordnet.
6. Ein Verzeichnis der wesentlichsten international gebräuchlichen Abkürzungen wurde in einer Abkürzungsliste zusammengestellt.
7. Etymologische Erläuterungen der wichtigsten immunologischen Begriffe wurden gesondert aufgeführt.
8. Die am Schluß eines jeden Textes in Klammern gesetzte Ziffer verweist auf den bzw. die Autoren des jeweiligen Beitrages (Autorenverzeichnis).

Im Text verwendete sprachliche Abkürzungen

Abk.	Abkürzung(en)
Ag	Antigen(e)
Aggl.	Agglutination
Ak	Antikörper
allg.	allgemein
ausschl.	ausschließlich
bzw.	beziehungsweise
Bakt.	Bakterien
bakt.	bakteriell
beob.	beobachtet
bes.	besonders
best.	bestehen
biol.	biologisch
ca.	(circa), ungefähr
chron.	chronisch
D	Definition
d	dies, Tag(e)
DD	Differentialdiagnose
dd	differentialdiagnostisch
dgl.	desgleichen
d. h.	das heißt
Di	Diagnose(n), Diagnostik
di	diagnostisch
einschl.	einschließlich
entspr.	entsprechend
et al.	und andere
evtl.	eventuell
G	Grundlage(n)
ggfls.	gegebenenfalls
H	Historie
h	hora, Stunde(n)
i.a.	intraarteriell
i.c.	intrakutan
IE	Internationale Einheit(en)
i.d.	intradermal
i.m.	intramuskulär
insbes.	insbesondere
i.p.	intraperitoneal
IR	Infrarot
i.tr.	intratracheal
i.v.	intravenös
Immunol.	Immunologie
immunol.	immunologisch
klin.	klinisch
L	Literatur
min.	Minute
modif.	modifiziert
o.g.	obengenannt
P	Praxis
Pat.	Patient
S	Synonyma
sec.	Sekunde
s.c.	subcutan
Serol.	Serologie
serol.	serologisch
sog.	sogenannte
s. u.	siehe unten
Syn.	synonym
Tb	Tuberkulose
Th	Therapie
th	therapeutisch
u. ä., u. a., usw., vgl., z. B., z. T., z. Z.	
UV	Ultraviolett
Vol.	Volumen

Verzeichnis der im immunologischen Schrifttum verwendeten Abkürzungen

Die Herausgeber haben sich entschlossen, die im Schrifttum häufig und auch selten gebrauchten Abkürzungen zusammengefaßt dem Buch voranzustellen, nicht um dem Abkürzungstrend Vorschub zu leisten, sondern dem Nutzer lediglich die Möglichkeit zu geben, sich über Abkürzungen, die nicht gängiger Sprachgebrauch sind, zu informieren.

A	Adenin
AAB	Antigen-Antikörper-Bindung
AAK	Antigen-Antikörper-Komplex
AAR	Antigen-Antikörper-Reaktion
ABCIL	antibody-mediated cell-dependet immune lympholysis ↗ killer cells
ABCIL	antibody-dependent cell-induced lysis ↗ ADCMC
ABZ	antikörperbildende Zelle ↗ Plasmazelle
ACD	Acidum-citricum-Dextrose
ACD-IAG	Acidum-citricum-Dextrose-Inosin-Adenin-Guanosin
ACTH	adreno-cortico-trophic-hormone
ADCC	antibody-dependent cell-mediated cytotoxicity ↗ ADCMC
ADCMC	antibody-dependent cell-mediated cytotoxicity
ÄDTA	Äthylen-diamin-tetra-azetat
AE	Antitoxin-Einheit
AFC	antibody forming cells
AFCP	antibody forming cell precursor
AFP	↗ α-Fetoprotein
AG	Adenin-Guanosin
AGD	Agargel-Diffusion
AGKT	Anti-Globulin-Konsumptions-Test
AHD	Anti-hyaluronidase
AHE	Anti-Hyaluronidase-Einheit
AHG	Anti-Humanglobulin ↗ Coombs-Test
AHG	antihämophiles Globulin
AHR	Anti-Hyaluronidase-Reaktion
AIO	↗ Autoimmunorchitis
ALFT	Aluminiumformoltoxoid
ALG	Antilymphozytenglobulin
ALS	Antilymphozytenserum
AMLS	Anti-Mäuselymphozytenserum
AMP	Adenosin-5-Phosphat ↗ Lats
AMS	Antikörper-Mangelsyndrom
AMS	Anti-Makrophagenserum
AN Ab	antinuclear antibody
ANF	antinukleärer Faktor
ARE	akute respiratorische Erkrankung
ARLS	Anti-Rattenlymphozytenserum
ARR	↗ ARR-Mäuse
AS	Aminosäure
ASE	Anti-Streptolysin-Einheit
ASK	Anti-Streptokinase
ASL	Anti-Streptolysin
ASR	Anti-Streptolysin-Reaktion
AT	Alttuberkulin
AT	Austauschtransfusion
ATr	Antitrypsin
ATS	Anti-Thymozytenserum
Au	Australia-Antigen
A_2m	Symbol einer menschlichen Ig-Allotypie
BBB	blood-brain-barrier
BCG	Bacille Calmette-Guerin
BEP	basisch-enzephalitogenes Protein
BF	blastogenic factor ↗ Lymphokin
BGG	bovine gammaglobulin
BHS	Bluthirnschranke
BJP	Bence Jones Protein
BM	Basalmembran
BOFA	↗ β-oncofoetal-antigen
BPO	Benzylpenizilloyl
CAF	Cellulose-Acetat-Folie-Elektrophorese
CAM	Chorioallantoismembran
cAMP	zyklisches Adenosin-3′5′-Monophosphat
CAT	klassisches Anaphylatoxin
CBG	corticosteroid binding globulin
CCA-111	colon carcinoma antigen ↗ CEA-like subst.
CCT	Cocytotaxin ↗ Anaphylatoxin
CDA	comparative determined analysis (engl.)
CDL	complement dependent lymphocytotoxicity ↗ Zytotoxizitätstest
CEA	Carcinoembryonales Antigen
CEL	cytotoxic effector lymphocytes
CE-X	↗ CEA-like subst.
CF	Complementfixation
CFC	colony forming cells ↗ colony stimulating factor
CFU	colony forming unit
CFU-C	colony forming unit culture
CIF	colony inhibitory factor ↗ Lymphokin

CLL	chronische lymphatische Leukämie
CLL	chronic lymphocytic leukemia
CMC	cell-mediated cytotoxicity ↗CML
CMI	cell-mediated immunity
CML	cell-mediated lympholysis ↗killer cells
CMRF	conditioned medium reconstituting factor
CMT	Cardiolipin-Mikroflockungs-Test
CMV	Zytomegalievirus
CoF	Cobra-Faktor
CPD	Citricum-Phosphat-Dextrose
CRA	chromium release assay ↗ killer cells
CRBC	chicken red blood cells
CRH	corticotropin releasing hormone
CRL	complement receptor lymphocytes ↗ B-Lymphozyt
CRM	cross reacting material
CRP	C-reaktives Protein
CSF	cerebro-spinal fluid
CSF	colony stimulating factor
CT 50	Cytotoxische Konzentration 50 ↗ Leukozytenresistenztest
CxRP	Variante des akuten Phase Protein ↗ C-reaktives Protein
DAT	Differential-Agglutinations-Test
DCIE	discontinous counterimmunoelectrophoresis
DI	Differenzindex
DIC	disseminated intravascular coagulation
DL	DONATH-LANDSTEINER
DNCB	Dinitrochlorbenzol
DNS	Desoxyribonukleinsäure
DPAR	direkte passive ARTHUS-Reaktion
DPT	Diphtherie-Pertussis-Tetanus
DSCG	↗ Dinatriumchromoglykat
DT	Diphtherie-Tetanus
DTH	delayed type hypersensitivity
EAC-Rosette	Erythrozyten-Antikörper-Complement-Rosette
EAE	Experimentelle allergische Enzephalomyelitis
EAEM	experimentelle allergische Enzephalomyelitis
EAN	experimentelle allergische Neuritis
EBV	EPSTEIN-BARR-Virus
ECF-A	↗ Eosinophilen-chemotaktischer Faktor der Anaphylaxie
EDI	↗ eosinophil-derived inhibitor
EDTA	Äthylendiamintetraessigsäure
EEG	Elektroenzephalogramm
EF	enzephalitogener Faktor
EHAA	epidemic hepatitis-associated antigen
ELISA	enzyme-linked immunosorbent assay
EMIT	enzyme-multipled immunoassay ↗ homogenous enzyme immunoassay
EM-Test	Elektrophorese-Mobilitäts-Test ↗ Makrophagen-Elektrophorese-Mobilitäts-Test
EMP	enzephalitogenes Myelinprotein
EP	enzephalitogenes Myelinprotein
ERC	erythropoietic responsive cell
ESP	eosinophile stimulation promotor ↗ Lymphokin
FA	fetal antigen (engl.)
Fab	$(F(ab)_2')$ fragment antigen binding ↗ IgG-Fragmentierung
Fc	fragment cristalline ↗ IgG-Fragmentierung
FCS	fetal calf serum
Fd	↗ IgG-Fragment
FDP	fibrinogen degredation products
FNV	french neurotropic virus vaccine
FSA	fetal sulfoglycoprotein antigen ↗ CEA-like subst.
FSF	fibrinstabilisierender Faktor
FTA-ABS	Fluoreszenz-Treponemen-Antikörper-Absorptionstest
FTA	formol toxoid adsorbat
GBG	glycinreiches Beta-Glykoprotein
GBM	Glomerulobasalmembran
GGG	Glycinreiches Gamma-Globulin
↗ Gm	Symbol einer Ig-Allotypie des Menschen, Gamma marker
GMB	glomeruläre Basalmembran
GN	Glomerulonephritis
gs-1	gruppenspezifisches Antigen 1
GT	gereinigtes Tuberkulin
Gvhr, GVHR	graft-versus-host-reaction (engl.)
GZ	Gewebezelle ↗ Wachstum, immunologische Kontrolle
H	Hauch
HA	Hämagglutination
HA	Hämagglutinin ↗ Bortedella-Antigen
H-Ag	Geißel-Antigen (Abk. für mit Hauch ↗ Bakterien-Antigen)
H-Ag	Histokompatibilitäts-Antigene
HANO	hereditäres angioneurotisches Ödem
HB Ag	Hepatitis B Antigen
HB_c-Ag	Hepatitis B_{core}-Antigen
HB_s-Ag	Hepatitis $B_{surface}$-Antigen
HBSS	HANK's balanced salt solution
HCG	human chorionic gonadotropin
HDL	high density lipoprotein
HE	Hämolyse-Einheit
HEP	high egg passage
HGG	human gamma-globulin
HHA	Hepatitis-assoziiertes Antigen
HHT	Hämagglutinationshemmtest
HLA	human leucocyte locus A
HLT	hitzelabiles Toxin

HLT	hitzestabiles Toxin ↗ Bortedella-Antigen
HPV	high passage virus
HSA	Humanserumalbumin
HSF	histaminsensibilisierender Faktor ↗ Bortedella-Antigen
HTF	humoraler Thymusfaktor
HVH	Herpesvirus hominis
HVI	humanes Vakzinia Immunglobulin
HWS	Halbwertzeit
Hx	Hämopexin
Ia-Antigen	immune region associated-Antigen
IBC	Insulinbindungskapazität
IBF	immunglobulin-binding factor
ICA	Inselzell-Antikörper
IC_sA	islet $cell_{surface}$-antibodies ↗ Inselzell-Antikörper
ID	Immundiffusion
IDT	Intradermaltest
IE	Internationale Einheit
IEG	immunologische Evolutionsgruppen
IFAR	Indirekte Fluoreszenz-Antikörper-Reaktion
IFT	Immunfluoreszenztest
Ig	Immunglobulin
IK	Immunkomplex
Inv	Symbol einer Ig-Allotypie des Menschen, hergeleitet von inhibitory virm
IRA	immunregulatorisches α-Globulin
Ir-Gene	immune response-Gene
ISF	Symbol eines Ig-Allotyps des Menschen, hergeleitet von Ig-San-Francisco ↗ Gm
IT	Immuntoleranz
ITP	idiopathic thrombocytopenic purpura
KB	Komplementbindung
KBR	Komplement-Bindungs-Reaktion
KLH	keyhole limpet hemocyanin
KMT	Knochenmarktransplantation
KNS	Kaninchennormalserum
Lac	Paraazophenyl-β-lactosid
L-Ag	↗ Bakterien-Antigen
LALI	lymphocyte-antibody lytic interaction ↗ ADCMC
LATS	long acting thyreoid stimulator
LCL	lymphoid cell lines
LCM	lymphozytäre Chorion-Meningitis
LDA	Lymphzellabhängiger (dependent) Antikörper
LDA	lymphocyte-dependent antibody
LDF	lymphocyte depressing factor
LDL	low-density-lipoprotein
LEP	low egg passage ↗ Virusimpfstoff
LH	luteinisierendes Hormon
LIF	leukocyte inhibitory factor
LMC	lymphocyte-mediated cytotoxicity ↗ CML killer cells
LPAR	lokale passive ARTHUS-Reaktion
LPF	lymphocytose-promoting-factor ↗ Bortedella-Antigen
LPS	Lipopolysaccharid
LT	Lymphotoxin ↗ Lymphokin
LT	Lymphozytentransformation
LTF	lymphocyte transforming factor ↗ Lymphokin
MAF	1. macrophage aggregation factor ↗ Lymphokin 2. macrophage activation factor
MAP	M-associated protein
MBLA	mouse-specific bone marrow-derived lymphocyte antigen (engl.)
M. i.	mononucleosis infectiosa
MCP	Mitosekontrollprotein
Md	Mutationsdifferenz
MEM	Makrophagen-Elektrophorese-Mobilitätstest
MER	methanol-extractable residue of BCG corynebac. parvum
MF	mitogenic factor ↗ Lymphokin
MG	Molekulargewicht
MHC	major histocompatibility complex ↗ HLA
MHD	minimal hämolysierende Dosis ↗ Anti-Streptolysin
MHS	major histocompatibility system
MIF	macrophages migration inhibition factor ↗ Lymphokin
MKR	MEINICKE-Klärungsreaktion
MLC	1. Mäuse-lymphozytäre Chorionmeningitis 2. mixed leucocyte culture ↗ mixed reaction
MLF	macrophage leucotactic factor ↗ Lymphokin
MLR	↗ MLC_2
MLS	Monozytär-lymphozytogenes System (statt RHS)
MPCA	mous specific plasmacell antigen
MPS	mononukleäres phagozytäres System ↗ Phagozyt
MSF	macrophage slowing factor ↗ MEM
MSLA	mouse specific lymphocyte antigen
MST	median survival time (mittlere Überlebenszeit)
MZ	Milzzellen
NADase	Nikotinamid-adenindinukleotidase
NANA	N-Azetyl-Neuraminsäure
NCA	non specific crossreacting antigen
NGP	↗ Normal-Glykoprotein
NGP_2	↗ CEA-like substances
NHR	Neto-Histokompatibilitäts-Rate
NIF	neutrophil immobilizing factor
NLST	nonlytic secondary T cells ↗ memory cells

NLT	normal lymphocyte transfer
NNR	Nebennierenrinde
NP	Nukleoprotein
NS	Nervensystem
NS	Nukleinsäuren
NT	NELSON-Test
NT	Neutralisationstest
NTS	nephrotoxisches Serum
nu	nackt
NZB	New Zealand black
NZW	New Zealand white
OAF	osteoclast activating factor
O-Ag	Zellwand-Antigen (Abk. von ohne Hauch) ↗ Bakterien-Antigen
OF	Opazitätsfaktor ↗ Serum-opazitäts-Reaktion
OFA	onkofetales Antigen
Oncorna	oncogenic ribonucleic acid
PA	protektives Antigen
PAG	pregnancy associated α_2-Glykoprotein
PBL	peripheral blood lymphocytes
PBZ	plaquebildende Zellen
PB-Zellen	progenitors of B-cells
PCA	Plasmazellantigen
pcP	progressiv-chronische Polyarthritis
PF	potentiating factor ↗ Lymphokin
PFC	plaque forming cells
PFU	plaque forming unit
PG	pneumogene Granulomatose
PG	Prostaglandine
PGE	Prostaglandin E
PHA	Phytohämagglutinin
Pi	Symbol eines Serumgruppenpolymorphismus, Abk. für ↗ Proteaseinhibitor-System
PLT-Test	primed lymphocyte typing-Test
PML	progressive multifokale Leukenzephalopathie
PNU	protein nitrogen unit
PPD	purified protein derivative of tuberculin
PPL	Plasmaproteinlösung
PPLO	pleuro-pneumonia-like-organism
PPSB	Prothrombin-Prokonvertin-STUART-PROWER-Faktor
PS	Polysaccharid
PTA	Plasmathromboplastin-Antecedent
PTAP	purified toxoid aluminium phosphate precipitated adsorbat ↗ Diphtherie-Impfstoff
PTT	partial thromboplastin time
PT-Zellen	progenitors of T-cells
PW 8	Stamm eines Corynebac. diph. ↗ Diphtherietoxoid
PWM	Pokeweed-Mitogen
PZ	pyroninophile Zellen
PZ	pregnancy zone ↗ PAG
R	rough (rauh)
RA	rubella abortion
R. A.	rheumatoide Arthritis
RAGG	Rheumatoid-Agglutinator-Serum ↗ Gm ↗ Rheumafaktoren
RAST	Radio-allergosorbent-Test
RBP	Retinol-bindendes Protein
RDE	Receptor destroying enzyme ↗ Neuraminsäure
RGG	Rindergammaglobulin
RIA	Radioimmunoassay
RIA-DA	radioimmunoassay double antibody procedure
RIST	Radioimmuno-Sorbent-Test
RNA	ribonucleid acid
RNP	Ribonukleoproteid
RNS	Ribonukleinsäure
RT	renset tuberculin (gereinigtes Tuberkulin)
S	smooth (glatt)
SAG	Schweizer Typ der Agammaglobulinämie
S-Ag	Solubles Virusantigen
SBA	Soybeanagglutinin
SCA	seminal coating Antigen ↗ Sperma-Antigen
SCA	spermatozoa coating antigens ↗ Spermaplasma-Antigene
SD	serum defined ↗ HLA-System
SE	Schutzeinheit
SEA	Schaf-Erythrozyten-Agglutination ↗ SEA-Test
SEM	scanning electron microscopy
SFT	SABIN-FELDMAN-Test
SFT	Serofarbtest
Sk-Ag	Skin-Antigen
SL	Streptokokken-Hämolysin
SMA	smooth muscle antibody
SNagg	Serum Normal agglutinant ↗ Gm
SOR	Serum-Opazitäts-Reaktion
SPF	spezifisch pathogenfrei
SPPS	stabile plasma protein solution
SRA	↗ CEA-like subst.
SRA	skin reactive antigen
SRBC-R	sheep red blood cell rosettes
SRF	skin reactive factor ↗ Lymphokin
SRS-A	slow reacting substance of anaphylaxis
SRS-C	slow reacting substance of cobra
SSP	SANARELLI-SHWARTZMAN-Phänomen
SSP	STEINBERG-SPEISER-Phänomen
SSPE	subakute sklerosierende Panenzephalitis
SST	secundary stimulation test
STH	somatotropes Hormon
SV 40	simian virus 40 (Affenvirus 40)
TAA	tumor associated antigen ↗ CEA-like subst.
TAB	Typhus, Paratyphus A und B

TATA	tumorassoziiertes Transplantat-antigen
Tb	Tuberkulose
TBG	Thyroxinbindendes Globulin
TBPA	Thyroxinbindendes Präalbumin
TCF	tissue coding factor
$TCID_{50}$	tissue culture infective dose
TE	Tuberkulin-Einheit
TF	transfer factor
Tf	Transferrin
tFab	Trypsinspaltprodukt von ↗ IgG
Tfi	Trypsinspaltprodukt von ↗ IgG
THF	thymic humoral factor
TLA	Thymus-Leukämie-Antigen
TN	total nitrogen unit
TOA	Tuberkulin original Alt
TPER	Typhus-Paratyphus-Enteritis-Ruhr-Gruppe
TPI	Treponema pallidum-Immobilisations-Test
TRCHII	tanned red cell haemagglutination inhibition immunoassay ↗ MERSKEY-Test
TRF	T-cell-replacing factor
TrPA	tryptophanreiches Präalbumin
TSG	thyroid stimulating globulin ↗ LATS
TSH	Thyreoidea-stimulierendes Hormon
TSTA	tumorspezifisches Transplantat-antigen
TTK	Tieftemperaturkonservierung
TVE	Trübungsverminderungseinheit
V-Ag	Viruspartikel-Antigen
VDRL	Veneral Disease Research Laboratory
Vi-Antigen	Virulenz-Antigen
VZV	Varicella-Zoster-Virus
WaR	WASSERMANN-Reaktion
WGV	white germ agglutinin
WI	Wistar Stamm
Xh	X = x-chromosomal, h = horse ↗ PAG
Xm	X = x-chromosomal, m = man ↗ PAG
X-subst.	↗ CEA-like subst.
ZMV	Zytomegalievirus

Etymologisches Wörterverzeichnis (19, 24)

Das etymologische Wörterverzeichnis soll dem Nutzer unseres Buches eine Orientierung über die sprachliche Herkunft der wichtigsten Termini geben. Hierbei standen mehr praktische als sprachwissenschaftliche Erwägungen im Vordergrund. Bei Wörtern, die aus mehr als zwei Silben bestehen, wurde unter die betonte Silbe ein Punkt gesetzt. Nicht diphthongisch ausgesprochene Vokale wurden mit .. gekennzeichnet. Symbole, die nur in Wortverbindungen und nicht als eigenständige Wörter vorkommen, sind kursiv gesetzt. Die ausgewählten Beispiele dienen der Erläuterung.

E = englisch F = französisch G = griechisch L = lateinisch

A			Beispiele
a-, *an-* (alpha privativum)	G	als Vorsilbe *un-*, *-los*, *ohne* ...	Agammaglobulinämie
aberrạre	L	abirren, abweichen	Chromosomen-Aberration
(ab)sorbẹre	L	(völlig) hinunterschlucken, verschlingen	Absorption
accẹlerate	E	beschleunigen	accelerated reaction
ạcidus	L	sauer	Azidität
actịvus	L	tätig, praktisch	aktiv
acụtus	L	scharf, spitz	akut
adaptạre	L	anpassen	Adaptation
aden	G	Drüse	Adenoviren
adhaerẹre	L	ankleben, festhalten, haften	Adhärenz
adjuvạre	L	unterstützen, fördern	Adjuvans
ad-ren	L	Neben-niere	Adrenokortikotropin
(ad)sorbẹre	L	etwas Flüssiges (an bzw.) in sich ziehen, hinunterschlucken	Adsorption
aequus	L	gleich	Äquivalenzzone
affịnis	L	angrenzend, verwandt	Affinität
agglomerạre	L	zu einem Knäuel winden	Agglomeration
agglutinạre	L	verklumpen	agglutinieren
agglutinạtio	L	Zusammenballung	Agglutination
aggregạre	L	beigesellen	Aggregation
alạstor	G	Übeltäter, Quälgeist, Rachegeist	Alastrim
albus	L	weiß	Albumin
alẹxein	G	abwehren	Alexin
alignmẹnt	E	Aneinanderreihung	Alignment
allẹlon	G	einander, wechselseitig, gegenseitig	Allel
allos	G	anderer	Allotransplantat
allōs	G	anders, besonders, falsch	
all-ergos	G	anders wirkend	Allergie
allo-gẹn	G	anderer Herkunft, anderer Art	Allogen
allo-typos	G	anderer Schlag, anderes Gepräge	Allotypie
ambo	L	beide	Ambozeptor
amylum, amylo-	L	Stärke	Amyloid
ana-	G	als Vorsilbe *auf-*, *wieder-*, *gemäß*	analog
an-algetikọn (phạrmakon)	G	schmerzstillendes (Medikament)	Analgetika
anạ-mnesis	G	Erinnerung	Anamnese
ana-phylạttein	G	aufwecken	Anaphylaxie
ana-phylax	G	„Aufwecker"	
angeịon	G	Gefäß	Angiographie
ạngere	L	zusammenschnüren, beengen, würgen	angioneurotisch
ant-agonịstes	G	Gegenspieler	Antagonist

anti-, *ant-*	G	als Vorsilbe *gegen-*, *entgegen-*	Antikörper
anti-biọtikon (phạrmakon)	G	gegen (Mikroben)leben wirkendes (Medikament)	Antibiotikum
ạntibody	E	Antikörper	
anti(-somato-)gen	G	Gegen(körper) erzeugend	Antigen
anti-metabolẹ	G	gegen den (Stoffwechsel)umsatz	Antimetabolika
anti-mitọtikon (phạrmakon)	G	gegen (Zellkern)fäden wirkendes (Medikament)	Antimitotika
anti-nụcleus	L	gegen (Zell)kern	antinukleär
anti-phlogistikọn (phạrmakon)	G	gegen flammende (Entzündung) wirkendes (Medikament)	Antiphlogistika
anti-toxikọn	G	gegen Gift wirkend	Antitoxin
a-plastọs	G	unausgebildet, ungeformt	aplastisch
arthro-pọdes	G	Gliederfüßer	Arthropoden
artificiạlis	L	künstlich	artifiziell
aspạragos	G	Spargel	Asparaginase
aspergịllum	L	Wedel zum Besprengen	Aspergillose
assay	E	Probe, Prüfung, Untersuchung	
(as)sociạre	L	vereinigen, verbinden	Assoziation
ạsthma	G	schweres Atmen, Keuchen	Asthma
a-sthẹneia	G	Schwäche	Asthenie
a-taxịa	G	Unordnung	Ataxie
a-topịa	G	das Ungewöhnliche, Seltsame	Atopie
ạ-topos	G	nicht an seiner Stelle, ungewöhnlich	atopisch
attenuạre	L	abschwächen, vermindern	attenuieren
autọs	G	selbst	Autoaggression
auto-gẹn	G	eigener Herkunft	autogen
auto-soma	G	eigener Körper	Auto(somato)gen
ạvidus	L	(be)gierig	avide
avịditas	L	Begierde, Sucht	Avidität

B

bakterịa	G	Stab	Bakterium
bạrrier	E	Grenze, Schranke	blood-brain-barrier
bead	E	Kügelchen, Perle	beads-on-a-string
benịgnus	L	gutartig, freundlich	benigne
bi-	L	als Vorsilbe *zwei-*, *doppelt-*	bivalent
bịos	G	Leben	Biologie
bis	L	zweimal	Bisalbuminämie
blastạnein	G	sprossen, keimen	Blastokinin
Blạste	G	Keim, Sproß	Blastzelle, Germinoblast
blood	E	Blut	
booster	E	verstärken	Booster-Effekt
bọtulus	L	Wurst	Botulismus
brain	E	Hirn	blood-brain-barrier
bursa	Neu-L	Beutel	Bursa FABRICII
byrsa	G	abgezogene Haut	

C

cædere, cid-	L	schlagen, töten	bakterizid
caerụleus, coerụleus	L	dunkelblau, dunkelfarbig	Cöruloplasmin
calẹndae	L	Grundlage der Tageseinteilung innerhalb eines Monats	Impfkalender
calendạrium	L	(Zins)buch	
cancer	L	Krebs	kanzerogen
cap	E	Kappe, Haube	cap formation
capịllus	L	Haar	Kapillare
capsa	L	Kapsel, Behälter	Kapsel
carẹre	L	entbehren	Karenz
cell	L, E	Zelle, Behältnis	Zelle
centrum	Neu-L	Mittelpunkt	Zentromer
cẹrebrum	L	Gehirn	cerebrospinal fluid
chain	E	Kette	H-chain
chalan	G	lockern, nachlassen	Chalon

chạllenge	E	herausfordern	Challenge
chiạzein	G	kreuzen	
chiạsma	G	das Gekreuzte	Chiasma
choice	E	Wahl	copy-choice
cholạdes	G	Eingeweide, Darm	
cholẹra	G	Dachrinne	Cholera
chọndros	G	Knorpel, Korn	Chondrosarkom
chọrion	G	die Haut um die Eingeweide	Choriongonadotropin
chọros	G	Platz, Raum	
chrip (russisch)		Röcheln, Heiserkeit	Grippe
chroma	G	Farbe	Chromatin, Chromosom
chrọnios	G	langdauernd	chronisch
chronos	G	Zeit, Dauer, Weile	
circulạri	L	im Kreis zusammentreten	zirkulär
cịrculus	L	Kreis, Kreisbahn	Circulus vitiosus
cito	L	schnell	Citochol
classis	L	versammelte Menge, Abteilung	Klasse
clot	E	Klümpchen	
co-	L	in Zusammensetzungen = com *mit*	kodominant
coạgulum	L	Lab, Gerinnungsmittel	Koagulum
collineạre	L	richtig treffen	
colọnia	L	Kolonie	colony stimulating factor
color	L	Farbe	Kolorit
colọstrum	L	Milch	Kolostrum
com-, co, con-, col-	L	als Vorsilbe *zusammen-, mit-*	Komparation, Konjugation, Kollektion
commịt	E	verpflichtet, sich festlegen	
compạrativus	L	vergleichend	
compatịbilis	L	erträglich, leidlich	kompatibel
compẹtere	L	zusammentreffen, zustehen, ausreichen, seiner mächtig sein	kompetitiv
complemẹntum	L	Ergänzungsmittel	Komplement
complẹtus	L	(an)gefüllt, vollständig	komplett
complẹxus	L	Umfassen, Verknüpfung	Komplex
complicạtio	L	Verwicklung, Verwirrung	Komplikation
compọnere	L	zusammensetzen, zusammenstellen	
concordạre	L	übereinstimmen	Konkordanz
condensạre	L	verdichten	kondensieren
conformạtio	L	Form, Gestalt	Konformation
congenitịvus	L	angeboren	congenitus
conglutinạtio	L	Zusammenleimung	Konglutination
conjugạre	L	verbinden	konjugieren
conjụgium	L	Verbindung	Konjugation
conjụngere	L	zusammenbinden	Konjunktion
constans	L	gleichbleibend, stetig	konstant
contagio	L	Berührung, Ansteckung	Kontagiosität
contaminạre	L	in Berührung bringen	Kontamination
convẹrsio	L	Umkehrung, Verwandlung	Konversion
copy	E	Abschrift, Kopie	copy-choice
core	E	Kern	Core
cortex	L	Rinde, Schale	Kortex
cross	E	Kreuz, Kreuzung	cross reacting
crossing over	E	das „Überkreuzen“	Crossing over
cutis	L	Haut	kutan

D

de	L	von, weg	deblockierend
death	E	Tod	
defịcere	L	fehlen, mangeln	Defizienz
delẹre	L	zerstören, vernichten	Deletion
depẹndere	L	abhängen	dependant
derivạre	L	ableiten, herleiten	Derivat
derma	G	Haut	Dermonektrotoxin

desensịbilis	L	unempfindlich, unempfindbar	Desensibilisierung
destrụere	L	zerstören, niederreißen	Destruktion
determinạre	L	abgrenzen, festsetzen, bestimmen	Determinante
detẹrminant	E	entscheidend	
dẹvius	L	von der Straße abgehend, entlegen, abseits	Deviation
di-	L	als Vorsilbe *zweimal*	Disulfid
dia-	G	*durch*	
diạgnosis	G	Unterscheidung, Entscheidung	Diagnose
diạlysis	G	Auflösung, Trennung	Dialyse
differẹntia	L	Unterschied, Verschiedenheit	different, Differenz
diffụsus	L	ausgebreitet	diffus, Diffusion
diphthẹra	G	Haut	Diphtherie
diplọos	G	doppelt	diploid, Diplokokken
dịpylos	G	zweitorig, mit doppeltem Eingang	Dipylidium
dis-	L	als Vorsilbe *zer-*, *ver-*, *auseinander*	Disproportion
disease	E	Krankheit, Leiden	
disseminạre	L	aussäen, ausbreiten	disseminiert
dọminus	L	Herr	Domäne
dos	L	Gabe, Mitgift	Dosis
drift	E	Antrieb, Trift	Antigendrift
dromos	G	Lauf	
ductus	L	Zug, Führung, Leitung	Ductus thoracicus
duplicạre	L	verdoppeln	Duplikation
dys-	G	als Vorsilbe *übel-*, *miß-*, *un-*	Dysgammaglobulinämie

E

e, ex	L	aus — heraus, von — weg	Evolution, Exposition
early	E	früh	early immune antibody
echịnos	G	(See)igel	Echinokokken
ek, ex	G	von — weg, aus — heraus	Ektotoxin, Exotoxin
ẹktopos	G	vom Ort weg	Ektopie
effẹctor	L	Hersteller, Urheber	Effektor
egg	E	Ei	
eidos, *-id*	G	Gestalt, Bild, *-artig*	lymphoid
ektẹmnein	G	herausschneiden, ausschneiden	Bursektomie
elẹktron	G	Bernstein, etwas Strahlendes	Elektrophorese
eliminạre	L	entfernen	eliminieren
ẹmbryon	G	drinnen Wachsendes, Leibesfrucht	Embryo
en-, *em-*	G	(als Vorsilbe) *in*, *darin-*	Enanthem, Embolie
endon	G	innen, hinein	endogen
ẹnteron	G	das Innere, das Eingeweide	enteral, Enterobacteriaceae
enkẹphalos	G	was im Kopf ist, (Ge)hirn	Enzephalitis
eọs	G	(Morgen)röte	eosinophil
epi-, *ep-*, *eph-*	G	als Vorsilbe *auf*, *an*, *neben*	epikutan, Episom
eradicạre	L	ausrotten	Eradikation
ergon	G	Werk, Handlung, Tat	Allergie
erythrọs	G	rot	erythrogene Toxine, Erythrozyten
essẹntia	L	das Wesen (einer Sache)	essentiell
ẹtymos	G	wirklich, wahr	Etymologie
ẹtymon	G	die wahre Bedeutung eines Wortes	
eu, Adverb zu agathọs	G	gut	Euchromatin
experimẹntum	L	Versuch, Probe	Experiment
explantạtio	L	Auspflanzung	Explantation
extra	L	außerhalb, äußerlich	
extrạhere	L	herausziehen	Extrakt

F

fạcere	L	machen, schaffen, tun	Faktor
fermẹntum	L	Gärungsmittel	Ferment
ferrum	L	Eisen	Ferri-Oxyreduktase
fetus	L	Frucht	Fetoprotein

fibra	L	Faser	Fibrinogen
field	E	Feld	field trial
filum	L	Faden	Filarien
fixe	F	fest, bleibend	virus fixe
flagẹllum	L	Geißel, Peitsche	Flagellin
flụidus	L	flüssig	Fluid-Impfstoff
focus	L	Feuerstätte, Herd	fokal, Fokus
follịculus	L	kleiner Schlauch, kleiner Beutel	Follikellymphozyt
formạre	L	formen, bilden	Formenwechsel
formạtio	G	Bildung	
fragmẹntum	L	Bruchstück, Splitter	Fragmentierung
frạmework	E	(Stütz)gerüst	framework-theory

G

gạmos	G	Ehe	Gamet
gelum	L	Kälte, Erstarrung	Gelfiltration
gen- (umgestellter Wortstamm zu gignesthai)	G	in Wortverbindungen *erzeugen, entstehen, entstanden*	Genom, Agenesie, Antigen
geneạ	G	Herkunft, Geschlecht	
gennan	G	erzeuge	Genitale
generạlis	L	(zur Gattung) gehörig, allgemein	generalisiert, generell
genẹtic	E	Erb-	genetisch, Genetik
genos	G	Ursprung	Genus
germ	E	Keim, Sproß	
germinạre	L	(hervor)sprossen, (auf)keimen	Germinoblast
gịgnesthai	G	werden, entstehen	
glans, gland-	L	Eichel, Drüse	glandulär
glisser	F	gleiten, schleichen	glissement
globus	L	runder Körper	global, Globulin
glomus	L	Knäuel	Glomerulum
glykys	G	süß	Glyzin, Glykoprotein
gnosis	G	Erkenntnis	Diagnose
grade	E	Grad, Rang, Stufe	
gradi	L	Schritte machen, schreiten	
graft	E	verpflanzen, Transplantat	graft-versus-host
grạnulum	L	Körnchen	granulär
graphein	G	schreiben	Autoradiographie
grạvidus	L	beschwert, trächtig, schwanger	gravide
gravịditas	L	Schwangerschaft	Gravidität
gravis	L	schwer	

H

haima	G	Blut	Hämadsorption, Hämolyse
haplọos	G	einfach, einmalig	haploid
haptein	G	(an)heften, (an)fassen	Hapten, Haptoglobin
heavy	E	schwer	heavy chain
helmins	G	Wurm	Helminthen
helper	E	Helfer, Gehilfe	helper cells
hepar, hepato-	G	Leber	Heparin, Hepatitis
herẹditas	L	Erbschaft	Heredität
hereditạrius	L	die Erbschaft betreffend	hereditär
herpein	G	kriechen, schleichen	Herpes
hẹteros	G	ein anderer	Heterotransplantat, heterozygot
histịon	G	Gewebe, Tuch, Segel	Histon
histos	G	Gewebe	Histamin
homōs	G	gleich	Homotransplantat, homozygot
histạnai	G	stellen	
horman	G	in Bewegung setzen, (an)treiben	Hormon
horror	L	Schrecken	horror autotoxicus
host	E	Wirt	graft-versus-host

humạnus	L	menschlich	Human...
hyạlinos	G	durchsichtig, gläsern	Hyaluronidase
hỵalos	G	Kristall, Glas	
hybrịda, hibrịda	L	von zweierlei Herkunft, Mischling	Hybrid-Antikörper
hydor, hydat-	G	Wasser	Hydrops, Hydatide
hyper-	G	als Vorsilbe *über-*	Hyperimmunserum
hypo-, *hyp-*	G	als Vorsilbe *darunter-*, *unter-*, *minder-*	Hypoparathyreoidismus, Hypergie
hypọthesis	G	Grundlage, Gegenstand, Ansicht	Hypothese

I

ịdios	G	eigen, eigentümlich	idiopathisch
immẹdiate	E	unmittelbar, sofort	immediate reaction
immọbilis	L	unbeweglich	Treponemen-Immobilisations-Test
immụnis	L	frei (von Dienst, von Steuern), unversehrt	immun
immụnitas	L	Freisein von, Schutz vor	Immunität
implantạre	L	einpflanzen	Implantation
imputạre	L	einschneiden	Imputation, Impfung
in	L	in, hinein	
in-	L	als Vorsilbe *un-*, *ent-*	ineffektiv
inactịvus	L	untätig	inaktiv
incomplẹtus	L	unvollständig	inkomplett
incubạre	L	sich niederlegen, sich einnisten	inkubieren
index	L	Anzeiger, Entdecker, Inhalt	Index
indụctio	L	Hineinführen, Auftreten lassen	Induktion
infịcere	L	anstecken, vergiften	Infektion
inflụere	L	hineinfließen, eindringen	Influenza
inhibẹre	L	hemmen	Inhibition
inhịbitory	E	hemmend	inhibitorisch
insecạre	L	einschneiden, einkerben	Insekt
insertạre	L	hineinfügen, -stecken	Insertion
instrụere	L	hineinfügen, herrichten, bilden	Instruktion
inter-	L	als Vorsilbe *zwischen*, *unter*	interchain, Interferenz
intercalạre	L	einschalten	Interkalation
intervạllum	L	Zwischenraum	Intervall
intra	L	in — hinein, innerhalb	intrachain, intragenisch
invẹrtere	L	umwenden, umkehren	Inversion
irregulạris	L	unregelmäßig	irregulär
isos	G	gleich	Isotransplantat, isolog, Isotypie

K

Kala-Azar (indisch)		„schwarze Krankheit“	
kardịa	G	Herz	Postkardiotomiesyndrom
karkịnoma	G	Krebs	karzinoembryonal
kentron	G	Stich des Zirkels beim Kreisschlagen	Zentrum
kephalẹ	G	Kopf, Haupt	Enzephalitis
kill	E	töten, unwirksam machen	killer cells
kinein	G	bewegen, veranlassen	Kinetochor
klon	G	Zweig, Schößling	monoklonal
kọdon	G	Klingel, Schelle (die ein Posten auf der Patrouille dem anderen zutrug)	Codon
kokkịdion	G	Kernchen	Kokzidien
kokkos	G	Kern, Beere	Staphylokokken
kolon	G	Glied, Darm	Kolibakterien
krasịa, krasis	G	Mischung	Idiosynkrasie
krinein	G	unterscheiden, entscheiden	Krise
kryos	G	Eis	kryolysieren
kuru		Bezeichnung in Neuguinea für Zittern (vor Angst, Kälte usw.)	

kyklos (cyclus)	G(L)	Kreis, Ring	Tetrazyklin
kystis (cystis)	G(L)	Blase, Harnblase	Zystizerkus
kytos (cyt-)	G(L)	Gefäß, Urne	Lymphozyt

L

label	E	kennzeichnen, etikettieren	
lac	L	Milch	Laktotransferrin
laiteux	F	milchig, Milch-	taches laiteuses
late	E	spät	late antibody
latex	L	Saft, Nässe	Latex-Test
lattice	E	Gitter, Netzwerk	lattice-hypothesis
lazy	E	faul, träge	laxy leucocyte syndrome
lẹgere	L	auslesen, wählen	Lektine
lẹkithos	G	Eidotter	Lezithin
length	E	Länge, Strecke, Dauer	map length
lepra	G	Aussatz	Lepromin
leptos	G	zart, dünn, geschält	Leptospiren
letạlis	L	tödlich	letales Toxin
leukos	G	leuchtend, weiß	Leukozyt
liberạre	L	losmachen, befreien	Histaminliberatoren
lịpos	G	Fett	Lipid-Antigen
liquor	L	Flüssigkeit	Liquor cerebrospinalis
locạre	L	hinstellen, unterbringen	Translokation
locus	L	Ort, Platz, Stẹlle	HLA-Lokus
logos	G	Meinung, Lehre	Mykologie
long	E	lang, lange	long-chain reaction
low	E	niedrig, tief, gering	low-grade sensitivity
lues	L	Seuche, Pest	Lues = Syphilis
lupus	L	Wolf	Lupus pernio
lyein	G	lösen	lyophilisieren
lympha	L	klares Quellwasser	Lymphadenose
lysis	G	Lösung, Auflösung	kryolysieren
lyssa	G	Wut, Tollheit, Hundswut	Lyssa = Tollwut

M

mạcula	L	Lücke, Fleck	Morbus maculosus
major	L, E	größer, bedeutender	Major-Test
makros	G	weit, groß, lang	Makrophagen
maladie	F	Leiden	Maladie de BENCE-JONES
malạria	L	Sumpffieber, „schlechte Luft"	
malịgnus	L	bösartig, mißgünstig	malignes Lymphogranulom
map	E	Karte, Landkarte	map length
matẹrnus	L	zur Mutter gehörig	maternofetal
matrix	L	Mutterboden, Gebärmutter	Matritzentheorie
matụrus	L	reif, vollkommen	mature antibody
median	E	in der Mitte befindlich	median survival time
mediạtor	L	Vermittler	Mediator
mẹmory	E	Gedächtnis, Erinnerung	memory cells
meros	G	Teil	Multimer
mẹtallon	G	Erz, Metall	Metalloseromukoide
metrein	G	messen	Kolorimetrie
migrạtio	L	Auswanderung, Umzug	Makrophagen-Migrations-Test
mikros	G	klein	Mikroben
mille	L	tausend	Millipore-Kammer
millẹsimus	L	tausendster, Tausendstel	
mitos	G	Faden	Mitose
mixed	E	gemischt	mixed hämadsorption
mobịlitas	L	Beweglichkeit, Veränderlichkeit	Immobilisations-Test
modulạre	L	nach dem Takt messen	Modulation
molécule	F	Urteilchen, Molekül	Molekül
monos	G	allein, einzig, nur	monogen
morbịlli	L	Masern (kleine Krankheit)	Morbillisation

morbus	L	Krankheit	Morbus DOWN
morphe	G	Form, Gestalt	Polymorphismus
mouse	E	Maus	MSLA
mucus	L	Schleim	mukös, Muzin
mụltiplex	L	vielfältig	multiple Allelie
multus	L	viel, zahlreich	Multimer
mump	E	Fratzen schneiden	Mumps
mutạbilis	L	veränderlich	Mutation
mutạtio	L	Änderung, Wechsel, Vertauschung	Mutation
myelọs	G	Mark, Rückenmark	Myelin
mykes	G	Pilz	Mykologie
mys, *my-*, *myo-*	G	Maus, Muskel	Myasthenie
myxa	G	Schleim	Myxoma-Virus

N

natus	L	Geburt	perinatal
nekros	G	tot, gestorben, Leichnam	Nekrose
nema	G	Faden	Treponema
neonạtus	L	neugeboren	morbus haemolyticus neonatorum
neos	G	neu, frisch	Neosom
nephẹle	G	Nebel, Wolke	Nephelometrie
nephros	G	Niere	nephrotoxisch
neuron	G	Sehne, Saite	Neurologie
neuter	L	keiner von beiden, sächlich	Neutralisationstest
norma	L	Regel, Vorschrift	Normergie
not	E	nicht	not self
nụcleus	L	Kern, Obstkern	Nukleoprotein
nullus	L	keiner, niemand	Nullisom

O

oikos	G	Haus	Ökologie
oistros	G	Bremse, Stachel, Wut, Brunst	Östrogene
onkos	G	Aufgetriebenheit, Masse	Onkogen-Hypothese
oon	G	Ei	Oozyt
opạcitas	L	Schatten, Schattigkeit	Serum-Opazitäts-Reaktion
operạri	L	tätig sein, arbeiten, verrichten	Operon
ophthalmọs	G	Auge	Ophthalmo-Reaktion
opson	G	Leckerbissen, Speise	Opsonine
ọrganon	G	Instrument, Werkzeug	Organ
orthos	G	aufgerichtet, richtig, wahr	orthotopisch
os, *or-*	L	Mund, Gesicht	Oralimmunisierung
ot- von us	G	Ohr	Parotitis
overlạp	E	übergreifen, überschneiden	overlapping syndrome
oxys	G	spitz, scharf, heftig	Peroxidase

P

pachys	G	dick, stark	Pachytän
pạllidus	L	blaß, bleich	Treponema pallidum
para-, *par-*	G	als Vorsilbe *neben, darüber hinaus*	Paraprotein
paralỵein	G	losmachen, lähmen	Paralyse
parasitẹin	G	zugleich mitspeisen	Parasiten
pars, part-	L	Teil	Partial-Antigen
pas, pan	G	alles, ganz	Panenzephalitis
pạssage	E	Gang, Durchgang	low egg passage
passagẹr	F	vorübergehend	passageres AMS
pạssenger	E	Reisender, Passagier	passenger leucocytes
pathos	G	Leiden, Leid	Pathogenität
pegnỵnai	G	zusammenfügen, befestigen	
peliọs	G	schwarzblau	peliosis rheumatica
penetrạre	L	durchdringen, hineinfügen	Penetranz

penịa	G	Mangel, Armut	Thrombozytopenie
pente, penta	G	fünf	pentavalent
pepsis	G	Kochen, Verdauen	Pepsin
per-	L	als Vorsilbe *völlig, durch und durch*	Peroxidase
peri-	G	als Vorsilbe *um ... herum, rings, sehr*	perinatal
permẹare	L	durchdringen, durchwandern	semipermeable Membran
pernịcies	L	Verderben	perniziöses Leiden
pernịo	L	Frostbeule	Lupus pernio
peros	G	gebrechlich, verstümmelt	
phagẹin	G	essen, verzehren, fressen	Makrophage, Bakteriophage
phaịnesthai	G	erscheinen, scheinen	Phänotyp
phallos	G	Phallus, männliches Glied	Phalloidin
pharynx	G	Schlund, Kehle	Pharynx
phasịs	G	Erscheinung, Anzeige	Phase
pherein, *phor-*	G	tragen, ertragen	Elektrophorese
philein, *phil-*	G	lieben, -liebend	Hämophilie
philịa	G	Freundschaft, Liebe	pyroninophile Zelle
philos	G	Freund	
phíltron	G	Liebeszauber, Verlockung, Verstrickung	Filter
phos	G	Licht	Photosensibilisierung
phthísis	G	Schwund, Schwindsucht	Phthise
phylạttein	G	wach halten, verhüten	Anaphylaxie
physịs	G	Erzeugung, Natur	Physiologie
phyton	G	Pflanze, Gewächs	Phytotoxin
piece	E	Stück, Teil	secretory piece
pịnein	G	trinken, einsaugen	Pinozytose
placẹnta	L	Kuchen	
plakus	G	Kuchen	
planta	L	Fußsohle, Pflanze, Gewächs	Transplantat
plaque	F	Platte, Fleck	Plaque
plasma	G	Bildung, Gebilde, Bild	Plasmafraktionen
pleurai	G	Rippen, Seite, Flanke	pleuroperikardiales Syndrom
plus, *plur-*	L	mehr	pluriglanduläre Insuffizienz
pneumon	G	Lunge	Pneumokokken
poiein	G	machen	hämatepoetisch, Erythropoetin
pokeweed	E	Kermesbeere	Pokeweed
poliọs	G	grau, weißlich	Poliomyelitis
polys, *poly-*	G	viel, häufig, reichlich	Polymorphismus
poros	G	Loch, Durchgang, Weg	Millipore-Kammer
posịtio	L	Stellung	Position
post	L	hinter, nach, nachher	postvakzinale Enzephalitis
postulạre	L	verlangen, auffordern, begehren	WITEBSKY-Postulate
potẹntia	L	Vermögen, Kraft, Macht	Potenz
pouch	E	Tasche, Beutel	pharyngeal pouch syndrome
prae-	L	als Vorsilbe *voran, vorher, voraus*	Präalbumin
praecipitạre	L	jäh herabstürzen	Präzipitation
praegnans	L	schwanger, trächtig	pregnancy zone
praemunịre	L	befestigen, vorbauen	Prämunität
praevenịre	L	zuvorkommen	mucin-clot-prevention test
primus	L	erster, vorderer	Primärstruktur
pro-	G	als Vorsilbe *vorwärts-, vor-*	Promunität
procẹdere, *process-*	L	fortschreiten, erscheinen	thymus-processed
producere	L	vorführen, fortführen	Produkt
progrẹssus	L	Fortschreiten, Vorrücken	progressives Leiden
proles	L	Nachkomme, Sproß	Troubles d'immunoprolératives
proliferạtio	L	Vermehrung, Wucherung	Immunproliferations-Krankheit
protẹgere	L	bedecken, beschützen	Protektine

protos	G	der erste, der vorderste	Protozoen
pụncture	E	Punktion, Stich	multiple puncture
pụrpura	L	Purpurfarbe	Purpura rheumatica
pseudos	G	Täuschung, Lüge, Unwahrheit	Pseudoallel
pyr, *pyro-*	G	Feuer	Pyrogene

Q

quạlitas	L	Eigenschaft, Beschaffenheit	Qualität
quạntitas	L	Menge, Anzahl, Größe	Quantität
quench	E	(aus)löschen	

R

rạbiës	L	Wut, Tollheit, Raserei	
radiạre	L	strahlen, schimmern	Radioimmunoassay
radix	L	Wurzel, Ursprung	Polyradikulitis
ragweed	E	Ambrosiagewächs, Kreuzkraut	Ragweed
rappel	F	Zurückberufung	
re-	L	als Vorsilbe *zurück-*, *entgegen-*, *wieder-*	Revakzination
react	E	reagieren, rückwirken	slow reacting substance
recẹssus	L	zurückgehen, Rückgang	Rezessivität
recognịtio	L	prüfende Besichtigung, Musterung	self recognition
recombinạre	L	wieder vereinigen	Rekombination
red	E	rot	red protein
redụcere	L	zurückführen, zurückziehen	turbidity reducing test
redundạre	L	überströmen, im Überfluß sein	Redundanz
refẹrre	L	zurücktragen, zur Entscheidung vortragen	Referenzlabor
rẹgio	L	Richtung, Bezirk	konstante Region
regrẹssus	L	Rückkehr, Rückgang	Regression
rẹgula	L	gerades Stück Holz, Lineal, Richtschnur, Maßstab, Regel	Regulation
reject	E	zurückwerfen, ablehnen	Rejektion
rejẹctio	L	Auswerfen, Verschmähen	
replicạre	L	zurückschlagen, erwidern	Replikation
re(du)plicạtio	L	Verdoppelung, Vermehrung	
reprịmere	L	zurückdrücken, hemmen	Repressor
research	E	Forschung, Untersuchung	
reservạre	L	zurückbehalten, aufbewahren, schonen	reservieren
resịstere	L	Widerstand leisten	Resistenz
rete	L	Netz, Garn	
retịculum	L	kleines Netz	Retikulosarkom
reverse	E	umgekehrt, rückwärts	
revẹrtere	L	umkehren, zurückkommen	Revertase
rheein	G	fließen, strömen	
rhegnỵnai	G	(zer)reißen	hämorrhagisch
rheuma	G	fließen, strömen	Rheuma
rinse	E	spülen, reinigen	Rinset Tuberkulin
rocket	E	Rakete	rocket electrophoresis
ruber	L	rot	Rubella
runt	E	Zwerg, kümmerliches Tier	runt disease

S

salịnus	L	Salz-, zum Salz gehörig	saline antibody
sandwich	E	belegtes Butterbrot, Doppelstulle	Sandwich-Technik
sarx, *sark-*	G	Fleisch, Körper	Sarkom
scrape	E	kratzen, schaben	Scrapie
secẹrnere, *secret-*	L	absondern, aussondern	Sekretion
selẹctio	L	Auslese, Auswahl	Selektion
self	E	selbst	self
sema	G	Zeichen, Kennzeichen	Semantiden
sensịbilis	L	empfindlich, sinnlich	Sensibilisierung
sequẹster	L	Vermittler, vermittelnd	sequestriertes Antigen
sequi	L	nachfolgen, folgen	Sequenzvergleich

serum	L	Molke, wäßrige Flüssigkeit	Serum-Albumin
sẹssio	L	Sitzen, Verweilen	sessile Antikörper
set	E	Reihe, Satz, Garnitur	secondary-set-reaction
shift	E	Veränderung, Wechsel	Antigen-Shift
sịalon	G	Speichel	Sialinsäure
sịderos	G	Eisen	Siderophilin
sịmia	L	Affe	SV 40 simian Virus
simul	L	zugleich, zusammen	Simultan-Impfung
sinus	L	Rundung, Krümmung, Busen	Sinus-Lymphozyten
site	E, L	Lage, Platz, Stelle	sites
skạriphos	G	Griffel	Skarifikation
skin	E	Haut, Fell, Hülle	skin-reactive factor
skleros	G	trocken, dürr, rauh	multiple Sklerose
skorpịos	G	Skorpion	Skorpion
slow	E	langsam, schleichend	slow-Virusinfektion
smooth	E	glatt, fließend, sanft	smooth muscle antibodies
sneaking	E	schleichend, kriechend	sneaking through
sọcius	L	Genosse, Gefährte	assoziiert
sọlidus	L	dicht, fest, gediegen	Solidphase-Antikörper-Methode
sọlvere, *solut-*	L	lösen, auflösen	solubles Antigen
soma	G	Körper, Leichnam	Chromosom
sorbẹre	L	hinterschlucken, verschlingen	Adsorption
soybean	E	Sojabohne	soybean agglutinin
spẹcies	L	Ansehen, Art, Aussehen	Spezifität
speịra	G	Gewundenes, Windung	Leptospiren
spina	L	Dorn, Rückgrat	zerebrospinal
split	E	spalten, teilen	split products
sponte	L	aus eigenem Antrieb, von selbst	spontan
sporos	G	Saat, Frucht, Sproß	Sporozoit
spray	E	zerstäuben, besprühen	Spray-Impfung
standard	E	Standarte, Fahne, Norm, Maßstab	Standard
staphylẹ	G	Weintraube	Staphylokokken
statos	G	gestellt, feststehend	Status
stịmulus	L	Stachel, Sporn, Antrieb	secondary stimulus
streptos	G	Kette	Streptokokken
stress	E	Druck, Spannung, Beanspruchung	Stress-Lymphozyt
string	E	aufreihen	
structụra	L	Ordnung, Bauart	Struktur-Analoga
struma	L	Anschwellung, Drüsenschwellung	Struma lymphocytosa
sub-	L	als Vorsilbe *unter-*, *unterhalb*	Subgen
sudden	E	plötzlich	sudden unexpected death
suffịcere	L	den Grund legen, ausreichen	Insuffizienz
super-	L	als Vorsilbe *oben-*, *darüber-*, *mehr-*	Super-Antigen
supplemẹntum	L	Ergänzung	Supplement
supprịmere	L	unterdrücken	Immunsuppression
surveillance	E, F	Aufsicht, Überwachung	Surveillance
switch	E	Weiche, Schalter	Switch
syn-, *sy-*, *sym-*	G	als Vorsilbe *mit-*, *zusammen-*	Synchron-Impfung
sỵstema	G	Zusammenstellung, Gruppe	Immunsystem
survịval	E	Überleben, Überbleibsel	median survival time

T

tache	F	Fleck, Klecks	taches laiteuses
tainịa	G	Band, Binde	Tänien
tandem	L	endlich, zuletzt, gemeinsam	Tandemduplikation
target	E	Schild, Zielscheibe	targetzelle
taxis	G	Anordnung, Ordnung	Ataxia
template	E	Schablone	template-Theorie
tenạcitas	L	Festhalten, Beharren	Tenazität
terminạre	L	begrenzen, abgrenzen	Terminalinversion
testạri	L	beweisen, bezeugen	Test
tẹtanos	G	Spannung, Krampf	Tetanus
tetra	G	vier	Tetrazykline

theorịa	G	Anschauen, Erkenntnis	Theorie
therapeịa	G	Pflegen, Heilen	Therapie
third	E	dritter	Third-Man-Test
thrix, trich-	G	Haar	Trichophytin
thrombos	G	Klumpen, Gerinnsel	Thrombozyt
through	E	durch, überall, durchweg	sneaking through
thymos	G	Herz, Seele, Gemüt	Thymus
time	E	Zeit	median survival time
tissue	E	Gewebe, Stoff	$TCID_{50}$
titre, titer	F, L	Feingehalt	Titer
tolerạre	L	ertragen, erdulden	Immuntoleranz
tome	G	Schnitt	Thymektomie
topos	G	Ort, Stelle	orthotopisch
toxikọn	G	Gift, Pfeilgift	Toxin
trap	E	einfangen,	lymphocyte trapping
trans-	L	als Vorsilbe *hinüber-, hindurch*	transplazentar
transfẹrre	L	hinübertragen, hinbringen	Transfer-Faktor
transformạre	L	verwandeln, umformen	Transformation
transfụndere	L	hinübergießen, übertragen	Transfusion
transịtio	L	hinübergehen, Übergang	transitorisch
transvẹrsum	L	Quere, schräge Lage	Transversion
trepein, trop-	G	drehen, wenden	Treponema, zytotrop
trial	E	Versuch	field trial
trigger	E	auslösen	triggering effect
triplụs	G	dreifach, dreimal	Triplevakzine
trophe	G	Ernährung, Pflege	Trophoblast
trouble	E, F	Verwirrung, Störung, Beschwerden	troubles d'immunoprolératives
trỵpanon	G	Drillbohrer	Trypanosomen
tuber	L	Beule, Geschwulst	Tuberkulin
tumor	L	Schwellung, Geschwulst	Tumor
tussis	L	Husten	Pertussis
typhos	G	Rauch, Dunst, Nebel	Typhus
typos	G	Schlag, Bild, Gepräge	phage type
typus	L	Bild, Form	Typ

U

ultra-	L	als Vorsilbe *jenseits, darüber hinaus*	Ultrafiltration
unexpẹcted	E	unerwartet	sudden unexpected death
unit	E	Einheit	PFU
uuiversạlis	L	zum Ganzen gehörig, allgemein	Universalspender
unus	L	ein, Einer, Einziger	univalent
uron	G	Harn, Urin	Paraproteinurie
urtịca	L	Nessel, Brennessel	Urtikaria
ụterus	L	Bauch, Unterleib, Gebärmutter	Uteroglobin

V

vacca	L	Kuh	Vakzine
valẹre	L	kräftig —, stark —, gesund sein	univalent Valenz: chem. Kunstausdruck für Wertigkeit
varius	L	mannigfaltig, bunt, wechselnd	variable Region
vạsculum	L	kleines Gefäß	vaskulär
venus	L	Schönheit, Reiz, Geschlechtsliebe	veneral disease
vermis	L	Wurm	Vermes
versus	L	gegen	graft-versus-host
virus	L	Gift, Giftstoff	Virus
vita	L	Leben	Vitalität
vitiosus	L	fehlerhaft	circulus vitiosus
vitrum	L	Glas	in vitro

W

waste	E	wüst, öde, leer	wasting disease
white	E	weiß	WGA

X

xenos	G	fremd, fremdartig	xenogen

Z

zoon	G	Lebewesen, Tier, Geschöpf	Protozoon
zygon	G	alles, was zwei Gegenstände miteinander verbindet, z. B. Joch	
zygotọs	G	wohlbespannt	homozygot, heterozygot
zystis	L	↗ kystis	
-zyt	L	↗ kytos	

Griechisches Alphabet

Buchstabe groß	Buchstabe klein	Benennung	deutsche Aussprache
Α	*α*	Alpha	ˈalfaː
Β	*β*	Beta	ˈbeːtaː
Γ	*γ*	Gamma	ˈgamaː
Δ	*δ*	Delta	ˈdɛltaː
Ε	*ε*	Epsilon	ˈɛpsilɔn
Ζ	*ζ*	Zeta	ˈtseːtaː
Η	*η*	Eta	ˈeːtaː
Θ	*ϑ*	Theta	ˈteːtaː
Ι	*ι*	Jota	ˈjoːtaː
Κ	*ϰ*	Kappa	ˈkapaː
Λ	*λ*	Lambda	ˈlambdaː
Μ	*μ*	My	myː
Ν	*ν*	Ny	nyː
Ξ	*ξ*	Xi	ksiː
Ο	*ο*	Omikron	ˈɔmikrɔn
Π	*π*	Pi	piː
Ρ	*ϱ*	Rho	roː
Σ	*σ*	Sigma	ˈsigmaː
	ς		
Τ	*τ*	Tau	tau
Υ	*υ*	Ypsilon	ˈypsilɔn
Φ	*φ*	Phi	fiː
Χ	*χ*	Chi	çiː
Ψ	*ψ*	Psi	psiː
Ω	*ω*	Omega	ˈoːmegaː

Transliterationstabelle

russisch	Wiedergabe lateinisch	russisch	Wiedergabe lateinisch	russisch	Wiedergabe lateinisch
А а	A a	М м	M m	Щ щ	Šč, šč
Б б	B b	Н н	N n	Ъ ъ	durch Bindestrich
В в	V v	О о	O o		
Г г	G g	П п	P p	Ы ы	Y
Д д	D d	Р р	R r	ь	, (Bei Oberlängen neben, sonst über dem vorangehenden Buchstaben)
Е е	E e	С с	S s		
Ё ё	Ë e	Т т	T t		
Ж ж	Ž ž	У у	U u		
З з	Z z	Ф ф	F f	Э э	Ė ė
И и	I i	Х х	Ch ch	Ю ю	Ju ju
Й й	J j	Ц ц	C c	Я я	Ja ja
К к	K k	Ч ч	Č č		
Л л	L l	Ш ш	Š š		

Alphabetische Wortfolge

A_{bantu}

S A_{bantu}-Erythrozyten, -Zellen, -Blutgruppe
D Sehr schwache A-Variante bei 4% von Bantu-A-Bluten. Erythrozyten verhalten sich ähnlich wie -A_3, aber Sekretorspeichel enthält H- jedoch keine A-Substanz. Anti-A_1 im Serum nachweisbar. (26)

abartiges Protein ↗ Paraprotein(e)

ABH-Blutgruppensubstanzen

S Blutgruppenspezifische Substanzen, Gruppenspezifische Substanzen, ABH-Gruppensubstanzen
D Substanzen, die als immunologisch und chemisch charakterisierbare AB0-Genprodukte blutgruppenaktiv bzw. blutgruppenspezifisch sind und an Blutzellen, Geweben und in Körperflüssigkeiten vorkommen.

H 1910 zeigte Moss das Vorhandensein von Blutgruppensubstanzen im Serum.
1926 fand YAMAKAMI die Eigenschaften A und B im Speichel. Eine wasser- und eine alkohollösliche Form der Substanzen wurden von FRIEDENREICH (1938) und HARTMANN (1941) unterschieden. Zunächst Untersuchung der Blutgruppenantigene in Körperflüssigkeiten, später an Erythrozyten (MORGAN und WATKINS 1956/57, 1969, WATKINS 1966, KABAT 1968, MARCUS 1969).

G Das Auftreten der wasserlöslichen Form der blutgruppenspezifischen Substanzen ABH in Sekreten (u. a. Speichel, Magensaft, Ovarialzystenflüssigkeit, Amnionflüssigkeit, Schweiß, Urin, Tränen, Galle, Milch) wird bestimmt durch ↗ Sekretor-Gene. Die alkohollösliche Form ist vorhanden in allen Geweben (außer Gehirn) und an den Erythrozyten.
Die primären Produkte der A-, B- und H-Gene sind spezifische Transferase-Enzyme, die die endständige Bindung der entsprechenden Zuckerbausteine an einen „Prekursor" (bestehend aus L-Fukose, D-Galaktose, N-Azetyl-D-Glukosamin, N-Azetyl-D-Galaktosamin und ungefähr 15 Aminosäuren) katalysieren, welche für die blutgruppenspezifische Aktivität (Ag-Determinante) verantwortlich sind:
— für H-Antigen: L-Fukose
— für A-Antigen: N-Azetyl-D-Galaktosamin
— für B-Antigen: D-Galaktose
Die H-Strukturen bleiben unverändert bei Blutgruppe 0. Die Nachweisbarkeit des H-Anteils nimmt in der Reihenfolge 0 — A_2 — A_2B — B — A_1 — A_1B ab.
Die A-, B- und H-Antigene an den Erythrozyten sind vorwiegend Glykolipide. Bei Sekretoren sollen es Glykoproteine sein (GARDAS u. KOSCIELAK).
Bei handelsüblichen blutgruppenspezifischen Substanzen (↗ WITEBSKY-Substanz) handelt es sich um Extrakte aus Schweine- bzw. Pferdemagen.

P ABH-Substanzen sind bereits im Speichel von Neugeborenen und Feten nachweisbar. Bedeutung bei der Abklärung zweifelhafter Blutgruppenbefunde.
AB-Blutgruppensubstanzen können zum Nachweis der Immunform von Anti-A oder Anti-B herangezogen werden oder als Absorptionsmaterial bei der Präparation von Testseren dienen.
Als WITEBSKY-Substanz werden sie zur künstlichen Immunisierung benutzt. (26)

L DODD, B. E., and P. J. LINCOLN: Blood Group Topics. T. & A. constable Ltd., Edinburgh 1975
GARDAS, A., and J. KOSCIELAK: Vox Sang. (Basel) 20 (1971), 137
PROKOP, O.: Lehrbuch der menschlichen Blut- und Serumgruppen. VEB Georg-Thieme-Verlag, Leipzig 1966
UHLENBRUCK, G.: Immunbiologie — Eine Einführung. Wilhelm-Goldmann-Verlag, München 1971

abnormal human serum lipoprotein ↗ LP-x

abnormes β-Lipoprotein ↗ LP-x

abnormes Globulin ↗ Paraprotein(e)

abnormes Protein ↗ Paraprotein(e)

AB0-Blutgruppen

S LANDSTEINER-Blutgruppen
Klassische Blutgruppen
D Blutgruppen-Ag an menschlichen Erythrozyten, Leukozyten, Thrombozyten, Gewebszellen und im Plasma (bei ↗ Sekretoren Blutgruppensubstanzen auch in Körperflüssigkeiten).

H Zuerst entdecktes menschliches Blutgruppensystem:

A, B, 0	1900/1901	LANDSTEINER
AB	1902	DECASTELLO, STURLI
A_1, A_2	1911	VON DUNGERN, HIRSZFELD

G Die *Vererbung* der Blutgruppenmerkmale des AB0-Systems erfolgt autosomal durch multiple Allelie. A, B wirken im Phänotyp dominant gegenüber 0; A_1 dominant gegenüber A_2. A und B verhalten sich zueinander kodominant. Geno- und Phänotyp sind bei den Blutgruppen 0 und AB identisch. Der Phänotyp A_1 kann im Genotyp A_1A_1, A_1A_2 oder A_10 sein. Die *Einteilung* der Blutgruppen A, B, AB und 0 erfolgt nach agglutinablen Eigenschaften (↗ Agglutinogene, ↗ Antigene, ↗ Blutgruppen-Ag) der Erythrozyten und nach „natürlich" im Plasma vorkommenden Ak gegen A oder/und B (↗ Isoagglutinine). Abhängig vom Blutgruppen-Ag der Erythrozyten enthält das Plasma den „reziproken" Ak. Die Iso-Ak agglutinieren Blutzellen mit den entsprechenden Ag. Die Iso-Ak können auch hämolysierende Eigenschaften (↗ Hämolysine) besitzen. Diese Reaktionsform

wird bes. auch bei den ↗ Immun-Ak beobachtet.
Normalerweise enthält das Plasma keine Ak gegen die eigenen Blutgruppen-Ag. Reaktionsbilder, Isoantikörper/AB0-Antigene siehe Tabelle.

AB0-Blutgruppensystem

Serum der Gruppe	enthält Iso-Antikörper	agglutiniert Erythrozyten der Gruppen 0	A	B	AB
0	Anti-A(α) Anti-B(β)	−	+	+	+
A	Anti-B(β)	−	−	+	+
B	Anti-A(α)	−	+	−	+
AB	keine	−	−	−	−

(+ = Agglutination; − = keine Agglutination)

Mit Anti-A-, Anti-B-, Anti-A_1- und Anti-A_2-Testseren sowie u. U. durch Absorptions-Elutionsverfahren kann eine Bestimmung der ↗ *A-Untergruppen* vorgenommen werden (s. o.). Der Unterschied zwischen einer Untergruppe und einer anderen ist zumindest teilweise quantitativer Natur. ↗ Untergruppen der Gruppe B sind selten und werden meist durch Unterschiede in der Reaktionsstärke mit Anti-B erkannt.

P Die AB0-Eigenschaften lassen sich schon beim 3 Monate alten Embryo nachweisen. Ihre Konzentration an der Oberfläche der Erythrozyten ist bei der Geburt gering und nimmt bis zum 1. und 2. Lebensjahr ständig zu.
Die A-, B-, 0-, AB-Blutgruppen müssen bei *Transplantationen* und *Bluttransfusionen* berücksichtigt werden. Transfusion unverträglichen Blutes kann tödliche Zwischenfälle verursachen. AB0-Inkompatibilität ist für die Entstehung eines Teils der Fälle von Morbus haemolyticus neonatorum verantwortlich. In der forensischen Medizin sind die AB0-Blutgruppen von Bedeutung bei der Abstammungsbegutachtung und in der Spurenkunde (Verteilung siehe Tabelle). (26)

Verteilung der AB0-Blutgruppen

Blutgruppe	DDR/ BRD	England	USA Weiße	Neger	Chinesen
0	39,1%	46,7%	45%	48%	36%
A	43,4%	41,7% (34,81 A_1, 9,89 A_2)	41%	27%	28%
B	12,5%	8,6%	10%	21%	23%
AB	4,9%	3,0% (2,62 A_1B 0,64 A_2B)	4%	4%	13%

L Boorman, K. E., et al.: Blutgruppenserologie. VEB Gustav Fischer Verlag, Jena 1964
Prokop, O., et al.: Lehrbuch der menschlichen Blut- und Serumgruppen. VEB Georg Thieme Verlag, Leipzig 1966
Race, R. R., und R. Sanger: Blood Groups in Man. Blackwell Scientific Publications Oxford – Edinburgh 1968

AB0-Immunantikörper

S Immun Anti – A
Immun Anti – B
Immun Anti – A + B

D Durch Antigen-Stimulierung gebildete AB0-Agglutinine.

G „Normal"- und Immun-Ak gegen A bzw. B unterscheiden sich in der Affinität zum menschlichen A- bzw. B-Rezeptor, in ihren molaren Konzentrationen sowie im MG. Vor Immunisierung findet man überwiegend IgM-Ak, manchmal auch IgG-Ak, bes. bei 0-Personen. Nach Ag-Stimulation werden sowohl IgM- als auch IgG-Ak produziert.
Die meisten Seren mit IgA-Ak wurden bei Personen nach Immunisierung gefunden.
In der Tabelle sind die wichtigsten Unterschiede zwischen „Normal"- und Immun-Ak gegen A + B zusammengestellt.

P Immun-Ak verbieten die Verwendung eines Spenderblutes als ↗ Universalspender-Blut. Im mütterlichen Blut stellen sie für A- oder B-Feten Mhn-Gefahr dar.

Unterschiede in der Reaktionsweise von „Normal"-Isoagglutininen und Immun-Ak

	Seren mit überwiegend Normal-Ak	Seren mit überwiegend Immun-Ak
Molare Konzentration der Ak	in der Norm	erhöht
Mittlere Affinität der Ak zur menschlichen A- bzw. B-Substanz	mäßig bis gut	hoch
Thermisches Verhalten der Antiseren im Agglutinationstest	bei +37 °C meist weniger stark agglutinierend als bei +4 °C	bei +37 °C stärker oder wenigstens gleich stark agglutinierend wie bei +4 °C
Agglutinationsreaktion der Seren mit Erythrozyten mit schwacher A- oder B-Eigenschaft	nicht oder nur schwach	gut
Spezifische Hämolyse	meist schwach	meist deutlich
Ig-Klasse der Ak	überwiegend IgM	überwiegend IgG
MG	900000 bis 1 Mill.	160000
Reaktion mit A^P – (A-Pig)	−	+
Thermostabilitätstest	−	+

Sie haben Bedeutung für die Verwendung als Testseren zur Blutgruppenbestimmung, auch beim Nachweis schwacher A-B-Eigenschaften. (26)

L MOLLISON, P. L.: Blood Transfusion in Clinical Medicine. Blackwell Scientific Publications. Oxford–Edinburgh 1967
RACE, R. R., and R. SANGER: Blood Groups in Man. Blackwell Scientific Publications. Oxford–Edinburgh 1968

AB0-Inkompatibilität

S AB0-Unverträglichkeit
D Unverträglichkeit der Antigene des ↗ AB0-Blutgruppensystems zwischen zwei Individuen.
G Handelt es sich bei den beiden Individuen um Transfusionsspender und -empfänger, so resultiert durch Reaktion des Spender-Ag mit den Normal-Isoagglutininen des Empfängers ein (schwerer) ↗ Transfusionszwischenfall; handelt es sich um eine Schwangere und ihren Fetus, kann es zu einem ↗ Morbus haemolyticus kommen (M. h. n.).
Der AB0-bedingte M. h. n. zeigt *gegenüber der ↗ Rh-Inkompatibilität Unterschiede:*

1. Keine intrauterine Schädigung, offenbar wegen geringerer Avidität der (noch nicht ausgereiften) fetalen Blutgruppen-Ag. Möglicherweise können Schwangere, die ↗ Sekretoreigenschaft besitzen, überschüssige Ak neutralisieren.
2. Selten bei Frühgeborenen, die sich durch eine bes. geringe Avidität der A- bzw. B-Ag auszeichnen.
3. Häufig (etwa 50%) bei Erstgeborenen, weil eine Schwangere (0) bereits Normal-Isoagglutinine (Anti-A bzw. Anti-B) gegen die fetalen Blutgruppen (A oder B) besitzt, also bereits „vorimmunisiert" bzw. „frühimmunisiert" ist (↗ early immune antibodies). Es genügen kleine Ag-Mengen, um eine zusätzliche Ak-Bildung (zumeist IgG) hervorzurufen.
4. Keine Zunahme der Schwere des klinischen Bildes bei nachfolgenden Kindern.

P Serol. Untersuchungsbefunde sind bei AB0-I. unsicher. Hämolysinnachweis im Schwangerenserum bedeutet nicht, daß das Kind erkrankt. *Fehlender Hämolysinnachweis schließt* jedoch eine *Erkrankung des Kindes mit hoher Wahrscheinlichkeit aus.*
Im Mittelpunkt des *klinischen Bildes* eines AB0-bedingten Morbus haemolyticus neonatorum steht die Hyperbilirubinämie mit *Ikterus.* Der Bilirubinanstieg erfolgt meist am 2.–4. Lebenstag und birgt die Gefahr eines Kernikterus (Bilirubinenzephalopathie) in sich. Da es bisher keine geeigneten präpartalen diagnostischen Maßnahmen und auch keine Prophylaxe bei der AB0-I. gibt, werden alle Neugeborenen von Müttern mit der Blutgruppe 0 in den ersten Lebenstagen klinisch exakt überwacht, das (indirekte) Serumbilirubin kontrolliert und, wenn nötig, eine ↗ Austauschtransfusion vorgenommen. Blaulichtbestrahlung mit Wellenlänge 400–500 nm (Fototherapie) sowie Enzyminduktion (Phenobarbital) können zu einem Rückgang der Hyperbilirubinämie führen, so daß dadurch eine Austauschtransfusion umgangen werden kann.
AB0-I. ist bedeutsam beim ↗ Chorionkarzinom und möglicherweise als Sterilitäts- und Infertilitätsursache. (9 + 19)

L BAGSHAWE, K. D., in: Immunology of Reproduction. Bulgarian Academy of Sciences Press, Sofia 1973, S. 622
KRIEG, H., et al., in: Immunology of Reproduction. Bulgarian Academy of Sciences Press, Sofia 1973, S. 573
WILKEN, H., J. ROEWER, H. EGGERS: Morbus haemolyticus beim Fetus und Neugeborenen. Verl. Joh. Ambr. Barth, Leipzig, 1971

AB0-Rh-Antagonismus ↗ Rh-Inkompatibilität

AB0-Testseren

S A-, B-, 0-Seren
Anti-B
Anti-A
Anti-A + Anti-B
D Iso-Ak in menschlichen Seren zur Bestimmung der ↗ AB0 – Blutgruppen-Ag.
G Testseren zur Bestimmung der AB0-Blutgruppen müssen bes. ausgewählt werden. Nur in ca. 2% reicht die Stärke der natürlich vorkommenden Agglutinine für den sicheren Nachweis aller Agglutinogene aus. Bei der Auswahl eines Serums für Testzwecke ist neben dem ↗ Titer auch die ↗ Avidität zu berücksichtigen (Tabelle) S. 4. Seren mit hohem Titer und guter Avidität (DAB 7 D. L.) werden als ↗ „forte"-Seren bezeichnet. Testseren können durch Austitrieren und gegebenenfalls poolen von Normalseren gewonnen werden. Hochtitrige Seren lassen sich durch Immunisierung von Freiwilligen mit ↗ AB-, A- oder B-Blutgruppensubstanz (WITEBSKY-Substanz) erzeugen. Die Serumgewinnung erfolgt am zweckmäßigsten durch ↗ Plasmapherese. (26)

L BOORMAN, K. E., et al.: Blutgruppenserologie. VEB GustavFischer Verlag, Jena 1964
DAB 7 D. L.

Abrin ↗ Toxin

AB-Serum

S „Neutralserum"
AB-Mischserum
D Serum aus menschlichem(n) Blut(en) der Blutgruppe AB.

Antiserum	Titer	Blutgruppe	Avidität	
Anti-B	1 : 32		nach 60 sec.	Beginn der Agglutination
			nach 3 min.	Agglutinat (Reaktion 3+)
Anti-A			nach 60 sec.	Beginn der Agglutination
	1 : 64	A_1	nach 3 min.	
	1 : 16	A_2	nach 5 min.	
	1 : 32	A_1B	nach 5 min.	Agglutinat (Reaktion 3+)
	1 : 8	A_2B	nach 7 min.	
Anti-A + Anti-B			nach 60 sec.	Beginn der Agglutination
	1 : 64	A_1	nach 3 min.	
	1 : 16	A_2	nach 5 min.	
	1 : 32	A_1B	nach 5 min.	Agglutinat (Reaktion 3+)
	1 : 8	A_2B	nach 7 min.	
	1 : 32	B	nach 3 min.	

P Es kann gepoolt (nach DAB 7 D. L. von mindestens 8 Spendern) als ↗ Supplement für blutgruppenserol. Untersuchungen dienen. Auch als ↗ Komplementquelle verwendbar.
AB-Serum enthält keine Iso-Ak (Anti-A oder Anti-B). (26)

L DAB 7 D. L.

Absorption

D Eliminierung unerwünschter Antikörperkomponenten aus einem Antiserum durch Zugabe entsprechenden Antigenmaterials, in dem das Test-Antigen nicht enthalten ist.

G Grundlage der A. ist eine AAR. Für bestimmte immunol. Testverfahren sind monospezifische Antiseren erforderlich (z. B. ↗ MANCINI-Technik, Agglutinationsverfahren). Bei der Antiserumherstellung (Immunisierung) bewirken Spuren von Fremd-Ag ebenfalls spezifische Ak-Bildung. So stellt ein Antiserum in der Regel ein Ak-Gemisch dar. Die Begleit-Ak besitzen in der Regel einen niederen Titer als die gewünschten Ak.

P Durch Zugabe geeigneten Ag-Materials erfolgt A. der Begleitantikörper: bei agglutinierenden Antiseren erfolgt A. durch Erythrozytenmuster, die das Test-Ag nicht enthalten. Bei präzipitierenden Antiseren wird zur Vermeidung von Verdünnungen lyophilisiertes Ag-Material erfolgreich verwendet. Besonderheit ↗ DANYSZ-Phänomen. Stehen kleinste Mengen Antiserum zur Verfügung, so kann intra basin absorption angewendet werden: (nur verwendbar bei Immundiffusion) Test-Antigen und Antiserum werden in die vorgesehenen Startpositionen verimpft, zum Antiserum wird gleichzeitig die zur A. führende Ag-Lösung gegeben. A. erfolgt vor der Diffusion. (2)

Absorptionsversuch

S CASTELLANI-Versuch

D Absättigung, Absorption von Bakterien-Antigenen (gekocht oder lebend) durch spezifische, den Bakt. analoge Antiseren.

H CASTELLANI 1902 und 1919

G Beim A. reagieren Antigen (Bakterien) und Antikörper (Serum) spezifisch miteinander. Im Falle ihrer Identität absorbieren sie sich gegenseitig, so daß nach der Reaktion keine Antigene durch die spezifischen Immunseren mehr nachweisbar sind. Beim A. werden die 0-, H-, Vi- und K-Antigene getrennt nachgewiesen.
Technik des A.: Zum Nachweis der Identität von ↗ 0-Antigen und Agglutinin werden als Antigen bei 0-Antigenen 1 h lang gekochte, bei H- und Vi-Antigenen lebende Bakterienaufschwemmungen verwendet. Die für die Absorption erforderliche Serumverdünnung richtet sich nach dem Titer des Serums. Man mischt Ag und Serum, bebrütet 2 h bei 37 °C (bei 0-Agglutininen zusätzliches Stehen im Kühlschrank über Nacht) und zentrifugiert die Bakt.-Masse ab, anschließend Titerbestimmung.
Beispiel: Ein Stamm A wird mit seinem spezifischen Serum a, Stamm B mit seinem spezifischen Serum b in seinem Titer festgelegt. Dann werden Stamm A mit Serum b, Stamm B mit Serum a absorbiert und der Titer bestimmt. Im Falle der Identität darf nach der Absorption kein Titer mehr nachweisbar sein. (Die Absorption ist *mehrfach* zu wiederholen.)

P Der A. dient dem *Nachweis der Identität zweier Bakterienstämme.* Außerdem findet er Anwendung bei der Herstellung von spezifischen agglutinierenden Testseren, aus denen die unspezifischen Agglutinine absorbiert werden müssen. Auch die Schwärmhemmungstechnik nach Sven GARD ist ein Absorptionsverfahren, bei dem die Geißelantigene durch Zusatz spezifischer Antiseren absorbiert werden, um andere nachweisen zu können. (8)

L CASTELLANI, A.: Z. Hyg. **40/1** (1902)
CASTELLANI, A., u. A. J. CHALMERS: Man. of Trop. Med. 3. Ausg. 1919
GARD, S.: Z. Hyg. Inf. Krkh. 1938
KAUFFMANN, F.: Die Bakteriologie der Salmonellagruppe. Einar Munksgard, Kopenhagen 1941

accelerated reaction (engl.)

S Beschleunigte Reaktion
D Form der Hautreaktion nach Pockenwiederimpfung, die einige Tage früher auftritt als diejenige nach Pockenerstimpfung (↗ Vakzinevirus-Impfstoff). (19)

ACD-IAG-Vollblutkonserve

(ACD-IAG = **A**cidum-**c**itricum-**D**extrose-**I**nosin-**A**denin-**G**uanosin)

D ↗ Human-Zitratblut mit Inosin-Adenin-Guanosin-Zusatz
P Maximal bei +4°- ±2-°C-Lagerung 6 Wochen verwendbar. (37)

Acrocyanosis haemopathica FRANK ↗ Kälteagglutininkrankheit

Acrodermatitis continua suppurativa HALLOPEAU

D Verlaufsvariante einer ↗ Psoriasis pustulosa.

Acrylamid ↗ Polyakrylamid-Gelelektrophorese

Acrylamidpartikelagglutinationstest nach WINBLAD ↗ Rheumafaktoren

Adaptation (immunologische)

D Anpassung des Transplantates (auf unbekannte Weise) an eine fremde Umgebung, dargestellt als Verminderung der Immunreaktion (vgl. jedoch adaptive ↗ Immunität). (2)

Adenosin-Monophosphat, zyklisches ↗ cAMP

Adenoviren

D DNS-haltige ↗ Viren in der Größenordnung von 70—90 nm, die (latente) akute, vorwiegend respiratorische Infektionen hervorrufen.
H Entdeckung 1953 durch ROWE und 1956 durch ENDERS.
G **Ag-Bestandteile:** Eingehend untersucht. 3 lösliche Ag (A, B, C), Proteine: *A-Ag:* MG etwa 250000, *Hexon-Ag*, Lokalisation in Nicht-Vertex-Kapsomeren; ist allen A. gemeinsam, gruppen-spezifisches Ag, enthält zugleich Komponente mit Typenspezifität. *B-Ag:* MG etwa 300000, *Penton-Ag*, Lokalisation in Vertex-Kapsomeren; gruppenspezifisch, zelltoxische Wirkung. *C-Ag:* MG etwa 70000—80000, *Fiber-Ag:* Lokalisation in Vertex-Projektionen; gruppen- und typen-spezifisch,
Serologische Klassifizierung: Gegenwärtig sind 31 humanpathogene Adenovirustypen bekannt. Grundlage für diese Einteilung ist die mit den Methoden ↗ Neutralisationstest und Hämagglutinationshemmungstest erfaßte Spezifität. Nach der Fähigkeit der Hämagglutination von Erythrozyten der beiden Spezies Affe und Ratte lassen sich 31 Typen in 4 serologische Gruppen I—IV einordnen.
P **Infektionsverlauf:**
Typisches klinisches Erscheinungsbild von Adenovirusinfektionen ist die *akute respiratorische Erkrankung* (ARE). Einzelne Typen treten unterschiedlich häufig auf, es existieren nosologische und epidemiologische Merkmale bestimmter Typen: Das vorwiegend *endemische* Auftreten der Typen 1, 2, 5 und 6 äußert sich klinisch als respiratorischer Infekt, Gastroenteritis oder Konjunktivitis. Die Typen 3, 4, 7, 14 und 21 verursachen häufiger epidemisches Auftreten von Atemwegsinfekten, Pharyngokonjunktivalfieber oder Keratokonjunktivitis.
Onkogenität der A.: Einige humanpathogene Adenovirustypen erzeugen bei einigen Tierspezies, an die sie nicht adaptiert sind (Hamster, Mäuse, Ratten) Tumoren (↗ Tumorviren). Die Tumorzellen enthalten im Kern virusinduzierte ↗ T-Ag und an der Oberfläche neue virusinduzierte zelluläre Ag.
Immunitätsmerkmale: Partielle Immunität, die z. T. auch gegen heterologe Typen der gleichen Gruppe wirksam ist. Inapparente Infektionen, monatelanges Ausscheiden der Viren mit dem Stuhl und chronisch-latente Infektionen sind für A. charakteristisch. Serologische Epidemiologie: Neutralisierende typen-spezifische Ak sind mit best. Altersabhängigkeit der Typen in der Population nachweisbar. (24)

L BURDETTE, W. J.: Viruses Inducing Cancer, Implications for Therapy. University of Utah Press, Salt Lake City, 1966
HAAGEN, E.: Viruskrankheiten des Menschen. Steinkopff, Darmstadt 1964
SOHIER, R., et al.: Pr. med. Vir. 7 (1965), 253

Adenylcyclase ↗ cAMP

Adjuvans

S Unterstützendes Mittel
D Substanz, die einem ↗ Antigen beigemischt wird, um seine immunogene Wirksamkeit zu verstärken. ↗ Haptene werden durch Adjuvans-Zusatz nicht immunogen (↗ Immunpotentatoren).
H Bezeichnung wurde durch RAMON eingeführt (zit. nach GRABAR in MIESCHER/VORLÄNDER).

G Gebräuchlichste Adjuvantien sind Aluminiumverbindungen (erstmals 1925 durch GLENNY), Mineralöle sowie inaktivierte Mykobakterien. Die A.-Aktivität der ↗ Mykobakt. ist im Wachs D begründet (RAFFEL). *Komplettes* FREUND*sches A.* = Mineralöl + Mykobakt.; *inkomplettes* FREUND*sches A.* = Wasser-in-Öl-Emulsion ohne Mykobakt. Partikuläres Ag-Material besitzt einen A.-Effekt; größere Ag-Moleküle weisen eine wirksamere Immunogenität auf als kleinere, desgleichen AAK; auch die Affinität der komplexgebundenen Ak kann von Bedeutung sein. Wahrscheinlich beruht der A.-Effekt dieser aggregierten ↗ Ag auf ihrer makrophagen-membranaktivierenden Wirkung.

P Nicht jedes Ag erhält durch ein beliebiges A. eine verstärkte Immunwirkung. ↗ Diphtherietoxoid entfaltet eine gesteigerte Immunogenität, wenn es an Aluminiumhydroxid oder -phosphat adsorbiert wird. Das s.c. gesetzte Ag-Depot wird innerhalb weniger Wochen von einem soliden Granulom, vorwiegend aus Makrophagen bestehend, umgeben, und das Ag daraus verzögert freigesetzt. Die primäre Immunantwort gleitet bei dieser Art der Ag-Applikation in eine sekundäre über. Die wesentliche A.-Wirkung bei Diphtherietoxoid, adsorbiert an Aluminiumphosphat, beschränkt sich auf die Primärantwort. Mineralöle, z. T. in Verbindung mit Emulgatoren (Lanolin, Alarcel) verwendet, umgeben das Ag und bewirken neben der Granulombildung am Ort der Injektion eine schnelle Verteilung des Ag über die Lymphbahnen in die Lymphknoten. Exzision der Injektionsstelle bereits 30 min. post injectionem unterdrückt die Ak-Bildung nicht. Daß durch die Wahl des A. die Ig-Klasse, d. h. der resultierende Ak beeinflußt wird, zeigt sich am Beispiel von Eialbumin als Ag und Mineralöl als A. Die Ak beschränken sich fast ausschließlich auf die IgA-Fraktion, bei Verwendung von komplettem FREUNDschen A. wird dagegen die IgG-Fraktion stark vermehrt. (↗ Referenzlab. WHO, siehe Tabelle b, Ziffer 2.) (2)

L HAAS, R., und R. THOMSSEN in: Ergeb. Mikrobiol. Immun.forsch. und exper. Therapie. HENLE, W., et al., Eds. Springer, Heidelberg 34 (1961), 27–119
RAFFEL, S.: Experientia 6 (1950), 410

A_3

S A_3-Erythrozyten
A_3-Zellen
A_3-Blutkörperchen

D Schwache A-Eigenschaft bei Blutgruppe A oder AB (↗ A-Untergruppen, ↗ AB0-Blutgruppen).

G Charakteristisches Bild „freier" Erythrozyten *neben* agglutinierten (= Bild des gemischten Feldes); agglutiniert schwach mit den meisten Anti-A Seren; niedrigere Titerwerte als mit A_2-Erythrozyten, keine Reaktion mit Anti-A_1. (26)

Adrenokortikotropin

Abk. ACTH

D Hormon des Hypophysenvorderlappens.

G ACTH besteht aus 39 Aminosäuren, Freisetzung und Sekretion unter dem Einfluß von hypothalamischen kortikotropinfreisetzendem Hormon (corticotropin releasing hormone = CRH) unter Einschluß eines neurohumoralen Regelkreises (Hypothalamus (CRH) — Hypophysenvorderlappen (ACTH) — NNR (Glukokortikoide)), 24-h-Rhythmus, Maximum in den frühen Morgenstunden, tägliche ACTH-Sekretion weniger als 1 E; im Stress erhöhter ACTH-Plasmaspiegel.

Biol. Wirkung: Steigerung der Kortikoidsteroidsynthese und -sekretion, der adrenalen Askorbinsäureausschüttung, der Nebennierendurchblutung und -größe, daneben zahlreiche extraadrenale Effekte.

P **Antiphlogistische Th.:** Wirkungen des Kortisols mit ACTH-Infusionen oder i.m. Injektionen von Depot-ACTH erzielt. Bei Behandlung mit extraktiven ACTH-Präparaten in ca. 5% der Fälle allergische Erscheinungen, insbes. bei Verwendung von Depot-ACTH Ak gegen ACTH beobachtet mit der Konsequenz erheblich verlängerter biol. Halbwertszeit von Plasma-ACTH und erhöhtem endogenem ACTH-Spiegel. Allergieproblem durch Einsatz kurzkettiger synthetischer ACTH-Präparate (24 Aminosäuren) weitgehend gelöst (Allergie bisher nur in einem Einzelfall beschrieben). *ACTH als antiphlogistisches Therapeutikum weitgehend verlassen,* da neben Kortisol auch vermehrt Androgene und teilweise Mineralokortikoide in der Nebenniere sezerniert werden. (18)

L Übersicht bei LABHART, A.: Klinik innerer Sekretion. 2. Aufl. Springer-Verlag, Berlin – Heidelberg – New York 1971

Adriamycin ↗ Antibiotika, immunsuppressive

Adsorption

D Unspezifische Bindung einer gelösten (Adsorbendum) an eine feste (Adsorbens) Substanz.

G A. ist von verschiedenen physikochemischen Bedingungen, wie Temperatur, Struktur der Substanzen usw., abhängig.

P 1. Genormte Partikel (z. B. ↗ Latex) ermöglichen als Adsorbens für Ag bzw. Ak bessere Standardbedingungen für Agglutinationsreaktionen (↗ Rheumaserologie). 2. ↗ Impfstoffe entfalten durch A. eine stärkere und länger dauernde immunogene Wirkung (Depotwirkung der Adsorbatimpfstoffe). Häufig wird Aluminiumhydroxid als Adsorbens benutzt (↗ Diphtherietoxoid-, ↗ Tetanustoxoid-Impfstoff). (19)

A_1-Erythrozyten

S Blutgruppe A_1,
A_1-Zellen
D A-Eigenschaft bei Blutgruppe A oder AB (↗ A-Untergruppen, ↗ AB0-Blutgruppen).
G Agglutination durch Anti-A, Anti-A_1, Anti-A_{hel}-Seren, höhere Titerwerte als A_2 oder A_3 mit Anti-A, Anti-A_{db} (Dolichos biflorus); keine sichtbare Reaktion mit Anti-H. (26)

A_1-Protein ↗ basisches Myelinprotein

A_{el}

S A_{el}-Erythrozyten
A_{el}-Zellen
A_{el}-Blutgruppe
D Sehr seltene schwache A-Eigenschaft bei Blutgruppe A oder AB (↗ A-Untergruppen, ↗ AB0-Blutgruppen).
G A-Antigen kann nur durch Elution gezeigt werden; im Sekretorspeichel nur H-Substanz. (26)

A_{end}

S A_{end}-Erythrozyten
A_{end}-Zellen
A_{end}-Blutgruppe
D Sehr seltene schwache A-Eigenschaft.
G A_{end} verhält sich ähnlich wie A_3, Speichel enthält H-, aber keine A-Substanz. (26)

Äquivalenzzone

D Optimaler Konzentrationsbereich für die Reaktion von löslichem Ag mit Ak, wobei im Überstand des Präzipitates weder freies Ag noch freier Ak nachweisbar sind und maximale Präzipitation eintritt (↗ Präzipitationskurve). (3)

Affinität

D Bezeichnung für die Bindungsfestigkeit zwischen den Partnern einer Antigen-Antikörper-Reaktion (antigene Determinante, Bindungsbereich des Antikörpers).
G Die Assoziationskonstante gibt die durchschnittliche Affinität der Einzelreaktionen an. Affinität wird bestimmt durch die Art der beteiligten Bindungen, die sterische Anpassung der Partner, die Wechselwirkungen der beteiligten Komponenten mit ihrer wäßrigen Umgebung und miteinander, ist also das integrierte Ergebnis einer Vielzahl simultaner Wechselwirkungen (↗ Spezifität). Die Affinität bestimmt neben der Valenz der Antikörper die Avidität. (3 + 21)
L KARUSH, F.: Adv. Immunol. 2 (1962), 1

Affinitätschromatografie

D Sonderform der Chromatografie, bei der ein Reaktionspartner in unlöslicher Form zur Isolierung des anderen Reaktionspartners dient.
G Unlösliche Adsorbentien mit biologischer Spezifität haben sich bei der Reinigung einer Reihe von Makromolekülen bewährt. Diese „Affinitätschromatografie“ basiert auf der selektiven und reversiblen Bindung zweier Reaktionspartner, in der Immunologie auf der Antigen-Antikörper-Reaktion.
P **Prinzip:** Ein Reaktionspartner wird an ein unlösliches Polymer oder Gel fixiert (= Immunadsorbens) und nach gründlichem Waschen in Kontakt mit der zu reinigenden Substanz gebracht (Säule, batch-Verfahren). Die Affinität der Partner bewirkt eine selektive Bindung, die Begleitstoffe werden eluiert. Die Elution der gereinigten Substanz erfolgt durch Zugabe eines Haptens, Veränderungen des pH-Wertes oder der Ionenstärke oder durch Zusatz denaturierender Substanzen. In Abhängigkeit von der intrinsischen Assoziationskonstante und dem Verwendungszweck des Adsorbens wurden erfolgreich Kohlenwasserstoff-Zwischenstücke zwischen Ligand und Matrix eingebaut (CUATRECASAS 1971). In der Immunologie am häufigsten angewendet: Kupplung eines Proteins an Bromzyan-aktivierte Agarose (PORATH et al. 1967), Vernetzung von Ag und Trägermatrix mit Glutaraldehyd (AVRAMEAS und TERNYNCK 1969), Einpolymerisieren des Ag in Polyacrylamid (CAREL et al. 1969). (21)
L AVRAMEAS, S., und T. TERNYNCK: Immunochemistry 6 (1969), 53
CAREL, S., et al.: Nature (London) 221 (1969), 385
CUATRECASAS, P.: J. Agr. Food Chem. 19 (1971), 600
CUATRECASAS, P., und C. B. ANFINSEN: Ann. Rev. Biochem. 40 (1971), 259
PORATH, J., et al.: Nature (London) 215 (1967) 1491
SILMAN, I. H., und E. KATCHALSKI: Ann. Rev. Biochem. 35 (1966), 873

affinity labelling

D Methode zur Untersuchung der ↗ combining site von Ak nach Reaktion eines Haptens mit seinen spezifischen Antideterminanten.
G Das Hapten muß eine reaktionsfähige Gruppe (z. B. Diazonium-Gruppe) tragen, mit der es nach AAR mit in der Nähe befindlichen Seitenketten (Tyrosin) der combining site reagiert. Dadurch ist es möglich, Aussagen über die Ag-Bindungsstelle der Ak zu machen. (3)

Afibrinogenämie

S Angeborener Fibrinogenmangel
D Seltene, autosomal-rezessive Erbkrankheit mit Fehlen oder hochgradigem Mangel an ↗ Fibrinogen.
G Nur mit empfindlichen immunol. Methoden lassen sich geringe Spuren Fibrinogen (< 5 mg/100 ml) nachweisen (↗ Fibrinogen-Bestimmung). Heterozygote weisen einen erniedrigten Fibrinogenspiegel auf (Normalwert = 260 ± 120 mg/100 ml Plasma).
P Spontanblutungen sind selten, Gelenkblutungen fehlen, schwere Hämorrhagien nach Verletzungen oder chirurgischen Eingriffen sind häufig. Blutungen des erkrankten Neugeborenen aus der Nabelvene sind fast obligat. Die meisten Patienten sterben in der Kindheit.
Th: Fibrinogensubstitution mit Plasmafraktion I nach COHN oder Kryopräzipitat. Nach wiederholter Gabe Bildung von Fibrinogen-Ak möglich. (17)
L GUGLER, E., et al.: Schweiz. med. Wochenschr. **94** (1964), 1469

A_g

D ↗ A-Untergruppen, (↗ AB0-Blutgruppen) bei leukämischen Patienten, deren Erythrozyten ursprünglich ein anscheinend normales A-Antigen besaßen, dieses jedoch bei fortschreitender Krankheit verloren haben. (26)

Agammaglobulinämie, kongenital mit Lymphozytopenie

Abk. SAG (Schweizer Typ der Agammaglobulinämie)
S Schweizer Typ der Agammaglobulinämie
Autosomale rezessive alymphozytäre Agammaglobulinämie
X-chromosomal-rezessive alymphozytäre Form nach GITLIN
Familiäre Lymphozytopenie mit Agammaglobulinämie (TOBLER)
Agammaglobulinämie mit Lymphozytopenie und Alymphozytose
Hereditäre lymphoplasmazelluläre Dysgenesie
Thymusalymphoplasie (GITLIN)
Hereditäre Thymusaplasie
Lymphoplasmazelluläre Aplasie
Essentielle Lymphozytophthise (GLANZMANN)
Alymphozytose
Lymphozytäre Aplasie (FREYCORN)
Thymische Dysplasie
MATSANIOTIS-Erkrankung
D Schwerer hereditärer kombinierter ↗ Immundefekt, der sowohl durch das Fehlen von Ak (Antikörpermangelsyndrom), als auch durch den Ausfall der Immunreaktion vom zellulären Typ gekennzeichnet ist.
G Hypoplasie aller lymphatischen Organe, es fehlen Lymphfollikel, Lymphozyten und Plasmazellen. Störung in der Entwicklung des zentralen lymphatischen Apparates.
P Manifestation unmittelbar nach der Geburt, *frühzeitiger Tod* im 1.(—3.) Lebensjahr an schweren Infektionen. Klin. Bild wird beherrscht von bronchopulmonalen Erkrankungen. Kolitis mit schwersten Diarrhöen und nachfolgender Dystrophie, Soor, Exanthemerkrankungen. Eine ↗ Impfung kann katastrophale Folgen haben.
Immunelektrophorese und Immundiffusion beweisen weitgehendes oder völliges Fehlen aller Ig. Peripheres Blutbild hat Lymphozytenzahl unter 1000/μl. Testreaktionen für zelluläre Immunreaktion fallen negativ aus. Transplantate werden nicht abgestoßen. ↗ Lymphozytentransformation durch PHA negativ. Versuche mit Transplantation lymphoider Stammzellen und Thymus scheiterten bis auf ganz wenige Fälle (↗ graft versus host-Reaktion). Bereits nach Bluttransfusion Gvh-Reaktion möglich. (11)
L ↗ Immundefekt

Agammaglobulinämie, kongenital ohne Lymphozytopenie

Abk. kong. AMS (Antikörpermangelsyndrom)
S BRUTON-Typ der Agammaglobulinämie
X-chromosomal rezessive Form (BRUTON)
Autosomal rezessive Form (WOLLHEIM)
Kongenital idiopathisch isoliertes AMS ohne Lymphozytopenie
Kongenital geschlechtsgebundene Agammaglobulinämie
Kongenital agammaglobulinämisches Syndrom der Knaben (BARANDUN)
Benigne Agammaglobulinämie
Hereditäre plasmozytäre Dysgenesie (HITZIG)
HERMAN-Typ der Agammaglobulinämie
D Nosologische Entität, durch angeborenes Fehlen oder hochgradige Verminderung von ↗ Ak gekennzeichnet; die Störung ist geschlechtsgebunden und betrifft nur Knaben.
G Häufigkeit etwa 1 : 100000. Manifestation zwischen 6. Lebensmonat und 3. Lebensjahr. Alle Ig-Klassen sind betroffen, Gesamtmenge kleiner als 100 mg/100 ml, meist unter 25 mg/100 ml. Entscheidend ist nicht nur der Nachweis, daß AK fehlen, sondern daß auf Ag-Reize *nicht* mit Bildung korrespondierender Ak geantwortet werden kann. Lymphknotenstruktur verändert, Lymphozytenzahl normal, Plasmazellen fehlen.
P *Klinik:* Anfälligkeit vor allem gegenüber bakt. Infektionen mit oto-sinu-broncho-pulmonaler und gastrointestinaler Manifestation. Zur *Di* quantitative Immundiffusion und Immunelektrophorese unerläßlich. Isohämagglutininreaktion geht gegen Null. SCHICK-Test positiv. Prognose bei Sub-

stitution von Gammaglobulinpräparaten günstig. (11)

L ↗ Immundefekt

Agammaglobulinämie mit Lymphozytopenie und Alymphozytose

↗ Agammaglobulinämie, kongenital mit Lymphozytopenie

Agammaglobulinämie, primär erworben

Abk. Primäres AMS

S Primär erworbenes Antikörpermangelsyndrom (AMS)

D Form des ↗ Immundefektes, die sich im Erwachsenenalter zwischen dem 40. und 50. Lebensjahr manifestiert und möglicherweise genetisch begünstigt ist („primär").

G Meist im Rahmen einer übergeordneten Störung des Immunsystems im Sinne einer ↗ Immunproliferationskrankheit.

P Klinik entspricht dem der gleichen Störung im Kindesalter (↗ Agammaglobulinämie, kongenital ohne Lymphozytopenie). (11)

L ↗ Immundefekt

Agammaglobulinämie, sekundär erworben

Abk. Sekundäres AMS

S Sekundär erworbenes Antikörpermangelsyndrom (AMS)

D Form eines erworbenen ↗ Immundefekts, die als Symptom im Rahmen einer übergeordneten Grundkrankheit auftritt und viele Ursachen haben kann. (11)

L ↗ Immundefekt

Agammaglobulinämie, transitorische Form

Abk. Passageres AMS

S Passageres Antikörpermangelsyndrom
Transitorische Hypogammaglobulinämie

D Vorübergehend zwischen 4. und 12. Lebenswoche auftretende Mangelerscheinung der zirkulierenden Ak.

G Allmählicher Ausfall der von der Mutter diaplazentar übertragenen IgG (↗ Leihimmunität) bei nicht in gleicher Weise zur Kompensation einsetzenden Eigensynthese. Therapie ist nur in wenigen Fällen nötig. (11)

L ↗ Immundefekt

Agar-Agar

D Produkt (ostas tischer) Meeresalgen, bestehend aus Agarose und Agaropektin.

G *Agarose* ist ein Polysaccharid mit alternierend 1—3 verknüpfter β-D-Galakto-V-pyranose und 1—4 verknüpfter 3,6-Anhydro-α-L-Galaktopyranose.
Agaropektin ist ein negativ geladenes Polysaccharid, das zusätzlich Sulfat, vorwiegend in 6-Stellung, und Karboxylgruppen in unterschiedlicher Menge enthält. Das Agaropektin ist nicht einheitlich. Danach besteht A. aus einer Familie von Polysacchariden mit ähnlicher makromolekularer Struktur und variablen Anteilen von sauren Gruppen, wie Sulfat, Brenztraubensäure, Uronsäuren (Proteinanlagerung möglich).

P Agar und Agarose werden in der Immunologie als Träger für verschiedene Formen der Immundiffusion, Immunelektrophorese und Abwandlungen verwendet. Gelierung erfolgt durch Nebenvalenzbindung. Temperaturerhöhung löst die Bindung reversibel, Schmelzpunkt +95 °C, Gelerstarrungspunkt +45 °C.
Agarose in Perlform dient zur Gelchromatographie von Molekülen oder Partikeln bis zu einem MG von mehreren Millionen. Irreversible Agarverflüssigung erfolgt durch Agarase, ein Enzym aus Mikroorganismen. (3)

Agarase ↗ Agar-Agar

Agarose ↗ Agar-Agar

Agglutination

D Spezifische Verklumpung antigentragender Partikeln (z. B. Bakterien, Erythrozyten, Polystyrol-Partikeln) durch ↗ Antikörper, ↗ Lektine oder andere spezifische Agglutinine, Form der ↗ Antigen-Antikörper-Reaktion, somit von der ↗ Virus-Hämagglutination zu unterscheiden.

G **Direkte A.:** Die Partikeln tragen ihren Reaktionspartner, das Ag, von vornherein auf ihrer Oberfläche (Bakterien-, Erythrozyten-Antigene). Bei der **indirekten** bzw. „passiven A." wird das Ag auf einen Träger gebracht, der lediglich Indikatorfunktion hat.
Nachweisgrenze der Bakterienagglutination bei 0,01 μg Antikörper-N/ml, Agglutination somit wesentlich empfindlicher als ↗ Präzipitationsmethoden. Die A. ist eine qualitative Reaktion, halbquantitative Aussagen sind durch Titration zu gewinnen, quantitative durch chemische Bestimmung des Antikörper-N-Gehaltes.
Ursache der A. ist eine Vernetzung oberflächlicher Antigenmoleküle verschiedener Partikeln durch Immunglobulinmoleküle (*Gitter-Theorie*). Dies setzt das Vorliegen zwei- oder mehrwertiger Liganden voraus. ↗ F(ab)-Stücke können Rezeptoren blockieren, aber nicht direkt zur Agglutination führen. A. ist weniger ein Problem des Agglutinins als der Zellmembran bzw. ihrer Wechselwirkung. Die Hämagglutination

läuft gegen Repulsionskräfte ab, die durch die negative Überschußladung der Erythrozyten bedingt sind. Die Ladung der Zellen wird wesentlich durch endständige ↗ Neuraminsäure bestimmt. Die negativ geladenen Zellen werden im Elektrolytmedium von einer Kationenwolke umgeben, z. T. in Form einer äußeren Fließmembran. Die Repulsionskräfte des Erythrozyten beruhen somit nicht direkt auf der Oberflächenladung, sondern auf dem Potential, das durch die Begrenzung der Fließmembran entsteht (Zeta-Potential). Das Zeta-Potential läßt sich durch Zell-Elektrophorese messen. A. ist nur zu erzielen, wenn ein „kritisches Zeta" unterschritten wird. Dies beträgt bei menschlichen Erythrozyten 18–20 Millivolt für direkt agglutinierende Ak, für „inkomplette" Ak (vgl. Agglutinine) 8–9 Millivolt (POLLACK 1965, POLLACK und MECKEL 1970). Zur Bedeutung der Elektrolyte s. YOKOYAMA et al. (1961). Die Ladung der Zellen ist eine Ursache für Pseudoagglutinations-Phänomene (Aggregation), wie z. B. Aggregation in isotonischem Zuckermilieu, durch basische Polymere usw. (Fehlerquellen bei Agglutinationsversuchen). Für den Vorgang der A. sind weiter die Zahl und Anordnung der Membranrezeptoren (Topochemie) entscheidend (vgl. UHLENBRUCK 1971). Die A. wird z. T. durch eine fleckförmige Zusammenlagerung der ↗ Rezeptoren begünstigt (NICOLSON 1972). Durch multivalente Wechselwirkungen mehrwertiger Agglutinine mit mehreren Rezeptoren steigt deren Assoziationskonstante K_A im Vergleich zur K_A einer einzelnen Bindungsstelle an.

Werden durch Agglutinin-Überschuß alle Rezeptor-Bindungsstellen mit je einem Agglutininmolekül besetzt, ist keine Agglutination möglich (Prozonen-Phänomen). Eine positive Reaktion tritt bei stärkerer Verdünnung der Agglutininlösung auf. Das Prozonen-Phänomen wird auch bei anderen serologischen Reaktionen (z. B. Präzipitation) beobachtet. (21)

NICOLSON, G. L.: Nature New Biol. **239** (1972) 193
POLLACK, W.: Ann. N. Y. Acad. Sci. **127** (1965), 892
POLLACK, W., und R. P. MECKEL: Int. Arch. Allergy **38** (1970), 482
UHLENBRUCK, G.: Immunbiologie. W. Goldmann-Verlag, München 1971
YOKOYAMA, M., et al.: Transplantation **1** (1961) 175

Agglutination, passive

S Indirekte Agglutination

D Sonderform der ↗ Agglutination, die dem (empfindlichen) Nachweis von Ak gegen gelöste Ag dient, die an unlösliche Träger (Erythrozyten, Latex-Partikeln, Polyacrylamid, Bentonit u. a.) gebunden werden.

G Bindung der Ag kann *durch Adsorption oder chemische Kupplung* erfolgen (z. B. Adsorption von Polysacchariden an unbehandelte Erythrozyten, Adsorption von Proteinen nach Tannin-Behandlung (BOYDEN-Technik) oder mit $CrCl_3$, Anlagerung nach Behandlung mit Glutaraldehyd oder bis-diazotiertem Benzidin). Empfindlichkeit 0,02–0,04 μg/ml. Spezifitätskontrollen erforderlich. (21)

L AVRAMEAS, S., et al.: Immunochemistry **6** (1969), 67
CHENG, W. C., und D. H. TALMAGE: J. Immunol. **103** (1969), 1385
GOLD, E. R., und H. H. FUDENBERG: J. Immunol. **99** (1967), 859
STAVITZKY, A. B., et al.: J. Immunol. **74** (1955), 306

Agglutinations-Hemmtest

D Hemmung eines eingestellten Agglutinationssystems durch ein zu bestimmendes Antigen (Konkurrenz um den Bindungsbereich am Antikörper).

G Ein niedermolekulares Hapten kann seine homologe antigene Determinante vom Ak verdrängen und so AAK auflösen. Die Hemmung einer Agglutination oder Präzipitation (von LANDSTEINER eingeführt) hat sich zur Bestimmung der relativen Komplementarität kleiner Fragmente eines Antigens gegenüber dem Antikörper-Bindungsbereich bewährt. In definierten Systemen kann so die relative Hemmwirkung haptener Substanzen bestimmt werden. Praktische Anwendung auch bei der Gm-Bestimmung. Empfindlichkeit 0,006–0,01 μg ml^{-1}. (21)

Agglutinations-Lysis-Versuch

D Serologische Reaktion zum Nachweis von Antikörpern gegen Leptospiren.

G Leptospirenkulturen werden mit fallenden Verdünnungen eines Immunserums oder eines Patientenserums zu gleichen Teilen gemischt, inkubiert, und das Gemisch im Dunkelfeldmikroskop beurteilt.
Im positiven Falle erscheinen die Leptospiren entweder agglutiniert oder lysiert, d. h. zu Körnchen aufgelöst. Nach neueren Untersuchungen ist das Phänomen der „Lysis" dabei nur scheinbar. Es handelt sich um eine bes. *enge Verflechtung der spiraligen Mikroorganismen*, die nicht mehr lichtoptisch wohl aber elektronenoptisch als solche erkennbar ist. Daher wird dieser Versuch in der neueren Literatur nur noch als Agglutinationsversuch bezeichnet. (14)

L BABUDIERI, B.: Serologie der Leptospiren, in KATHE, J., und H. MOCHMANN: Leptospiren und Leptospirosen, Verl. VEB G. Fischer, Jena 1967

Agglutinin(e)

D Selektiv mit definierten chemischen Gruppen (↗ Rezeptoren) reagierende und zur Agglutination führende Liganden.

G Zu den A. gehören:
↗Immunglobuline (↗ Antikörper)
↗ Lektine (Phythämagglutinine)
↗ Agglutinine aus Wirbellosen
(Die Endung „in“ soll die Antikörper(ähnliche)funktion ausdrücken, im Gegensatz dazu „... nogen“ als Antigenbezeichnung.) Voraussetzung ist eine Bi- oder Polyvalenz der A., da eine Verknüpfung verschiedener Rezeptoren die Agglutination bedingt. „Univalente Antikörper“ (= F(ab)) können dementsprechend nicht agglutinieren. Unter „inkompletten“ Agglutininen (Misnomen) sind nicht univalente Ak zu verstehen, sondern vollständige Moleküle, die lediglich auf Grund von Besonderheiten ihrer Wechselwirkungen mit der Zellmembran erst nach zusätzlichen Maßnahmen zu einer Agglutination führen. Ursache für ein *„inkomplettes“ Verhalten* kann sein: Geringe Assoziationskonstante des Agglutinins (ausreichend für Anlagerung an spezifischen Rezeptor, nicht ausreichend, um Repulsionskräfte der Zellen zu überwinden), zu geringe Dichte der Rezeptoren, ungünstige topochemische Anordnung der Rezeptoren usw. Dementsprechend beruhen die meisten Nachweismethoden für „inkomplette“ Ak auf einer Reduktion des Zeta-Potentials (fermentative Abtrennung von Neuraminsäuren oder neuraminsäurehaltigen Mukopeptiden, Behandlung mit Albumin, Methylenblau, Kolloiden usw.) (Uhlenbruck 1971). Durch Behandlung mit proteolytischen Fermenten ist auch die Entfernung sterisch hindernder Gruppen möglich und/oder eine erhöhte Mobilität von Rezeptoren, deren Umverteilung auf der Zellmembran die Agglutinabilität fördern kann. Andere Methoden: Konglutinin-Reaktion (Konglutinin = Serumprotein bes. von Wiederkäuern, welches mit Komplementkomponenten — C3 — reagieren kann, wenn Komplement am gebundenen Agglutinin fixiert ist; Immunkonglutinin = Ig gegen bestimmte Komplement-Determinanten), Antiglobulintest (Moreschi-Coombs-Test), “Red cell linked antigen test”, “mixed antigen agglutination” u. a. (21)

L Coombs, R. R. A., und D. Franks: Progr. Allergy 13 (1969), 174
Uhlenbruck, G.: Immunbiologie. W. Goldmann-Verlag, München 1971

Agglutinine aus Wirbellosen

D „Natürlich“, d. h. ohne bekannte Stimulation in Wirbellosen vorkommende ↗ Agglutinine für Zellen.

H Im Serum bzw. in der Hämolymphe von *Limulus polyphemus* und *Homarus americanus* fand Noguchi (1903) erstmals in Wirbellosen Hämagglutinine. Lillie (1923) beschrieb, daß sich Spermien von Arbacia und Nereis durch Flüssigkeit aus reifen Eiern der gleichen Art agglutinieren lassen. Von den Hämolymph-Agglutininen sind die von Prokop et al. (1965) beschriebenen Agglutinine aus Eiweißdrüsen von Schnecken streng zu unterscheiden.

G **Agglutinine aus der Hämolymphe** oder anderen Flüssigkeiten von Invertebraten stellen keine einheitliche Stoffklasse dar. Soweit man verallgemeinern kann, handelt es sich um hitzelabile, nicht-dialysierbare, Euglobulin-ähnliche Proteine. Das aus *Limulus polyphemus* isolierte Agglutinin hat ein MG von 400000, besteht aus einer Klasse von Untereinheiten (MG 22500), die durch nicht-kovalente Bindungen zusammengehalten werden (Marchalonis und Edelman 1968). Diesem Agglutinin vergleichbar ist das aus *Crassostrea virginica* (Acton et al. 1969). Strukturelle Ähnlichkeiten mit Ig sind sehr unwahrscheinlich, bis zum Bekanntwerden der Aminosäuresequenzen aber nicht ganz auszuschließen. Diese Agglutinine zeigen überwiegend keine oder nur geringe Blutgruppenspezifität und niedrige Titer. Für einige Agglutinine konnte eine Opsonin-Aktivität nachgewiesen werden, einige konnten durch Injektion von Erythrozyten oder anderen Zellen („Immunisierung“) in ihrem Titer gesteigert werden, wenngleich derartige Versuche insgesamt nicht sehr erfolgreich waren. Auch bestand bei einem Titeranstieg eine im Vergleich zu Ig sehr geringe Spezifität. Der Anstieg war oft bereits nach Std. nachweisbar und hielt nur wenige Tage an. Der Vorschlag, diese Substanzen als „Erkennungsfaktoren“ anzusehen, die die Phagozyten zur Reaktion auf fremdes Material stimulieren sollen (Boyden 1966), ist nach Tripp (1970) zwar attraktiv, experimentell aber schwer überprüfbar. Es kann nicht als bewiesen angesehen werden, daß die Hämolymph-Hämagglutinine tatsächlich eine Funktion im Abwehrsystem von Invertebraten haben. Nach Tripp sollte man zurückhaltend sein, neu entdeckten Phänomenen protektive Funktionen zuzuschreiben, solange keine ausreichenden experimentellen Belege vorliegen. Bisher gibt es keine Beweise dafür, daß die Hämagglutinine aus Invertebraten eine Vorstufe der Ig von Vertebraten darstellen, vgl. Hammer (1969).

Agglutinine aus Eiweißdrüsen von Schnekken unterscheiden sich von denen aus der Hämolymphe in bezug auf ihr Vorkommen, ihre chemische Struktur, ihre Spezifität und wahrscheinlich ihre biologische Funktion. Sie wurden bei vielen Arten nachgewiesen. Die hochaktiven und wirklich brauchbaren Agglutinine aus Eiweißdrüsen scheinen aber nur bei Heliciden vorzukommen und gleichen sich in ihrer Spezifität („Anti-A“). Mit der Entdeckung des ↗ Anti-A_{HP}, des Anti-A_{CN}, des Anti-NS_{CN} und anderer

Agglutinine durch PROKOP et al. (1965) wurde eine dritte Art von aviden Agglutininen (neben Antikörpern und Lektinen) erschlossen. Als Modell wird ↗ Anti-A_{HP} näher beschrieben, dort finden sich Ausführungen zu den Anwendungsmöglichkeiten. (21)

L ACTON, R. T., et al.: J. Biol. Chem. **244** (1969), 4128
BOYDEN, S. V.: Adv. Immunol. **5** (1966), 1
HAMMER, D.: Klin. Wschr. **47** (1969), 1025
MARCHALONIS, J. J., und G. M. EDELMAN: J. Mol. Biol. **32** (1968), 453
NOGUCHI, H.: Zbl. Bakt. Parasit. **33** (1903), 353
LILLIE, F. R.: Problems of fertilization. University of Chicago Press, Chicago 1923
PROKOP, O., et al.: S. Afr. J. Forens. Med. **12** (1965), 108
PIEPER, H., und M. KRÜPE: Z. Immunforsch. **142** (1971), 141
SCHNITZLER, S., und R. KILIAS: Blut **20** (1970), 221
SCHNITZLER, S.: Fortschr. Haematol. **4** (1977), 51
TRIPP, M. R.: Transplant. Proc. **2** (1970), 231
TRIPP, M. R.: J. Reticuloendothel. Soc. **7** (1970), 173

Agglutinogen ↗ Antigen

Aggregation ↗ Agglutination

Ag-processing ↗ Makrophag

Agranulozytose, akute ↗ Agranulozytose, allergische

Agranulozytose, allergische

S SCHULTZ-Agranulozytose
Maligne Neutropenie
Akute Agranulozytose

D Plötzlich einsetzende, mit septischer Temperatur und Schleimhautnekrosen einhergehende, meist medikamentös ausgelöste, auf einer individuellen spezifischen Überempfindlichkeit beruhende hochgradige Verminderung der Granulozyten.

H Erste Mitteilungen über das Krankheitsbild 1902 von BROWN und OPHULS und 1907 von TÜRK. 1922 ausführliche Beschreibung durch SCHULTZ, der die Bezeichnung A. a. vorschlug. 1952 Nachweis gegen Granulozyten gerichteter Agglutinine im Patientenserum nach Gabe des auslösenden Agens und damit Hinweis auf immunol. Genese durch MOESCHLIN und WAGNER.

G Auslösung durch medikamentöse ↗ Allergie vom Soforttyp. Als Allergene wurden in der Reihenfolge ihrer Häufigkeit: Aminophenazon, Sulfonamide, Thyreostatika, Phenylbutazon, Antihistaminika, Hydantoin, goldhaltige und viele andere Medikamente beobachtet. Diese bzw. deren Stoffwechselabbauprodukte bewirken bei disponierten Personen eine ↗ Sensibilisierung und lösen bei Zweitkontakt oder fortdauernder Th in geringster Dosis die Erkrankung aus. Das ursächliche Agens stellt ein ↗ Hapten dar, es wirkt erst nach Bindung an ein Trägerprotein immunogen. Das Hapten-Protein-Konjugat induziert Ak-Bildung. Der pathogene Vorgang verläuft in 2 Schritten:
1. Durch hohe Affinität der Ak mit Assoziationskonstanten von 10^7 bis 10^8 l/mol kommt es gegen die Konkurrenz der Plasmaproteine zur Bindung des Ak an das Allergen (Medikament). Es resultieren lösliche IK.
2. Adsorption der Komplexe an die Zelloberfläche und unter Komplementaktivierung Zellyse (MIESCHER et al.). Eine andere Hypothese, nach der sich das Medikament direkt an die Granulozyten bindet, ist weniger wahrscheinlich. Die Spezifität der immunol. Reaktion verliert sich mit zunehmender Sensibilisierung bzw. Rezidiven. Allergische ↗ Kreuzreaktionen bei pharmakologisch völlig verschiedenen Medikamenten ist möglich (z. B. Procain-Penicillin und Meprobamat (NIETSCHER)). Ähnliche Wirkungsweisen werden für medikamentös bedingte Thrombozytopenien und Anämien angenommen. Möglicherweise entscheidet die Ig-Klasse der gebildeten Ak über die betroffene Zellart. Bei Chinidinüberempfindlichkeit führen 7-S-Ak zu Thrombozytopenien, 19-S-Ak dagegen zu hämolytischen ↗ Anämien (THIERFELDER). In vielen Fällen werden die granulopoetischen Zellen des Knochenmarks mitbetroffen. Bei manchen Formen der A. ist eine nicht-immunol. toxische Genese oder ein metabolischer Defekt als Ursache möglich. Blande Krankheitsbilder führen nur zu transitorischen ↗ Granulozytopenien. Das periodische Auftreten einer A. wird als zyklische ↗ Neutropenie bezeichnet.

P Der plötzliche Mangel an Granulozyten führt zu einer Infektabwehrschwäche. Innerhalb von Stunden bis Tagen Entwicklung eines klin. schweren Krankheitsbildes: Hohes Fieber, Hinfälligkeit, Gliederschmerzen, Übelkeit, Darmspasmen, Kreislaufinsuffizienz, Schleimhautnekrosen mit geringer Umgebungsreaktion durch ungenügende phagozytäre Funktion in Mundhöhle einschl. Tonsillen („Angina agranulocytotica"), Konjunktiven, Vulva, Anus, Magen-Darm-Kanal, evtl. Atemwege; Septikopyämie durch bakterielle und Pilzinfektionen. Im Blutbild Verminderung bis völliges Fehlen der Granulozyten unter 500/µl, insbes. der neutrophilen und basophilen Granulozyten sowie Linksverschiebung. Gleichzeitige Lymphozytopenie möglich. Relative oder absolute Vermehrung von Lymphozyten und Monozyten möglich; Erythrozyten- und Thrombozytenwerte normal. Im Knochenmark Immunzellproliferation, Granulozytopoese vermindert, Reifungsreihe nur bis Promyelozyt oder Myelozyt vorhanden. Prognose ernst, je nach Zeitpunkt des Therapiebeginns und Häufigkeit von Rezidiven.

Therapie: Ausschalten der auslösenden Substanz, Antibiotika, Antimykotika, Kortikosteroide, als ultima ratio möglichst ↗ HLA-identische Leukozytentransfusion, Knochenmarktransplantation. (22)

L BERGEMANN, H., et al.: Klin. Hämatologie. Georg Thieme, Stuttgart, 1970
MIESCHER, P., et al.: J. exp. Med. **22** (1967), 565
THIERFELDER, S., et al.: Dtsch. med. Wschr. **89** (1964), 506

Agranulozytose, periodische ↗ Neutropenie, zyklische

Agranulozytose, zyklische ↗ Neutropenie, zyklische

Ag-System

D Menschliches Serumgruppensystem. Das polymorphe Protein gehört zu den ↗ β-Lipoproteinen niederer Dichte (LDL-Fraktion).

H Nach der Beschreibung des ersten Ag-Faktors 1961 durch ALLISON und BLUMBERG (genannt Ag(a)) konnten später mehrere Faktoren unterschieden und zu einem System zusammengefügt werden (Tabelle).

Häufigkeit einiger Ag-Faktoren in europäischen Populationen

(Näherungswerte, z. T. aus Werten verschiedener Populationen zusammengefaßt)

Ag-Faktor	Häufigkeit (%)
$Ag(a_1)$	70
Ag(x)	40
Ag(y)	95
Ag(z)	30
Ag(t)	95
Ag(c)	51
Ag(g)	93
Ag(d)	78
Ag(h)	17

G Bei multitransfundierten Pat. können präzipitierende Ak entstehen, die einen genetischen ↗ Polymorphismus der menschlichen Lipoproteine anzeigen. Der Nachweis erfolgt im ↗ Immundiffusionstest oder passiven Hämagglutinationstest (↗ Agglutination).
Für die Mehrzahl der Faktoren konnte ein autosomaler dominanter Erbgang gesichert werden. Die Gene für Ag(x) und Ag(y) verhalten sich wie antithetische Allele an einem Genort (gilt wahrscheinlich auch für $Ag(a_1)/Ag(d)$, Ag(z)/Ag(t) und Ag(c)/Ag(g)). Einige Ag-Faktoren werden offenbar in Komplexen vererbt, für $Ag(a_1)$, Ag(x, y) und Ag(z) wird eine Koppelung der Genorte angenommen. Die Eigenschaft Ag ist wahrscheinlich Mensch-spezifisch. Eine Ak-Produktion bei Versuchstieren ist nicht gelungen. Die Ag-Merkmale sind umweltstabil und bereits bei Neugeborenen eigenproduktiv ausgeprägt.

P Ein Zusammenhang zwischen der Isoimmunisierung im Ag-System und Transfusionsreaktionen konnte bisher nicht bewiesen werden. Dies sollte auch wegen der Unfähigkeit der Ag-Ak-Komplexe zur ↗ Komplementbindung nicht der Fall sein.
Die Ag-Merkmale eignen sich wegen der Verteilungsunterschiede bei verschiedenen Rassen für populationsgenetische Studien. Ein weiteres Anwendungsgebiet ist die gerichtliche Medizin (Vaterschaftsbegutachtung). (4)

L ALLISON, A. C., und B. S. BLUMBERG: Lancet I (1961), 634
BÜTLER, R., G. MORGANTI, A. VIERUCCI: Serology and genetics of the Ag-system. Proc. 19th Coll. Bruges 1971, in: H. PEETERS, Protides of the Biological Fluids, Pergamon Press, Oxford—New York 1972
BUNDSCHUH, G.: Dtsch. Ges.wesen **22** (1967), 2356

A_{HP} ↗ Anti-A_{HP}

A_{int}

S Intermediäres A, A_1, A_{1-2}

D A-Eigenschaft bei Blutgruppe A oder AB (↗ A-Untergruppen, ↗ AB0-Blutgruppe).

G Agglutination durch Anti-A_1, abhängig von dessen Stärke; Agglutination durch Anti-A. Vorkommen bei Negern häufiger als bei Weißen. (26)

Ak-bedingte Thrombozytopenie ↗ Immunthrombozytopenie

A-Kette ↗ H-Kette

H Ursprüngliche Bezeichnung für die schwere Kette des Ig-Moleküls (PORTER). (1)

Aknitis tuberculosa

S Tuberculosis papulo-necrotica ↗ Tuberkulid

AKR-Mäuse

D Weiße Mausinzuchtlinie mit einem hohen Prozentsatz an ↗ GROSS-Leukämievirus-bedingten Spontanleukämien. (13)

Akrylamid ↗ Polyakrylamid-Gelelektrophorese

Aktinomyzin ↗ Antibiotika, immunsuppressive

akute benigne Lymphoblastose ↗ mononucleosis infectiosa

akute Lymphoblastenleukämie ↗ Leukämie, akute lymphatische

akute Phase-Protein ↗ C-reaktives Protein

Alastrim ↗ Pockenviren

Albumin

D Hauptgruppe tierischer Eiweiße, die im Plasma bzw. Serum mengenmäßig vorherrschen und sich durch gute Wasserlöslichkeit auszeichnen.

G Albumin stellt etwa 50–65% des Eiweißgehalts menschlicher und tierischer Seren dar (genannt Serumalbumin), kommt auch in extravasalen Flüssigkeiten und Organgeweben vor. Der menschliche Serum- bzw. Plasmaalbumingehalt liegt bei 3,5 bis 5,5 g/100 ml. Die wichtigsten biologischen Funktionen sind der Transport von Stoffen (z. B. Bilirubin, Gallensäuren, Fettsäuren) und die Regulation des kolloidosmotischen Drucks. Dagegen ist die *immunologische Bedeutung gering*. MG = 69000. Sedimentationskonstante S = 4,6. Isoelektrischer Punkt = 4,9.
A. ist ein fast reines Polypeptid (Kohlenhydratanteil nur 0,08%, Lipidanteil 0,2%). Hauptsyntheseort ist die Leber. Die Halbwertszeit des Serumalbumins liegt bei 19 Tagen. Verschiedene Ursachen führen zur Heterogenität von Albumin: Bindung von Stoffen, Isomerisation, Di- und Polymerisation, Mikroheterogenität der ↗ Primärstruktur, ↗ Alloalbuminämie.
Zum qualitativen und quantitativen *Nachweis* dienen elektrophoretische und immunologische Verfahren einschließlich der ↗ Immunelektrophorese. Bei ↗ Immunisierungen zur Erzeugung präzipitierender Antikörper erweist sich Albumin in der Regel als starkes ↗ Antigen, allerdings ist bei Einzeltieren (insbesondere unter Pferden und Kaninchen) mitunter kein ↗ Antikörper (Anti-Humanalbumin) zu erzeugen. Andere *tierische Albumine* sind ↗ Ovalbumin, ↗ Conalbumin und ↗ Laktalbumin, die keine oder nur geringe strukturelle Ähnlichkeit mit Serumalbumin haben.

P In der Serologie wird der Albumintest zum Nachweis inkompletter Antikörper benutzt. A. für Transfusionszwecke ↗ Human-Albumin. (4)

L SCHULTZE, H. E., und J. F. HEREMANS: Molecular biology of human proteins. Elsevier Publishing Company, Amsterdam – London – New York 1966

Albuminverfahren der Antistreptolysin-Reaktion

D Methode zur Entfernung unspezifischer Inhibitoren, die Antistreptolysin vortäuschen.

P Zusatz von 2,4 mg Albumin zu 1 ml Patientenserum, abgelöst durch die verläßlichere Dextransulfat-Absorption (↗ Antistreptolysin-Reaktion). (10)

L GOODER, H.: Bull. Wld. Hlth. Org. 25 (1961), 173

Aldrich-Syndrom ↗ Wiskott-Aldrich-Syndrom

Aleuten-Krankheit der Nerze

S Aleutian disease of mink

D Chron., generalisierte IK-Krankheit von Nerzen, wahrscheinlich durch persistierende Virusinfektion (↗ slow virus disease).

H Um 1940 spontane Mutation (homozygot-rezessiv) bei Nerzen einer Tierfarm im USA-Staat Oregon beobachtet. Wegen der den Aleuten-Füchsen ähnelnden dunkelblauen Pelzfarbe der Tiere wurden sie Aleuten-Nerze genannt.

G Erkrankung kann alle Nerzgenotypen befallen, ist aber bei Aleuten durch einen bes. schweren Verlauf gekennzeichnet. Das progrediente Leiden ist charakterisiert durch eine ausgedehnte Proliferation und Infiltration von Plasmazellen in praktisch allen Organen sowie eine Hypergammaglobulinämie, offenbar als Antwort auf einen chron. viralen Ag-Stimulus. Die sich dabei bildenden ↗ IK werden in kleineren Arterien und Glomerulumkapillaren abgelagert und führen zu einer nekrotisierenden Arteriitis und zur Glomerulonephritis vom IK-Typ mit Ausbildung bevorzugt subendothelial-mesangial gelegener Depots. In den IK-Ablagerungen sind Ig, Komplementkomponenten und virales Ag nachweisbar. (20)

L HENSON, J. B., und GORHAM, J. R.: Amer. J. Pathol. 71 (1973), 345

Alexin ↗ Komplement

ALFT Abk. für Aluminium-Formol-Toxoid ↗ Diphtherietoxoid- und ↗ Tetanustoxoid-Impfstoff

ALIBERT-BAZIN-Krankheit ↗ Mycosis fungoides

Alignment ↗ Sequenzvergleich

alkylierende Substanzen

S Alkylantien

D Präparate, die durch ihre Alkylgruppen (C_nH_{2n+1}) mit Radikalen (Karboxyl-, Hydroxyl- und Sulfhydrilgruppen) reagieren; im allgemeinen Abkömmlinge des N-Lost (Senfgas).

G Wirkungsziel ist auf Proteine und Nukleinsäuren gerichtet; bei Proteinen erfolgt Alkylierung besonders an SH-Gruppen; bei den Nukleinsäuren ist das N-Atom 7 im Guaninring besonders empfindlich; es kommt zur Lockerung der Guanin-Ribose-Bindung, so daß der Guaninrest aus der Nukleinsäurekette herausgebrochen werden kann; weiterhin erfolgt „cross-linking“, eine Vernetzung der Nukleinsäuren-Spiralen, deren Funktion dadurch bei der Mitose aufgehoben wird.

P Die Alkylantien reagieren mit fertigen Strukturen, Wirksamkeit ist deshalb an keine bestimmte Phase der Zellgeneration gebunden, jedoch scheint der zweite Teil der DNS-Synthese besonders empfindlich zu sein. Es resultiert eine Zellteilungshemmung, die auch für die Immunsuppression ausgenutzt wird. Die bekanntesten in der Immuntherapie verwendeten Präparate sind das Zyklophosphamid, das Chlorambuzil und das Mephalan. (23)

L PLATTNER, PL. A.: Chemotherapy of cancer. Elsevier, Amsterdam 1964
SCHMIDT, C. G.: Internist 12 (1971), 119
WILMANNS, H.: Chemotherapie maligner Tumoren. Schattauer, Stuttgart 1964
WILMANNS, H : Krebsforschung und Krebsbekämpfung, Bd. VI. Urban & Schwarzenberg, München 1967

Allel

D An homologen ↗ Genorten der homologen ↗ Chromosomen lokalisiertes ↗ Gen.

G Bei der Reduktionsteilung trennen sich die A., und von einem Allelenpaar eines Elters kann daher stets nur eines dieser beiden Allele (= Gen) gleichzeitig an das Kind weitergegeben werden (Ausnahme: ↗ Chromosomenaberration). A. können in ihrem Verhältnis zueinander ↗ dominant oder ↗ rezessiv sein. In der Formel des Genotyps wird dieses Verhalten mit großen (= dominant) oder kleinen (= rezessiv) Buchstaben ausgedrückt: Aa bedeutet, daß das Allel A über das rezessive Allel a dominiert. Gelegentlich wird das dominante A. auch durch + gekennzeichnet: a^+ oder $+^a$. (15)

Allergen

D Zur ↗ Allergie führendes ↗ Antigen.

Allergen-Provokation

S Expositionstest

D Prüfung der pathobiologischen Reaktion nach Allergenzufuhr auf natürlichem Wege. (Sicherste, aber gefährliche Methode zur Allergieverifizierung.)

G Indikation zur Durchführung einer A.-P. ergibt sich daraus, daß der Hauttest (↗ Intrakutantest) zwar eine Sensibilisierung anzeigt, nicht aber beweist, daß diese auch die Ursache einer vorliegenden Erkrankung ist.

P Das methodische Vorgehen ist vielfältig. Es muß 2 Forderungen erfüllen:
1. Das vermutete Allergen muß in *vertretbaren Dosen* an das Erfolgsorgan herangebracht werden. Die wichtigsten Formen sind Inhalation, orale Zufuhr und ↗ Epikutantest (Kontaktsensibilisierung).
2. Die provozierte allergische Reaktion sollte *objektiv erfaßt* werden. Hierzu sind z. B. geeignet: die Spirographie bzw. andere Verfahren der Lungenfunktionsdiagnostik, der Nachweis der Sekreteosinophilie, die makro- und mikroskopische Beurteilung der exponierten Haut bzw. Schleimhaut, die röntgenologische Darstellung der Magen-Darm-Struktur und -Funktion usw. (5)

Allergenstandardisierung

D Aktivitätseinstellung von Allergenextrakten.

G Struktur der atopischen ↗ Allergene bisher kaum bekannt. Eine exakte Methode ihrer Aktivitätsmessung steht noch aus. Praktische Bedeutung haben folgende Verfahren:
1. Gewicht/Volumen-Standardisierung (NOON-Einheiten):
Bei dieser Methode geht man vom Gewicht des Extraktionsmaterials aus. 1 NOON-Einheit: Allergenmenge, die aus 1 µg Ausgangsmaterial extrahiert werden kann. Wird 1 g Material mit 100 ml Lösung extrahiert, so sind in letzterer 10^6 NOON-Einheiten enthalten, in 1 ml also 10000 NOON-Einheiten. Große Schwankungsbreite durch unterschiedlichen Allergengehalt des Ausgangsmaterials.
2. Gesamtstickstoff-Einheiten (TNU: total nitrogen units):
Sie geben den N-Gehalt des Extraktes an, unabhängig davon, in welcher Verbindung der Stickstoff vorliegt. 1 TNU = 0,0001 mg N/ml. Vorteil gegenüber der unter 1. genannten Methode liegt in der Möglichkeit, den Extrakt und nicht nur die Einwaage zu standardisieren. Allerdings ist nicht der gesamte Stickstoff in Eiweißstrukturen gebunden. Besser ist deshalb die Standardisierung als
3. Eiweiß-Stickstoff-Einheit (PNU: protein nitrogen units):
1 PNU = 0,00001 mg Protein-N/ml. Trotz dieser exakten Angabe besteht keine strenge Korrelation zwischen Allergenaktivität und PNU-Gehalt (u. a. durch denaturierte Allergene).
4. Biologische Standardisierung:
Sie ist als zusätzliche Kontrolle unentbehrlich und wird durch ↗ Intrakutan-Testung an einer ausreichenden Zahl von Patienten entsprechender Überempfindlichkeit vorgenommen.
Für Pollenextrakte wurden folgende Äquivalente ermittelt: 1 PNU = 2,6 TNU = 2 NOON-Einheiten. Diese Relation trifft für andere Allergene nicht zu.

P Neuere in vitro-Methoden zeichnen sich in der Bestimmung der ↗ Histaminfreisetzung und dem ↗ Radioallergosorbent-Test ab. (5)

Allergie

S Überempfindlichkeit, (besser) Andersempfindlichkeit (DOERR), veränderte Reaktionslage

D Spezifisch ausgelöste (Allergen) Zustandsänderung des Organismus (Sensibilisierungsfolge ↗ Immunität), die eine Voraussetzung für die Entstehung pathogener Immunphänomene ist.

H Der Begriff A. wurde 1906 von VON PIRQUET geprägt.

G Grundsätzlich kann nach Einwirkung eines ↗ Allergens eine Zustandsänderung der Reaktionslage auf dem Vorhandensein von Ak (IgE, IgM, IgG) bzw. IK (sog. Soforttyp = immediate type = ↗ Frühreaktion, ↗ humorale Immunität) oder von sensibilisierten Immunzellen (sog. Spättyp = delayed type = ↗ Spätreaktion, ↗ zelluläre Immunreaktionen) beruhen.

P Einteilung (nach GELL und COOMBS) unterscheidet 4 (bzw. 6) verschiedene allergische Reaktionstypen.

Typ I (*anaphylaktische bzw. atopische Reaktion*):
Reaktion zwischen einem zellständigen Ak (↗ Reagin = IgE) und seinem Ag (Allergen) mit nachfolgender Freisetzung von Mediatoren aus der Target-Zelle (basophile Granulozyten bzw. Mastzellen).
Beispiele: Exogen-allergisches ↗ Asthma bronchiale und Rhinitis, allergische ↗ Urtikaria.

Typ II (*zytotoxische Reaktion*):
Reaktion eines Ak (IgM bzw. IgG) mit einem primären oder sekundären Bestandteil einer Zelloberfläche. Unter Komplementaktivierung kommt es zum Zelluntergang.
Klin. Beispiele: Immunzytopenien des Blutes.

Typ III (*IK-Reaktion*):
Bildung von ↗ IK im Blut bzw. Gewebe mit Komplementaktivierung und allen ihren Folgen (↗ Komplement).
Klin. Beispiele: ↗ Serumkrankheit, IK-Nephritis, ↗ Glomerulonephritis, ↗ ARTHUS-Reaktion.

Typ IV (*zellvermittelte Reaktion*):
Reaktion sensibilisierter Lymphozyten mit ihrem Ag.
Klin. Beispiele: Kontaktsensibilisierungen, ↗ Transplantatreaktion.

Typ V(?) (*Immunstimulation*):
Aktivierung von Zellfunktionen durch Immunreaktanden (Ak, wahrscheinlich aber auch sensibilisierte Lymphozyten). Ein Teil der Effekte ist wahrscheinlich auf abortive zytotoxische Reaktionen zurückzuführen. Für den als ↗ LATS bzw. LATS-Protektor bezeichneten Ak muß dagegen angenommen werden, daß er mit einem Rezeptor reagiert, über den auch normalerweise die Schilddrüsenzelle (durch TSH) aktiviert wird.

Typ VI (?) Antikörperabhängige zelluläre Zytotoxizität (ADCC):
Im Gegensatz zur Reaktion vom Typ II ist Komplement (wahrscheinlich) nicht beteiligt. Primär werden die Ak an die entsprechenden Determinanten der Zellmembran gebunden. In einer zweiten unspezifischen Phase werden (über Fc-Rezeptoren) Zellen (Makrophagen, B-Lymphozyten) angelagert und aktiviert. Die Lymphozyten scheinen jedoch nicht identisch mit jenen zu sein, die sich unter Antigenstimulation in Ak-produzierende Plasmazellen umwandeln (K-Lymphozyten, Null-Zellen?). Dieser Mechanismus ist von Bedeutung bei manchen Autoimmunerkrankungen (chronisch-aggressive Hepatitis, Colitis ulcerosa, Thyreoiditis?), aber auch bei Tumoren, parasitären und Virus-Erkrankungen und der Transplantatabstoßung. (5)

L GELL, P. G. H., et al.: Clinical Aspects of Immunology, Blackwell, Oxford 1975

allergische Purpura ↗ Purpura SCHÖNLEIN-HENOCH

Allergisierung ↗ Sensibilisierung

Alloalbuminämie

D Genetische Variation (↗ Allotypie) des ↗ Serumalbumins.

H Erste Beschreibung einer gedoppelten Albuminfraktion durch SCHEURLEN (1955), Nachweis der Vererbung durch KNEDEL (1957). Zusammenstellung der bisher bekannten Varianten bei MELARTIN.

G Mittels elektrophoretischer Methoden sind für das menschliche Serumalbumin genetische Varianten darstellbar. Sie zeichnen sich durch schnellere oder langsamere elektrophoretische Wanderung aus und werden mit Buchstaben oder Ortsnamen bezeichnet (siehe Tabelle). Da die Varianten selten sind (in europäischen Populationen schätzungsweise 1 Merkmalsträger unter 1000 bis 10000 Personen), treten sie meist in

Genetische Albuminvarianten
(nach MELARTIN)

Phänotyp	Phänotyp	Genbezeichnung	Referenz-Serum
Albumin A	Al A	Al^{A}	common albumin
Albumin B	Al B	Al^{B}	Robbins
Albumin Mexico	Al Me	Al^{Me}	own sample
Albumin Reading	Al Re	Al^{Re}	Tarnoky
Albumin Naskapi	Al Na	Al^{Na}	own sample
Albumin Gent	Al Ge	Al^{Ge}	Wieme

heterozygoter Anlage auf. Bei homozygoten Merkmalsträgern fehlt die Doppelung, deshalb ist der Begriff A. vorzuziehen. Gegenwärtig sind über *20 verschiedene Varianten* bekannt, für die z. T. bereits die Strukturunterschiede (Substitution einzelner Aminosäuren) geklärt werden konnten. Funktionelle oder immunol. Auswirkungen der Allotypie sind nicht bekannt.
Von der genetischen A. ist die transitorische ↗ Bisalbuminämie zu unterscheiden: eine ebenfalls sehr seltene Form der Albumindoppelung, die wohl immer im Zusammenhang mit Erkrankungen (meist Virusinfektionen) auftritt.

P Alloalbumintypen sind als genetische Marker einsetzbar. (4)

L GIBLETT, E.: Genetic markers in human blood. Blackwell Scientific Publications, Oxford—Edinburgh 1969
KNEDEL, M.: Die Doppel-Albuminämie — eine neue erbliche Proteinanomalie. Blut 3 (1957), 129
MELARTIN, Liisa: Acta pathol. microbiol. Scand. Suppl. 191 (1967)
SCHEURLEN, P. G.: Klin. Wschr. 33 (1955), 198
WEITKAMP, L. R. et al.: Ann. hum. Genet. 36 (1972), 381

Alloantigene

D Ag, die von Genen kodiert werden, die in einer Spezies in alleler Form auftreten.

G A. werden mit Alloantiseren, d. h. mit Antiseren von Individuen der gleichen Spezies, die die entsprechende Ag-Determinante nicht besitzen, nachgewiesen.

P Beispiele für A. sind ↗ Histokompatibilitäts-Ag, ↗ Theta-Ag und ↗ Allotypie der Ig. (13)

allogen

S homolog (ältere Bezeichnung)

D Von einem genetisch differenten Spender derselben Spezies abstammend (↗ Transplantationsnomenklatur). (2)

allogene Inhibition

D Zerstörung von Zellen oder Wachstumshemmung durch Kontakt mit genetisch differenten nicht sensibilisierten ↗ Lymphozyten (oder auch anderen Zelltypen).

G Diese Zellzerstörung oder Wachstumshemmung ist offensichtlich nicht immunol. Art, sondern wird durch die unterschiedlichen Oberflächen-Ag bewirkt.

P A. I. spielt in vivo möglicherweise eine Rolle bei der Zerstörung von Zellen mit einer fremden Oberflächenstruktur, die infolge verschiedener Defekte bei der normalen Entwicklung auftreten können. (13)

L HELLSTRÖM, K. E., und I. HELLSTRÖM: Adv. Cancer Res. 12 (1969), 167

allophene Mäuse

S Tetraparentale Mäuse

D Mäuse, die aus der künstlichen Zusammensetzung von Embryonalzellen verschiedener ↗ Inzuchtlinien entstanden sind.

G A. M. bestehen deshalb aus einem Mosaik von Zellen mit unterschiedlichen Histokompatibilitäts-Ag. Stammen die Embryonalzellen von F_1-Hybriden, so besitzen a. M. H-Ag von 4 verschiedenen Spendern.

P A. M. werden in der Immunol. zur Klärung von Toleranzfragen benutzt (↗ Immuntoleranz). (13)

L WEGMANN, T. G., et al.: Proc. Nat. Acad. Sci. 68 (1971), 1644

Alloplastik

D *Implantation* artifiziellen (alloplastischen) Materials. (2)

alloplastisch

D Nicht lebendes oder synthetisches Material. (2)

Allotransplantat

S Allograft
Homotransplantat
Homograft

D Von einem allogenen Spender stammendes Transplantat (↗ Transplantationsnomenklatur). (2)

Allotypie

D Genetisch gesteuerte Strukturdifferenzen innerhalb einer Proteinklasse oder Subklasse bei Individuen derselben Spezies.

G A. wird durch verschiedene ↗ Allele gesteuert. Die resultierenden Genprodukte treten als individuelle Proteinstruktur in Erscheinung, die im europäischen Schrifttum vorwiegend als Serumgruppenmerkmal (in Analogie zu Blutgruppenmerkmal oder Faktor), im anglo-amerikanischen Schrifttum vorwiegend als A. bezeichnet wird.
Während A. strukturelle Differenzen eines Proteins *zwischen Individuen einer Spezies* bezeichnet, wird mit Isotypie die Heterogenität eines *allen Individuen einer Spezies* gemeinsamen Proteins (Einteilung in Klassen und Subklassen) gekennzeichnet, und durch Idiotypie werden Strukturdifferenzen zwischen den Eiweißprodukten einzelner Zellen oder Zellklone charakterisiert.

P Anwendung der Begriffe Allotypie, Isotypie und Idiotypie läßt sich deutlich am Beispiel der Heterogenitätsformen menschlicher Ig darstellen:

Ig-Isotypie = Einteilung in Klassen IgA, IgD, IgE, IgG, IgM und Subklassen.

Ig-Idiotypie = Ag-spezifische Sequenz von V_L und V_H (↗ Immunglobulin, ↗ Variable Region).
Ig-Allotypie = Einteilung nach individuellen Aminosäuresequenz-Differenzen.

Die reguläre Aminosäuresequenz ist in einigen Fällen als Folge einer Punktmutation nur durch Austausch einer Aminosäure verändert, z. B. zusammengefaßt als:
Km-Marker
Gm-Marker
Am-Marker
Oz-Marker
Isf-Marker
(↗ Anti-Allotypenserum)
Weitere menschliche A.-Beispiele sind:
Gc, Hp, Lipoproteinpolymorphismus u. a. (15)

L GIBLETT, E. L.: Genetic Markers in human blood. Blackwell Scientific Publications, Oxford and Edinburgh 1969

α-Fetoprotein ↗ Fetoprotein

α_1-acid glycoprotein ↗ Saures α_1-Glykoprotein

α_{1A}-Globulin ↗ α_1-Antitrypsin

α_1-Antichymotrypsin

S α_1X-Glykoprotein
PS-2E
α_1C-Globulin
α_2-Globulin I, II oder III(?)

D Menschliches Serumprotein mit Chymotrypsin-Inhibitor-Funktion.

G Das ↗ Glykoprotein (Kohlenhydratanteil 22,7%) wurde von SCHULTZE et al. isoliert und charakterisiert (1962).
Durchschnittliche Serumkonzentration:
50 mg/100 ml
MG: 68000
Sedimentationskonstante S: 3,9
Das Protein ist immunol. nachweisbar, z. B. mit der ↗ Immunelektrophorese. (4)

L SCHULTZE, H. E., und J. F. HEREMANS: Molecular biology of human proteins. Elsevier Publishing Company, Amsterdam—London—New York 1966

α_1-Antitrypsin

Abk. α_1ATr

S alpha$_1$-Trypsininhibitor
Proteaseinhibitor (Pi)
alpha$_1$-3,5-Glykoprotein
alpha$_1$-Glykoprotein
alpha$_1$-Seromucoid
alpha$_{1A}$-Globulin
alpha$_{1B}$-Globulin
Zone C
PS-2C

D α_1-Globulin des Serums mit Proteaseninhibitorfunktion.

H Nachdem schon Ende des vorigen Jahrhunderts die Existenz eines Proteaseninhibitors im menschlichen Serum bekannt war (CAMUS und GLEY 1897, HAHN 1897), gelang SCHULTZE et al. 1962 die Isolierung und Charakterisierung.

G α_1-ATr ist ein ↗ Glykoprotein (Kohlenhydratanteil 12,4%) mit elektrophoretischer α_1-Mobilität. Es wird in der Leber synthetisiert und kommt auch in anderen Körperflüssigkeiten vor.
Durchschnittliche Serumkonzentration:
250 mg/100 ml
MG: 54000
Sedimentationskonstante S: 3,4
Das Protein hemmt die enzymatische Aktivität von Trypsin, Chymotrypsin, Plasmin, Kallikrein und anderen Proteasen, es ist für 90% der Proteaseninhibitorkapazität des menschlichen Serums verantwortlich. Bei entzündlichen Erkrankungen reagiert es als „Akute-Phase-Reaktant" mit einem Serumanstieg. LAURELL und ERIKSSON konnten 1963 Beziehungen zwischen erniedrigter α_1-ATr-Serumkonzentration und chronischen broncho-pulmonalen Erkrankungen sichern. Die Defektzustände sind erblich, Steuerung erfolgt durch Z Gen, wobei nur die homozygoten Defektträger die Erkrankungsneigung zeigen (ERIKSSON 1964, auch KUEPPERS u. a. 1964, LOPEZ u. a. 1964). 1965 wurde ein elektrophoretischer Polymorphismus des α_1-ATr mit kodominantem Erbgang gefunden, genannt ↗ Pi-System (ursprünglich Pr-System).
Zwischen Pi-Typ, α_1-ATr-Serumkonzentration und chronischen Lungenerkrankungen bestehen Beziehungen (der früher erkannte Defekttyp ist offenbar mit dem homozygoten Typ Pi ZZ identisch, Vorkommen in der Bevölkerung der DDR etwa 0,1%).

P Quantitative immunol. Bestimmungen des α_1-ATr und Pi-Typisierungen sind sowohl von genetischem Interesse als auch für die Diagnose und Klärung der Ätiologie und Pathogenese broncho-pulmonaler Erkrankungen von Nutzen. (4)

L ERIKSSON, S.: Acta med. scand. 175 (1964), 197
LAURELL, C.-B., und S. ERIKSSON: Scand. J. clin. Lab. Invest. 15 (1963), 132
SCHULTZE, H. E., et al.: Klin. Wschr. 40 (1962), 427
SCHULTZE, H. E., und J. F. HEREMANS: Molecular biology of human proteins. Elsevier Publishing Company, Amsterdam—London—New York 1966

α_1-Antitrypsin-Defekt

D Genetisch bedingte Synthesestörung von ↗ alpha$_1$-Antitrypsin.

H 1961 von LAURELL und ERIKSSON beschrieben.

G Die durch 9 alleliges ↗ Pi-System gesteuerte Synthese von α_1-Antitrypsin in der Leber ist gestört. Dadurch Konzentrationsverminderung bei homozygoten Defektträgern auf 10% (etwa 25 mg/100 ml) und bei Heterozygoten auf 25% (etwa 80 mg/100 ml) des Normalspiegels.

P Defekt führt bei Homozygoten mit hoher Inzidenz zum jugendlichen Lungenemphysem, bei Heterozygoten zur Prädisposition.
Nachweis: Abschwächung bzw. Fehlen der alpha$_1$-Globulin-Fraktion in der Papier- oder Agargelelektrophorese, Fehlen der alpha$_1$-Antitrypsinlinie in der Immunelektrophorese.
Quantitativer Nachweis: MANCINI-Technik oder Bestimmung der Gesamttrypsin-Inhibitor-Kapazität. Durch zweidimensionale Immunelektrophorese Bestimmung der genetischen Variante. (36)

L LAURELL, C.-B. et al.: Scand. J. clin. Invest. 15 (1963), 132

α_{1B}-Globulin ↗ alpha$_1$-Antitrypsin

α_1B-Glykoprotein ↗ leichtfällbares α_1-Glykoprotein

α_1C-Globulin ↗ α_1-Antichymotrypsin

α_1D-Glykoprotein ↗ leichtfällbares α_1-Glykoprotein

α_1-3,5-Glykoprotein ↗ alpha$_1$-Antitrypsin

α_1-easily-precipitable glycoprotein ↗ leichtfällbares α_1-Glykoprotein

α_1-Fetoprotein ↗ α-Fetoprotein

α_1-fetospezifisches Serumprotein ↗ α-Fetoprotein

α_1-I-Glykoprotein ↗ leichtfällbares α_1-Glykoprotein

α_1-niedermolekulares Säureprotein ↗ saures α_1-Glykoprotein

α_1-Seromukoid ↗ saures α_1-Glykoprotein

α_1-Trypsininhibitor ↗ α_1-Antitrypsin

α_1-X-Glykoprotein ↗ α_1-Antichymotrypsin

α-Fetoprotein

Abk.: AFP

S α_1-fetospezifisches Serumprotein
α_1-Fetoprotein

D In der Fetalperiode in hoher Konzentration vorkommendes Plasmaprotein, das immunelektrophoretisch im α_1-Bereich wandert und im Erwachsenenalter als Spurenprotein des Serums vorliegt.

G AFP wird normalerweise nur von fetalen menschlichen oder tierischen Leberzellen bzw. Zellen des Dottersacks gebildet und in das Blut abgegeben. AFP verschiedener Säugetierspezies immunol. ähnlich. Serumkonzentration des AFP erreicht beim Menschen in 14. Fetalwoche Maximum (bis 4 mg/ml) und fällt bis zur Geburt kontinuierlich ab. Innerhalb von 2—4 Wochen post natum sinkt Serumkonzentration unter Nachweisgrenze präzipitierender immunchemischer Nachweismethoden. Bei jedem gesunden Erwachsenen Serumspiegel von 1,5—16,5 ng/ml. AFP steigt in mütterlichem Serum im Verlauf der Schwangerschaft durch diaplazentaren Transfer und Übertritt aus dem Fruchtwasser, wohin es durch fetalen Urin gelangt, kontinuierlich an.
Nach dem 1. Lebensjahr erfolgt AFP-Neosynthese in hohen Konzentrationen gewöhnlich nur bei primärem Leberzellkarzinom oder bei malignem Teratoblastom. AFP-Neosynthese in malignen Tumoren sowie Ausschwemmung aus dem Tumorgewebe in das Blut kann zum serol. Nachweis dieser Tumoren dienen.
Menschliches AFP ist ein Glykoprotein mit einem MG von 60000 bis 70000 Dalton. Biolog. Funktion noch nicht geklärt.
AFP scheint für normale Organogenese notwendig zu sein. Soll Albumin, dessen Plasmakonzentration während Ontogenese erst allmählich ansteigt, weitgehend ersetzen. Östrogenbindungsfähigkeit von AFP wurde als Schutzfunktion für den Feten gegenüber mütterlichen Östrogenen gedeutet. Wegen seiner in vitro nachgewiesenen immunsuppressiven Eigenschaften wird AFP neuerdings eine immunoregulatorische Schutzfunktion zugeschrieben, die sowohl das Schwangerschaftsprodukt als auch den Tumor vor der Immunabwehr von Mutter bzw. Tumorträger schützt.

P Qualitative oder quantitative AFP-Bestimmung im Rahmen der immunol. Tumor-Di. oder der gynäkologisch-geburtshilflichen Di. Quantitative AFP-Bestimmungen nach Op. und/oder Chemo-Th AFP-produzierender Tumoren zur Kontrolle des Th-Erfolges. AFP-Anstieg findet man gelegentlich auch bei ↗ Australia-Ag-positiver akuter Hepatitis, bei Kindern mit Zirrhose und Leberregeneration sowie bei Malignomen mit Lebermetastasen. AFP ist erstes menschliches ↗ tumorassoziiertes Ag, dessen Reindarstellung gelungen ist. Neuerdings dient AFP-Anti-AFP-System sowohl als Modell für eine spezifische Krebs-Th. Abnorm hohe Werte im Fruchtwasser bzw. müttlichen Serum werden in der Frühschwangerschaft bei offener neuraler Dysrhaphie und bestimmten anderen Fehlbildungen des Fetus sowie bei intrauterinem Fruchttod ge-

funden. Niedrige AFP-Werte findet man im Schwangerenserum bei Blasenmole oder ↗ Chorionkarzinom, was Unterscheidung zwischen normaler Frühschwangerschaft und Trophoblasttumor ermöglicht. In der Spätschwangerschaft ist die AFP-Bestimmung in mütterlichem Serum zur Überwachung der Risikoschwangerschaft geeignet.
Der kontinuierliche Abfall des AFP-Gehaltes ist Grundlage für Errechnung des Gestationsalters aus der AFP-Bestimmung im Fruchtwasser oder Nabelschnurserum. (9)

L KLAUSCH, B., et al.: In: Fortschritte der Onkologie, Band 2, Akademie-Verlag, Berlin 1976, S. 79
LAMERZ, R., und A. FATEH-MOGHADAM: Klin. Wochenschr. 52 (1975), 147
LAU, H. L., und S. E. LINKINS: Amer. J. Obstet. Gynec. 124 (1976), 533
PEETERS, H.: Protides of the biological fluids. Pergamon Press, Oxford 1976

α-Hämolysin ↗ Staphylokokken

α-Kette, H-Kette des ↗ IgA

α-Kristallin Linse, ↗ Antigene der

α-Laktalbumin ↗ Laktalbumin

α-Lysin ↗ Komplement

α_1-Globulin ↗ Saures α_1-Glykoprotein

α-Typ ↗ H-Ketten-Krankheit

α_2-Antithrombin ↗ Antithrombine

α-2-AP (akute Phase) -Glykoprotein ↗ pregnancy associated α_2-Glycoprotein

α_2-Fetoproteine ↗ Fetoproteine

α_2-H-Ferroprotein ↗ Krebsdiagnostik, immunol.

α_2HS-Glykoprotein

S Ba-α_2-Glykoprotein
α_2Z-Globulin
α_2HS-Mukoid
PS-2B
Postalbumin 3
α_2-II-Globulin und α_2-III-Globulin

D Menschliches Serumprotein.

G Biologische Funktion (Kohlenhydratanteil 13,4%) ist unbekannt.
MG: 49000.
Durchschnittliche Serumkonzentration: 60 mg/100 ml.
Sedimentationskonstante S: 3,3. (4)

L SCHULTZE, H. E., und J. F. HEREMANS: Molecular biology of human proteins. Elsevier Publishing Company, Amsterdam – London – New York 1966

α_2HS-Mukoid ↗ α_2HS-Glykoprotein

α_2-Neuramino-Glykoprotein ↗ C $\bar{1}$-Inaktivator

α_2Z-Globulin ↗ α_2HS-Glykoprotein

α_2-II-Globulin (α_2-III-Globulin) ↗ α_2HS-Glykoprotein

ALSEVER-Lösung

D Medium zur Konservierung von Erythrozyten verschiedener Herkunft für serol. Arbeiten.

G Die Konservierung von Hammelerythrozyten erfolgt durch Mischen von 1 Teil Hammelblut und 1 Teil A. Nach Aufteilung in kleine Portionen erfolgt deren Lagerung bei +4 °C. Nach einer notwendigen „Reifungszeit" von ca. 10 d sind die Erythrozyten ungefähr 8 bis 12 Wochen verwendbar. Zur Konservierung von Human-, Meerschweinchen- und Hühnererythrozyten wird A. im Verhältnis 1 : 5 dem frischen Blut zugesetzt.
Zusammensetzung: 24,6 g Glukose, 9,6 g Natriumzitrat, 5,04 g Kochsalz, 1200 ml Aqua dest. Lösung fraktioniert sterilisieren. (7)

L STARKE, G.: Virologische Praxis. VEB G. Fischer-Verlag, Jena 1965

Altération cavitaire

S Intrazelluläres Ödem der Epidermis (Stratum spinosum)

D Intrazelluläres Ödem der Zellen des Str. spin. (Stachelzellen), führt schließlich zur Bildung vielkammeriger intraepidermaler Blasen.

H 1925 von CIVATTE als Primärläsion der Bildung des Ekzembläschens beschrieben, als „vesiculette primordiale" durch intrazelluläres Ödem bis zur Lyse einiger Stachelzellen.

G Primärläsion der Bläschenbildung bei Ekzem und Dermatitis: intrazelluläres Ödem — Lysis einzelner Zellen — Bläschenbildung — zusätzliches interzelluläres Ödem (Spongiose) — zahlreiche, mehrkammerige, dünnwandige intraepidermale Blasen mit Lymphozyten, Eosinophilen und Neutrophilen.

P Histologisches Symptom von Ekzem und Dermatitis. (49)

L CIVATTE, A.: Bull. Soc. franc. dermat. et syph. 32 (1925), 134
LEVER, W. F.: Histologie der Haut, 2. Aufl., S. 67, Stuttgart 1958
POLAK, M., et al.: J. invest. Dermat. 13 (1949), 125

alternierende immunsuppressive Therapie

S alternate-day-prednison-therapy, umtägige Prednison-/ immunsuppressive-/ Therapie

D Therapie, bei der die für 48 h benötigte Menge an Kortikosteroiden (Immunsuppressiva) am ersten Behandlungstage vor 8 Uhr auf einmal gegeben wird, die nächsten Gaben erfolgen erst am 3., 5., 7. Tag usw.

H 1961 von G. REICHLING und A. KLIGMAN als Anpassung an die intermittierende Kortikosteroid-Th. (K. LANGE et al.) für dermatologische Belange eingeführt.

G 1950 entdeckten T. DOUGHERTY et al. die Spaltung der Kortisonwirkung in eine länger anhaltende therapeutische (Speicherung im entzündlichen Gewebe) und kürzere metabolische Wirkung (nicht mit der kurzen Plasmahalbwertzeit zu verwechseln). Die metabolische Wirkung schwankt zwischen 36 h (Prednison) und 72 h (Dexamethason, Triamcinolon), Anpassung an den physiologischen (endogenen) Plasmakortisolspiegel, besonders auch durch die zirkadiane Gabe. Am kortikosteroidfreien Tag kommt eine Eigenproduktion zustande, es dürfen 80 bis 160 mg/Dosis nicht überschritten werden.

P Zirkadiane Gabe von Steroiden hemmt nur einen 24-h-Zyklus der endogenen Kortisolproduktion. Danach setzt abhängig von der Dosis Eigenproduktion ein. Abendliche Gabe (Minimum des endogenen Spiegels) hemmt dagegen noch den folgenden Zyklus. *Vorteile:* Geringe Depression des Hypothalamus-Hypophysen-Nebennierenrindensystems (gute Streßfähigkeit, geringe Cushingsymptomatik usw.), geringe Depression der zellulären Immunantwort. Primär (chronische Erkrankungen) oder sekundär anwendbar, dabei Übergang abrupt oder allmählich mit entsprechender Dosiserhöhung zu Beginn oder allmählicher Dosisreduzierung. Die Funktion der NNR kehrt in ca. 3 Monaten wieder (ACTH- und Insulinbelastungs-Test!). Individuelle Austestung ist empfehlenswert. (49)

L DOUGHERTY, T. F., et al.: Endocrinology **62** (1958), 455
HAUSTEIN. U.-F., et al.: Dtsch- Ges.wesen **29** (1974), 2239
LANGE, K., et al.: J. amer. med. Ass. **168** (1958), 377
REICHLING, G. H., und A. M. KLIGMAN: Arch. Derm. (Chic.) **83** (1961), 980

Alttuberkulin

Abk. AT ↗ Tuberkulin

Alveolitis, allergische

S Allergische interstitielle Pneumopathie
Drescher Lunge
Farmer Lunge

D Sammelbegriff für entzündliche Prozesse in Alveolarwänden und Interstitium als allergische Reaktion vom Typ III (↗ Allergie, ↗ ARTHUS-Reaktion) nach Inhalation alveolargängiger organischer Stäube.

G Personen ohne ↗ Atopie können nach wiederholter Exposition verschiedener ↗ Allergene aus industriellen und landwirtschaftlichen Stäuben ↗ Präzipitine, überwiegend vom ↗ IgG-Typ, bilden. Entstehung von ↗ Immunkomplexen mit inhalierten Allergenen, die unter Verbrauch von ↗ Komplement phagozytiert werden (↗ Opsonine); die zerfallenden Phagozyten setzen lysosomale Enzyme frei, die zu umschriebenen Entzündungen führen.

P Typische Krankheitsbilder sind: „*Vogelzüchterlunge*" durch Inhalation von Vogelserumproteinen aus Kot und Federn, „*Farmerlunge*" durch *Mikropolyspora faeni* aus schimmligem Heu.
4—12 h nach Allergenexposition Auftreten von Dyspnoe, Husten, Auswurf, Müdigkeit und Fieber, mehrere h bis d anhaltend. Bei Exsudation ins Interstitium Diffusionstörung und restriktive Ventilationsstörung. Röntgen: akute Infiltrate, später retikuläre Lungenzeichnung und Fibrose. Im ↗ Intrakutantest ↗ ARTHUS-Reaktion, ebenso im inhalativen Allergentest. Serol. Diagnostik durch ↗ KBR oder (häufiger) ↗ OUCHTERLONY-Test. Allergeneliminierung (Arbeitsplatzwechsel) als Therapie. (36)

L PEPYS, J.: Hypersensitivity diseases of the lungs due to fungi and organic dusts. Karger, Basel—New York 1969

Alymphozytose ↗ Agammaglobulinämie, kongenital mit Lymphozytopenie

Alymphozytose ↗ NEZELOF-Syndrom

A_m

S A_y, A_m-Blutgruppe, A_m-Zellen

D Sehr seltene schwache A-Eigenschaft bei Blutgruppe A oder AB (↗ A-Untergruppen, ↗ AB0 Blutgruppen).

G Erythrozyten erscheinen zunächst wie 0-Erythrozyten, absorbieren jedoch Anti-A, bei Sekretoren im Speichel H- und A-Substanz. (26)

Ambozeptor

S Bivalenter komplementbindender Ak
Rezeptor III. Ordnung (n. P. EHRLICH)

D Antikörper, der nach Komplementzusatz zu einer Membranschädigung zellulärer Strukturen führt (als Bakteriolysin ↗ Bakteriolyse, als ↗ Hämolysin ↗ Hämolyse).

H Begriff von P. EHRLICH im Rahmen seiner ↗ Seitenkettentheorie eingeführt: danach mit 2 Haftgruppen (zytophile und komplementophile) zur Bindung an die Zelle und das Komplement ausgestattet. Besitzt nur noch praktische Bedeutung.

G Unter A. im engeren Sinne wird meist ein hämolysierender Ak verstanden, der durch Immunisierung von Kaninchen mit Hammelerythrozyten erzeugt wurde und im Indikatorsystem (↗ hämolytisches System) bei der ↗ KBR verwendet wird.

P Die Bestimmung der optimalen A.gebrauchsverdünnung für die KBR muß im Vorversuch erfolgen. (25)

L HALLMANN, L., und F. BURKHARDT: Klin. Mikrobiologie. Verlag G. Thieme, Stuttgart 1974

Amethopterin

D Chem. 4-Amino-N-10-methylpteroylglutaminsäure.

H Bereits 1948 bekannt und zur Therapie der Leukosen des Kindes mit relativ gutem Erfolg angewandt.

G A. hat starke zytostatische Eigenschaften, die durch eine stöchiometrische und kompetitive *Hemmung der Folsäurereduktase* bedingt sind; Affinität zu diesem Enzym ist bis 100000mal höher als die des physiologischen Substrates. Da Tetrahydrofolsäure zur Biosynthese bestimmter Aminosäuren (Serin, Glyzin), der Purine und des Thymins notwendig ist, resultiert bei ihrer Blockade eine Zellschädigung besonders bei rasch wachsenden Geweben, so auch der Zellen des Immunsystems.

P A. wird bei zahlreichen Immunerkrankungen allein oder in Kombination bzw. alternierend mit anderen Immunsuppressiva angewandt. (23)

L LANGEN, P.: Antimetabolite des Nukleinsäure-Stoffwechsels. Akademie-Verlag, Berlin 1968
LANCE, E. M.: Immunosuppression in F. H. BACH und R. A. GOOD (Edd.): Clinical Immunbiology. Academic Press, New York and London 1972
ZIMMERMAN, A. M., et al.: Drugs and the cell cycle. Academic Press, New York and London 1973

Aminosäuresequenz

D Primärstruktur der Proteine.
Die Aufeinanderfolge der Aminosäuren innerhalb einer Peptidkette.

G Aminosäuren sind durch Peptidbindungen (—CO—NH—) miteinander verknüpft; als N-terminale Aminosäure wird diejenige bezeichnet, deren alpha-Aminogruppe frei bleibt, als C-terminale Aminosäure diejenige mit freier alpha-COOH-Gruppe. (3)

Ammonsulfatpräzipitationstest nach SVARTZ-SCHLOSSMANN

D Indirekte Häm-↗ Agglutinationsreaktion zum Nachweis von ↗ Rheumafaktoren.

G Fraktionierung des Pat.-Serums mit Ammonsulfat. Das wieder aufgelöste Präzipitat wird in der Hämagglutination geprüft. Derartige Euglobulinteste wurden in verschiedenen Modifikationen angegeben (z. B. Ausfällung mit Borsäure). (10)

L KÖHLER, W.: Die Serologie des Rheumatismus und der Streptokokkeninfektionen. Verl. J. A. Barth, Leipzig 1963, 3. Aufl.
SVARTZ, N.: Bull. Schweiz. Akad. Med. Wiss. 12 (1956), 99

Amnion ↗ Plazenta

Amöbenruhr ↗ Protozoen-Ag (↗ Referenzlab. WHO siehe Tab. b, Ziffer 3)

Amyloid

D Amorphes, eosinophiles, hyalines, extrazelluläres Material mit bestimmten Färbeeigenschaften und charakteristischer elektronenmikroskopischer Struktur.

G Besteht in erster Linie aus Fibrillen mit charakteristischer Ultrastruktur und zu einem geringeren Teil aus einer Komponente, die erst bei partiell gereinigten Präparaten sichtbar wird und ein α_1-Globulin des normalen Serums darstellt, das eine stab- oder krapfenähnliche Gestalt im A. annimmt. Die nativen Fibrillen sind außerordentlich resistent gegenüber proteolytischen Enzymen. Sie bestehen offenbar in vielen Fällen aus L-Kettenteilen vom Typ λ, vorwiegend aus deren variablen Regionen. Aus BENCE-JONES-Proteinen können sich in vitro bei Behandlung mit Pepsin oder Trypsin typische Fibrillen bilden.

P A. wird wahrscheinlich unter Bedingungen gebildet, bei denen ein Ag-Reiz die Kapazität des Immunsystems überschreitet oder die normalen Kontrollmechanismen dieses Systems stark beeinträchtigt sind. Damit ließen sich auch die sehr unterschiedlichen Begleitphänomene (exzessive Ig-Synthese oder ↗ Immundefekte) bei der A.-Entstehung erklären. (20)

L FRANKLIN, E. C., und D. ZUCKER-FRANKLIN: Advanc. Immunol. 15 (1972), 249

Anämie, akute febrile hämolytische, Typ LEDERER-BRILL ↗ Anämie, autoimmunhämolytische

Anämie, allergische ↗ Anämie, autoimmunhämolytische

Anämie, aplastische ↗ Panmyelopathie

Anämie, autoimmunhämolytische

S erworbene hämolytische Anämie
idiopathische erworbene hämolytische Anämie

serogene hämolytische Anämie
immunhämolytische Anämie (schließt korrekt die hämolytische Anämie durch Iso-Ak ein)
akute febrile hämolytische Anämie Typ LEDERER-BRILL
chronische makrozytäre hämolytische Anämie Typ DYKE-YOUNG
LUTIT-Anämie
erworbene hämolytische Anämie Typ WIDAL-ABRAMI
(Synonyma gelten fast ausschließlich nur für die autoimmunhämolytische Anämie-Form durch Wärme-Auto-Ak)

D Gruppe verschiedener Anämieformen, die durch abnorm rasche Zerstörung der Erythrozyten entstehen, im Gegensatz zu den angeborenen hämolytischen Anämien jedoch im späteren Leben erworben und durch Auto-Ak gegen Erythrozyten verursacht werden. Nach Art und Wirkungsweise verschiedene Ak sind mit unterschiedlichen klin. Krankheitsbildern verbunden.

H 1904 Nachweis eines Autohämolysins durch DONATH und LANDSTEINER bei der klin. bereits bekannten paroxysmalen Kältehämoglobinurie. Damit wurde gegenüber angeborenem Erythrozytendefekt ein anderer Hämolysemechanismus erkannt: Auslösung durch einen Serumfaktor. Erste immunhämatologische Erkenntnis! Erworbene idiopathische hämolytische Anämieformen erstmals um die Jahrhundertwende beschrieben (HAYEM; WIDAL), 1925 die akute Variante durch LEDERER. 1946 konnten LOUTIT und MOLLISON mit der 1945 von COOMBS, MOURANT und RACE entwickelten Antiglobulintechnik Ak-Globuline an der Erythrozytenoberfläche bei diesen erworbenen (nicht bei den angeborenen!) hämolytischen Anämien darstellen.

G Prototyp der ↗ Autoimmunerkrankungen vom humoralen Typ. Eindeutiger Zusammenhang zwischen serol. nachweisbarem Auto-Ak und klin. Bild. *Pathogenetisches Prinzip:* Ak-Bildung mit Spezifität gegen Ag auf der Oberfläche autologer Erythrozyten. *Ursache der Auto-Ak-Bildung:* diskutiert werden 1. Änderung der Ag-Struktur des Erythrozyten, z. B. durch Mikroorganismen (nach ↗ Virus- und ↗ Mykoplasmapneumonien, nach infektiöser ↗ Mononukleose u. a.); 2. Unter den Ak-bildenden lymphatischen Zellen entstehen durch Mutation neue Zellklone, denen Toleranz gegen körpereigene Strukturen partiell fehlt (BURNET) (als Begleiterscheinung bei malignen lymphoproliferativen Erkrankungen, Lupus erythematodes, Rheumatoidarthritis). *Folge der Auto-Ak-Bildung:* Ak-Bindung am Erythrozyten führt entweder unter Komplementaktivierung zur totalen Lyse oder zur Agglutination bzw. Stoffwechselstörung der Zellen. Morphologisch dadurch häufig Umwandlung zum Sphärozyten. Ak-beladene Erythrozyten werden im MPS verstärkt phagozytiert und eliminiert. Klin. Folge sind hämolytische Anämie, Ikterus, evtl. Milz- oder Lebervergrößerung. Falls sich bei Kälteabhängigkeit der Ak dieser Vorgang in peripheren Kapillargebieten abspielt, verursachen entstehende Agglutinate periphere Durchblutungsstörungen. Fremde Erythrozyten, welche die gleichen antigenen Eigenschaften besitzen, werden ebenfalls angegriffen, da die Auto-Ak häufig Spezifität gegen Blutgruppen-Ag aufweisen. *Tierexperimentelle Modelle:* 1. In F_1-Hybrid-Mäusen erzeugte ↗ graft-versus-host-Reaktion führt bei Überlebenden zu A. a. Autologe Erythrozyten sind mit Maus-Globulin beladen. Spezifität des Ak ist gegen H-2-Ag gerichtet. 2. NZB-Mäusestamm entwickelt in hohem Prozentsatz spontan nach der 20. Lebenswoche A. a., die durch Milzzellen übertragbar ist. 3. Injektionen hitzedenaturierter autologer Erythrozyten führt beim Kaninchen zu A. a. mit vorwiegender Ak-Bildung in der Milz (SUNDERMANN).

P Beim Menschen sind nach dem thermischen Reaktionsverhalten Wärme-Ak, Kälte-Ak und bi-thermische Ak zu unterscheiden, die bei A. a. einzeln oder kombiniert nachweisbar sein können. Ein Leit-Ak überwiegt und ist wahrscheinlich für das jeweilige Krankheitsbild bestimmend (Tabelle).

Klinische Formen:

1. Erworbene A. a. durch Wärme-Auto-Ak: Ursächlicher Ak reagiert bei jeder Temperatur bis zu +37 °C, wirkt inkomplett, d. h. agglutiniert in vitro nur im Gelmilieu oder bei angedauter Erythrozytenoberfläche (Bromelin-, Papain-Test). Spezifität ist in 1/3 der Fälle gegen Ag des Rh-Systems an der Zellmembran gerichtet. Autozytotropie bewiesen. Nachweis: An Erythrozyten fixierte und frei zirkulierende Ak im direkten und indirekten Antiglobulin-(↗ COOMBS)-Test. Klinik: Häufigste Form unter den A. a., meist chron. Verlauf, Anämiesymptomatik, Ikterus (indirektes Bilirubin meist nicht über 5 mg/100 ml). Bei hochakutem Beginn Fieber, Kopf-, Rücken-, Bauchschmerzen. Zu 50% Leber- und/oder Milzvergrößerung. Hämoglobinabfall, evtl. Sphärozyten, im Knochenmark hyperplastische, vorwiegend reife Erythropoese. Retikulozytenzahl, Blutsenkung und Serumeisenspiegel erhöht, vermehrte Urobilinkörper im Urin, ↗ Haptoglobin vermindert. Erythrozyten-Überlebenszeit verkürzt. Therapie: Kortikosteroide, Immunsuppression, Splenektomie. Symptomatisch Bluttransfusionen. Vorsicht! Häufig schlechte Verträglichkeit durch Aktivierung der Wirksamkeit des Auto-Ak gegen die Fremd-Erythrozyten. Prognose: Akute Form heilt in 3 bis 6 Wochen aus. Chron.

Antikörper-Arten und klinische Krankheitsbilder bei den autoimmunhämolytischen Anämien (a. A.)

Auto-Ak					
Serologische Charakteristik	Wirkungs-optimum	Komplement-abhängigkeit	Spezifität	Ig-Klasse	Klinische Krankheitsbilder
1. Wärme-Auto-Ak agglutinierend inkomplett Selten Wärme-hämolysine	bis +37 °C	– +	1/3 anti-Rh	IgG (selten: IgA IgM)	1. Erworbene A. a. durch Wärme-Auto-Ak 1.1. chron. Form – idiopathisch – symptomatisch 1.2. akute Form
2. Kälte-Auto-Ak Kälteagglutinin-typ komplett kann auch lysierende Eigenschaften haben	physiolog. 0 – +5 °C patholog. bis +30 °C	(+)	anti-J	IgM	2. Kälteagglutininkrankheit 2.1. chronisch – idiopathisch – symptomatisch 2.2. akut passager – postinfektiös
3. Kälte-Auto-Ak Kältehämolysin DONATH-LANDSTEINER Typ (= bithermisch)	bi-thermisch	+	anti-P (Tj[a])	IgG	3. Paroxysmale Kältehämoglobinurie 3.1. chronisch – syphilitisch – nicht-syphilitisch 3.2. akut passager nicht-syphilitisch

Form unterschiedlich: im Schub tödlich oder über Jahre blander Verlauf.
2. ↗ **Kälteagglutininkrankheit:** Erworbene A. a. durch Kälte-Auto-Ak vom Kälteagglutinintyp (s. dort).
3. **Paroxysmale Kältehämoglobinurie:** Erworbene A. a. durch Kälte-Auto-Ak vom DONATH-LANDSTEINER (DL)-Typ. Ursächlicher Ak: bithermisches Hämolysin (IgG) mit Spezifität gegen P (Tj[a])-Erythrozyten-Ag. In der Kälte (0 – +20 °C) Bindung des Ak an die Erythrozyten in den peripheren Blutgefäßen der Haut unter partieller Komplementaktivierung bis C1. In der Wärme im Körperinneren Aktivierung weiterer Komplementkomponenten und Eintritt der Hämolyse. DL-Ak kommen im Gegensatz zu Kälteagglutininen physiologischerweise nicht vor. Nachweis: Autoimmunhämolyse-Test nach DL mittels indirektem Antiglobulintest nach Sensibilisierung von Test-Erythrozyten im Pat.-Serum bei 0 – +4 °C. Klinik: Als Manifestationsform der Lues heute selten. Nichtsyphilitische Formen noch seltener. Chron. Verlauf. Akute Variante bei Kindern. 10 bis 20 min. nach Kälteexposition hämolytischer Anfall mit Fieber, Schüttelfrost, Erbrechen, Kopf-, Glieder- und Bauchschmerzen, evtl. urtikariellem Exanthem. Hämoblobinämie und -urie (dunkler Urin nach dem Anfall), Hämoglobinzylinder. Gewöhnlich keine nennenswerte Anämie. Flüchtiger Ikterus. Abfall des Serumkomplementtiters. Serol. Luesreaktionen bei der syphilitischen Form positiv. Therapie: Antisyphilitisch. Wärme. Prognose: Günstig.

Gesondert erwähnt sei die seltene allergische Anämie, die als Folge einer medikamentösen zytotropen Allergie auftritt, wobei die Spezifität der gebildeten Ak nicht gegen körpereigenes Ag, sondern gegen das auf der Zelloberfläche fixierte Medikament gerichtet ist.
Hämolytische Anämie durch Iso-Ak bei der fetalen Erythroblastose und hämolitischen ↗ Transfusionszwischenfällen. (22)

L BURNET, F. M.: Brit. med. J. 2 (1959), 720
SCHUBOTHE, H.: Internist 6 (1965), 148
SCHWARTZ, R. S., und N. COSTEA: Sem. Hematol. 3 (1966), 2
SUNDERMANN, A., und U. MEY: Folia haemat. 84 (1965), 387

Anämie, chronische makrozytäre hämolytische, Typ DYKE-YOUNG ↗ Anämie, autoimmunhämolytische

Anämie, erworbene hämolytische ↗ Anämie, autoimmunhämolytische

Anämie, erworbene hämolytische, bedingt durch Kälteagglutinin ↗ Kälteagglutininkrankheit

Anämie, erworbene hämolytische, Typ WIDAL-ABRAMI ↗ Anämie, autoimmunhämolytische

Anämie, idiopathische erworbene hämolytische ↗ Anämie, autoimmunhämolytische

Anämie, immunhämolytische ↗ Anämie, autoimmunhämolytische

Anämie, serogene hämolytische ↗ Anämie, autoimmunhämolytische

Analgetika

D Medikamente, die durch zentralen Angriff Schmerzen abzuschwächen oder zu beseitigen vermögen.

G A. mit antiphlogistischer Wirkungskomponente können, wie auch die ↗ Antiphlogistika, als Therapeutika gegen die entzündlichen Erscheinungsbilder von Immunerkrankungen mit Erfolg eingesetzt werden. (23)

L GOODMAN, L. S.: The pharmacological basis of therapeutics. McMillan, New York 1955
HAUSCHILD, F.: Pharmakologie und Grundlagen der Toxikologie. VEB G. Thieme-Verlag, Leipzig 1972

anamnestische Reaktion ↗ booster-Effekt

anaphylaktischer Schock

D Auf der Grundlage akuter allergischer Allgemeinreaktion ablaufende periphere Kreislaufdekompensation. Stärkster Schweregrad einer anaphylaktischen Allgemeinreaktion.

G In der *Pathogenese* haben Ig der Klasse E bes. Bedeutung (IgE ↗ atopische Reaktion). Präzipitine spielen eine untergeordnete Rolle (↗ Anaphylaxie). *Einteilung* in aktiven und passiven anaphylaktischen Schock, je nachdem, ob das Individuum die beteiligten Antikörper selbst gebildet hat oder sie ihm passiv übertragen wurden. Die *Ursache* anaphylaktischer Reaktionen können neben Medikamenten (Serum, Penizillin, Allergenextrakte), Insektenstiche, Rupturen von Echinokokkuszysten usw. sein. *Pathophysiologisch* von entscheidender Bedeutung sind die ↗ Mediatoren der antikörperbedingten Immunität wie ↗ Histamin, ↗ Serotonin, ↗ SRS-A, ↗ Anaphylatoxin, ↗ Kinine, die das komplexe Bild des anaphylaktischen Schocks bestimmen.

P Die *Latenzzeit* zwischen Ag-Zufuhr und klin. Manifestation liegt zwischen wenigen min. und $^1/_2$ h. Das *klin. Bild* beim Menschen zeigt alle Übergänge von leichten Allgemeinerscheinungen mit urtikariellen Reaktionen, Bronchospasmen, Schwächegefühl und zunehmender Hypotonie bis zum Vollbild des Schocks. Häufigste Todesursache sind Kreislaufversagen und Anoxie. Verschiedene Organe sind unterschiedlich reaktionsbereit („*Schockorgane*"): Beim Meerschweinchen die glatte Muskulatur der Bronchien, beim Kaninchen die der Lungenvenen, beim Hund die der Lebervenen. In der *Th* steht die Normalisierung der Kreislauffunktion und der Ventilation im Vordergrund. Die wichtigste *prophylaktische Maßnahme* ist der Ausschluß einer bestehenden ↗ Sensibilisierung (Anamnese, Testung) vor Einleitung einer medikamentösen Th. Bei dringender Indikation zur Anwendung des betreffenden Medikamentes ist der Versuch der Schnelldesensibilisierung (↗ *Desensibilisierung*) möglich. Dd sind ↗ anaphylaktoide Reaktionen abzugrenzen. (5)

anaphylaktoide Purpura ↗ Purpura SCHÖNLEIN-HENOCH

anaphylaktoide Reaktion

D ↗ Anaphylaxie-ähnliche Erscheinungen, an der keine immunol. Vorgänge beteiligt sind.

G Sie kann z. B. durch unspezifisch aggregierte Ig (z. B. infolge Hitzedenaturierung) ausgelöst werden; aber auch nach Injektion von Agar, Pepton, ↗ Histaminliberatoren u. a. Mit der anaphylaktischen Reaktion ist — neben der Symptomatik — lediglich die Beteiligung bestimmter ↗ Mediatoren gemeinsam. (5)

Anaphylatoxin

D Bezeichnung für eine in Säugetierseren durch Kontakt mit Antigen-Antikörperkomplexen, Dextran, Hefe, bakteriellen Lipopolysacchariden u. a. entstehende Substanz, die nach i.v.-Injektion einen „anaphylaktischen" Schock bei Meerschweinchen verursacht. (FRIEDBERGER 1910), ↗ Mediator der humoralen Immunität.

G A. bewirkt: Histaminabgabe und letalen Anaphylatoxin-Schock bei Meerschweinchen, Kontraktion der glatten Muskulatur, Bronchospasmus, Koronarkonstriktion, Steigerung der Gefäßpermeabilität, Mastzelldegranulation, chemotaktische Aktivität für neutrophile Leukozyten. Die chemische Natur war lange unklar. Spaltprodukte der Komplement-Komponenten C3 und C5 wurden als Anaphylatoxin bezeichnet (COCHRANE und MÜLLER-EBERHARD 1968, MÜLLER-EBERHARD 1969), nach VOGT (1974) ist nur das C5a als Anaphylatoxin zu bezeichnen, in der Praxis wird aber auch C3a mit diesem Begriff bezeichnet. Beide können in gleicher Weise hergestellt werden und haben chemotaktische und Anaphylatoxin-Wirkung. Beide Aktivitäten wurden getrennten Regionen des Anaphylatoxin-Moleküls zugeschrieben. Die Reinigung des Anaphylatoxins aus Pferdeserum (VOGT 1968) führte zu einem basischen *Peptid* (MG 7600, 15% N) mit essentiellen Disulfidbrücken. WISSLER (1972) stellte Anaphylatoxin aus Ratten- und Meerschweinchenserum rein dar.

Auch diese sind Peptide (MG 9500 bzw. 15000). Dieses entspricht in allen Kriterien außer der chemotaktischen Wirkung dem von FRIEDBERGER beschriebenen Anaphylatoxin und wurde deshalb als klassisches Anaphylatoxin (CAT) bezeichnet. Möglicherweise ist CAT mit dem C5-Spaltprodukt identisch. Zusätzlich zu CAT konnten WISSLER et al. (1972) ein weiteres Peptid isolieren und charakterisieren (Cocytotaxin, CCT). Dieses hat ähnliche physikochemische Eigenschaften wie CAT (MG 8500) und entsteht in ähnlicher Weise. Das pharmakologische Verhalten beider ist unterschiedlich. CAT bewirkt Histaminfreisetzung, Kontraktion der glatten Muskulatur sowie den Anaphylatoxinschock, CCT löst diese Effekte nicht aus. Beide allein sind nicht chemotaktisch für Leukozyten. Diese Fähigkeit des ungereinigten Anaphylatoxin-haltigen Serums geht mit zunehmendem Reinheitsgrad der Peptide verloren. Rekombination der beiden isolierten Peptide bewirkt eine hohe chemotaktische Aktivität. In Abhängigkeit von dem molekularen Verhältnis von CAT und CCT und ihrer absoluten Konzentration konnte eine zellspezifische chemotaktische Aktivität für Neutrophile oder Eosinophile beobachtet werden. Diese Zellspezifität und die anaphylaktische Wirkung des binären Peptidsystems überlappen sich nur teilweise. Cocytotaxin kann durch Nukleotide wie ATP oder cAMP ersetzt werden, es wirkt als regulierendes Peptid. Nach VOGT (1974) bedürfen diese Befunde der Bestätigung.
Die *biologische Bedeutung* von Anaphylatoxin insbesondere bei Immunprozessen in vivo ist nicht geklärt. (21)

L COCHRANE, G. G., und H. J. MÜLLER-EBERHARD: J. exp. Med. **127** (1968), 371
FRIEDBERGER, E.: Z. Immunforsch. **4** (1910), 636
MÜLLER-EBERHARD, H. J.: Ann. Rev. Biochem. **38** (1969), 389
VOGT, W.: In N. BACK et al. (Ed.): Pharmacology of hormonal polypeptides and proteins. Plenum Press, New York 1968, S. 611
VOGT, W.: Pharmacol. Rev. **26** (1974), 125.
WISSLER, J. H.: Eur. J. Immunol. **2** (1972) 73
WISSLER, J. H., et al.: Int. Arch. Allergy **42** (1972), 722

Anaphylaxie

D Akute allergische Allgemeinreaktion (↗ Allergie).

G Nach dieser D von BECKER und AUSTEN ist die A. lediglich durch den zeitlichen Ablauf charakterisiert. Die Autoren unterscheiden:
1. Zytotrope A.: Identisch mit anaphylaktischer Reaktion unter IgE-Einfluß (↗ atopische Reaktion).
2. Aggregat-A.: Sie kann im Tierexperiment durch die Injektion löslicher AAK ausgelöst werden. Abgrenzung von 1. erscheint problematisch.
3. Zytotoxische A.: Reaktionen, bei denen die Manifestation das unmittelbare Ergebnis von Zellschädigungen durch komplementaktivierende AAR ist (↗ Komplement).
4. Protrahierte A.: z. B. nach i.p. Ag-Applikation bei Meerschweinchen, bei der die sonst charakteristischen Lungenveränderungen fehlen. Die ↗ Kininbildung soll eine bes. Rolle spielen. Die Abgrenzung als eigene Variante ist noch umstritten.

P Unter A. im engeren Sinne wird die zytotrope A. verstanden. Sie kann in unterschiedlichen Versuchsanordnungen ausgelöst werden.
1. Aktiv und passiv
a) **Aktive A.:** *Nach aktiver ↗ Sensibilisierung* wird die anaphylaktische Reaktion durch i.v. (i.p. oder i.m.) *Ag-Applikation* ausgelöst. Die Reaktion tritt innerhalb weniger min. ein, um so früher, je höher der Sensibilisierungsgrad ist. Verantwortlich sind Ak der ↗ IgE-Klasse. Die *Manifestation zeigt spezies-spezifische Unterschiede.* Beim Menschen steht das Kreislaufversagen im Vordergrund, beim Meerschweinchen die akute Bronchialobstruktion, beim Hund die Stauung im Pfortaderkreislauf usw. Nach Überstehen des Schocks ist das Tier mehrere Tage refraktär („desensibilisiert“) (↗ anaphylaktischer Schock).
b) **Passive A.:** Auslösung *nach passiver ↗ Sensibilisierung (Ak-Übertragung).* Sie ist erst nach einer gewissen Latenzzeit möglich (Bindung der Ak an die Zelloberfläche).
c) Inverse passive A.: Zunächst wird das *Ag* i.v. oder lokal appliziert. Die Auslösung erfolgt durch i.v. oder lokale *Injektion der Ak.* Voraussetzung ist die Fähigkeit des Ag zur Zellbindung.
2. Allgemein und lokal
a) **Allg. A.:** Auslösung der Allgemeinreaktion meist durch i.v.-Injektion des Ag.
b) **Lokale A.:** Sie kann in vivo oder in vitro ausgelöst werden. Typische Beispiele sind die
— *passive kutane A.:* 1 h nach lokaler Sensibilisierung wird die AAR durch i.v. oder lokale Applikation des Ag ausgelöst. Durch gleichzeitige i.v.-Applikation eines Farbstoffes wird die Permeabilitätsstörung bes. deutlich. In der Klinik wird sie in Form des ↗ PRAUSNITZ-KÜSTNER-*Testes* angewandt.
— SCHULTZ-DALE-*Versuch:* Aktiv oder passiv sensibilisierte glattmuskuläre Organe (Uterushörner, Darmstreifen) reagieren auf Ag-Kontakt mit einer kräftigen Kontraktion. In analoger Weise kann auch die Untersuchung an der isolierten Lunge oder an isolierten Zellen (basophile Granulozyten, ↗ Histaminliberation) erfolgen. Therapeutische Unterdrückung anaphylaktischer Re-

aktionen in einigen Fällen durch Intal®, ↗ Dinatriumchromoglykat. (5)

Anatoxin

S ↗ Toxoid

H RAMON stellte 1923 aus Diphtherietoxin durch 0,4% Formalin bei +38 bis +40 °C ein entgiftetes Präparat her, das er Anatoxin nannte. (19)

angeborener Fibrinogenmangel ↗ Afibrinogenämie

angeborene Immunität

D ↗ Immunität zum Zeitpunkt der Geburt.
G Man unterscheidet zwei Formen der a. I.:
1. *passiv durch mütterlichen IgG-Transfer* (↗ Plazentapassage) zustande gekommene ↗ Leihimmunität.
2. *aktiv durch intrauterine* ↗ Infektion *erworbene (unvollständige) Immunität*, die bes. durch spezifische Stimulierung von ↗ Lymphozyten und Produktion von ↗ IgM gekennzeichnet ist, (↗ Ontogenese des Immunsystems). (3 + 9)

Angiomatosis KAPOSI ↗ granulomatöse Retikulosen

angioneurotisches Ödem ↗ QUINCKE-Ödem ↗ hereditäres Ödem

Angio-Ödem ↗ QUINCKE-Ödem ↗ hereditäres angioneurotisches Ödem

Ansteckung ↗ Infektion

Anthrazydin ↗ Antibiotika, immunsuppressive

Anti-A

S Alpha-Serum, α-Serum, B-Serum
D Isoagglutinin (regulärer Isoantikörper) im Serum von Personen, deren Erythrozyten kein A-Antigen besitzen (↗ AB0-Blutgruppensystem).
G Die Ak reagieren spezifisch mit A-Antigenen und können auch als ↗ Hämolysin wirken.
P Als Testserum für Blutgruppenbestimmungen erforderlich. (26)

Anti-A + Anti-B

S Alpha- + Beta-Serum
αβ-Serum
Anti-A + Anti-B
0-Serum
D Isoagglutinin (regulärer Iso-Ak) im Serum von Personen der Blutgruppe 0 (↗ AB0-Blutgruppensystem).
G Anti-AB wirkt spezifisch durch Agglutination oder Hämolyse mit A- und B-Ag, nach Zerstörung des Komplements nur noch durch Agglutination.
P Als Testserum für Blutgruppenbestimmungen erforderlich. (26)

Anti-A_{HP}

D Agglutinin aus der Eiweißdrüse von *Helix pomatia* L. (Weinbergschnecke) mit Anti-A-Blutgruppenspezifität, von PROKOP et al. (1965) beschrieben.
G Anti-A_{HP} ist ein Glykoprotein, welches nach HAMMARSTRÖM et al. (1972) ein MG von 79000 hat und aus 6 identischen oder sehr ähnlichen Polypeptidketten besteht. Jede Kette hat ein MG von 13000, enthält eine Kohlenhydratbindungsstelle und innerhalb der Kette eine Disulfidbrücke. Die Ketten sind in Paaren angeordnet und durch eine Disulfidbrücke zusammengehalten. Das native Agglutinin wird durch Wechselwirkung nichtkovalenter Kräfte zwischen drei Dimeren gebildet. Es ist 6-wertig. Alle Bindungsstellen haben gleiche Assoziationskonstanten. Strukturelle Ähnlichkeiten mit ↗ Immunglobulinen sind nicht nachgewiesen. Anti-A_{HP} ist ein Breitspektrum-Agglutinin mit bevorzugter Affinität zu N-Azetyl-D-Galaktosamin ($K_0 = 5,0 \times 10^3$ l/Mol) in alpha-glykosidisch nichtreduzierend gebundener Form, es reagiert aber auch (schwächer) mit N-Azetyl-D-Glukosamin, alpha-D-Galaktose, alpha-D-Glukose usw. (HAMMARSTRÖM und KABAT 1969, 1971, UHLENBRUCK und GIELEN 1967, UHLENBRUCK 1971, UHLENBRUCK et al. 1972). Durch multivalente Wechselwirkungen mit mehreren Rezeptoren kann die Affinität des Anti-A_{HP} relativ zu seiner intrinsischen Affinität steigen (z. B. werden bei A_1-Erythrozyten K_0-Werte von 10^{10} erreicht) (HAMMARSTRÖM 1973).
Die Reinigung erfolgt am besten durch ↗ Affinitätschromatografie auf der Grundlage der Reaktion zwischen Anti-A_{HP} und niedrig vernetzten Dextrangelen (SCHNITZLER et al. 1972).
Eiweißdrüsen-Agglutinine sind von den Agglutininen aus der Hämolymphe verschiedener Invertebraten zu unterscheiden (↗ Agglutinine aus Wirbellosen). Dem Anti-A_{HP} vergleichbar sind Anti-A_{CN} (aus *Cepaea nemoralis*), Anti-A_{CH} (aus *Cepaea hortensis*), Anti-A_{OL} (aus *Otala lactea*), Anti-A_{HA} (aus *Helix aspersa*), Anti-A_{CA} (aus *Caucasotachea atrolabiata*), Anti-A_{HL} (aus *Helix lucorum*), Anti-A_{CV} (aus *Cepaea vindobonensis*) und Anti-A_{EV} (aus *Eobania vermiculata*). In *C. nemoralis* kommt neben Anti-A_{CN} ein zweites Agglutinin vor: Anti-NS_{CN}, gegen N-Azetyl-Neuraminsäure

gerichtet. Die biologische Funktion dieser Glykoproteine in Schnecken ist unklar.
Protektin-Theorie: Anti-A_{HP} gibt abgelegten Eiern einen immunbiologischen Schutz gegen Mikroorganismen; Kohlenhydratinaktivierungstheorie: Anti-A_{HP} bindet Kohlenhydrate und verhindert so, daß diese zytotoxisch wirken.

P Nachfolgend Anwendungsmöglichkeiten der Agglutinine aus Eiweißdrüsen von Schnekken (nach UHLENBRUCK et al. 1972, erweitert).

1. Nachweis von Erythrozyten-Antigenen
A- und A-Untergruppenbestimmung an menschlichen Erythrozyten, A_1B- und A_2B-Unterscheidung, Typisierung von Cad und Sd(a), Differenzierung zwischen der T- und Tn-Polyagglutinabilität, automatisierte Blutgruppenbestimmung. An tierischen Erythrozyten: Erbliches Merkmal HEL/hel beim Schwein, Hel' und hel'-Rezeptoren beim Schaf, ↗ FORSSMAN-Antigen.

2. Topografische Untersuchungen an Zelloberflächen:
Erythrozyten, Organ- und Gewebezellen, Leukozyten und Thrombozyten
Membranen von Zellorganellen
„A-like"-Antigen auf verschiedenen Tumorzellen
Verfolgung maligner Transformation von Zellen durch Viren
Marker für Gewebekulturzellen
Marker für parasitäre Zellen und Gewebe

3. Immunchemische Charakterisierung von Bakterien:
Bakterien-Taxonomie
Antigen-Struktur und Kreuzreaktivität bakterieller Polysaccharide und Lipopolysaccharide

4. Immunchemie von Virus-Oberflächenkomponenten:
Lokalisierung des „A-like"-Antigens in Virus-Lipidstrukturen oder Glykoproteinen

5. Andrologie:
Präzipitation von Glykoproteinen aus Seminalplasma
Agglutination von Spermatozoen

6. Biochemie:
Glykoproteine verschiedenen Ursprungs (Submaxillaris-, Magenmuzin-, Serum-Glykoproteine)
Glykosphingolipide (z. B. A-blutgruppenaktive, FORSSMAN-aktive)

7. Zoologische Systematik

8. Mitogene Wirkung, z. B. Gewebekultur (nicht abgesichert), Dermatologie

9. Modellsubstanz für Antigen-Antikörper-Reaktionen.

10. T-Zell-Markierung (↗ Lymphozyt) nach Neuraminidasebehandlung. (21)

L HAMMARSTRÖM, S., et al.: Scand. J. Immunol. **1** (1972), 295
HAMMARSTRÖM, S., und E. A. KABAT: Biochemistry **8** (1969), 2696
HAMMARSTRÖM, S., und E. A. KABAT: Biochemistry **10** (1971), 1684
HAMMARSTRÖM, S.: Scand. J. Immunol. **2** (1973), 53
PROKOP, O., et al.: S. Afr. J. Forens. Med. **12** (1965), 108
PROKOP, O., et al.: Vox Sang. **14** (1968), 321
SCHNITZLER, S., et al.: Acta biol. med. germ. **29** (1972), 889
SCHNITZLER, S.: Fortschr. Haematol. **4** (1977), 51
UHLENBRUCK, G., und W. GIELEN: Hoppe-Seyler's Z. Physiol. Chem. **348** (1967), 1693
UHLENBRUCK, G., et al.: Anim. Blood grps. biochem. Genet. **3** (1972), 125

Anti-Allotypserum

D Gegen ↗ Allotypen der ↗ Ig (Varianten nur innerhalb einer Proteinklasse) gerichtetes Immunserum.

G Die Ig haben genetische Merkmale, deren Vorkommen bei den einzelnen Mitgliedern der Spezies variiert und die als Allotypen bezeichnet werden. Bei den Kaninchen werden die Ig-Allotypen (Aa1, Aa2, Aa3 und Ab4, Ab5, Ab6, Ab9) genetisch von zwei Loci determiniert, die als ‚a' und ‚b' bezeichnet werden. Die von diesen Loci kontrollierten Merkmale sind auf der H- bzw. L-Kette des IgG lokalisiert. Die Herstellung von A. erfolgt z. B. durch Immunisierung von Kaninchen eines gegebenen Allotyps (z. B. a1a1b5b5) mit Ig eines anderen Kaninchen (z. B. a1a1b4b4) meist in Form abgetöteter *Proteus vulgaris*-Bakt., die mit Anti-Proteus-Ak vom Kaninchen Aa1Ab4 überzogen sind und durch vorherige Immunisierung erhalten wurden. In diesem Fall wird ein Anti-Ab4-Serum gewonnen. An Stelle von *P. vulgaris* kann auch *Bordetella pertussis*-Vakzine verwendet werden.
Lymphozyten des Kaninchens Aa1Ab4 transformieren in vitro nach Inkubation mit dem allogenen Anti-Ab4-Serum zu Blastzellen und zeigen eine gesteigerte DNS-Synthese (SELL und GELL). Die Blastzelltransformation ist abhängig von der Ak-Konzentration, spezifisch und nicht Komplement-abhängig.

P Die Injektion von allogenem Antiallotypserum in neonatale, genetisch heterozygote Kaninchen verursacht eine Suppression des entsprechenden Allotyps. Ein ähnliches Phänomen wurde bei Mäusen nachgewiesen (HERZENBERG et al.). Lymphozyten aus peripherem Blut, Lymphknoten und Milz derart supprimierter Kaninchen besitzen offenbar keine Ig-Determinanten des supprimierten Typs an ihrer Oberfläche und können daher mit dem entsprechenden A. nicht zur Transformation angeregt werden, wohl aber mit einem A. gegen den nicht supprimierten Allotyp. Zellen von Thymus und Knochenmark transformieren mit keinem der beiden Seren (LOWE). (7)

L HERZENBERG, L. A. et al.: J. exp. Med. 126 (1967), 701
LOWE, J. A.: Immunology 23 (1972), 591
SELL, S., und P. G. H. GELL: J. exp. Med. 122 (1965), 423

Anti-Antikörper

D Immunglobulin, dessen Antikörperfunktion gegen ein Antigen gerichtet ist, das selbst eine Antikörperfunktion besitzt.

H Begriff ist historisch zu werten und entbehrlich. Er entstammt einer Zeit, in der über Entstehung, Struktur und Funktion des Ak-Moleküls wenig bekannt war. Erste Versuche durch EHRLICH und MORGENROTH, anschließend durch FORD und WASSERMANN (1902); besondere funktionelle Bedeutung bereits seit dieser Zeit umstritten.

G Ein Ig verfügt wie jedes immunogen wirkende Protein über Sequenz- und Konformationsdeterminanten, die seine Immunogenität bestimmen. Unabhängig davon besitzt dasselbe Ig in seiner Funktion als Ak auf seinem variablen Teil dem korrespondierenden Ag komplementär zugeordnete Strukturbezirke, die ↗ combining sites, die die spezifische Ag-Bindung ermöglichen. Ag-Determinanten und combining sites sind Strukturabschnitte (im vorliegenden Fall desselben Proteinmoleküls) mit qualitativ unterschiedlichen Funktionen. Bestimmte Aminosäuresequenzen (oder Formationen) des variablen Abschnittes eines Ig (der auch die combining sites trägt) können wie jede andere Sequenz- oder Konformationsdeterminante eines Moleküls immunogen wirken. Die gegen diese Determinanten gerichteten Ak unterscheiden sich prinzipiell nicht von anderen Ak.
Es ist mehrfach versucht worden, A. zur Unterdrückung von unerwünschten Immunreaktionen einzusetzen. Entscheidende Erfolge konnten zunächst nicht erzielt werden. In jüngster Zeit konnte aber in einigen Tiermodellen ein suppressiver, vereinzelt auch ein verstärkender Effekt von A. nachgewiesen werden. Diese A. bezeichnet man als anti-idiotypische Ak. Inwieweit A. als regulatorisch wirksame Faktoren bei Immunvorgängen eine Rolle spielen, ist umstritten. (1)

Anti-B

S Beta-Serum
β-Serum
A-Serum

D Isoagglutinin (regulärer Iso-Ak) im Serum von Personen, deren Erythrozyten kein B-Ag tragen (↗ AB0-Blutgruppensystem).

G Die Ak reagieren spezifisch mit B-Ag und können auch als ↗ Hämolysin wirken. Nach Zerstörung des Komplements reagieren sie nur noch als Agglutinin.

P Als Testserum zur Blutgruppenbestimmung erforderlich. (26)

Antibiotika, immunsuppressive

D Antibakteriell wirksame Substanzen, die durch Eingriff in den Stoffwechsel die Vermehrung der Keime hemmen oder zu deren Abtötung führen.

G Zu A. gehören Substanzen, die zytostatisch bzw. zytotoxisch und bei höheren Organismen durch Proliferationshemmung rasch wachsender Gewebe immunsuppressiv wirken.
Hauptvertreter sind Aktinomyzin C und D, Anthrazydine (Daunomyzin und Adriamyzin sowie Pleomyzin).
Im weiteren Sinne gehört auch eine ganze Reihe anderer A., die an der Eiweiß- bzw. Nukleinsäuresynthese angreifen, wie die Tetrazykline, das Chloramphenikol, das Streptomyzin und andere hinzu.

P Anwendung als Immunsuppressivum hat lediglich das Aktinomyzin gefunden. (23)

L SASYKIN, IU. O.: Antibiotika als Inhibitoren biochem. Prozesse. Akademie-Verlag, Berlin 1972
WILMANNS, W.: Immunbiolog. Grundlagen der medikamentösen Immunsuppression. In D. RICKEN und K. SCHUMACHER: Medikamentöse Immunsuppression. I. Arbeitstagung Bad Tölz, Okt. 1970, G. Thieme Verlag, Stuttgart 1971

Anti-Desoxyribonuklease B-Reaktion

S Anti-DNase B-Reaktion

D AAR zum serol. Nachweis von A-Streptokokkeninfektionen.

G Streptococcus pyogenes (Gruppe A) bildet 4 serol. und durch ihre elektrophoretische Mobilität unterscheidbare Desoxyribonukleasen (A, B, C und D). Entsprechend werden 4 Anti-Desoxyribonukleasen gebildet, von denen aber nur der Anti-DNase B eine di verwertbare Bedeutung zukommt. Die übrigen Anti-DNasen geben keine überzeugenden Ergebnisse.

P Obere Grenze des Normalen: 320 E. Der Test hat den Vorteil, daß er auch nach Hautinfektionen (Glomerulonephritis nach Hautläsionen) positiv ausfällt. Antistreptolysin 0 wird in diesen Fällen meist nicht gebildet, da das Streptolysin durch Cholesterin oder ungesättigte Fettsäuren in der Haut neutralisiert wird und somit keine Ak-Bildung induziert. (10)

L KLEIN, G. C., et al.: Appl. Microbiol. 18 (1969), 204

Antideterminante ↗ combining site

Anti-D-Immunprophylaxe

Abk Anti-D-IgG

S Spezifische Rh-Prophylaxe
Rh-Immunprophylaxe
Prophylaxe mit Human—Immunglobulin (IgG)-Anti-D (Rh_0)

D Verhinderung der Sensibilisierung eines Rh-negativen Organismus durch Kontakt mit Rh-positiven Erythrozyten infolge Applikation von Human-Immunglobulin (Anti-D).

H Erstmals 1961 von FINN et al. experimentell erprobt und ab 1963 beim Menschen eingesetzt.

G Injektion von Anti-D-IgG (↗ Rh-Blutgruppensystem, ↗ IgG) unmittelbar, d. h. bis spätestens 72 h nach der Entbindung schützt eine noch nicht Rh-positiv (D)-immunisierte, Rh-negative (d)-Mutter vor der Immunisierung durch ihr Rh-positives (D)-Kind. Das gleiche gilt für Fehlgeburten und Schwangerschaftsabbruch.
Erklärung: Erstimmunisierung im Rhesussystem erfolgt meist durch Einstrom fetaler Erythrozyten unter der Geburt des ersten Rh-positiven (D)-Kindes. Das zweite Rh-positive (D)-Kind kann bereits während der Schwangerschaft durch diaplazentaren Erythrozytenübertritt zu einem ↗ booster-Effekt führen. Bekanntlich entwickeln die gebildeten Ak einen negativen ↗ *feed back* und hemmen damit die weitere Eigenproduktion von Ak. Diesen feed back täuscht das applizierte Anti-D-IgG vor. Es unterdrückt dadurch die Eigenproduktion von Rh-Ak.

P Diese Immunprophylaxe kann nur bei denjenigen Rh-negativen (d)-Frauen erfolgreich vorgenommen werden, die noch keine Rh-Immunisierung (Fehltransfusion, Rh-unverträgliche Schwangerschaften, Aborte u. a.) durchgemacht haben. Systematische Anwendung der A. führte bereits zu einer *wesentlichen Senkung von Häufigkeit* (um etwa 90%) *und Schwere* (perinatale Mortalität an M. h. n. von 1,3 auf 0,13‰) *des* Rh-bedingten ↗ *Morbus haemolyticus neonatorum.* In der Regel werden 200—300 µg Anti-D-IgG injiziert. I.v.-Präparate sind wirksamer als i.m.-Präparate. Bei *Fehltransfusionen* von Rh-positivem (D)-Blut auf Rh-negative (d)-Empfänger soll durch i.v. Gabe von etwa 6 µg Anti-D-IgG pro ml transfundierten Blutes sobald als möglich, spätestens innerhalb von 72 h verabreicht, eine Immunisierung verhindert werden können. Dabei soll die Anti-D-IgG-Dosis in mehreren Einzelportionen innerhalb von 24 h unter klinischer Kontrolle gegeben werden. (↗ Referenzlab. WHO, siehe Tabelle b, Ziffer 14.) (9 + 19)

L (↗ Referenzlab. WHO siehe Tab. b, Ziffer 14.)
FINN, R., et al.: Brit. med. J. 1 (1961), 1486
FINN, R., et al.: Transfusion 3 (1963), 114
FREDA, V. J., et al.: Transfusion 4 (1964), 26
SCHNEIDER, J., et al.: Geburtsh. u. Frauenheilk. 33 (1973), 798
TESAR, V.: Deutsch. Ges.wes. 25 (1970), 741
WHO Techn. Rep. Ser. Nr. 468 (1971)

Anti-DNase B-Reaktion ↗ Anti-Desoxyribonuklease B-Reaktion

Antifaktorenserum (Gerinnungsfaktoren)

S Antigerinnungsfaktorenserum
Gerinnungsfaktorenantiserum
Immunserum zur immunol. Bestimmung von Gerinnungsfaktoren

D Immunserum mit homologen und heterologen Ak zur immunol. Bestimmung von Gerinnungsproteinen.

G Herstellung von A. setzt Isolierung und Charakterisierung des betreffenden Gerinnungsproteins voraus. Bisher ist dies für folgende Faktoren möglich:
antihämophiles Globulin A (F. VIII)
antihämophiles Globulin B (F. IX)
(↗ Hämophilietypen)
Prothrombin (F. II)
↗ Fibrinogen (F. I)
fibrinstabilisierender Faktor (F. XIII),
↗ Antithrombin
↗ Plasminogen bzw. Plasmin
Mit A. werden auf immunol. Wege das Gerinnungsprotein ermittelt und dadurch die funktionellen Meßverfahren des Gerinnungslabors mit quantitativen Methoden ergänzt. Folgende Ergebnisse sind bei der *Bestimmung des Gerinnungsproteins* möglich:
1. Protein wird nicht synthetisiert oder ist instabil, es wird als Ag immunol. nicht nachgewiesen. Dieser Typ wird als *Minusvariante* bezeichnet (z. B. Hämophilie $A^{(-)}$).
2. Ag ist in normaler Menge vorhanden, die Aktivität ist aber infolge einer Strukturänderung herabgesetzt. Es handelt sich um die *Plusvariante* (z. B. Hämophilie $A^{(+)}$).
3. Disproportion zwischen nachweisbarem Ag und funktioneller Aktivität des Gerinnungsfaktors. Bezeichnung erfolgt als *Intermediärtyp.*

P Verminderung des Gerinnungsproteins geht immer mit einem Aktivitätsverlust des betreffenden Faktors im Gerinnungsverlauf einher, umgekehrt muß aber ein meßbarer Aktivitätsverlust nicht von einer Verminderung des mit A. bestimmten Gerinnungsfaktors begleitet sein. Funktionsverminderung der Gerinnungsfaktoren durch Inhibitoren, Synthesestörungen und Dysproteinämien lassen sich auf diese Weise nachweisen. Einsatz erfolgt zur Differenzierung in gerinnungsproteinpositive und gerinnungsproteinnegative Hämophilien (↗ Hämophilietypen) sowie bes. zum Nachweis von ↗ Fibrinogen, Fibrinogenvarianten und ↗ Fibrin(ogen)-Spaltprodukten. (17)

L FIEDLER, H.: Z. ärztl. Fortbild. 66 (1972), 692
SCHWICK, H. G., et al.: Internist 14 (1973), 160

Antigen

Abk. Ag

D Substanz mit chemisch charakterisierten Gruppierungen (↗ Ag-Determinante), die von einem lebenden Organismus als fremd ('not self') erkannt wird und eine spezifische Antwort (↗ Immunantwort) auslöst.

G Bezeichnung eines Antigens als Immunogen, Allergen oder Tolerogen stellt eine funktionelle Beschreibung dar.
Eine *Einteilung der Ag* kann nach verschiedenen Gesichtspunkten erfolgen, z. B. nach der chemischen Struktur der Determinanten (↗ Protein-, ↗ Kohlenhydrat- u. a. Ag) oder nach der Herkunft des Ag (vom Immunsystem des Wirtes aus gesehen), s. Tabelle S. 32.
Ein Ag muß gewisse Strukturbesonderheiten und eine Mindestgröße (MG meist über 10000) sowie der Organismus ein intaktes ↗ Immunsystem aufweisen, damit Immunozytenaktivierung und Ak-Bildung eintreten können. Ag wird in diesem Fall ↗ *Immunogen* genannt, seine immunol. Eigenschaften Immunogenität, die spezifischen Vorgänge im Organismus ↗ Immunisierung und das Ergebnis ↗ Immunität.
Der Begriff Ag wird im allg. auch dann benutzt, wenn die Substanz mit dem Produkt der Immunantwort zwar spezifisch reagieren kann (↗ AAK, ↗ AAR), selbst aber allein nicht immunogen wirkt. Beispielsweise ist das Pneumokokkenkapselpolysaccharid für Kaninchen nicht immunogen, reagiert aber spezifisch mit Ak, die durch Zufuhr intakter Pneumokokken in Kaninchen gebildet wurden. Nicht immunogene Substanzen, die erst nach Kupplung an einen sog. Träger eine Immunität auslösen (↗ Trägereffekt), werden als ↗ *Haptene* bezeichnet, z. B. ↗ Nukleinsäuren, und vom sog. Voll-Ag unterschieden. Verstärkung immunogener Wirkung ↗ Adjuvans; ↗ Superantigen.
Trifft das Ag auf einen Organismus, der eine Disposition (erbliche Neigung) zur überschießenden Immunantwort (Überempfindlichkeit) besitzt, so nennt man das Ag *Allergen*, die spezifischen Vorgänge im Organismus Allergisierung (oder üblicherweise ↗ Sensibilisierung) und das Ergebnis ↗ Allergie.
Wird das Ag in abweichenden (zu niedrigen oder zu hohen) Dosen verabfolgt, oder befindet sich der Organismus im Zustand eines (noch) nicht funktionstüchtigen Immunsystems, kann es zu einer Art „Stillhalte"-Immunantwort kommen. Das Immunsystem duldet bzw. toleriert das Ag, ohne darauf mit Ak-Bildung oder spezifischen Zellvorgängen zu reagieren. Das Ag wird in diesem Fall *Tolerogen* genannt, seine Eigenschaften Tolerogenität, die spezifischen Vorgänge im Organismus Toleranzinduktion und das Ergebnis ↗ Immuntoleranz.

P In der immunol. *Grundlagenforschung* spielen Ag bei Strukturanalysen, Identitätsuntersuchungen, Vergleichen mit ↗ Referenz-Ag, beim Studium der Ag-Ak-Verhältnisse (↗ Äquivalenzzone) eine wichtige Rolle (↗ Ag, synthetisch).
In der *Transplantations-* und ↗ *Tumorimmunologie* geht es bes. um die Kenntnis der normalen Oberflächen-, ↗ Histokompatibilitäts-, ↗ Differenzierungs-Ag, einschließlich der ↗ Blut- und ↗ Serumgruppen sowie um die Transformation von Ag (↗ Tumor-Ag). Die ↗ *Infektionsimmunologie* befaßt sich mit den Ag der Mikroorganismen zwecks Immundiagnostik, Immunprophylaxe von Infektionskrankheiten. Die *klin.* ↗ *Immunologie* beschäftigt sich u. a. mit den Auswirkungen von Ag auf Menschen mit gesundem und krankem Immunsystem (s. Tabelle). (2 + 3 + 19)

L WILLIAMS, C. A., und M. W. CHASE: Methods in Immunology and Immunochemistry, Vol. I, Preparation of Antigens and Antibodies. Academic Press, New York—London 1967

Antigenämie

D Nachweisbarkeit eines bestimmten Antigens im zirkulierenden Blut.

G Unter den Begriff fallen sowohl körpereigene als auch körperfremde ↗ Antigene, wenn sie im Blut eines Organismus nachweisbar werden. Das kann sich beziehen auf:
1. körpereigene Ag, die bei bestimmten Anlässen in das Blut ausgeschüttet werden (z. B. Gewebsantigene bei Gewebszerfall) bzw. vermehrt oder neu produziert werden (z. B. ↗ Tumor-assoziierte-Ag oder ↗ Schwangerschafts-assoziierte-Ag).
2. körperfremde Antigene, die durch Injektion oder Infektion in der Blutbahn erscheinen (z. B. ↗ Bakt.-Ag oder ↗ Virus-Ag).

P Die Beobachtung des Erscheinens eines Ag im zirkulierenden Blut sowie der Höhe des Ag-Spiegels und der Dauer der A. lassen sich für die Diagnose, Verlaufskontrolle und Prognose von Erkrankungen (speziell Infektionskrankheiten, Tumorerkrankungen, Erkrankungen mit Gewebszerfall) einsetzen. (4)

antigen-antibody crossed electrophoresis

↗ Immunelektrophorese, quantitative

Antigen-Antikörper-Komplex

Abk. AAK
S Immunkomplex
D Produkt der ↗ Antigen-Antikörper-Reaktion.
G Zur Entstehung, Zusammensetzung usw. ↗ Antigen-Antikörper-Reaktion, ↗ HEIDELBERGER-Kurven, ↗ Netzwerktheorie. Als Ergebnis der Kombination zwischen Ag und Ak zeigt das Ak-Molekül Konformationsänderungen (MARRACK und RICHARDS 1971). METZGER führt jedoch eine Vielzahl von Argumenten auf, die gegen solche Veränderungen sprechen, und führt die veränderten Eigenschaften auf Assoziation von Antikörpern zurück, wodurch bestimmte Molekülbereiche angenähert oder neue Bereiche als Folge der Antikörper-Bindung entstehen oder verdeckt werden. Diese sollen für nunmehr auftretende *toxische Eigenschaften der Komplexe* verantwortlich sein. AAK in mäßigem Ag-Überschuß sind auf molarer Basis mehr als 100mal aktiver als Histamin. Nach Injektion präformierter Komplexe kam es u. a. zu einer systematischen Anaphylaxie, zur Kontraktion der glatten Muskulatur, zu Permeabilitätssteigerungen der Kapillaren, zu akuten Entzündungen (Glomerulonephritis, Arthritiden, Karditiden, Arteriitis usw.), zur Abscheidung von Thrombozyten und Granulozyten, zum Abfall des Komplementspiegels.
Das Vorliegen von AAK ist von großer Bedeutung bei vielen Immunkrankheiten, u. a. auch beim Übergang in chronische Formen. (21)

L COCHRANE, C. G., und D. KOFFLER: Adv. Immunol. 16 (1973), 185
MARRACK, J. R., und C. B. RICHARDS: Immunology 20 (1971), 1019
METZGER, H.: Adv. Immunol. 18 (1973), 169
Immune complexes and disease. Proc. of a Sympos., New York 1971. In: J. exp. Med. 134, Nr. 3, Part 2 (1971), 1

Antigen-Antikörper-Reaktion

Abk. AAR
D Spezifischer Zusammenschluß von Antigen und korrespondierendem Antikörper zu einem Antigen-Antikörper-Komplex.
G Bindungsbereiche des Ag ↗ Antigendeterminante
Bindungsbereiche des Ak ↗ combining site
Grundformen der AAR: ↗ Präzipitation, ↗ Agglutination, Lyse.
Bindungskräfte: Wasserstoffbrücken, hydrophobe Bindungen, ionische Wechselwirkungen, VAN DER WAALsche Kräfte.
Die Festigkeit der Ag-Ak-Bindung wird weniger durch die schwachen Bindungskräfte, vorwiegend durch eine optimale sterische Anpassung der combining site des Ak an die Ag-Determinante (↗ Spezifität) erreicht. Die Bindungsstärke wird durch die Assoziationskonstante ausgedrückt. Zum Vorgang der AAR ↗ Netzwerktheorie. Voraussetzung für das Zustandekommen eines sichtbaren Agglomerates sind die Multivalenz des Ag und die Bivalenz des Ak. So können Haptene (monovalent) Ak lediglich blockieren, aber kein Netzwerk bilden (nicht präzipitieren). Monovalente Ak (inkomplette Ak) oder ↗ Fab-Fragmente (funktionell monovalent) können Ag lediglich binden, aber mit ihnen keine Komplexe bilden. — Durch Verwendung eines zweiten Ak, der gegen Ag Determinanten des 1. Ak gerichtet ist, kann ein nicht präzipitierter Komplex (Hapten-Ak, oder Ag-monovalenter Ak) präzipitiert werden: z. B.

Hapten- Anti-Hapten + Anti-Kaninchen
(Kaninchen) (Pferd)

P AAR wird durch Ionenstärke des Milieus, Temperatur und pH beeinflußt. Optimale Bedingungen in vitro: 0 bis +37 °C; I meist 0,05—0,1; pH 6,4—8,6.
Hühnerpräzipitine sollen ein Reaktionsoptimum bei einer NaCl-Konzentration zwischen 1,8 und 2,2% besitzen. Ag-Ak-Komplexe aktivieren Komplement und

Einteilung und Bezeichnung der Ag nach ihrer Spezies-Herkunft

Antigen	Übliche Bezeichnung	Transplantationsnomenklatur	Herkunft des Ag
Auto-	auto(loges)	autogen (chthon)	eigener Organismus
Iso-	iso(loges)	syngenes isogen	eigene Spezies, genetisch nahe verwandtes Individuum
Homo-	homologes*)	allogenes	eigene Spezies, aber genetisch differentes Individuum
Hetero-	heterologes heterogenetisches heterophiles	xenogenes	fremde Spezies

*) Die Bezeichnung homolog wird von einigen Autoren bisweilen für korrespondierend; heterolog für nicht-korrespondierend benutzt.

sind für eine Reihe von Überempfindlichkeitsreaktionen verantwortlich (↗ Anaphylaxie, ↗ ARTHUS-Reaktion, ↗ Serumkrankheit, ↗ Autoimmunkrankheiten).
In vitro sind AAR spezifische und hochempfindliche Methoden zum qualitativen und quantitativen Ag- oder Ak-Nachweis. Untere Empfindlichkeitsgrenzen für einige AAR siehe Tabelle.
Spaltung von Immunkomplexen zur Reingewinnung von Ag oder Ak ↗ Immunkomplexsprengung. (2 + 3)

Untere Empfindlichkeitsgrenzen von AAR

Methoden	Antikörperkonzentrationen in µg N	µg/ml
Immundiffusion		
Ringtest	3–5	20–30
lineare Diffusion (OUDIN)		12–110
Doppeldiffusion (OUCHTERLONY)	5–10	> 40
radiale Diffusion (MANCINI)		10
Immunelektrophorese		
Mikromethode		100
Crosstechnik (LAURELL)		> 100
Radioimmuntechnik mit Anti-Globulin		0,02
Agglutination		
Hämagglutination (Blutgruppen)	0,1–0,2	0,6–1,2
passive Hämagglutination Eiweißantigene	0,005	
Bakterien (*Salmonella typhi*)		0,12
(Pneumokokken)		60–120
FARR-Technik		0,05–0,1

Weitere Angaben zur Empfindlichkeit von Untersuchungsmethoden siehe:

L GRABAR, P.: Grundbegriffe der Immunologie, in: MIESCHER, P., und K. O. VORLAENDER: Immunopathologie in Klinik und Forschung. Georg Thieme Verlag, Stuttgart 1962 (2. Aufl.)
GILL, Th. J.: Immunochemistry 7 (1970), 997

Antigendeterminante

D Immunogen wirksamer Bereich einer Antigenstruktur.

G Unterteilung nach ↗ Sequenzdeterminante immunogener Abschnitt einer Peptidkette) und ↗ Konformationsdeterminante (immunogener Bereich eines Ag-Moleküls, der sich aus der räumlichen Struktur ergibt).
Ein Ag-komplexes Molekül besitzt sowohl Sequenz- als auch Konformationsdeterminanten. In weiterem Sinne trifft das auch auf Kohlenhydrat-Ag u. a. zu. Die immunogene Wirkung wird durch einen Bereich determiniert, der durch das Immunsystem des Organismus als ↗ „fremd" erkannt wird. Wie am Beispiel des Insulins bzw. an der Heterogenität des ↗ Ig (Typen des ↗ Gm-Systems) nachzuweisen ist, reichen einzelne Aminosäuren, die durch andere ersetzt sind, im Verband mit ihren Nachbarpositionen aus, eine A. zu bilden. Gleiche (oder weitgehend ähnliche) Determinanten auf verschiedenen Ag-Molekülen unterschiedlicher Herkunft (z. B. Mensch — Affe) sind die Ursache für ↗ Kreuzreaktivität einer Ak-Spezifität. (2)

Antigendrift

D Allmähliche, d. h. über Jahre ablaufende Veränderung der Spezifität eines Ag (↗ Antigenvariabilität). (24)

Antigene, familiäre ↗ Antigene, private

Antigene, frequente ↗ Antigene, ubiquitäre

Antigene, infrequente ↗ Antigene, private

antigene Konversion ↗ Konversion, antigene

Antigene, private

S Familiäre Antigene
Seltene Antigene
Infrequente Antigene

D Sehr selten vorkommende Blutgruppen-Ag an menschlichen Erythrozyten.

H P. Ag werden als Blutgruppenmerkmale einer Familie oder Sippe beschrieben. Einige p. Ag lassen sich bekannten Blutgruppensystemen zuordnen, z. B. M_1^a dem MNSs-System. Bei anderen konnten bisher keine Beziehungen zu Blutgruppensystemen festgestellt werden.

G P. Ag werden nach den MENDELschen Regeln vererbt. In der Tabelle (S. 34 u.) sind einige p. Ag zusammengestellt.

P P. Ag können Ak-Bildungen nach Transfusionen und während Schwangerschaften bewirken. Transfusionszwischenfälle, Mhn. und Totgeburten werden durch Ak gegen p. Ag verursacht. (16)

L RACE, R. R., und R. SANGER: Blood groups in man. Blackwell scientific publications. Oxford 1962, 4. Edit.
SCHWARZFISCHER, F., und W. HELMBOLD: Blutgruppen — allgemeine und formale Genetik. Georg Thieme Verlag, Stuttgart 1972

Antigene, seltene ↗ Antigene, familiäre

Antigene, synthetische

D Experimentell hergestellte Ag (im Gegensatz zu natürlichen Ag), deren Struktur bekannt ist (insbes. Peptide).

G S. Ag sind gute *Modell-Ag* zur Erforschung der ↗ AAR. (3)

Antigene, ubiquitäre

S Public-Antigen
Hochfrequente Antigene
Häufig vorkommende Antigene

D In etwa 999 von 1000 Fällen vorkommendes gemeinsames Blutgruppen-Ag an menschlichen Erythrozyten, ubiquitäres Ag Ge (↗ Tabelle) auch an Leukozyten nachgewiesen.

G Diese Ag werden nach den MENDEL-Regeln vererbt. Einige u. Ag sind tabellarisch aufgeführt (s. Tabelle).

P Die Antigene der ubiquitären Blutgruppen sind bei Geburt vollständig ausgebildet.

Antikörperbildungen gegen eines der ubiquitären Antigene sind entsprechend der großen Häufigkeit der Merkmale nur relativ vereinzelt beschrieben worden. Sie sind in der Regel Immunantikörper, können Transfusionsreaktionen und Schwangerschaftsunverträglichkeiten hervorrufen.
Die Beschaffung verträglicher Blutkonserven bietet bei einer Antikörperbildung erhebliche Schwierigkeiten. (16)

L RACE, R. R., und R. SANGER: Blood groups in man. Blackwell scientific publications, Oxford 1962, 4. Edit.
SCHWARZFISCHER, F., und W. HELMBOLD: Blutgruppen – allgemeine und formale Genetik. Georg Thieme Verlag, Stuttgart 1972

Zusammenstellung einiger ubiquitärer Antigene
(nach RACE und SANGER, 1962 und SCHWARZFISCHER und HELMBOLD, 1972)

Antigen		Entdecker		Antikörperstimulation durch
At^a	August	APPLEWAITE et al.	1967	Schwangerschaft, Immunisierung
Co^a/Co^b	Colten	HEISTÖ et al.	1967	Transfusion, Immunisierung
		GILES et al.	1970	
Cs^a		GILES et al.	1965	Transfusion, Immunisierung
Ge	Gerbich	ROSENFIELD et al.	1960	Schwangerschaft, Immunisierung
Gy^a	Gregory	SWANSON et al.	1966	Schwangerschaft, Immunisierung
Kn^a	Knops-Helgeson	HELGESON et al.	1970	Transfusion
Lan	Lan	v. D. HART et al.	1961	Transfusion, Immunisierung
Sm		SCHMIDT et al.	1962	Schwangerschaft, Immunisierung
Ve^a	Vel	SUSSMANN u. MILLER	1952	Transfusion, Immunisierung

Zusammenstellung einiger privater Antigene
(nach RACE und SANGER, 1962 und SCHWARZFISCHER und HELMBOLD, 1972)

Antigen		Entdecker		Antikörperstimulation durch
Becker		ELBEL u. PROKOP	1951	Schwangerschaft, M. h. n.
Be^a	Berrens	DAVIDSON et al.	1953	Transfusion, Schwangerschaft, M. h. n.
Bi	Biles	WALDINGTON et al.	1961	Schwangerschaft
Bu^a		ANDERSON et al.	1963	Transfusion
Bx^a	Box	JENKINS u. MARSH	1961	Schwangerschaft, M. h. n.
By	Batty	SIMMONS u. WERE	1955	Schwangerschaft, M. h. n., Totgeburten
Chr^a		KISSMEYER-NIELSEN	1955	Schwangerschaft
Evans		WEINER	1966	M. h. n.
Gf	Griffiths	CLEGHORN	1962	M. h. n.
Good		FRUMIN et al.	1960	Schwangerschaft
Heibel		BALLOWITZ et al.	1968	M. h. n.
Hey		YVART et al.	1974	Transfusion
Ho		v. D. HART et al.	1961	Transfusion
Jn^a		KORNSTAD et al.	1967	
Jobbins		GILBEY	1947	Schwangerschaft, M. h. n.
Kamhuber		SPEISER et al.	1966	Transfusion
Levay		CALLENDER u. RACE	1946	Transfusion
Ot		DORFMEIER et al.	1959	Transfusion
Rd	Radin	RAUSEN et al.	1967	M. h. n.
Rm		v. D. HART et al.	1954	Schwangerschaft, M. h. n.
Seo		NAGEL	1963	M. h. n.
Stobo		WALLES u. MILNE	1959	
Sw^a	Swann	CLEGHORN	1959	Schwangerschaft, M. h. n.
To^a	Torkildsen	KORNSTAD et al.	1967	
Tr^a	Traversu	CLEGHORN	1962	Transfusion
Ven		v. LOGHEM u. v. D. HART	1952	Schwangerschaft, M. h. n.
Wb	Webb	SIMMONS u. ALBREY	1963	
Wr^a	Wright	HOLMAN	1953	Transfusion, Schwangerschaft, M. h. n.
Wu	Wulfsberg	HEISTÖ	1966	

Antigenformel

D Zusammenstellung einzelner ↗ Bakterienantigene (O, H, Vi) zu Formeln, die charakterisierend für bestimmte Serotypen sind.

H Erste Zusammenstellung durch WHITE, ab 1927 durch F. KAUFFMANN, anfangs für Salmonellen, nunmehr auch für *Citrobacter*, Escherichien, Shigellen usw.

G Die als A. bezeichneten Ag-Kombinationen charakterisieren eine (biochemisch festgelegte) Spezies serologisch und bilden den ↗ Serotyp. Bezeichnung der einzelnen Ag erfolgte willkürlich mit Zahlen bzw. Buchstaben. Zur Abgrenzung der einzelnen Ag in der A. benutzt man Kommas zwischen den O- und H-Ag, gegeneinander werden O- und H-Ag durch Doppelpunkt getrennt. Beispiel: **4,5,12:b:1,2** (*S. paratyphi B*).

P Durch die Bestimmung der A. werden die Serotypen festgelegt. Epidemiologische Bedeutung: Sicherung von Infektketten, Infektionsquellen usw. (8)

L KAUFFMANN, F.: Die Species Salmonella. E. Munksgaard, Kopenhagen 1961
KELTERBORN, E.: Salmonella Species. Hirzel-Verl., Leipzig 1967

Antigenhierarchie

D Relative „Rangfolge" immunogener Wirkung eines Ag-Gemisches in einem zur Immunität befähigten Organismus. A. ist Ausdruck der Immunogenität eines ↗ Ag.

G MG eines Ag oder seines Aggregates spielt bei A. eine wesentliche Rolle. A. kann Unterschiede bei Verwendung verschiedener Tierspezies aufweisen. Eine hohe Immunogenität besitzt z. B. ↗ Flagellin (MG ca. 40000).
Im fetalen Organismus erfolgt eine Immunantwort auf Ag-Stimulus zu unterschiedlichen Zeiten. Ob hierbei eine A. direkt wirkt oder eine aszendierende Ag-Erkennung die Grundlage darstellt, sei dahingestellt. So bildeten in den Versuchen von SILVERSTEIN et al. Schaffeten vom 35. d an nach Trächtigkeitsbeginn Anti-Phage-ØX-174; vom 66. d an nach Trächtigkeitsbeginn Anti-Ferritin; vom 77. d an nach Trächtigkeitsbeginn erfolgte Transplantatabstoßung. Vom 125. d an nach Trächtigkeitsbeginn wurde Anti-Eialbumin gebildet. Nach der Geburt wurden Ak gegen: S. thyphi, Diphtherietoxoid, BCG nachgewiesen. (2)

L SILVERSTEIN et al.: Science 154 (1966), 1675

Antigenität

D Summe der Eigenschaften, die eine Substanz zu einem ↗ Antigen machen. (19)

Antigenschema

D Zusammenstellung von Bakterienspezies mit ↗ Antigenformeln, insbesondere für Salmonellen, Shigellen, *Citrobacter*, *Escherichia* usw.

H Erste Zusammenstellung von F. KAUFFMANN 1934 für Salmonellen. Seitdem ständige Ergänzungen (Supplements).

G Zusammenstellung der Salmonella-Spezies zu ↗ Ag-Formeln und dort wiederum zu einem Schema wurde durch die ständig steigende Zahl neuer Serotypen erforderlich, um den Überblick zu bewahren. Das gleiche gilt für die anderen Gattungen wie Shigellen, *Citrobacter*, *Arizona* u. a. Sie wird künftig noch für weitere Gattungen erforderlich werden.

P Der Wert liegt in der Erhaltung einer Übersicht über bereits nachgewiesene Serotypen, welche als Arbeitsgrundlage für alle mikrobiologischen Einrichtungen der Welt gültig sind. Infolgedessen obliegt der internationalen Zentrale die ständige Überwachung und Ergänzung derartiger Schemata. (8)

L KAUFFMANN, F.: Die Species Salmonella. E. Munksgaard, Kopenhagen 1961
KELTERBORN, E.: Das Kauffmann-White-Schema 1969. Vet. und Tiergesundheitsamt Karl-Marx-Stadt

antigen trapping ↗ follicular antigen trapping

Antigenvariabilität

D Intratypische Veränderungen der Spezifität von Oberflächenantigenen.

G Am intensivsten ist das Phänomen der A. bei ↗ *Influenzaviren* erforscht. Geringgradige Ag-Veränderungen treten bei verschiedenen Virusgruppen (Poliomyelitisviren Typ 1 und 2, Influenzavirus Typ B) auf. Bei Influenza-A-Viren sind diese Ag-Veränderungen jedoch so ausgeprägt, daß sie wesentlich die Immunitätsausbildung, den Durchseuchungsprozeß und die Virusausbreitung bestimmen. Die A. betrifft das ↗ Hämagglutinin und die ↗ Neuraminidase von Influenza-A-Viren.
Die Ag-Veränderungen laufen in *2 Ebenen* ab.
Antigenshift (frz. cassure): ausgedehnte, sprunghafte Ag-Veränderung, im Abstand von 10—15 Jahren auftretend, stellt meist einen neuen Pandemiestamm, oft auch zugleich einen neuen Subtyp dar.
Antigendrift (frz. glissement): kontinuierlich im Zeitraum von 10—15 Jahren fortschreitende relativ geringgradige Ag-Veränderung.

Die der A. zugrunde liegenden Vorgänge wurden teilweise aufgeklärt. Es handelt sich um das Ergebnis der Wechselwir-

kungen zwischen „plastischer“ Virus-Ag-Struktur und dem Selektionsdruck Populationsimmunität.
Als eine Gesetzmäßigkeit wurde aufgedeckt, daß die Zahl möglicher Ag-Varianten innerhalb eines Subtyps begrenzt ist. Ferner verhält sich die zuletzt durch Antigendrift entstandene Variante immunologisch dominant gegenüber allen zuvor aufgetretenen Varianten. Nachdem die letzte chemisch innerhalb eines Subtyps mögliche Ag-Variante erreicht ist, treten, begünstigt durch den steigenden Selektionsdruck einer zunehmend immunen Population, große Ag-Veränderungen auf (Antigenshift, neuer Subtyp).
Es konnte wahrscheinlich gemacht werden, daß diese im Abstand von 10—15 Jahren auftretenden großen Ag-Veränderungen durch genetische Rekombination zwischen humanen und animalischen, bes. aviären Influenza-A-Stämmen entstehen.

P Die wesentliche Bedeutung der Kenntnis dieses Phänomens liegt auf dem Gebiet der Immunprophylaxe. Diese, für Viren ungewöhnliche Variabilität, ist das schwierigste Problem bei der Entwicklung effektiver ↗ *Influenzavirus-Impfstoffe* und Ursache der bisher unbefriedigenden Ergebnisse der Immunprophylaxe. Die fast jährlich auftretenden antigenveränderten Influenza-A-Stämme sind bisher der Impfstoffentwicklung stets vorausgeeilt; kam eine Vakzine zur Anwendung, dann erzeugte sie gegen den aktuellen Epidemiestamm meist nur eine partielle Immunität.
Die A. der Influenza-A-Viren erklärt auch das für sie typische *Seuchengeschehen.* Jeweils nur wesentlich antigenveränderte Stämme treffen auf eine hochgradig oder partiell empfängliche Bevölkerung und durchbrechen die Populationsimmunität. (24)

L EXCOFFIER-LAMBIOTTE: Le Monde de la Médecine vom 7. 2. 1973, S. 13
HANNOUN, C.: Nouvelle Presse Méd. 2 (1973), 1199
WEBSTER, R. G., et al.: Progr. med. Virol. 3 (1971), 271

Antigenvariabilität, bakterielle

S Antigen-Wechsel, Antigen-Variation
D Veränderung bzw. teilweiser oder völliger Verlust der Ag durch äußere Einflüsse.

H SMITH und REAGH 1903, BRAUN und SCHÄFFER 1919, KAUFFMANN 1935 (Salmonellen), TJÖTTA 1917 (*Shig. sonnei*), MADSEN seit 1949 (*Shig. flexneri*), SMITH u. a. 1925 (*Escherichia*), JULIANELLE 1926 (Klebsiellen).

G A. wurde zuerst bei Salmonellen und Shigellen beobachtet, wird gegenwärtig wissenschaftlich intensiv bearbeitet; ↗ Formenwechsel, Phasenwechsel, auch bei anderen Bakterien kann A. angenommen werden.
Bei *Salmonellen* ist die Struktur der O- und H-Ag nicht absolut konstant. Qualitative und quantitative Variationen bei bestimmten Spezies können zur Veränderung des Serotyps führen. Wir unterscheiden: H-O-Variation (Verlust der H-Ag und Übergang zur reinen O-Form), O-Variation (Verlust oder quantitative Veränderung der Komponenten dieses Komplexes), S-T-R-Variation (Übergang von S-Form in die R-Form), ↗ V-W-Formenwechsel (quantitative Schwankung des Anteils des Vi-Ag). Phasenwechsel der H-Ag ↗ Phasenwechsel, ↗ Formenwechsel.
Bei *Shig. flexneri* kommt es zu teilweisem oder völligem Verlust der Shig.-Typen-Ag unter Hervortreten der Gruppen-Ag (↗ Shigella-Ag). *Shigella flexneri* X und Y besitzen keine Typen-Ag mehr, wahrscheinlich durch Nährbodenbeeinflussung. Infolge Verlusts derselben könnte *Shig. flexneri* als Verlustvariante von *Shig. flexneri* 2b, 3 oder 5 bzw. Shig. flexneri Y von 2a oder 4a bezeichnet werden. S-R-Variabilität wurde bei Flexner- und E-Ruhr beobachtet, genau wie bei Proteus und Klebsiellae. Bei Proteus wurde O-H-Variabilität von WEIL und FELIX bereits 1918 beschrieben. SMITH u. a. entdeckten die L-Ag.-Variabilität bei ↗ Kolibakterien (*Escherichia*).

P Die Ag-Variabilität *erschwert die serologische Diagnostik* der Enterobacteriaceae. Ihre Erkennung setzt Fachkenntnisse voraus, die in manchen Fällen schon aus Zeitmangel das Maß der Routinediagnostik überschreiten. Sowohl durch Nährbodenbeeinflussung als auch durch antibiotische Therapie ist zukünftig stärker als bisher mit Ag-Variationen zu rechnen. (8)

L KAUFFMANN, F.: Bakteriologie der Salmonella-Spezies. Einar Munksgaard, Kopenhagen 1961
SEDLAK, J., und H. RISCHE: Enterobacteriaceae-Infektionen. VEB G. Thieme, Leipzig 1968

antigen wirkendes Hirnprotein
↗ enzephalitogenes Protein

Antigerinnungsfaktorenserum ↗ Antifaktorenserum (Gerinnungsfaktoren)

Antiglobulin-Konsumptions-Test

S STEFFEN-Test
D Indirekter serol. Test zum Nachweis von (vorwiegend inkompletten) Ak.
G Verwendung zum Nachweis zahlreicher Ak gegen körpereigene Gewebs-Ag (Leukozyten, Thrombozyten, Gewebehomogenate, Gefäße, Kollagen usw.).
Prinzip:
Pat.-Serum wird mit dem Ag versetzt, dessen Auto-Ak im Serum vermutet werden. Ist letzterer vorhanden, tritt eine AAR ein, der Auto-Ak wird an das partikuläre Ag

gebunden. Nach dem Waschen des AAK (zur Entfernung ungebundener Ig anderer Spezifität) wird ein Antigammaglobulinserum bekannten Titers zugesetzt. Das Antigammaglobulin bindet sich an die Gamma-Globulinkomponente des IK, der nunmehr aus 3 Komponenten besteht: Ag (Gewebehomogenat) + Auto-Ak (IgG) + Anti-Gammaglobulin (IgG). Nach Abzentrifugieren dieses großen IK kann *im Überstand der verbliebene Bestand an Anti-Gammaglobulin* geprüft werden. Aus dem Ergebnis ist Rückschluß zu ziehen, ob Auto-Ak im Pat.-Serum vorhanden waren (Verminderung des Anti-Gammaglobulintiters durch Bindung an den Auto-Ak-Anti-Globulin-Komplex). Anderenfalls tritt kein Anti-Globulinverbrauch ein. Semiquantitative Bestimmung des Auto-Ak-Gehaltes möglich. Zur Bestimmung der Ak werden tanninbehandelte, mit Gammaglobulin beladene Erythrozyten oder mit inkompletten Rhesus-Ak beladene Erythrozyten benutzt.

P Verwendung des A. *zum Nachweis von (Auto)-Ak* gegen: Kollagen (rheumatoide Arthritis), Muskel (Myasthenie), Herzgewebe (rheumatisches Fieber, Myokarditis, nach Herzoperationen), Schilddrüse (HASHIMOTO-Thyreoiditis), Leber (Zirrhose, chron. Hepatitis), ZNS-Gewebe (multiple Sklerose), Zellkerne (Lupus erythematodes, inkomplette Leukozyten- und Thrombozyten-Auto-Ak). (10)

L STEFFEN, C.: Allgemeine und experimentelle Immunologie und Immunpathologie. Verlag G. Thieme, Stuttgart 1968

Antiglobulin-Test ↗ COOMBS

Anti-H

S Anti-H0

D Agglutinine zum Nachweis von H-Substanz (↗ heterogenetische Substanz).

H In die Blutgruppenliteratur von MORGAN und WATKINS 1948 eingeführter Begriff, zurückgehend auf Versuche von EISLER (1930), der Ziegen mit Shiga-Bakt. immunisierte und Ak gegen Shigella erhielt sowie Agglutinine, die menschliche Erythrozyten agglutinierten.

G Häufiges Kälte-Agglutinin bei A_1- und A_1B-Personen, Temperaturoptimum: unter +18 °C.
Anti-H bei dem seltenen ↗ „Bombay"-Phänotyp, weiter Temperaturbereich, kann hämolysierend wirken.
Anti-H pflanzlicher Herkunft ↗ Lektine (*Cytisus sessilifolius, Laburnum alpinum, Lotos tetragonolobus, Ulex europaeus*).
Anti-H tierischer Herkunft (Aalserum), in Heteroimmunseren oft in geringem Titer vorhanden.

P Differenzierung von Anti-H0 (Anti-H oder Anti-0) ist durch Hemmtest mit Sekretorspeichel (H-Substanz) möglich. Transfusionsempfänger mit Anti-H0 müssen ↗ A-Untergruppen-gleiches Blut erhalten. Der H-Anteil der Erythrozyten nimmt in der Reihenfolge: 0, A_2, A_2B, B, A_1, A_1B ab (z. B. keine Agglutination von Anti-H mit A_1). Entsprechende menschliche Nabelblute werden durch Anti-H schwächer als Erwachsenenblute agglutiniert. Anti-H ist als Auto-Ak (bekannt als „Dacies inkompletter Kälte-Auto-Ak") komplementbindend. Agglutinine mit Anti-H-„Spezifität" verschiedener Herkunft müssen nicht identisch sein. (2 + 26)

L EISLER, M. Z.: Immunforschung 67 (1930), 38
MORGAN, W. I. J., und W. M. WATKINS: Brit. J. exp. Pathol. 29 (1948), 159
RACE, R. R., und R. SANGER: Blood Groups in Man. Blackwell Scientific Publications, Oxford – Edinburgh 1968

Antigramm ↗ Panel

Antihirn-Antikörper ↗ Hirnantikörper

Anti-Hormone ↗ Hormonantikörper

Anti-Hyaluronidase

Abk. AHD

D Ak gegen Streptokokken-Hyaluronidase.

G Die von den verschiedenen Bakt.-Spezies gebildeten AHD sind artspezifisch. Deshalb wird mit der ↗ AHD-Reaktion, die mit A-Streptokokken-Hyaluronidase als Ag arbeitet, nur der spezifische Ak nachgewiesen.
Die *A.-Einheit* (*AHE*) ist international nicht standardisiert und hängt vom benutzten Testverfahren (Trübungs-Verminderungs-Test oder Gerinnsel-Verhinderungs-Test) ab.
Wie bei Anti-Streptolysin des Gesunden als Folge früher überstandener Streptokokkeninfektion sind geringe Mengen von AHD („Normaltiter") vorhanden.

P Bestimmung in der ↗ AHD-Reaktion. (10)

Anti-Hyaluronidase-Reaktion

Abk. AHR

S Trübungsverminderungs-Test
turbidity reducing test

D Die AHR ist eine weitgehend spezifische AAR zum indirekten Nachweis einer bestehenden oder überstandenen Infektion mit Streptokokken der Gruppe A.

G Für die Bestimmung der A-Streptokokken-Hyaluronidase in der Routine stehen im wesentlichen 2 Methoden zur Verfügung:
1. **Gerinnsel-Verhinderungs-Test** (mucin clot prevention test): Hyaluronsäure ruft in saurem Serum Gerinnselbildung hervor. Bei Einwirkung von Hyaluronidase, die Hyaluronsäure depolymerisiert, kommt es nicht

zur Gerinnselbildung. Die Hyaluronidasewirkung kann durch Anti-Hyaluronidase ausgeschaltet werden.

2. **Trübungs-Verminderungs-Test** (turbidity reducing test): Hyaluronsäure ergibt mit angesäuertem Serum eine kolloidale Trübung, die von der zugesetzten Menge Hyaluronsäure abhängig ist und die durch Einwirkung von Hyaluronidase vermindert werden kann. Eine *Trübungs-Verminderungs-Einheit* (*TVE*) entspricht der Menge Hyaluronidase, die in 30 min bei +37 °C die durch 0,2 mg Hyaluronsäure hervorgerufene Trübung bis auf einen Trübungsgrad vermindert, den 0,1 mg Hyaluronsäure hervorruft.

Für die AHR werden den Pat. Serumproben unterschiedliche Mengen Hyaluronidase zugesetzt. Nach Ag-Ak-Bindung wird die nicht neutralisierte Hyaluronidase-Menge durch Zugabe von Hyaluronsäure und angesäuertem Serum bestimmt.

P Infolge der verschiedenen Testverfahren lassen sich keine Angaben über Normalwerte und erhöhte Titer, ausgedrückt in Anti-Hyaluronidase-Einheiten, machen. Jedes Laboratorium muß den oberen Grenzwert mit der verwendeten Methode an Hand der Untersuchung Gesunder bestimmen. Wichtig ist der *Verlauf der Titerkurve*, Einzelbestimmungen sind wenig aussagekräftig. Erhöhte Titer lassen sich bei den gleichen Erkrankungen finden, die auch von der ↗ Anti-Streptolysin-Reaktion erfaßt werden. (10)

L Köhler, W.: Die Serologie des Rheumatismus und der Streptokokkeninfektionen. 3. Aufl. Verlag J. A. Barth, Leipzig 1963
Knöll, H.: Z. Immun. Forsch. 142 (1971), 276

Antikörper

Abk. Ak

S antibody (engl.) Abk.: ab

D Gammaglobulin (↗ Ig), das unter dem Einfluß eines Antigens gebildet wird und die Fähigkeit zur spezifischen Bindung und Reaktion mit diesem Antigen besitzt.

H Über „neuartige Substanzen" im Serum von Tieren nach Vorbehandlung mit Diphtherie- oder Tetanustoxin berichteten erstmals Behring und Kitasato 1890. Die Zuordnung der „präzipitierbaren Körper" oder „Substance agglutinante" (frühere Bezeichnung für Ak) zu den Serumglobulinen erfolgte bereits 1892 durch Tizzoni und Cattani, obwohl durch Buchner (1900), unterstützt durch Metschnikoff, eine Umwandlung von Ag in Ak vertreten wurde. Die Basis für eine funktionelle Betrachtungsweise der Ak legte Ehrlich durch seine 1897 aufgestellte Seitenkettentheorie und den Begriff der ↗ Spezifität (1904). Einführung der Elektrophorese (1935) durch Tiselius ermöglichte eine Trennung der Plasmaeiweiße nach elektrostatischer Ladung in Beziehung zur Molekülgröße und einer daraus resultierenden Zuordnung der Ak zur Gammaglobulinfraktion. Bezeichnung Immunglobulin prägte Doerr 1947. Die moderne Proteinforschung gipfelte in der weitgehenden Aufklärung der Gammaglobulinstruktur (Porter und Edelman, Nobelpreis 1972) und der Empfehlung der Immunglobulinnomenklatur durch die WHO 1966.

G **Antikörperbildung:** lichtmikroskopisch nachgewiesen in den *Plasmazellen*, elektronenmikroskopisch unter Verwendung elektronenablenkender Ag (Ferritin, Peroxidase) in drei unterschiedlichen Zellstadien erkannt: 1. Lymphoplasmozyt 2. Hämozytoblastenstadium der Plasmazelle und 3. einem Zelltyp bisher unbekannter Zuordnung (Leduc) [↗ Plasmazelle]. Ak-Bildung wird durch Ag-Reiz ausgelöst. Ohne Ag kein Ak! *Antikörperbildungstheorien:* ↗ Instruktionstheorie, ↗ Selektionstheorie, andere Theorien sind im wesentlichen Abwandlungen dieser gegensätzlichen Auffassungen. Ak-Bildungstheorien bemühen sich, insbesondere das Phänomen der immunologischen ↗ Spezifität zu interpretieren.

Einteilung:

1. Nach der Erscheinungsform der *AAR*: Agglutinin, Präzipitin, Antitoxin, Lysin, Zytotoxin.
2. Nach *Herkunft des Ag* in Beziehung zum Ak produzierenden Organismus (Tabelle).

Einteilung der Antikörper nach der Herkunft des Antigens

Kurzbezeichnung	Übliche Bezeichnung	Herkunft des Ag
Auto-Ak	autologer Ak	körpereigenes Ag
Homo-Ak	homologer Ak	arteigenes, individualverwandtes Ag
Iso-Ak	isologer Ak	arteigenes, individualfremdes Ag
Hetero-Ak	heterologer Ak heterophiler Ak	artfremdes Ag

3. Nach der *Lokalisation* im Organismus: freie (humorale), zellständige (sessile) und Schleimhaut-Ak.
4. Nach der *Genese*:

↗ Normal-Ak (early immune ab (engl.); reguläre Ak)

↗ Immun-Ak (immune ab (engl.); irreguläre Ak)

(4. Einteilungsform verbreitet, jedoch unlogisch, Immunisierungsgenese bei Normal-Ak lediglich unerkannt, im Gegensatz zur nachweisbaren Immunisierungsgenese bei Immun-Ak).

Der Gebrauch des Begriffes „*natürliche Ak*" (ausführliche Beschreibung v. Boyden 1966) geht davon aus, daß Proteine mit Ak-Funktion auch ohne Immunisierungsgenese vorkommen. Als Beweis werden die zahlreichen Agglutinine und Präzipitine niederer Tiere angeführt. Diesen Reaktanten fehlt das A k typische Phänomen der immunol. Spezifität, seine Immunisierungsgenese als Ursache der Entstehung „natürlicher Antikörper" ist unwahrscheinlich. Obgleich der Begriff Ak lediglich funktionell (und historisch) zu verstehen ist, wäre eine andere Bezeichnung für die Reaktanten aus der Lymphe niederer Tiere wünschenswert. Agglutinine pflanzlicher Herkunft ↗ Lektine.

5. Nach dem *Wirkungsoptimum*:
Kälte-Ak (Wirkungsoptimum zwischen +4 und +10°C) (bei Patienten mit hämolytischer Anämie vorkommende Agglutinine).
Wärme-Ak, Wirkungsoptimum über +10°C
Biphasische (bithermische) Hämolysine (DONATH-LANDSTEINER-Hämolysine) Bindungsoptimum sowohl bei 0° als auch bei +40°C.
6. Nach der *chemischen Struktur:*
IgA, IgD, IgE, IgG, IgM (↗ Immunglobulin).

P **Bindung:** Jeder Ak besitzt die Fähigkeit, sich mit seinen ↗ combining sites an das korrespondierende Ag zu binden; ↗ Antigen-Antikörper-Reaktion (Antigen-Antikörper-Komplex = AAK) (↗ Spezifität). ↗ Kreuzreaktionen sind auf Grund partieller Antigenidentität möglich. Natur der *Bindungskräfte* nicht vollständig geklärt, angenommen werden: Wasserstoffbrücken, VAN DER WAALsche Kräfte, elektrostatische Anziehung. Bindung von Ag und Ak im Immunkomplex. Hydrophobe Bindung ist unter bestimmten Bedingungen reversibel. IK besitzt *biologische Aktivität:* ↗ Allergie, ↗ Autoimmunkrankheiten. Das Bindungsvermögen besteht auch für Haptene. Bindungsstelle im Ag ↗ Sequenzdeterminante und ↗ Konformationsdeterminante, Bindungsstelle des Ak ↗ combining site.
Reaktion: Erscheinungsformen der AAR sind weitgehend von der Antigenstruktur abhängig. *Grundformen:* Präzipitation, Agglutination, Zytolyse, Zytotoxizität, Toxinneutralisation.
Immunkomplexe *löslicher* Antigene werden erst dann sichtbar (präzipitieren), wenn das entstehende Aggregat groß genug ist, Lichtstrahlen zu beugen. Eine Agglutination ist dem Reaktionsablauf nach mit der Präzipitation identisch, das Ag ist lediglich physiologisch oder experimentell auf der Zelloberfläche oder an korpuskulärem *Partikel* fixiert. Bei der Zytolyse ist das im Immunkomplex gebundene Ag Bestandteil der *Zellmembran.* Wird die Membran durch die AAR defekt (meist unter Komplementbeteiligung), so tritt Zytolyse ein (nach elektronenmikroskopischen Resultaten erst durch Einbau der letzten Komplementkomponente), bleibt die Membran weitgehend intakt, so erfolgt Agglutination. Die Toxinneutralisation entspricht der Präzipitation, Antigendeterminanten eines Toxins und seine toxisch wirkenden Eigenschaften sind an unterschiedliche Struktureinheiten des Ag gebunden. Die toxische Wirkung des Ag ist durch Formalinbehandlung oder ↗ Attenuierung zu beseitigen oder einzuschränken, ohne die immunogene Wirkung zu zerstören (wichtig für Impfstoffherstellung). Durch Bindung eines Toxins als Immunkomplex wird jedoch seine *Toxinaktivität* neutralisiert.
Funktion: Ak können vor Infektionskrankheiten schützen, aber auch Krankheiten auslösen (↗ Allergie, ↗ Autoimmunkrankheiten, ↗ Transfusionszwischenfall). Die Funktion eines Antikörpers ist ohne seinen *Reaktionspartner Antigen* nicht zu erfassen! Zu den wesentlichsten Funktionen der Ak gehören:

— Bindung von „körperfremdem" Ag (↗ self recognition), auf Schleimhäuten IgA, in Körperflüssigkeiten und Geweben (Abräumfunktion).
— Steigerung der ↗ Phagozytose (↗ Opsonin, Immunphagozytose).
— Aktivierung von Targetzellen unter Freisetzung biol. wirksamer ↗ Mediatoren.
(2 + 19)

L BEHRING, E., et al.: Dtsch. med. Wschr. 49 (1890)
v. BOYDEN, St.: Natürliche Antikörper und die Immunreaktion. In: DIXON/HUMPHREY (Edd.), Advances in Immunology, Vol. 5. Academic Press, New York—London 1966
EHRLICH, P.: Die Schutzstoffe des Blutes. Dtsch. med. Wschr. 50 (1901)
KRAUS, R.: Wien. klin. Wschr. 736 (1897), 32
LEDUC, E. H., et al.: Triangel 9 (1970), 220
STERZL, J. (Edt.): Molecular and cellular basis of Antibody formation. Publishing House, Acad. Science CSSR (1965)
WEIR, D. M. (Edt.): Handbook of Experimental Immunology. Blackwell Scientific Publ., Oxford—Edinburgh 1967

antikörperbedingte Thrombozytopenie ↗ Immunthrombozytopenie

Antikörper gegen antihämophiles Globulin A oder B ↗ Hemmkörperhämophilie

antikörperhaltiges Serum ↗ Immunserum

Antikörper, homozytotrope (↗ Reagin)

D Ak mit einer besonderen Tendenz zur Bindung an Zellen derselben Spezies oder nahe verwandter Arten.

G H. Ak des Menschen sind seit langem bekannt (↗ Reagine). Inzwischen auch z. B. bei Affen, Hunden, Kaninchen, Ratten und Mäusen nachgewiesen. Ihre homozytropen Eigenschaften können vor allem durch die passive kutane ↗ Anaphylaxie bzw. den ↗ PRAUSNITZ-KÜSTNER-Versuch nachgewiesen werden. Da sie in Ausnahmefällen auch heterologe Zellen sensibilisieren können (z. B. Bindung von IgE des Menschen an Mastzellen von Ratten), sollte der weniger präjudizierende Ausdruck Reagin vorgezogen werden. Ihre Produktion wird durch bestimmte Ag (insbes. parasitärer Herkunft) bzw. durch die Anwendung bestimmter Adjuvantien (z. B. Haemophilus influenzae bei Ratten und Mäusen) begünstigt. Sie werden aber in geringen Mengen und vorübergehend auch normalerweise gebildet.

P Sie treten in zwei Typen auf. Der **Typ I** (Meerschweinchen, Maus, Ratte, möglicherweise auch Mensch) wandert im $gamma_1$-$gamma_2$-Bereich, hat eine Sedimentationskonstante zwischen 6,7 und 7,0 und ist nur gering temperaturempfindlich; die passive Sensibilisierung wird nach einer Latenzzeit von wenigen h nachweisbar und hält maximal wenige d an. Der **Typ II** (Maus, Ratte, Kaninchen, Hund, Mensch) wandert im β- bis $gamma_1$-Bereich, hat ein etwas höheres MG als Typ I und ist deutlich temperaturempfindlich. Die passive Sensibilisierung erreicht ihr Optimum nach 24 bis 72 h und hält 7 bis 28 d an. Bei Meerschweinchen, Ratte, Maus, Hund und Mensch ist die Bindung an Mastzellen funktionell am bedeutsamsten, Thrombozyten spielen nur beim Kaninchen eine Rolle. Die Sensibilisierung anderer Granulozyten (Mensch), Zellen des chromaffinen Systems (Ratte, Maus) sowie Lebermakrophagen (Maus) ist umstritten. (5)

Antikörper, inkomplette

S blockierende Ak
„konglutinierende" Ak
Glutinine,
Albumin-Ak
Glutinoide (ältere Bezeichnungen)

D Bivalente Ak, die bei Reaktion mit ihrem homologen Ag im physiologischen Kochsalzmilieu infolge ihres geringen MG keine sichtbare Reaktion (↗ Agglutination) bewirken können.

G, P: ↗ **Ak, komplette.**
Zu ihrem Nachweis bedient man sich der Supplement-, Ferment- und COOMBS-Technik. (26)

L HUMPHREY, J. H., und R. G. WHITE: Kurzes Lehrbuch der Immunologie. Stuttgart, Thieme 1971

Antikörper, komplette

S Kochsalz-Ak
saline ab
agglutinierende Ak

D Bi- oder multivalente Ak, die mit ihren homologen Ag im physiologischen Kochsalzmilieu mit Agglutinatbildung reagieren.

G Entscheidend für die „Komplettheit" eines Reaktionssystems sind Ak-Größe und Ag-Konzentration an den Zellen. 19 S-Ak besitzen mehrere Bindungsstellen. Da die Entfernung zwischen den Bindungsgruppen größer ist als bei 7 S-Ak, können die den Erythrozyten aufsitzenden Wasserschichten besser überbrückt werden.

P Der unterschiedlichen Reaktionsweise der Ak ist bei blutgruppenserologischen Untersuchungen durch Auswahl geeigneter Techniken Rechnung zu tragen. (26)

L HUMPHREY, J. H., und R. G. WHITE: Kurzes Lehrbuch der Immunologie. Stuttgart, Thieme 1971

Antikörpermangelsyndrom Abk. AMS ↗ Agammaglobulinämie

Antikörper, molekulare

D Bezeichnung wird von einigen Autoren für humorale Antikörper verwendet, ↗ Immunglobulin. (2)

Antikörper, 19 S

D Ig, die sich in der 19 S-Fraktion des Blutserums, den Makroglobulinen, befinden.

G Die 19 S-Fraktion, die bei der Analyse von Blutserum in der Ultrazentrifuge anfällt, enthält den ersten Hauptgipfel der Serumproteine, die Makroglobuline. In ihr sind außer den α_2-Makroglobulinen die Ak der IgM-Klasse enthalten, in geringerem Maße auch Polymere des IgA. ↗ IgA, ↗ IgM.
Zur orientierenden Differenzierung von 19 S und 7 S Ak Merkaptoäthanolbehandlung von Ig. (1)

Antikörper, reguläre ↗ Normalantikörper

Antikörper, sessile ↗ Antikörper, zytophil

Antikörper, 7 S

D Ig, die vorwiegend oder ausschließlich in der 7 S-Fraktion des Blutserums zu finden sind.

G Das Blutserum von Säugetieren zeigt in der *Ultrazentrifuge* drei Hauptgipfel, die entsprechend ihren SVEDBERG-Konstanten als 19 S, 7 S und 4,5 S-Gipfel bezeichnet werden. Das MG der Proteine in der 7 S-Fraktion liegt um 150000. Zu den 7 S-Ak gehören vor allem die Ak der Ig-Klasse G (IgG), außerdem die IgD, IgE, z. T. das IgA. Da das letztere aber nicht nur als Monomer vorkommt, sondern auch Polymere unterschiedlichen Polymerengrades bildet, sind IgA-Ak bis in den hochmolekularen Bereich hinein anzutreffen.

P Die Auftrennung der Immunseren in der Ultrazentrifuge in eine 19 S- und eine 7 S-Fraktion dient vielfach dazu, sich über den Anteil der gebildeten hochmolekularen und der 7 S-Ak zu informieren. Da die 7 S-Ak-Fraktion aber ein Gemisch unterschiedlicher Ig-Typen sein kann, ist diese Methode nur als Vortest verwendbar.
Zur orientierenden Differenzierung zwischen 7 S- und 19 S-Ak Merkaptoäthanolbehandlung von Ig. (1)

Antikörper-vermittelte zell-abhängige Immunlymphozytolyse ↗ killer cells

Antikörper, zellaffine ↗ Antikörper, zytophil

Antikörper, zellvermittelte

D Bezeichnung wird von einigen Autoren synonym für an Lymphozyten gebundene Ak verwendet. (2)

Antikörper, zytophil

S Zellaffine Ak (z. T. auch als opsonierende Ak und Opsonine bezeichnet)
Antikörper, sessile

D Ig, die sich mit ihren Fc-Fragmenten an Zelloberflächen binden und diese passiv sensibilisieren können; die Ag-Bindungsstellen der Ig (↗ combining sites) bleiben dabei frei.

H Der Begriff „zytophile Ak" wurde von Boyden und Sorkin (1960) definiert.

G Eine Neigung zur Zytophilie ist wohl allen Ig eigen. Lediglich die Affinität der einzelnen Klassen und Subklassen zu den Zellmembranen ist sehr verschieden und hängt vor allem auch vom Zelltyp ab, der für die passive Beladung zur Verfügung steht. IgG_1- und IgG_3-, etwas geringer auch IgM-Ak haben eine hohe Affinität für neutrophile Granulozyten und vor allem Makrophagen. IgE dagegen besitzt die höchste Affinität für Mastzellen und basophile Granulozyten. Das Ausmaß der Zytophilie ist eine biologische Funktion und an den konstanten Teil (Fc) des Ig-Moleküls gebunden. Die Bindung des Fc-Fragmentes erfolgt an Membranrezeptoren (evtl. Lipoproteide) der sensibilisierten Zellen. Zytophilie und Nicht-Zytophilie von Ig stehen in einem Gleichgewicht. Deshalb wird in einem Antiserum immer ein Teil von z. Ak vorhanden sein, dem eine immunsuppressorische Wirkung bei der gleichzeitigen Applikation von Ag und Ak zugeschrieben wird.

P Allergische Reaktionen sind bis auf den Regintyp (IgE) nicht eindeutig auf z. Ak zu begrenzen.

• Der Nachweis z. Ak hat für die Erkennung einer Sensibilisierung gegenüber einem bestimmten Ag eine gewisse Bedeutung. Dabei werden zuerst Makrophagen mit einem zu untersuchenden Serum versetzt (zytophile Phase), anschließend gründlich gewaschen und danach z. B. mit OD-Erythrozyten (im Falle von Rh-Sensibilisierungen) oder mit an Erythrozyten gekoppelten Ag (Ag-Bindungsphase) versetzt. Bei bereits bestehender Immunisierung zeigen sich Rosetten. (22)

L Boyden, S. V., und E. Sorkin: Immunology 3 (1960), 272
Ivanyi, I.: Nature (Lond.) 226 (1970), 550
Parish, U. E.: Nature N. B. 208 (1965), 594

antikomplementäre Wirkung

S Eigenhemmung

D Aufhebung oder Wirkminderung des ↗ Komplements durch (häufig) unbekannte Faktoren.

G Als Ursache der a. W. kommen denaturierte Eiweißaggregate, z. B. durch Bakterieneinwirkung, chemische Stoffe und bereits primär vorhandene ↗ AAK in Frage.

P Häufig störendes Phänomen bei der ↗ KBR: Im Patientenserum kommt es bereits ohne Ag- bzw. Ak-Zusatz zur Komplement- und damit zur Hämolysehemmung. (25)

Anti-Leukämieserum

D Nach Immunisierung mit Leukämiezellen, Leukämiezellfraktionen oder gereinigten Leukämie-Ag gewonnenes Antiserum, das (nach vorheriger Absorption) spezifisch mit Leukämie-Ag reagiert.

P Heterologe Anti-L. haben in experimentellen Modellen einen kurativen Effekt. (13)

L Pasternak, G.: Arch. Geschwulstforsch. 39 (1972), 40

Anti-Lungen-Serum

D Gegen Antigene aus menschlichem oder tierischem Lungengewebe gerichtetes Antiserum.

G Nach ↗ Immunisierung mit blutfreiem Lungengewebsextrakt und komplettem ↗ Adjuvans Ak-Bildung gegen Serumproteine und organspezifische Ag. ↗ Kreuzreaktion mit Anti-Nieren-Serum gegen ↗ Basalmembran-Ag.

P Heterologe Anti-Lungen-Seren können zur tierexperimentellen Erzeugung von Atemnotsyndrom-ähnlichen Zuständen (i.v. oder intratracheale Applikation) oder hämorrhagischen Pneumonitiden benutzt werden. (36)

L HALLEUX, F. de: J. Immun. 99 (1967), 255
LACHMANN, B., et al.: Pädiatrie u. Grenzgebiete 12 (1973), 347

Anti-Lymphozyten-Serum

Abk. ALS

D Gegen ↗ Lymphozyten gerichtetes heterologes (xenogenes) Immunserum (↗ Anti-Thymozyten-Serum).

H Erste Versuchsergebnisse über zytotoxische und agglutinierende Effekte eines gegen Milz- und Lymphknotenzellen von Meerschweinchen hergestellten Antiserums 1899 von METSCHNIKOFF. Detaillierte Angaben über Herstellung und Wirkung bei CHEW und LAWRENCE (1937). In die experimentelle Transplantationsimmunologie von WOODRUFF und ANDERSON (1963) eingeführt. Die günstigen Wirkungen des ALS bei der Organtransplantation am Menschen erstmals 1967 von STARZL et al. beschrieben.

G **Herstellung**

Als geeignetste Ag zur ALS-Herstellung werden Lymphozyten des ↗ Ductus thoracicus und Thymozyten sowie deren Membranfraktionen angesehen. Kulturgezüchtete Lymphozyten eignen sich bes. für die Großproduktion. Ein allg. verbindliches Immunisierungsschema existiert nicht. Immunisierungsdauer, Applikationsweise und -intervall sowie applizierte Zellzahl pro Injektion unterscheiden sich erheblich bei verschiedenen Autoren. Bei Kaninchen wird oft die „two-pulse"-Methode von MEDAWAR angewendet.
Das gewonnene Immunserum muß mit Erythrozyten adsorbiert werden, um unerwünschte Nebenreaktionen zu vermeiden. Die *immunsuppressiv wirkenden Ak* finden sich in der *IgG-Fraktion* (langsame Gamma$_2$-Fraktion). Deren Applikation reduziert die Gefahr toxischer oder anaphylaktischer Reaktionen, wie sie nach Injektion großer Mengen an Fremdproteinen beobachtet werden. Günstig hat sich beim Menschen auch die Induktion einer Toleranz gegen Pferde-IgG durch Applikation von hochgereinigtem Pferde-IgG vor der ALS-IgG-Th erwiesen. Mit der Verhinderung der Ak-Bildung gegen das ALS-IgG wird gleichzeitig einem Wirkungsverlust durch Immunelimination vorgebeugt. Die immunsuppressive Wirkung ist an das unmodifizierte IgG-Molekül gebunden.

Effektivitäts-Testung

Zur Beurteilung der immunsuppressiven Wirkung und der Toxizität von Antihumanlymphozytenglobulin (ALG) wird grundsätzlich der ↗ *Primaten-Test* gefordert. Als in vitro-Korrelat steht ihm der Rosettenhemmtest (↗ Rosettenphänomen) gegenüber. Der Zytotoxizitätstiter (↗ Zytotoxizitätstest) sollte ebenfalls bestimmt werden.
Die Diskussion über andere zur Verfügung stehende Testmodelle, wie ↗ Leukozytenresistenztest, Lymphozytenagglutinationstest, passive Hämagglutination, Komplementfixationstest, Hemmung der ↗ mixed lymphocyte reaction, ↗ Opsonisationstest, ↗ Zytoadhärenztest, Titerbestimmung mittels Immunfluoreszenz, Ermittlung der Transformationsquote bzw. des ^{3}H-Uridin- oder ^{3}H-Thymidin-Umsatz in stimulierten Lymphozyten sowie Hemmung der Entzündungsreaktion oder DNCB-Kontaktallergie, ist noch nicht abgeschlossen.

ALS-Wirkung

Schnell eintretende, reversible Lymphozytopenie. Generalisierte Suppression der zellulären Immunität unter Einbeziehung des immunol. Gedächtnisses ohne Störung einer bereits ausgebildeten humoralen Abwehr.
Als hauptsächliche Zielzellen des ALS gelten die *langlebigen kleinen Lymphozyten* (*thymus-abhängige*, rezirkulierende und Ag-sensitive Zellen).
Das i.v. applizierte ALS trifft zuerst auf die zirkulierenden Lymphozyten und führt durch AAR zu deren Destruktion (Ausbildung einer Lymphozytopenie). Letztere, obwohl bei Beginn einer Th von einem effektiven ALS gefordert, korreliert nicht streng mit der immunsuppressiven Wirkung.
Die Lymphozytotoxizität ist wahrscheinlich eine Teilwirkung. Desweiteren wird eine Verminderung (bzw. Verhinderung) der Ag-Erkennung durch Umhüllung der Lymphozyten mit ALS-IgG diskutiert („blindfolding"-Hypothese). Obwohl eine solche Anlagerung der antilymphozytären Ak mittels Immunfluoreszenz nachweisbar ist, spricht die *schnelle Eliminierung von Ak-Lymphozyten-Komplexen* durch das MPS gegen die Richtigkeit dieser Annahme. Die mit dem ALS-IgG reagierenden Lymphozyten könnten aber auch eine Aktivierung im Sinne einer Umwandlung erfahren, wobei sie ihr gesamtes immunol. Potential verlieren („sterile activation"-Hypothese). Des weiteren ist eine direkte Anlagerung von ALS-IgG an das Allotransplantat experimentell belegt, wodurch entweder die Sensibilisierung vermindert wird oder bereits sensibilisierten Lymphozyten die notwendigen Haftpunkte fehlen („enhancement"-ähnliche Wirkung). Immunsuppressive Wirkung von ALS beruht wahrscheinlich auf einem komplexen Geschehen.

P *1. Gewebe- und Organtransplantation* (Niere, Herz, Leber, Lunge, Haut, Knochenmark): Akute Rejektionskrisen nach Transplantation werden durch ALS-Gabe bei bestehender konventioneller immunsuppressiver Th vermindert bzw. deren Heftigkeit redu-

ziert. Die Funktion der transplantierten Nieren scheint besser zu sein. Eine Reduktion konventioneller Immunsuppressiva bei ALS-Gabe ist möglich. Eine endgültige Beurteilung der ALS-Wirksamkeit ist auf Grund unterschiedlicher Behandlungen (Dosierung, Applikationsdauer, Th-Beginn u. a.) und fehlender Standardisierung der ALG-Präparate bisher nicht möglich.
2. *Autoimmunkrankheiten:* Eindrucksvolle klin. Besserungen wurden bei Dermatomyositis, Periarteriitis nodosa, Myasthenia gravis, Glomerulonephritis, Lupusnephritis, Lupus erythematodes, multipler Sklerose, hämolytischer Anämie, SÉZARY-Syndrom und sympathischer Ophthalmie erzielt. Der meist späte Behandlungbeginn, mögliche Spontanremissionen, Besserungen auch nach konventioneller Th, relativ kurze Beobachtungszeiträume u. a. erschweren ein Urteil.
3. In der *experimentellen Transplantationsimmunologie* gilt ALS als Standardimmunsuppressivum.

Nebenwirkungen:

1. Lokale Reaktionen bei i.m. Applikation.
2. *Ak-Bildung gegen das applizierte ALG* mit Anaphylaxie, Urtikaria, Kreislaufreaktionen, Serumkrankheit. Nach BRENDEL empfiehlt sich eine Testung mit der passiven Hämagglutination und dem Doppeldiffusionstest nach OUCHTERLONY zweimal pro Woche (Ak-Nachweis im Patientenserum); Wirkungsverlust durch Immunelimination; mögliche Verhinderung durch Toleranzinduktion gegen Pferde-IgG.
3. *Schwächung der allgemeinen Infektabwehr* im Experiment nachgewiesen. Eine ausgebildete humorale Immunität wird nicht gestört.
4. Die Gefahr eines *erhöhten Tumorrisikos* ist Bestandteil jeder immunsuppressiven Th. Von diesen Einschränkungen abgesehen, ist das ALS-IgG eine Bereicherung der klin. Immunsuppressions-Th, wobei insbes. zellvermittelte Immunitätsvorgänge abgeschwächt werden. Tierexperimentelle Studien weisen des weiteren auf seine Bedeutung bei der Induktion einer spezifischen ↗ IT oder eines ↗ „enhancement"-Phänomens hin. (7)

L Behring Institute Mitteilungen No. 51: ALG Therapy and Standardization Workshop, 1972
CHEW, W. B., und J. S. LAWRENCE: J. Immunol. **33** (1937), 271
LEVEY, R. H., und P. B. MEDAWAR: Proc. Nat. Acad. Sci. **56** (1966), 1130
METSCHNIKOFF, E.: Ann. Inst. Pasteur **13** (1899), 737
STARZL, T. E., et al.: Transplantation **5** (1967), 1100
WOLSTENHOLME, G. E. W., und M. O'CONNOR (Eds.): Antilymphocyte serum. CIBA Found Study Grp. No. 29, London, Churchill Ltd. 1967
WOODRUF, M. F. A., und N. A. ANDERSON: Nature **200** (1963), 702

Anti-Makrophagen-Serum

Abk. AMS

D Gegen Makrophagen gerichtetes heterologes (xenogenes) Immunserum.

G Verwendung zur Untersuchung der Beteiligung von Makrophagen an humoralen und zellulären Immunreaktionen.

Herstellung:

Immunisierungsgut:

1. Peritonealexsudat-Makrophagen (Gewinnung meist nach vorheriger Applikation eines sterilen Reizmittels).
2. Milz-Makrophagen (Entfernung aller nicht-haftenden Zellen; Prüfung der Phagozytoseaktivität mit Tusche)
3. Makrophagen-Membranen

Zellzahl pro Injektion: 10^6-10^9
Adjuvans: (meist komplettes FREUNDsches Adjuvans)
Injektionsmodus: i.p., s.c., i.v.
Immunisierungstier: meist Kaninchen, auch Schaf
Blutentnahme zur Serumgewinnung und Komplementinaktivierung, dann:
Absorption: gegen homologe und heterologe Erythrozyten; zur Spezifitätserhöhung auch gegen Lymphozyten und Thymozyten, Sterilfiltration.

P **1. In vitro-Wirkung**

Hemmung bzw. Reduktion der *Phagozytosefähigkeit* und Haftfähigkeit (Adhäsion) von Makrophagen. Zytotoxische Wirkung auf kultivierte Makrophagen in Gegenwart von Komplement.
Prinzip: Peritonealexsudat-Makrophagen werden mit dem zu testenden AMS und Meerschweinchenkomplement 1 h bei +37 °C inkubiert. Danach erfolgt der Zusatz einer 2%igen Trypanblaulösung und die Auszählung der lebenden (= ungefärbten) und geschädigten (= gefärbten) Zellen.
Hemmung der *Makrophagenmigration.*
Prinzip: Die zu testenden AMS werden in verschiedenen Verdünnungen direkt dem Kulturmedium zugesetzt, der aus den Kapillaren auswachsende Zellbaum planimetrisch erfaßt und mit Kontrollen verglichen (↗ Makrophagenmigrationshemmung).

2. In vivo-Wirkung

Geringe Verlängerung der Hautallo- und -xenotransplantatüberlebenszeiten. Suppression der humoralen Ak-Bildung (z. B. gegen Bakteriophagen, Schaferythrozyten und „trachoma agent antigen"). Clearance-Reduktion gegenüber kolloidalem Kohlenstoff. Beschleunigung der Absterberate junger Mäuse nach Stomatitisvirusinfektion. Monozytopenie im peripheren Blut. Reduktion der Überempfindlichkeit vom

verzögerten Typ (z. B. Abnahme der Granulombildung um Eier von Schistosoma mansoni). Geringe anti-inflammatorische Wirkung auf die Adjuvans-Arthritis.
Zur Wirkung des AMS liegen widersprüchliche Resultate vor. Auf Grund ungereinigten Immunisierungsgutes und fehlender Adsorption enthält das AMS ein breites Ak-Spektrum, wodurch die Spezifität der Wirkung in Frage gestellt wird. Unter Verwendung von Makrophagenmembranen als Ag und nachfolgender Adsorption des Serums mit Lymphozyten in Gegenwart von EDTA konnte ein für Makrophagen spezifisches und zytotoxisches AMS ohne kreuzreaktive Eigenschaften gewonnen werden, das mit bestimmten Oberflächen-Ag, die nicht an Lymphozyten vorhanden sind, reagiert. Die Bindung des AMS an die Makrophagen ist reversibel. (7)

L ARGYRIS, B. F., und D. H. PLOTKIN: J. Immunol. 103 (1969), 372
BOROS, D. L., und K. S. WARREN: J. Immunol. 107 (1971), 534
GALLILY, R., und M. GORNOSTANSKY: Immunology 22 (1972), 431
HIRSCH, M. S., et al.: J. Immunol. 102 (1969), 656
ISA, A. M.: J. Immunol. 107 (1971), 595
JASIN, H. E., et al.: Clin. exp. Immunol. 8 (1971), 801
SCHIEK, W.: Z. Immun.-Forsch. 144 (1972), 28

Antimetabolite

S Stoffwechselhemmstoffe

D Substanzen, die einem Metaboliten in der Struktur so ähneln, daß sie seinen Platz am Enzym besetzen, ohne aber seine Funktion erfüllen zu können (Blockierung oder Änderung der normalen enzymatischen Reaktion).

H 1928 von QUASTEL und WOOLDRIGDE Entdeckung der Malonathemmung der Sukzinat-Dehydrogenase. WOODS entdeckte 1940, daß die bakteriostatische Wirkung von Sulfanilamid durch Paraaminobenzoesäure verhindert werden kann. Die ersten A. waren Antivitamine. Die für die ↗ Immunsuppression wichtigsten Gruppen sind die ↗ Folsäure und die ↗ Purinantagonisten, die beide die Nukleinsäuresynthese hemmen.

G Zugehörigkeit von A. zu pharmakologischen Gruppen sowie ihre chemischen Strukturen sind sehr heterogen. A. können an verschiedenen Stellen des Stoffwechsels eingreifen. Die Folsäureantagonisten verhindern die Bildung der Tetrahydrofolsäure, die Purinantagonisten den Einbau normaler Purinbasen (Adenin und Guanin) in die Nukleinsäuren. Durch das Angebot eines ähnlich gebauten, aber funktionell insuffizienten chemischen Körpers (Merkaptopurin, Diaminopurin, Thioguanin, Azaguanin, Fluoradenin, Ribosyladenin).
Vertreter beider Substanzgruppen werden zur Th von Immunerkrankungen eingesetzt, bes. Amethopterin und Azathioprin. (23)

L LANGE, E. M.: Immunosuppression, in: F. H. BACH und R. A. GOOD: Clinical Immunbiology. Academic Press, New York–London 1972
LANGEN, P.: Antimetabolite des Nukleinsäure-Stoffwechsels. Akademie Verlag, Berlin 1968
ZIMMERMAN, A. M., et al.: Drugs and the cell cycle. Academic Press, New York–London 1973

antimikrosomale Antikörper

S LKM-antibodies

D Zytoplasmatische Antikörper gegen Leber- und Nierenmikrosomen.

H 1971 von DONIACH, LINDQVIST und BERG beim Menschen beobachtet. 1956 von WEILER beim Tier beobachtet.

G Galt ursprünglich als Sonderform der mitochondralen Ak. Unterscheidung durch teils mehrfache Absorption der Seren mit durch differenzierte Ultrazentrifugation gewonnenen reinen Mikrosomen- bzw. Mitochondrienfraktionen möglich. Weiterhin konnte durch Direktmarkierung der Ak mit unterschiedlichen Fluochromen eine Abgrenzung erreicht werden. Unterscheidung bei isoliertem Vorkommen und hohem Titer auch in Routineuntersuchungen möglich (Fluoreszenzmuster). Bei niedrigen Titern und Vorliegen anderer Ak ergeben sich meist die Schwierigkeiten.

P Gehäuft bei Lebercirrhosen verschiedener Genese, chron. aggressiver Hepatitis, seltener bei chron persistierender Hepatitis. Nachweis durch ↗ Immunfluoreszenz. (30)

L DONIACH, D., L. H. LINDQVIST und P. A. BERG: Intern. Arch. Allergy 41 (1971), 501
STORCH, W.: Dt. Ges.Wes. 30, 42 (1975), 2013
WEILER, E.: Z. Naturforsch. 11 b (1956), 31

antimitochondrial antibodies ↗ Mitochondrien-Antikörper

Antimitotika ↗ Mitosegifte

Anti-Nikotinamid-adenin-dinukleotidase-Reaktion

S Anti-NADase-Reaktion
Anti-Diphosphopyridinnukleotidase-Reaktion

D Serol. Reaktion zum Nachweis einer A-Streptokokkeninfektion.

G Streptokokken der serol. Gruppe A (und weiterer Gruppen?) bilden Nikotinamid-adenin-dinukleotidase (NADase; früher Diphosphopyridinnukleotidase, DPNase), eine antigene Substanz, die häufig als **Leukotoxin** (leukozytenzerstörende Substanz) angeschuldigt wurde. Der Ak, Anti-NADase, läßt sich in einem (für die Routine zu komplizierten) Testverfahren nachweisen.

P Der Verlauf der Anti-NADase-Titer und die Aussagekraft der Befunde entsprechen etwa dem der ↗ Anti-Streptolysin-Reaktion. (10)

L PETERSEN, K. F.: Z. Hyg. 148 (1962), 596

antinukleäre Faktoren

Abk. ANF

S antinukleäre Ak
Ak gegen Bestandteile des Zellkernes
antinuclear factors

D Gruppe von Faktoren mit in einigen Fällen nachgewiesener IgG Natur, die mit verschiedenen immunogen wirkenden Bestandteilen des Zellkernes reagieren.

H 1948 bei Lupus erythematodes (L. E.) von HARGRAVES et al. beschrieben; 1961 von PARONETTO et al. auch bei chron. Hepatitis beobachtet.

G Im Serum von L. E.-Patienten nachweisbare (Auto-)-Ak, die mit chemisch definierten und morphologisch erkennbaren Bestandteilen verschiedener Zellkerne reagieren. Spezifitäten wechseln von Patient zu Patient: Kern stellt sich bei Fluoreszenzmarkierung als flache fluoreszierende Scheibe, als Ansammlung kleiner Flecken oder Einzelfleck (entsprechend dem Nukleolus) dar. Bisher isolierte Substanzen gehören zu den 7 S Ig, sind plazentagängig und stellen Ak gegen DNS, das Nukleoprotein oder die Eiweißkomponente des Nukleoproteins (Histon) dar.

P *Nachweisverfahren:*
Immunfluoreszenz,
als LE-Zellphänomen durch Zugabe von Patientenserum zu normalen Leukozyten,
Agglutinationsreaktionen,
Antiglobulinkonsumptionstest.
Nachweisbar in:
100% der Fälle bei Lupus erythematodes
70–80% der Fälle bei chron.-aggressiver Hepatitis (lupoide Hepatitis)
40–50% der Fälle bei primärer biliärer Zirrhose
20–30% der Fälle bei kryptogener Zirrhose
25% der Fälle bei seropositiver rheumatischer Arthritis
Gehäuftes Auftreten bei ↗ Makroglobulinämie WALDENSTRÖM. (30)

L SCHMIDT, E., und W. SCHMIDT: Dtsch. med. Wschr. 20, 15 (1969), 465

Antiphlogistika

S Entzündungshemmende Medikamente

D Substanzen sehr unterschiedlicher Herkunft, meistens nur zur symptomatischen Th entzündlicher Immunerkrankungen verwendbar.

G Durch Membranstabilisierung (auch der Lysosomen) können der Abbau biologischer Strukturen gehemmt und dadurch das Ag-Angebot bei Autoimmunopathien vermindert werden. Wirkung über Abbauhemmung von ↗ Glukokortikoiden, additiver Synergismus mit ihnen ist möglich.

P Unter den A. haben sich die Präparate aus der Pyrazol- und Pyrazolonreihe, Derivate der Salizylsäure und die Glukokortikoide in der Th entzündlicher Prozesse auch auf dem Boden von Autoimmunerkrankungen bewährt. (23)

L HAUSCHILD, F.: Pharmakologie und Grundlagen der Toxikologie. VEB Georg Thieme Verlag, Leipzig 1972
LANGEN, P.: Antimetabolite des Nukleinsäure-Stoffwechsels. Akademie-Verlag, Berlin 1968
ZIMMERMANN, A. M., et al.: Drugs and the cell cycle. Academic Press, New York–London 1973

antiphlogistische Steroide

D a) Natürlich vorkommende Kortikosteroide ↗ Kortisol, Kortison.
b) Künstliche Kortikosteroide (Kortikoide): Derivate des Kortisols und des Kortisons.

G Durch Einführung von Halogenen, Methylgruppen, Reduktion mit Bildung neuer Doppelbindungen usw. werden Wirkungen des ↗ Kortisols quantitativ und qualitativ verändert mit Verstärkung erwünschter th Eigenschaften und Abschwächung unerwünschter Eigenschaften. Anwendung lokal, oral oder als wasserlösliche Präparate (als Hemisukzinate, Tetrahydrophthalate, Phosphate) zur i.v. Applikation.

P **Indikation** einer pharmakodynamischen Glukokortikoid-Th bei Krankheiten entzündlicher, allergischer oder toxischer Natur, insbesondere bei lebensbedrohlichen Situationen oder bei Gefahr von Dauerschäden. Infektionskrankheiten mit hyperergischer Reaktion, bei fast allen ↗ Autoimmunkrankheiten, Kollagenosen, Granulomatosen sowie zur Immunsuppression bei Organtransplantation.
Nebenwirkungen: NNR-Atrophie, iatrogenes CUSHING-Syndrom (Osteoporose, Steroiddiabetes, Muskelschwäche), Resistenzminderung gegenüber Infektionen, Ulcus pepticum, hintere subkapsuläre Linsentrübungen, Erhöhungen des Augeninnendruckes bis zum Glaukom, fetale Mißbildungen im ersten Schwangerschaftsdrittel, Veränderungen der Haut (Rubeosis, Akne, Hirsutismus), akute Pankreatitis und Pankreasnekrose, Beeinflussung von Nervensystem, Hirndruck bis zum sog. Pseudotumor cerebri, Einwirkungen auf die Psyche (Euphorie, Depression, schizophrenieähnliche Reaktionen). (18 + 23)

L BRIGGS, M. H., und J. BROTHERTON: Steroid Biochemistry and Pharmacology. Academic Press, New York–London 1970
DÖRNER, G.: Endokrinologie. Verlag Volk und Gesundheit, 1968
LABHART, A.: Klinik der inneren Sekretion, 2. Aufl. Springer, Berlin–Heidelberg–New York 1971

Antigen Pr_{1d} ↗ Pr

Antigen Pr_{1h} ↗ Pr

Antigen Pr_3 ↗ Pr

Antigen Pr_2 ↗ Pr

Anti-Proteinase-Reaktion

D Serol. Reaktion zum Nachweis von Streptokokken-Anti-Proteinase.

G Streptokokken der Gruppe A bilden eine Proteinase, welche die Bildung von Anti-Proteinase induziert. Ein Streptokokkenkulturfiltrat wird mit $NaHSO_2$ reduziert und mit Magermilch in Verdünnungsstufen versetzt. Die Milch wird in Gegenwart von Proteinase koaguliert.
Für die A. werden Serumverdünnungen mit 2,5 E Proteinase versetzt. Nach der Ag-Ak-Bindung Milchzusatz. Der Anti-Proteinase-Titer des Serums entspricht der höchsten Serumverdünnung, welche die Koagulation völlig hemmt.

P Anwendung wie die Anti-Streptolysin-Reaktion. Wegen fehlender Standardisierung *in der Routine kaum* eingesetzt. (10)

L Köhler, W.: Die Serologie des Rheumatismus und der Streptokokkeninfektionen, 3. Aufl. Verlag J. A. Barth, Leipzig 1963

Antiserum ↗ Immunserum

antispermische Immunisierung

↗ Sperma-Antigene

Anti-Staphylolysin-Reaktion

D Bestimmung des Alpha-Antitoxin-Titers im Patientenserum mit ↗ Staphylokokken-Alpha-Hämolysin.

P Die Bedeutung ist umstritten, da auch bei gesunden Personen A. nachgewiesen werden kann. Positive Titer bewirken vor allem tiefliegende Prozesse (z. B. Abszesse, Osteomyelitis). Anti-Staphylolysin-Titer unter 2,0 AE/ml sollten nur dann verwertet werden, wenn die Zweituntersuchung einen Titeranstieg nachweist. (14)

L Grün, L.: Staphylokokken in Klinik und Praxis. Verl. Wiss. Verlagsgesellschaft, Stuttgart 1964
Cohen, J. O.: The Staphylococci. Verl. Wiley Interscience, New York 1972

Anti-Streptolysin

Abk. ASL

D Ak gegen Streptolysin O. (Da Streptolysin S kein Ag ist, kann auf die Bezeichnung ASL O verzichtet werden.)

G Die Infektion mit Streptolysin O-bildenden Streptokokken der Gruppen A, C und G führt zur Bildung des ASL, das zur IgG-Klasse der Ak gehört. Da nicht sämtliche A-Streptokokkenstämme Streptolysin O produzieren, tritt eine Erhöhung des ASL-Titers nur bei 80–90% der Infizierten auf. Wertbemessung des ASL-Titers erfolgt in *Anti-Streptolysin-Einheiten* (*ASE*). Diese sind durch die WHO standardisiert. Eine ASE entspricht 0,0213 mg des WHO-Standards und wurde durch die Bindungsstärke des Streptolysin O an ASL festgelegt. Von der früheren Bemessung, 1 ASE als die Menge festzulegen, die $2^1/_2$ minimal hämolysierende Dosen (M. H. D.) neutralisiert, wurde abgegangen.

P Die Bestimmung des ASL-Titers ist die in der Routine gebräuchlichste Methode zur serol. Di von A-Streptokokkeninfektionen (↗ Rheumaserologie, ↗ Anti-Streptolysin-Reaktion). (10)

Anti-Streptolysin-Reaktion

Abk. ASR

D Die ASR ist eine weitgehend spezifische AAR zum indirekten Nachweis einer überstandenen oder bestehenden Infektion mit Streptokokken der Gruppe A, C (humane Stämme) und G.

G Nach der Infektion mit den genannten β-hämolysierenden Streptokokken wird Anti-Streptolysin (ASL) gebildet. ASL-Nachweis ist relativ einfach zu führen.
Prinzip: Das Pat.-Serum wird in Verdünnungen mit einer im Vorversuch bestimmten Menge Streptolysin O (↗ Gebrauchslysindosis) versetzt. Nach 25 min Bebrütung zum Zwecke der Streptolysin-Antistreptolysin-Bindung wird Schafblut zugesetzt. Nicht neutralisiertes Streptolysin löst die Erythrozyten. Gleichzeitig wird eine Standardreihe mit bekanntem ASL-Gehalt (WHO-Standard) angesetzt, die so gewählt ist, daß eine 50%ige Hämolyse bei etwa 0,5 Anti-Streptolysin-Einheiten (ASE) eintritt. Röhrchen der Pat.-Serumreihen, die den gleichen Hämolysegrad erreichen, enthalten demnach auch 0,5 ASE und zur Bestimmung des ASL-Titers im Serum ist mit der jeweiligen Serumverdünnung zu multiplizieren (Beispiel: 50% Hämolyse im Standardserum bei 0,5 ASE; 50% Hämolyse bei Pat.-Serumverdünnung 1 : 400 = 0,5 × 400 = 200 ASE).
Es empfiehlt sich dringend, die zu untersuchenden Seren vor dem Testansatz mit Dextransulfat zu absorbieren, um den ASL vortäuschenden unspezifischen Inhibitor zu entfernen. Dieser sitzt im β-Lipoproteinbereich des Serums, ist bes. in ikterischen Seren, bei progredienter Tuberkulose und in bakt. verunreinigten Seren stark vermehrt. Bei der Mehrzahl der Seren gesunder Personen beträgt der Anteil des Inhibitors rund 40% des streptolysinneutralisierenden Stoffes (d. h. 40% Inhibitor, 60% ASL).

P Bei der Bewertung der ASL-Titer ist der sog. *Normaltiter* zu berücksichtigen. Infolge der während des Lebens auftretenden Streptokokkeninfekte ist bei allen Menschen normalerweise ASL nachweisbar. Die obere Grenze des Normalen ist *vom Lebensalter* und *von der geographischen Breite des Wohnortes abhängig*. Für die nördliche Halbkugel gilt, daß die Normaltiter um so höher liegen, je nördlicher der Proband wohnt. Als Ursache werden häufigere Streptokokkeninfektionen angenommen. Als obere Grenzwerte der Normaltiter gelten in der DDR (nach Dextransulfatabsorption):

6 Monate bis 5 Jahre:	150 ASE
6 Jahre bis 59 Jahre:	200 ASE
Älter als 60 Jahre:	160–180 ASE

Säuglinge bis zu 6 Monaten besitzen transplazentar übertragenes ASL, dessen Titer meist dem mütterlichen entspricht.
Einmalige Bestimmung erlaubt keine Bewertung. Entscheidend sind *Titerschwankungen*. Eine Titeränderung von ±20% (nach Dextransulfatabsorption) bzw. ±30% (ohne Absorption) gilt als Titerschwankung.
Die ASR ist keine „Rheumareaktion". Innerhalb des rheumatischen Formenkreises treten *erhöhte Titer nur bei rheumatischem Fieber und Chorea minor* auf (bei etwa 85% der Erkrankten). Bei der rheumatoiden Arthritis, Spondylitis ankylosans und degenerativen Gelenkerkrankungen werden die gleichen Werte wie bei Gesunden gefunden.
ASL-Titersteigerungen nach sämtlichen *Infektionen mit A-Streptokokken*: Tonsillitis/Pharyngitis, Scharlach, Erysipel, Kindbettfieber. Bei sofortiger antibiotischer Behandlung bleibt die ASL-Bildung aus. Etwa 8 Wochen nach überstandenem Scharlach ist etwa bei der Hälfte der Rekonvaleszenten der AST erhöht (Persistenz der Streptokokken als L-Form?). (10)

L Köhler, W.: Die Serologie des Rheumatismus und der Streptokokkeninfektionen, 3. Aufl. Verlag J. A. Barth, Leipzig 1963

Antithrombin(e)

S Globale Antithrombinkapazität des Plasmas
Progressiv-Antithrombin
Antithrombin III

D Physiologische Hemmsubstanzen im Plasma, die zu einer progressiven Inaktivierung des Thrombins führen.

G A.-Kapazität des Plasmas oder Serums besteht aus dem eigentlichen Antithrombin III (niedermolekulares α_2-Globulin) und dem α_2-Makroglobulin.
A. III gehört zu den Proteinase-Inhibitoren und entfaltet seine Wirkung außer auf Thrombin auch auf Trypsin und Plasmin. Dabei erfolgt die Thrombininaktivierung in einer zeit- und temperaturabhängigen Reaktion, die durch Heparin beschleunigt werden kann. A. III wird deshalb auch als *Progressiv-A.* oder als *Heparin-Kofaktor* bezeichnet. Es ist ein α_2-Glykoprotein mit 13% Kohlenhydraten, MG etwa 65000. Mit Thrombin und Heparin werden Eiweißkomplexe gebildet. Bildungsstätte hauptsächlich Leber, Plasmakonzentration 17 bis 30 mg/100 ml. Bestimmung erfolgt mit der Immunelektrophorese, mit der radialen Immundiffusion oder Elektroimmundiffusion.
α_2-Makroglobulin kann als zweites Plasmaprotein mit A.-Charakter bezeichnet werden. Es inhibiert gleichzeitig noch Trypsin, Chymotrypsin, Plasmin und Kallikrein im Sinne eines polyvalenten Proteinase-Hemmkörpers.

P Für A. III sind alters- und geschlechtstypische Normalwerte bekannt. Verminderte A.-Spiegel (A. III und α_2-Makroglobulin) wurden bei rezidivierenden Thrombosen und bei Erkrankungen mit Hyperkoagulabilität des Blutes gefunden, ebenso nach Einnahme oraler Kontrazeptiva, bei besonders starkem Absinken von A. unter dieser Medikation Erhöhung des Thromboserisikos. Auch bei Leberzirrhosen und bei Lungenembolien sind die A. III-Werte vermindert. A. III-Abfall in Zusammenhang mit einer Störung der Mikrozirkulation kann auf eine disseminierte intravasale Gerinnung hinweisen (↗ Verbrauchskoagulopathie); die A. III-Verminderung ist dabei als Verbrauch bei einer vermehrten endogenen Thrombinbildung aufzufassen. (17)

L Abildgaard, U., et al.: Scand. J. clin. & Labor. Invest. **26** (1970), 349
Doleschel, W.: Wiener klin. Wschr. **122** (1972), 207, 585, 601

Antithrombin III ↗ Antithrombin(e)

Antithrombin VI ↗ Fibrin(ogen)-Spaltprodukte

Anti-Thymozyten-Serum

Abk. ATS

D Heterologes (xenogenes) ↗ Antilymphozytenserum (ALS), hergestellt unter Verwendung von Thymozyten (Thymuszellsuspensionen aus Thymushomogenaten).

G Besonderheiten der ATS gegenüber anderen ALS ergeben sich aus der
1. Klassifizierung des ↗ Thymus als ↗ primäres lymphoides Organ,
2. der endokrinen Funktion des Thymus (↗ Thymosin).

P **Zur Wirkung des ATS:**
1. Sog. Hypoimmun-ATS, erhalten nach wenigen Immunisierungsinjektionen, haben

im Vergleich zu anderen ALS stärkere immunsuppressive Potenzen. Die Langzeitimmunisierung kann dagegen zu Serumchargen (sog. Hyperimmun-ATS) führen, deren immunsuppressive Wirksamkeit, gemessen an der Überlebenszeit von Hautallotransplantaten bei Mäusen, progressiv abnimmt, obwohl der Agglutinationstiter gleichbleibt und die in vitro damit induzierbare Blastenbildung sogar ansteigt. Das nach Hyperimmun-ATS-Applikation beobachtete Auftreten eines ↗ „wasting"-Syndroms bei Mäusen wird hypothetisch mit dem Vorhandensein von Ak gegen hormonproduzierende Zellen oder entsprechende Struktureinheiten in Verbindung gebracht, die zu einer Disproportionierung des Stoffwechsels führen. Die Annahme eines alleinigen Angriffs am ↗ Thymus widerspricht den Erfahrungen über die Auswirkungen einer ↗ Thymektomie an erwachsenen Tieren. Diese an Mäusen erhaltenen Resultate konnten bisher bei Hunden nicht reproduziert werden.
2. Die Verwendung gereinigter Thymozytensuspensionen als Immunisierungsgut beugt dem Auftreten der beobachteten Nebenwirkungen vor.
3. In der Klinik konnten bestimmte Autoimmunkrankheiten (↗ ALS) wirkungsvoll mit ATS behandelt werden. (7)

Antitoxin

D Antikörper, der gegen immunogen wirkendes Toxin gerichtet ist.

G A. neutralisiert durch Ag-Ak-Bindung die giftige Wirkung des Toxins. Nur das freie, noch nicht an Zellen gebundene Toxin wird neutralisiert.
Es gibt *sehr verschiedene* (bakt., pflanzliche, tierische u. a.) ↗ Toxine. Dementsprechend unterscheidet man die jeweiligen A.
Bestimmung der A. erfolgt im ↗ Schutzversuch, der nach dem Prinzip einer in vivo-Neutralisation vorgenommen wird. Der in vitro-Nachweis wird mittels ↗ Präzipitationsreaktion geführt.

P Anwendung in der *Humanmedizin* in Form von ↗ Immunseren, Hyperimmunseren bzw. Hyperimmunglobulin-Präparaten (↗ Diphtherie-Immunserum, ↗ Tetanus-Immunserum, ↗ Gasbrand-Immunserum, ↗ Botulismus-Immunserum, ↗ Schlangengift-Immunserum usw.). (3 + 19)

Anti-Tumorserum

D Nach Immunisierung mit Tumorzellen, Tumorzellfraktionen oder isolierten Tumor-Ag gewonnenes Immunserum, das (nach vorheriger Absorption) spezifisch mit Tumor-Ag reagiert. (13)

antiviraler Schutzstoff ↗ Interferon

A_0, A_5, A_z

S $A_0A_5A_z$-Blutgruppen; -Zellen, -Erythrozyten

D Schwache A-Eigenschaften bei Blutgruppe A oder AB (↗ AB0-Blutgruppen, ↗ A-Untergruppen).

G Agglutination durch 0-Seren, schwache oder keine Reaktion mit Anti-A (Gruppe B)-Seren. (26)

A_p

S A^{pig}

D A-Antigen bei Schweinen; reagiert mit Immun-Anti-A. (26)

Aphthoid POSPISCHILL-FEYRTER

D Hypo- bzw. anergische Maximalvariante der Stomatitis aphthosa (Gingivostomatitis herpetica) mit Übergreifen auf die äußere Haut u. a. Schleimhäute.

H Erstbeschreibung durch POSPISCHILL 1921 und FEYRTER 1938.

G Schwere anergische Verlausform der Stomatitis aphthosa (Gingivostomatitis herpetica) bei abwehrgeschwächten Kindern, tritt vorzugsweise als Zweitkrankheit nach Pertussis, Masern und Scharlach auf, gewöhnlich Herpes-Erstmanifestation. Charakteristisch ist das Übergreifen auf die äußere Haut (Herpes simplex), die Akren (vagantes Aphthoid), das Genitale und Impetigenisation.

P Schwer gestörtes Allgemeinbefinden, Zweitkrankheit bei primärer Virus- und konsumierenden Erkrankungen, d. h. bei passagerem o.a. Immun-Mangelsyndrom (zellvermittelt?).
Th: Abschirmung mit Breitbandantibiotika und γ-Globulin, lokal adstringierende Th, ggfls. Schocktherapie usw. (49)

L GERTLER, W.: Derm. Wschr. 143 (1962), 437
NASEMANN, Th.: Die Infektionen durch das Herpes-simplex-Virus. Fischer, Jena 1965

Aphylakto- ↗ Immunserum

Appendix ↗ Bursa-Äquivalent

Arboviren

Abk. Arbo für arthropod-borne (durch Arthropoden übertragen).

D Heterogene Gruppe von Viren (↗ Virus) in der Größenordnung von 50—100 nm (20 bis 130 nm), die auf Grund ihres ökologischen und biologischen Verhaltens zusammengefaßt werden.

G **Antigenbestandteile**
Zuordnung der etwa 200 Virusarten zur Arbovirusgruppe stützt sich auf biologische und ökologische Merkmale, als wichtigstes die Fähigkeit zur Vermehrung im Arthropoden-Vektor und im Vertebraten-Reservoir. Es wird heute jedoch angestrebt, die einzelnen A. auf der Grundlage ihrer physikalischen und biochemischen Eigenschaften den entsprechenden Gruppen der RNS-Viren zuzuordnen (Toga-, Reo-, Picorna-, Rhabdo-, Arena-Virusgruppe).
V-Ag: komplettes infektiöses Virion, Nachweis durch den ↗ Neutralisationstest.
↗ *Hämagglutinin:* dies ist meist strukturgebunden.
Komplementbindendes Ag.
Ag-Variationen sind bes. beim Zykluswechsel beschrieben.

Serologische Klassifizierung
Auf Grund von Ag-Verwandtschaften können etwa 150 A. in etwa 20 serologischen Gruppen zusammengefaßt werden. Etwa 50 A. konnten nicht klassifiziert werden. Einzelne Arten/Serotypen treten häufig nur in eng umschriebenen geographischen Zonen auf.

P **Infektionsvorgang**
Parenterale Eintrittspforte (*Arthropodenstich*), zyklische Infektionskrankheit, zweiphasiger Krankheitsverlauf mit zwischenzeitlichem symptomfreiem Intervall. Bes. bei den enzephalitogenen Arboviren kommt es vielfach zu milden Verläufen bzw. asymptomatischen Infektionen (gute Adaptation des Virus an Vertebraten-Reservoir!). Unter den humanmedizinisch wichtigsten Arboviruserkrankungen treten meist folgende *klin. Krankheitsbilder* auf: Enzephalitis, Meningitis durch ca. 20 Arten; hämorrhagisches Fieber durch ca. 10 Arten; nichthämorrhagische Eruptionen (rash) durch ca. 6 Arten.

Immunitätsmerkmale
Gelbfiebererkrankungen hinterlassen eine lebenslange Immunität. Auch bei Zeckenenzephalitiden langanhaltende Immunität. Keine Kreuzimmunität zwischen Gelbfieber und Denguefieber. Auch in anderen serologischen Arbovirus-Untergruppen wird nur eine partielle oder keine Kreuzimmunität gesehen.

Serologische Epidemiologie
Da neutralisierende und hämagglutinationshemmende Ak nach Arboviruserkrankungen nahezu lebenslang bestehen, sind sie für Durchseuchungsstudien bes. geeignet. Bei komplementbindenden Arbovirus-Ak kommt es im 1. Jahr nach der Erkrankung in der Regel zu einem Titerabfall um 4–8 Stufen; jedoch auch 4 Jahre nach Erkrankung sind komplementbindende Ak noch in niedrigen Titern nachweisbar. Die lange Ak-Persistenz bes. der neutralisierenden Ak ist in vielen Fällen auch durch wiederholte Exposition der Bewohner eines Endemiegebietes bedingt. (24)

L Chamberlain, R. W.: Ergebn. d. Mikrob. u. Immunitätsfg. Vol. 42. Springer, Basel–Heidelberg–New York 1968
Haas, R., und O. Vivell: Virus- und Rickettsieninfektionen des Menschen. F. J. Lehmanns Verlag, München 1965
WHO Techn. Rep. Ser. No. 369 (1968) "Arboviruses and human disease"

Arthropoden-Antigene

D Strukturgebundene (oder seltener freigesetzte) ↗ Antigene von Gliederfüßern.

G Aus Homogenaten lassen sich mehrere Ag nachweisen. Ag-Gemeinschaften stimmen mit taxonomischen Gesichtspunkten nicht überein. Die (freigesetzten) ↗ Toxine besitzen nur geringe Ag-Wirkung.

P Mit Insektenextrakt läßt sich eine aktive anaphylaktische Reaktion auslösen (↗Anaphylaxie). Insektenextrakt kann auch als Ag für die indirekte Hämagglutination benutzt werden.
Insekten enthalten Ag, die mit menschlichem Normalserum reagieren können. Ursache dieses Phänomens noch nicht geklärt. (35)

L Pruzansky, J.: Proc. Soc. Exp. Biol. Med. 97 (1958), 312

ARTHUS-Reaktion

S „Intermediärtyp" (zum Unterschied von ↗ Früh- und ↗ Spätreaktion)

D Akute, nekrotisierende Entzündung eines sensibilisierten (Tier)organismus nach lokaler Applikation eines Ag auf der Grundlage einer Immunkomplex-Wirkung.

H Erstmals 1903 von Arthus beschrieben. 1907 stellte Nicolle fest, daß die Stärke der Entzündung von der Serumkonzentration der präzipitierenden Ak abhängt.

G Das A.-Phänomen ist als Folge des AAK aufzufassen und stellt ein (Tier)modell für verschiedene pathogene Immunreaktionen des Menschen dar. Als wichtigste Reaktionspartner sind neben Ag und (präzipitierendem) Ak (bes. IgG, IgM) Komplement und Granulozyten, insbes. proteolytische Enzyme aus Granulozytengranula (Hirsch und Cohn 1960) für das Zustandekommen einer A. verantwortlich. Die Gewebsschädigung verursachen in der Hauptsache die Enzyme aus den Granula der Granulozyten (Thomas 1964).

Histologie: Etwa 1–2 h nach Injektion Exsudation infolge pathologisch gesteigerter Gefäßwanddurchlässigkeit. 4–8 h nach Injektion Ansammlung von „Entzündungszellen", d. h. Infiltration mit überwiegend segmentkernigen Granulozyten sowie Entzündung der kleinen Gefäße mit Thromboseneigung und Blutungen. Zwischen 8 und 12 h nach Injektion Proliferation von Bindegewebszellen und Lymphozyten. Histologische Charakteristika für die A. sind makroskopisch Blutung und mikroskopisch Infiltration von Granulozyten.

P Eine A. kann auf verschiedene Art zustande kommen.
1. **aktive A.:** Versuchstier hat die Ak durch vorangegangene *Ag-Zufuhr* (Sensibilisierung) selbst gebildet.
2. **passive A.:** Versuchstier hat *Ak durch Injektion* passiv übertragen bekommen. Hier spielt sich die Reaktion ohne Beteiligung der zellvermittelten Immunität ab. Die exakte Dosierung von Ag und Ak bietet die Möglichkeit quantitativer Untersuchungen allergischer Phänomene.
a) Zufuhr des Ak i.v. auslösendes Allergen i.c. *direkte passive A.* (= DPAR)
b) Zufuhr des Ak i.c. auslösendes Allergen i.v. *umgekehrte passive A.* (= UPAR)
c) Zufuhr des Ak i.c. auslösendes Allergen i.c. *lokale passive A.* (= LPAR)

Die Di entsprechender *Krankheitsbilder des Menschen*, z. B. Serumkrankheit, allergische ↗ Alveolitis, einige Autoimmunkrankheiten wie Immunkomplex-Nephritis (↗ Glomerulonephritis) u. a., erfolgt durch ↗ Intrakutantest. (5 + 19)

L Brandis, H. (Hrsg.): Einführung in die Immunologie. Verl. G. Fischer, Stuttgart 1972
Humphrey, J. H., et al.: Immunology. Oxford, 1970, 3. Aufl.

artifizielle Heterogenisierung ↗ Konversion, antigene

artifizielle Immunisierung ↗ Immunisierung, artifizielle ↗ Immunserum ↗ Testserum

Arzneimittel-Allergie

D Durch Arzneimittel oder ihre Metaboliten ausgelöste ↗ Allergie bzw. klin. Manifestation derselben.

G In der Regel führen Arzneimittel nicht zu einer ↗ Sensibilisierung (↗ Hapten). Arzneimittel mit Proteinnatur oder mit einer starken Reaktionsfähigkeit mit Eiweiß (↗ sensibilisatorischer Index) können jedoch als Voll-Ag (↗ Allergen) wirken. Die Art der allergischen Reaktion kann sehr unterschiedlich sein. Neben der atopischen Reaktion (↗ Atopie) spielen die IK-, (mittelbar) auch zytotoxische Reaktionen sowie ↗ zellvermittelte Sensibilisierungen eine Rolle.

P Die wichtigsten *allergisierenden Medikamente* sind (nach ihrer Häufigkeit): Penizillin, Sulfonamide, Analgetika, Barbiturate, Phenylbutazon, Phenothiazine, Jod, Streptomyzin, Prokain, Tetrazykline, Thyreostatika, Abführmittel u. a. Die klin. Manifestation kann erfolgen als *Allgemeinreaktion* (↗ anaphylaktischer Schock, ↗ Serumkrankheit, Arzneimittelfieber usw.) oder als *organspezifische Manifestation* (z. B. Leukozytopenie, Thrombozytopenie, Anämie, Panzytopenie, Purpura, Periarteriitis nodosa, Asthma bronchiale, Nierenschädigung, Enzephalitis, Neuritis, Lungeninfiltrat usw.). Je nach *Reaktionszeit* (Intervall zwischen Applikation und klin. Manifestation) unterscheidet man akute (0 bis 60 min), subakute Reaktionen (1—24 h und Manifestationen vom Latenztyp (über) 1 d). Bei den akuten Reaktionen ist die Situation um so bedrohlicher, je kürzer die Reaktionszeit ist. Die Di erfolgt vor allem mit klin. Möglichkeiten. Die immunol. *Di* ist kompliziert, da die eigentlich sensibilisierende Substanz oft erst im Metabolismus entsteht und fast ausnahmslos unbekannt ist. *Dd* sind Intoxikationen, nichtallergische Nebenwirkungen, paradoxe Reaktionen und Sekundäreffekte abzugrenzen. Die *Th* der Wahl ist die Karenz. Nur in Ausnahmefällen ist die ↗ Desensibilisierung nicht zu umgehen. (5)

Asibi ↗ Gelbfiebervirus-Impfstoff

Askaris ↗ Helminthen-Antigen

Asparaginase

S *E. coli*-l-Asparaginase
Asparaginamidohydrolase

H 1961 von Brome als Hemmfaktor gegen Lymphomwachstum beschrieben.

G l-Asparaginase spaltet die Aminosäure l-Asparagin zu Asparaginsäure und Ammoniak.
Zunächst als Therapeutikum bei Neoplasien, besonders des hämatologischen Systems, angewandt; besonders wirksam an Zellen, die mit hohem Bedarf an Asparagin diese Aminosäure aber selbst nicht bilden können.
Bei Immunreaktionen werden unter A.-Einfluß das Immunozytenadhärenzphänomen deutlich gehemmt, ebenso die Blastentransformation unter Einfluß von Phytohämagglutininen sowie die Zytoaggressivität phytohämagglutininstimulierter Lymphozyten gegenüber Fremdzellen (HeLa).
Als spezifische Nebenwirkungen sind Eiweiß-Synthesehemmungen in der Leber (Abfall aller Gerinnungsfaktoren mit Ausnahme von Faktor VIII, Abfall der Albuminkonzentration im Serum) zu nennen. Die Ig-Synthese wird dagegen nur unwesentlich beeinträchtigt; l-Asparaginase beeinflußt die zellgebundene Abwehr stärker als die humorale.

P Eine Th der Autoaggressionserkrankungen mit l-Asparaginase wurde oft versucht; häufig mußte sie jedoch wegen der Nebenwirkungen abgebrochen werden. (23)

L RICKEN, D., und K. SCHUMACHER: Medikamentöse Immunsuppression. I. Arbeitstagung Bad Tölz, Okt. 1970. G. Thieme Verlag, Stuttgart 1971

Aspergillose

D Pilzinfektion mit Aspergillus (hauptsächlich *Aspergillus fumigatus*).

G In den letzten 10 Jahren beträchtliche Fortschritte bes. bei Ag-Analysen von Aspergillus-Arten. Durch Immunelektrophorese und Immundiffusion konnten 15 bis 20 Präzipitatbögen nachgewiesen werden, wobei 5–7 diagnostisch verwertbar sind.

P Serum der Mehrzahl aller Patienten, die an Lungen-Aspergillose bzw. Lungen-Aspergillom erkrankt waren, enthält spezifische Aspergillus-Ak. Nachweis von mindestens 4 solcher Präzipitatbögen wird als Hinweis für eine Aspergillus-Ätiologie gewertet. (38)

L SEELIGER, H. P. R.: Arch. Hyg. u. Bakt. 151 (1967), 509

Aspermatogenese ↗ Sterilität, immunologisch bedingt

Aspermatogenese-Syndrom ↗ Autoimmunorchitis, experimentelle

Assoziationskonstante

D Gleichgewichtskonstante K der Antigen-Antikörper-Reaktion.

G In der Immunologie ist es üblich, die A. anzugeben, weil die Komplexbildung zwischen Ag und Ak von Interesse ist. Reaktionspartner sind Determinanten der Ag (z. B. Hapten H) und Bindungsbereich (B) des Ak:

$$H + B \rightleftharpoons HB.$$

Die Assoziationskonstante K ergibt sich aus

$$\frac{[HB]}{[H][B]} = K.$$

Sie gibt die durchschnittliche Affinität der einzelnen Reaktionen zwischen Hapten und Bindungsbereich an, die üblicherweise mehr oder weniger weit streuen (Heterogenitätsindex).
Die Bestimmung der A. erfolgt zumeist mittels der Gleichgewichtsdialyse. Zur Berechnung der Konstante müssen die molaren Mengen von Ak, freiem und gebundenem Hapten bestimmt werden. Unter bestimmten Voraussetzungen gilt folgende Gleichung:

$$r/c = nK - rK,$$

wobei K die Assoziationskonstante, n die Valenz der Ak, c die Konzentration an freiem Hapten und r die Menge gebundenen Haptens pro Ak (auf molarer Basis) darstellen. Grafisch wird meist r/c gegen r aufgetragen.
Aus der A. kann die freie Energie $\Delta F°$ berechnet werden:
$\Delta F° = -RT \ln K_0$ (R = Gaskonstante, T = absolute Temperatur). (21)

L KABAT, E. A.: Einführung in die Immunchemie und Immunologie. Springer-Verl., Berlin–Heidelberg–New York 1971
KABAT, E. A., und M. M. MAYER: Experimental immunochemistry. Springfield, Ill. 1961
KARUSH, F.: Adv. Immunol. 2 (1962), 1
PINCKARD, R. N., und D. M. WEIR: Equilibrium dialysis and preparation of hapten conjugates. In: Handbook of experimental immunology, WEIR, D. M. (Ed.). Blackwell, Oxford and Edinburgh 1967, S. 493

Asthma bronchiale

D Anfallsweise auftretende Atemnot bronchialen Ursprungs.

G A. b. kennzeichnet nur den zeitlichen Verlauf und die unmittelbare Genese der Dyspnoe. Diese Bezeichnung sagt nichts über eine allergische Panthogenese aus. Aus klin. und ätiologischer Sicht unterscheidet man:

1. allergisches Asthma (37%)
1.1. atopisches, reaginbedingtes oder „extrinsic" Asthma (29%)
1.2. Immunkomplex- oder verzögertes Asthma (8%)
1.3. Asthma auf der Basis zellgebundener Sensibilisierungen (umstritten)
2. infektbedingtes Asthma (45%)
3. nicht-allergisches Asthma (5%)
3.1. Anstrengungs-Asthma (exercise induced Asthma) (4%)
3.2 toxisch-irritatives Asthma (unter 1%)
4. Kombinierte Formen (63%)

In den Klammern sind die Häufigkeiten im eigenen Krankengut angegeben. Eindeutig allergisch sind nur die zuerst genannten Formen.
Die wichtigsten ↗ Allergene gelangen auf dem Luftweg in den Bereich der Bronchiolen (Pollen, Pilzsporen, Hausstaub, Epidermisbestandteile von Tier und Mensch, Industriestaub), seltener ist die hämatogene Auslösung (Nahrungs- und Arzneimittel). Noch unklar ist welche Rolle eine ↗ IgE-Beteiligung bei Sensibilisierung durch bakt. Ag spielt. Die Pathogenese des infektbedingten A. ist komplex. Neben einer oft nachweisbaren zellvermittelten Sensibilisierung durch bakt. (und virale?) Ag dürften auch unspezifische Reize bei erhöhter bronchomotorischer Erregbarkeit von Bedeutung sein.

P Die wichtigsten Unterschiede zwischen den genannten Asthmaformen sind in der Tabelle zusammengefaßt. (5)

At[a] ↗ Antigen, ubiquitäres

Ataxia teleangiectasia

S Louis-Bar-Syndrom
Boder-Sedgwick-Syndrom
Morbus lympholyticus neonatorum

D Autosomal rezessives Erbleiden mit zerebellarer Ataxie, progressiver Demenz, Gefäßerweiterungen auf der Haut und gehäuften Infektionen.

G Immundefekt ist durch Thymushypoplasie und selektiven Ig-Mangel (vor allem IgA) gekennzeichnet. Krankheitsbild weist darüber hinaus eine hohe *Neigung zu Tumoren* des lymphatischen Gewebes auf (↗ Immunproliferationskrankheiten). Im Kindesalter wesentlich häufiger als in späteren Lebensjahren.
Neuerdings wird bei A. t. in Analogie zum ↗ Morbus haemolyticus neonatorum eine *Schädigung fetaler lymphoider Gewebe* mit Störung der Thymusentwicklung und Lysis der peripheren Lymphozyten durch mütterliche, gegen fetales lymphatisches Gewebe gerichtete Iso-Ak der Klasse IgG diskutiert. Wie bei der Rh-Inkompatibilität nimmt die Erkrankungshäufigkeit und -schwere mit der Anzahl der Schwangerschaften bzw. parallel zur Geburtenfolge zu.

P Neben Ausfallserscheinungen von seiten des ZNS und Intelligenzdefekt weisen die Betroffenen vor allem gehäufte Infektionen des bronchopulmonalen und gastrointestinalen Systems auf. Bei Überprüfung der Ig sollte auch die sekretorische Form des ↗ IgA untersucht werden. (9 + 11)

L Snoijink, J., et al.: Ataxia teleangiectasia as a possible expression of maternal-fetal incompatibility. Immunology of reproduction. Proc. Sec. Int. Symp. Varna 1971, Acad. Sc. Press, Sofia 1973, p. 444

Atopie

D ↗ Allergie vom sog. Soforttyp, durch IgE bedingt.

H Begriff erstmals von Coca benutzt („fremdartige Krankheit").

G Genetische Faktoren spielen eine wichtige Rolle. Verantwortlich für die Manifestation sind Ak der ↗ IgE-Klasse (↗ Reagine).

P Allergische Reaktion durch IgE (↗ atopische Reaktion) wird nach Gell und Coombs als Reaktionstyp I bezeichnet (↗ Allergie). (5)

atopische Dermatitis

S Prurigo Besnier
Neurodermitis
allergisches Ekzem
Ekzema pruriginosum allergicum
endogenes Ekzem

D Ekzematöse Hauterkrankung mit enger Beziehung zum atopischen Formenkreis (↗ atopische Reaktion).

G Ätiologie und Pathogenese sind unklar. Für die Beziehung zur Atopie sprechen vor allem die erhöhte IgE-Konzentration und die häufige Kombination (25—50%) mit anderen reaginbedingten Erkrankungen (bes. ↗ Asthma bronchiale). Die wichtigsten auslösenden Allergene sind Nahrungsmittel, Hausstaub, Pollen, Epidermisbestandteile von Tieren (und Menschen?) sowie Schimmelpilze. In sehr vielen Fällen kann das auslösende Allergen jedoch nicht identifiziert werden. Eine wesentliche Rolle für die unmittelbare Manifestation scheint die abnorme Reaktion auf chemische und physikalische Reize (Kratzen, Parasympathikomimetika) zu spielen.

P Die Primärveränderungen sind vesikulär, papulös oder erythematös. Sie finden sich bevorzugt an den Beugeseiten der Extremitäten, im Gesicht, am Nacken und am Gesäß. Charakteristisch sind der heftige Juckreiz und die zunehmende Lichenifizierung. (5)

atopische Erkrankungen

D Allergische Erkrankungen vom Soforttyp, die durch IgE bedingt sind (↗ Allergie).

G Sie sind durch die gemeinsame Pathogenese (↗ atopische Reaktion), nicht durch die spezielle Symptomatik gekennzeichnet.

Asthma-Formen

	extrinsic	intrinsic
Familiäre Belastung	+	–
Kombination mit anderen Allergien vom Reagintyp	+	–
Beginn der Erkrankung	mittl. Lebensalter	Kindheit, hohes Lebensalter
Anfälle	akut, Stunden	protrahiert, Tage
Sputumeosinophilie	+	(+)
Beschwerden im Intervall	–	+
Beteiligung der oberen Luftwege	(+)	+
Hautreaktion	Wall- und Erythemtyp	Tuberkulintyp
Beziehung zur Infektion	falls überhaupt, sekundär	primär
Irreversible Lungenveränderungen	(+)	+

Familiäre Disposition vorhanden, Vererbungsmodus unklar. Ursächlich für das akute Geschehen sind Spasmen der glatten Muskulatur, Hyperämie und Ödem sowie Veränderungen der Drüsensekretion (Dyskrinie), die durch unspezifische (vegetative) Faktoren moduliert werden.

P Praktisch am wichtigsten sind:

1. ↗ Asthma bronchiale
2. Rhinitis und Konjunktivitis allergica
3. ↗ Zöliakie
4. ↗ Atopische Dermatitis
5. ↗ Urtikaria und ↗ QUINCKE-Ödem
6. ↗ Anaphylaktischer Schock

Seltener kommen atopische Reaktionen als Ursache infrage für:

7. Migräne und epileptische Anfälle
8. Temperatursteigerungen (Arzneimittelfieber)
9. Akute Gelenkschwellungen (Hydrops articulorum intermittens)
10. Pylorospasmus

Bei DD sprechen für a. E.:

Familiäre Belastung, Erhöhung der Serum-IgE-Konzentration (↗ IgE), ↗ Eosinophilie und zeitlicher Zusammenhang von Exposition und Manifestation. Sicherung der Di durch das Ergebnis der ↗ Intrakutan-Testung bzw. des ↗ Provokationstestes. Die wichtigsten th Maßnahmen sind Allergenkarenz und ↗ Desensibilisierung. (5)

atopische Reaktion

S Allergische Reaktion des Typ I nach GELL und COOMBS.

D Reaktion zwischen einem zellständigen Ak (↗ IgE = ↗ Reagin) und seinem Ag (↗ Allergen) mit nachfolgender Freisetzung von ↗ Mediatoren.

G Die Reagine besitzen eine bes. Affinität zu bestimmten Zellen derselben Spezies. Die *1. (immunol.) Phase* der Reaktion besteht in der Vereinigung der Ag-Bindungsstelle des Ak mit dem Allergen. Die *2. (biochemische) Phase* wird eingeleitet, wenn zwei benachbarte Reagine an der Zelloberfläche mit einem mindestens bivalenten Ag reagieren. Monovalente Ag können die Reaktion verhindern (Haptenhemmung). Offensichtlich spielt die Deformation der zellgebundenen Reagine eine entscheidende Rolle. Als Folge der AAR kommt es zu intrazellulärer Stoffwechselaktivierung, in deren Verlauf

— bestimmte biologisch aktive Verbindungen (Mediatoren) synthetisiert (z. B. SRS-A),
— diese, wie auch präformiert gespeicherte (z. B. Histamin), sezerniert werden.

Im Gefolge des Aktivierungsprozesses wandern die Granula an die Oberfläche, verschmelzen mit der Zellmembran und geben ihren Inhalt nach außen ab. Die Freisetzung von Histamin und anderen Mediatoren ist ein aktiver Prozeß; die Zelle bleibt lebensfähig. Dem zyklischen 3′-5′-AMP (↗ cAMP) kommt dabei besondere Bedeutung zu. Die wichtigsten ↗ Mediatoren sind Histamin, ↗ SRS-A, weitere Bedeutung besitzen: Prostaglandine, chemotaktische Faktoren für Eosinophile. Sie zeigen gewisse speziesbedingte Unterschiede. Beim Menschen scheinen die ersten (Histamin und SRS-A) im Vordergrund zu stehen. Komplementaktivierung spielt keine Rolle.

P Klin. Manifestationen ↗ atopische Erkrankungen. (5)

Attenuierung

S Abschwächung

D Abschwächung der ↗ Virulenz von Krankheitserregern, ohne ihre Vermehrungsfähigkeit und ↗ Immunogenität zu beeinträchtigen.

G Ein attenuierter Keim ist ein vermehrungsfähiger, avirulenter, immunogener Keim und bildet die Grundlage für alle sog. Lebendimpfstoffe (↗ Impfstoffe).

P Es gibt sehr verschiedene Methoden einer A. Die meisten beruhen auf einer Adaptierung eines Erregers an fremdes Kulturmaterial (↗ Virus fixe ↗ BCG ↗ Poliomyelitisvirus- ↗ Masernvirus-Impfstoff). Entscheidendes Problem ist die (genetische) Konstanz der attenuierten ↗ Marker. (19)

Auberger Blutgruppe

S Au (vergleiche aber Au-Ag bei Hepatitis). Allele: Au^a(Au).

D Blutgruppen-Ag an menschlichen Erythrozyten.

H Von SALMON et al. 1961 Ak im Serum einer Frau namens Auberger gefunden.

G Au^a ist in Frankreich und England in 80 bis 85% nachgewiesen worden. Auf Grund von Familienuntersuchungen werden zwei Allele Au^a und Au vermutet. Au^a ist gegenüber Au dominant wirksam. Der Phänotyp Au(—) wurde in über 90% zusammen mit dem Phänotyp Lu(a—b—) nachgewiesen, so daß Beziehungen zwischen der Auberger- und der ↗ Lutheran-Blutgruppe vermutet werden.

P Ag ist bei Neugeborenen ausgebildet. Der einzige bisher gefundene Ak Anti-Au^a wurde als Posttransfusionsserum-Ak beobachtet. Ak reagierte am besten im indirekten COOMBS-Test. (16)

L SALMON, C., et al.: Nouv. Rev. franc. Hémat. 1 (1961), 649

Auffrischung ↗ booster-Effekt

Auge, Antigene, Immunreaktionen

D Organ mit immunologischer Sonderstellung (immunologisch ↗ privilegierte Orte).

H Augenvorderkammer als immunol. privilegierter Ort durch Medawar (1948) und nachfolgende Autoren näher erforscht.

G Die immunol. Sonderstellung des A. bezieht sich auf die Vorgänge der ↗ Transplantations- und ↗ Tumorimmunologie. (Keine Lymphgefäßdrainage der inneren Abschnitte.) Die am gesunden A. avaskuläre Kornea begrenzt nach ventral die **Camera oculi anterior.**
Inhalt: (Mensch, adult) etwa 1 ml eiweiß- und salzarmer klarer Flüssigkeit, die vorwiegend im Ziliarkörper per secretionem gebildet und über den Sinus venosus sclerae abgeleitet wird. Austausch des Vorkammerinhaltes in etwa 10 h.
Bei Krause und Raunio (1970) Angaben zur Gesamtproteinbestimmung und Spezifizierung in Abhängigkeit vom pathogenen Geschehen (↗ Diskelektrophorese).
In die Vorderkammer verbrachte Transplantate (Muskelzellen, Haut, Embryonal- und Tumorgewebe, letzteres aus ↗ allo- oder ↗ xenogener Herkunft) werden, solange kein Gefäßanschluß erfolgt, per diffusionem ernährt; Gefäßanschluß je nach Transplantationstechnik am 5. bis 30. Tag, Franklin et al. (1970). Überlebenszeit transplantierter Haut in der Vorderkammer des Kaninchens bis zu 75 Tagen beschrieben (Razu et al., 1969). Die Vorderkammer ist auch als besonderer Reaktionsort bei der Induktion einer ↗ Graft-versus-host-Reaktion geeignet. Nach dorsal wird die Vorderkammer durch
Iris und Ziliarkörper
begrenzt. In die Nähe verbrachte Transplantate werden durch den Gefäßreichtum dieser Region innerhalb weniger Tage vaskularisiert.
Dorsalwärts folgen
Lens cristallina (↗ Linse) und
Corpus vitreum (Glaskörper)
Inhalt (Mensch, adult): Glaskörper-Gallerte, bestehend aus 98% Wasser, Stroma corporis vitrei (kollagen), Proteinen, Salzen, Hyaluronsäure, Vorkommen vereinzelter Zellen (Leukozyten) möglich.
Ag-Bestandteile: Serumproteine sowie einige nicht im Serum vorkommende Proteine (nach Cooper et al.: 5 beim Menschen, 9 beim Rind). Glaskörperproteine von Mensch, Schaf, Rind ergeben immunol. ↗ Kreuzreaktionen. Verflüssigen der Glaskörpergallerte durch Abzentrifugieren oder Kollagenase-Injektion möglich (Hyaluronidase?). Wachstum von transplantierten Tumoren im Glaskörper möglich. Corpus vitreum stellt ebenso wie die Vorderkammer einen immunol. privilegierten Ort dar.
Begrenzung des Glaskörpers nach dorsal durch
Retina, Chorioidea und ↗ Sklera.

P Bei Tumortransplantation wird das von den Tumorzellen abgegebene Stoffgemisch (Enzyme, Toxine, lösliche Tumor-Ag) in der Glaskörperflüssigkeit angereichert (Punktion und Analyse möglich).
Mit Hilfe des Leukozyten-Migrations-Inhibitionstestes (LMT) wiesen Henley et al. durch Verwendung unterschiedlicher Ag des Auges eine spezifische Sensibilisierung bei diffuser Uveitis, Iridozyklitis, Chorioretinitis und Pars Planitis nach.
Mit dem Lymphozyten-Transformations-Test (LTT) können unter Verwendung von Uvea- und Retina-Ag bei Pat. mit einer ↗ Sympathischen Ophthalmie Blasttransformationen vorkommen, Wong et al. Ähnliche Ergebnisse mit dem LTT wurden bei Pat. mit Symphatischer Ophthalmie und dem Vogt-Koynage-Harada-Syndrom gefunden (Hammer, 1972).
Die Autoimmun-Hypothese der Uveitis und Chorioretinitis-Ätiologie ist durch die Versuche zur Erzeugung experimenteller chron. Augenerkrankungen im Tiermodell belegt worden (Hempel et al., 1974).
Die Untersuchungen mit dem ↗ Makrophagen-Elektrophorese-Mobilitätstest (MEM) nach Field und Caspary mit ↗ Linsen-, Retina- und Uvea-Ag und Fotorezeptorenaußensegmenten (ROS) sprechen für eine antiallergische Reaktion des Immunsystems bei Pat. mit Uveitis anterior et posterior, Chorioretinitis und Symphatischer Ophthalmie.
Sowohl die Panophthalmie als auch die Sympathische Ophthalmie haben eine Beziehung zu linsenassoziierten Antigenen im MEM-Test. Der Nachweis sensibilisierter Lymphozyten gelang bei der Chorioretinitis nur mit den Fotorezeptoraußensegmenten und nicht mit dem Retina-Ag.
Lessel et al. untersuchten eine Gruppe von Pat. mit Neuritis nervi optici hinsichtlich ihrer Überempfindlichkeit gegen myelinbasisches Protein. Eine Reihe dieser Pat. wies positive Reaktionen im LTT auf. Exrimentelle Chorioretinitiden wurden beim Affen durch Immunisierung mit Affen-Retinagewebe induziert (Lerner et al.). Es wird geschlußfolgert, daß es sich bei den festgestellten Augenläsionen um eine gewebsspezifische Autoimmunerkrankung handelt. (2 + 51)

L Cooper, W. C., et al.: Invest. Ophthalmol. 2 (1963), 369
Faure, J. P., et al.: Biomed. Express 19 (1973), 403
Feinberg, E. B., et al.: Amer. J. Ophthal. 73 (1972), 68
Hammer, H.: Brit. J. Ophthal. 55 (1971), 850

HENLEY, W. L., et al.: Infect. and Immunol. 9 (1974), 839
HEMPEL, E., et al.: Klin. Mbl. Augenhk. 165 (1974), 630
JENSSEN, R., et al.: Zum Nachweis sensibilisierter Lymphozyten bei chronisch entzündlichen Augenerkrankungen (im Druck)
KRAUSE, U., und V. RAUNIO: Brit. J. Ophthalmol. 160 (1970), 280
LERNER, E. M., et al.: Science 162 (1968), 561
LESSELL, S., et al.: Brit. J. Ophthalmol. 54 (1970), 731
RAHI, A. H. S.: Brit. J. Ophthalmol. 57 (1973), 904
RAJU, S., und J. B. GROGAN: Transplantation 6 (1969), 475
WONG, V. G., et al.: Amer. J. Ophthal. 72 (1971), 960

Augenlidtest nach RABEAU und UKRAINCZYK

D Modifikation des Epikutantestes. Provokationstest mit Prüfung auf zellvermittelte Allergie vom ↗ Spättyp.

G Die Testlösung wird bei geschlossenem Auge auf das Oberlid gepinselt und verbleibt beim Öffnen in der Oberlidfalte, dadurch intensivere Resorption unter Umgehung der Pflasterreizung.

P Bewertung und Ablesung wie ↗ Epikutantest. (49)

L RABEAU, H., und V. UKRAINCZYK: Ann. Derm. Syph. (Paris) 10 (1939), 656

A-Untergruppen

S A-Varianten
schwache Blutgruppeneigenschaften
schwache A-Varianten
AB0-Untergruppen

H

1911	von DUNGERN, HIRSZFELD	A_1 A_2
1936	FRIEDENREICH	A_3
1935	FISCHER und HAHN	A_x
1940	HIRSZFELD	A_4
1942	GAMMELGAARD	A_5
1948	JONSSON und FAST	A_6
1952	GROVE-RASMUSSEN et al.	A_0
1952	ESTOLA und ELO	A_z
1956	WIENER und GORDON	A_m
1957	van LOGHEM et al.	A_g
1958	PROKOP et al.	unbenannt
1960	PROKOP	A_3^w
1961	WIENER et al.	unbenannt
1963	JAKOBOWICZ	unbenannt
1964	STURGEON et al.	A_{el}

D Formen der Blutgruppe A; der Unterschied zwischen den Untergruppen ist zumindest teilweise quantitativer Natur.

G Mit entsprechenden Testseren (Anti-H, Anti-AB, Anti-A_1, Anti-A_{hel}) können bei Erythrozyten der Blutgruppen A und AB die Untergruppen bestimmt werden.
Die *Unterteilung* in A_1, A_2, A_3 ist leicht und von den meisten Laboratorien durchführbar. A_1-Erythrozyten besitzen die größte Menge A-Ag. Unter der Gesamtbevölkerung in England fand man 34,81% A_1, 9,89% A_2 und 2,62% A_1B, 0,64% A_2B. Zur *Bestimmung* der übrigen seltenen Formen sind aufwendige serol. Untersuchungen (Absorptions-, Elutionsverfahren, vergleichende Titration, Speicheluntersuchungen) erforderlich.
Phänotypisch können *2 Hauptgruppen* unterschieden werden:

↗ A_x (A_4, A_5, A_z, A_0): *Zellen:* negativ oder schwache Reaktion mit Anti-A_1, gute Reaktion mit Anti-A + B
Serum: kein oder sehr schwaches Anti-A, gewöhnlich Anti-A_1
Speichel: H-Substanz (kein A) bei Sekretoren
↗ A_m, A_y: *Zellen:* negativ oder schwach mit Anti-A und Anti-A + B
Serum: kein Anti-A oder Anti-A_1
Speichel: A- und H-Substanz bei Sekretoren
Weitere Varianten:

↗ A_{int}, ↗ A_{end}, ↗ A_{el}, ↗ A_{bantu}
↗ A_g

P Gelegentlich ***Probleme bei der Serumkontrolle und Kreuzprobe***, wenn das Serum eines Pat. mit der Blutgruppe A_2 oder A_2B irreguläre Anti-A_1-Ak enthält (Anti-A_1 bei 1–2% der Blutgruppe A_2, bei 25% der Blutgruppe A_2B). In diesen Fällen sollte A-Untergruppengleiches Blut zur Transfusion ausgewählt werden.
Schwache Blutgruppeneigenschaften besitzen vorwiegend wissenschaftliches Interesse, gelegentlich Probleme von praktischer Bedeutung: das Ag kann so schwach sein, daß die Erythrozyten ***fälschlicherweise als Blutgruppe 0*** bezeichnet werden. Handelt es sich um Blutspender, können sich daraus Schwierigkeiten ergeben. (26)

L PROKOP, O., et al.: Lehrbuch der menschlichen Blut- und Serumgruppen. VEB Georg Thieme Verlag, Leipzig 1975
RACE, R. R., und R. SANGER: Blood Groups in Man. Blackwell Scientific Publikations, 5th Edition, Oxford – Edinburgh 1968

Auslöschphänomen ↗ SCHULTZ-CHARLTON

Aussalzung (von Proteinen)

D Proteinfällung durch Erhöhung der Salzkonzentration.

G Löslichkeit von Proteinen ist neben anderen Faktoren von bestimmter Salzkonzentration abhängig, die für einzelne Proteingruppen unterschiedlich ist. Verminderung der optimalen Salzkonzentration (Dialyse, Gelfiltration) vermindert die gegebene Proteinlöslichkeit; eine Verminderung der Proteinlöslichkeit wird ebenfalls durch Erhöhung der für eine optimale Proteinlöslichkeit gegebenen Salzkonzentration erreicht (Aussalzung). Die aussalzende Wirkung einzelner Ionenarten ist unterschiedlich stark. Es bestehen Beziehungen zur HOFFMEISTERschen Reihe. Stärkste Wirkung besitzen SO_4^{--}-Ionen (Na_2SO_4; $(NH_4)_2SO_4$). Die für A. ebenfalls gebräuchliche Bezeichnung „Neutralsalzfällung" ist irreführend, da bei höherer Salzkonzentration pH-Verschiebungen auftreten und gegebenenfalls kompensiert werden müssen.

P Vor Einführung elektrophoretischer Trennverfahren für Proteingemische stellte A. die Methode der Wahl für Proteingemischtrennungen dar, *gegenwärtig als Vorreinigung gebräuchlich.* Durch fraktionierte Ammonsulfatfällung lassen sich aus Plasma vier Proteingruppen gewinnen (siehe Tabelle).

Vorteile des Verfahrens: physiologischer pH-Bereich, Arbeiten bei Zimmertemperaturen möglich. Verfahren kann auch zur Proteinkonzentrierung angewendet werden. Cave: Ammonsulfat in kleinen Portionen zur Proteinlösung geben, vorsichtig rühren! Aggregationsgefahr! Aus der unteren Tabelle sind erforderliche Mengen Ammonsulfat ersichtlich, um von einer gegebenen Konzentration auf eine beabsichtigte Sättigung zu erhöhen. (2)

Durch Aussalzung mit Ammonsulfat entstehende Plasmaproteingruppen

Sättigung $(NH_4)_2SO_4$ in %	Ausfällung von
20–25	Fibrinogen
33	Euglobulin*) (z. B. IgG, IgM)
50	Pseudoglobulin (z. B. IgA)
über 60	mit zunehmender Sättigung Albumin

*) spätere Definition für Euglobulin: unlöslich in Aqua dest. ↗ Globulin

Beziehungen der erforderlichen $(NH_4)_2SO_4$-Menge in g zwischen Initial- und Finalsättigung

Finalkonzentration 25 °C

Initial-Konzentration / Ammonsulfat in g/l	10	20	25	30	33	35	40	45	50	55	60	65	70	75	80	90	100
0	56	114	144	176	196	203	243	277	313	351	390	430	472	516	561	662	767
10		57	86	118	137	150	183	216	251	288	326	365	406	449	494	592	694
20			29	59	78	91	123	155	189	225	262	300	340	382	424	520	619
25				30	49	61	93	125	158	193	230	267	307	348	390	485	583
30					19	30	62	94	127	162	198	235	273	314	356	449	546
33						12	43	74	107	142	177	214	252	292	333	426	522
35							31	63	94	129	164	200	238	278	319	411	506
40								31	63	97	132	168	205	245	285	375	469
45									32	65	99	134	171	210	250	339	431
50										33	66	101	137	176	214	302	392
55											33	67	103	141	179	264	353
60												34	69	105	143	227	314
65													34	70	107	190	275
70														35	72	153	237
75															36	115	198
80																77	157
90																	79

L WUHRMANN, F., und H. MÄRKI: Dysproteinämien und Paraproteinämien. Verlag Schwabe & Co. Basel/Stuttgart 1963

Austauschtransfusion

Abk. AT

D Übertragung verträglichen Spenderblutes bei gleichzeitiger Entnahme von Empfängerblut.

G *Therapeutisches Ziel* einer AT ist die Entfernung schädigender Bestandteile aus dem Patientenblut. *Voruntersuchung* wie bei jeder Transfusion bei M. h. n. unter Berücksichtigung mütterlicher Ak (↗ Kreuzprobe).
Bei der *Einwegmethode* wird ein Katheter in ein Blutgefäß (meist Vene) eingeführt und Blutentnahme und -zufuhr im Wechsel vorgenommen. Bei der *Zweiwegmethode* werden in zwei Blutgefäße (z. B. Kubital- und Femoralvene oder Nabelvene und Nabelarterie) Katheter eingeführt und das Blut kontinuierlich ausgewechselt. Bei Neugeborenen werden Nabelgefäße benutzt.

P *Indikation bei Neugeborenen:* M. h. n. infolge Rhesus- (↗ Rh-) bzw. ↗ AB0-Inkompatibilität. Indikation *bei älteren Kindern und Erwachsenen:* lebensgefährliche Vergiftungszustände (Gift bereits resorbiert!), schwerste „toxische" Krankheitszustände (Coma hepaticum) (↗ Plasmapherese). (9 + 19)

L WILKEN, H., J. ROEWER, H. EGGERS: Morbus haemolyticus beim Fetus und Neugeb. Verl. Joh. Ambr. Barth, Leipzig 1971

Australia-Antigen ↗ Hepatitis-B-Antigen

Autoaggression ↗ Autoimmun

Autoantikörper

D Immunglobulin mit nachgewiesener Antikörperaktivität gegen Antigendeterminanten, die vom Individuum selbst stammen.

G ↗ „self"-Antigene (körpereigene Ag, auch Auto-Ag genannt, ↗ Horror autotoxicus) führen zur Autosensibilisierung und damit zur Bildung von A. Ursachen der immunogenen Wirkung ↗ Autosensibilisierung, Folgezustände sind ↗ Autoimmunkrankheiten. Rolle der A. in der Ätiologie der Autoimmunkrankheiten unklar.

P Nachweis von A. ist zur Klärung einer DD bei einigen Autoimmunkrankheiten wertvoll.
Zur dd-Bedeutung von A. siehe Tabelle S. 58. (2)

L MIESCHER, P. A., and H. J. MÜLLER-EBERHARD: Textbook of Immunopathology, Vol. II. Grüne & Stratton, New York – London 1969
SHULMAN, S.: Tissue specificity and Autoimmunity. Springer-Verlag, Berlin – Heidelberg – New York 1974
THOMSON, R. A.: The Practice of Clinical Immunology. E. Arnold Publishers, London 1974

Autoantikörper, erythrozytäre

D Antikörper, die mit den körpereigenen Erythrozyten reagieren.

H DONATH und LANDSTEINER konnten 1904 im Serum von Patienten mit paroxysmaler Kälte-Hämoglobinurie ein Autohämolysin nachweisen.

G ↗ Autoimmunkrankheiten; ↗ Autosensibilisierung.

P Erythrozytäre A. führen zur erworbenen hämolytischen Anämie. Hierunter versteht man eine Gruppe von Krankheiten, bei denen Erythrozyten abnorm schnell zerstört werden, mit Ikterus und Anämie als Folgeerscheinung bei Vorhandensein aller für die Hämatopoese erforderlichen Faktoren. Ak meist zur IgG-Klasse gehörig, seltener zur IgM-Klasse (wie Kälte-Typ). Die Funktionsbreite der A. ist unterschiedlich. Es gibt „*Wärme-Ak*", die bei jeder Temperatur bis zu +37 °C reagieren. Sie agglutinieren Zellen, die in Albumin suspendiert sind sowie enzymbehandelte Zellen. Der ↗ COOMBS-Test (Antiglobulin-Test) ist positiv. Die zweite Art sind die „*Kälte-Ak*", die bei +4 °C reagieren. In der Elektrophorese wandern Kälte-Ak mit der Gamma-Fraktion, in der Ultrazentrifuge sedimentieren sie als Gamma M mit einer Sedimentationskonstante von 19 S. (47)

L COOMBS, R. R. A., A. E. MOURANT und R. R. RACE: Brit. J. Exp. Path. 26 (1945), 255

autogen(isch)

S autolog

D vom selben Individuum abstammend (immunol. vollständig identisch).
↗ Transplantations-Nomenklatur (2)

Autoimmun-Adrenalitis ↗ Nebenniereninsuffizienz, idiopathische

Auto(immun)aggression ↗ Autosensibilisierung

Autoimmunisierung ↗ Autosensibilisierung

(Bezeichnung sachlich unzutreffend, wenn Immunität lediglich als Schutz verstanden wird, da der Organismus keineswegs vor sich geschützt (immun), sondern unter bestimmten Voraussetzungen sogar geschädigt wird ↗ Autoimmunkrankheiten.) (5)

Übersicht zur dd-Bedeutung von Autoantikörpern und ihrer Nachweistechnik

Autoantikörper gegen Organ	Ag-Bezeichnung	Ak-Nachweismethode	dd-Bedeutung (positiver Reaktionsausfall in % der untersuchten Krankheitsfälle)
Schilddrüse	Thyreoglobulin	Präzipitation passive Hämagglutination Tanninisierte Erythrozyten	HASHIMOTO-Syndrom (bei 40%) HASHIMOTO-Syndrom (bei 90%) Myxödem (bei 75%) Thyreotoxikose (bei 35%)
	Kolloidantigen	indirekt durch fluoreszierende Ak (Sandwich-Technik; Ag-haltiges menschliches Schilddrüsengewebe als Reaktionspartner erforderlich	HASHIMOTO-Syndrom (bei 40%)
	mikrosomales Schilddrüsen-Ag	KBR oder indirekt durch fluoreszierende Ak am unfixierten Schnitt menschlicher toxischer Schilddrüse	HASHIMOTO-Syndrom (bei 70–75%) Thyreotoxikose (bei 50%) Myxödem (bei 40%)
	Membran-Ag 1 (Epithelzellen)	komplementabhängige Zytotoxreaktion gegen dispergierte thyreoidale Zellen in Gewebekulturen	ohne praktischen Wert
	Membran-Ag 2	↗ LATS, Testung an hypophysektomierten Ratten	ohne praktischen Wert
Nebennieren	zytoplasmatisches Ag der Zona glomerulosa	indirekt durch fluoreszierenden Ak unter Verwendung postmortaler menschlicher Nebennieren	Idiopathische Nebennierenatrophie (bei 65%)
Skelettmuskulatur	sarkolemmale Ag bes. der A-Streifen	indirekt durch fluoreszierende Ak unter Verwendung unfixierter Schnitte von Rattenzwerchfell	Myasthenia gravis (bei 50%)
Magenschleimhaut	Schleimhautzellen	indirekt, Sandwich-Technik unter Verwendung unfixierter Schnitte von Magenschleimhaut (Mensch, Ratte, Meerschweinchen)	Perniziöse Anämie (bei 75%) Autoimmune Schilddrüsenerkrankung (bei 30%) Frauen mit Magenschleimhautatrophie (bei 40%)
	Intrinsic-Faktor	Störung der Bindung von (radioaktivem) Vit. B_{12} an den Intrinsic-Faktor	Perniziöse Anämie (bei 50%) (in einigen Stadien der Erkrankung)
Haut	interzelluläre Kittsubstanz der Epidermis basale Zellschicht	indirekt, Sandwich-Technik unter Verwendung unfixierter Schnitte der Meerschweinchenlippe	Pemphigus vulgaris (bei 70%) Bullöses Pemphigoid (bei 50%)
Speicheldrüsen	Zellen der Ausführungsgänge	indirekt, Sandwich-Technik unter Verwendung von Speicheldrüsenschnitten	SJÖRREN-Syndrom (bei 80%) Rhinolaryngopharingitis (bei 30%) Rheumatoide Arthritis (bei 10%)
Pankreas	Inselzellen (α, β, γ)	indirekt durch Immunfluoreszenz	insulinabhängiger juveniler Diabetes mellitus (bei 78%) mit zunehmender Krankheitsdauer abfallende Häufigkeit (< 1 Jahr = 51%, > 1 Jahr = 20%) (↗ Inselzell-Ak)

Erweitert nach THOMSON, R. A.

Autoimmunkoagulopathie ↗ Immunkoagulopathie

Autoimmunkrankheiten

S Autoaggressionskrankheiten

D Krankheiten, in deren Pathogenese die ↗ Autosensibilisierung eine entscheidende Rolle spielt.

G Das **Spektrum der A.** reicht von jenen Erkrankungen, bei denen die Autosensibilisierung allein für das Krankheitsbild verantwortlich ist (z. B. autoimmunhämolytische Anämie) über jene, bei denen sie möglicherweise den weiteren Verlauf maßgeblich beeinflußt (z. B. Rheumatoidarthritis) bis zu jenen, bei denen die Autosensibilisierungsphänomene — wahrscheinlich — nur eine di. Bedeutung haben.

Die Autosensibilisierung kann über folgende Prozesse pathogen wirken:

1. Durch *Einwirkung zytotoxischer Ak* (unter Komplementaktivierung) auf Bestandteile der Zellmembranen (Autoimmunzytopenien, ↗ Immunozytenmangelsyndrom).
2. Durch Produktion und *Ablagerung komplementaktivierender IK* (↗ Lupus erythematodes).
3. Durch zytotoxische Effekte sensibilisierter und *aktivierter Lymphozyten* (Immunthyreoiditis (↗ HASHIMOTO).
4. Aktivierung durch Ak z. B. der Schilddrüse durch ↗ LATS bzw. LATS-Protektor.
5. Blockierung von Rezeptoren oder anderen funktionellen Strukturen, z. B. muskulären Azetylcholinrezeptoren bei Myasthenie, Intrinsic factor, Insulin, Apolipoproteinen oder Gerinnungsfaktoren.
6. Agglutinierende Ak: Infertilität durch Spermienagglutination.

Humorale und zellgebundene Sensibilisierung wirken keineswegs immer synergistisch (immunol. ↗ Enhancement).

P **Kriterien** für den Nachweis einer A. sind (modifiziert nach WITEBSKY):

1. Nachweis von Auto-Ak bzw. sensibilisierten Lymphozyten, die gegen Ag gerichtet sind, die mit der Lokalisation der betreffenden Krankheit in Zusammenhang stehen.
2. Identifizierung des Auto-Ag, gegen das die Immunreaktion gerichtet ist.
3. Induktion einer Autosensibilisierung gegen das entsprechende Ag im Tierversuch.
4. Erzeugung morphologischer Veränderungen des Gewebes oder Organs, mit dem das Tier sensibilisiert wurde, die denen der Erkrankung des Menschen entsprechen.
5. Übertragung der Erkrankung mit Serum oder Zellen.

Bei den Erkrankungen des Menschen sind diese Kriterien in keinem Fall vollständig zu erfüllen. Im Vordergrund steht der Nachweis der Kriterien 1 und 2, die sich wechselseitig bedingen.

Zu den **A. in Klinik und Experiment** werden folgende gezählt (Tabelle) (↗ Referenzlab. WHO, siehe Tabelle b, Ziffer 11, 18, 19, 20). (5)

Autoimmunnephritis (experimentelle)

S Experimentelle autoallergische Glomerulonephritis
experimental autoimmune glomerulonephritis

D Experimentelle Glomerulonephritis (GN) durch Sensibilisierung gegen heterologe, homologe oder autologe Basalmembran (BM)-Ag.

H STEBLAY (1962) erzeugte bei Schafen durch Immunisierung mit heterologen Glomerulobasalmembranen (GBM) in komplettem FREUNDschen Adjuvans eine schwere progrediente GN.

G Sensibilisierung mit heterologen und homologen Säugetier-BM-Ag in komplettem

Experimentelle und klinische Autoimmunkrankheiten

Gewebe/Organ	Experimentelle Autoimmunkrankheiten	Klinisches Krankheitsbild
Zentralnervensystem	experimentelle allergische Enzephalomyelitis (EAE)	Multiple Sklerose (?) Impfenzephalitis
Peripheres Nervensystem	experimentelle allergische Neuritis (EAN)	Idiopathische Polyneuritis (?)
Autonomes Nervensystem	experimentelle autonome Neuropathie (?)	
Hypophyse	Adenohypophysitis	Hypophysitis (?)
Schilddrüse	Thyreoiditis	HASHIMOTO-Thyreoiditis
Nebenschilddrüse	Parathyreoiditis	
LANGERHANSsche Inseln	Insulitis	Antoimmuninsulitis
Nebenniere	Adrenalitis	Idiopathischer Morbus ADDISON (?)
Hoden	Orchitis	Allergische Orchitis (?)
Linse	Endophthalmitis	phakogene Uveitis
Uvea	Uveitis	sympathische Ophthalmie
Haut	Dermatitis (?)	Pemphigus, Pemphigoid
Magenschleimhaut	Gastritis	Atrophische Gastritis (Perniziosa)
Kolonschleimhaut	Kolitis	Colitis ulcerosa
Niere	Glomerulonephritis	nephrotoxische Nephritis
Herz	Myokarditis	Postmyokardinfarkt- und Postkardiotomiesyndrom (?) Rheumatische Karditis (?)
Skelettmuskulatur	Myositis	
Thymus	Thymitis	
Blut		Autoimmunzytopenien
Erythrozyten		↗ Anämie, hämolytische

FREUNDschen Adjuvans kann bei verschiedenen Spezies (Schafen, Ziegen, Affen, Kaninchen, Meerschweinchen, Ratten, Mäusen) eine GN auslösen. Die BM-Ag sind nicht streng organspezifisch, Nieren-GBM-Ag sind jedoch in der Regel am wirksamsten. Am empfindlichsten sind Schafe. Autologes BM-Material ist gewöhnlich nicht nephritogen. Bei Kaninchen erwies sich auch lösliches autologes GBM-Material aus dem Urin als effektives Ag.

P Hervorgerufen wird diese GN durch humorale (*kreuzreagierende*) *Auto-Ak gegen GBM-Ag* (↗ zytotoxische Reaktionen). An den erkrankten Nieren sind die typischen immunhistologischen Befunde einer GN vom BM-Ak-Typ (↗ MASUGI-Nephritis, ↗ Glomerulonephritis) nachweisbar. Die Zuordnung dieser Nephritis zu den ↗ Autoimmunkrankheiten erfolgt auf Grund der Reaktion dieser Ak mit der körpereigenen GBM und läßt die Tatsache, daß das auslösende Ag in der Regel nicht autologen Ursprungs ist, unberücksichtigt. Ihre Entstehung durch Sensibilisierung mit BM-Ag (Lunge bzw. Urin) bietet theoretische Erklärungsmöglichkeiten für die GN gleichen Typs beim Menschen. (20)

L STEBLAY, R. W.: In: Internat. Convoc. on Immunol. Buffalo, N.Y., 1968, S. 286. Karger, Basel—New York 1969
UNANUE, E. R., et al.: In: Immunopathology, V^th^ Internat. Sympos. Punta Ala, 1967, S. 92. Schwabe & Co., Basel—Stuttgart 1968

Autoimmunnephrose (experimentelle)

S experimental autoimmune nephrosis of rats
HEYMANN-Nephritis
experimentelle autologe Immunkomplex-(Glomerulo)-Nephritis

D Experimentelle chron. membranöse Glomerulonephritis (GN) mit nephrotischem Syndrom bei Ratten nach Immunisierung mit heterologen, homologen oder autologen Nierentubulus-Ag in komplettem FREUNDschen Adjuvans.

H Von HEYMANN et al. (1959) zuerst beschriebene GN von Ratten nach mehrfacher i.p. Injektion eines Überstandes von homologen oder autologen Rattennierenextrakten in komplettem FREUNDschen Adjuvans.

G Sensibilisierung mit Tubulus-Ag führt bei Ratten zur Bildung löslicher ↗ IK und zum typischen lichtmikroskopischen, immunhistologischen und elektronenoptischen Bild einer ↗ *GN vom IK-Typ* (transmembranöse Glomerulopathie). In den granulären, subepithelialen Komplexen sind die Ak, Komplementkomponenten und das Tubulus-Ag nachweisbar. Das Ag ist ein Phospholipoprotein und Bestandteil des Bürstensaums der proximalen Tubuli. Im Serum der Tiere kommt es normalerweise in geringen Konzentrationen vor. Die Sensibilisierung mit geringsten Mengen gereinigtem Ag (3 μg N) kann bereits eine GN auslösen, bei der die Komplexe überwiegend mit dem endogenen Ag aus dem Serum der Wirtstiere gebildet werden. Nur unter diesen Umständen ist die Annahme einer ↗ Autoimmunkrankheit gerechtfertigt. (20)

L EDGINGTON, T. S., et al.: J. exp. Med. **127** (1968), 555
GLASSOCK, R. J., et al.: J. exp. Med. **127** (1968), 573
HEYMANN, W., et al.: Proc. Soc. exp. Biol. u. Med. **100** (1959), 660

Autoimmunorchitis, experimentelle

Abk. AIO

S Aspermatogenese-Syndrom

D Experimentelle Orchitis durch Sensibilisierung gegen ↗ Spermien- oder Hoden-Antigen.

G Sensibilisierung männlicher Versuchstiere mit autologen, syngenen, allogenen oder xenogenen Spermien oder mit Hoden-Ag plus ↗ Adjuvans kann zur AIO führen (Ak-Nachweis ↗ Spermien-Ag, ↗ Sterilität, immunologisch bedingt). Kreuzreaktionen gegen Nieren- und Hirn-Ag sind möglich. AIO ist passiv durch ↗ Lymphozyten übertragbar.
AIO läuft mit irreversibler Degeneration des Keimepithels (Abstoßung der Spermiogenesezellen in den Hodentubuli) und interstitieller Entzündung ab; jedoch geringe Korrelation mit Spermien-Ak-Häufigkeit.
AIO wurde experimentell auch bei Männern induziert.

P Nach Hodenaffektionen (Orchitis, Epididymitis, mechanischem oder thermischem Trauma) und Resorption der alterierten Hoden-Ag entsteht im Tierversuch eine AIO. Ähnliche Pathophysiologie wird für die spontane Entstehung des Aspermatogenese-Syndroms beim Mann vermutet. (54)

L MANCINI, R. E.: Immunologic Aspects of Testicular Function. Springer, Berlin—Heidelberg—New York 1976
WAKSMAN, B. H.: J. Exp. Med. **109** (1959), 311

Autoimmunphänomen ↗ Autoimmunkrankheit

Autoimmun-Polyendokrinopathie

S Endokrine Autoimmun-Polyadenopathie
Pluriglanduläre Insuffizienz
Multiple Blutdrüsensklerose
SCHMIDT-Syndrom

D Primäre Erkrankung von zwei oder mehreren endokrinen Drüsen nach Autoimmunisierung, die in der Regel zu deren Insuffizienz führt.

G Häufig primäre oder zytotoxische NNR-Atrophie mit HASHIMOTO-Thyreoiditis oder Hypothyreose, seltener mit Hyperthyreose und nicht selten mit Diabetes mellitus kombiniert. Zusätzlich Hypoparathyreoidismus, ↗ „Hypophysitis“ oder andere ↗ Autoimmunkrankheiten, wie ↗ Perniciosa, ↗ Myasthenia gravis, immunol. bedingte Steatorrhoe. Krankheit gehäuft familiär vorkommend, weibliches Geschlecht bevorzugt. Nachweis organspezifischer Ak, chron. lymphozytärer, zur Atrophie führender Entzündung. Disposition zu Autoimmunreaktionen, bedingt durch eine gestörte ↗ Immuntoleranz, wird angenommen. (18)

L Übersicht bei LABHART, A.: Klinik der inneren Sekretion, 2. Aufl. Springer-Verlag, Berlin–Heidelberg–New York 1971

Autoimmun-Thyreoiditis
↗ HASHIMOTO-Thyreoiditis

autolog ↗ autogen

Autoradiographie

S Radioautographie

D Untersuchungsmethode zur Erfassung und Lokalisation von Radionukliden in oder auf biologischen und anderen Objekten.

H Durch die Entdeckung von BECQUEREL (1896) ist die A. im Prinzip so alt wie die Kenntnis von der Radioaktivität. Das erste biologische Autoradiogramm stammt aus dem Jahr 1904. Zu einer bedeutenden Methode der biologischen und medizinischen Forschung konnte die A. jedoch erst werden, als biologisch interessante Radionuklide bzw. eine Vielzahl entsprechend markierter Verbindungen und spezielle Filmmaterialien zur Verfügung standen.

G Prinzip der A. beruht darauf, daß radioaktive Strahlen fotografische Schichten zu schwärzen vermögen und dadurch Abbilder von Aktivitätsverteilungen (Autoradiogramme) erzeugt werden können, wenn entsprechend markierte Präparate mit geeignetem Filmmaterial in Kontakt gebracht worden sind. Durch die Möglichkeit einer über Tage, Wochen oder Monate erfolgenden kontinuierlichen Registrierung von Kernzerfällen erweist sich die A. als empfindlichste Nachweismethode für radioaktive Strahlung. Nach den möglichen Untersuchungsverfahren sind folgende drei Varianten der A. zu unterscheiden:

1. *Makroskopische A.*

In jeder Hinsicht einfachste Form der A., bei der vor allem größere Objekte (z. B. Ganzkörperschnitte von kleinen Tieren, Organschnitte, Chromatogramme, Elektropherogramme u. a.), in oder auf denen radioaktive Verbindungen nachgewiesen bzw. lokalisiert werden sollen, für eine gewisse Zeit mit geeignetem Filmmaterial in möglichst engen Kontakt gebracht werden. Strahlungsbedingte Filmschwärzungen sind nur groben Strukturen bzw. größeren Arealen zuzuordnen. Quantitative Beurteilung ist fotometrisch möglich.

2. *Lichtmikroskopische A.*

Auswertung der Autoradiogramme erfolgt im Unterschied zu 1. mikroskopisch. Daraus ergeben sich hinsichtlich der Objekte, der fotografischen Schichten und evtl. auch der Radionuklide besondere Erfordernisse. Unter günstigen Bedingungen lassen sich radioaktive Substanzen bzw. damit verbundene biologische Prozesse in histologischen Schnitten, Zellkulturen, Ausstrich-, Quetsch-, Abdruck- und Häutchenpräparaten sehr genau lokalisieren (Einzelzellen, Zellstrukturen). Quantitative Aussagen beruhen auf visuellen Silberkornzählungen oder fotometrischen Messungen.

3. *Elektronenmikroskopische A.*

Um Strahlungsquellen im Ultrastrukturbereich lokalisieren zu können, werden elektronenmikroskopische Präparate von radioaktiv markiertem Material mit einer sehr dünnen Fotoschicht überzogen. In jeder Hinsicht diffiziler als 2.

P A. vermag unter bestimmten Voraussetzungen in einzigartiger Weise über Lokalisation, Quantität und zeitlichen Ablauf von Stoffwechselprozessen, Transportvorgängen sowie Substanzbindungen und -akkumulationen Aufschluß zu geben. Wegen dieser Möglichkeiten ständig zunehmende Anwendung. Das gilt auch für Bereiche, in denen immunologische Vorgänge Gegenstand der Untersuchungen sind oder zur Klärung bestimmter Fragen ausgenutzt werden. Mit der A. lassen sich radioaktiv markierte Ag und Ak bzw. ihre spez. Reaktionen miteinander sehr genau lokalisieren und noch bei geringsten Quantitäten eindeutig nachweisen. A. ist auch für Studien über direkt oder mittelbar mit immunologischen Eigenschaften und Reaktionen verquickte Erscheinungen und Prozesse (Makromolekülsynthese, ↗ Phagozytose, ↗ Pinozytose, Zellproliferation, zelluläre ↗ Rezeptoren u. a.) von Bedeutung. Im Rahmen der ↗ Immunchemie gehört die A. zu den empfindlichsten analytischen Methoden und dient u. a. der Identifizierung von Ag und Reinheitsprüfung von Proteinen (↗ Immundiffusion, ↗ Immunelektrophorese). (34)

L AMLACHER, E.: Autoradiographie in Histologie und Zytologie. VEB Georg Thieme, Leipzig 1974
FISCHER, H. A., und G. WERNER: Autoradiographie. Verl. W. de Gruyter & Co., Berlin 1971
NEUMANN, D.: Technik der elektronenoptischen Autoradiographie in der Biologie. Acta histochem. 33 (1969), 191
ROTH, L. H., et al.: Autoradiography of diffusible substance. Academic Press, New York–London 1969

Autosensibilisierung

S ↗ Autoimmunisierung
D Sensibilisierung durch · körpereigene Ag (= Auto-Ag, Autoallergene).
G Normalerweise ist der Organismus unfähig, Ak oder sensibilisierte Lymphozyten gegen körpereigene Strukturen zu bilden (natürliche ↗ IT). Zur A. kann es unter *3 Voraussetzungen* kommen:
1. Bei der Sensibilisierung durch *natürliche Auto-Ag*, d. h. Ag, gegenüber denen keine oder nur eine unvollständige IT besteht (sog. ↗ sequestrierte Ag).
2. Bei *Bruch der IT durch Ag*. Dies kann durch Modifikation eines körpereigenen Ag (wobei die Ag-Verwandtschaft mit dem nativen Ag erhalten bleibt) oder durch exogene Ag mit identischen Determinanten (↗ Kreuzreaktion) erfolgen. Modifikationen körpereigener Ag können z. B. unter dem Einfluß von Entzündungen, im Tierexperiment, aber auch durch eine Vielzahl chemischer und physikalischer Einwirkungen erzielt werden. Unter den Kreuzreaktanten spielen Bakt. eine bes. Rolle (↗ heterophile Ak).
3. Bei *Bruch der IT durch primäre Veränderungen im Immunsystem*. Am eindeutigsten ist die Situation bei neoplastischen Prozessen des Immunsystems (z. B. chron. Lymphadenose). Ähnliche Veränderungen sind jedoch auch unter der Einwirkung lymphotroper Viren möglich.
Eine zentrale Rolle spielt die Substitution normalerweise fehlender Helfermechanismen (Adjuvanseffekte) oder die Hemmung von Suppressormechanismen (↗ Immuntoleranz).
Im Einzelfall wird kaum zu entscheiden sein, ob es zu einer Derepression verbotener Klone oder zur Neubildung autoreaktiver immunkompetenter Zellen kam.
Eine bes. Rolle bei der A. spielen *Infektionen*. Im einzelnen können sie über folgende Mechanismen wirksam werden:

1. Freisetzung sequestrierter Ag
2. Modifikationen körpereigener Ag
3. Bildung von Kombinations-Ag mit Auto-Ag-Eigenschaften
4. Kreuzreaktivität der Infektionserreger.
5. Adjuvanseffekte oder andere Beeinflussung der immunkompetenten Zellen.

Die Zunahme der A.-Phänomene mit steigendem Lebensalter ist verständlich, da sowohl die Zahl der Kontaktmöglichkeiten mit sequestrierten oder kreuzreagierenden Ag als auch die der Mutation immunkompetenter Zellen zunimmt.
P A.-Phänomene, insbesondere der Nachweis von Auto-Ak, sind nicht selten ohne klin. Bedeutung. Von manchen Autoren wird ihnen sogar eine *physiologische Rolle*, z. B. bei Abräumvorgängen beigemessen (↗ Überwachung, immunol.). Nach Walford liegen A. dem Alternsprozeß zugrunde. *Pathogen* wirken sie vor allem bei den ↗ Autoimmunkrankheiten. (5)

Autosom

S A-Chromosom
D Chromosomen, die in den Zellen des männlichen und weiblichen Organismus in gleicher Form vorkommen, im Gegensatz zu den Geschlechtschromosomen (Heterosomen).
P Der Mensch besitzt 46 Chromosomen, davon 44 A. und 2 Geschlechtschromosomen (Gonosomen). (15)

autosomal rezessive Form (WOLLHEIM) ↗ Agammaglobulinämie, kongenital ohne Lymphozytopenie

autosomale rezessive alymphozytäre Agammaglobulinämie ↗ Agammaglobulinämie, kongenital mit Lymphozytopenie

Autotransplantat

S Autogenes Transplantat, autologes Transplantat, autograft.
D Vom selben Individuum stammendes Transplantat (↗ Transplantations-Nomenklatur). (2)

Autovakzine

S Eigenimpfstoff
D ↗ Impfstoff, der aus patienteneigenen Erregern hergestellt und bei demselben Patienten appliziert wird. (19)

Avenin ↗ Gliadin

Avidität

D (Wie ↗ Affinität) Bezeichnung für die Bindungsfestigkeit zwischen den Partnern einer Antigen-Antikörper-Reaktion.
G Während sich jedoch der Begriff Affinität auf die Reaktion des bindenden Bereiches des Immunglobulin-Moleküls mit der determinanten Gruppe des Antigens bezieht, umfaßt der Begriff Avidität noch zusätzliche Eigenschaften des gesamten Antigen-Antikörper-Systems. In die Avidität gehen auch die Valenz der Antikörper und die Bildung der Antigen-Antikörper-Komplexe ein.
In der Blutgruppenserologie versteht man unter Avidität dementsprechend die Geschwindigkeit, mit der eine Agglutination eintritt und das Reaktionsmaximum erreicht. (3 + 21)

A_4

S A_4-Zellen
Blutgruppe A_4
Sammelbegriff ↗ A_x
D Schwache A-Eigenschaft bei Blutgruppe A oder AB (↗ A-Untergruppen, ↗ AB0-Blutgruppen).
G Agglutination durch: 0-Seren
Keine Agglutination durch: Anti-A von Gruppe B, Anti-A und Anti-B im Serum. (26)

A_x

S A_x-Blutgruppen, A_x-Zellen, A_x-Erythrozyten auch Sammelbegriff für A_4, ↗ A_5, A_0, A_z.
D Schwache A-Eigenschaft(en) bei Blutgruppe A oder AB (↗ A-Untergruppen, ↗ AB0-Blutgruppen).
G Erythrozyten werden nicht durch Anti-A (0- oder B-Serum) agglutiniert, Speichel enthält A-Substanz, Serum kein Anti-A. (26)

Azathioprin

D Antimetabolit; Derivat des 6-Merkaptopurin.
Chem.: 6-(1-Methyl-n-nitroimidazol-5-yl-thio)purin.

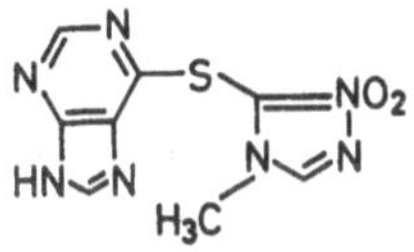

Azathioprin

H 1961 von HITCHINGS und ELION synthetisiert.

G A. wirkt (wie 6-Merkaptopurin) als Antagonist des Hypoxanthin und in einigen Reaktionen auch des Adenin, es kann als „maskierte Form des 6-Merkaptopurin" angesehen werden, da letzteres aus A. in der Zelle freigesetzt wird. Wirksamkeit beruht auf *Rückkoppelungshemmung des ersten Enzyms der Purinsynthese*, zum anderen auf einer *Verhinderung der Umwandlung von Inosin-5-Phosphat in Adenosin-5-Phosphat*. Es resultiert eine Abnahme der Adenin- und Guaninnukleotide in der Zelle und somit eine Hemmung der Nukleinsäuresynthese. 6-Merkaptopurin kann nicht in die Nukleinsäuren eingebaut werden, wird aber z. T. intrazellulär in 6-Thioguanin umgewandelt und dadurch zu einem insuffizienten Bestandteil der DNS.

P A. wird bei zahlreichen Immunerkrankungen therapeutisch eingesetzt und steht in seiner Bedeutung *an der Spitze der medikamentösen Immunsuppression*. Aus der Vielzahl der Nebenwirkungen einer zytostatischen bzw. immunsuppressiven Th ist bei diesem Präparat seine Hepatotoxizität hervorzuheben. (23)

L LANGEN, P.: Antimetabolite des Nukleinsäure-Stoffwechsels. Akademie-Verlag, Berlin 1968

A-Zelle ↗ Makrophag

Azetylierung

D Reaktion organischer Verbindungen mit reaktionsfähigen Gruppen (wie —OH, —SH—, —NH_2) mit dem Azetylrest CH_3CO—. (3)

A_2-Erythrozyten

S Blutgruppe A_2, A_2-Zellen, A_2
D A-Eigenschaft bei Blutgruppe A oder AB (↗ A-Untergruppen, ↗ AB0-Blutgruppen).
G Agglutination durch Anti-A, und Anti-H, keine Agglutination durch Anti-A_1. Geringere Absorptionskraft als A_1-Erythrozyten; absorbiertes Anti-A kann leichter von A_2- als von A_1-Erythrozyten abgesprengt werden. (26)

A_2m-System

Abk. hergeleitet aus Alpha marker.
D Immunglobulin-Allotypie des Menschen.

H Entdeckt durch VYAS et al. sowie KUNKEL et al. 1968

G Bisher sind zwei antithetische Faktoren A_2m(1) und A_2m(2) (v. LOGHEM et al.) bekannt, die auf dem konstanten Teil einer der Schwerketten des IgA, der α_2-Kette lokalisiert sind.
A_2m(1) findet sich bei 98% der weißen, bei 52% der schwarzen Bevölkerung, bei 76% der Japaner und bei 52% der Chinesen (VYAS und FUDENBERG 1969/1970). Es besteht eine enge genetische Kopplung zwischen dem Am- und dem ↗ Gm-System (v. LOGHEM et al. 1970). (15)

L Übersicht bei PROKOP, O., et al.: Lehrbuch der menschlichen Blut- und Serumgruppen. VEB Verlag Georg Thieme, Leipzig 1976 (4. Aufl.)

Ba-α_2-Glykoprotein ↗ α_2HS-Glykoprotein

Bacillus CALMETTE-GUERIN-Impfstoff

Abk. BCG-Impfstoff

S Tuberkulose-Impfstoff
BCG-Vakzine

D Lebende, attenuierte (avirulente) ↗ Mykobakterien (Typus bovinus) vom Stamm Bacillus CALMETTE-GUERIN.

H Alle Impfversuche gegen Tuberkulose lassen sich auf das ↗ KOCH-Phänomen zurückführen. Bei oralen Impfungen von Rindern mit einem bovinen Tuberkelbakt.-Typ beobachteten CALMETTE und GUERIN eine Virulenzabnahme des Impfstammes durch Passagen auf Rindergalle-Glyzerin-Kartoffel-Nährboden. Nach 230 Passagen erwies er sich in seinen virulenz-geminderten und immunogen Eigenschaften als konstant und wird seitdem als Bacillus CALMETTE-GUERIN (BCG) bezeichnet. Erste Impfungen bei Menschen in Frankreich oral (1921). Das Lübecker Impfunglück (1929/30) konnte auf eine Verunreinigung mit hochvirulenten humanen Tuberkelbakterien zurückgeführt werden. Intrakutanimpfung (WALLGREN 1948) brachte eine höhere ↗ Tuberkulinkonversionsrate.

G Impfstoffherstellung erfolgt über Subkulturen auf festen und in flüssigen Nährmedien. Bakterienmaterial wird vorsichtig homogenisiert und quantitativ verdünnt, so daß 1 ml Suspension 0,5 mg feuchte Bakterienmasse (etwa 6—11 Millionen Keime) enthält. Sämtliche Schritte der Impfstoffproduktion unterliegen einer Kontrolle durch (nationale) Prüfinstitutionen. Die Prüfbedingungen sind in den minimal requirements der WHO-Reports festgelegt.

P Neben der Verbesserung der sozioökonomischen Bedingungen hat die systematische *BCG-Impfung bei Neugeborenen* wesentlich zum Rückgang der Morbidität und Letalität an Tuberkulose (bes. im Kindesalter) beigetragen. So lange Infektionsquellen existieren, empfiehlt sich BCG-Impfung (↗ Impfkalender der DDR). Der Impfschutz dauert etwa 10—15 Jahre. Besondere Bedeutung muß der BCG-Impfung für alle Länder zugesprochen werden, in denen die Tuberkulose noch eine große Rolle spielt (Indien, Vorderasien, Afrika, Südamerika) (↗ Tuberkulintest). (19)

L WHO Tech. Rep. Ser. Nr. 195 (1960)
WHO Tech. Rep. Ser. Nr. 329 (1966)
3rd Rep. to the Medical Research Council by their Tuberculosis Vaccines Clinical Trials Committee. Brit. Med. J. i, 973 (1963)

Bakterienagglutination

D ↗ Agglutination von Bakterien durch Antigen-Antikörper-Reaktion.

H GRUBER und WIDAL beschrieben unabhängig voneinander die nach ihnen benannten quantitativen Methoden der B.

G 1. Bei der *qualitativen B.* wird ein (unbekanntes) Bakt.-Ag mit einem bekannten (meist polyspezifischem) ↗ Testserum erkannt; meist auf Objektträger (Probeagglutination).
2. Bei der *quantitativen B.* erfolgt die Bestimmung einer Agglutination durch Ansatz einer Verdünnungsreihe (Endtiter, „Ausagglutination").
a) GRUBER-*Reaktion:* Nachweis eines (unbekannten) Bakt.-Ag mit einem bekannten Antiserum.
b) WIDAL-*Reaktion:* Nachweis eines (unbekannten) Ak im Patientenserum mit einem bekannten Bakt.-Ag.

P Das O-Ag (und Vi-Ag) zeigen eine körnige Agglutination, das H-Ag eine flockige Agglutination.
Der Nachweis von Bakt.-Agglutininen im Serum von Patienten verliert an Bedeutung, da durch breite Durchseuchung der Bevölkerung bzw. Impfaktionen sog. ↗ Normaltiter entstehen. Eine diagnostische Aussage liefern nur Titerbewegungen bei Verlaufsuntersuchungen.
Einen diagnostischen Wert für Fleckfieber (Rickettsiose) hat die ↗ WEIL-FELIX-Reaktion. (8 + 19)

L KÖHLER, W., und H. MOCHMANN: Grundriß der Medizinischen Mikrobiologie. Verl. G. Fischer, Jena 1975

Bakterienantigen

D An Bakt. (↗ Bakterium) gebundenes oder von Bakt. freigesetztes ↗ Antigen.

G Bezeichnung erfolgt nach der Lokalisation (Geißel-, Kapsel-Ag), nach der biologischen Funktion (Hämolysin, Enterotoxin) oder nach der in vitro-Nachweisbarkeit (Präzipitinogen, komplementbindendes Ag).

Übersicht über Bakterienantigene

Strukturgebundene Ag:

Zellanhänge

Geißel-Ag (H-Ag) = Proteine
Fimbrien-Ag

Kapseln = meist Polysaccharid

K- (L-, A-, B-) Ag (bei E. coli)
Vi-Ag (bei Salmonellen)
K-Ag (bei Klebsiellen)
M-Ag (bei Schleimbildnern)

Zellwand

O-Ag = Komplex von Lipid, Protein, Kohlenhydrat
Endotoxin
Common-Ag

Intrazelluläre Ag

Ribosomen-Ag

Von Bakt. freigesetzte Ag:

Ektotoxine = meist Proteine
Hämolysine

Fibrinolysine
Enzyme (Hyaluronidase, Proteasen u. a.).

Biologische Wirkungen von B.

1. Oberflächenstrukturen der B., d. h. Geißeln, Kapseln und Zellwand wirken im Wirtsorganismus stärker *antigen* als intrazelluläre Ag, wie Zytoplasmamembran, Zytoplasma, Ribosomen, Nukleinsäuren.
2. Immunogen wirkende Biopolymere von B. zeigen bei Isolierung und fortschreitender Reinigung abnehmende Immunogenität und zunehmende *Toxizität.*
3. Träger der Ag-Spezifität ist ein sehr begrenzter Bereich des Makromoleküls, die sog. ↗ *Ag-Determinante.* Sie umfaßt bei Protein-Ag etwa 6—12 Aminosäurereste, bei Kohlenhydrat-Ag etwa 6 Zuckerbausteine und bei an Protein gekoppelten Nukleinsäuren etwa 4—5 Basen (KABAT).
4. Die ↗ immunogene Aktivität von B. ist häufig an die unversehrte, native Struktur ausgedehnter Zellanteile gebunden. Sie stellt offenbar eine Summe von Eigenschaften dar. Nicht antigen wirkende Komponenten haben unter der Voraussetzung bestimmter räumlicher Anordnung oder Mengenverhältnisse einen *Adjuvanseffekt* (built-in adjuvanticity, WEIR).
5. Unspezifische Wirkungen von B. auf das Immunsystem (Adjuvans-Wirkungen) bestimmen entscheidend, ob die Ag-Stimulation zur Entwicklung von ↗ *Immuntoleranz* oder zur Ausbildung einer ↗ *Immunität* führt. Ein lösliches, nicht aggregiertes, im Körper frei diffusibles Ag ohne ↗ Adjuvans ist mehr tolerogen als immunogen wirksam. Ein partikuläres oder aggregiertes Ag, das leichter von den Zellen des MPS (Makrophagen) aufgenommen werden kann, wirkt dagegen vorzugsweise immunogen. (Zusammenhänge: Immunogenität, Tolerogenität ↗ Antigen)

P Antigenität eines Krankheitserregers ist eine seiner wesentlichen Eigenschaften. Sie beeinflußt, bei einzelnen Erregern in unterschiedlichem Maße, Zustandekommen, Verlauf und Ausgang einer ↗ *Infektionskrankheit.*
Die Erforschung bakt. Ag-Strukturen und von Bakt. freigesetzter Stoffwechselprodukte dient der Entwicklung effektiver, wenig reaktogener ↗ *Impfstoffe* und ↗ Kombinationsimpfstoffe. Außerdem resultieren günstige Voraussetzungen für ein besseres Verständnis der Pathogenese der betreffenden Erkrankungen sowie für deren Di.
Von den zahlreichen Bakt.gruppen besitzen einige medizinisch-immunologische Bedeutung. Eine Auswahl von ihnen sind ↗ Pneumokokken, ↗ Streptokokken, ↗ Staphylokokken, ↗ Kolibakt., ↗ Salmonellen, ↗ Mykobakt., ↗ Leptospiren u. a. (24)

L KABAT, E. A.: J. Immunol. **97** (1966), 1
WEIR, D. M.: in „IMMUNOGENICITY" F. BOREK (Hrsg.). North-Holl. Publ. Comp., Amsterdam—London 1972

Bakterienimpfstoffe

D Präparate 1. mit inaktivierten (getöteten) oder mit vermehrungsfähigen, abgeschwächten (attenuierten) Bakterien,
2. mit inaktiviertem Toxin (Toxoid) von Bakterien zur aktiven Immunisierung (Impfung) von Mensch und Tier.

H Seit Kenntnis der Krankheitserreger gibt es Bemühungen um die Herstellung von Impfstoffen. Die ersten Versuche reichen in das vorige Jahrhundert zurück. ↗ Typhusbakterienimpfstoff.

G Das entscheidende Problem für die Impfstoffgewinnung ist die *Beseitigung der Virulenzeigenschaften* unter Erhaltung der Immunogenität des betreffenden Erregers bzw. Toxins.
Vollbakterienimpfstoffe enthalten nicht nur das für den Impfschutz (↗ Immunität) verantwortliche Schutzantigen (protective antigen), sondern auch mehr oder weniger toxisch wirkende Bestandteile. Bei vermehrungsfähigen, attenuierten Impfstoffen muß die Konstanz ihrer Avirulenz gewährleistet sein. Toxoidimpfstoffe dürfen keine sensibilisierenden Nährmediumbestandteile enthalten.
Die Prüfung eines Impfstoffs auf *Unschädlichkeit* und *Wirksamkeit* steht deshalb im Mittelpunkt der Impfstoffproduktion (↗ minimal requirements, ↗ Impfstoffprüfung).

P In der *Humanmedizin* stehen folgende Impfstoffe auf bakt. oder Toxoidbasis im Vordergrund:

↗ Bacillus CALMETTE-GUERIN-Lebendimpfstoff	↗ Impfkalender
↗ Pertussisbakt.-Impfstoff Totimpfstoff	
↗ Diphtherietoxoid-Impfstoff	
↗ Tetanustoxoidimpfstoff	
↗ Typhusbakterienimpfstoff	mit besonderen Indikationen
↗ Choleravibrionenimpfstoff	
↗ Brucellabakterienimpfstoff	

(19)

L HERRLICH, A.: Handbuch der Schutzimpfungen. Springer-Verlag 1965
ROHDE, W., et al.: Grundriß der Impfpraxis. Barth-Verlag 1968

Bakterienklassifizierung

S **Bakterientaxonomie**

D Einteilung von ↗ Bakterien auf der Grundlage biologischer und immunologischer Eigenschaften.

H Erste B. wurde 1786 von F. MÜLLER aufgestellt. Seitdem unzählige Vorschläge. Internationale Zusammenfassung im „BERGEY" 1974. Seitdem Ausschuß der WHO mit ständig neuen Vorschlägen (Internat. J. of systematic Bact.).

G **Kriterien** für die B. sind folgende:

1. Kulturbeschreibung.
2. Morphologische und färberische Eigenschaften.
3. Biochemische Leistungen, Farbstoffbildung und Verhalten gegenüber Antibiotika.
4. Sporenbildung.
5. Geißelbesitz und Beweglichkeit.
6. Kapselbildung.
7. Anaerobiose.
8. Antigenbeziehungen.
9. Wirtsspezifität, Vektorspezifität.
10. pH und Temperaturstabilität.

Die Kriterien 1—7 dienen zur Festlegung in Teile (pars), Ordnungen (Ordo), Familien, Stämme (Tribus), Gattungen (Genus), Arten (Spezies). Die Kriterien 8—10 ermöglichen eine *Unterteilung der Spezies* in Subspezies, Typen und Subtypen.

P Die Tabelle gibt eine *Auswahl* der wichtigsten Gruppen menschenpathogener Bakterien. Die abgehandelten Arten, Gattungen oder Familien sind gekennzeichnet.
(8 + 19 + 24)

L BERGEY's Manual of Determinative Bacteriology, 8th Edit. Eds.: BUCHANAN, R. E., and N. E. GIBBONS, Williams and Wilkins Comp., Baltimore 1974
LINZENMEIER, G., et al.: Bakterien-Viren-Pilze. Verl. Urban & Schwarzenberg, München—Berlin—Wien 1973

Bakterienserologie

D Anwendung serologischer Methoden zur Diagnostik und Epidemiologie bei bakteriellen Infektionen.

G Ziel ist entweder der Ak-Nachweis bei Infektionskrankheiten, Durchseuchungsstudien bzw. Impfstoffprüfungen oder der Ag-Nachweis bei der Identifizierung und Typisierung eines ↗ Bakteriums.
Die *wichtigsten Methoden* des Bakt.nachweises sind die ↗ Bakterienagglutination und die ↗ KBR. Zum Nachweis bakt. Ektotoxine werden ↗ Präzipitationsreaktionen eingesetzt. Für eine Schnelldiagnose eignet sich die ↗ Immunfluoreszenz. Außerdem werden bei einzelnen bakt. Infektionen weitere Methoden benutzt wie ↗ Flockungsreaktionen u. a.

P Für den optimalen Einsatz der einzelnen Methoden und die richtige Beurteilung der Befunde sind Zeitpunkt des Auftretens und Persistenz (Verlauf) der jeweils erfaßten Ak-Art wesentlich. *Komplementbindende Ak* erscheinen meist in der 2.—4. Krankheitswoche und persistieren einige Monate. Die KBR eignet sich deshalb besonders zur Erfassung des akuten Infektionsgeschehens. Der Nachweis *agglutinierender Ak* kann mit bakt. Körper-Ag (O, Vi) oder mit Geißel-Ag (H) geführt werden. O-Agglutinine spiegeln das aktuelle Infektionsgeschehen besser wider als H-Agglutinine (↗ WIDAL). Die ↗ *Immunfluoreszenz* gewinnt in der B. an

Klassifizierung der wichtigsten Gruppen menschenpathogener Bakterien (Auswahl)

Gruppe	(Part)	Familie	Gattung	Hinweis auf Stichwort
5	Spirochaeten	Spirochaetaceae	*Treponema*	Syphilis
			Leptospira	Leptospiren
7	Gramnegative aerobe Stäbchen u. Kokken	Pseudomonadaceae	*Pseudomonas*	
			(*Brucella*)	Brucellae
			(*Bordetella*)	Pertussis
8	Gramnegative, fakultativ-anaerobe Stäbchen	Enterobacteriaceae	*Escherichia*	E. coli
			Citrobacter	
			Salmonella	Salmonellen
			Shigella	Shigellen
			Proteus u. a.	Weil-Felix
		Vibrionaceae	*Vibrio*	Cholera
			Aeromonas	
10	Gramnegative Kokken	Neisseriaceae	*Neisseria*	
14	Grampositive Kokken	Micrococcaceae	*Staphylococcus*	Staphylokokken
		Streptococcaceae	*Streptococcus*	Streptokokken
15	Sporenbildende Stäbchen und Kokken	Bacillaceae	*Bacillus*	Tetanus, Gasbrand
			Clostridium	Botulismus
16	Grampositive, nicht sporenbildende stäbchenförmige Bakterien	Lactobacillaceae	(*Listeria*)	Listeriose
17	Aktinomyceten und verwandte Organismen	Coryneforme-Gruppe	*Corynebakterium*	Diphtherie
		Actinomycetaceae	*Actinomyces*	
		Mycobacteriaceae	*Mycobacterium*	Mykobakt., Tuberkulose
18	Rickettsien	Rickettsieceae	*Rickettsia*	Fleckfieber, Weil-Felix
		Chlamydiaceae	*Chlamydia*	
19	Mykoplasmen	Mycoplasmataceae	*Mycoplasma*	Mykoplasmen, PDLO-Gruppe

Einsatz serologischer Methoden bei bakt. Infektionen des Menschen

Bakterienfamilie (Gattung)	Agglutination	KBR	Weitere Methoden
Spirillaceae (Vibrio)		+	= (Bakteriolyse)
Enterobacteriaceae	++	+	
Brucellaceae	++	+	
Micrococcaceae			
Neisseriaceae (Go)	+	++	
Lactobacillaceae			
(Streptokokken)	+		↗ Rheumaserologie
(Diplokokken)	++		↗ Pneumokokken
Corynebacteriaceae			
(Diphtheriebakterien)			↗ ELEK-Test
(Listeria)	++	+	
Bacillaceae (Clostridium)	+		↗ Präzipitation
Mycobacteriaceae			
Treptonemataceae			
(Treponema)	+	++	↗ Syphilisserologie
(Leptospira)	++	+	
Mycoplasmataceae		+	pass. Hämaggl.
Rickettsiaceae (Rickettsia)	+	++	↗ WEIL-FELIX-Reaktion

Bedeutung, weil ein erfolgreicher Infektionsschutz weitgehend von einer Schnelldiagnose abhängt (↗ Überwachung, epidemiologische). Die Tabelle gibt eine Übersicht über den Einsatz der gebräuchlichen serologischen Methoden bei bakt. Infektionen. (19 + 24)

Bakterienvirus ↗ Bakteriophage

Bakteriolysin

D ↗ Antikörper, der in der Lage ist, unter Komplementeinfluß die Bakt.membran zu zerstören, d. h. die ↗ Bakt. aufzulösen **(Bakteriolyse)**. (19)

Bakteriophage

S Phage
Bakterienvirus
Bakterienfresser

D Organisch strukturierte Sonderform von ↗ Viren, die hinsichtlich ihrer Vermehrung auf Bakt. angewiesen sind. Es besteht ausgeprägte Erreger-Wirt-Spezifität.

H Als erster beobachtete TWORT (1915) das Phänomen der Bakt.auflösung in Form des lytischen Effektes eines Agens auf Staphylokokkenkolonien. Der Begriff B. wurde von D'HERELLE (1917) auf Grund unabhängiger eigener Beobachtungen eingeführt.

G Auf der Grundlage morphologischer Charakteristika lassen sich B. in mehrere Gruppen unterteilen. Folgendes gemeinsame **Bauprinzip** (Abb.) ist ihnen eigen:
Kopf: sphärisch-polyedrisch, bis zu 100 nm Durchmesser. Sitz des infektiösen Prinzips, d. h. der Phagennukleinsäure (DNS oder RNS), die von einer aus identischen morphologischen Untereinheiten bestehenden Proteinhülle umgeben ist.
Schwanz(fortsatz): in Abhängigkeit von der Phagenart unterschiedlich langer, schlauchartiger Anhang (Durchmesser 2,5—3 nm), der ebenfalls aus regelmäßigen Protein-Untereinheiten besteht, mit einem eingezogenen oder verdickten „Hals" am Kopf ansetzt und am freien Ende durch eine z. T. aufgetriebene Endplatte verschlossen ist. Letztere kann von kurzen „Spikes" (Schwanzfibern) besetzt oder von verschieden langen Fibrillen (Fäden, Fasern) durchbohrt sein, die über das Schwanzende hinausragen und abgeknickt sein können. Sie dienen der Anheftung (Adsorption) des Pha-

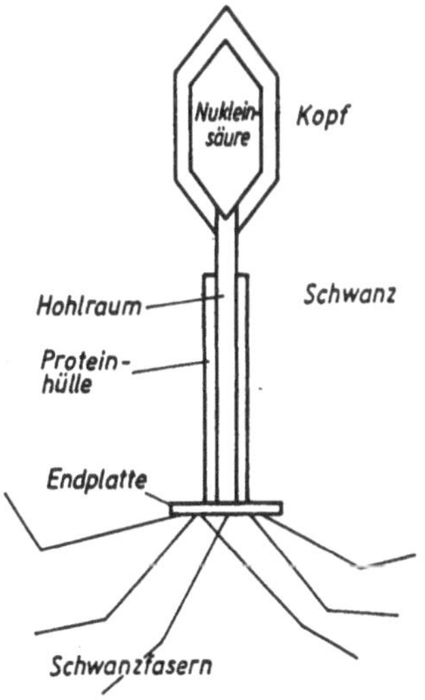

Schematische Darstellung eines Phagen

gen am Bakterium und vermitteln den Kontakt zwischen Endplatte und Bakt.zellwand. Durch den Hohlraum des Schwanzes wird die Phagen-Nukleinsäure in das Bakterium entlassen (Penetration des genetischen Materials), nachdem die Zellwand durch Phagen-Lysozym geöffnet wurde. Bei bestimmten B. wird der Schwanzfortsatz von einer kontraktilen Hülle (Scheide) umschlossen (z. B. Coli-Phage T2), die für die „Injektion" der Phagen-Nukleinsäure von funktioneller Bedeutung ist. **Die Vermehrung** der B. kann in zwei unterschiedlichen, voneinander getrennten Zyklen verlaufen:

1. *Lytische Infektion.* Das ↗ Genom des „virulenten Phagen" leitet nach erfolgter Penetration innerhalb der Bakt.zelle als sog. „vegetativer Phage" die sofortige vollständige Produktion reifer B. ein, die von der „lysierten" Bakt.zelle entlassen werden. Analog der Vermehrung des ↗ Virus kann der komplette Vermehrungszyklus in verschiedene Stadien unterteilt werden (s. dort).
2. *Lysogene Infektion* (Lysogenisation). Das Genom des „temperenten Phagen" wird nach erfolgter Penetration partiell in das Bakt.genom integriert und ruht dort latent als „Prophage". Durch innere (Mutation) oder äußere Einflüsse (UV-Bestrahlung, ↗ mutagene Substanzen) kann die B.-Vermehrung in den „lysogenen Bakterien" wieder in Gang gesetzt und vollendet werden. Lysogene Bakt. tragen somit die vererbbare Potenz zur Bildung infektiöser Phagen einer bestimmten Art in sich. Sie sind durch sog. ↗ ‚intrazelluläre Immunität' vor der lysogenen Wirkung weiterer Prophagen und homologen B. geschützt.

Beide Vermehrungszyklen können nahtlos ineinander übergehen, d. h. virulente Phagen können zu temperenten werden und umgekehrt. Hierbei sind Einflüsse der Wirtsbakterien (Grad der Eignung für die Vermehrung eines bestimmten Phagen) unverkennbar.

P B. wirken im tierischen Organismus als ↗ Ag und induzieren die Bildung von ↗ Ak. Mittels geeigneter ↗ Immunseren kann eine serologische Typisierung der B. erfolgen. B. sind als *Modellviren* bevorzugte Arbeitsobjekte der Molekulargenetik und haben die Aufklärung einer Reihe von molekularbiolog. Vorgängen ermöglicht. Wegen ihrer hohen Bakt.wirtsspezifität werden sie für epidemiologische Untersuchungen zur Aufdeckung von Infektionsquellen und zur *Verfolgung von Infektionsketten* herangezogen (Lysotypie) und — allerdings nicht immer mit eindeutigem Erfolg — zur Seuchenbekämpfung (bevorzugt Darminfektionen) als spezifisches bakterizides Therapeutikum eingesetzt. (6)

L D'Herelle, E.: C. r. Acad. des Sciences **165** (1917), 373
Twort, F. W.: J. Hyg. **20** (1921), 85
Starke, G., und P. Hlinak, Grundriß der Allgemeinen Virologie. VEB G. Fischer-Verlag, Jena 1974

Bakteriotropin ↗ Opsonin

Bakterium

Abk. Bakt.
S Spaltpilz, Schizomyzet, Bacteriophytum
D Einzelliges Kleinlebewesen (Mikroorganismus, Mikrobe) in der Größenordnung von 1 μm (150—20000 nm), das sich durch ungeschlechtliche Zweiteilung vermehrt.
G Ein B. enthält im Gegensatz zum ↗ Virus stets DNS + RNS, unterscheidet sich jedoch von den (eukaryoten) höheren Zellen durch das Fehlen der Kernmembran und des Nukleolus (B. und Blaualgen sind Prokaryoten mit Kernäquivalent = Nukleoid). Die Abbildung gibt den *Aufbau* einer typischen B.zelle wieder.

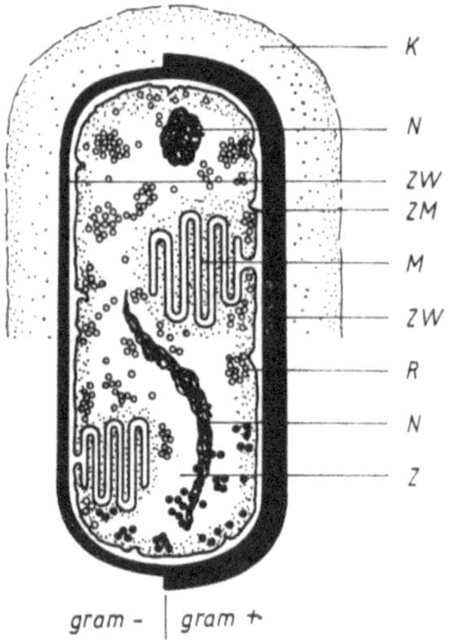

Schema einer Bakterienzelle aus „Infektologie"
H. W. Ocklitz, H. Mochmann, B. Schneeweiss, Verl. Volk und Gesundheit, Berlin 1978

K = Kapsel	R = Ribosom
ZW = Zellwand	N = Nukleoid
ZM = Zytoplasmamembran	Z = Zytoplasma
M = Mesosom	

Die *Morphologie* der B. läßt sich auf 3 Grundtypen zurückführen: Kugel, Stäbchen, Schraube. Es sind etwa 6000 B.arten bekannt.

Von *immunol. Bedeutung* sind die **Bestandteile des B.**, und zwar des B. zytoplasmas, der B.membran und der B.anhänge, da sie gegenüber Makroorganismen als ↗ Ag wirken können (↗ Bakterienantigene).

Das **B.zytoplasma** enthält Kernäquivalente (Nukleoid), 10^4-10^5 Ribosomen, Granula und andere Elemente, die selbständigen Stoffwechsel (durch Enzyme) und Vermehrung (durch amitotische Teilung) garantieren. Die **B.membran** besteht aus verschiedenen Schichten. Die *Zytoplasmamembran* ist die äußere, sehr dünne (etwa 75 nm) Grenzschicht des Zytoplasmas und wird durch den osmotischen Druck im Innern der B.zelle aufrecht erhalten. Die *Zellwand* des B. zeigt eine komplizierte Struktur, die chemisch weitgehend aufgeklärt ist. Bei GRAM-positiven B. (↗ Streptokokken, ↗ Staphylokokken u. a.) ist sie relativ dick (150—700 nm) und besteht aus einem Netzwerk von N-Azetylmuraminsäure und N-Azetylglukosamin, verbunden durch (Poly)-Peptide. Bei GRAM-negativen B. (↗ Enterobacteriaceen) ist sie relativ dünn (etwa 100 nm) und besteht aus Lipopolysaccharidprotein-Komplexen, die Kalzium für ihre Stabilität benötigen. B.zellwandbestandteile mit Ag-Eigenschaften werden als ↗ O-Ag bezeichnet. Die *B.kapsel* ist eine gallertige Schicht, die bei den verschiedenen B.arten unterschiedlich dick und fest ist (↗ K-Ag).
Die Struktur der B.membran weicht nur wenig von der der Säugetierzelle ab: In beiden Fällen etwa 40% Lipide + etwa 60% Protein + geringe Mengen Kohlenhydrate; Unterschied: B.membran enthält keine Sterole (Ausnahme ↗ Mykoplasma), nur wenig B.membranen enthalten Lezithin (↗ Membran-Ag, ↗ Oberflächen-Ag). Zu den **B.-anhängen** gehören die *Geißeln.* Es handelt sich um peitschenschnurähnliche Bewegungsorganellen, die dünn (100—200 nm) und lang (3—12 µm) sind, aus einem kontraktilen Protein (↗ Flagellin) bestehen (H-Ag) und in der Zytoplasmamembran verankert sind. *Fimbrien* (Pili) sind starre Proteinschläuche an der B.oberfläche von ähnlicher Größe wie Geißeln und treten in zwei Formen auf: Typ-l-Pili und F-Pili. Letztere kommen nur bei Zellen vor, die den Fertilitätsfaktor (F-Faktor) tragen, und sind wichtige Voraussetzungen für die bakt. Konjugation.
Genetische Kreuzungsvorgänge, d. h. *Übertragungen von DNS,* können zwischen B. durch Konjugation (Zellkontakt), Transformation (freie DNS) oder Transduktion (mittels ↗ Bakteriophagen) zustande kommen. Rekombinationen sind möglich. Extrachromosomale, autonome DNS-Partikel von B. werden als Plasmide bzw. Episome bezeichnet; auch diese sind Träger von Erbinformation (Fertilitäts-Faktor = F-Faktor, Resistenz-Faktor = R-Faktor) und können zwischen B.arten ausgetauscht werden.
L-Formen sind zellwandfreie Formen der B., die (z. B. durch Penizillin) induziert oder spontan entstehen und zur Ausgangsform zurückkehren können.

P B. dienen als *Modell für genetische und molekularbiologische Grundlagenforschungen,* die wesentliche Erkenntnisse über die molekularen Lebensvorgänge, über Struktur, Synthese und Funktion von Nukleinsäuren und Proteinen mit Entschlüsselung des genetischen Codes gebracht haben. B. besitzen außerdem als Produzenten von Antibiotika, Proteinen, Enzymen und anderen biologischen Substanzen eine große *wirtschaftliche Bedeutung.* Jede B.art hat ihren Lebensraum (B.ökologie). Dadurch tragen B. in Boden und Wasser wesentlich zur Funktion *biologischer Kreisläufe* bei. Auch Tier und Mensch haben normalerweise eine Besiedlung ihrer Körperpartien mit B. (physiologische Haut-, Mund-, Darm- usw. -flora) (↗ Kontamination). Unter bestimmten Bedingungen kann es zu einer ↗ Infektion oder ↗ *Infektionskrankheit* kommen. Eine Immunprophylaxe bakterieller Infektionen ist durch ↗ Impfung oder ↗ Immunserum möglich. (19 + 24)

L DAVIS, B. D., et al.: Principles of Microbiology and Immunology. Harper Internat. Ed. 1968
GRUMBACH, A., et al.: Die Infektionskrankheiten des Menschen und ihre Erreger. Verl. Thieme, Stuttgart 1969
GUNSALUS, I. C., et al.: The Bacteria, Bd. I—V. Academic Press, New York 1960—64

Balb/c Mäuse

D Weiße Mausinzuchtlinie, bei der nach intraperitonealer Injektion von Mineralöl ↗ Plasmozytome entstehen. (13)

Bandwürmer ↗ Helminthen-Antigen ↗ Parasiten-Antigen

BARBER-KÖNIGSBECK-Typ

D Verlaufsvariante einer ↗ Psoriasis pustulosa. (49)

BARR-Körperchen

S BARR-body
D Sex-Chromatin. Während der Interphase in den somatischen Zellen des weiblichen Organismus auftretendes, inaktives heteropyknotisches X-Chromosom.
H Entdeckt von H. M. L. BARR u. E. G. BERTRAM (1949). (15)

basisches enzephalitogenes Protein ↗ basisches Myelinprotein

basisches Myelinprotein

Abk. BP
S Basisches enzephalitogenes Protein (BEP)

Enzephalitogenes Myelinprotein (EP, EMP)
A_1-Protein
Enzephalitogener Faktor (EF)

D Strukturprotein der Markscheide (Myelinscheide) des zentralen und peripheren Nervensystems mit hohem Gehalt an basischen Aminosäuren (AS).

G Die *Myelinscheide* besteht aus 3 Komponenten: dem
basischen Protein (30%),
Proteolipid (50%) und dem
WOLFGRAM-Protein (20%).
Das BP ist hitzestabil, hat ein MG von 18000, IP 10,6; es besteht beim Menschen aus 173 AS. Als ↗ enzephalitogenes Protein hat es eine *autoantigene Wirkung*; die wesentliche enzephalomyelitische Komponente ist das Tryptophan in Position 119; die immunogene Peptidregion des BP ist bei den verschiedenen Spezies unterschiedlich (z. B. beim Meerschweinchen 112–122, beim Kaninchen und bei der Ratte 45–68). Das BP der einzelnen Spezies weist eine verschieden starke enzephalomyelitische Aktivität auf und kann mit FREUNDschem Adjuvans eine ↗ experimentelle allergische Enzephalomyelitis (EAEM) induzieren. Analog der EAEM wird mit dem (allogenen oder xenogenen) Extrakt des peripheren BP eine experimentelle allergische Neuritis (EAN) induziert.

P Das BP dient der Durchführung vielfältiger immunpathogenetischer und -di *Modelluntersuchungen* an der EAEM. Analoge Erkrankungen beim Menschen sind die ↗ Enzephalomyelitis. ↗ Multiple Sklerose. (12)

L EYLAR, E. H., and M. W. KIES: in: FIELD, E. J., et al., Multiple sclerosis. North-Holland Publ. Co., Amsterdam–London 1972
ROBOZ-EINSTEIN, E.: in: LAJTHA, A. (Ed.), Handbook of Neurochemistry, Vol. 7. Plenum Press, New York–London 1972

basophile Granulozyten

D Granulozyten, die durch ihren Reichtum an basophilen Granula gekennzeichnet sind.

G Entsprechen in ihrer Bedeutung für allergische Reaktionen den ↗ Mastzellen. Möglicherweise stellen sie deren Zirkulationsform dar. (5)

Basophilendegranulations-Test (SHELLEY)

D Nachweis einer Atopie durch Degranulation sensibilisierter basophiler Granulozyten unter Ag-Einwirkung.

G Basophile Granulozyten des Patienten werden bei der **direkten** Variante des Testes mit dem Allergen auf einem Objektträger gemischt. Im positiven Fall kommt es innerhalb von 20 min zu Veränderungen der Form und der Anfärbbarkeit bis zum vollständigen Verschwinden der Granula neben anderen Veränderungen der Zellstruktur. Bewertung wird durch unspezifische Degranulation erschwert. Bei der **indirekten** Variante werden in erster Linie Mastzellen von Tieren mit dem Patientenserum inkubiert. Die widersprüchlichen Ergebnisse finden in den homozytotropen Eigenschaften der ↗ Reagine ihre Erklärung. Lediglich Rattenzellen scheinen — mit Einschränkungen — geeignet zu sein. (5)

Be[a] (Berrens) ↗ Antigen, privates

Beads-on-a-string-Theorie

D Annahme einer perlschnurartigen Anordnung der Gene im Chromosom (MORGAN, 1926). (15)

Becker ↗ Antigen, privates

bed-side-Test

S Identitätskontrolle im AB0-System

D Identitätskontrolle der AB0-Blutgruppeneigenschaften von Spender- und Empfängererythrozyten unmittelbar vor Bluttransfusionen („am Bett") mit hochaviden Anti-A- und Anti-B-Testseren.

P **Kein Ersatz für die Kreuzprobe!** In der DDR gesetzlich empfohlen (Richtlinie Nr. 1 zur Anordnung über den Blutspende- und Transfusionsdienst vom 5. 12. 1967, § 10, Abs. 2). (26)

L BENTHIN, R., et al.: Münch. Med. Wochenschr. Nr. 45 (1962), 2144
MAGNIN, R., et al.: Transfusion T. VIII, No. 3 (1956), 253–255
„Transfusions- und Infusionsordnung" des Ministeriums für Gesundheitswesen der DDR 1969 sowie Verfügungen und Mitteilungen des MfG (DDR) Nr. 1, 1968

B_1-Zellen ↗ Bursa-Äquivalent

BENCE-JONES-Protein

Abk. BJP

D Harnpflichtige, von einigen Plasmozytompatienten stark vermehrt gebildete „wärmelösliche" Leichtketten der Immunglobuline.

H Von WATSON 1845 erstmalig beobachtet, von BENCE-JONES 1847 vorgetragen, durch EDELMAN als freie, in den Harn ausgeschiedene Leichtketten identifiziert.

G BJP ist monoklonales Zellprodukt, durch *unausgewogene Synthese der L-Ketten* gegenüber den bei ↗ Plasmozytom ebenfalls vermehrt gebildeten H-Ketten eines Subtyps stark vermehrt gebildet und infolge eines geringen MG in den Harn ausgeschieden. Im Plasma nur in Spuren nachweisbar. Da zwei Formen der L-Ketten existieren, ist BJP durch spezifische Anti-Leichtkettenseren als *kappa- oder lambda-Typ* zu differenzieren. Das Studium von BJP trug we-

sentlich zur Klärung der Ig-Struktur bei. BJP kann Amyloidose bewirken. Urin und Plasma Gesunder weisen nach starker Konzentrierung BJP in Spuren auf. BJP bei Plasmozytom als Monomer (MG 20000) und als Dimer (MG 40000) vorhanden. Unter 100 durch Fingerprint untersuchten BJP wurde keine (!) Identität der Aminosäuresequenz gefunden.
BJP-Monomer konnte in vitro an isolierte H-Ketten des IgG gekoppelt werden (GALLY und EDELMAN 1964). (Weiteres ↗ Amyloid)

P *BJP-Screening:*
Ansäuerung des Harns (pH 4—6, IEP des BJP)
Erhitzen +50 bis +60°C, es erfolgt Gelierung
Erhitzen +80°C, es erfolgt Resolvatation, auch als Thermosolubilität bezeichnet.
Positiver Ausfall — Plasmozytomindiz (bei ↗ Makroglobulinämie kann BJP-ähnliches Protein vorhanden sein).
Bence-Jones Proteinurie ist mit Niereninsuffiziens und Hyperkalziämie verbunden (WALDENSTRÖM 1970).
Präparative Darstellung von BJP aus dem Harn durch Fällung mit Ammonsulfat (50—55%ige Sättigung) und weiterer Aufarbeitung. Immunelektrophoretische Darstellung von BJP (nach Anreicherung) möglich. (2 + 11)

L KÜHN, R. A.: Die große Proteinurie. VEB Fischer-Verlag, Jena 1966
WALDENSTRÖM, J.: Schweiz. med. Wschr. 100 (1970), 727

benigne Agammaglobulinämie
↗ Agammaglobulinämie, kongenital

Bentonit

D Aluminiumsilikat ($Al_2O_3 \cdot 4SiO_2 \cdot H_2O$) Partikel in Suspension zur Adsorption von Proteinen.
G Nach Zugabe von Ak tritt ↗ Agglutination ein. (3)

Berylliose ↗ Intrakutantest

BESNIER-BOECK-SCHAUMANN-Erkrankung ↗ Sarkoidose

BESNIER-TENNESSON-Syndrom
↗ Sarkoidose

β_1A-Globulin

S C3c
D Inaktivierte (konvertierte) 3. Komponente des ↗ Komplements (modifiziertes β_2B-Globulin). (4)

β_1B-Globulin ↗ Hämopexin

β_1C-Globulin

S ↗ C 3
D 3. Komponente des ↗ Komplements (β_2B-Globulin). (4)

β_1E-Globulin

S C4
D 4. Komponente des ↗ Komplementsystems. (4)

β_1F-Globulin

S C5
D 5. Komponente des ↗ Komplementsystems. (4)

β_1(ESB$_1$)-Glukoproteid ↗ Fetoproteine

β_1-Haptoglobin ↗ Hämopexin (nicht zu verwechseln mit ↗ Haptoglobin!)

β_1-Uteroglobulin ↗ Uteroglobin

β-Fetoproteine ↗ Fetoproteine

β-globuline metallaffine ↗ Transferrin

β-Hämolysin ↗ Staphylokokken

β-Kristallin ↗ Antigene der Linse

β-metal-carrying globulin ↗ Transferrin

β-metal-combining globulin ↗ Transferrin

β-oncofoetal-antigen

Abk. BOFA
D Onkofoetales Antigen verschiedener Typen menschlicher Karzinome und foetaler Gewebsextrakte.
H 1975 von R. FRITSCHÉ und J.-P. MACH beschrieben.
G Immunol. different vom ↗ AFP, ↗ CEA und ↗ Ferritin, immunelektrophoretisch im β_2-Bereich gelegen, MG zwischen 70000 und 90000, präzipitierbar mit 0,1 M Perchlorsäure oder bei 33%iger Ammoniumsulfatsättigung, Dichte (Caesium-Chlorid) zwischen 1,30 und 1,32, mittels Immunfluoreszenz an der Oberfläche der Karzinomzellen (s. u.) nachgewiesen.
P Nachgewiesen in Extrakten aus Karzinomen des Kolon, der Lunge, Mamma, Leber, des Pankreas, bei Melanomen aber auch in Darm-, Lungen-, Leber- und Hautgewebe sowie bei Extrakten aus Foeten (16. Schwangerschaftswoche). In normalem Erwachsenengewebe Konzentrationen 10 bis 75mal niedriger. Als funktionelle Rolle wird der Schutz von Tumoren bzw. des Foeten vor Rejektion diskutiert.
Nachweis: In Pat.-Seren mit traditionellen Immundiffusionstechniken nicht nachweis-

bar, mit radioaktiver Doppeldiffusionstechnik (ABELEV, ROWE) gut meßbar, in Gewebsextrakten mit Diffusionstechniken erfaßbar. (30)

L FRITSCHÉ, R., und J. P. MACH: Nature 258 (1975), 5537, 734

β2-A-Globulin

H Ursprüngliche Bezeichnung für ↗ IgA entsprechend seiner elektrophoretischen Mobilität. (1)

β_2B-Globulin ↗ C3 (β_1C-Globulin)

β_2C-Globulin ↗ β_2-Glykoprotein II

β_2E-Globulin ↗ β_2-Glykoprotein III

β_2-(ESB$_2$)-Globulin ↗ Fetoproteine

β_2-Glykoprotein

S β_2-Glykoprotein I
β_2X-Globulin(?)
β_2-Mukoid
PS-4A

D Menschliches Serumprotein der β_2-Fraktion (Spurenprotein).

G Das Protein wurde 1961 von SCHULTZE et al. isoliert und charakterisiert. Die biologische Funktion ist unbekannt.
Durchschnittliche Serumkonzentration:
20 mg/100 ml
MG: 40000
Der Serumspiegel unterliegt physiologischen Faktoren (Alter, Schwangerschaft), pathologischen Bedingungen (z. B. Lebererkrankungen) oder genetischen Einflüssen (in der Kaukasischen Rasse 6% heterozygote Defektzustände, in negroiden und mongoloiden Populationen noch mehr), immunologische Bestimmungen sind Methoden der Wahl. (4)

L SCHULTZE, H. E., und J. F. HEREMANS: Molecular biology of human proteins. Elsevier Publishing Company, Amsterdam – London – New York 1966

β_2-Glykoprotein II

S β_2C-Globulin
β_2K-Globulin(?)
glyzinreiches-γ-Glykoprotein (GGG)
C3-Aktivator

D Menschliches Serumprotein der β_2-Fraktion (Spurenprotein) mit Beziehungen zum ↗ Komplementsystem.

G β_2-G.II wurde 1965 von HAUPT und HEIDE isoliert und charakterisiert. Die biol. Funktion liegt in der Aktivierung der 3. Komplementkomponente ↗ C3 (Proteasewirkung).
Durchschnittliche Serumkonzentration:
15 mg/100 ml
MG: 60000
Zur Bestimmung eignen sich vorzugsweise immunol. Methoden (↗ Präzipitation mittels spezifischer Antiseren oder ↗ Komplementbindungsreaktion). (4)

L BOENISCH, T., und C. A. ALPER: Biochem. Biophys. Acta 214 (1970), 135
GÖTZE, O., und H. J. MÜLLER-EBERHARD: J. Immunol. 107 (1971), 313
HAUPT, H., und K. HEIDE: Clin. Chim. Acta 12 (1965), 419

β_2-Glykoprotein III

S β_2X-Globulin(?)
β_2E-Globulin(?)

D Menschliches Serumprotein der β_2-Fraktion (Spurenprotein).

H Von SCHWICK et al. 1968 isoliert und charakterisiert; biologische Funktion bisher unbekannt.

G Es wird vorzugsweise mit immunol. Methoden bestimmt. Durchschnittliche Serumkonzentration: 7 mg/100 ml. MG 35000. In der Immunelektrophorese zeigt β_2-G.III individuelle Unterschiede. (4)

L SCHWICK, H., et al.: Klin. Wschr. 46 (1968), 981

β_2K-Globulin ↗ β_2-Glykoprotein II

β2-M-Globulin

H Ursprüngliche Bezeichnung für ↗IgM entsprechend seiner elektrophoretischen Mobilität. (1)

β_2-Mikroglobulin

D Humanes Protein mit bisher unbekannter Funktion. (Abk. = β_{2m})

G Kommt im Normalserum und Liquor in Spuren (2–4 µg/ml) vor. Ausscheidung im Urin beträgt etwa 100 µg/d, MG 11000; Primärstruktur aufgeklärt.
Obwohl β_2-M. keine Beziehungen zu Plasmaproteinen zeigt, besitzt es starke Strukturhomologien mit dem konstanten Teil der leichten und schweren Ketten des Immunglobulins (IgG), insbesondere mit der c_H3-Region sowie Teilidentität mit dem ↗ HLA-Ag. β_2-M. konnte an der Zellmembran peripherer Blutlymphozyten nachgewiesen werden.

P ↗ PHA-stimulierte Lymphozyten sezernieren in der Kurzzeitkultur β_2-M. in das Medium.
Untersuchungen an Menschen und Experimente an Tieren zeigen, daß β_2-M. normalerweise in der *Niere* katabolisiert wird. Bei Nierenschädigung steigt der Mikroglobulinspiegel im Blut im reziproken Verhältnis zur glomerulären Filtrationsrate. Nach komplikationsfreier ↗ Nierentransplantation erreicht die β_2-M.-Konzentration auf Grund der Reparation der Nierenfunktion wieder annähernd normale Werte und kann somit als Marker für die Wiederherstellung der Nierenfunktion benutzt werden. (27)

L HÜTTENROTH, T. H. et al.: J. exp. Med. 137 (1973), 838
TANIGAKI, N., et al.: Biochem. Biophys. Res. Comm. 55 (1973), 1234

β_2-Mukoid ↗ β_2-Glykoprotein

β_2X-Globulin ↗ β_2-Glykoprotein

Bf-System

S GBG (↗ glycinreiches β-Glykoprotein)
D Menschlicher Polymorphismus des Properdinfaktors B mit Beziehungen zum ↗ Komplementsystem. (4)

Bi (Biles) ↗ Antigen, privates

Bidimensionale Immunelektrophorese ↗ Zweidimensionale Immunelektrophorese

Biene ↗ Toxin

Binding Assay ↗ Sättigungsanalyse

Bindungsstelle

D Teil des Ak-Moleküls, der infolge seiner bes. Struktur die Bindung an die ↗ Ag-Determinante bewirkt, ↗ combining site. (1)

biphasische Antikörper ↗ Antikörper

Bisalbuminämie

S Doppelalbuminämie
D Im Elektropherogramm nachweisbare Doppelung der Albuminfraktion.
G Fälle von B. sind selten. Meist handelt es sich um *genetische Allotypien* (↗ Alloalbuminämie). Davon zu unterscheiden ist die *transitorische B.*, die verschiedene Ursachen haben kann: Stoffwechselanomalien, entzündliche Erkrankungen (insbes. Virusinfektionen), Bindung von Stoffen an Albumin (z. B. Farbstoffe, Medikamente wie Penizillin oder Sulfonamide). Zukünftig sollte der Begriff B. den vorübergehenden Zuständen unterschiedlicher Kausalität vorbehalten sein, um sie so von den genetisch determinierten und während des Lebens konstanten ↗ Alloalbuminämien abzugrenzen.
P Die praktische Bedeutung ist gering. Meist wird eine B. als *Zufallsbefund* erhoben und ist wegen ihrer Unspezifität für die medizinische Di kaum verwendbar. Die bei B. zu beobachtende zweite Fraktion wandert anodisch von der regulären Fraktion und wird als Paralbumin bezeichnet. (4)

L SCHULTZE, H. E., und J. F. HEREMANS: Molecular biology of human proteins. Elsevier Publishing Co., Amsterdam – London – New York 1966
SEELIG, R., und H. P. SEELIG: Dtsch. med. Wschr. 95 (1970), 2493

bithermische Antikörper ↗ Antikörper ↗ Anämie autoimmun hämolytische

bivalent

1. bivalent

D Zwei reaktive Gruppen enthaltend.
G Bivalentes *Ak-Molekül* (IgG) hat zwei Bindungsstellen für Ag-Determinanten und kann damit durch Vernetzung sichtbare, sekundäre Phänomene der AAR (Präzipitation, Agglutination) herbeiführen. Ein b. *Ag-Molekül* hat zwei Ag-Determinanten für die Reaktion mit einem Ak zur Verfügung. (1)

2. bivalent

D Im Pachytän (= Endstadium der Chromosomenpaarung) eng aneinanderliegende Chromosomenpaare. (15)

B-Kette

H Ursprüngliche Bezeichnung für die leichte Kette des Ig-Moleküls (PORTER) ↗ L-Kette. (1)

L FLEISCHMAN, J. B., R. H. PAIN und R. R. PORTER: Reduction of γ-Globulin. Arch. Biochem. Biophys. Suppl. 1 (1962), 174–180

blastogenic factor

Abk. BF
D Ein ↗ Lymphokin, das aus stimulierten Lymphozyten freigesetzt wird und die Bildung von Lymphoblasten fördert.
G Die Ko-Kultivierung menschlicher peripherer Blutleukozyten von zwei Individuen führt zur Ausbildung lymphoblastoider Zellen, zur gesteigerten ^{3}H-Thymidininkorporation in die DNS und zur Freisetzung einer Substanz in das Medium, die die Blastogenese allogener Lymphozyten stimuliert. Diese Aktivität wird als BF bezeichnet. Der BF ist auch im Medium von gemischten und nicht-gemischten bestrahlten (2000 R) Leukozytenkulturen nachweisbar. Damit erfolgt seine Bildung selbst nach Unterdrückung der DNS-Synthese und der Blastentransformation. Neben dem spezifischen BF kann im Kulturmedium von ungemischten und intakten Leukozyten ein unspezifisch stimulierender Faktor nachgewiesen werden, der wahrscheinlich mit dem potentiating factor identisch ist. Der Nachweis des BF in ungemischten Kulturen intakter Lymphozyten kann als „Beweis" seiner Abgrenzbarkeit gegen den mitogenic factor gelten. Neuere Untersuchungen von KASAKURA erlauben die Abtrennung eines BF, der nur allogene Zellen stimuliert ("allogenic blastogenic factor") von einem, der sowohl autogene als auch allogene Zellen stimuliert ("autologous blastogenic factor"). Der allo-

gene BF ist hitzestabil bis +60 °C, läßt sich durch Ultrazentrifugation anreichern, erreicht sein Maximum nach 4–5tägiger Kultivierung und kann durch die Hemmung der RNS-Synthese (Aktinomycin D) oder *E. coli*-Endotoxin supprimiert werden. Dagegen ist der autologe BF durch diese Temperatur nicht beeinflußbar, läßt sich mittels Ultrazentrifugation nicht sedimentieren, erscheint konstant während der Kultivierungsperiode und kann durch *E. coli*-Endotoxin nicht unterdrückt werden. Die Stimulierungsbefunde sprechen gegen die Möglichkeit, daß es sich bei dem BF um ein Histokompatibilitäts-Ag handelt. (7)

L KASAKURA, S.: J. Immunol. **109** (1972), 1352

Blastokinin ↗ Uteroglobin

Blastomycin ↗ Spätreaktion

Blasttransformation ↗ Lymphozytentransformation, ↗ B-Lymphozytenstimulation

Blastzellen ↗ pyroninophile Zellen

blockierende Faktoren

D Faktoren im Serum von Tumorträgern, die in vitro die zytotoxische oder wachstumshemmende Wirkung von ↗ Lymphozyten gegenüber Tumorzellen aufheben.

G B. F. sollen in vivo das progressive Wachstum von Tumoren trotz vorhandener zellulärer Immunität ermöglichen. Bei den b. F. handelt es sich wahrscheinlich um Ak, AAK und lösliche Ag (↗ Enhancement). B. F., die die zytotoxische Aktivität von Lymphozyten gegenüber den entsprechenden Targetzellen aufheben, wurden in einigen Fällen auch bei Trägern von Transplantaten, bei Chimären, in ↗ allophenen Mäusen und in trächtigen Mäusen gefunden. (13)

L HELLSTRÖM, K. E., und I. HELLSTRÖM: Adv. Immunology **18** (1974), 209
BALDWIN, R. W., et al.: Proc. Roy. Soc. Med. **66** (1973), 466

blood-brain-barrier (engl.) ↗ Bluthirnschranke

Blutderivate ↗ Human- ...

Blutgruppenantigene

S Blutgruppen
Blutgruppenfaktoren

D Sammelbezeichnung für alle erblich bedingten Eigenschaften der Erythrozyten, die durch das Vorhandensein spezifischer Antigene charakterisiert und mit serologischen Methoden nachweisbar sind.

G Aus der Vielzahl der Blut-, Serum-, Leukozyten-, Thrombozyten-Gruppen ergibt sich die „Blutindividualität“.
Im engeren Sinne werden darunter die „klassischen Blutgruppen“ (↗ AB0-System) verstanden.

P B. haben praktische Bedeutung bei der Transfusionsbehandlung (Verhütung und Klärung von ↗ Transfusionszwischenfällen), bei Transplantationen, bei der Diagnostik von Blutkrankheiten, Mhn, sowie in der forensischen Medizin (Vaterschaftsnachweis, Spurenkunde). (26)

L PROKOP, O., et al.: Lehrbuch der menschlichen Blut- und Serumgruppen. VEB Georg Thieme Verlag, 1976

Bluthirnschranke

Abk. BHS

S Blut-Hirn- und -Liquorschrankensystem
blood-brain-barrier (engl.), BBB

D Komplexes funktionelles Sperr-, Transport- und Regelsystem, das den Stoffaustausch zwischen Blut und ZNS zweiseitig regelt und für die zentralnervöse Substanz vorwiegend Schutzfunktion hat.

G *Morphologisch* besteht die Besonderheit der engen Verbindung der Membranen der Kapillarendothelien des Hirns mit den Plasmamembranen der Makrogliafortsätze, so daß zwischen beiden Strukturen kein echter extrazellulärer Raum vorliegt. *Histochemisch* sind im Grenzbereich ATPase, Mukopolysaccharide und Mukoproteine nachweisbar. Die Durchlässigkeit der Hirnkapillaren ist von der Permeabilität der übrigen Organgefäße unterschiedlich, nähert sich der von normalen Zelloberflächen. Die *Sperrfunktion* erstreckt sich über das gesamte Hirngefäßsystem, ist topisch nicht einheitlich und nicht vollständig; sie wird über energiebedürftige Prozesse gelenkt. Die Wirksamkeit der Schrankenfunktion wird beim Menschen (und Tieren, die Nesthocker sind) erst postnatal bis Ende des 2. Lebensjahres ausgebildet; endgültige Reifung beim Abschluß der Pubertät.

P Eine *physiologisch verminderte Sperrfunktion* der BHS besteht bei Kleinkindern, erklärt die foudroyanten Verläufe bei Infektionen und Intoxikationen. Die *pathologisch verminderte Schrankenfunktion* tritt bei Störungen der energieliefernden Prozesse auf, auch bei körperlicher Erschöpfung, Hyperthermie, zerebraler Hyperaktivität wie beim epileptischen Anfall. Toxische Schäden bewirken über Enzymhemmung des oxidativen Stoffwechsels, wie auch eine Alkalose, eine Zunahme der Permeabilität, desgleichen Sauerstoffmangel, bes. bei Entzündungen, Schädelhirntraumen, Tumoren, Röntgenbestrahlung. Ein Hirnödem verursacht eine ausgeprägte Schrankenstörung; andererseits bewirkt eine erhöhte Permeabilität die Entstehung eines Ödems. Auch bei allen neurimmunol. Vorgängen ist die Schranke aufgelockert und ermöglicht dadurch die Entstehung von Immunphänomenen am ZNS (↗ experimentelle allergische Enzephalomyelitis, ↗ Enzephalomyelitis, ↗ Multiple Sklerose u. a.). (12)

L LAJTHA, A., and D. H. FORD (Ed.): Brain barrier system. Elsevier, Amsterdam—London—New York 1968
QUADBECK, G.: in: SCHMIDT, R. M. (Ed.), Der Liquor cerebrospinalis. Verlag Volk und Gesundheit, Berlin 1968

Blut-Liquorschrankensystem ↗ Bluthirnschranke

Blutpräparat(e)

S Vollblutkonserven und Blutderivate, -bestandteilkonserven
D Blutpräparate zur Transfusion
↗ Vollblutkonserve(n)
↗ Erythrozytenkonserve(n)
↗ Thrombozyten-Präparat(e)
↗ Leukozytenkonzentrat
↗ Plasmakonserve(n)
↗ Plasmafraktion(en) (37)

L FÜNFHAUSEN, G., F. GAERISCH und W. SCHUBERT: Leitfaden des Transfusionswesens. VEB Verlag Volk und Gesundheit, Berlin 1974

Bluttransfusion

S Transfusion
Blutübertragung
(„Cura medeana“)
D I.v., i.a. oder i.p. Verabreichung von arteigenem Blut oder Blutbestandteilkonserven (↗ Human-Blutderivate sowie Übersicht ↗ Blutpräparate).
H Ursprüngliche Applikationsart: Trinken von Blut. Erste präzise Hinweise für Transfusion von Gefäß zu Gefäß in der zweiten Hälfte des 16. Jahrhunderts (unbekannter deutscher Autor), die sich auf Kenntnisse von GALEN (2. Jahrhundert n. u. Z.) über die Blutfüllung der Arterien sowie des BERENGARIUS (1514) und VESAL (1543) über den Gebrauch von Röhren und Hohlnadeln stützen.

Erste Berichte über Transfusionen:

1566	CARDANUS	in Mailand
1593	PEGELIUS	in Rostock
1615	LIBAVIUS	in Halle
1628	COLLE	in Padua
1628	HARVEY	Entdeckung des Kreislaufs
1666	LOWER	in Oxford an Hunden erfolgreiche direkte Übertragung von Tier zu Tier
1667	EMMEREZ	Schafblut auf Menschen übertragen
1679		forderte MERCKLIN eine experimentelle Überprüfung der Transfusion und äußerte vermutlich den Gedanken, den Menschen als Spender zu verwenden.

Wegen der Mißerfolge über ein Jahrhundert keine weiteren Versuche.

1824	BLUNDELL	Transfusion von Menschenblut mit Transfusionsgerät
1666—1875		1. Statistik über Transfusionen aus der Zeit von 1666—1875
1901		Grundlagen für die serol. verträgliche Transfusion durch LANDSTEINER
1914		Entdeckung der Ungerinnbarmachung des Blutes durch Natriumzitrat von D'AGOTE in Brasilien, HUSTIN in Belgien, LEWISOHN in den USA
1916—1918		Bearbeitung von Fragen der Blutkonservierung durch ROUS und TURNER
1919	ROBERTSON	1. Blutdepot im Rockefeller-Institut — Vorläufer der Transfusionszentralen
1921	OLIVIER	Einführung einer Spenderorganisation vom Roten Kreuz für ganz England
1922		Anfänge des freiwilligen Blutspendedienstes in Europa
1926—1927		Gründung der ersten selbständigen Transfusionsinstitute in Leningrad (HESSE) u. Moskau (BAGDASAROV)
1929		New York "Blood Transfusion Betterment Association", 1. Präsident dieser Gesellschaft: LANDSTEINER

G An Stelle der Vollbluttransfusionen setzt sich gegenwärtig die gezielte Transfusion von ↗ Blutpräparaten („gezielte Hämotherapie“, „Hämotherapie nach Maß“) durch. (26)

L KECK, A., u. a. (Edd.): Schriftenreihe der Akademie für Ärztl. Fortb. der DDR, Nr. 45: Leitfaden des Transfusionswesens, bearb. von FÜNFHAUSEN, G., u. a. Verlag Volk und Gesundheit Berlin 1974
REISSIGL, H.: Die Bluttransfusion. Wilhelm Maudrich Verlag, Wien 1961
SACHS, V.: Münch. med. Wschr. 110 (1968), 218

B-Lymphozyt

Abk. für Bursa Fabricii-derived lymphocyte, bone marrow-derived lymphocyte, nichtthymusabhängiger Lymphozyt, knochenmark-abgeleiteter Lymphozyt
D Aus hämatopoetischen ↗ Stammzellen unter dem Einfluß von ↗ Bursa FABRICII bzw. ↗ Bursa-Äquivalent differenzierte Lymphozyten, die als Präkursoren der antikörpersezernierenden Plasmazellen für die Ausbildung und Erhaltung der humoralen Immunität verantwortlich sind.
G (Gesamtübersicht ↗ Lymphozyt)
Entwicklung der B-L. erfolgt aus hämatopoetischen ↗ Stammzellen unter Zwischenschaltung von ↗ Bursa FABRICII (bei Vögeln) bzw. eines ↗ Bursa-Äquivalentes (bei Säugern).
Die aus Bursa FABRICII bzw. Bursa-Analogon auswandernden Zellen werden als B-L. bezeichnet. Sie besiedeln die thymusunabhängigen Gebiete der ↗ sekundären

lymphoiden Organe, ihre Fähigkeit zur Rezirkulation ist gering. Bei Vögeln wird die Lymphozytenpopulation in zwei große Subpopulationen geteilt. Die in der Bursa Fabricii ansässigen Lymphozyten heißen B_1-Zellen, die in das periphere lymphoide Gewebe wandernden B_2-Zellen. In den Keimzentren der Milzfollikel (↗ Follikelzentrum) erfolgt unter Ag-Einfluß ihre Transformation zu Hämozytoblasten (↗ pyroninophile Zellen), die die direkten Vorstufen der ↗ Plasmazellen darstellen. Damit existiert vom *Bursa-Lymphozyt bis zur Plasmazelle eine einzige Differenzierungslinie.* Diese zellulären Elemente werden in der Milz bursektomierter, bestrahlter, Ag-stimulierter Vögel nicht gefunden (↗ Bursektomie). So wird das bursa-abhängige lymphoide System morphologisch durch die großen Lymphozyten der Keimzentren (↗ Germinoblasten) und die Plasmazellen repräsentiert. Die funktionelle Bedeutung liegt in der *Produktion von ↗ Ak.* Die von Plasmazellen und ihren Vorstufen produzierten Ig werden entweder in der Zellmembran gefunden, wo sie als ↗ Rezeptoren für Ag fungieren, oder sie werden sezerniert, um als zirkulierende Ak im gesamten Organismus mit Ag reagieren zu können. Wie die Regulation dieser beiden Vorgänge erfolgt, ist unklar.

P Jeder kleine B-L. hat ungefähr 10^5 Ig-Rezeptormoleküle, deren Halbwertszeit nur wenige Stunden beträgt. Die Ig-Moleküle sind in Form eines irregulären Netzwerkes mit kleinen Mikroaggregaten (5—10 Moleküle) mobil über die Membran verteilt. Nach experimenteller Reaktion mit einem Antiimmunglobulin wird der gebildete Liganden-Rezeptor-Komplex zunächst über der gesamten Membran gefunden, konzentriert sich jedoch in den nächsten Minuten in einem energie- und temperaturabhängigen Schritt (5—10 min. bei 37 °C, 20 bis 30 min. bei 21 °C) auf einem Zellpol (Kappenbildung, capping). Der nächste energieabhängige Prozeß führt zur Aufnahme des Komplexes in den B.-L. (Endozytose) mit anschließender Degradation durch Verdauung. Gleichzeitig werden 5—15% des gebundenen Komplexes in das umgebende Medium abgegeben (shedding, nicht energieabhängig). Innerhalb der folgenden 6—12 h kommt es zur Reexpression neuer Oberflächen-Ig, wodurch die Zelle für eine erneute Ag-Bindung bereit ist. Weitere Oberflächenstrukturen der B.-L. sind C3-Rezeptoren, F_c-Rezeptoren (für die F_c-Region von IgG, Existenz umstritten; gesichert scheint ihr Nachweis an Null-Lymphozyten [↗ Lymphozyt]) sowie EB-Virus-Rezeptoren. Auf Grund dieser Oberflächencharakteristika ist es möglich, die *Zellen aus einem Gemisch zu eliminieren.* Während ↗ T-Lymphozyten mit unsensibilisierten Schaferythrozyten (E) ↗ Rosetten bilden (sog. E-Rosetten), bilden B-L. nur mit sensibilisierten Schaferythrozyten (E) EAC-Rosetten (sensibilisiert mit IgM-Kaninchen-Ak (A) und Mäusekomplement (C)). Die Ig-tragenden B-L. sind nach Lamelin et al. praktisch alle MBLA-positiv (**m**ousespecific **b**one marrow-derived **ly**mphocyte **a**ntigen).

Eine **selektive Beeinflussung der B-L.** kann auf zwei Wegen erfolgen:

1. ↗ B-L.-*Stimulation*
2. *Depression* der B-Zellen:

a) **Prostaglandin** E_1 (PGE_1): PGE_1-Behandlung führt zur Reduktion der komplementrezeptortragenden Lymphozyten (CRL) in der Milz und zu einem relativen Ansteigen Θ-positiver Zellen (↗ theta-Ag); die Wirkungsweise ist unklar.

b) **Cobra-Faktor** (CoF) plus Frischserum: Aktivierung der terminalen Komplementkomponenten C3—C9; CoF-aktiviertes Serum reduziert nach Inkubation mit nichtsensibilisierten Milzzellen die CRL, womit es nach Übertragung in bestrahlte syngene Mäuse zu einer starken Verminderung der ↗ plaque-bildenden Zellen kommt; ein Effekt auf die plaque-bildenden Zellen in immunen Milzzellkulturen besteht nicht, was darauf hinweisen könnte, daß die Ak-bildenden Zellen keine C3-Rezeptoren mehr besitzen.

c) **Anti-B-Zellserum**

Herstellung: Zum Beispiel Immunisierung von Kaninchen mit Mäuse-Plasmozytomzellen, Adsorption des erhaltenen Anti-Plasmazell-Serums (APS) mit Mäuseerythrozyten und Thymuszellen (Nariuchi u. Matuhasi).

Wirkung: Durch die Inkubation von Lymphozyten mit APS und Komplement wird die Zahl der EAC-Rosetten-bildenden Zellen (↗ Rosetten-Phänomen) um 75% reduziert. Das APS hat dagegen keinen Einfluß auf die Zellen, deren Rezeptor Mg^{++} zur Reaktion mit C3 benötigt (= C3-Rezeptoren an Monozyten, Makrophagen und neutrophilen Granulozyten). In vivo supprimiert das APS die humorale Antikörperbildung; die Rejektion von Hautallotransplantaten wird nicht beeinflußt. Das APS wirkt dabei auf eine frühe Phase der B-Zelldifferenzierung, da nur dort der C3-Rezeptor nachweisbar ist.

Die *Anzahl der B-L.* im peripheren Blut kann auf Grund der Ig-Natur der Rezeptoren mit der Immunfluoreszenztechnik bestimmt werden. Im Nabelschnurblut gesunder Neugeborener befinden sich nach Fröland und Natvig im Mittel 14,3% Ig-positive Lymphozyten. Das Fehlen von

Plasmazellen bei der Geburt wird mit der noch nicht erfolgten B-Zelldifferenzierung infolge Fehlens antigener Stimuli erklärt. Die *Normalwerte* Ig-positiver Zellen bei Erwachsenen betragen nach DWYER (1973) etwa 28% (20–33%), nach GAJL-PECZALSKA (1973) 28,7 ± 6,8%, davon IgM 8,8 ± 4,8%, IgG 14,3 ± 8,7%, IgA 4,7 ± 3,9% und nach CARAPETO u. WINKELMANN (1975) 23,44 ± 5,32%, davon IgM 8,34 ± 4,57%, IgG 6,71 ± 3,99%, IgA 2,02 ± 1,41, IgE 2,10 ± 1,64 und IgD 4,32 ± 2,87. Die Untersuchungen von DEL POZO PEREZ et al. lassen ein signifikantes Ansteigen der B-L. im Alter erkennen (Junge: 16,3 ± 6,7%, Ältere: 25,2 ± 11,1%). Die Zahl der PHA-Blastentransformationen nimmt entsprechend ab. Neuere Untersuchungen sprechen jedoch dafür, daß die von den B.-L. selbst produzierten Ig-Rezeptoren nahezu ausschließlich den Ig-Klassen M und D angehören (andere nachweisbare Ig sind wahrscheinlich passiv angelagert) und der relative Anteil der B.-L. an der Gesamtlymphozytenzahl nur ca. 10% beträgt.
Eine *Erhöhung* der B-L.-Zahl wird bei bestimmten pathologischen Zuständen gefunden: lymphoproliferative Krankheiten mit klonaler Proliferation der B-Zellen (B-Zellneoplasie, chronisch lymphatische Leukämie, Lepra bzw. alle granulomatösen Erkrankungen, die mit einer Anergie verbunden sind, des weiteren bei bestimmten Infektionskrankheiten (z. B. Pertussis) und Autoaggressions-Krankheiten (z. B. Multiple Sklerose im akuten Schub). (7)

L CARAPETO, F. J., und R. K. WINKELMANN: Dermatologica 151 (1975), 826
DEL POZO PEREZ, M. A., et al.: Biomedicine 19 (1973), 340
DWYER, J. M., et al.: N. Engl. J. Med. 288 (1973), 1036
FRØLAND, S. S., und J. B. NATVIG: Clin. Exp. Immunol. 11 (1972), 495
GAJL-PECZALSKA, K., et al.: N. Engl. J. Med. 288 (1973), 1033
LAMELIN, J.-P., et al.: J. exp. Med. 136 (1972), 984
LISAK, R. P., et al.: Clin. Exp. Immunol. 22 (1975), 30
NARIUCHI, H., und T. MATUHASI: J. Immunol. 112 (1974), 462
TSUKIMOTO, I., und B. C. LAMPKIN: J. Pediat. 88 (1976), 826
WIGZELL, H.: Ann. Immunol. (Inst. Pasteur) 124 C (1973), 7

B-Lymphozyten-Stimulation (Transformation)

S Transformation von B-Lymphozyten
D Bildung von Blastzellen aus B-Lymphozyten nach Aktivierung durch Substanzen unterschiedlichster Stoffklassen.
G Die Möglichkeit einer selektiven Stimulierung von ↗ B-Lymphozyten (↗ Lymphozytentransformation) ist eine Voraussetzung zur Erfassung ihrer morphologischen Wandelbarkeit und funktionellen Bedeutung.

1. Stimulantien, die selektiv auf B-Lymphozyten wirken

1.1. *Lipopolysaccharide* GRAM-negativer Bakterien (LPS)
LPS bewirken durch eine direkte Stimulierung der B-Zellen in vitro ein Ansteigen der Zahl plaque-bildender Zellen gegenüber Schaferythrozyten. Werden letztere mit LPS gekoppelt, so wirken sie auch in vivo als thymus-unabhängiges Ag (↗ thymusabhängige Ag). Damit können die LPS auf unspezifische Weise die ↗ „helper cells" bei der Auslösung einer Antikörperantwort ersetzen (SJÖBERG et al. (1972)). Die mitogene Aktivität der LPS wird der *Lipidfraktion* A zugeschrieben. Die thymusunabhängige Wirkungsweise soll auf einer bifunktionalen Natur der LPS beruhen, indem sie sowohl als Ag als auch als Mitogen wirken. Der Kontakt zwischen B-Zelle und LPS schließt sowohl Membranbindung als auch Aufnahme in die Zelle ein (PEAVY et al. (1973)). Die Inkubation von Mäusemilzzellen mit LPS bewirkt eine Stimulierung der B-Zellen zu *großen Lymphoblasten* mit reichlich Zytoplasma und Polyribosomen nach 16 bis 28 h. Anschließend beginnt die Entwicklung eines rauhen endoplasmatischen Retikulums, wobei der erste Schritt in einer Proliferation der glatten Membranelemente des ↗ endoplasmatischen Retikulums rund um die Mitochondrien besteht. Später wird es unabhängig von diesen und füllt große Teile des Zytoplasmas aus. An diese neu entwickelten glatten Membranen binden sich schließlich die Polyribosomen. Nach $4^1/_2$-tägiger LPS-Stimulation werden typische ↗ *Plasmazellen* gesehen. Damit ergibt sich eine kontinuierliche Entwicklung von kleinen zu mittelgroßen Lymphozyten und über ein Lymphoblastenstadium zu Plasmablasten und Plasmazellen (SHOHAT et al. (1973)).

1.2. Polymeres ↗ *Flagellin* (FELDMANN u. BASTEN (1971))
Während die Immunantwort bei Mäusen gegenüber polymerem Flagellin thymusunabhängig ist, konnte für die monomere Form eine Thymusabhängigkeit experimentell nachgewiesen werden. Allerdings scheint die multivalente Präsentation des Ag keine absolute Voraussetzung für die B-Zellaktivierung zu sein.
1.3. *Dextransulfat* (DIAMANTSTEIN et al. (1973))
Dextransulfat stimuliert auch bei kongenital athymischen (↗ „nude") Mäusen den ^{3}H-Thymidineinbau in Milzzellen. Die gesteigerte Inkorporation ist mit einer typischen Blastzelltransformation verbunden. Das spricht für die direkte Wirkung von Polyanionen auf die B-Zellen. Eine Korrelation zwischen der mitogenen Polyanionen-

Wirkung und Ak-Bildung scheint zu bestehen.
1.4. ↗ *Pneumokokken-Polysaccharid* (MANNING et al. (1970))
1.5. *Polyvinylpyrrolidon* (ANDERSSON und BLOMGREN (1971))
1.6. Synthetische *Polynukleotide* (SCHER et al. (1973))
Diese Antigene (1.1—1.6.) sind charakterisiert durch eine polymere Struktur mit sich wiederholenden Ag-Determinanten. Die spezifische B-Zellaktivierung könnte auf dieser einheitlichen polymeren Präsentation der Determinanten und nicht auf der Natur der Determinanten beruhen.
1.7. Trypsin (VISCHER, 1974).

2. „Spontane" B-Zellaktivierung (BULLOCK u. MÖLLER (1972))
Diese erscheint in der Kultur nach Entfernung eines in vivo im Serum (von Mäusen) vorhandenen regulatorisch wirkenden Suppressors.

3. EPSTEIN-BARR-Virus (PATTENGALE et al. (1973))

4. ↗ Phytomitogene
4.1. *B-Zell-Mitogene: Ulex europaeus-* Agglutinin I
4.2. Phytomitogene, die auf T- und B-Zellen wirken
4.2.1. ↗ pokeweed mitogen
4.2.2. *robinia pseudoacacia*-Agglutinin
4.3. B-Zellstimulation durch *lokal konzentrierte T-Zellmitogene*
Unter bestimmten Bedingungen können auch T-Zellmitogene die B-Lymphozyten aktivieren. Diese Befunde stehen mit der „lokalen Konzentrationshypothese" (B-Zellaktivierung durch von T-Zellen konzentrierte und so präsentierte Ag) im Einklang.
4.3.1. ↗ *Concanavalin A*, gebunden an die Oberfläche der Kulturschalen (ANDERSSON et al. (1972)). Nach MACKLER et al. (1974) stimuliert Con A kultivierte menschliche B-Lymphozyten sowohl zur Proliferation als auch zur Produktion von ↗ Lymphokinen ohne besondere Konzentrierung.
4.3.2. ↗ *Phythämagglutinin*, gebunden an Sepharose-Kügelchen (GREAVES u. BAUMINGER (1972)). Nach den Untersuchungen von PHILLIPS u. ROITT (1973) lassen sich menschliche B-Lymphozyten auch in konventionalen Kulturen mit PHA stimulieren. (7)

L ANDERSSON, B., et al.: Cell. Immunol. **2** (1971), 411
ANDERSSON, B., et al.: Eur. J. Immunol. **2** (1972), 233
BULLOCK, W. W., et al.: Eur. J. Immunol. **2** (1972), 514
DIAMANTSTEIN, T., et al.: Immunology **25** (1973), 743
FELDMAN, M., et al.: J. exp. Med. **134** (1971), 103
GREAVES, M. F., et al.: Nature New Biol. **235** (1972), 67
MACKLER, B. F., et al.: Nature **249** (1974), 834
MANNING, J. K., et al.: J. Immunol. **108** (1970), 1470
PATTENGALE, P. K., et al.: Lancet 1973/II, 93
PEAVY, D. L., et al.: J. infect. Dis. **128**, Suppl. (1973), 91
PHILLIPS, B., et al.: Nature New Biol. **241** (1973), 254
SCHER, J., et al.: J. exp. Med. **138** (1973), 1545
SHOHAT, M., et al.: Eur. J. Immunol. **3** (1973), 680
SJÖBERG, O., et al.: Eur. J. Immunol. **2** (1972), 326
VISCHER, T. L.: J. Immunol. **113** (1974), 58.

BODER-SEGDWICK-Syndrom
↗ Ataxia teleangiectasia

Bohr-Test ↗ PRICK-Test

Bombay-Blutgruppe

Symbole: O_h, O_h^B, $O_h^{A_1}$, $O_h^{A_2}$, O_h^{AB}
D Seltenes Blutgruppenmerkmal menschlicher Erythrozyten.

H 1952 erstmalig von BHENDE et al. bei einer Inderin gefunden.

G Bei Personen dieses Merkmals reagieren Erythrozyten auf Grund der Unterdrückung des A- oder B-Gens des AB0-Systems wie 0-Blutkörperchen, jedoch keine Agglutination durch Anti-H. Im Speichel sind die Blutgruppensubstanzen nicht nachweisbar. Als Ursache werden Suppressorgene *X/x* diskutiert, die in homozygoter Anlage *x/x* die Ausbildung von B.-Typen bedingen.
P Beim Vorliegen von B.-Typen können sich Schwierigkeiten in der exakten Blutgruppenbestimmung (AB0) sowie bei der Auswahl verträglicher Transfusionsblute ergeben. Anti-H dieses Typs hat in Gegenwart von Komplement hämolysierende Eigenschaften. (26)

L ALOYSIA, M., et al.: Transfusion, Philad. **1** (1961), 212
BHENDE, Y. M., et al.: Lancet (1952) 903—904
HAKIM, S. A. et al.: Transfusion, Philad. **1** (1961), 218

booster-Effekt

S Sekundärimmunantwort
secondary response
Wiederholungsimmunisierung
Auffrischungs-Immunisierung
„Boosterung"
D Beschleunigter und verstärkter Immunisierungserfolg (Immunität) bei wiederholter Antigenzufuhr.
G Das ↗ Immunsystem besitzt nicht nur die Fähigkeit zur Erkennung, sondern auch zur *Wieder*erkennung eines Ag. Diese immunol. Gedächtnisfunktion begründet eine dauerhafte solide Immunität gegenüber zahlreichen Ag. Die verantwortlichen Zellen sind die ↗ *memory cells*, die zu den ↗ Lymphozyten zu zählen sind. Sie gewährleisten unmittelbar nach dem erneuten Ag-Kontakt eine rasche Proliferation und Transformation zu Plasmazellen, die für eine IgG-Synthese sorgen (siehe Abbildung).

Über die molekularen Vorgänge des Immungedächtnisses besteht noch keine endgültige Klarheit.

P In der natürlichen Umwelt eines Lebewesens vollziehen sich laufend b.-E. und bilden die *Grundlage für einen immunbiologischen Schutz*. Möglicherweise entwickelt sich durch ständigen Kontakt mit Mikroben die natürliche ↗ Immunität. Sie wird durch ↗ Impfungen gezielt nachgeahmt. Fehlen diese Ag-Kontakte, erwirbt der Organismus keinen immunbiologischen Schutz und erliegt den Infektionserregern, wie experimentelle Erfahrungen an steril aufgezogenen Tieren bewiesen haben.

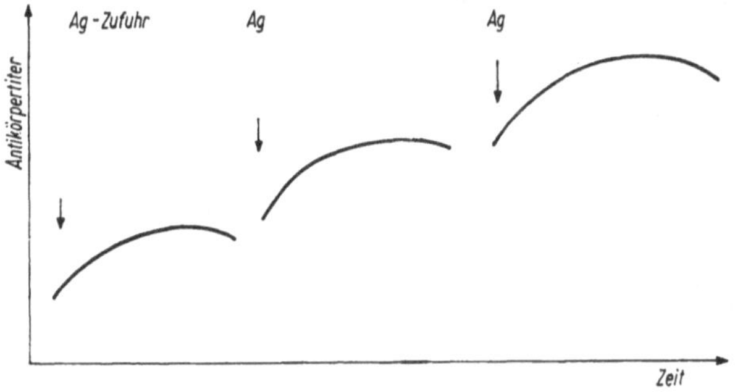

Steigerung des Ak-Spiegels durch erneute Ag-Zufuhr

Wiederholte Ag-Zufuhr kann aber auch pathobiologische Folgen haben. Bei (erblich) disponierten Menschen kann es auf diese Weise zu allergischen Reaktionen kommen (↗ Allergie). Bei Rhesus-vorimmunisierten Schwangeren können die weiteren Rhesuspositiven Kinder an einem ↗ Morbus haemolyticus erkranken. (19)

Bordetella-Antigene

D Strukturgebundene Antigene der Bakteriengattung Bordetella.

H Erste Beschreibung serologischer Unterschiede bei B. pertussis durch BORDET und SLEESVYK 1910. Beschreibung der Phasen von LESLY und GARDNER 1931. Nachweis des PA (s. unten) im intrazerebralen Mäuseschutztest von KENDRICK et al. 1947. Einteilung in hitzestabile und -labile Ag durch ANDERSEN 1953. Aufstellung des Schemas der Bordetella-Agglutinogene durch ELDERING et al. 1957. Isolierung des PA durch SATO et al. 1957. Isolierung des HSF durch HOMMA et al. 1969. Isolierung des LPF durch SATO und ARAI 1972.

G Mittels Geldiffusions-Analyse können *20 Pertussis-Ag* dargestellt werden. Biologisch aktiv sind: das Kapsel-Ag *Hämagglutinin* (HA) und das wahrscheinlich in der Kapsel lokalisierte *Agglutinogen*; das *protektive Ag* (PA), der *histaminsensibilisierende Faktor* (HSF), der *lymphozytose-promoting-factor* (LPF), das *hitzestabile Toxin* (LPS) befinden sich in der Zellwand; das *hitzelabile Toxin* (HLT) des Protoplasmas.

Das *HA* besitzt einen beträchtlichen Lipidanteil, die chemische Struktur ist nicht näher definiert. HA wird von jungen Kulturen des Genus gebildet und ruft eine Agglutination der Erythrozyten verschiedener Spezies hervor. Gegen das HA werden bei Versuchstieren und Rekonvaleszenten Ak gefunden, die in der HAH nachweisbar sind. Für die Pathogenese der Bordetella-Infektion hat das HA keine Bedeutung.

Beim *Agglutinogen* unterscheidet man das hitzestabile O-Ag, das allen Stämmen des Genus und allen Phasen gemeinsam ist, sowie 14 hitzelabile L-Antigene. *Chemisch* sind es Proteine mit RNS- und Kohlenhydrat-Anteilen. Das K-Ag 7 ist das *Common-Ag* des Genus, weitere Ag-Gemeinschaft besteht zwischen B. pertussis und B. bronchiseptica bzw. B. bronchiseptica und B. parapertussis. Ag 1 bis 6 sind Pertussis-Ag. Davon bestimmen die Faktoren 1 bis 3 den Serotyp des Stammes und werden als große Pertussis-Ag bezeichnet. Faktor 1 ist artspezifisch. Versuchstiere, Impflinge und häufig, aber nicht konstant, Rekonvaleszenten reagieren gegen die K-Ag mit der Bildung von Agglutininen. Der Nachweis der K-Ag erfolgt mit Hilfe von ↗ Faktorenseren. Die Bedeutung der K-Ag für die Immunität ist umstritten. Möglich, aber nicht eindeutig bewiesen, ist eine typenspezifische Immunität. Der Verlust der K-Ag erfolgt im ↗ Phasenwechsel von Phase I bis IV, vergleichbar mit einer S-R-Variation und wird vom Verlust weiterer, für den Schutz bedeutender Ag begleitet.

Das *PA* ist ein Protein mit 23% Lipiden und geringem Anteil von Kohlenhydraten einschließlich Aminozuckern, das an die Zellmembran angelagert ist. Das relativ hitzelabile Ag wird nur von B. pertussis in Phase I gebildet. Das PA bestimmt die spezifische Wirksamkeit eines Impfstoffes. Der *Nachweis des PA erfolgt im aktiven intrazerebralen Mäuseschutztest*. Das PA ist

engstens mit dem HSF assoziiert, von dem es sich nur unter sehr großem Aktivitätsverlust trennen läßt.
Der *HSF* ist ein relativ hitzelabiles Lipoprotein der Pertussisstämme in Phase I. Gegen alkalisches pH (pH 11,0) und proteolytische **Enzyme** ist der HSF empfindlich. Es ist nicht entschieden, ob HSF und PA verschiedene Aktivitäten eines Molekülkomplexes oder zwei unterschiedliche Substanzen sind. Es ist möglich, HSF-Präparationen ohne jegliche andere biologische Aktivitäten herzustellen. Mäuse und Ratten werden durch parenteral verabreichte Pertussiskeime oder HSF-haltige Fraktionen gegen Histamin um das 50- bis 100fache sensibilisiert. Die Reaktion ist streng spezifisch und wird von keiner anderen Bakterienart verursacht. Unabhängig von der Histaminempfindlichkeit sensibilisiert der HSF gegen Serotonin, Endotoxin, Infektion, aktive und passive Anaphylaxie, Peptonschock, Röntgenstrahlen, Kältestress. Der HSF ist nicht toxisch. HSF-Wirkung beruht anscheinend auf einer *Blockade der β-adrenergischen Rezeptoren,* die zu tiefgreifenden Veränderungen des Abwehrsystems des Organismus führt. Wahrscheinlich verursacht HSF auch beim Menschen eine Sensibilisierung und prägt entscheidend das klinische Bild bzw. spielt eine wichtige Rolle bei Impfreaktionen.

P *Pertussiskeime* verursachen bei Versuchstier und Mensch *Lymphozytose,* die durch eine verminderte Rezirkulation entsteht. Der reine *LPF* enthält Protein mit geringem Anteil von Kohlenhydraten, Lipid und Phosphor. Die Substanz weist beträchtliche HSF-Aktivität auf. LPF ist kein selbständiges Ag, vielmehr sind LPF und HSF Aktivitäten einer Molekularstruktur. LPF ist toxisch und verursacht bei Mäusen verzögerten Gewichtsverlust, sowie Tod nach 4 bis 7 Tagen. Gegenüber HLT und LPS läßt sich LPF eindeutig abgrenzen. Der *Nachweis erfolgt im Wägetest an Mäusen.*
Das *LPS* kann mittels der Phenol-Wasser-Methode aus den 3 Arten gewonnen werden. Das Pertussis-LPS enthält 16,5% Hexosamin, sowie Aldoheptose, Hexose, Nukleinsäuren und Phosphor. Serologisch lassen sich bei verschiedenen Stämmen Antigendeterminanten nachweisen. Das Ag ist einheitlich für alle Phasen. LPS ist relativ toxisch. Es verfügt über adjuvierende Eigenschaften. Durch wiederholte LPS-Gaben bilden Mäuse und Kaninchen Bakterizidie-Ak, die für den intrazerebralen aktiven Mäuseschutztest von Bedeutung sind. Inwieweit die ↗ Adjuvans-Eigenschaften die Wirksamkeit der Pertussisimpfstoffe beeinflussen, ist nicht geklärt. Die Bedeutung der Bakterizidie-Ak für die Pertussisimmunität ist gleichfalls umstritten. Der Nachweis der LPS erfolgt im Wägetest bzw. durch Bestimmung der Pyrogenität am Kaninchen oder im Limulustest.
Das *HLT* ist ein Protein mit geringem Anteil reduzierender Zucker, das durch Hitzeeinwirkung in 10 min. bei 56 °C zerstört wird. Intradermal appliziert verursacht es beim Versuchstier *Nekrosen* und wirkt in entsprechender Dosierung tödlich. Bei geringerer Dosierung wird Antitoxin gebildet. Hochempfindlich gegen HLT sind die *Nervenzellen.* Die pathogenetische Bedeutung für den Menschen ist jedoch unklar. Rekonvaleszenten weisen keine Ak gegen HLT auf. Der Nachweis von HLT erfolgt im Intradermaltest am Kaninchen und Meerschweinchen. (45)

L ELDERING, G., et al.: J. Bacteriol. 74 (1957), 133
KENDRICK, P. L., et al.: J. Pbl. Hlth. 37 (1947), 803
MUNOZ, J., in: Microbial Toxins V. II A: Bacterial Protein Toxins. S. Kadies, T. Montie (N. Y., London) (1971) S. 270
PITTMAN, M., in: Infectious Agents and Host Reactions. Chapter 11. Saunders Company (1970) S. 239
ZAKHAROVA, M. S., et al.: Symp. Ser. Immunobiol. Standard (Karger/Basel) 13 (1970), 227

Bordetella pertussis ↗ Pertussisbakterien-Impfstoff.

Botulismus-Immunserum

S B.-Antiserum
B.-Antitoxin

D Antitoxin-haltiges (Tier-, meist Pferde-) Serum gegen Toxine von Botulinusbazillen.

G *Clostridium botulinum* kann unter anaeroben Bedingungen in luftleer verschlossenen Konserven Toxine bilden, ohne daß dies an den Speisen erkennbar wird (Aussehen, Geruch, Geschmack usw. „normal"). Etwa 12–36 h, bisweilen auch erst Tage nach oraler Giftaufnahme, entwickeln sich die ersten Krankheitszeichen (uncharakteristische Darmsymptome, charakteristische Lähmungserscheinungen an Augenmuskeln, Schluckstörungen usw. im Sinne einer Bulbärparalyse).
Das Botulinustoxin gehört zu den stärksten bisher bekannten Giften (↗ Toxin). Es ist ein hochmolekulares Protein, das wie alle Ektotoxine durch Hitze (15 min bei 100 °C) zerstört wird. Seine Wirkung betrifft die cholinergischen Nervenfasern. Das B.-I. ist ein polyvalentes, d. h. gegen ein Toxingemisch (Typ A, B, E) gerichtetes Antiserum.

P Eine *Botulinusintoxikation ist eine große Seltenheit.* Trotzdem wird bei Verdacht eine Serumprophylaxe empfohlen (etwa 50 ml i.m.), die bei dringendem Verdacht (evtl. mehrmals) wiederholt wird. Auf allergische Reaktionen ist streng zu achten (↗ Allergie, ↗ Serumkrankheit, ↗ anaphylaktischer Schock, ↗ Konjunktivaltest). (19)

BOYDEN-Technik ↗ Agglutination, passive

Bradykinin ↗ Kinine

brephoplastisch

D Von einem neugeborenen, embryonalen oder fetalen *allogenen Spender* stammend. (2)

Bromcyan

Symbol (chem.): BrCN
S CNBr. (engl.)
G 1. Verwendung zur Proteinspaltung. BrCN spaltet an den Methionin-Resten.
2. Häufig auch Verwendung zur Präparation von ↗ Immun-Adsorbentien. Nach Aktivierung von Sephadex oder Sepharose mit BrCN werden Proteine kovalent gebunden. (3)

Brucellabakterien-Impfstoff

S Brucella-Vakzine
D Inaktivierte oder vermehrungsfähige, abgeschwächte (attenuierte) Bakt. der Gattung Brucella.
G Als Ausgangsmaterial für die meisten Lebendimpfstoffe dient der Stamm *Br. abortus* 19-BA. Er wird auch für Impfungen gegen Infektion durch *Br. melitensis* eingesetzt. Der Stamm ist stabil attenuiert, immunogen und nicht infektiös. Als Ausgangsmaterial für Totimpfstoffe (formalingetötet) dient z. B. der Stamm *Br. abortus* 45/20. Herstellung der Impfstoffe unterliegt der Kontrolle durch (nationale) Prüfinstitutionen. Prüfbedingungen sind in den minimal requirements der WHO-Reports festgelegt. Als Impfstoffdosis für Tiere (vorwiegend Rinder) werden mindestens 50×10^9 lebende Bakt. empfohlen. Lebendimpfstoff wird epikutan appliziert (mittels Skarifikation), der Totimpfstoff s.c. Impfschutz wird auf mindestens 5 Jahre geschätzt.
P *Einhaltung hygienischer Richtlinien* ist die *wesentliche Prophylaxe* gegen eine Brucella-Infektion. Impfung erfüllt einen zusätzlichen, vorübergehenden Schutz bei allen gefährdeten Personengruppen (Tierhändler, Tierpfleger, Tierärzte u. ä.). Mit ↗ Eradikation der Tierbruzellose können auch die humanen Infektionen zum Verschwinden gebracht werden. (19)

L WHO-Techn. Rep. Ser. Nr. 444 (1970)
WHO-Techn. Rep. Ser. Nr. 464 (1971)

Brucellin ↗ Spätreaktion

BRUTON-Typ der Agammaglobulinämie ↗ Agammaglobulinämie, kongenital ohne Lymphozytopenie

Bu^a- und Sm-Blutgruppen

Symbol: Bu^a, Sm
D Blutgruppen-Antigen an menschlichen Erythrozyten.
H Sm beschrieben von SCHMIDT et al. 1962, Bu^a von ANDERSON et al. 1963.
G Bu^a und Sm gehören nach Ansicht von LEWIS et al. zu einem Blutgruppensystem, dessen Erbgang durch zwei Allele *Sm* und *Bu^a* gesteuert wird. Sm ist ein sehr häufig vorkommendes, Bu^a ein sehr seltenes Ag. Dosiseffekt: Sm-negative Blutproben (Bu^a/Bu^a) reagieren stärker mit Anti-Bu^a als Blutproben, die gleichzeitig Sm-positiv und Bu^a-positiv sind.
P Anti-Sm und auch Anti-Bu^a wurden bisher als Ak nach Transfusionen beobachtet. Bu^a gilt als mittelstarkes Ag, das schon nach wenigen Transfusionen eine Ak-Bildung auslösen kann. (16)

L ANDERSON, C. et al.: Transfusion (Philad.) 3 (1963), 30
LEWIS, M. et al.: Transfusion (Philad.) 7 (1967), 92
SCHMIDT, R. P. et al.: Transfusion (Philad.) 2 (1962), 338

„Buffy coat"-Präparation(en)

S Leukozyten-, Thrombozytenschicht (-haut) der Blutkonserve (Buffy coat = Krötenhaut)
D ↗ Thrombozytenpräparat aus frischem ↗ Human-Zitratblut durch entsprechende Präparationstechnik hergestellt.
G Transfusionsvolumen ca. 50 ml, Plättchengehalt ca. $0{,}7 \cdot 10^{11}$, nicht lagerfähig(!).
P ↗ Thrombozytenkonzentrat (37)

BURKITT-Lymphom

S Afrikanisches Lymphosarkom
Burkitt-Tumor
D In Zentralafrika bei Kindern und Jugendlichen vorkommendes multiples Lymphosarkom, dessen Virusätiologie wegen der häufigen Assoziation mit dem EPSTEIN-BARR-Virus diskutiert wird, aber nicht bewiesen ist, und das durch besonders ausgeprägte Immunreaktionen der Tumorträger sowie relativ hohe Heilungschance charakterisiert ist.
H Erstmals 1958 von dem englischen Tropenarzt D. P. BURKITT beschrieben. 1960 eigenartige geographische Verbreitung und Klimaabhängigkeit von O'CONOR und DAVIES herausgestellt. 1963 von BURKITT daraufhin Übertragung eines auslösenden Agens durch Insekten vermutet. Ein erstmals 1964 von EPSTEIN und BARR entdecktes herpesähnliches Virus wurde in Betracht gezogen.
G Tumorverbreitung in einem gürtelförmigen, äquatornahen Gebiet Zentralafrikas und anderen Kontinenten ähnlicher klimatischer Bedingung mit hoher Temperatur und

Feuchtigkeit, enge Beziehung zwischen Tumorinzidenz und endemischer Malaria; B.L. vereinzelt in den USA und Europa beobachtet. Das elektronenoptisch herpesähnliche sog. ↗ EPSTEIN-BARR-Virus ist vielfach in Biopsiematerial und Langzeitzellkulturen von B.L. nachgewiesen worden. Es ist auch in normalem Gewebe zu finden und gilt als Erreger der infektiösen Mononukleose, einer nicht malignen lymphoproliferativen Erkrankung. Ein Fall eines 17jährigen Mädchens ist in den USA mitgeteilt worden, bei dem 16 Monate nach einer infektiösen Mononukleose ein B.L. auftrat (COHEN). Ak gegen antigene Eigenschaften von EPSTEIN-BARR-Viren werden in allen Fällen von infektiöser Mononukleose und B.L. nachgewiesen. Diese Befunde sind nicht unwidersprochen. Die Rolle des Virus wurde unter 3 Aspekten diskutiert: 1. Ätiologischer Faktor beider Erkrankungen, 2. gehört einer Virusfamilie an, die onkogene und nicht-onkogene Vertreter einschließt, 3. es handelt sich um ein Begleitvirus (KLEIN). Im letzten Fall könnte der entscheidende Kofaktor eine Alteration des lymphoretikulären Gewebes durch eine chronische Malaria oder andere Infektionen sein. B.L.-Lymphozyten synthetisieren in Kultur Ig vom IgM-Typ. Zirka 60% der B.L. sind IgM-positiv, ein Teil davon ist kappapositiv, ein anderer kappa-negativ. Die Schlußfolgerung, daß diese 60% B.L.-Lymphozyten-Tumoren sind, ist nicht berechtigt, da auch T-Lymphozyten normalerweise (jedoch unterhalb der Nachweisgrenze liegend) Oberflächen-Ig tragen sollen, die durch Änderung ihrer Beschaffenheit erfaßbar werden könnten. Aus Oberflächen-assoziiertem IgM ist monomeres 7S IgM analysiert worden (ESKELAND und KLEIN). Doppelmarkierung der Zellen (IgM und Glukose-6-phosphatdehydrogenase als Marker) ergab Hinweis auf klonale Entstehung des Tumors: von einer Stelle weitere Ausbreitung. Frühe Rezidive stammen offenbar vom Original-Tumorklon, spätere Rezidive (nach einem Jahr und länger) entstammen einer neuen malignen Zellinie (FIALKOW).

P *Klinik:* Meist bei Kindern unter 15 Jahren, aber auch bei jungen Erwachsenen. Multiple Lymphome, nicht selten im Nasopharyngealraum beginnend, häufig abdominaler und ossärer Befall, auch andere Organe betroffen; periphere Lymphknoten selten, vereinzelt leukämische Verlaufsformen.

Histologie: Einförmige, zytologisch vakuolisierte Lymphoblasteninfiltrate mit dazwischen liegenden, teils phagozytierenden Histiozyten (WHO, Genf 1969).

Unter zytostatischer und radiologischer *Therapie* Remissionsrate von ca. 80%, auch Spontanremissionen. Dies wird auf eine starke Antigenität des B.L.-Ag zurückgeführt (Erfassung in immunol. ↗ Überwachung). Nachweis von Auto-Ak gegen Tumor-Ag. Hautreaktionen mit Membranextrakten des autologen Tumors sind häufig positiv in Korrelation mit längerer Remissionsdauer. (22) (↗ Referenzlab. siehe Tabelle b, Ziffer 2). (22)

L BURKITT, D. P.: Brit. J. Surg. **46** (1958), 218
COHEN, M. H., et al.: Ann. Int. Med. **73** (1970), 591
FIALKOW, P. J., et al.: J. exp. Med. **138** (1973), 89
KLEIN, G.: Postgrad. Med. J. **47** (1971), 141

BURKITT-Tumor ↗ BURKITT-Lymphom

burn disease ↗ Verbrennungskrankheit

burn illness ↗ Verbrennungskrankheit

burn toxin ↗ Verbrennungstoxin

Bursa-Äquivalent

S Bursa-Analogon

D Bei Mammaliern noch hypothetisches primäres oder zentrales lymphoides Organ, das — entsprechend der Bursa FABRICII der Vögel — für die Entwicklung des ↗ B-Lymphozytensystems erforderlich ist.

H 1963 schlossen ARCHER et al. auf Grund fehlender Auswirkungen einer neonatalen ↗ Thymektomie auf die lymphoide Entwicklung der Appendix beim Kaninchen, daß diese als zentrales lymphoides Organ betrachtet werden könnte. Den Nachweis einer Zellmigration von der Appendix zur Milz hatte bereits 1960 SÜSSDORF erbracht.

G Bei den Vögeln sind als ↗ primäre lymphoide Organe der ↗ Thymus und die ↗ Bursa FABRICII ausgebildet. Letztere fehlt den Säugetieren. Da bei diesen jedoch alle entsprechenden bursa-abhängigen Strukturen entwickelt sind, wird die Existenz eines Äquivalentes angenommen.

Auf der Basis phylogenetischer Studien und autoradiographischer Befunde hält es FICHTELIUS (1966) für möglich, daß bei den Säugetieren das *gesamte Darmepithel* bzw. das darmassoziierte lymphoide System als Bursa-Äquivalent fungiert. Dagegen sprechen jedoch ontogenetische Befunde. So ist die lymphoide Entwicklung sowohl in konventional als auch in keimfrei gehaltenen Mäusen in den ersten zwei Wochen gleich. Die Ag-Exposition der konventional gehaltenen Mäuse bedingt ein anschließendes stärkeres Anwachsen der darm-assoziierten Lymphozyten. In gleicher Weise kommt es zur strukturellen Reifung des übrigen peripheren lymphoiden Gewebes. Die Umsetzung keimfrei gehaltener Mäuse in eine konventionale Umgebung führt zur prompten Entwicklung der epithelialen Lymphozytenpopulation (GLAISTER, 1973). Damit zeigt das diffuse lympho-epitheliale Gewebe des Darmes Charakteristika ↗ sekundärer lymphoider Organe. Ebenso führt die Isotransplantation fetalen Dünndarms unter die Nierenkapsel adulter Mäuse infolge fehlender Ag-Stimulation seitens des Darmes zu einer auffallend reduzierten Bildung lymphoider Zellen im Vergleich zu normal entwickeltem Dünndarm (FERGUSON u. PARROTT, 1972). Charakteristikum der primären lymphoiden Organe ist jedoch eine antigen-unabhängige Lymphozytopoese. Eine Synthese neuer morphologischer und funktioneller Befunde sowie vorhandener Daten führte die Arbeitsgruppe um WAKSMAN (1973) zur Formulierung einer neuen Hypothese. Danach besteht das *darmassoziierte lymphoide Gewebe*, das die Appendix, die Ileozökaltonsille und die PEYERschen Plaques einschließt, aus *drei gut abgrenzbaren strukturellen Elementen: Kuppel, Follikel und thymusabhängiges Gebiet* (Abbildung). Letzteres enthält eindeutig ↗ T-Lymphozyten, nachweisbar an dem Effekt einer Thymektomie, Migration markierter Thymuszellen in dieses Gebiet, Anwesenheit entsprechender θ-positiver Zellen, eine deutliche Radioresistenz und dem Vorkommen typischer postkapillärer Venolen. Der *Follikel* enthält andererseits ↗ B-Lymphozyten mit deutlicher Radiosensitivität. Sie kooperieren mit den T-Lymphozyten bei der Ak-Bildung gegen Schaferythrozyten und können zu den follikulären Gebieten der Mesenteriallymphknoten und Milz wandern. Die *Kuppel* („dome") ist im Gegensatz dazu bereits bei der Geburt vorhanden. Ihre Entwicklung vollzieht sich weitgehend unabhängig von antigener Stimulation. Ihre Empfindlichkeit gegenüber Bestrahlung liegt zwischen der von Follikel und thymusabhängigem Gebiet und sie regeneriert schnell. Die „dome-cells" konnten immunfluoreszenzoptisch als B-Zellen charakterisiert werden. Sie sammeln sich in einer der Kuppel anliegende Corona, treten in den Follikel ein und unterliegen dort einer kontinuierlichen Stimulation durch die Endotoxine der zahlreichen Mikroorganismen, wodurch Blastzellen entstehen, die Zahl der Mitosen steigt und in der Folge die Zahl der kleinen Lymphozyten zunimmt.

Eine von ABDOU u. ABDOU (1972) vorgelegte Hypothese, wonach das (menschliche) *Knochenmark selbst als Bursa-Äquivalent* angesehen werden kann, wird durch viele Befunde gestützt. Lymphoide Knochen-

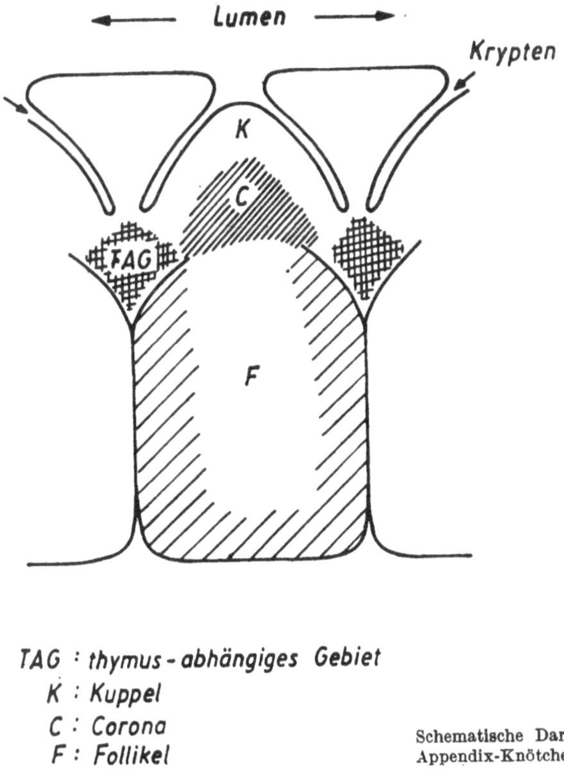

Schematische Darstellung der morphologischen Elemente eines Appendix-Knötchens (nach WAKSMAN et al.)

markzellen von Normalpersonen und besonders von Patienten mit multiplem Myelom können in vitro mit ↗ Pokeweed Mitogen (PWM), jedoch nicht mit ↗ Phythämagglutinin (PHA) stimuliert werden. Sie tragen Ig-Rezeptoren, nachweisbar mit spezifischem Antiserum. Die peripheren Blutlymphozyten der untersuchten Personen reagieren jedoch auf PWM, PHA und Anti-Ig-Serum, womit die Existenz von T- als auch B-Lymphozyten nachgewiesen ist. Demgegenüber lassen sich Knochenmarkzellen von Patienten mit X-gebundener Agammaglobulinämie weder mit PWM stimulieren, noch zeigen sie eine Bindung mit Anti-IgA- oder IgG-Serum; die Blutlymphozyten reagieren jedoch normal auf PHA. Diese Hypothese wird auch durch Arbeiten über die Wechselwirkung lymphoider Zellen bei der ↗ Antikörperbildung gegenüber ↗ thymus-abhängigen Ag unterstützt.

Eine umfassende und die genannten Befunde berücksichtigende Erklärung erlaubt die von NIEUWENHUIS u. KEUNING (1974) vorgeschlagene Hypothese (Abbildung). Danach ist die *Entstehung der Keimzentren* abhängig von dem Zufluß knochenmarkabgeleiteter Zellen (B_1-Zellen), wohingegen die Keimzentren selbst als Ag-abhängiges Vermehrungssystem der B-Lymphozytenpopulation angesehen werden. In den unter Ag-Einfluß (Antigen X = AgX) aus B_1-Zellen entstehenden Keimzentren (Milz, Lymphknoten, Appendix) kommt es zur Zellproliferation, die zum Teil spezifisch und zum Teil unspezifisch ist. Erstere führt zu einer Population gegen das induzierende Ag (AgX) geprägter B-Lymphozyten („B memory cells"). Letztere führt zur Bildung von Zellen, die als antikörper-bildende Vorstufen (AFCP = antibody-forming cell precursors) betrachtet werden. Diese sind fähig, eine primäre Immunantwort unter Ausbildung von ↗ Plasmazellen gegen ein fremdes Ag (AgY) zu vermitteln. Sowohl „B memory cells" als auch die AFCP sind danach keimzentrum-abgeleitete Zellen („germinal centre-derived lymphoid cells" = B_2-Zellen), die mit dem Blutstrom zu andersortigen follikulären Strukturen gelangen und besonders in deren Marginalzonen (perifollikulärer Mantel) nachweisbar werden, jedoch nicht an der Bildung neuer Keimzentren teilhaben. Damit erklären sich Befunde über die Bildung von AFCP innerhalb der Keimzentren der Appendix, die dann zu anderen lymphoiden Organen wandern und sich nach Ag-Kontakt zu antikörper-bildenden Zellen umwandeln.

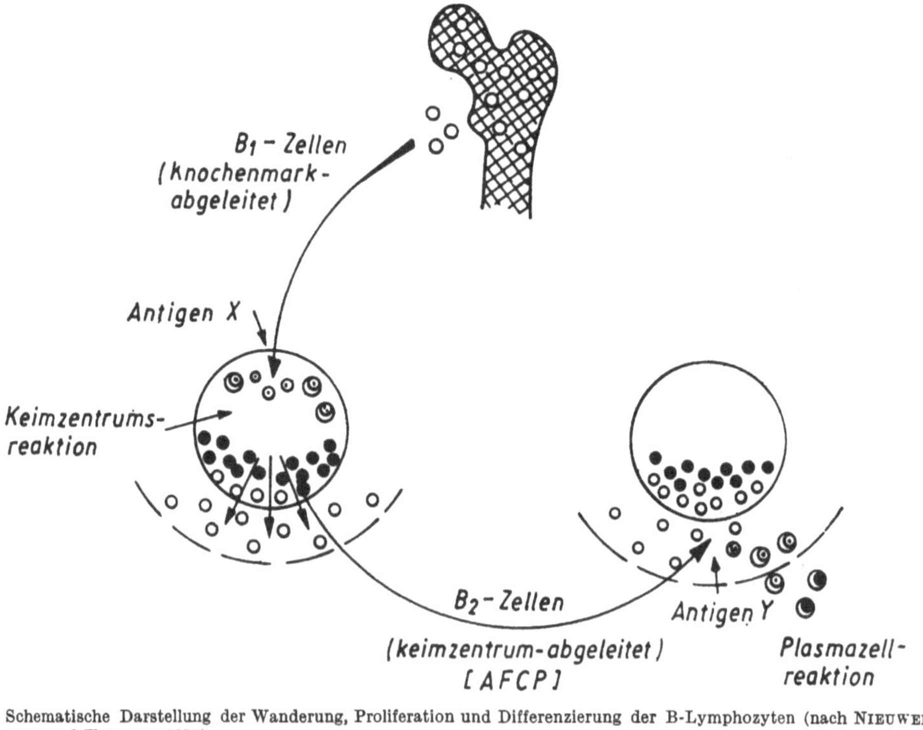

Schematische Darstellung der Wanderung, Proliferation und Differenzierung der B-Lymphozyten (nach NIEUWENHUIS und KEUNING 1974)

Untersuchungen von OWEN, COOPER u. RAFF (1974) bilden die Grundlage einer weiteren Hypothese, wonach die *fetale Mäuseleber als Bursa-Äquivalent* betrachtet wird. Während lymphoide immunglobulintragende Zellen erst am 17. Gestationstag bei BALB/c-Embryonen nachweisbar sind, können in vitro nach 4tägiger Kultivierung von am 14. Gestationstag entnommener fetaler Leber ungefähr 0,5% und nach 7tägiger Kultivierung 2–3% der kernhaltigen Zellen als typische kleine Lymphozyten, die immunglobulin-positiv sind (IgM, IgG_2 und wahrscheinlich IgA), differenziert werden. Der Nachweis von T-Lymphozyten mit Anti-θ-Serum gelingt nicht. Damit ergeben sich neue Aspekte bei der Betrachtung der Umschaltung von IgM auf IgG und/oder IgA in einzelnen B-Lymphozyten bei Abwesenheit von T-Zellen, bei der Erforschung des für die B-Zelldifferenzierung erforderlichen Mikromilieus und bei der Ak-Bildung. (7)

L ARCHER, O. K., et al.: Nature **200** (1963), 337
ABDOU, N. I., et al.: Science **175** (1972), 446
BLYTHMAN, H. E., et al.: J. Immunol. **111** (1973), 171
FERGUSON, A., et al.: Clin. exp. Immunol. **12** (1972), 477
FICHTELIUS, K. E.: Exp. Cell Res. **46** (1966), 231
GLAISTER, J. R.: Int. Arch. Allergy **45** (1973), 719
NIEUWENHUIS, P., et al.: Immunology **26** (1974), 506
OWEN, J. J., et al.: Nature **249** (1974), 361
SÜSSDORF, D. H.: J. Infect. Dis. **107** (1960), 108
WAKSMAN, B. H.: J. Immunol. **111** (1973), 878
WAKSMAN, B. H., et al.: J. Immunol. **111** (1973), 171

Bursa FABRICII

D Nur bei Vögeln ausgebildetes, am Enddarm lokalisiertes und für die Entwicklung der humoralen Immunität verantwortliches primäres lymphoides Organ.

H Benennung nach Hieronymus FABRICIUS; italienischer Anatom, von 1533 bis 1619.

G Die Bursa F. liegt auf der dorsalen Oberfläche des Enddarmes und ist über einen Gang mit dem Proctodeum (posteriore Kammer der Cloake) verbunden (Abbildung). Die Wandungen von Procto-, Uro- und Coprodeum zeigen die Charakteristika peripheren lymphoiden Gewebes.
Die Bursa F. ist ein lymphoepitheliales [bzw. epitheliolymphoides] Organ, dessen Wand am 10. Inkubationstag bei Hühnerembryonen aus losem mesenchymalem Gewebe, geschichtetem Epithel und einer äußeren Schicht von Muskelgewebe und Serosa besteht. Am 11. Tag werden gelegentlich lymphoide Zellen im Mesenchym beobachtet. Zwischen 12.–13. Tag kommt es durch Proliferation epithelialer Zellen in umschriebenen Gebieten zur Bildung epithelialer Knospen, in die zur gleichen Zeit lymphoide Zellen migrieren. Eine Zunahme von Kapillaren in der Mesenchymschicht wird am 13. Tag beobachtet. Die lymphoiden Vorstufen verlassen offensichtlich die Zirkulation, migrieren durch das Mesenchym zu den epithelialen Knospen und bilden so den nicht-epithelialen Teil der Bursafollikel. Diese Befunde sprechen gegen die Hypothese einer Transformation bursaler Epithelzellen oder mesenchymaler Zellen in lymphoide Zellen [LEENE et al., 1973]. Auf Grund experimenteller Daten wird *das Knochenmark als Quelle der Bursazellvorstufen* (↗ *Stammzellen*) angesehen. So lassen sich markierte Knochenmarkzellen in signifikantem Umfang in der Bursa geschlüpfter als auch etwas älterer Hühnchen nachweisen. Nach Ag-Stimulation kommt es zu einem verstärkten Einwandern von aus dem Knochenmark stammenden Zellen in die Bursa (Rekrutierung von Bursazellvorstufen) [BÄCK, 1972]. *Innerhalb der Bursafollikel* läßt sich eine *Lymphozytenwanderung aus dem Kortex* (mit starker Zellproliferation) *zur Medulla* nachweisen.

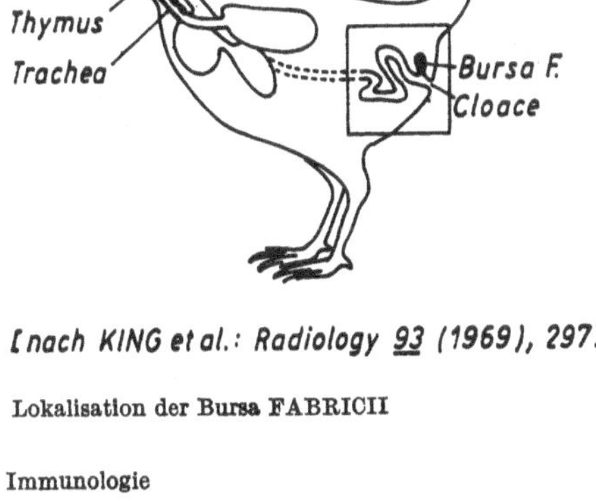

[nach KING et al.: Radiology 93 (1969), 297]

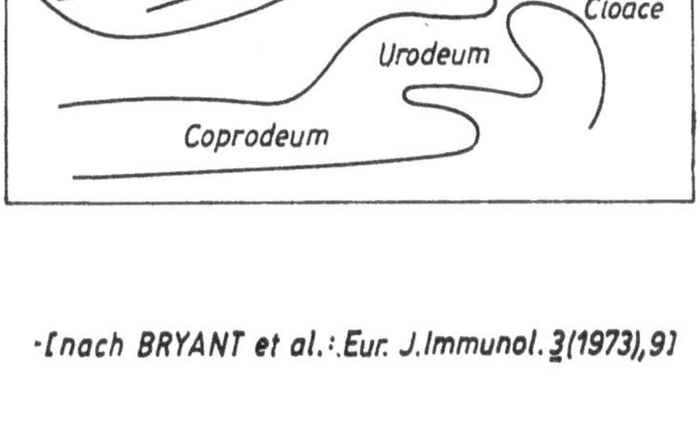

[nach BRYANT et al.: Eur. J. Immunol. 3 (1973), 9]

Lokalisation der Bursa FABRICII

Nach einer wahrscheinlich damit verbundenen Reifung verläßt ein Teil dieser Zellen als immunkompetente Lymphozyten die Bursa und konstituiert so die Population der ↗ *B-Lymphozyten.* Gelegentlich werden die in der Bursa verbleibenden Zellen als B_1-Lymphozyten und die sie verlassenden als B_2-Lymphozyten bezeichnet. Die Bursazellen stellen funktionell die *Vorstufen der antikörperproduzierenden Zellen* (↗ *Plasmazellen*) dar. Mittels Injektion von Bursazellen in neonatal bestrahlte Empfänger läßt sich die Ak-Bildung gegen bakt. Ag passiv übertragen [GILMOUR et al., 1970]. Das Fehlen antikörperbildender Zellen in der Bursa nach allgemeiner Immunisierung ist durch die schlechte Penetration des Ag in das Organ bedingt. VAN ALTEN u. MEUWISSEN (1972) wiesen in diesem Sinne nach Introduktion von Schaferythrozyten in die Kloake eindeutig plaque-bildende Zellen in der Bursa nach. Neben der Differenzierung antikörper-bildender Zellen während einer kritischen Periode der Ontogenese wird der Bursa etwa eine Woche nach dem Schlüpfen eine aktive Funktion als lokales Abwehrsystem des Darmes zugeschrieben (Ak-Bildung gegen umgebende Ag). Die Bedeutung der auch in geringen Mengen in der Bursa F. nachweisbaren ↗ T-Lymphozyten, nach ALBINI u. WICK (1974) sind es $6 \pm 4\%$, ist noch nicht klar erwiesen. Da eine Übertragung von Suppressor-Aktivität mit Thymozyten bursektomierter Hühnchen nicht gelingt (DROEGE, 1971), ist es möglich, daß es sich dabei um Suppressor-T-Lymphozyten (↗ suppressor cells) handelt, die sich in der Bursa F. entwickeln und danach zum ↗ Thymus migrieren. Die embryonale Bursa enthält nach POTWOROWSKI (1972) noch keine T-Lymphozyten. Demgegenüber ist in der Bursa nichtimmunisierter Hühnchen eine größere Population von mit Schaferythrozyten rosettenformenden Zellen (88 RFZ/10^6 Bursazellen, in der Milz nur 5 RFZ/10^6 Milzzellen) nachweisbar. Die Hemmung der Rosettenformation mit Anti-Ig-Serum läßt annehmen, daß die Adhärenz der Schaferythrozyten zu diesen Zellen auf dem Vorhandensein zell-assoziierter Immunglobuline beruht. Nach BÄCK u. ALM (1973) sind diese RFZ wahrscheinlich ein Teil der Bursazellen, die die peripheren lymphoiden Organe besiedeln und somit die Vorstufen der Ak-bildenden Zellen darstellen.
Über Ausfallserscheinungen nach gezielter Entfernung der Bursa F.: ↗ Bursektomie.
(7)

L ALBINI, B., und G. WICK: J. Immunol. **112** (1974), 444
BÄCK, R.: Int. Arch. Allergy **43** (1972), 921
BÄCK, R., und G. V. ALM: Eur. J. Immunol. **3** (1973), 58
DROEGE, W.: Nature 234 (1971), 549
GILMOUR, D. G., G. A. THEIS und G. J. THORBECKE: J. exp. Med. **132** (1970), 134
LEENE, W., M. J. M. DUYZINGS und C. VAN STEEG: Z. Zellforsch. **136** (1973), 521
POTWOROWSKI, E. F.: Immunology **23** (1972), 199
VAN ALTEN, P. J., und H. J. MEUWISSEN: Science **176** (1972), 45

Bursektomie

D Entfernung der Bursa FABRICII.

G Die B. bei Vögeln bietet auf Grund der danach zur Beobachtung kommenden Defekte im Immunsystem die Möglichkeit, diejenigen immunol. Funktionen zu erfassen, die von der Bursa FABRICII (und unabhängig vom ↗ Thymus) gesteuert werden.

Auswirkung:

Nach B. kommt es zu einer Reihe charakteristischer Veränderungen. Die spezifische immunol. Antwort bursektomierter Kücken auf die meisten Ag ist weitgehend unterdrückt. Die Ausbildung von Keimzentren ist stark reduziert. Plasmazellen in Milz und Zökaltonsillen fehlen oder sind deutlich vermindert. Desgleichen sind rosettenformende Zellen und ↗ plaque-bildende Zellen drastisch erniedrigt. Spezifische Agglutinine können jedoch nach sekundärer Ag-Stimulation und i.v. Applikation bei einem Teil der Tiere nachgewiesen werden (Zeitpunkt der B. wesentlich) und korrelieren dann mit dem Auftreten von Sekundärfollikeln in Milz und Zökaltonsillen, wohingegen nach einmaliger Ag-Gabe meist keine Proliferation ↗ pyroninophiler Zellen zu beobachten ist. Sich entwickelnde Agammaglobulinämien korrelieren mit dem Fehlen von Plasmazellen und Keimzentren. Dys-, Hypo- und Normogammaglobulinämien sind weitere zu beobachtende Serum-Ig-Muster, wobei bursektomierte Hühner jedoch selbst bei Normogammaglobulinämie ein ↗ Ak-Mangelsyndrom aufweisen. Da die Migration der B-Lymphozyten zu den ↗ sekundären lymphoiden Organen bereits vor dem Schlüpfen der Kücken beginnt, ist die B. in ovo effektiver als die B. am Tage des Schlüpfens. Die nach B. zu sehenden Ausfallserscheinungen können durch Übertragung von Bursagewebe ausgeglichen werden. Die Verbesserung der Immunantwort bursektomierter Tiere durch zellfreie Bursaextrakte bzw. nach Implantation von bursagewebeenthaltenden zellundurchlässigen Diffusionskammern spricht für die Existenz eines humoralen Bursafaktors.

Methoden der B.:

1. Chirurgische B.

a) Die B. in ovo wird meist zwischen dem 17. und 21. Embryonaltag durchgeführt, ist jedoch auch früher möglich.

b) B. am Tage des Schlüpfens. Diese kann auch kombiniert mit einer subletalen Ganzkörperbestrahlung erfolgen.
2. Hormonale B.
Injektion von Testosteronpropionat in den Dottersack. (7)

L COOPER, M. D., et al.: J. exp. Med. **123** (1966), 75
COOPER, M. D., et al.: Int. Arch. Allergy **35** (1969), 242
HOFFMANN-FEZER, G., u. U. LÖSCH: Zbl. Vet. Med. A 20 (1973), 586
ORTEGA, L. G., u. B. K. DER: Fed. Proc. **23** (1964), 546
PIERCE, A. E., et al.: Immunology **10** (1966), 321

Bx^a (Box) ↗ Antigen, privates

By (Batty) ↗ Antigen, privates

B-Zellantigen

D ↗ Differenzierungs-Ag auf Knochenmark-abgeleiteten ↗ Lymphozyten (einschl. Plasmazellen).
G Die wichtigsten B.-Z. der Maus sind das ↗ PC-Ag und die durch heterologe Antiseren nachgewiesenen Ag ↗ MBLA und ↗ MPCA. PC-Ag und MPCA sind charakteristisch für die Endstufen der B-Zelldifferenzierung (Plasmazellen). B.-Z. sind auch die membrangebundenen Ig, deren Konzentration mit der Differenzierung in Ig-produzierende Plasmazellen abnimmt.
P Membrangebundene Ig spielen neben Komplementrezeptoren (C3-Rezeptoren) die wichtigste Rolle bei der Charakterisierung menschlicher ↗ B-Lymphozyten. (13)

B$_2$-Zellen ↗ Bursa-Äquivalent

B-Zell-lymphoplasmozytoides malignes Lymphom von LUKES ↗ Immunozytom

B-Zell-Stimulation (Transformation) ↗ B-Lymphozyten-Stimulation

B-Zell-Typisierung

D Serologische Bestimmung der ↗ Ia-Antigene (= HLA-DRw-Ag) auf B-Lymphozyten.
G Genutzt wird der Mikrolymphozytotox-Test unter Verwendung einer B-Lymphozytenanreicherung und spez. HLA-DRw-Antiseren. Die Anreicherung von 60—80% B-Lymphozyten wird nach Ansatz der sog. ↗ T-Rosetten durch die Flotationstechnik hergestellt. Die zytotoxische Aktivität der Ak ist sehr gering, so daß zur sicheren Auswertung der Reaktion die Inkubationszeit beim Zytotoxtest auf 2—3 h verlängert wird. Da die Ia-Ag (↗ immune region associated Ag) äußerst eng mit den ↗ HLA-D-Ag (s. Tabelle S. 183) gekoppelt auftreten (möglicherweise sogar mit ihnen identisch sind), lassen sich mit der B-Zell-Typisierung MLC-Ag vorhersagen (MLC = ↗ Lymphozytenmischkultur).
P Da die B-Zell-Typisierung im Gegensatz zur MLC an einem Arbeitstag realisiert werden kann, bietet sie auf Grund der engen Korrelation zwischen Ia- und MLC-Ag die Möglichkeit, in der Praxis zur immunologischen Spender-Empfänger-Auswahl vor Organtransplantationen mit herangezogen zu werden. (32)

L B-cell-typings workshops. Tissue Antigens 8 (1976)
Histocompatibility Testing, Munksgaard Copenhagen, 1977

Cad ↗ Polyagglutinabilität

Caeruloplasmin ↗ Coeruloplasmin

Calcinosis cutis-RAYNAUD-Sklerodaktylie-Teleangiektasie-Syndrom ↗ CRST-Syndrom

Caldwell (Cl^a) ↗ MNSs-Blutgruppen, Varianten

cAMP

D zyklisches Adenosin-3′,5′-Monophosphat (siehe Formel).

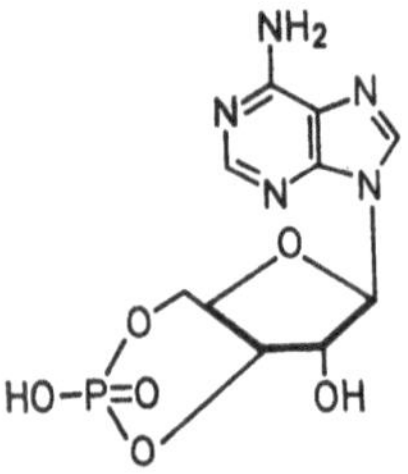

Zyklisches Adenosin-3′,5′-Monophosphat

G cAMP, von SUTHERLAND 1956 entdeckt, ist als genereller intrazellulärer Überträgerstoff am Zustandekommen der Wirkung vieler Nichtsteroidhormone in vielen Geweben beteiligt.
cAMP wird intrazellulär aus ATP durch eine in der Membran gelegene Adenylatcyclase gebildet und durch eine spezielle 3′,5′-AMP-Phosphodiesterase abgebaut. Die Adenylcyclase wird durch Rezeptoren der Zelloberfläche, die spezifisch mit Hormonen reagieren können, gesteuert. Die Hormone werden auch erste Boten genannt, cAMP zweiter Bote. cAMP löst spezifische Reaktionen aus (u. a. Aktivitätsänderungen von Enzymen, Beeinflussung der Proteinsynthese, Permeabilitätsänderungen von Membranen, Beeinflussung von Transportvorgängen, Einwirkung auf kontraktile Elemente, Sekretion von Hormonen). Bis 1971 waren bereits 72 Effekte des cAMP bekannt. Neben dem cAMP-Adenylcyclase-System gewinnt auch das 3′,5′-Guanosin-Guanylatcyclase-System an Bedeutung.
Die Rolle von cAMP und cGMP für *immunol. Abläufe* ist noch nicht voll zu übersehen. Beide bewirken bei Mäusen (1 mg/Maus) in vivo eine signifikante Steigerung der Ak-Bildung, in höheren Dosen eine Hemmung. Hohe cAMP-Konzentrationen hemmen die Induktion der Ak-Synthese in antigensensitiven Zellen. Diese Hemmung ist durch cGMP aufzuheben. Die Reaktion eines Antigens mit seinem Rezeptor auf antigensensitiven Zellen steigert durch Aktivierung der Adenylcyclase den intrazellulären cAMP-Spiegel und führt allein zu einer Paralyse dieser Zellen. Ähnlich wirken auch Hemmstoffe der Phosphodiesterase. Durch den Kontakt mit kooperierenden (T-)Zellen wird ein zweites Signal gesetzt, welches zur Induktion führt: Aktivierung des Guanylatcyclase-Systems mit folgender Steigerung des intrazellulären cGMP-Gehaltes. Die Induktion einer Immunantwort hängt von dem Verhältnis von cAMP und cGMP ab, benötigt also beide Systeme (WATSON et al., 1973). Die Allgemeingültigkeit dieser Hypothese ist zweifelhaft. Zyklische Nukleotide beeinflussen die von Lymphozyten bewirkte Zytotoxizität: erhöhte cAMP-Spiegel senken die Zytotoxizität, erhöhte intrazelluläre cGMP-Spiegel steigern sie (STROM et al., 1973).
Ein erhöhter intrazellulärer cAMP-Spiegel hat einen negativen Einfluß auf die Histaminabgabe aus Mastzellen nach Antigen-Antikörper-Reaktionen (KALINER und AUSTEN, 1974) sowie aus Leukozyten. cAMP beeinflußt die Kohlenhydratzusammensetzung von Glykoproteinen der Zelloberfläche, hemmt das Wachsen von Tumorzellen und ist antimitogen (HADDEN et al., 1972). Die beste Übersicht über zyklische Nukleotide in der Immunologie stammt von PARKER et al. (1974). (21)

L HADDEN, J. W., et al.: Proc. Nat. Acad. Sci. U.S.A. **69** (1972), 3024
KALINER, M., und K. F. AUSTEN: J. Immunol. **112** (1974), 664
LOSERT, W.: Pharmazie **28** (1973), 351
PARKER, C. W., T. J. SULLIVAN und H. J. WEDNER: in: Adv. Cyclic Nucleotide Res., GREEGARD, P., und G. A. ROBISON (Hrsg.): Raven-Press, New York 1974, 1
ROBINSON, G. A., R. W. BUTCHER und E. W. SUTHERLAND: Cyclic AMP. Academic Press, New York, London 1971
SCHAUER, R.: Angew. Chemie **84** (1972), 41
STROM, T. B., et al.: J. exp. Med. **138** (1973), 381
WATSON, J., et al.: Nature (Lond.) **246** (1973), 405

Candida-Mykose (Candidose)

D Pilzinfektion durch Candida-Arten (meist *Candida albicans*).

G Serodiagnostik der C. hat sich als brauchbares Hilfsmittel erwiesen (SEELIGER 1972), hauptsächlich bei Schleimhaut- und Organmykosen (Endomykosen). (MÜLLER (1972), BLÄKER et al. (1973) u. a.)

P Von den meisten Autoren werden die klassischen serol. Untersuchungsverfahren (Agglutination, KBR) bevorzugt. Voraussetzung zur Deutung der Befunde ist die Kenntnis von „Normaltitern" bei Gesunden. Dieser Normaltiter liegt je nach Ausbildung der Immunität (Erwachsene) bei den meisten Untersuchern bis 1 : 160 (Agglutinationsreaktion mit *Candida albicans*-Voll-Ag). Ak-Titer über diesem Niveau kommen normalerweise nicht vor, sie werden bei Berücksichtigung positiver Kulturergebnisse als verwertbarer Befund angesehen. Titererhöhungen sind jedoch oft nicht mit der Schwere des Krankheitsbildes gleichlaufend und können auf Grund von Krankheiten des MPS und immunsuppressiver Th völlig fehlen. Negative Befunde müssen deshalb mit Zurückhaltung gedeutet werden. Bessere Aussagen ermöglichen wiederholte serol. Untersuchungen und die Verfolgung der Titerbewegung (3 Untersuchungen im Abstand von 14 Tagen). Ein signifikanter Titeranstieg (2 bis 3 Stufen) ist diagnostisch verwertbar, auch wenn er noch im Bereich des Normaltiters liegt. In den letzten Jahren fand die Immunfluoreszenz Eingang in die Candida-Serologie. (38)

L BLÄKER, F., et al.: Dtsch. med. Wschr. **98** (1973), 194
MÜLLER, H. L.: Die Serologie der Candida-Infektionen. Klin. Wschr. **50** (1972), 809
SEELIGER, H. P. R.: Zbl. Bakt. Hyg. I. Orig. **A 220** (1972), 174

Candidin ↗ Spätreaktion

Candidose ↗ Candida-Mykose

cap formation ↗ Kappenbildung

carcinoembryonic antigen

Abk. CEA

S Colon embryonic antigen

D Durch vorwiegend heterologe Antiseren nachgewiesenes (Gewebs-)Ag, vorwiegend in Geweben des fetalen Verdauungstraktes und bei Karzinomen jener Verdauungsorgane, die vom Entoderm abstammen.

H Erste ausführlichere Beschreibungen 1965 durch GOLD und FREEDMAN.

G Aminosäurensequenz und Kohlenhydratzusammensetzung bisher nicht bekannt. Sedimentationskoeffizient 7—8 S, MG 100000 bis 200000. CEA wandert als β-Globulin in der Immunelektrophorese, lösbar in 1 M Perchlorsäure und 50% gesättigtem Ammonsulfat, lokalisiert in der Glykokalix der Tumorzellmembran. Bisher nicht sicher geklärt, ob einzelnes Molekül oder eine Gruppe von Makromolekülen mit spezifischen Ag-Determinanten.

P 83—97% der Seren von Patienten mit Kolon-Karzinom reagieren im Radioimmunassay positiv. CEA wurde mit empfindlichen Techniken auch in anderen Geweben nachgewiesen: normale Kolonschleimhaut Erwachsener, normales und zirrhotisch verändertes Lebergewebe, laktierendes Mamma-Gewebe, Serum nicht Krebskranker, Kolostrum, infizierter Urin, normale Faeces, normaler Speichel, Lungenkarzinomgewebe, Pankreaskarzinom, alkohol. Pankreatitis (50%), Lungentuberkulose.
Nachweismethoden: ↗ Doppeldiffusion (Tumorextrakte)
passive ↗ Hämagglutination
↗ Radioimmunoassay (2 Varianten: als GOLD- oder THOMSON-Assay und als HANSEN-Methode)
Normalwerte: bis 2,5 ng/ml
Fraglich tumorverdächtiger Bereich: 2,5 bis 20 ng/ml
Sicher tumorverdächtiger Bereich: über 20 ng/ml
Bei gutartigen Darmerkrankungen (Colitis ulcerosa, Morbus CROHN, Divertikulitis, Magen- und Duodenalgeschwüren) sowie Leberzirrhose und Pankreatitis wiederholt Werte bis zu 20 ng/ml nachgewiesen. Werte über 10 ng/ml werden bei Kolonkarzinom häufig erst bei Lokal- oder Fernmetastasen erreicht.

Anwendung:

1. Bestätigung eines klin. diagnostizierten Kolonkarzinoms.
2. Nach Resektion von Kolonkarzinomen fällt der CEA-Spiegel auf Normalwerte. Wiederanstiege sind mit lokalem Rezidiv oder Metastasierung verbunden.
3. Häufig positive Ergebnisse bei Pankreaskarzinom ergänzen die schwierige klin. Di. (↗ Referenzlab. WHO siehe Tabelle b, Ziffer 12). (30)

L Ann. Immunol. (Inst. Pasteur) **124** C (1973), 575—642
BURTIN, P.: Schweiz. Med. Wschr. **102** (1972), 1154

Cardiolipin-Antigen

D Stickstoffreies Phosphatid aus Rinderherzmuskel.

H Entwicklung durch PANGBORN 1941. Anwendung als Ag für die Syphilis-KBR durch WADSWORTH et al., für die Syphilis-Flockungsreaktion durch BROWN.

G C. hat ein MG von 2200 und verliert in einem best. Mengenverhältnis *mit Lezithin* seine ↗ antikomplementäre Wirkung.

P C. stellt nach Zusatz best. Mengen *Cholesterin* ein empfindliches Antigen für die Untersuchungen im Rahmen der ↗ Syphilisserologie dar. (19)

Cartwright-Blutgruppen

Symbol: Yt; Allele: *Yt*ᵃ und *Yt*ᵇ

D Blutgruppen-Ag an menschlichen Erythrozyten.

H Yta und Anti-Yta 1956 erstmalig durch EATON et al., Ytb und Anti-Ytb 1964 durch GILES et al. beschrieben. Die Ak wurden als Anti-Yta und Anti-Ytb bezeichnet.

G Zwei kodominante Allele eines autosomalen Locus bestimmen den Erbgang. Häufigkeit der Ag Yt^a und Yt^b bei Europäern und Negern (USA) annähernd gleich hoch (Tabelle).

P Ag Yt^a und Yt^b zeigen Dosiseffekt. Anti-Yt^a und Anti-Yt^b wurden in Posttransfusionsseren gefunden. Ak lassen sich teilweise der Klasse IgG zuordnen. Sie bewirkten in

Häufigkeit der Yt-Typen
(nach GILES et al. 1964)

Reaktion mit Anti-Yt^a	Anti-Yt^b	Phänotypen	Genotypen	Häufigkeit in %
+	–	Yt(a+b–)	Yt^a/Yt^a	91,92
+	+	Yt(a+b+)	Yt^a/Yt^b	7,91
–	+	Yt(a–b+)	Yt^b/Yt^b	0,17

einigen Fällen eine schnelle Zerstörung transfundierter Zellen und reagierten am besten im indirekten COOMBS-Test. Schwangerschaftsimmunisierung wurde bisher nicht beobachtet. (16)

L EATON, B. R., et al.: Brit. J. Haemat. **2** (1956), 333
GILES, C. M., et al.: Nature (Lond.) **202** (1964), 1122

cassure ↗ Antigenvariabilität

CASTELLANI ↗ Absorptionsversuch ↗ Leptospirenserologie

CBA-Mäuse

D Wildfarbene Mausinzuchtlinie mit einem hohen Prozentsatz an virusbedingten spontanen Mamma-Tumoren.
Die Sublinie CBA/H-T6 ist homozygot für den zytogenetisch nachweisbaren T6-Marker. (13)

CCA-111 ↗ CEA-like substances

C3 ↗ (C3-System)

S β_1C-Globulin
3. Komponente des ↗ Komplements
β_2B-Globulin
C'3a (alte Bezeichnung)

D Menschliches Serumprotein mit genetischem Polymorphismus und wichtiger Faktor im ↗ Komplementsystem.

G C3 nimmt im Komplementsystem eine zentrale Rolle ein und besitzt die höchste Serumkonzentration aller Komplementkomponenten. Bei seiner Aktivierung und Bindung an ↗ Immunkomplexe entstehen aus C3 Spaltprodukte (C3a und C3b, aus letzterem wiederum ↗ C3c und C3d), die sich durch unterschiedliches MG, elektrophoretisches Verhalten, biol. Aktivität sowie bestimmte Ag-Determinanten (bei C3: A, B und D) auszeichnen. Die Spaltung (Konversion) von C3 entsteht auch durch Lagerung oder Erwärmung von Serum sowie Einwirkung zahlreicher Stoffe z. B. Proteasen, Hydrazin, Zymosan, Inulin, Kobratoxin).
Durchschnittliche Serumkonzentration: 120 mg/100 ml
MG: 185000
Sedimentationskonstante S: 9,5

P C3 ist als β_1C-Globulin immunelektrophoretisch gut charakterisiert.
Frische menschliche Serumproben zeigen bei Untersuchung (↗ Elektrophorese im ↗ Agarosegel ALPER und PROPP 1968 oder ↗ Stärkegelelektrophorese AZEN und SMITHIES 1968) einen *genetischen Polymorphismus* mit autosomalem kodominantem Erbgang (2 häufige und zahlreiche seltenere Allele). Der Polymorphismus ist zumindest weitgehend mit dem ↗ Pt-System (↗ C3c-System) identisch.
Bestimmungen von C3 besitzen Bedeutung für die *klinische Immunologie* (↗ Komplementsystem). (4)

L ALPER, C. A., und R. P. PROPP: J. clin. Invest. **47** (1968), 2181
AZEN, E. A., und O. SMITHIES: Science **162** (1968), 905
GESERICK, G.: Die genetischen Komplementgruppen des Menschen (C3 und C3c = Pt). In: Fortschritte der Hämatologie, Bd. IV. Johann Ambrosius Barth, Leipzig 1976
MÜLLER-EBERHARD, H. J.: J. exp. Med. **111** (1960), 201
MÜLLER-EBERHARD, H. J.: Complement. Ann. Rev. Biochem. **38** (1969), 389

C3c

S β_1A-Globulin
Modifiziertes β_2B-Globulin

D Menschliches Serumprotein (↗ Serumgruppe); inaktivierte (konvertierte) 3. Komponente des ↗ Komplement-Systems.

G Aus dem Komplementfaktor C3 (serologisches Synonym β_1C-Globulin, Isolierung und Charakterisierung durch die Arbeitsgruppe von MÜLLER-EBERHARD) entsteht durch Lagerung, Erwärmen und Einwirkung zahlreicher Stoffe (wie Proteasen, AAK, Hydrazin, Zymosan, Inulin, Kobratoxin) der inaktive Faktor C3c. Als Spaltprodukt *besitzt C3c gegenüber C3 ein geringeres MG und nur noch eine Ag-Determinante* (*A*) (bei C3 drei Ag-Determinanten). C3c wandert elektrophoretisch etwas schneller als C3 und ist immunelektrophoretisch gut charakterisiert. In der Stärkegelelektrophorese ist ein genetischer Polymorphismus nachweisbar (↗ *Pt-System*). Durchschnittliche Serumkonzentration 100 mg/100 ml, MG 130000. Sedimentationskonstante S: 6,9.

P Bestimmungen von C3c besitzen Bedeutung für die klin. Immunol. (↗ Komplementsystem) und als genetischer Marker. (4)

L Müller-Eberhard, H. J.: J. exp. Med. 111 (1960), 201
Müller-Eberhard, H. J.: Ann. Rev. Biochem. 38 (1969), 389

C3H-Mäuse

D Wildfarbene Mausinzuchtlinie mit einem hohen Prozentsatz an virusbedingten spontanen Mamma-Tumoren. (13)

C3-System

D Menschliche ↗ Serumgruppe mit genetischem Polymorphismus von C3, dem 3. ↗ Komplementfaktor.
G Frische menschliche Serumproben zeigen bei elektrophoretischer Untersuchung in ↗ Agarose (Alper und Propp 1968) oder ↗ Stärkegelelektrophorese (Azen und Smithies 1968) einen genetischen Polymorphismus mit autosomalem kodominantem Erbgang (2 häufige und zahlreiche seltenere Allele). Der Polymorphismus ist zumindest weitgehend mit dem ↗ Pt-System (C3c-System) identisch.
P Das System ist als genetischer Marker einsetzbar. (4)

L Alper, C. A., et al.: J. clin. Invest. 47 (1968), 2181
Azen, E. A., et al.: Science 162 (1968), 905
Geserick, G.: Die genetischen Komplementgruppen des Menschen (C3 und C3c = Pt). In: Fortschritte der Hämatologie, Bd. IV. Johann Ambrosius Barth, Leipzig 1976

CEA ↗ carcinoembryonic antigen

CEA-like substances

S NGP = normal glycoprotein (Mach)
TAA = tumor associated antigen (Lo Gerfo)
CCA-111 = colon carcinoma antigen 111 (Hansen)
FSA = fetal sulfoglycoprotein antigen (Häkkinen)
X-substance = CE-X (Darcy)
↗ NCA = non specific crossreacting antigen (S. von Kleist)
SRA = skin reactive antigen (Herberman et al.)
H ↗ NCA
D Mit spezifischen anti-CEA-Seren kreuzreagierende, CEA-ähnliche, untereinander teilweise identische oder völlig identische Ag.
G Biochemische Zusammensetzung nur wenig bekannt (Glykoproteine, Sulfoglykoproteine), biologische Bedeutung unbekannt.
Nachweismethoden:
Diffusionsteste
Radioimmunoassay
P Bisher ohne größere praktische Bedeutung (↗ NCA). (30)

L Darcy, D. A.: Ann. Immunol. (Inst. Pasteur) 124 C (1973), 595
Kleist, S. von: Ann. Immunol. (Inst. Pasteur) 124 C (1973), 589

C1 ↗ Komplementsystem

C1-Esterase-Inhibitor ↗ C1-Inaktivator

C1-Inaktivator

S C 1-Esterase-Inhibitor
α_2-Neuramino-Glykoprotein
saures α_2-Glykoprotein
PS-1 B
D Menschliches Serumprotein (Spurenprotein) mit Enzyminhibitorfunktion für die aktivierte 1. Komponente des ↗ Komplementsystems und andere Proteasen.
G Im normalen menschlichen Serum existiert ein Inhibitor, der gegen die Esterase-Aktivität der aktivierten C 1-Komponenten (C $\bar{1}$r und C $\bar{1}$s) gerichtet ist. Er hemmt auch die Enzyme Plasmin und Kallikrein. Dieser Inhibitor (1962 von Pensky u. a. charakterisiert) wurde später als identisch mit α_2-Neuramino-Glykoprotein (Schultze et al. 1962) erkannt (Pensky und Schwick 1969).
Durchschnittliche Serumkonzentration:
20 mg/100 ml
MG: 104000
Sedimentationskonstante S: 3,7.
Der Kohlenhydratanteil ist sehr hoch: 42,6% (↗ Glykoproteine), bei 17% Neuraminsäuregehalt.
Beim ↗ hereditären angioneurotischen Ödem ist der C $\bar{1}$-Inaktivator im Serum stark vermindert (Donaldson und Evans 1963), bzw. es tritt bei einem Teil der Fälle (etwa 15%) ein quantitativ ausreichendes aber funktionsuntüchtiges Protein auf, der Defekt ist genetisch determiniert (Rosen et al. 1965).
P Quantitative Bestimmungen (vorzugsweise mittels ↗ Präzipitationsmethoden) helfen bei der Diagnose und Erforschung des ↗ hereditären angioneurotischen Ödems. (4)

L Pensky, J., et al.: J. biol. Chem. 236 (1961), 1674
Pensky, J., und H. G. Schwick: Science 163 (1969), 698
Rosen, F. S., et al.: J. clin. Invest. 50 (1971), 2143

Cellano ↗ Kell-Blutgruppe K_1k

Cendehill ↗ Rötelnvirus-Impfstoff

Centromer ↗ Kinetochor

cerebrospinal fluid (engl.) ↗ Liquor cerebrospinalis

Ceruloplasmin ↗ Coeruloplasmin

CE-X ↗ CEA-like substances

C-Faktor ↗ Rh-System

C5 ↗ Komplementsystem

Challenge

D Kontrollierende Belastung eines Versuchstieres.

G Durch ↗ Immunisierung vorbehandelte Versuchstiere werden mit pathogenen Erregern, deren Toxinen oder anderen Ag kontrolliert belastet. Damit kann z. B. die Schutzwirkung der Vorbehandlung (aktive oder passive Immunisierung) exakt ermittelt werden (↗ Schutzversuch).

P Wichtiges Verfahren zur Testung biologischer Substanzen, Beispiel: ↗ Impfstoffprüfung, insbes. für ↗ Diphtherie-, ↗ Tetanus- und ↗ Pertussis-Impfstoff. (19)

L PRIGGE, R., et al.: Arch. exp. Path. Pharm. **191** (1939), 281

Chalone

D Endogene, gewebe-spezifische, spezies-unspezifische Mitose-Inhibitoren, die über einen negativen „feedback"-Mechanismus die Homöostase eines Gewebes kontrollieren.

H BULLOUGH und LAURENCE (1960) sowie IVERSEN (1961) interpretierten ihre Ergebnisse aus Versuchen mit der Epidermis von Mäusen dahingehend, daß die Wundheilung nach Hautverletzung durch das lokale Defizit eines Mitosehemmers bedingt ist, für den der Name epidermales Chalon (BULLOUGH, 1962) vorgeschlagen wurde.

G Chalone wurden *in allen bisher untersuchten Geweben* gefunden: Haut, Niere, Lunge, Leber, Darm, Cervix uteri, Testes, Melanozyten, Makrophagen, Fibroblasten, Granulozyten, Lymphozyten, Erythrozyten. Obwohl Versuche zur Isolierung und chemischen Charakterisierung gemacht wurden (Epidermis, Leber, Granulozyten, Lymphozyten), bedürfen die Probleme der Reindarstellung und der Wirkungsweise noch einer intensiven Bearbeitung. Die Wirkungsentfaltung soll im Komplex mit Adrenalin ablaufen. Die verschiedenen C. Systeme wirken funktionell recht ähnlich. Zellverlust oder Zerstörung führen zum C.-Verlust und somit zu ansteigender mitotischer Aktivität (BULLOUGH, 1975).

Die von Erythrozyten und reifen Granulozyten gebildeten Chalone sind *Polypeptide* mit einem MG von ungefähr 3000. Das granulozytäre C. hemmt sowohl in vitro (Knochenmarkzell-Kulturen) als auch in vivo (Kultivierung myelopoetischer Zellen in intraperitonealen Diffusionskammern) die Proliferationsaktivität aller zur Mitose befähigten myelopoetischen Zellen. Seine Wirkung ist spezifisch (PAUKOVITS, 1973; LAERUM u. MAURER, 1973). Die von Lymphozyten, Fibroblasten und Epidermiszellen gebildeten C. sind Glykoproteine mit einem MG von 30000–50000.

Aus Milz, Lymphknoten und peripheren Lymphozyten wurden Präparationen erhalten, die die DNS-Synthese in PHA-stimulierten Lymphozyten, die Lymphozyten-Transformation in der ↗ "mixed lymphocyte culture" und die Bildung des ↗ "macrophage migration inhibitory factor" hemmen, die Hautallotransplantatüberlebenszeit jedoch verlängern (HOUCK et al., 1973). Der Inhibitor ist thermolabil, mit Trypsin zerstörbar und wirkt nicht zytotoxisch (HOUCK et al., 1971).

Aus dem ↗ Thymus konnte ein "lymphocyte inhibiting factor" extrahiert und partiell gereinigt werden, der nicht speziesspezifisch wirkt und die Lymphozytenproliferation hemmt. Er inhibiert alle Reaktionen, an denen ↗ T-Lymphozyten beteiligt sind, wie PHA-induzierte Lymphozytentransformation, DNS-Synthese in Thymozytenkulturen, ↗ "graft-versus-host"-Reaktion und Hautallotransplantatrejektion (KIGER, FLORENTIN u. MATHE, 1973, 1976). Untersuchungen zur humoralen Immunantwort ergaben nach Applikation des "lymphocyte inhibiting factor" zusammen mit Ag eine Hemmung bzw. Verminderung der Immunantwort, die mit dem Umfang der Thymusabhängigkeit des Ag korrelierte (FLORENTIN, KIGER u. MATHÉ, 1973). Diese Ergebnisse rechtfertigen seine Charakterisierung als T-Lymphozyten-Chalon. Die aktive Fraktion ist ein saures Protein. Die Existenz eines B-Lymphozyten-Chalons wird diskutiert.

Experimentelle Untersuchungen an Ratten sprechen für die Bedeutung der Chalone in der Tumorimmunologie (RYTØMAA u. KIVINIEMI, 1968, 1970).

Bei der Analyse dieser komplexen Vorgänge darf das *enge Zusammenwirken stimulierender und inhibierender Regulatorsubstanzen in vivo* nicht unberücksichtigt bleiben, wie es z. B. durch das ↗ Erythropoietin bei der Erythropoese, den ↗ "colony stimulating factor" bei der Granulozytopoese und löslichen Thymusfaktoren (↗ Thymosin) bei der T-Zellproliferation im Zusammenspiel mit dem jeweiligen Chalon gegeben ist. (7)

L BULLOUGH, W. S., et al.: Proc. Roy. Soc. Ser. B **151** (1960), 517
BULLOUGH, W. S.: Biol. Rev. **37** (1962), 307
BULLOUGH, W. S. Biol. Rev. **50** (1975), 99
FLORENTIN, I., et al.: Eur. J. Immunol. **3** (1973), 624

FLORENTIN, I., et al.: Cell. Immunol. 23 (1976), 1
HOUCK, J. C., et al.: Nature (Lond.) 245 (1973), 148
HOUCK, J. C., et al.: Science 173 (1971), 1139
IVERSEN, O. H.: Acta path. micr. scand. suppl. 148 (1961), 91
KIGER, N., et al.: Nat. Cancer Inst. Monogr. 38 (1973), 135
KIGER, N., et al.: Transplantation 16 (1973), 393
LAERUM, O. D., et al.: Virchows Arch. Abt. B Zellpath. 14 (1973), 293
PAUKOVITS, W. R.: Blut 27 (1973), 217
RYTØMAA, T., et al.: Eur. J. Cancer 4 (1968), 595
RYTØMAA, T., et al.: Eur. J. Cancer 6 (1970), 401

CHARCOT-LEYDENSCHE Kristalle ↗ Granulozyten, eosinophile

CHEDIAK-STEINBRINCK-HIGASHI-Syndrom

D Mit qualitativem und quantitativem Granulozytendefekt und dadurch bedingten chronischen Infektionen sowie mit Pigmentanomalien einhergehende seltene konstitutionelle Erkrankung bei Kindern.

H Granulationsanomalie der Granulozyten 1948 von STEINBRINCK, unabhängig davon 1952 von CHEDIAK und 1954 von HIGASHI beschrieben.

G Angeborene Granulationsanomalie der neutrophilen und eosinophilen Granulozyten sowie ihrer Vorstufen im Knochenmark mit abartigen Zytoplasmaeinschlüssen durch Defekt der Lysosomenmembran, kombiniert mit partiellem Albinismus, d. h. mangelnder Pigmentierung von Haut, Haar und Augen sowie Fotophobie. Ursache beider Störungen vermutlich hereditärer Melanosomendefekt.

P Immundefektkrankheit durch mangelnde Phagozytosefähigkeit. Klinisch: chronisch rezidivierende Infekte, Neutropenie, Vergrößerung von Milz, Leber und Lymphknoten. Fahle Haut, hellblondes Haar, helle Iris. Tod meist bis zum 10. Lebensjahr. (22)

L WINDHORST, D. B., et al.: Science 151 (1966), 81

chemotaktisch wirkende Lymphokine

1. Für neutrophile Granulozyten: ↗ Granulotaktischer Faktor
2. Für eosinophile Granulozyten: ↗ "Eosinophil stimulating promotor"
3. Für Makrophagen bzw. Mononukleäre: ↗ "Macrophage leucotactic factor".

Chiasma

D Im 4-Strangstadium (Tetradenstadium) der Reifungsteilung auftretender Austausch von Chromatidenanteilen väterlicher und mütterlicher Herkunft nach erfolgter Überkreuzung (Ch.).

G Die Chiasmata stellen die morphologische Grundlage des Faktorenaustausches oder ↗ crossing over dar. (15)

Chiasmafrequenz

D Durchschnittliche Zahl der in einem Chromosom auftretenden Chiasmata. ↗ Chiasma (15)

Chimäre

D Organismus, in dem bestimmte genetisch differente Gewebe toleriert werden (↗ Immuntoleranz).

Einteilung:

1. **Blutgruppenchimäre**
2. **Immunchimäre**
3. **Bestrahlungschimäre**

1) Blutgruppenchimären

Erstmals durch OWEN (1945) bei Kälbern entdeckt, auch beim Menschen bekannt. Zweieiige Zwillinge, bei denen durch plazentare Gefäßanastomosen Blutkörperchen (oder blutbildende Zellen) von einem in den anderen Zwilling übertreten. Jeder Zwilling besitzt dadurch Erythrozyten mit unterschiedlicher Blutgruppenprägung, es fehlen jedoch die gegen aufgenommene Erythrozyten gerichteten Isoagglutinine (Ausnahmen sind möglich). (15)

2) Immunchimäre

Werden zur Immunität befähigten Tieren lymphatische Zellen neonatal injiziert, so resultiert ↗ Immuntoleranz gegen die Histokompatibilitätsantigenprodukte des Spenderstammes. Da die neugeborenen Wirtstiere noch kein entwickeltes Immunsystem besitzen, bewirken die injizierten Zellen keine ↗ HvG, sondern aktiv induzierte (endogene) Toleranz der Histokompatibilitäts-Ag des Inzuchtstammes, von dem die immunkompetenten Zellen für die Applikation verwendet wurden, nachweisbar durch Toleranz von Transplantaten dieses Inzuchtstammes. Stärkste endogene Toleranzinduktion konnte durch Verwendung von Lymphknotenzellen erreicht werden, danach abnehmend: Milzzellen, Knochenmarkzellen, Thymuszellen.
Bei Mäusen beginnt die immunol. Kompetenz 1–2 d nach der Geburt, dadurch nachweisbar, daß selbst elterliche Milzzellinjektionen nach dieser Zeit nicht mehr zum Chimärismus, sondern zur ↗ runt disease führen (↗ Gvh). (2)

3) Bestrahlungschimäre

Bei erwachsenen Versuchstieren kann durch letale Dosen ionisierender Strahlen die physiologische Immunabwehr aufgehoben und dadurch Transplantationen ↗ allogener und sogar ↗ xenogener Knochenmarkzellen ermöglicht werden. Das Knochenmark, teilweise schon vorher die Milz, dieser Tiere werden durch die transplantierten Zellen rekolonialisiert, es entstehen Bestrahlungs-Ch., für die die Gesetzmäßigkeiten der IT gelten. Stammen die applizierten Zellen (Milzzellen) von einem bereits immuntoleranten Tier, so wird mit den Zellen gleichzeitig die Toleranz übertragen, es kommt zur adoptiven ↗ Immuntoleranz (↗ Gvh). (2)

L PROKOP, O., und G. UHLENBRUCK: Lehrbuch der menschlichen Blut- und Serumgruppen. G. Thieme, Leipzig 1966

Chlorambucil

S Leukeran
Chem. p-(Di-2-chloräthylamino)phenylbuttersäure

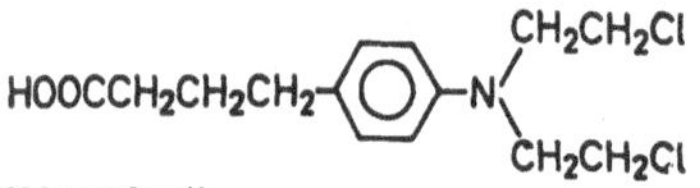

Chlorambucil

D Alkylierendes Zytostatikum der N-Lost-Reihe.

H 1952 von EVERETT, ROBERTS und ROSS entwickelt.

G Im Tierversuch als stark antineoplastisches Pharmakon bestätigt, greift vor allem das lymphatische Gewebe an, besonders Zellen unmittelbar vor oder in der Mitose.
Die Nebenwirkungen entsprechen denen anderer Alkylantien.

P In der immunsuppressiven Th ist C. von Zyklophosphamid verdrängt worden. (23)

L SCHMIDT, C. G.: Internist 12 (1971), 119
ZIMMERMAN, A. M., G. M. PADILLA und L. L. CAMERON: Drugs and the cell cycle. Academic Press, New York – London 1973

Chloramphenikol

S Chloronitrin
D D-threo-l-(p-Nitrophenyl)-2-dichloracetamidopropandiol-(1,3).

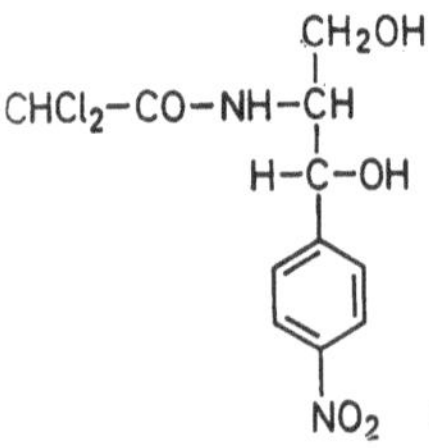

Chloramphenicol

H 1947 von BURKHOLDER aus *Streptomyces venezuelae* isoliert, 1948/49 in breiterem Rahmen in die Th eingeführt.

G C. ist ein Breitbandantibiotikum mit antimikrobieller Aktivität gegenüber GRAM-negativen und GRAM-positiven Keimen; Wirksamkeit basiert auf Hemmung der Eiweißsynthese auf ribosomaler Ebene. Es werden vor allem die 50-S-Untereinheiten der 70-S-Ribosomen blockiert, allerdings beschränkt sich die Wirksamkeit nicht auf Mikroben, sondern erstreckt sich auch auf Zellen höherer Organismen (Säuger). Hier steht eine Proliferationshemmung sich rasch teilender Zellen im Vordergrund. Darauf beruht ein immunsuppressiver Effekt, der jedoch, ebenso wie bei den Tetrazyklinen, therapeutisch nicht ausgenützt werden kann, wenngleich er bei den immunologischen Reaktionen zwischen mikrobiellem Erreger und Eukaryot im Sinne einer Immunsuppression zutage tritt. (23)

L WEISBERGER, A. S., et al.: Fed. Proc. 23 (1964), 976
WEISBERGER, A. S., et al.: J. exp. Med. 120 (1964), 183
WEISBERGER, A. S., et al.: J. Lab. Clin. Med. 67 (1966), 58

Chloroquin

S Chlorochin
D Antimalariamittel mit chininähnlichem Aufbau.
P Wurde häufig zur Behandlung chronisch entzündlicher Erkrankungen, auch bei Immunerkrankungen (chron. Glomerulonephritis, chron. Polyarthritis) angewandt. Unspezifische antiphlogistische Effekte werden auf Reaktionsänderungen protoplasmatischer Strukturen der am Entzündungsvorgang beteiligten Zellen bezogen.
Direkte immunsuppressive Wirkungen konnten nicht ermittelt werden. (23)

L HAUSCHILD, F.: Pharmakologie und Grundlagen der Toxikologie. VEB Georg-Thieme-Verlag, Leipzig 1972

Choleravibrionen-Impfstoff

S Cholera-Impfstoff
Cholera-Vakzine
Vaccinum cholerae (WHO-Nomenklatur)
D Inaktivierte oder vermehrungsfähige, abgeschwächte (attenuierte) Choleravibrionen.

H Unmittelbar nach der Entdeckung der Choleravibrionen durch R. KOCH 1883 setzten die Vakzinationsversuche ein, die durch KOLLE 1897 zum ersten inaktivierten, parenteral applizierbaren C. führten. Kombinationen z. B. mit Salmonella-Impfstoff wurden bereits 1913 (CASTELLANI) und 1915 (MENDELSON) erprobt. Seit 1953 gibt es ein internationales Referenzpräparat.

G Nach Möglichkeit wird ein epidemiefrischer Vibriostamm benutzt. Gefordert wird eine Dichte von jeweils 2 Milliarden Keimen der beiden Typen *Inaba* (Polysaccharid-Proteolipid) und *Ogawa* (Lipopolysaccharid) pro ml Vakzine. Sämtliche Teilschritte der Produktion unterliegen einer Kontrolle durch (nationale) Prüfinstitutionen. Die Prüfbedingungen sind in den minimal requirements der WHO-Reports festgelegt. Inaktivvakzine wird parenteral oder oral,

Lebendvakzine praktisch nur oral appliziert. Der Impfschutz wird mit 30—80% der geimpften Personen für 3—6 Monate angegeben (Ergebnis großer Feldversuche in Bangladesh, Philippinen und Indien 1963 bis 1966).

P Cholera tritt in Endemiegebieten (überwiegend in Asien) auf. Reisende in diese Länder bedürfen einer Impfung mit C. (↗ Impfungen für Auslandsreisende). Darüber hinaus werden Impfungen bei drohendem Seucheneinbruch und für bestimmte Berufsgruppen (Umgang mit Choleravibrionen) notwendig. (19)

L WHO Techn. Rep. Ser. Nr. 179 (1959)
WHO Techn. Rep. Ser. Nr. 413 (1969)
WHO Techn. Rep. Ser. Nr. 414 (1969)
WHO Techn. Rep. Ser. Nr. 500 (1972)

Choriocarcinoma ↗ Chorionkarzinom, schwangerschaftsbedingt

Chorionepitheliom ↗ Chorionkarzinom, schwangerschaftsbedingt

Chorionepithelioma malignum ↗ Chorionkarzinom, schwangerschaftsbedingt

Choriongonadotropin

Abk. HCG (engl. human chorionic gonadotropin)

S Schwangerschaftshormon

D Gonadotrop wirksames Hormon, das vom Synzytiotrophoblasten (↗ Trophoblast) gebildet wird und bereits 7—10 d nach der Befruchtung nachgewiesen werden kann.

G Wichtigste *Funktion* von HCG wird in der Erhaltung des Schwangerschaftsgelbkörpers und dessen Hormonproduktion gesehen. Es gehört zu den ↗ Schwangerschaftsproteinen und ist außerhalb der Schwangerschaft in großen Mengen bei Trophoblasttumoren (↗ Chorionkarzinom) im Serum und Urin sowie in geringer Konzentration auch bei nicht-trophoblastären Tumoren nachweisbar. Es gehört deshalb zu den tumorassoziierten Ag.

HCG stellt ein *Glykoprotein* mit relativ hohem Kohlenhydratanteil dar, dessen Menge meist in IE angegeben wird.

MG 46000 Dalton (28000 für die alpha- und 18000 für die beta-Kette). Die wirksamsten bis jetzt bekannten kommerziellen HCG-Präparate enthalten etwa 18000 IE/mg.

HCG besitzt eine starke ↗ *Immunogenität* bei vielen Tierspezies. Die gegen HCG gerichteten Ak reagieren ebenfalls mit dem hypophysären LH (luteinizing hormone); Ak gegen die β-Untereinheit des HCG zeigen jedoch keine Kreuzreaktion mit LH.

Bei Schwangeren nimmt die Konzentration des HCG im Blut und Harn zunächst schnell und in paralleler Weise zu und erreicht ihr etwa 1—2 Wochen dauerndes Maximum zwischen dem 40. und 80. d nach der letzten Menstruation mit Werten zwischen 20000 und 100000 IE/l und in seltenen Fällen 1000000 IE/l Harn oder Serum. Vom 5. Schwangerschaftsmonat an liegt der HCG-Spiegel im Serum und Harn zwischen 4000—11000 IE/l. Bei gestörter Frühschwangerschaft finden sich meist erniedrigte, bei Trophoblasttumoren erhöhte HCG-Spiegel.

HCG werden *immunsuppressive Eigenschaften* zugeschrieben. HCG-Konzentrationen, die 10 d nach der Befruchtung vom Trophoblast gebildet werden, sollen reversibel und nicht zytotoxisch zur Mitoseblockade der immunkompetenten ↗ Lymphozyten führen können. Im Transplantationsversuch wurde eine signifikante Begünstigung des Wachstums von Tumormetastasen bei Verabfolgung von HCG beobachtet.

P Die *immunol.* ↗ *Schwangerschaftsteste* beruhen auf dem Nachweis von HCG im Urin. Der immunol. bzw. radioimmunol. HCG-Nachweis im Serum oder Urin dient zur Di und Verlaufskontrolle der Trophoblasttumoren. HCG-Präparate werden zur Behandlung der weiblichen Sterilität verwendet. Eine temporäre Sterilität kann im Tierversuch durch die Verabfolgung von an Tetanustoxoid gebundene β-Untereinheiten des HCG induziert werden. (9)

L ADCOCK, E. W., et al.: Science 181 (1973), 845
VAITUKAITIS, J. L.: J. Clin. Endocrinol. Metab. 37 (1973), 505
EDWARDS, R. G., und M. H. JOHNSON: Physiological effects of immunity against reproduc live hormones. Cambridge University Press, London—New York—Melbourne 1976

Choriongonadotropin-Test ↗ Schwangerschaftstest, immunologischer

Chorionkarzinom, schwangerschaftsbedingt

S Chorionepitheliom
Chorionepithelioma malignum
Choriocarcinoma

D Seltener maligner Tumor des ↗ Trophoblasten (Abgrenzung vom teratogenen Ch.).

G Erkrankungen des Trophoblasten bilden ein Spektrum, das von molenartiger Degeneration über Blasenmole, invasive Mole, metastasierende Mole bis zum Ch. reicht und keine scharf umrissenen Grenzen aufweist. Trophoblasttumoren bilden vermehrt ↗ HCG und in geringerem Maße HPL. *Unter den Geschwülsten* nehmen Trophoblasttumoren eine *Sonderstellung* ein, da sie aus einem Gewebe entstehen (↗ Plazenta), das zur Hälfte fremdes (kindsväterliches) Erbgut besitzt. Trophoblasttumoren können deshalb als Allo ↗ -Transplantate aufgefaßt werden. Immunol. Phänomene — Transplantatabstoßung (↗ Rejektion) einerseits und Schutz des Schwangerschaftsproduktes (↗ Schwangerschaft) andererseits — dürften für die biologische Dignität der Trophoblasttumoren (Spontanremissionen, hervorragende Ansprechbarkeit auf Zytostatika) verantwortlich sein. Beim Ch. besteht die Möglichkeit, daß bei weitgehender Identität der im Tumor enthaltenen kindlichen bzw. väterlichen Gewebsmerkmale mit den mütterlichen (↗ HLA- sowie ↗ AB0-System) der Trophoblast infolge fehlender mütterlicher immunol. Abwehrreaktionen invasiv weiterwächst. Umgekehrt könnte bei weitgehender Ag-Differenz im Sinne einer Transplantatabstoßung „Spontanremission" eintreten. Signifikante geographische Unterschiede bezüglich der Häufigkeit des schwangerschaftsbedingten Ch. durch mangelnde genetische Differenz der Partner in Gebieten mit häufigen Verwandtenehen (grönländische Eskimos, Naher und Ferner Osten) erklärbar. Geringere Wirksamkeit einer Zytostatika-Th bei teratogenem Ch. unterstreicht immunol. Sonderstellung des schwangerschaftsbedingten Ch.

P Bei einem schwangerschaftsbedingten Ch. mit weitgehender Ag-Verwandtschaft zwischen Pat. und Kindsvater hochdosierte zytostatische Th mit Einschaltung nur kurzfristiger Intervalle; bei starker Ag-Differenz und Auftreten von zytotoxischen Ak intermittierende Zytostatika-Th. mit größeren Intervallen zur Vermeidung der ↗ Immunsuppression sowie zur Stimulierung der Immunreaktion. Immunol. Choriongonadotropin-Nachweis in Serum und Urin sowie Nachweis des schwangerschaftsspezifischen β_1-Glykoproteins (↗ Schwangerschaftsproteine) zur Di. und Verlaufskontrolle von Trophoblasttumoren. Dd. Unterscheidung zwischen schwangerschaftsbedingtem Ch. und erneuter Frühschwangerschaft durch radioimmunol. Bestimmung des ↗ α_1-Fetoproteins im Serum möglich. (9)

L BAGSHAWE, K. D.: Brit. Med. Bull. **30** (1974), 68
GILLE, I.: Med. Klin. **70** (1975), 532
KLAUSCH, B., et al.: Ann. Chir. Gynaecol. Fenn. **66** (1977), 209

Chr^a ↗ Antigen, privates

Chromatin

D Intensiv färbbarer Bestandteil der ↗ Chromosomen.

H FLEMMING (1880)

G Besteht aus DNS und Histon.
↗ Euchromatin: verliert im Ruhekern seine Färbbarkeit; ↗ Heterochromatin: bleibt im Ruhekern färbbar. (15)

Chromatographie

D Physikalisch-chemische Methode zur Trennung von Komponenten eines Stoffgemisches beim Durchströmen einer (meist) festen Phase in einer bestimmten Richtung.

G Auftrennung des Gemisches auf Grund *unterschiedlicher Affinitäten der einzelnen Komponenten zur festen Phase* und der dadurch bedingten unterschiedlichen Wanderungsgeschwindigkeiten. Art der Wechselwirkung mit der festen Phase durch
1. Adsorption (Adsorptionschromatographie)
2. Ionenaustausch (Ionenaustauschchromatographie)
3. Verteilung mit einem 2. Lösungsmittel, das von der festen Phase getragen wird (Verteilungschromatographie).

P Verschiedene Verfahren der chromatographischen Trennung:

1. *Säulenchromatographie* (meist Alu-, Oxid- oder Kieselgel), feste Phase als Säule
a) Entwicklungs- und Elutionsanalyse
b) Verdrängungsanalyse
c) Frontalanalyse
2. *Papierchromatographie* (Filterpapier), meist als Entwicklungsanalyse
3. *Dünnschichtchromatographie* (meist Kieselgel oder Alu-oxid)
4. *Gaschromatographie*. (33)

Chromomer

D Im Endstadium der Chromosomenpaarung (Pachytän) auftretende unterschiedlich große und dunkel gefärbte Zone in den Chromosomen.

G Ihr lineares Muster ist von Zelle zu Zelle konstant und kann zur Unterscheidung der Chromosomen dienen. (15)

Chromosom

S Kernschleife

D Träger des genetischen Materials im Zellkern.

G Das Ch. besteht hauptsächlich aus Histon und DNS. Die Ch. des Zellkerns entstehen aus dem ↗ Chromatin des Ruhekerns während der Zellteilung als längliche Gebilde, die sich u. a. mit der FEULGEN-Methode anfärben lassen und dann im Lichtmikroskop sichtbar sind. Im angefärbten Zustand sind innerhalb des Ch. ↗ Euchromatin- und ↗ Heterochromatin-Regionen erkennbar. Im Pachytän treten stark gefärbte Strukturen (↗ Chromomere) im Ch. auf. — *Somatische Zellen* besitzen zwei Ch. jedes Typs (↗ diploid). Jedes Ch. besteht in der Metaphase der Mitose aus zwei identischen Chromatiden, die im weiteren Verlauf auf die beiden Tochterzellen verteilt werden. Die ↗ Kinetochore vereinigen die beiden Chromatiden. — *Austauschvorgänge* von Ch.-Teilstücken finden im Tetradenstadium der Reifungsteilung zwischen zwei Nicht-Schwester-Chromatiden durch Überkreuzungen (↗ Chiasma, ↗ crossing over) statt. — Durch die Meiose wird der für die *Keimzellen* notwendige ↗ haploide Ch.-Satz je Gamet erhalten.

P Die diploide *Ch.-Zahl des Menschen beträgt 46*; die Geschlechtschromosomenkonstitution des Mannes ist XY, die der Frau XX. — ↗ Ch.-Mutationen und ↗ Genommutationen sind an bestimmte Phasen der mitotischen und meiotischen Kernteilungen gebunden. Sie sind beim Menschen u. a. als Ursache klin. Syndrome bekannt geworden. (15)

L GÜNTHER, E.: Grundriß der Genetik. VEB Verl. Fischer, Jena 1969

Chromosomenaberration

S Chromosomenmutation

D Strukturumbau im Chromosom.

G Bei unbekannter Ursache wird *spontane Ch.* angenommen. Hierfür können als endogene Ursachen genotypische (Mutatorgene, Inzuchtwirkung) oder nichtgenetische Faktoren (Samenalterung, Stoffwechselprodukte) in Betracht kommen. — *Exogene Faktoren* sind u. a. chemische Mutagene, ionisierende Strahlung, Anaerobiose, Virusinfektion; endogene und exogene Faktoren erhöhen die Aberrationsfrequenz der Chromosomen. (15)

Chronische Lymphadenose

Abk. CLL

S Chronische lymphatische Leukämie: lymphozytisches Lymphom (neue Kieler Lymphomklassifikation 1974).

D Meist das höhere Lebensalter betreffende, generalisierte, gewöhnlich langsam fortschreitende, monoklonale Lymphoproliferation in den lymphatischen Organen und im Knochenmark mit leukämischer Ausschwemmung der defekten B-Lymphozyten in das Blut. Wird heute den malignen Lymphomen zugeordnet.

H 1845 erkannte VIRCHOW das Krankheitsbild der Leukämie und trennte bereits zwei Formen, die lienale (myeloische) von der lymphatischen ab. Durch die Entwicklung der Färbetechnik für Blutzellen (EHRLICH, 1877) wurde intra vitam eine Diagnose möglich. Auf die enge Beziehung zwischen lymphatischen Leukämien und lymphatischen Organerkrankungen wie der Lymphosarkomatose (KUNDRAT, 1893) wies 1903 TÜRK hin und faßte sie unter dem Begriff der „Lymphomatosen" zusammen. Nach Erkennung der immunologischen Funktion der Lymphozyten und des Transformationsdefektes der CLL-Lymphozyten sah DAMESHEK 1967 die Pathogenese der CLL in einer Akkumulation immuninkompetenter Lymphozyten. Neuere Untersuchungen bestätigen und erweitern diese Auffassung.

G Blutlymphozyten der meisten CLL-Patienten tragen Membrancharakteristika von B-Lymphozyten: Oberflächen-Immunglobuline, Fc-Rezeptoren und Komplement (C_3)-Rezeptoren. Am häufigsten wurden immunfluoreszenzoptisch Ig-Determinanten an der Zelloberfläche nachgewiesen. Sie fanden sich an 70—95% der CLL-Lymphozyten (normal: 15—30%), vorwiegend 7S-IgM (und IgD). Der Nachweis des Fc-Rezeptors durch Bindung des Fc-Teils von aggregiertem IgG oder löslichen Immunkomplexen an den meisten CLL-Lymphozyten bestätigten die o. g. Befunde. C_3-Rezeptoren wurden (weniger häufig) mittels EAC-Rosettentechnik bestimmt, wobei zu 78% bei CLL der Subtyp C_3b^-, C_3d^+ vorkommt.
Da jeweils nur ein L-Kettentyp, eine einheitliche Ig-Subklasse und Gm-Allotyp des Oberflächen-Ig bei einem Patienten gefunden wurden, werden die CLL-Zellen als Abkömmlinge eines Klons angesehen. Weiterhin abweichend von normalen B-Lymphozyten ist eine geringere Dichte des Ig-Besatzes, eine gestörte Membrandynamik mit verlangsamter Kappenbildung der Membranproteine und fehlende Ig-Sekretion, wobei die intrazelluläre Ig-Synthese meist (nicht immer) erhalten ist.
Demgegenüber fehlen die T-Zell-Eigenschaften an den CLL-Lymphozyten: keine nachweisbare Spontanrosettenbildung mit Hammelerythrozyten, keine Reaktion mit T-Zell-spezifischen Antihumanlymphozytenseren und stark verminderte und verzögerte Transformation durch T-Zell-Mitogene wie Phythaemagglutinin.
Hinsichtlich der makromolekularen Biochemie von RNS, DNS und Zellproteinen unterscheiden sich die CLL-Lymphozyten deutlich von normalen. Ihre Überlebenszeit ist auf das Fünffache gegenüber der Norm verlängert (mindestens 4—5 Jahre) und ihre Neubildungsrate ist erhöht. Außerdem ist die Produktion einer kurzlebigen Lymphozytenpopulation ebenfalls stark erhöht, die vermutlich normale T- und B-Lymphozyten beinhaltet. Die Rezirkulation über den Ductus thoracicus ist deutlich vermindert.

P Die CLL wird als eine B-Zell-Leukämie bzw. ein B-Zell-Lymphom angesehen. Defekte, immunologisch inkompetente B-Lymphozyten, deren Weiterdifferenzierung zu AK-sezernierenden Plasmazellen blockiert ist, weisen (auf Grund physiologischer Unbrauchbarkeit und mangelnder Selbstlimitierung?) eine verlängerte Überlebenszeit und gesteigerte monoklonale Proliferation auf. Sie nehmen kaum an der Rezirkulation teil und akkumulieren deshalb im Gefäßpool und in den lymphatischen Organen. Als Folge der ungenügenden Ig-Sekretion kommt es zur Hypogammaglobulinämie (anfangs vorwiegend IgM-Verminderung im Serum) in dem Maße, in dem die Zahl normal funktionierender B-Zellen zurückgeht. Normale T-Zellen sind im Blut relativ stark vermindert, insgesamt im Organismus aber normal oder sogar erhöht. Sie vermindern sich vermutlich erst in fortgeschrittenen Krankheitsstadien. Dementsprechend tritt ein zunehmender, anfangs humoraler, zuletzt auch zellulärer Immundefekt auf. Die Verdrängung oder Störung der normalen Hämatopoese führt zur Zytopenie, insbesondere Anämie und Thrombozytopenie, woran Autoimmunphänomene und Hypersplenismus zusätzlich beteiligt sein können. Anfangs ist die Erkrankung als potentiell maligne Störung mit kompensiertem Immundefekt aufzufassen, und eine zytoreduktive Therapie ist noch nicht indiziert. Mit dem Umschlag in den malignen Charakter kommt es mit dem völligen Entgleiten der Selbststeuerung zur Progredienz und Therapiebedürftigkeit. Dementsprechend wird eine phasengerechte Behandlung der CLL empfohlen, die je nach Vorherrschen unterschiedlicher pathomechanischer Faktoren-Proliferation, Abbaustörung, Splenomegalie, Immundefekt — variiert werden muß (THEML u. BEGEMANN). (22)

L BEGEMANN, H.: Klinische Hämatologie. Thieme, Stuttgart 1975

BRITTINGER, G., et al.: Der Lymphozyt bei der chronischen lymphatischen Leukämie. Blut **30** (1975), 293

THEML, U., und H. BEGEMANN: Lymphozyt und klinische Immunologie. Springer, Berlin—Heidelberg—New York 1975

chronische lymphatische Leukämie ↗ Lymphadenose, chronische, leukämische

chronische lymphozytäre Thyreoiditis HASHIMOTO ↗ HASHIMOTO-Thyreoiditis

chronisches pluripotentielles immunproliferatives Syndrom ↗ Immunproliferationskrankheiten

Cistron

D Funktionelle Einheit des komplexen Gens mit der Information für eine bestimmte phänotypische Ausprägung (z. B. Histidin-Synthese). Als genetische Einheit ist es einem definierten Teil in der Chromosomenkarte zuzuordnen.

H BENZER (1957)

G Ein C. besteht wiederum aus mehreren Mutationsorten (↗ Muton; Subgen; Site). *Mutone* sind dabei die kleinsten Struktureinheiten, deren Veränderung zu einer mutierten Form des Individuums führt. Nach ihrer Rekombinationsfähigkeit sind sie ebenfalls als kleinste Rekombinationseinheit anzusehen (Rekon, BENZER, 1957). Biochemisch sind die verschiedenen Mutone eines C. z. T. quantitativ auf Grund ihrer unterschiedlichen Enzymaktivität zu differenzieren.

P Aus einer einzigen Polypeptidkette bestehende Enzyme werden durch ein C. kodiert (= monocistronal), entsprechend der „*Ein-Cistron-ein-Polypeptid-Theorie*". Aus mehreren Polypeptidketten bestehende Proteine (z. B. Ig, Enzyme) werden durch mehrere C. kontrolliert (= polycistronal). (15)

Citochol-Reaktion

D Historische Methode einer ↗ Flockungsreaktion (↗ Syphilisserologie). (19)

Cl[a] (Caldwell) ↗ MNSs-Blutgruppen

clonal selection ↗ Selektion

cloning inhibitory factor

Abk. CIF

D Ein ↗ Lymphokin, das aus stimulierten Lymphozyten freigesetzt wird und eine wachstumshemmende Funktion hat.

G Spezifisch sensibilisierte Lymphozyten, die mit ↗ Tuberkulin oder ↗ Phythämagglutinin stimuliert werden, setzen einen Faktor in das Kulturmedium frei, der das klonale Wachstum von Hela-Zellen hemmt. Dieser CIF ist nicht-dialysierbar und wird bei +56 °C/30 min. inaktiviert. Seine maximale Konzentration ist nach 24—48 h Kultivierung der Lymphozyten erreicht. Eine Abhängigkeit der CIF-Produktion von der Anwesenheit neutrophiler Granulozyten oder anderer adhärenter Zellen soll nicht bestehen. Er wirkt nicht zytolytisch auf klonal gewachsene HeLa-Zellen, verzögert aber subsequente Zellteilungen synchron wachsender HeLa-Zellpopulationen. In vergleichbarer Weise wirkt der „proliferation inhibitory factor" (↗ PIF). Er bewirkt Retardierung klonalen HeLa-Zellwachstums, vermindert den ^{3}H-Thymidineinbau, zeigt aber keine Zytotoxizität gegen HeLa-, HEp-2- und KB-Zellen.

Auf Grund der biologischen Wirkung wird eine *Identität von CIF und PIF* angenommen. Die in vivo-Bedeutung könnte in der lokalen Modulation von Wachstum und Funktion des autologen Gewebes im Bereich der zellulären Immunreaktion liegen. (7)

L BADGER, A. M., et al.: Clin. exp. Immunol. 15 (1973), 435
BADGER, A. M., et al.: Cell. Immunol. 13 (1974), 335
HOLZMAN, R. S., et al.: Cell. Immunol. 8 (1973), 249, 25

clustering (engl.)

D Anhäufung von Lymphozyten im Gewebe um einen zentral liegenden ↗ Makrophagen. (2)

Co^a/Co^b (Colten) ↗ Antigen, ubiquitäres

coating antigen ↗ Sperma-Antigene

Cobra-Faktor ↗ B-Lymphozyt

Coccidioidin ↗ Spätreaktion

Coccidioidomykose

D Pilzinfektion durch Coccidioides immitis.
P Immunol. Reaktionen bei dieser Pilzerkrankung durch Präzipitation und KBR sicher diagnostizierbar. Bei Kombination beider Verfahren lassen sich über 90% der primären Infektionen klären. Weitere Verbesserung kann durch die Anwendung der Immundiffusion erreicht werden. (38)

L SEELIGER, H. P. R.: Arch. Hyg. u. Bakt. 151 (1967), 509

Code ↗ genetischer Code

Codon

D Codezeichen, das die Information für den Einbau einer Aminosäure in eine Peptidkette enthält.
G Ein C. besteht aus drei Nukleotiden (Triplett), die in 5′—3′-Richtung abgelesen werden; der Einbau von Lysin wird z. B. durch ein Trinukleotid AAG (Basen: A = Adenin, G = Guanin) kodiert. Für den Einbau der 20 proteinogenen Aminosäuren stehen 61 C. zur Verfügung. Hinzu kommen 3 „nonsense“-C. ↗ genetischer Code. (15)

Coeruloplasmin

Abk. Cp

S Cöruloplasmin, Caeruloplasmin, Ceruloplasmin
Ferri-Oxyreduktase
Serum-Ferrooxydase
Metalloseromucoid α
D α_2-Globulin des Serums mit Kupferbindungs- und -transportfunktion.
H HOLMBERG und LAURELL isolierten 1948 ein blaues, kupferhaltiges Serumprotein und nannten es wegen seiner Farbe Coeruloplasmin.
G C. ist ein ↗ Glykoprotein (Kohlenhydratanteil etwa 8%) mit elektrophoretischer α_2-Mobilität. Es wird in der Leber synthetisiert. Vorkommen neben dem Serum auch in anderen Körperflüssigkeiten.
Durchschnittliche Serumkonzentration: 35 mg/100 ml.
MG 160000
Sedimentationskonstante S: 7,1
Das Protein zeigt ausgeprägte Oxidaseaktivität.
Pro Molekül werden 8 Atome Kupfer gebunden, Zusammensetzung des Moleküls aus wahrscheinlich 8 identischen Polypeptidketten (MG je 18000).
Mit der ↗ Stärkegelelektrophorese sind beim Menschen, Schwein und Rind genetische ↗ Polymorphismen darstellbar.
P Das Protein reagiert als „*Akute-Phase-Reaktant*“ bei Stress, Traumen, Gewebsuntergängen sowie Gravidität und Östrogenmedikation mit einem Konzentrationsanstieg.
Bei der hepatozerebralen Degeneration (*Morbus* WILSON) ist der Serumspiegel erniedrigt.
Cp-Typisierungen werden für genetische Studien eingesetzt. Quantitative Bestimmungen des Proteins (enzymatisch oder immunologisch) werden diagnostisch beim Morbus WILSON angewendet. (4)

L HOLMBERG, C. G., et al.: Acta chem. scand. 2 (1948), 550
MONDORF, A. W., et al.: Klin. Wschr. 49 (1971), 61
SCHULTZE, H. E., und J. F. HEREMANS: Molecular biology of human proteins. Elsevier Publishing Company, Amsterdam—London—New York 1966

Cöruloplasmin ↗ Coeruloplasmin

COFAL-Test

D Untersuchungsverfahren zum Nachweis des Geflügelleukämie-Virus.
G Test beruht auf der Grundlage der gemeinsamen Ag-Komponenten (gs-Antigene) der Geflügeltumorviren. Das Auftreten spezifischer nukleärer Fluoreszenzen bei der Verwendung konjugierter gs-Antiseren wird als Beweis für die Synthese des gruppenspezifischen Ag (gs-Antigens) im Zellkern angesehen.
P Nachweis von Leukämievirus in primär oder sekundär infizierten Zellkulturen und im Sektionsmaterial. Bedeutung vor allem für die Kontrolle von Lebendvirusimpfstoffen einschließlich der Organspendertiere bzw. davon abgeleiteten Zellkulturen (↗ Impfstoffprüfung). (19)

L STARKE, G., et al.: Mon. hefte Vet. med. 25 (1970), 259

COHN-Fraktion ↗ Humanplasmafraktion COHN

coisogen(isch)

D Mit Ausnahme eines einzelnen Genes (Genproduktes) genetisch *identisch.* (2)

Colchizin

D Alkaloid der Herbstzeitlose (*Colchicum autumnale*) mit antimitotischer Aktivität.

G Wirkt als Mitosegift auf in Teilung befindliche pflanzliche und tierische Zellen durch Inaktivierung der Spindelfasern in der Metaphase. Wird in einer Konzentration von 10^{-6} bis 10^{-7} M für Chromosomenstudien zur Akkumulation von Zellen in Mitose verwendet, ohne den Zellstoffwechsel und die Rate der in Mitose eintretenden Zellen zu beeinflussen.

P Kultivierte menschliche Blutlymphozyten werden durch ↗ Phythämagglutinin in vitro zur Teilung gebracht, anschließend die Mitose durch C. im Stadium der Metaphase fixiert, so daß die Chromosomen einzeln vorliegen, nach Färbung sichtbar gemacht und durch Mikrofotografie vergrößert und analysiert werden können.
Derivat Desacetylmethylcolchicin (Colcemid). (22)

Colon embryonic antigen ↗ carcinoembryonic antigen

colony stimulating factor

Abk. CSF

S colony stimulating activity, inducing protein

D Humoraler Regulator der Granulozytopoese und Makrophagenbildung in vivo; induziert in vitro die klonale Proliferation von Granulozyten und/oder Makrophagen enthaltenden Kolonien.

G *CSF-Quellen* (nach METCALF, 1973)
— Serum und Urin von normalen bzw. leukämischen Menschen und Mäusen:
CSF_{HU} = Human urine
CSF_{HS} = Human serum
CSF_{NMS} = Normal mouse serum
— Serum endotoxin-behandelter Mäuse:
CSF_{EMS} = ‚endotoxin serum'
— Konditionierte Gewebekulturmedien
CSF_{MECM} = Mouse embryo conditioned medium
CSF_{MLCM} = Mouse lung conditioned medium
— Gewebeextrakte: Bei der Maus zeigen folgende Organe den größten Gehalt an extrahierbarer Aktivität: Lunge, Niere, Thymus, Speicheldrüse
— Inkubation von Blutmonozyten mit Endotoxin oder doppelsträngigen Polyribonukleotiden (Poly I : C)
(RUSCETTI u. CHERVENICK, 1974)

Biochemische Charakterisierung des CSF

Der CSF_{HU} ist ein Glykoprotein mit einem MG von 45000. Die stimulierende Wirkung menschlichen Serums ist mit Antiserum gegen CSF_{HU} in vitro hemmbar. Die aktive Komponente konditionierter Medien hat ein MG von 40000–70000, ist elektrophoretisch jedoch heterogen.

Zielzelle des CSF

Die in vitro unter dem Einfluß des CSF Kolonien bildenden Zellen (CFC = colony-forming cell; CFU-C = colony forming unit-culture) sind wahrscheinlich geprägte („committed") ↗ Stammzellen, die bereits in die Granulozyten-Monozyten-Differenzierung festgelegt und somit nicht mehr multipotent sind. Beim Erwachsenen sind die CFC hauptsächlich im Knochenmark lokalisiert, jedoch auch in der Milz und im peripheren Blut (nach McCREDIE et al., 1/10000 kernhaltiger Zellen) vorhanden. Während der Embryogenese lassen sie sich bei der Maus im Dottersack, im embryonalen Kreislauf und in frühen Entwicklungsstadien der fetalen Leber nachweisen (MOORE u. METCALF, 1970).

Nachweis

↗ Colony stimulating factor-Test

CSF-Produzenten

Nach GOLDE et al. (1972) können die im Blut und Gewebe befindlichen Monozyten bzw. Makrophagen als CSF-Bildner angesehen werden. Auch MOORE et al. (1973) sowie GRANSTRÖM u. GAHRTON (1973) sprechen den Monozyten bzw. Monozytenähnlichen Zellen kolonie-stimulierende Aktivitäten zu. Neuere Untersuchungen von PARKER u. METCALF (1974) sowie RUSCETTI u. CHERVENICK (1975) ergaben, daß auch stimulierte (↗ PHA, ↗ PWM, ↗ Concanavalin A, bakterielle Lipopolysaccharide) ↗ T- und ↗ B-Lymphozyten CSF produzieren können. Eine Zuordnung des CSF zu den ↗ Lymphokinen ist somit gerechtfertigt.

In vitro-Wirkung

Unter dem Einfluß von CSF proliferieren bestimmte Knochenmarkzellen („committed granulocytic stem cells") in Agarkulturen und bilden aus Granulozyten und/oder Makrophagen bestehende Kolonien (BRADLEY u. METCALF, 1966; ICHIKAWA et al. 1966). Die Inkubation der CFC mit dem CSF bewirkt den Eintritt der Zellen aus der G_0- in die S-Phase. Der CSF zeigt einen konzentrationsabhängigen Effekt auf die Zellzyklusdauer, wobei ansteigende CSF-Konzentrationen eine fortschreitende Verkürzung des Zellzyklus bedingen. Gleichzeitig induzieren höhere CSF-Konzentrationen mehr granulozytäre Kolonien als niedrigere. Die CSF-Wirkung kann mit normalerweise im Serum vorhandenen Lipoproteinen gehemmt werden.

In vivo-Wirkung

Nach Injektion von CSF_{HU} in neonatale Mäuse entwickeln sich mit einem Maximum nach 24—48 h sowohl eine Granulozytose als auch eine Monozytose, bei adulten Tieren nur eine Monozytose. Eine Granulozytose kann jedoch mit konditioniertem Medium induziert werden. Im Knochenmark ist ein leichter Anstieg der Zahl der CFC zu beobachten. Erhöhte CSF-Serumspiegel können bei einer Vielzahl viraler und bakterieller Infektionen nachgewiesen werden. Experimentell kommt es nach einer i.v. Injektion von 5 µg Endotoxin zu einem CSF-Gipfel im Serum nach 3—9 h, wobei die koloniestimulierende Aktivität typischerweise 50—100fach über dem Ausgangsniveau liegt, das nach 24 h wieder erreicht wird (METCALF, 1971). Das prompte Ansteigen des CSF nach Ag-Applikation impliziert, daß die in vivo-Proliferation der Granulozyten- und Makrophagenvorstufen nicht das Resultat einer direkten Ag-Wirkung ist, sondern über die Stimulation von endogenem CSF ausgelöst wird. (7)

L BRADLEY, T. R., et al.: Aust. J. exp. Biol. Med. **44** (1966), 287
GOLDE, D. W., et al.: Lancet **2** (1972), 1397
GRANSTRÖM, M., et al.: Exp. Cell Res. **80** (1973), 372
ICHIKAWA, Y., et al.: Proc. Nat. Acad. Sci. **56** (1966), 488
MCCREDIE, K. B., et al.: Science **171** (1971), 293
METCALF, D.: Immunology **21** (1971), 427
METCALF, D.: Exp. Hemat. **1** (1973), 185
MOORE, M. A. S., et al.: Brit. J. Haemat. **18** (1970), 279
MOORE, M. A. S., et al.: J. Natl. Cancer Inst. **50** (1973), 591
PARKER, J. W., et al.: J. Immunol. **112** (1974), 501
RUSCETTI, F. W., et al.: J. Lab. Clin. Med. **83** (1974), 64 u. J. Immunol. **114** (1975), 1513

Colony stimulating factor-Test

Abk.: CSF-Test, CSF-Nachweis

D In vitro-Test zum Nachweis des ↗ colony stimulating factor.

G 1. *„single layer soft agar technique“*
Das zu verwendende semisolide Agarkulturmedium besteht im wesentlichen aus 0,3% Agar in ↗ EAGLE-Medium und einigen Zusätzen (u. a. fetales Kälberserum, Pferdeserum, Dextran, Asparagin). Die auf ihren Gehalt an kolonie-formenden Zellen zu untersuchenden Knochenmarkzellpräparationen oder peripheren Blutleukozyten (10^3 bis 2×10^5 in 1 ml Agar-Medium) werden nach Anlegen der Kulturen mit der CSF-Quelle (z. B. konditioniertes Medium, Serum, Urin) gemischt. Anschließend werden die Kulturen für 7—10 d bei +37 °C inkubiert, danach die gebildeten Kolonien ausgezählt und zwecks Auswertung auf einen Standard (z. B. 0,1 ml Serum oder Urin) bezogen.

2. *„double layer agar technique“*
Das Prinzip der Doppelschichtagar-Methode besteht darin, daß über einer unteren Schicht („feeder layer“), die mit 1 bis 2×10^6 kernhaltigen Zellen (z. B. Makrophagen) oder konditioniertem Medium (0,1 ml/1 ml Kultur) präpariert wird, eine zweite Schicht („over layer“) gelagert wird, die aus semisolidem Agar mit 2×10^5 Knochenmarkzellen besteht. Die Platten werden bei +37 °C inkubiert, nach ca. 10 d werden die Kolonien auf der oberen Schicht gezählt. Diese Technik reduziert den Einfluß der CSF-Inhibitoren. (7)

L METCALF, D.: J. cell. Physiol. **76** (1970), 89
GOLDE, D. W., et al.: Lancet 1972/II, 1397

combining site

S Antideterminante, Paratop

D Sterisch komplementär zur Ag-Determinante gestalteter Strukturabschnitt in der ↗ variablen Region benachbarter ↗ H- und ↗ L-Ketten im ↗ Ig-Molekül (↗ Fab-Fragment).

G Wie durch Affinitätsmarkierung nachgewiesen werden konnte, unterscheiden sich c.s. unterschiedlicher Ak in ihrer Aminosäurezusammensetzung, die ihrerseits als Primärstruktur ursächlich die Ausbildung der Sekundärstruktur bestimmt. Native Ak besitzen mehrere c.s.:

IgG = 2 c.s. (bivalent)
IgM (als Pentamer) = 5 c.s. (5 bleiben inaktiv). (1, 3)

committed lymphocytes ↗ Immunozyten

common antigen

↗ Bordetella-Antigene
↗ E. coli-Antigene
↗ Salmonella-Antigene

comparative determinant analysis

Abk. CDA

D Vergleichende Determinantenanalyse.

G Homologe Proteine bei verschiedenen Tierspezies werden auf Unterschiede ihrer Aminosäuresequenzen (Determinanten-Struktur) untersucht. Daraus ergeben sich Rückschlüsse auf die Mutationsdifferenz (Md.) zwischen den Proteinhomologen und daraus auf die zugehörigen Strukturgene.

Die erhaltenen Daten werden als statistische Stichproben auf die Gesamt-Genome benutzt, und hieraus wird auf die zugehörigen Arten geschlossen. Aus der ermittelten Md. als lineare Funktion der Zeit seit Trennung der Stammlinien ergibt sich das Alter des letzten gemeinsamen Vorfahren. (15)

complement receptor lymphocytes (CRL)

D Lymphozyten mit Rezeptoren für aktiviertes C_3' (Komplementfaktor 3).

G Neben Phagozyten besitzt auch ein Teil von Lymphozyten Rezeptoren für durch IK aktiviertes C_3. AAK werden über das Komplement an die Lymphozytenoberfläche gebunden. Im Gegensatz zu Makrophagen folgt diesem Prozeß keine Phagozytose durch die Lymphozyten. CRL wurden bisher in vielen Säugetierarten und beim Menschen nachgewiesen. CRL sind fluoreszenzoptisch immunglobulinpositiv und neigen zur unspezifischen Adhäsion. Bei Mäusen ist gleichzeitig an diesen Lymphozyten das ↗ MBLA nachgewiesen. Es scheint deshalb gesichert zu sein, daß CRL zu den B-Lymphozyten gerechnet werden können. Die Funktion der KB ist jedoch für B-Zellen nicht obligat.

P Der Nachweis der C_3-Bindung dient als funktioneller Marker für B-Lymphozyten. In die klinische Immunologie hat die quantitative Bestimmung von EAC-RFC (Erythrozyten-Ak-Komplement-Rosetten-bildende Zellen) Eingang gefunden. Die diagnostische Aussage dieses Testes ist jedoch gering. B-Zellen sind genauer mit Anti-Ig-Sera immunfluoreszenzoptisch zu erfassen. Eine gewisse Bedeutung ist dem EAC-RFC-Test für die Typisierung von lymphatischen Tumorzellen einzuräumen. (22)

L Nussenzweig, V.: Amer. J. Pathol. 65 (1971), 479

Conalbumin

D Zur Gruppe der tierischen ↗ Albumine gezähltes eisenbindendes Eiweiß des Eiklars der Hühnereier.

G C. ist ein eisenbindendes ↗ Glykoprotein mit einem MG von 80000 bis 90000. Es hat keine immunol. oder strukturellen Beziehungen zu Albumin, ist vielmehr immunchemisch und in der Peptidstruktur mit dem ↗ Transferrin des Hühnerserums identisch. Transferrin zeigt jedoch einen höheren Kohlenhydratanteil als C.

P Mittels ↗ Stärkegelelektrophorese ist ein genetischer Polymorphismus nachweisbar, wobei der Typ des C. aus dem Eiklar mit dem Typ des Serumtransferrins des „mütterlichen" Huhns identisch ist. (4)

L Backhausz, R.: Immunodiffusion und Immunoelektrophorese. VEB Gustav Fischer, Jena 1967
Schultze, H. E., und J. F. Heremans: Molecular biology of human proteins. Elsevier Publishing Company, Amsterdam – London – New York 1966
Williams, J.: Biochem. J. 83 (1962), 355

Concanavalin A

Abk. Con A

D ↗ Lektin aus der Schwertbohne *Canavalia ensiformis* D. C.

G Con A ist das erste Lektin und makromolekulare Mitogen, dessen Struktur bestimmt wurde. Isolierung und Reinigung des Lektins erfolgt leicht über Adsorption des Con A an quervernetzte Dextrane (Sephadex) und nachfolgende Elution durch Zusatz von Glukose oder pH-Senkung. Con A enthält im Gegensatz zu anderen Lektinen keine Kohlenhydrate. Es handelt sich um ein *globuläres Protein*. Bei pH-Werten unter 6 liegt Con A in Form von Dimeren (MG 55000) der Untereinheit (MG ca. 25000 bis 27000) vor, über pH = 7 besteht es aus Tetrameren. Die Aminosäure-Sequenz wurde von Edelman et al. (1972) angegeben. Die intakte Untereinheit besteht aus 238 Aminosäuren, darunter 2 Methionin-Resten, die in einer Polypeptidkette in zwei antiparallelen Faltblattstrukturen angeordnet sind. Con A enthält 2 Bindungsstellen für Metall-Ionen und eine für Kohlenhydrate pro Untereinheit. Nur nach Absättigung der Metall-Bindungsstellen ist eine Bindung von Kohlenhydraten möglich. Nach Hardman und Ainsworth (1972) besteht die Kohlenhydrat-Bindungsstelle in einer Aushöhlung von ca. 8 Å Tiefe. Auch bei Con A wurden Isolektine nachgewiesen.
Con A reagiert mit α-D-Mannopyranosid- ($K_a = 1{,}4 \times 10^4$ l/Mol) und α-D-Glukopyranosid-Resten ($K_a = 0{,}3 \times 10^4$ l/Mol). Modifikation der Hydroxylgruppen an den C-Atomen 3, 4 und 6 hebt die Reaktionsfähigkeit auf. Schwächer als mit Pyranosiden kann Con A auch mit β-D-Fruktofuranosid- und α-D-Arabinofuranosid-Resten reagieren. Bindung von Methyl-α-D-Mannopyranosid führt zu Konformationsveränderungen des Con A, wie an Änderungen des Zirkulardichroismus-Spektrums im nahen UV demonstriert werden konnte.

P **Anwendung:** ↗ Lektine (Tabelle). Auf Grund der beschriebenen Spezifizität reagiert Con A u. a. mit Glykogen, Amylopektin, Dextranen, Mannanen, Phosphomannanen, Levanen, Arabinogalaktan, mit vielen Glykoproteinen und Teichonsäuren. Con A ist somit analytisch und präparativ bei der Untersuchung vieler Substanzen einsetzbar. Unlösliches, biologisch aktives Con A wurde u. a. verwendet zur Reinigung von Immunglobulinen, Blutgruppensubstanzen, Enzymen und Hormonen. Con A ist mitogen (↗ Phythämagglutinin), bewirkt die Abgabe eines hautreaktiven Faktors, wirkt immunsuppressiv, steigert die IgM-Synthese über eine Lymphozytenstimulierung, agglutiniert Spermatozoen und verschiedene Viren, stimuliert die Migration von Tumorzellen usw. Con A-Rezeptoren wurden von verschiedenen Zellarten isoliert.

Mit Con A wurde wesentlich das „Wandern" von Rezeptoren untersucht. Wie einige andere Agglutinine (↗ Anti-A$_{HP}$, ↗ WGA, ↗ SBA) kann Con A maligne transformierte Zellen agglutinieren, während normale Zellen unter den gleichen Bedingungen nicht agglutinabel sind. Die Rezeptoren dieser Agglutinine auf der Oberfläche transformierter Zellen (transformiert z. B. durch Polyoma-Viren, Simian Virus 40, chemische Karzinogene oder Röntgenstrahlen) sind sowohl chemisch als auch topografisch unterschiedlich. Während anfangs angenommen wurde, daß auf transformierten Zellen diese Rezeptoren de novo erscheinen, oder daß sie bei Normalzellen in tieferen Schichten serologisch unzugänglich seien, konnte mit radioaktiv markierten Lektinen nachgewiesen werden, daß normale und transformierte Zellen etwa die gleiche Zahl der Rezeptoren tragen (BURGER 1973). Es besteht also keine direkte Korrelation zwischen der Zahl der Rezeptoren und der Agglutinabilität von Zellen. Vergleichbar zu transformierten Zellen verhalten sich auch Protease-behandelte. Entscheidend für die Agglutinabilität maligne transformierter und Protease-behandelter Zellen ist eine leichtere Umverteilung („Wandern") der Rezeptoren auf diesen Zellen und ihre Anordnung in Gruppen oder Flecken (clustering), die eine Agglutination begünstigen. Vgl. dazu aber auch NICOLSON (1974). Obwohl noch nicht klar ist, welche Bedeutung diese Membranveränderungen für die maligne Transformation haben und ob diese Veränderungen wirklich für alle malignen Zellen charakteristisch sind, stellen Lektine wie Con A ein neues und sehr brauchbares Mittel zur Untersuchung der chemischen Architektur von Zellmembranen dar. (21)

L BURGER, M. M.: Fed. Proc. 32 (1973), 91
EDELMAN, G. M., et al.: Proc. Nat. Acad. Sci. U.S.A. 69 (1972), 2580
HARDMAN, K. D., und C. F. AINSWORTH: Biochemistry 11 (1972), 4910
NICOLSON, G. L.: Int. Rev. Cytol. 39 (1974), 89
SHARON, N., und H. LIS: Science 177 (1972), 949

conditioned medium reconstituting factor (CMRF)

D Nach Kultivierung adhärenter Zellen („Makrophagen") und folgender Zentrifugation des Mediums bei 200 × g im Überstand befindlicher löslicher Faktor, der die für bestimmte Immunreaktionen in vitro erforderlichen Makrophagen ersetzen kann.

G Die Reaktion von Lymphozyten in vitro auf bestimmte lösliche Ag. oder allogene Zellen scheint die Anwesenheit von adhärenten Zellen („Makrophagen") zu erfordern. Während gereinigte Lymphozyten (< 1 Makrophage / 15000 Lymphozyten) nicht auf gleichermaßen präparierte allogene Mitomycin C-behandelte Zellen („stimulating cells", ↗ „mixed lymphocyte reaction") reagieren, kommt es nach Zugabe von Makrophagen zur Stimulation. Diese Wiederherstellung der Lymphozytenstimulation wird ebenso beobachtet, wenn anstatt der Makrophagen der CMRF zur gemischten Kultur der gereinigten Lymphozyten gegeben wird.

P Bedeutung des CMRF ist noch unklar; diskutiert werden eine Enzymwirkung, eine Ernährungsfaktor-Wirkung, die Bildung eines ↗ Superantigens und die Erniedrigung der zur Derepression der Lymphozyten erforderlichen Aktivierungsenergie. Das Modell dient zur Klärung der Rolle der Makrophagen in verschiedenen Systemen. (7)

L BACH, M. L., et al.: Transplant. Proc. 3 (1971), 844

Conjugon

D Einheit der Kontrolle des Transfers von genetischem Material bei Bakterien.

H LURIA (1965) (15)

COOMBS-Test

S Anti-Globulin-Test
Anti-Humanglobulin-Test (AHG)
RACE-COOMBS-Test

D Nachweis an Zelloberflächen gebundener Antikörper (Globuline) durch Anti-Humanglobulinserum.

H Prinzip 1908 von MORESCHI beschrieben, 1945 durch COOMBS, MOURANT und RACE als blutgruppenserol. Untersuchungsmethode ausgebaut.

G und P *Prinzip:*
An Zellen gebundene und inkomplette Ak (Globulin) fungieren als Ag und werden durch Anti-Globulin präzipitiert. Die Zellen werden dabei mitgerissen und ergeben das Bild einer Agglutination. Ak-Nachweis wird verbessert durch „Breitband-COOMBS-Serum", das neben Anti-IgG, Anti-IgM und Anti-IgA auch Anti-Komplement enthält und die Reaktion mit bei AAR-gebundenem Komplement ermöglicht.
Indirekter COOMBS-Test: Zum Nachweis freier Blutgruppen-Ak im Serum oder zum Nachweis von Erythrozyteneigenschaften mit bekannten Antiseren. Beladung (Ag-Fixierung an die Zellen) in vitro erforderlich.

Direkter COOMBS-Test: Zum Nachweis einer Erythrozytensensibilisierung in vivo bei M.h.n. oder hämolytischer Anämie (Ag in vivo bereits an die Zellen gebunden). Möglichkeit der immunchemischen Charakterisierung der Blutgruppen-Ak und Nachweis von Komplementbindung sowie Abgrenzung gegenüber unspezifischen Reaktionen durch Anwendung monospezifischer COOMBS-Seren (z. B. Anti-IgG, Anti-IgM, Anti-IgA, Anti-Komplement). (26)

L CHAPLIN, Hugh Jr. M. D.: Transfusion 6 (1966), 64
COOMBS, R. R. A., et al.: Lancet II (1954), 15
MOLLISON, P. L.: Blood Transfusion in Clinical Medicine. Blackwell Scientific Publications, Oxford–Edinburgh 1967
MORESCHI, C.: Zblt. Bakt. Parasitenk. 46 (1908), 49
KECK, A., u. a. (Edd.): Schriftenreihe der Akademie für Ärztl. Fortb. der DDR, Nr. 45: Leitfaden des Transfusionswesens, bearb. von FÜNFHAUSEN, G., u.a. Verlag Volk und Gesundheit Berlin 1974

Copy-choice-Hypothese

D Nach dieser Hypothese tritt Matrizenwechsel (copy-choice) ein, wenn während der DNS-Replikation eine Rekombination in den gepaarten homologen Chromosomen stattfindet. (15)

H LEDERBERG (1955) (15)

Core ↗ Virus

Cornea / Sklera

S Hornhaut

D Beim Menschen etwa 0,8 bis 1,1 mm dickes, avaskuläres, per diffusionem ernährtes, durchsichtiges Gewebe, nach dorsal in die undurchsichtige Sklera übergehend.

G Sichere Informationen über antigene Gewebsspezifität von C. sind gering. Immunisierungsversuche mit C.-Suspension im heterologen System beschreiben HALBERT et al. Die Anzahl der C.-Ag wird unterschiedlich beurteilt (FAURE). Immunelektrophoretische Untersuchungen deuten auf die Existenz von mindestens 8 bis 15, möglicherweise 20 differenten Ag hin. Dem Epithel wird besondere Immunogenität zugesprochen. In C. wurden mehrere Linsen-Ag nachgewiesen.

Befunde über die Lokalisation von ↗ Ig, insbes. ↗ IgG in bestimmten Abschnitten des Auges finden sich bei HALBERT et al. IgG scheint regulärer Bestandteil der C., der Konjunktiva, der Sklera, der Choroidea, des Ziliarkörpers und auch des Kammerwassers zu sein, dagegen wurde es nicht im Pigmentepithel der Retina und nicht in der Linse gefunden. Proteine mit einem MG < 500000 diffundieren in das C.-Gewebe hinein.

P Da C. avaskulär versorgt wird (fehlendes Zirkulieren zellulärer Blutelemente ↗ Lymphozyt, immunologisch ↗ privilegierte Orte), stellt sie innerhalb einer Spezies ein gut transplantables Gewebe dar. Da ↗ Ak-Bildung im Auge (selbst!) wahrscheinlich ist, besteht trotz der Gefäßlosigkeit der C. die Möglichkeit einer Transplantateintrübung auf der Grundlage einer lokalen ↗ AAR.

C. enthält wahrscheinlich nur geringe Mengen an ↗ Transplantations-Ag. Überempfindlichkeitsreaktionen der C. gegen vorangegangene Sensibilisierungen sind durch bakt. oder virale Ag erklärbar (SERY et al.). (51)

L FAURE, J. P.: Arch. Ophthal. Paris 24 (1964), 501
HALBERT, S. P., und G. EHRLICH, Invest. Ophthalmol. 1 (1962), 233
SERY, T. W., R. M. NAGY, und G. BARBER: J. Immunol. 106 (1971), 217

counter current electrophoresis ↗ Überwanderungselektrophorese

COX-Vakzine ↗ Fleckfieber-Impfstoff

CPD-Vollblutkonserve

(CPD = **C**itricum-**P**hosphat-**D**extrose)

D ↗ Vollblutkonserve mit CPD-haltiger Konservierungslösung, maximal bei +4° ± 2°C

P 3 Wochen verwendbar. Wird in einigen angelsächsischen Ländern anstelle von ↗ Human-Zitratblut angewandt. (37)

C-reaktives Protein

Abk. CRP

S Akutes Phase-Protein

D Serumprotein, das bei entzündlichen und mit Gewebezerfall einhergehenden Prozessen auftritt.

H Entdeckt 1930 von TILLETT und FRANCIS, die im akuten Stadium (deshalb „akutes Phase Protein") von Lobärpneumonien im Serum einen Faktor fanden, der mit dem Kapselpolysaccharid von Pneumokokken (C-Polysaccharid, deshalb „C-reaktives Protein") präzipitierte.

G Die Natur des CRP ist nicht geklärt. Bei Ammonsulfat-Fraktionierung verhält es sich wie Albumin, in der Elektrophorese ergeben die einzelnen Seren unterschiedliche Ergebnisse; das CRP wandert mit der β- oder γ-Globulinfraktion oder zwischen diesen. Sedimentationskonstante S = 7,5. CRP ist ein „Entzündungs"protein und gehört mit der Erhöhung der Blutsenkungsgeschwindigkeit, Leukozytenvermehrung, Fieber usw. zu den „Reaktanten der akuten Phase". Es tritt *18 bis 24 h nach Beginn des entzündlichen Prozesses* auf und verschwindet noch vor der Normalisierung der Blutsenkungsreaktion. Die Immunisierung mit bakt. Ag führt gleichfalls zur CRP-Bildung.

Der Nachweis kann durch *Präzipitation* mit dem C-Polysaccharid von Pneumokokken

geführt werden, dazu sind Ca-Ionen erforderlich. Für diesen Testansatz darf kein Zitrat- oder Oxalatblut verwendet werden. Man kann auch von der Kapselquellungsreaktion von Pneumokokken der Typen 27 und 28 Gebrauch machen. Der zuverlässigste und in der Routine gebräuchlichste Test ist die Präzipitationsreaktion (in der Kapillare oder im Agargel) mit Anti-CRP-Serum.
CRP ist ein *starkes Ag*, so daß nach Isolierung aus CRP-haltigen Exsudaten bei Kaninchen ein Anti-CRP gewonnen werden kann.
Ein ähnliches akutes Phase-Protein läßt sich bei Kaninchen durch Immunisierung mit Bakt. erzeugen (CxRP). Zwischen CRP und CxRP bestehen immunol. Beziehungen. Anti-CRP vom Kaninchen reagiert z. B. mit CRP vom Menschen und vom Esel, aber nicht mit CxRP. Anti-CRP vom Schaf reagiert mit CRP vom Menschen, vom Esel und schwach mit CxRP vom Kaninchen; Anti-CxRP vom Schaf reagiert stark mit CxRP und schwach mit CRP vom Menschen und Esel. Über ihre Beziehungen sind noch weitere Untersuchungen erforderlich.
Mit zunehmender Schwangerschaftsdauer wird bei einem steigenden Prozentsatz der Graviden CRP gefunden. Unter der Geburt bei 50—60%. Im Nabelschnurblut findet sich kein CRP, es wird nicht diaplazentar übertragen.

P Nachweis *bei allen entzündlichen Prozessen.* Einsetzbar zur Beurteilung von Th-Erfolgen, da die Bildung bzw. das Verschwinden rasch vonstatten geht. Bei rheumatischem Fieber ist es in der akuten Phase stets vorhanden. Die Th ist fortzusetzen, bis das CRP verschwunden ist. Gleiches gilt für die rheumatoide Arthritis. Unter ACTH oder Kortison verschwindet das CRP binnen 3—5 d, tritt aber sofort wieder auf, sobald die Th vorzeitig abgebrochen wird.
Bei Myokardinfarkt wird der CRP-Test nach den Transaminasen (am 3. d) positiv. Dd einsetzbar zur Unterscheidung von Herzinfarkt und schwerer Angina pectoris. Bei Koronarinsuffizienz tritt kein CRP auf. Rückgang des CRP bei Herzinfarkt gibt eine günstige Prognose.
Bei malignen Tumoren läßt sich CRP nicht in allen Fällen finden. (10)

L KÖHLER, W.: Die Serologie des Rheumatismus und der Streptokokkeninfektionen. 3. Aufl. J. A. Barth-Verlag, Leipzig 1963
SCHWARZ, G.: Das C-reaktive Protein. Fortschr. Immun. Forsch., Heft 5 Darmstadt 1963

C-Region ↗ konstante Region

crossed immunoelectrophoresis (engl.) ↗ Zweidimensionale Immunelektrophorese

crossed immunoelectrophoresis with intermediate gel (engl.) ↗ Intermediärgel-Immunelektrophorese

Crossed-line-Immunelektrophorese

D Kombination von ↗ Line- und ↗ zweidimensionaler Immunelektrophorese.

H Beschrieben von KRÖLL 1969.

G Die Verfahrensweise gleicht der einer zweidimensionalen Immunelektrophorese (schematischer Aufbau s. Abb. S. 106). Das Ag-

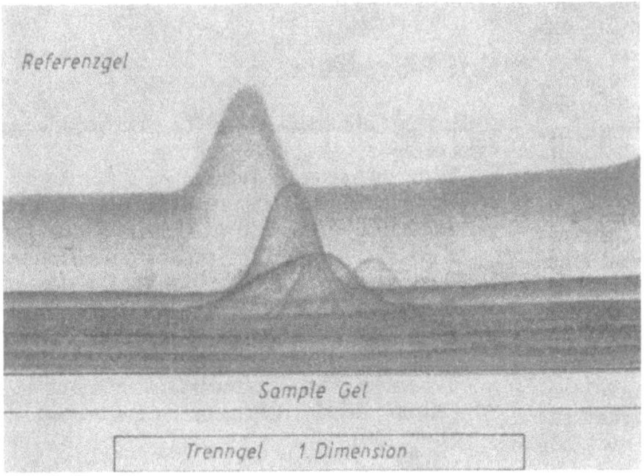

— Darstellung nach Entwicklung der 2. Dimension

1. Dimension = Auftrennung von Rattenvollserum unbehandelter Tiere (peaks)
Sample-Gel = Rattenserum im Versuch befindlicher Tiere (Linien)

Die Proteinfraktionen aus dem tiefer liegenden Trenngel durchwandern infolge der höheren Ag-Konzentration (Summe aus Trenn- und Sample-Gel-Fraktion) die Proteine des Sample-Gels und bilden entsprechende peaks.

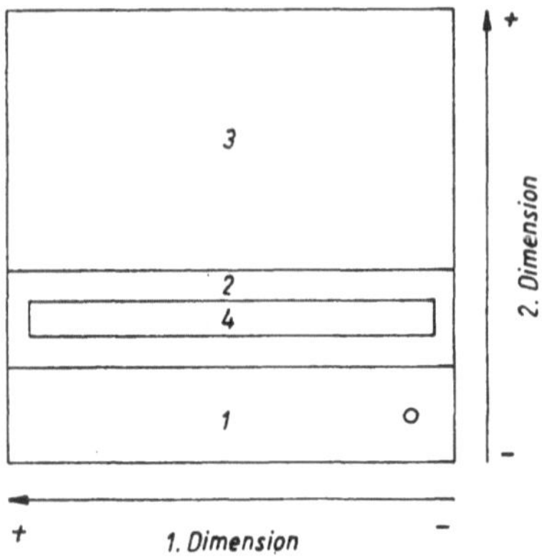

1 = Trenngel (aufgetrenntes Ag-Gemisch)
2 = Kontaktgel (Verbindungsgel zwischen 1, 3 und 4)
3 = Referenzgel (mit bekanntem oligo- oder polyspezifischem Antiserum)
4 = Sample-Gel (Ag-Gemisch wie in 1 enthaltend)

Gemisch wird zunächst im Trenngel aufgetrennt und anschließend auf eine zweite Glasplatte aufgetragen. Ein Teil dieser zweiten Platte wird mit dem Referenzgel beschichtet, das bekanntes oligo- oder polyspezifisches Antiserum enthält. Zwischen Referenz- und Trenngel befindet sich ein Gelstreifen (Sample-Gel), der dasselbe Ag-Gemisch enthält (oder nur eine Fraktion daraus), welches im Trenngel aufgetrennt wurde. Die Verbindung zwischen den drei Gelen wird durch ein Kontaktgel hergestellt. Die Ag aus dem Sample- und dem Trenngel wandern elektrophoretisch in das Referenzgel, wobei sich die Präzipitatpeaks mit ihren immunologisch korrespondierenden Präzipitatlinien (↗ Line-Immunelektrophorese) verbinden. Bildet sich ein peak ohne Übergang an seiner Basis in eine Linie, so fehlt das entsprechende Ag im Sample-Gel. Entsteht eine durchgehende Linie ohne peak-Bildung, so fehlt das entsprechende Ag in der 1. Auftrennung.

P Dieses Verfahren ermöglicht die genaue Zuordnung eines unbekannten Line-Immunelektrophorese-Spektrums durch Vergleich mit dem bekannten Spektrum einer zweidimensionalen Immunelektrophorese und erleichtert außerdem die Charakterisierung einzelner peaks in einem komplexen Muster einer zweidimensionalen Immunelektrophorese. Die Methode ist auch geeignet zur Charakterisierung einzelner Ag und zur Erkennung partieller Identität. (53)

L KRÖLL, J.: Scand. J. clin. Lab. Invest. 24 (1969), 55
KRÖLL, J.: Crossed-Line Immunoelectrophoresis. In: A Manual of Quantitative Immunoelctrophoresis – Methods and Applications, N. H. AXELSEN, J. KRÖLL, B. WEEKE (eds.). Universitetsforlaget, Oslo 1973

crossing over

S Crossover.
D Austausch von Chromosomenstücken im 4-Strangstadium (Pachytän) der Meiose.

H MORGAN (1911)

G Nach der Chiasmatypie-Hypothese (JANSSENS, 1909; DARLINGTON, 1930) erfolgt in diesem Stadium das c.o. durch Bruch von 2 homologen Chromosomen an jeweils identischen Stellen des ↗ Bivalents. An diesen Bruchstellen treten die Chromatidenstücke kreuzweise zusammen (↗ Chiasma). – Andere Hypothese: ↗ Copy-choice-Hypothese.
Schwesterchromatiden gehen nie ein c.o. ein. Mehrere c.o. sind gleichzeitig an einem Bivalent möglich. Die c.o.-Frequenz ist beeinflußbar u. a. durch Temperatur, mutagene Substanzen, Röntgenstrahlen, Geschlecht und Entwicklungsstand der Keimzellen. Aus der Austauschhäufigkeit der Chromosomenstücke kann der gegenseitige Abstand der ↗ Genorte ermittelt werden (STURTEVANT u. MORGAN); eine Austauschhäufigkeit von 1% bedeutet eine ↗ MORGAN-Einheit als Abstand zweier Genorte. (15)

Crossmatch ↗ Kreuzprobe

cross reacting material ↗ kreuzreaktives Antigen

Cross-Toleranz

D ↗ Immuntoleranz gegen kreuzreagierende Antigene (Tolerogene). (2)

CRST-Syndrom

Abk. für Calcinosis cutis-RAYNAUD-Sklerodaktylie-Teleangiektasie-Syndrom
S WINTERBAUER-Syndrom
D Langsame, relativ gutartige Verlaufsform der ↗ Sclerodermia progressiva, bei der die o. a. Symptome im Vordergrund stehen.
G Gynäkotropie, Erscheinungsbild der „ausgebrannten" Sclerodermia progressiva, Abgrenzung von dieser nicht gerechtfertigt. Eine Kombination von Sclerodermia und Teleangiectasia hereditaria haemorrhagica OSLER wird diskutiert, Heredität fehlt aber. (49)

L PETTER, O., et al.: Z. Haut-Geschl. Krkht. 43 (1968), 581
WINTERBAUER, R. H.: Bull. John Hopk. Hosp. 114 (1964), 361

C6 ↗ Komplementsystem

C6-System

D Menschliche Serumgruppe mit genetischem Polymorphismus von C6, dem 6. ↗ Komplementfaktor.

G Darstellung des Systems durch ↗ Isoelektrofokussierung mit funktioneller oder immunchemischer Entwicklung der C6-Banden. Erbgang autosomal kodominant (2 häufige, 1 selteneres Allel).

P Das System ist als genetischer Marker einsetzbar. (4)

L HOBART, M. J., et al. (Ed. H. PEETERS): Pergamon Press, New York 22 (1975), 575

Cs^{a} ↗ Antigen, ubiquitäres

C 57 Bl-Mäuse

D Schwarze Mausinzuchtlinie.

G Haut von C 57 Bl ♂♂ wird von ♀♀ infolge der starken Immunreaktivität der ♀♀ gegen das vom Y-Chromosom kodierte männchenspezifische Transplantations-Ag (H—Y) abgestoßen. Immunreaktionen gegen das H—Y Ag erfolgen auch bei anderen Stämmen, obwohl Transplantatabstoßungsreaktionen selten sind. (13)

C-terminal

D Karboxyterminales Ende einer Peptidkette.

G Im Ig-Molekül liegt C-terminal die ↗ konstante Region der ↗ H- und ↗ L-Ketten. (1)

Cyclostomen (Rundmäuler) ↗ Phylogenese

Cytokine ↗ Lymphokine

C4 ↗ Komplementsystem

C4-System

D Genetischer Polymorphismus des Menschen von C4, dem 4. ↗ Komplementfaktor.

G Nachweis des Systems durch zweidimensionale ↗ Immunelektrophorese oder ↗ Immunfixationselektrophorese. Erbgang autosomal kodominant (2 häufige, 1 selteneres Allel).

P Das System ist als genetischer Marker einsetzbar. (4)

L ROSENFELD, S. I., et al.: J. clin. Invest. 48 (1969), 2283
TEISBERG, P., et al.: Nature 286 (1976), 1239

C^{w}-Antigen

Symbol rh^{w}

S Willis-Antigen

D Blutgruppen-Ag des ↗ Rh-Systems.

H 1946 von CALLENDER und RACE beschrieben.

G Das C^{w}-Ag ist das Produkt des C^{w}-Gens, eines Allels am C—c Locus im Rh-System. Vorkommen bei 2% der deutschen Bevölkerung, bei 7—9% der Letten, Lappen und Finnen. ↗ *Anti-C*^{w} kann nach Zuführung des Ag gebildet werden, aber auch ohne nachweisbare Immunisierung entstehen. (Anti-C Seren reagieren oft auch mit dem C^{w}-Ag.) Der Original-Ak reagierte mit homozygoten Zellen kräftiger als mit heterozygoten.

P Anti-C^{w} kann Mhn und Transfusionsreaktionen hervorrufen. (26)

L RACE, R. R., und R. SANGER: Blood Groups in Man. Blackwell Scientific Publications, Oxford—Edinburgh 1968

C^{x}-Antigen

D Blutgruppen-Ag des ↗ Rh-Systems.

H 1954 von STRATTON und RENTON beschrieben.

G C^{x} reagiert nicht mit allen Anti-C-Seren. Häufigkeit 0,1%. Anti-C^{x} soll nach CLEGHORN (1961) zusammen mit anderen Ak (z. B. Anti-Wr^{a}) bei Pat. mit erworbener hämolytischer Anämie vorkommen. (26)

L RACE, R. R., und R. SANGER: Blood Groups in Man. Blackwell Scientific Publications, Oxford—Edinburgh 1968

Cytochromophilin ↗ Hämopexin

C2 ↗ Komplementsystem

C2-System

D Menschliche Serumgruppe mit genetischem Polymorphismus von C2, dem 2. ↗ Komplementfaktor.

G Darstellung des Polymorphismus durch ↗ Isoelektrofokussierung mit funktioneller Entwicklung der C2-Banden. Erbgang autosomal kodominant (1 häufiges, 2 seltenere Allele).

P Das System ist als genetischer Marker einsetzbar. (4)

L ALPER, C. A.: J. exp. Med. 144 (1976), 1111

Dakar-Vakzine ↗ Gelbfiebervirus-Impfstoff

DANYSZ-Phänomen

D Geringerer Ag-Verbrauch für eine Präzipitation im ↗ Äquivalenzbereich durch Zusetzen des Antiserums in kleinen Portionen als bei Zugabe in großen Portionen.

H DANYSZ (1902) mit Rizin und Anti-Rizin beobachtet, 1904 von DUNGERN mit anderen Toxinen bestätigt.

G Bei schrittweisem Zugeben des Ag besteht zu Beginn ein Ak-Überschuß. Im Ak-Überschuß reagiert eine größere Zahl von Ag-Determinanten als im Äquivalenzbereich.

P Das DANYSZ-Phänomen muß insbesondere bei Toxin-Neutralisation beachtet werden, um einen Toxin-Überschuß nach schrittweiser Zugabe von Toxin zu vermeiden, weitere Bedeutung ↗ Absorption. (3)

DARIER-ROUSSY-Sarkoid ↗ Sarkoidose

Darmbakterien-Impfstoffe

D Inaktivierte oder vermehrungsfähige, abgeschwächte (attenuierte) ↗ Enterobacteriaceen oder ihre Bestandteile (Extrakt-Impfstoff).

P Beispiele:
↗ Typhusbakterien-Impfstoff
↗ Shigella-Impfstoff u. a. (19)

Daunomycin ↗ Antibiotika, immunsuppressive

DBA/2-Mäuse

D Graue Mausinzuchtlinie. DBA/2-Mäusen fehlt die Komplementkomponente C'5. (13)

deblockierende Faktoren

D Faktoren im Serum von Tumorpatienten oder Versuchstieren nach Entfernen eines Tumors oder nach ↗ Regression, die den Effekt der ↗ blockierenden Faktoren aufheben.

G Lymphozyten, die nach Zugabe (in vitro) blockierender Faktoren nicht mehr in der Lage sind, Tumorzellen zu zerstören bzw. im Wachstum zu hemmen, behalten diese Fähigkeit in Anwesenheit d. F. bei. Der d. Effekt wird zytotoxischen Ak zugeschrieben. D. F. haben in vivo einen hemmenden Einfluß auf das Tumorwachstum. (13)

Defibrinierungsblutung ↗ Verbrauchskoagulopathie

Defibrinierungssyndrom ↗ Verbrauchskoagulopathie

Defizienz

D ↗ Chromosomenaberration durch Verlust eines terminalen Chromatinblockes.

G Das azentrische Fragment (ohne Centromer bzw. ↗ Kinetochor) geht im Mitose- und Meioseverlauf verloren; das zentrische Chromosomenstück (mit Centromer) verhält sich weiterhin wie ein normales Chromosom. — Interstitielle (interkalare) D. ↗ Deletion. (15)

delayed (verzögert) ↗ Spätreaktion

Deletion

D ↗ Chromosomenaberration durch Verlust eines interkalaren (interstitiellen) Chromosomenstückes.

H BRIDGES (1917)

G Terminale D. wird als ↗ Defizienz bezeichnet. Bei der D. geht Genmaterial verloren. Der Organismus kann hierdurch je nach Menge und Funktionsspezifität der in Verlust geratenen Gene unterschiedlich stark geschädigt werden. (15)

Delta-Hämolysin ↗ Staphylokokken

Delta-Kette

D H-Kette des ↗ IgD.

Dermonekrotoxin

D Staphylokokken-Ektotoxin, das i.c. appliziert eine starke Rötung der Haut bewirkt, die in Nekrose übergeht.

G Ein für diesen Effekt verantwortliches eigenständiges Toxin konnte noch nicht abgegrenzt werden. Identität mit dem ↗ Staphylokokken-Alpha-Hämolysin sowie mit dem letalen ↗ Toxin wird für wahrscheinlich gehalten. (14)

Desensibilisierung

S Hyposensibilisierung

D Immunologische Behandlungsmethode mit dem Ziel, eine bestehende ↗ Sensibilisierung zu beseitigen bzw. zu verringern.

G *Prinzip:* Allergendosis wird allmählich gesteigert, bis der natürliche Allergenkontakt reaktionslos vertragen wird. Im Tierversuch ist eine D. nach Applikation hoher Ag-Dosen durch Verbrauch der entsprechenden Immunreaktanten (Ak bzw. sensibilisierte

Lymphozyten) zu erreichen. In der Klinik kann dieser Effekt wegen der damit verbundenen Nebenwirkungen nicht genutzt werden. Praktisch bedeutsam ist die D. vor allem in der Behandlung der ↗ atopischen Erkrankungen. Ihr Wert bei der zellvermittelten Sensibilisierung (allergischer Reaktionstyp IV, ↗ Allergie) ist umstritten. *Wirkungsweise* der D. nur z. T. bekannt. Die Annahme eines Ak-Verbrauches ist ebenso wie auch die Bedeutung unspezifischer Stimulation des Hypophysen-Nebennieren-Systems eindeutig widerlegt. Im Vordergrund dürfte die Produktion „blockierender" Ak der IgG-Klasse stehen. Auf Grund ihrer höheren Affinität binden sie das Ag zu einem apathogenen AAK und blockieren es so für die Reaktion mit den zellständigen ↗ Reaginen. Bei langfristiger D. (über 3 Jahre) kann es zu einem Absinken des Reagintiters kommen (Fehlen von booster-Effekten oder Entwicklung einer echten IT?). Eine — unspezifische — Verringerung der Reaktionsfähigkeit der Mastzellen bzw. basophilen Granulozyten wurde ebenfalls nachgewiesen.

P *Praktische Durchführung:* Initialdosis wird auf Grund des Ergebnisses des ↗ Intrakutan-Tests festgelegt (erste hautnegative Konzentration bei der Hauttitration). Steigerung erfolgt individuell unter Berücksichtigung der Verträglichkeit vorausgegangener Injektionen. Im allgemeinen wird die Dosis im Verlaufe der Behandlung um den Faktor 10^3-10^4 gesteigert. Bei der *Schnell-D.* werden mehrere Injektionen am Tag gegeben, im allg. jedoch 2—3 pro Woche, bei Verwendung von Depotallergenen auch in größeren Abständen. Die Höchstkonzentration wird in Abständen von 3—4 Wochen über mindestens 2 Jahre appliziert. *Nebenwirkungen* beruhen in erster Linie auf Überdosierungen und bestehen in Lokalreaktionen, Provokation von Schüben der Grundkrankheit oder anaphylaktischen Allgemeinreaktionen. Die D. ist in erster Linie *indiziert,* wenn die Allergenkarenz undurchführbar ist (z. B. Gräserpollen) und setzt eine exakte Klärung der Sensibilisierungsverhältnisse voraus (monovalente oder polyvalente Sensibilisierung). Die Erfolgschancen sind von der Art der Sensibilisierung, aber auch der Art der Manifestation abhängig und schwanken zwischen 90% (Heuschnupfen) und 40% (exogen-allergisches Asthma). (5)

Desoxyribonukleinsäure

Abk. für DNS (engl. DNA)

D Makromolekül, bestehend aus Mononukleotiden (dAMP, dTMP, dGMP, dCMP), die in 3'—5'-Phosphodiesterbindung zu Polynukleotidsträngen verknüpft sind.

G Je 2 dieser Stränge sind über Nebenvalenzbindungen ihrer Basen miteinander verbunden und als Doppelhelix spiralig um eine gemeinsame Achse gewendelt. DNS ist die materielle Basis des ↗ Gens. In der Sequenz der Basen des Plusstranges sind die für die Peptidsynthese notwendigen Informationen niedergelegt (= kodogener Strang). Durch Vermittlung einer ↗ RNS (m-RNS) wird diese Information in das Zytoplasma übermittelt. (15)

Determinante ↗ Antigendeterminante ↗ Konformationsdeterminante ↗ Sequenzdeterminante

D-Faktor ↗ Rh-System

Dialyse

D Trennung von gelösten Stoffen durch eine semipermeable Membran bestimmter Porengröße.

G Die üblichen D.-Membranen bzw. Dialysierschläuche sind für Moleküle mit einem MG unter 10000 Dalton durchlässig. Es sind auch Membranen mit anderen Porengrößen entwickelt worden, deren Trenngrenzen unter bzw. über 10000 Dalton liegen. (3)

diaplazentarer Transfer ↗ Plazentapassage

DICK-Test

S DICK-Probe

D Intrakutan-Test mit erythrogenem Toxin zum Nachweis der Scharlachempfänglichkeit eines Individuums.

G Die ↗ erythrogenen Toxine von Streptokokken der Gruppe A wirken toxisch auf den Papillarkörper der Haut und führen im Fall der Erkrankung zum Exanthem. Sind Ak vorhanden, bleibt die Hautreaktion aus. Mit dem DICK-Test wird der Nachweis von Ak gegen erythrogene Toxine geführt. Sind sie vorhanden, kommt es nicht zur Hautrötung; der DICK-Test ist *negativ* und zeigt damit die Nichtempfänglichkeit für eine Scharlacherkrankung an. Bei ihrem Fehlen tritt eine Hautrötung ein, der Proband mit *positiver* DICK-Reaktion ist scharlachempfänglich. Das kommerziell hergestellte „DICK-Toxin" wird meist aus Kulturfiltraten des Stammes N.Y. 5 von DOCHEZ bereitet, der die ↗ erythrogenen Toxine A und B bildet und damit nicht sämtliche Antitoxine erfaßt. Neugeborene sind meist DICK-negativ, da sie transplazentar übertragene Ak besitzen. Der

Test wird danach positiv und etwa nach dem 10. Lebensjahr, abhängig von den Infektionsmöglichkeiten, reagiert nur noch ein kleiner Teil der Bevölkerung DICK-positiv. In höherem Lebensalter nimmt der Prozentsatz positiv reagierender Probanden wieder zu (↗ erythrogenes Toxin).

P Vom DICK-Toxin werden 0,1 ml streng i.c. injiziert. Der Test gilt als positiv, wenn der *Entzündungshof* nach 20—24 h einen Durchmesser von ≧ 10 mm hat. Eine Induration der Injektionsstelle tritt bei der DICK-Reaktion nicht ein. Positive Reaktanten gelten als scharlachempfänglich. (10)

L *SCHMIDT, H.: Grundlagen der spezifischen Therapie. Verlag B. Schultz, Berlin 1940

DICK-Toxin ↗ erythrogene Toxine

DiGEORGE-Syndrom ↗ Immundefekt

Diego-Blutgruppen

Symbol: Di; Allele: *Di^a^* und *Di^b^*

D Blutgruppen-Antigen an menschlichen Erythrozyten, bei Indianern, Japanern, Chinesen und Mongolen, nicht bei Weißen und Negroiden vorkommend.

H Di^a von LEVINE et al. 1953 bei einem Kind aus Venezuela nachgewiesen, das mit Symptomen eines Mhn geboren war. Merkmal nach der Familie Diego benannt. Das antithetische Ag Di^b wurde durch THOMPSON et al. 1967 bei erkrankten Kindern von zwei mexikanischen Indianerfrauen gefunden. Das Diego-Merkmal wird auch als „Rassenmarkierer" bezeichnet. Durch den Nachweis bei Indianern und Asiaten scheint die anthropologische Theorie bestätigt zu werden, die besagt, daß Indianer Nachkommen asiatischer, mongolischer Völker sind. Bei Lappen wurde Di(a+) nicht gefunden.

G Die Vererbung erfolgt wahrscheinlich durch zwei ↗ kodominante Allele an einem ↗ autosomalen Lokus. ↗ Genotypen und ↗ Phänotypen sind direkt nachweisbar (Tabelle).

Phäno- und Genotypen des Diego-Systems

Reaktionen mit Anti-Di^a	Anti-Di^b	Phänotypen	Genotypen
+	−	Di(a+b−)	*Di^a Di^a*
+	+	Di(a+b+)	*Di^a Di^b*
−	+	Di(a−b+)	*Di^b Di^b*

P Diego-Ag sind bei der Geburt voll entwickelt. Alle bisher gefundenen Diego-Ak wurden in Posttransfusionsseren beobachtet oder während Schwangerschaften und waren Ursache vom Mhn. Die Erythrozyten der betroffenen Kinder zeigten einen positiven COOMBS-Test. (16)

L THOMPSON, P. R., et al.: Vox Sang. (Basel) 13 (1967), 314

Differential-Absorption ↗ PAUL-BUNNELL

Differential-Agglutinations-Test

Abk. DAT ↗ WAALER-ROSE-Test

Differenzierungs-Antigene

D ↗ Oberflächen-Ag, durch die sich verschiedene Zelltypen bzw. Gewebe im selben Organismus voneinander unterscheiden.

G D. sind offenbar für einen bestimmten Differenzierungsschritt (ontogenetisches Entwicklungsstadium) eines bestimmten Zelltyps charakteristisch. Außer qualitativen Änderungen in der Antigenität während der Differenzierung wie Verlust von Ag (embryonale Ag) und Synthese neuer Ag, können auch quantitative Veränderungen auftreten.
Die meisten Untersuchungen sind bisher an der *Maus* durchgeführt worden. Bei der Differenzierung von ↗ T-Lymphozyten werden folgende D.-Ag erworben (↗ T-Zell-Ag):

↗ TL-Ag	(Thymus Leukämie)
↗ Theta-Ag	
↗ Ly-Ag	(verschiedene Lymphozyten-Ag: A, B, C u. a.)
↗ MSLA	(mausspezifisches Lymphozyten-Ag)

Bei der Differenzierung von ↗ B-Lymphozyten werden folgende D.-Ag erworben (↗ B-Zell-Ag):

↗ PC-Ag	(Plasmazell-Ag)
↗ MBLA	(mausspezifisches B-Lymphozyten-Ag)
↗ MPCA	(mausspezifisches Plasmazell-Ag)

Bei der Differenzierung der Haut wird

↗ SK-Ag

bei der Differenzierung von Spermien

↗ Sperma-Ag erworben.

P Über die Funktion der D.-Ag ist, außer für zellgebundene Ig, nichts bekannt. Möglicherweise spielen sie eine Rolle bei *Erkennungsprozessen* (↗ Immunsystem). (3 + 13)

L BOYSE, E. A., und L. J. OLD: Ann. Rev. Genet. 3 (1969), 5268

Differenzindex

Abk. DI

D Kennzahl für den Verwandtschaftsgrad von Proteinen.

H Von METZGER et al. 1968 eingeführt.

G Der DI basiert auf einem Vergleich der Brutto-Aminosäurezusammensetzung von

Polypeptid- oder Protein-Paaren und kann Werte zwischen 0 (= absolute Identität) und 100 (= völlige Verschiedenheit) haben. Proteine mit enger Verwandtschaft weisen niedrige Werte auf (DI für die μ- und L-Kette eines IgM = 7,4). (15)

diffuse multiple Myelose ↗ Plasmozytom

Diffusion

D Tendenz zur gleichmäßigen Verteilung von Molekülen in einem bestimmten Raum auf Grund der BROWNschen Molekularbewegung.

G Die in Richtung des Konzentrationsgefälles wandernde Stoffmenge (Diffusionsstrom J) je Zeiteinheit und Querschnitt ist dem Gefälle $-\frac{dc}{dx}$ proportional (FICKsches Gesetz):

$$J = -D \cdot \frac{dc}{dx}$$

($-dc$ ist die Konzentrationsabnahme auf der Strecke dx, D ist der ↗ Diffusionskoeffizient). (3)

Diffusionskoeffizient

D Eine von der diffundierenden Substanz und den Diffusionsmedien abhängige Konstante. (3)

Diffusionstest ↗ Immunodiffusion

DI-GEORGE-Syndrom

S Thymushypoplasie
Immunozytenmangelsyndrom
"pharyngeal pouch syndrome"

D Kongenitaler ↗ Immundefekt, der die zellvermittelte Immunität betrifft, stets auch mit schweren Ausfallerscheinungen der Nebenschilddrüse und mit anderen Mißbildungen (Mikrognathie, hohe Rechtslage der Aorta) einhergeht.

G Hemmungsmißbildung der 3. und 4. Kiementaschen, die den Hypoparathyreoidismus und die Thymushypoplasie zur Folge hat. Verändertes Blutionogramm, Lymphozytopenie. Differenzierungshemmung auf einer relativ späten Stufe der Entwicklung der lymphoiden Stammzelle. Hochgradige *Infektanfälligkeit* vor allem gegenüber Virus- und Pilzinfektionen in den ersten Lebenswochen. Weitere Erscheinungen prägen sich nur aus, wenn diese ersten kritischen Wochen (*Tetanie*! Infektion!) überstanden werden. Einordnung eines begleitenden normogammaglobulinämischen AMS ist schwierig. Erklärungsmöglichkeit bietet sich über den Ausfall des thymischen Systems an: Plasmazellen, die die Ig synthetisieren, haben durch Ag keine selektive Prägung erfahren.

P Krankheitsbild ist durch Kombination von *Krämpfen* (*Kalziummangel*) mit schweren rekurrierenden *Infektionen des Respirationstraktes* gekennzeichnet. Normale humorale Ig-Konzentration, häufig aber trotzdem keine Bildung korrespondierender Ak nach Ag-Stimulation. *Lymphozytenzahlen* sind sowohl im peripheren Blut, als auch in den Lymphfollikeln *vermindert*. Weder primäre noch sekundäre Abstoßung von Haut-Homotransplantaten. Transplantation von Thymus hat nur sehr vorübergehenden Effekt, keine ↗ graft versus host-Reaktion. (11)

L ↗ Immundefekt

Dinatriumchromoglykat

S DSCG

D Na-Salz von 1,3-bis-(2-Carboxychromon-5-yloxy)-2-Hydroxypropan

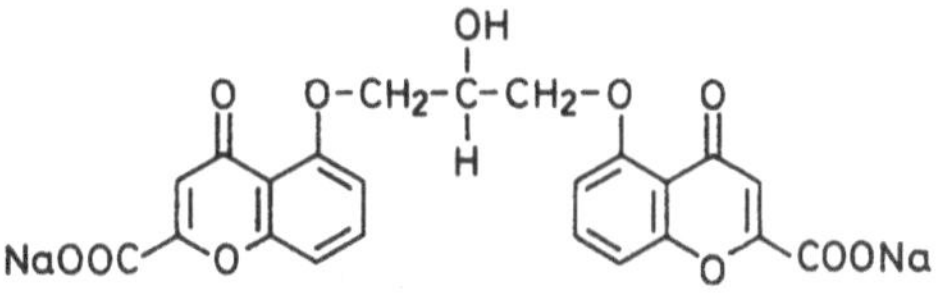

G DSCG unterdrückt die Mediatorfreisetzung aus sensibilisierten Mastzellen und Basophilen. Es ist keine konventionell antiinflammatorische Substanz, hat keine Kortikosteroid-ähnliche Wirkung und ist kein Mediator-Antagonist. Toxische Wirkungen sind mit Ausnahme geringer Irritation nach lokaler Anwendung (Pulver-Spray) nicht bekannt geworden. Auch bei langer Anwendung verliert es nicht seine Wirkung. Die Wirkungsdauer beträgt ca. 6 h. Der Wirkungsmechanismus ist nicht vollständig geklärt (allgemein membranstabilisierende Wirkung, Phosphodiesterase-Hemmer?).

P Seit einigen Jahren mit guten Erfolgen in klin. Anwendung zur Unterdrückung anaphylaktischer Reaktionen (extrinsisches Asthma, anaphylaktische Rhinitis). Markenzeichen „Intal" (FISONS Pharmaceuticals). Applikation als Pulverspray. (21)

L COX, J. S. G., et al.: Adv. Drug Res. 5 (1970), 115

Dinitrochlorbenzol (DNCB) ↗ (zwei) 2,4-Dinitrochlorbenzol

Diphtherie-Immunserum

S D.-Antiserum
D.-Antitoxin

D Antitoxinhaltiges (Tier-)Hyperimmunserum gegen Diphtherietoxin.

H BEHRING und KITASATO berichteten bereits 1890 über den schützenden Wert von Diphtherieserum. Am 20. 12. 1891 erhielt der erste Patient Heilserum. Nobelpreis für BEHRING 1901.

G Pferde, Rinder und Hammel werden mit Diphtherietoxin (Toxoid) immunisiert. Das (Hyper)immunserum wird durch Fraktionierungs- und Konservierungsverfahren gereinigt und haltbar gemacht. Insbes. ist ein enzymatischer Abbau der tierischen Eiweiße anzustreben (Trypto-, Fermo-, Aphylakto- u. ä. Präparate), damit allergische Reaktionen (↗ Anaphylaxie) möglichst vermieden werden.
Die Wirkung des Antitoxins erstreckt sich ausschließlich auf Teile (bes. A-Komponente) des noch nicht an Zellen fixierten Diphtherietoxins, nie auf die Korynebakt. Der Wirkgehalt wird in Internationalen Einheiten (IE) angegeben. 1 IE wird als diejenige Diphtherietoxin-neutralisierende Aktivität definiert, die in 0,0628 mg des internationalen ↗ Standardpräparates enthalten ist.

P D.-I. muß *bei jedem begründeten Diphtherieverdacht unverzüglich,* d. h. ohne das bakteriol. Untersuchungsergebnis abzuwarten, (i.m.) injiziert werden. Es gelten folgende *Dosierungsempfehlungen:*

lokale Nasen- bzw. Rachen-Diphtherie	250 IE/kg Körpergew.
progrediente Nasen- bzw. Rachen-Diphtherie	500 IE/kg Körpergew.
prätoxische Diphtherie	750 IE/kg Körpergew.
toxische Diphtherie	1000 IE/kg Körpergew.
Diphtherie-Krupp	10000 IE insgesamt

Bei einer Injektion sollten maximal 10000 IE appliziert werden.
Verdacht auf ↗ Allergie verpflichtet zur ↗ Konjunktival-Testung. (19)

L BEHRING, E. v.: Dtsch. med. Wschr. **39** (1913), 873
STRÖDER, J., et al.: Arch. Kinderh. **147** (1953), 39

Diphtherietoxoid-Impfstoff

S Diphtherie-Impfstoff
Diphtherie-Vakzine
Toxoidum diphtheriae (WHO-Nomenklatur)

D Durch Formalin entgiftetes Diphtherietoxin (= Diphtherietoxoid) ohne (Fluidimpfstoff) oder mit Adjuvans (Adsorbatimpfstoff), häufig als Kombinationsimpfstoff (DPT).

H 1884 Entdeckung des *Corynebacterium diphtheriae* durch LOEFFLER. 1888 Beschreibung des Diphtherietoxins durch ROUX und YERSIN. 1890 erstmalig aktive Immunisierung von Pferden mit kleinen Mengen Diphtherietoxin durch v. BEHRING und KITASATO. 1913 erste Immunisierung von Kindern mit einem Toxin-Antitoxin-Gemisch (T-A) durch von BEHRING. 1924 Entgiftung des Diphtherietoxins unter Formalineinfluß durch RAMON („anatoxin", heutige Bezeichnung ↗ Toxoid). Formoltoxoid ist die Grundlage aller modernen D.

G Ein definierter Stamm *Corynebacterium diphtheriae* mit hoher Toxinproduktion (z. B. PW 8) wird in einem flüssigen Medium kultiviert, das bei Menschen nachweislich weder toxisch noch allergisch wirkt. Durch Filtration Gewinnung des „Rohtoxins". Toxinqualität hängt von der Zahl der Lf/ml und von seiner Reinheit, d. h. vom Verhältnis zwischen Toxin und anderen Proteinen ab (mg PN = Protein-Nitrogen). Entgiftung des Toxins erfolgt durch Zusatz von Formalin. Das Toxoid wird einem Reinigungsverfahren unterzogen und ohne (als „flüssiges" Toxoid = *Fluidimpfstoff*) oder mit Adjuvans (als *Aluminium-Formol-*Toxoid = AlFT bzw. Formol-Toxoid-Adsorbat = FTA) als Impfstoff eingesetzt. Jeder Teilschritt der Impfstoffproduktion unterliegt strengen (internationalen) Kontrollvorschriften (Bakt.reinheit, Filtration, Toxinbestimmung, Formalinzusatz, Sterilität, Fehlen der Toxizität, Ag-Reinheit, Immunogenität usw.), wie sie in den minimal requirements der WHO-Reports festgelegt sind. Die übliche Impfstoffdosis schwankt zwischen 50–100 SE.

P D. erzeugt eine *antitoxische* ↗ *Immunität,* die eine Diphtherieinfektion zwar nicht verhindert, aber eine leichtere Verlaufsform bewirkt. Die Komplexität des Diphtherietoxins (Komponente A, Komponente B mit Hämolysin, nekrotisierendem Faktor, Hyaluronidase u. a.) verhindert praktisch auch eine absolute, 100%ige antitoxische Immunität. Der ↗ SCHICK-Test ermöglicht die Abschätzung der Immunitätslage großer Bevölkerungskreise. Der D. wird in der Regel in Kombination mit ↗ Tetanustoxoid-Impfstoff (DT = Zweifachimpfstoff) bzw. zusätzlich mit ↗ Pertussisbakterien-Impfstoff (DPT = Dreifachimpfstoff) eingesetzt. Die Grundimmunisierung erfolgt im Säuglingsalter (↗ Impfkalender). (19)

L WHO-Techn. Rep. Ser. Nr. 108 (1956)
WHO-Techn. Rep. Ser. Nr. 293 (1964)

Diploid

D Doppelter Chromosomensatz in den Körperzellen sowie in den Keimzellen vor den Reifungsteilungen (= diploider Chromosomensatz). (15)

Dipylidium ↗ Helminthen-Antigen

disseminierte intravaskuläre Gerinnung ↗ Verbrauchskoagulopathie

Diskelektrophorese ↗ Polyakrylamid-Elektrophorese

Disulfidbrücke

D —S—S-Bindung in Proteinen (Aminosäure Zystin).

G D. kann innerhalb einer Peptidkette auftreten und auch Peptidketten miteinander verbinden (↗ Ig). Die Bindung kann durch Oxidation und Reduktion gespalten werden (↗ Fragmentierung). (3)

DL-Hämolysine

Abk. für DONATH-LANDSTEINER ↗ Antikörper

DNS-Tumorviren

S onkogene DNS-haltige Viren

D DNS-Viren, die bei einigen Spezies unter bestimmten Bedingungen Tumoren erzeugen können.

P Beispiele:

Vertreter der ↗ Adenoviren, ↗ Herpesviren, ↗ Pockenviren, ↗ Papovaviren (13).

L HABEL, K.: Adv. Immunology 10 (1969), 229

Dolichos biflorus

S Indische Prunkbohne

D Pflanze, deren Frucht das Agglutinin Anti-A_{Db} enthält.

G Glykoprotein (3,8% Kohlenhydrat, MG 140000); Anti-A_{Db} ist gegen endständiges, alpha-glykosidisch gebundenes N-Azetyl-D-Galaktosamin gerichtet.

P Es reagiert bevorzugt mit A_1-Erythrozyten (ca. 500mal stärker als mit A_2) sowie mit der seltenen erblichen Cad-Gruppe und wird in der Blutgruppenroutine zur A_1-A_2-Differenzierung verwendet. (21)

Domäne

D Zu kompakten Strukturen gefaltete Bereiche innerhalb der schweren und leichten Kette des freien ↗ Ig G-Moleküls.

H Von EDELMAN et al. 1968 aufgestellte Hypothese.

G Nach der D.-Hypothese sind die H- und L-Ketten des freien Ig-G in *Sequenzabschnitte* (Homologie-Regionen) unterteilt. Danach besteht die γ-Kette aus 4 Homologie-Regionen (V_H, C_H1, C_H2 und C_H3), die $\varkappa$- oder λ-Kette aus zwei Regionen V_L und C_L.

Erklärung der Symbole:

V = variabler Kettenabschnitt
C = konstanter Kettenabschnitt
H = schwere Kette (γ)
L = leichte Kette ($\varkappa$ oder λ)

Jede Domäne (Abbildung, gestrichelte Kreise) wird durch eine Disulfidbrücke stabilisiert. Abgrenzung zur Nachbardomäne erfolgt durch geringere Faltung der Polypeptidkette. V_H und V_L enthalten die aktiven Zentren, die die combining site

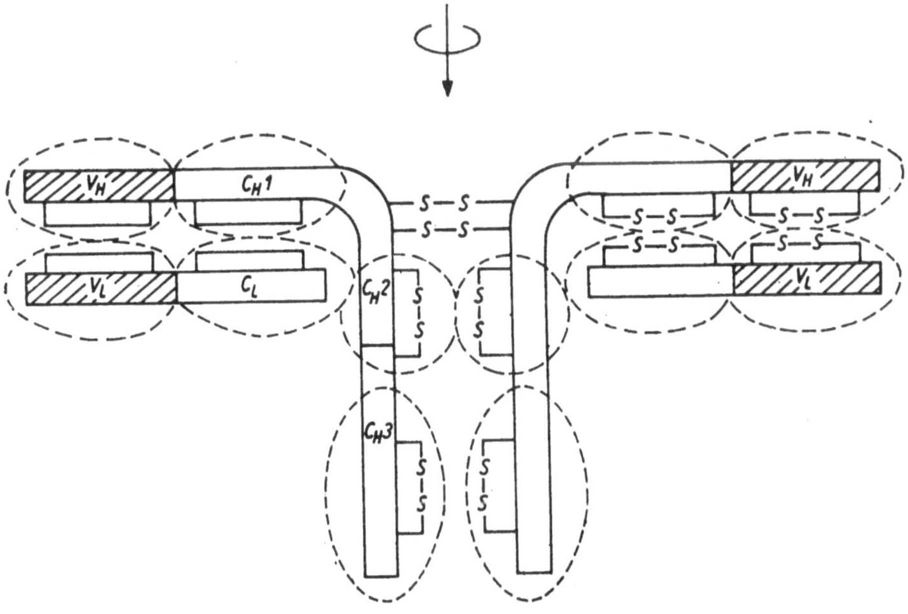

Aufteilung des Ig G Moleküls in Domänen (gepunktete Kreise) (nach EDELMAN 1973)

bilden, sie stellen das Fab-Fragment dar. Die Disulfidbrücke dieser Domänen ist reversibel faltbar.

P *Funktion* der C-Domänen ist ungenügend erforscht.
C_H2-Domäne spielt möglicherweise bei der Komplementfixierung eine Rolle.
C_H3-Domäne stellt möglicherweise die Bindungsstelle zur Fixierung an die Lymphozytenmembran, Bindung an Makrophagenmembran bereits nachgewiesen. (2)

L EDELMAN, G. M.: Angew. Chemie 85 (1973), 24, 1083

Dombrock-Blutgruppe

Symbol: Do; Allele: *Do*^{a}/*Do*^{b}

D Blutgruppen-Ag an menschlichen Erythrozyten.

H Do^a und Anti-Do^a von SWANSON et al. 1965, Do^b und Anti-Do^b von MOLTHAN et al. 1973 beschrieben.

G Ag Do^a ist in unterschiedlicher Frequenz vorhanden:

Europäer	62–66%
Neger (USA)	47–55%
Indianer	57%

(Geno- und Phänotypen siehe Tabelle)

Häufigkeit der Dombrock-Merkmale

Reaktion mit Anti-Do^a	Anti-Do^b	Phänotyp	Genotyp	Häufigkeit in %
+	–	Do(a+b–)	*Do*^{a} *Do*^{a}	16
+	+	Do(a+b+)	*Do*^{a} *Do*^{b}	46
–	+	Do(a–b+)	*Do*^{b} *Do*^{b}	31

P Dombrock-Ag sind bei Neugeborenen nachweisbar, sie zeigen Dosiseffekt. Dombrock-Ak sind humaner Herkunft, sie reagieren oft nur im COOMBS-Test. (16)

L MOLTHAN, L., et al.: Vox Sang. 24 (1973), 382
SWANSON, J., et al.: Nature (Lond.) 206 (1965), 313

DONATH-LANDSTEINER-Hämolysine ↗ Antikörper ↗ P-Blutgruppen

DONATH-LANDSTEINER-Hämolyse ↗ Antikörper

Doppelalbuminämie ↗ Alloalbuminämie ↗ Bisalbuminämie

Doppelantikörpermethode

D Fällung eines in Lösung befindlichen ↗ Immunkomplexes mittels eines gegen den ersten Ak gerichteten zweiten Ak (Anti-Gammaglobulin). Häufig als Trennprinzip im ↗ Radioimmunoassay verwendet. (18)

H Zuerst von UNGER et al. 1961 eingeführt.

L UNGER, R. H., et al.: J. Clin. Invest. 40 (1961), 1880

Doppeldiffusion ↗ Immundiffusion

Doppeldosis-Phänomen ↗ Dosis-Effekt

dosage effect ↗ Dosis-Effekt

dose response ↗ Dosis-Effekt

Dosis-Effekt

S dosage effect
dose response
Doppeldosis-Phänomen

D Quantitativ stärkere Ag-Ausprägung bei homozygoten gegenüber heterozygoten Merkmalsträgern, zu beobachten u. a. im ↗ Rh-System, ↗ MN-System. (16)

L MOLLISON, P. L.: Blood Transfusion in Clinical Medicine. Blackwell Scientific Publications, Oxford–Edinburgh 1967
PROKOP, O.: Die menschlichen Blut- und Serumgruppen. VEB Gustav Fischer Verlag, Jena 1966
RACE, R. R., und R. SANGER: Blood Groups in Man. Blackwell Scientific Publications, Oxford–Edinburgh 1968

D-Penizillamin

D Spaltprodukt des Penizillins.

G Für die Wirkung von D-P. werden Dissoziation von IgM, Proteinsynthesehemmung in immunkompetenten Zellen (Plasmazellen), Hemmung der Kollagensynthese (Prolinhydroxylierung) angenommen.

P Zur Immunsuppression besonders von autoaggressiver Hepatitis häufig verwendet. (23)

L RICKEN, D., und K. SCHUMACHER: Medikamentöse Immunsuppression. I. Arbeitstagung Bad Tölz, Okt. 1970. Georg Thieme Verlag, Stuttgart 1971
PINNEL, S., et al.: Science 150 (1965), 905
JAFFE, A.: Advances Biochem. Psychopharmacol. 4 (1972), 217
ALEXANDER, M., und G. WILLE: Münch. med. Wschr. 116 (1974), 211

Drescher Lunge ↗ Alveolitis, allergische

DRESSLER-Syndrom ↗ Postmyokardinfarkt-Syndrom

D^u

S Schwaches D
"high grade" D^u
"low grade" D^u

D Blutgruppen-Ag des Rh-Systems.

H Über vererbtes D^u ist erstmalig 1946 von STRATTON berichtet worden. Erythrozyten, die mit einem großen Teil nicht gepoolter Anti-D-Seren reagierten, wurden als „high grade" D^u, die nur mit einigen Seren reagierenden als „low grade" D^u bezeichnet.

G D^u-Erythrozyten reagieren mit „inkompletten“ Anti-D-Seren, z. B. im indirekten ↗ COOMBS-Test oder positiv in der Papaintechnik, mit „kompletten“ Anti-D-Seren ergeben sie keine Reaktion.

Entstehung:

1. D^u durch Vererbung:

In Familienuntersuchungen wurde eine geradlinige Vererbung des D^u beobachtet. D^u ist phänotypisch nicht erkennbar, wenn im Genotyp D vorkommt, z. B. D/D^u.
Man stellt sich das D und D^u-Ag als Mosaik aus zahlreichen Teilen oder Ag-Determinanten vor: Rh^A, Rh^B, Rh^C, Rh^D. Durch Mutation können ein oder mehrere dieser Teile verloren gehen, verändert oder ersetzt werden.

2. D^u durch Gen-Wechselwirkung:

Genotyp gewöhnlich *D^uCe/dCe*. 1955 stellte CEPPELLINI zur Diskussion, daß das C-Gen in Trans-Position die Bildung von D-Ag hemmt. Der Grad der Suppression ist unterschiedlich und tritt nicht bei allen DCe/dCe Genotypen auf. Diese D^u-Form wird seltener gefunden als der erbliche Typ.

P Personen mit D^u werden als *Rh-positiv* angesehen. Zur Transfusion vorgesehene Blute müssen bei Erstuntersuchungen auf D^u geprüft werden. D^u-Blute dürfen nur Rh-positiven Empfängern transfundiert werden, da das D^u-Ag bei Rh-negativen Empfängern Anti-D-Bildung verursachen kann. D^u-Empfänger sollen Rh-negatives Blut erhalten, da Anti-D-Bildung bei D^u möglich ist. (26)

L RACE, R. R., und R. SANGER: Blood Groups in Man. Blackwell Scientific Publications, Oxford—Edinburgh 1968

Ductus thoracicus

S Milchbrustgang

D In den Halsvenenwinkel einmündender Lymphstrang.

G Der D. th. nimmt die Lymphe von den unpaaren Bauchorganen (Pfordader-Gebiet), dem Becken, den unteren Gliedmaßen und den paarigen Bauchorganen (Stromgebiet der V. cava caudalis) auf.
Der Proteingehalt menschlicher Lymphseren beträgt 3,4—5,1 g/100 ml. Das Proteinmuster weicht von dem des Blutserums etwas ab. Der Albumingehalt ist mit 64,5% in Normallymphe höher, die ↗ Immunglobuline unterschiedlich stark niedriger. Hinsichtlich Art und Konzentration der Enzyme und einiger Faktoren des fibrinolytischen Systems werden keine Unterschiede gefunden, obwohl die Verteilung der LDH-Isoenzyme von der des Blutserums abweicht (SCHUMACHER et al.).
Den wesentlichsten Zellanteil der D.-th.-Lymphe repräsentieren die kleinen Lymphozyten (T-Lymphozyten) mit ca. 90%. Daneben treten zwei Populationen großer Lymphozyten auf, wovon die eine (ca. 2%) knochenmarkabgeleitet (Polyribosomen-Muster), die andere (ca. 5—7%) thymusabhängig (disperse Ribosomen) zu sein scheint. Granulozyten, Plasmablasten, Plasmazellen und Makrophagen werden ebenfalls gelegentlich gefunden.
Auf Grund der Rezirkulation der kleinen langlebigen ↗ T-Lymphozyten und der dadurch bedingten zellulären Zusammensetzung setzen viele Studien zur zellulären Immunität am D. th. an. (↗ Ductus thoracicus Drainage). Die D.-th.-Lymphe stellt ebenfalls eine ausgezeichnete Quelle für T-Lymphozyten zur Herstellung von ↗ Antilymphozytenserum dar. (7)

L BEATHARD, G. A., et al.: J. Reticuloendothelial. Soc. 10 (1971), 293
BEATHARD, G. A., et al.: J. Reticuloendothelial. Soc. 12 (1972), 640
LIEBRICH, H.-G., und R. HEBEL: Z. ges. exp. Med. 151 (1969), 308
SCHUMACHER, K., et al.: Klin. Wschr. 50 (1972), 86

Ductus thoracicus-Drainage

D Methode zur Entfernung großer Mengen ↗ T-Lymphozyten (↗ Ductus thoracicus).

G Nachweis der selektiven Elimination von T-Lymphozyten durch abnehmende ↗ PHA-Stimulierbarkeit der Blutlymphozyten, erhebliche Reduktion der Hautreaktionen vom Spättyp (totale Hautanergie bei einem Lymphozytengehalt von 400 Zellen/µl) und Verlängerung der Allotransplantatüberlebenszeit.

P **Methode:**

Kanülierung des Ductus thoracicus oder eines großen Mündungsastes bei Vorliegen anatomischer Varianten. Sammeln und Aufarbeiten der abfließenden Lymphe. Substitution oder Reinfusion der zellfreien Lymphe.
1. Bei Autoaggressionskrankheiten: Sammeln der Lymphe in Plastikbeuteln zusammen mit heparinisierter ↗ HANKS-Lösung bei +4 °C. Eiweiß-, Elektrolyt- und Flüssigkeitsverlust werden durch Substitution ausgeglichen. Dieses Verfahren dient sowohl zur akuten Immunsuppression als auch zur Einleitung anderer immunsuppressiver Maßnahmen und empfiehlt sich bei Krankheiten, an denen humorale Ak pathognomonisch beteiligt sein können (BRASS et al.).
2. *Zur selektiven Depletion des Körpers an immunkompetenten Zellen. Reinfusion der*

Lymphe nach selektiver Entfernung bzw. Zerstörung der Lymphozyten durch

a) ↗ Lymphdialyse,
b) extrakorporale Bestrahlung der Lymphe,
c) kontinuierliche Zentrifugation der zufließenden Lymphe (sog. "continuous flow centrifugation"),
d) extrakorporale Lymphfiltration.
e) sterile Zentrifugation der Lymphe zur Gewinnung des zellfreien Überstandes.

Wirkung:

Der tägliche Lymphfluß variiert beträchtlich. Sowohl im peripheren Blut als auch in der Lymphe entwickelt sich in Abhängigkeit von der Drainagedauer eine Lymphozytopenie. Nach 30—40 d stabilisiert sich die Lymphozytenzahl auf einem Niveau von 10—15% des Ausgangswertes. Die Lymphozytenausbeute pro d sinkt mit zunehmender Drainagedauer bis auf einen Wert von 0,5—1,0 × 10^9 Zellen/d (SARLES et al.).
Die Gesamtmenge der eliminierten Lymphozyten variiert ebenfalls stark. BRASS et al. geben maximal 109 × 10^9 Zellen/8 d Drainagedauer an, SARLES et al. bis zu 331 × 10^9 Zellen bei chron. D. th.-D. Zum Zeitpunkt der ausgeprägten peripheren Lymphozytopenie läßt sich auch eine erhebliche Lymphozytenverminderung in den ↗ thymus-abhängigen Gebieten der ↗ sekundären lymphoiden Organe nachweisen. Der Ig-Spiegel im Blutplasma erfährt bei Reinfusion der zellfreien Lymphe keine Veränderung. Dagegen entwickelt sich bei chron. D. th.-D. konstant eine Hypalbuminämie infolge intestinalen Albuminverlustes (MCNEEL et al.) auf Grund der Ausbildung partieller lymphatischer Obstruktionen. Verschiedentlich wird eine Begrenzung der Drainagedauer auf 10—14 d als Unterstützung der konventionellen Immunsuppression für sinnvoll angesehen. Die alleinige D. th.-D. kann jedoch nach SARLES et al. die Manifestierung akuter zellulärer Rejektionskrisen (78 d Beobachtungszeitraum) beim Menschen verhindern. (7)
Für immunologische Studien wurden Drainageverfahren bei Mäusen (MANDEL; DEATON u. BACH), Ratten (GALLO-TORRES u. MILLER; GIRARDET et al.), Hunden (NELSON et al, LELDS et al.) Kälbern (SHARBAUGH et al.. TOWNSEND et al.), Schafen, Katzen, Kaninchen u. Meerschweinchen (Übers. b. MESIPUU) beschrieben.

L BRASS, B., et al.: Med. Klinik 68 (1973), 1399
DEATON, J. G., und F. H. BACH: Transplantation 9 (1970), 597
GALLO-TORRES, H. E., und O. N. MILLER: Proc. Soc. Exptl. Biol. Med. 130 (1969), 552
GIRARDET, R., et al.: Transplantation 9 (1970), 519
LEEDS, S. E., et al.: Lymphology 4 (1971), 53
MANDEL, M. A.: Proc. Soc. Exptl. Biol. Med. 126 (1967), 521
MANDEL, M. A., und R. ASOFSKY: J. Immunol. 100 (1968), 363
MCNEEL, L. A., et al.: Surgery 74 (1973), 344
MESIPUU, I.: Z. Versuchstierk. 15 (1973), 199
NELSON, A. W., et al.: Arch. Surg. 98 (1969), 83
SARLES, H. E., et al.: Arch. Int. Med. 125 (1970), 443
SHARBAUGH, R. J., et al.: Clin. Exp. Immunol. 12 (1972), 255
TOWNSEND, C. M., et al.: Transplantation 10 (1970) 284

Duffy-Blutgruppen

Symbol: Fy; Allele: *Fy*ᵃ, *Fy*ᵇ (*Fy*ˣ, *Fy*)

D Blutgruppen-Ag an menschlichen Erythrozyten.

H Fyᵃ und Anti-Fyᵃ wurden 1950 in London durch CUTBUSH et al. und Fyᵇ und Anti-Fyᵇ 1951 in Berlin durch IKIN et al. entdeckt. WIENER bezeichnet die Ag mit F und f.

G Unter Annahme eines autosomalen Genpaares Fyᵃ und Fyᵇ, das sich kodominant zueinander verhält, wird folgende Häufigkeit für die Duffy-Blutgruppe angegeben. (Tabelle). Duffy-Gene sind wahrscheinlich auf dem Chromosom 16 lokalisiert.

Häufigkeit der Duffy-Merkmale in Europa

Reaktion mit Anti-Fyᵃ	Anti-Fyᵇ	Phänotyp	Genotyp	Häufigkeit in %
+	−	Fy(a+b−)	Fyᵃ Fyᵃ	17,4
+	+	Fy(a+b+)	Fyᵃ Fyᵇ	48,6
−	+	Fy(a−b+)	Fyᵇ Fyᵇ	34,0
−	−	Fy(a−b−)		68,0 bei Negern

Das Ag Fyᵃ ist in seiner Häufigkeit unterschiedlich:

Indianer	30—70%
Europäische Bevölkerung	62—69%
Lappen	80%
Chinesen	99%
Japaner	bis zu 100%
Australische Bevölkerung	bis zu 100%
Papua	bis zu 100%
Afrikanische Bevölkerung	unter 10% bzw. fehlt vollständig

Ein drittes Allel *Fy* ist wahrscheinlich im homozygoten Zustand bei dem Typ Fy(a-b-) wirksam. Dieser ist unter Negern zu 68% vorhanden, bei Europäern extrem selten. In heterozygoter Form ist *Fy* bei Europäern wahrscheinlich häufiger.
Folgende Genfrequenzen errechneten SPIELMANN et al. bei Annahme von 3 Allelen *Fy*ᵃ, *Fy*ᵇ und *Fy* für die europäische Bevölkerung, LEWIS et al. für die weiße Bevölkerung

Kanadas bei Annahme von 4 Allelen Fy^a, Fy^b, Fy^x und Fy. (Tabelle).

Häufigkeit der Duffy-Genfrequenz

	nach SPIELMANN (1971)	nach LEWIS (1972)
Fy^a	0,4251	0,424
Fy^b	0,5582	0,560
Fy^x	–	0,015
Fy	0,167	0,001

Nach einer numerischen Nomenklatur werden Ag: Fy 1–Fy 5, Ak: Anti-Fy 1–Anti-Fy 5 bezeichnet.

P Duffy-Ag sind an fetalen Erythrozyten nachweisbar. Fy^a ist ein mittelstarkes Ag, Fy^b ein schwaches Ag. Duffy-Ag zeigen Dosiseffekt. Nachweis von Fy-Ag mit menschlichen Immunseren im indirekten AHG-Test. Enzym-Tests sind ungeeignet, da Duffy-Ag durch proteolytische Enzyme (Papain, Trypsin) zerstört werden. Duffy-Ak werden selten gefunden, Anti-Fy^a häufiger als Anti-Fy^b. Sie können schwere Transfusionszwischenfälle und Mhn verursachen. Duffy-Ak reagieren im COOMBS-Test, selten im Supplement-Test; sie sind häufig komplementabhängig. (16)

L CUTBUSH, M., et al.: Nature (Lond.) **165** (1950), 188
IKIN, E. W., et al.: Nature (Lond.) **168** (1961), 1077
LEWIS, M., et al.: Vox Sang. **23** (1972), 523
SPIELMANN, W., et al.: Einführung in die Immunhämatologie und Transfusionskunde. Verlag Chemie, 1971

Duplikationsdeletion

D Aberration, bei der nach dem Auftreten von 3 Chromatidenbrüchen ein Segment aus einer Chromatide entnommen und in die Bruchstelle der anderen Chromatide eingesetzt wird. In dieser Chromatide ist dieses Segment dann doppelt vorhanden. (15)

Dysenterin ↗ Salmonella-Antigene

Dysfibrinogenämie

D Oberbegriff für alle Veränderungen der Fibrinogenkonzentrationen (↗ Fibrinogen) ohne Strukturanomalie (Hyper-, Hypo- oder ↗ Afibrinogenämie), die zu hämorrhagischen Diathesen führen können. (17)

L BECK, E. A.: Congenital variantes of human fibrinogen. In: LAKI, K.: Fibrinogen. Decker, New York 1968

Dysgammaglobulinämie

S Dysimmunglobulinämie

D Sammelbegriff für eine große Anzahl „nicht näher klassifizierbarer variabler ↗ Immundefekte" (WHO).

G Von dem Ausfall selektiv eines oder zweier Ig reicht das Spektrum bis zum Betroffensein zuweilen nur einer Ig-Subklasse. Entsprechend dieser verschiedenen Möglichkeiten ist die klin. Symptomatik unterschiedlich schwer und oft sogar recht diskret. Im wesentlichen sind es 3 Haupttypen, bei denen in Kombination IgG, IgA oder IgA + IgM betroffen und deutlich vermindert sind. Bekannt ist auch das selektive Fehlen des IgA.

P Zum Formenkreis der D. gehören ↗ WISKOTT-ALDRICH-Syndrom, ↗ Ataxia teleangiectasia.
Sicherung der Di durch Immunelektrophorese und quantitative Immundiffusion. Prognose und Th richten sich in den meisten Fällen nach der Grundkrankheit. (11)

L WUHRMANN, F., und H. H. MÄRKI: Dysproteinämien und Paraproteinämien. Verlag Schwabe & Co., Basel–Stuttgart 1963

Dysimmunglobulinämie ↗ Dysgammaglobulinämie

e-Ag ↗ e-Antigen

EAGLE-Medium

D Medium zur Zellzucht.

P **Zusammensetzung:**

1. Aminosäuren [mg/l]

L-Arginin-HCl	17,5	L-Methionin	8,0
L-Zystin	12,0	L-Phenylalanin	17,0
L-Histidin	8,0	L-Threonin	24,0
L-Leuzin	29,0	L-Tyrosin	18,0
L-Isoleuzin	26,0	L-Tryptophan	4,0
L-Lysin-HCl	26,0	L-Valin	23,0

2. Vitamine [mg/l]

Biotin	1,0	Pyridoxal	1,0
Folsäure	1,0	Thiamin	1,0
Cholinchlorid	1,0	Nikotinamid	1,0
Cholin	1,0	Nikotinsäure	1,0
Ca-Pantothenat	1,8	Riboflavin	0,4
Pyridoxin	1,0		

3. Salze und andere Substanzen [g/l]

NaCl	6,8	$MgSO_4 \cdot 7H_2O$	0,1
KCl	0,4	$Fe(NO_3)_3$ sicc.	0,001
KH_2PO_4	0,4	Phenolrot	0,005
$Na_2HPO_4 \cdot 12H_2O$	0,4	Glukose	1,0
$CaCl_2 \cdot 6H_2O$	0,1	L-Glutamin	0,150
$MgCl_2 \cdot 6H_2O$	0,05		

Der *Zusatz* von Antibiotika (Streptomyzin, Penizillin) und Serum (Kälberserum) erfolgt erst kurz vor der Verwendung. Als Trockenmedium kommerziell erhältlich. (7)

L Angaben aus: STARKE, G.: Virologische Praxis. Fischer-Verlag, Jena 1965

e-Antigen

Symbol: e-Ag

D Beim Menschen nachweisbares Antigen mit engen Beziehungen zur Virushepatitis, das mit serologischen Methoden im Serum bzw. Plasma und in der Leber nachweisbar ist.

H 1972 von MAGNIUS und ESPMARK im Serum von HB_s-Ag-positiven ↗ Hepatitis-Pat. und Hämodialyse-Pat. entdeckt.

G Vorkommen häufig bei Pat. mit Hämodialysebehandlung und/oder chron. Hepatitis (bei diesen Gruppen über 50%), weiterhin bei akuter Hepatitis oder klin. gesunden Ag-Trägern. Es besteht eine enge Beziehung zur Hepatitis B, denn e-Ag ist nur bei HB_S-Ag-Trägern zu finden und zeigt eine Korrelation zum Nachweis von Dane-Partikeln, ↗ HB_C-Ag und DNS-Polymerase. Trotzdem läßt sich e-Ag vom HB_S-Ag und seinen Subtypen abgrenzen. Neuere Untersuchungen zeigen, daß e-Ag ein Immunglobulin (IgG) ist. Der Nachweis erfolgt mittels ↗ Immundiffusionstest und ↗ Immunfluoreszenz. Die erforderlichen ↗ präzipitierenden Ak werden bei Hepatitis-Pat. oder multitransfundierten Pat. gefunden.

P e-Ag ist ein zusätzlicher serologischer Parameter in der D der Hepatitis B. Bisherige Forschungsergebnisse weisen auf Brauchbarkeit für die Einschätzung der Infektiosität und Prognose hin. (4)

L MAGNIUS, L. O., und J. A. ESPMARK: J. Immunol. **109** (1972), 1017

E-Antigen beim Kaninchen ↗ Polyagglutinabilität

early immune antibodies (engl.)

S frühe Ak

D In der frühen Kindheit (Säuglingszeit) gebildete Antikörper.

G Als Ag wirken wahrscheinlich die Mikroben, die sich nach der Geburt in den verschiedenen Körperregionen ansiedeln (↗ Kontamination). Auf diese Weise entsteht eine natürliche ↗ Immunität (↗ Normal-Ak). (19)

ECF-A

S Eosinophilen-chemotaktischer Faktor der Anaphylaxie.

G Sensibilisierte Mastzellen und Basophile geben nach Ag-Kontakt einen Faktor ab, der selektiv chemotaktisch auf eosinophile Leukozyten wirkt. Dieser Faktor unterscheidet sich von dem komplementabhängigen chemotaktischen Faktor für Eosinophile (ECF-C), der wahrscheinlich mit C5a identisch ist. ECF-A liegt präformiert vor, Freisetzung erfolgt über gleichen Mechanismus wie Histaminabgabe, erfordert also divalente Kationen, eine intakte Glykolyse und eine durch DFP hemmbare Esterase. Die Freigabe ist über die zyklischen Nukleotide gesteuert.
Aus menschlichem Lungengewebe wurde ECF-A isoliert. Es handelt sich um 2 hydrophobe Tetrapeptide:
Val-Gly-Ser-Glu und Ala-Gly-Ser-Glu.
Beide Peptide wurden synthetisiert und zeigen die biol. Aktivität des isolierten ECF-A (Chemotaxis, Desensibilisierung). Die Testung der chemotaktischen Aktivität erfolgte in der BOYDEN-Kammer. Die Aktivitäten lagen in der gleichen Größenordnung (ca. 10^{-6} M). Für die Wirkung ist die NH_2-terminale Sequenz essentiell, das COOH-terminale Tripeptid war fast wirkungslos. Aber auch das COOH-terminale Glu ist wichtig, nach seiner Abspaltung war die Aktivität stark reduziert. Ein weiteres analoges Tetrapeptid (Val-Gly-Asp-Glu) war ebenfalls chemotaktisch aktiv. (21)

L GOETZL, E. J., und K. F. AUSTEN: Proc. Nat. Acad. Sci. USA **72** (1975), 4123
KAY, A. B., und K. F. AUSTEN: J. Immunol. **107** (1971), 899

Echinodermen (Stachelhäuter) ↗ Phylogenese

Echinokokken ↗ Helminthen-Antigen ↗ Parasiten-Antigen

E. coli-Antigene

S *Escherichia coli-Antigene*
D Strukturgebundene und freigesetzte Ag der Bakt.-Art *E. coli.*

H Entdeckung 1885 durch ESCHERICH.

G **Ag-Bestandteile:** *Zellwand:* Ag ist ein Komplex aus Protein, Lipid, Kohlenhydrat, auch als Endotoxin bezeichnet. Nach gegenwärtiger Auffassung ist das Protein im wesentlichen Träger der Antigenität, das Lipid Ursache der Toxizität. Die freien Polysaccharidketten determinieren die ↗ O-Ag-Spezifität. *Kapsel:* K-Ag sind meist saure Polysaccharide, z. T. auch Proteine (K 88). K-Ag bewirken die O-Inagglutinabilität lebender Zellen. Nach ihrer Temperaturstabilität Unterteilung in B-, L- und A-Ag. *Geißel:* H-Ag thermolabiles Protein-Ag. Eiweiß ↗ Flagellin (MG etwa 38000) ist Träger dieser Antigenität. Alpha-, Beta-, r- und Common-Ag sind nicht spezifisch für E. coli. *Freigesetzte Ag:* Hämolysin, thermolabiles und thermostabiles Enterotoxin, Neurotoxin.
Serologische Klassifizierung: Gegenwärtig sind etwa 158 O-, 100 K- und 53 H-Ag bekannt. Der Serotyp eines Koli-Stammes wird durch die vorhandenen O-, K- und H-Ag festgelegt. In der Praxis ist oft der Nachweis der O-Ag-Gruppe ausreichend. Serotypisierung erfolgt durch Agglutination mittels spezifischer diagnostischer Antiseren.
P **Enteritis-Koli-Infektion** — Säuglingsenteritis: Durch sog. enteropathogene Koli-Serotypen hervorgerufen, von denen z. Z. etwa 15—20 Typen anerkannt sind. Auffällig ist die Altersdisposition: am häufigsten in den ersten 4—6 Lebensmonaten, starke Abnahme ab 10. Lebensmonat. **Extraintestinale Koli-Infektion:** fast stets endogen. Keine nosologische Spezifität. Lokalinfektionen unterschiedlicher Lokalisation und Symptomatik. Häufigster bakt. Erreger bei Infektionen der Harnwege; Sepsis. **Immunitätsmerkmale:** Nach Säuglingsenteritis begrenzte Immunität, wahrscheinlich lokale ↗ Immunität des Darmepithels (↗ IgA) (KETYI). **Serologische Epidemiologie:** Nachweis von humoralen Ak durch ↗ Agglutination oder passive ↗ Hämagglutination möglich. Geringe Bedeutung, da Ak-Bildung unregelmäßig und Korrelation mit Unempfänglichkeit fraglich.
Gesunde Träger enteropathogener Serotypen unter Erwachsenen 0—5%, bei Kindern in Kollektiven bis 25%. (24)

L ADAM, A.: Säuglingsenteritis. Thieme, Stuttgart 1956
KAUFFMANN, F.: The Bacteriology of Enterobacteriaceae. Munksgaard, Kopenhagen 1966
KETYI, I.: Zbl. Bakt. I. Orig. **200** (1966), 235
SEDLÁK, J., und H. RISCHE: Enterobacteriaceae-Infektionen, 2. Aufl. Thieme, Leipzig 1968

ectopisch ↗ heterotopisch

EDI

S Eosinophil-derived inhibitor
G Extrakte aus Eosinophilen in ng-Quantitäten hemmen die Histaminabgabe aus Mastzellen und Basophilen. Der dafür verantwortliche Faktor EDI wurde als Mischung aus PGE_1 und PGE_2 (↗ Prostaglandine) identifiziert. Die Wirkung erfolgt über eine Steigerung der intrazellulären ↗ cAMP-Spiegels. (21)

L HUBSCHER, T.: J. Immunol. **114** (1975), 1389

Edmonston-Impfstamm

D Edmonston = Familienname des Kindes, von dem 1962 ein Masernvirus isoliert worden ist, das vielen ↗ Masernimpfstoffen als Impfstamm dient. (19)

E-Faktor ↗ Rh-System

e-Faktor ↗ Rh-System

Effektorzelle

D Ausführende Zelle.
G Darstellung einer E.-Funktion am Modell der Antikörperbildung:

1. Schritt: Kleine ↗ Lymphozyten	2. Schritt: Antigenstimulus ↗ T-Lymphozyteneinfluß
3. Schritt: Transformation zu ↗ Blastzellen (↗ Lymphoblastentransformation)	4. Schritt: Effektorzelle, Ak-Bildung (↗ Plasmazelle)

Reaktionskette nicht völlig aufgeklärt. Geringe Ak-Bildung in vitro nach diesem Modell möglich. Andere Ergebnisse weisen darauf hin, daß in vivo Ak-Bildung nicht ohne Makrophagenbeteiligung (Makrophagen ↗ Superantigen) abläuft. Wird in vitro zur Induktion Ag-Material verwendet, das regulär zur Entwicklung zellulärer Überempfindlichkeit führt (flüssiges Ag?) im Gegensatz zum korpuskulären Ag, so bleibt die Blastenzellbildung aus. (2)

Eialbumin ↗ Ovalbumin

EICHWALD-SILMSER-Phänomen ↗ H-Y Antigene

Eigenhemmung ↗ antikomplementäre Wirkung

Ein-Cistron-ein-Polypeptid-Theorie ↗ Cistron

einheimische Panenzephalitis (PETTE) ↗ Panenzephalitis

Einheit

S Unit
D Bestimmte Menge einer (biologischen) Substanz bzw. eines Immunpräparates (mit Ag- oder Ak-Eigenschaften), die eine bestimmte (immunol. spezifische) Wirkung auszuüben vermag.
P ↗ Toxin,
↗ Antitoxin (↗ Diphtherie-, ↗ Tetanus-Immunserum usw.),
↗ Standard. (19)

Einphasentheorie ↗ Netzwerktheorie

Einschlußkörperchen-Enzephalitis (DAWSON), subakute ↗ Panenzephalitis

Einstufenhemmtest

D Immunol. Kontrollreaktion der ↗ Immunfluoreszenz.
H Erstmals verwendet von MOODY et al. 1956.
G *Prinzip* besteht in der Behandlung eines Ag-haltigen Präparates mit einem Gemisch aus nativem (d. h. nicht markiertem) und fluoreszenzmarkiertem, Ag-homologem Immunserum. Der Test ist dann als positiv zu bewerten, wenn die Fluoreszenzintensität der entstandenen Immunkomplexe im Vergleich zu der in jenen Präparaten, die allein mit markiertem Immunserum behandelt wurden, deutlich vermindert ist. Das *Ergebnis ist oft nicht eindeutig*. Die Reduktion der Fluoreszenzintensität um etwa die Hälfte ist nur dann gewährleistet, wenn die unmarkierten Ak sich im 5fachen Überschuß befinden. Die Hemmung fluoreszenzmarkierter ↗ IgG-Ak durch unmarkierte ↗ IgM-Ak erfordert einen besonders großen Überschuß an letzteren (MOHR, 1972).
P Gelegentlich zur Bestätigung der Spezifität von Immunfluoreszenzreaktionen. Der ↗ Zweistufenhemmtest wird als aussagesicherer angesehen. (6)
L MOHR, J.: Zbl. Bakt., Parasitenkd., Infekt.-Kr. u. Hyg., Abt. I, Orig., Reihe A, 221 (1972), 116
MOODY, M. D., et al.: J. Bact. 72 (1956), 357

eisenbindendes β_1-Globulin ↗ Transferrin

eisenbindendes Milchprotein ↗ Laktoferrin

Ejakulat ↗ Sperma-Antigen ↗ Spermaplasma-Antigen

Ekchymosen

S Suffusionen
D Flächenhafte Hautblutungen, traumatisch oder Symptom bei allergischen Vaskulitiden und Purpura. (49)

ektopisch ↗ heterotopisch

Ektotoxin

S Exotoxin ↗ Toxin

ELDON-Karten-Test

D Bestimmung von Erythrozyteneigenschaften auf Karten.
P Im Handel erhältliche Karten sind in der Regel mit einem Zellulosefilm überzogen, auf dem die spezifischen Testserumreagenzien aufgetrocknet sind.
Anwendungsmöglichkeiten: Blutgruppen-, Rh-Faktorbestimmung, ↗ bed-side-Test. (26)
H ELDON, K.: Proceedings of the 6th Congr. europ. Soc. Haemat., Copenhagen 1957, S. 761. Karger, Basel—New York 1958
ELDON, K.: Proceedings of the 7th Congr. europ. Soc., Haemat., Rome 1958, S. 411. Karger, Basel—New York 1959

electro-immuno-assay ↗ Elektrophorese in antikörperhaltigem Gel

Elektrofokussierung

S Isoelektrische Fokussierung
D Ionenelektrophoretisches Trennverfahren für geladene Teilchen mit Ampholytnatur.
H Das Arbeitsprinzip geht auf ein Patent von IKEDA und SUZUKI aus dem Jahre 1920 zurück. Als Routinemethode von SVENSSON 1961 eingeführt.
G E. beruht auf der elektrophoretischen Wanderung von Ampholyten (Eiweiße, Peptide) in einem stabilen pH-Gradienten. Letztere lassen sich aus artifiziellen Mischampholyten (AMPHOLINE®) herstellen. Entsprechend ihrer Nettoladung wandern die Ampholyte im Gleichspannungsfeld bis zu der Stelle des pH-Gradienten, die ihrem isoelektrischen Punkt (Ip) entspricht (Nettoladung 0) und reichern sich dort an (isoelektrische Kondensation). Ampholyte mit einer Ip-Differenz von 0,02 pH-Einheiten werden sicher getrennt.
P Hauptanwendungsgebiet ist die analytische und präparative Trennung von Ampholyten, insbes. von Proteinen, entsprechend ihrem isoelektrischen Punkt. Durch Beimengung von 1% Agarose zu 2%iger AMPHOLINE®-Lösung können Träger-

materialien für die Durchführung einer Immun-E. nach dem Prinzip der ↗ Immunelektrophorese präpariert werden. (27)

L Haglund, H.: Meth. Biochem. Anal. 19 (1971), 1

Elektroimmunodiffusion ↗ Überwanderungselektrophorese

Elektroosmose

D Flüssigkeitsverschiebung an der Grenzfläche zwischen fester und flüssiger Phase infolge des Strömungspotentials, das bei der Wanderung eines Elektrolyten in porösem Medium zwischen dessen Enden entsteht.

G Bei verschiedenen Trägermaterialien besteht unterschiedlich starke elektroosmotische Flüssigkeitsströmung.

P Beeinflussung aller ↗ elektrophoretischen Trennungen auf Trägersubstanz durch E. (33)

Elektrophorese

D Trennung von geladenen Teilchen im elektrischen Feld:

1. Teilchen selbst geladen.
2. Ladung des Teilchens durch an der Oberfläche adsorbierte Ionen.

G Die Wanderungsgeschwindigkeit v der Teilchen ist ihrer Ladung Q und der angelegten Feldstärke H proportional und umgekehrt proportional dem Reibungswiderstand

$$v = \frac{Q \cdot H}{6\pi \cdot r \cdot \eta}$$

Verschiedene Methoden der E.:

1. *Freie Elektrophorese* (nach Tiselius).
2. *Zonenelektrophorese* auf einem Trägermaterial.
Trägermaterial: Filterpapier, Agar, Stärke, Polyacrylamidgel, Zelluloseazetatfolie, Kieselgel, Kohle, Sand u. a. Bei Zonenelektrophorese Berücksichtigung der ↗ Elektroosmose.
3. Zytophorese ↗ MEM-Test

P *Anwendung:*

1. Bestimmung der Komponenten eines Stoffgemisches, z. B. Proteine des Serums.
2. Präparative Trennung zur Gewinnung der einzelnen Komponenten (meist Proteine oder Zellen). (33)

Elektrophorese in antikörperhaltigem Gel (electrophoresis in antibody containing gel)

S Laurell-Elektrophorese
Raketen-Technik (rocket method)
electro-immuno-assay
Präzipitationselektrophorese

D Immunologische Untersuchungsmethode zur quantitativen Bestimmung von Proteinen, bei der die ↗ Präzipitation nicht durch Diffusion, sondern durch Elektrophorese herbeigeführt wird.

G Bei der von Laurell 1966 beschriebenen Methode werden die zu untersuchenden Proteine oder Proteingemische in antikörperhaltigen Gelen (↗ Agarose oder ↗ Agar) elektrophoretisch aufgetrennt. Beim Zusammentreffen der ↗ präzipitierenden Ak mit dem entsprechenden ↗ Ag entstehen während der Elektrophorese langgestreckte säulenförmige („raketenförmige") Präzipitationsflächen, deren Größe von der Relation Ag : Ak abhängt, d. h. bei vorgegebener Ak-Konzentration ein Maß der Ag-Konzentration ist. Die Genauigkeit der Methode ist von verschiedenen Faktoren abhängig, insbesondere von der exakten Dosierung der Ag-Lösung und der Ak-Konzentration im Gel sowie der Einhaltung konstanter Elektrophoresebedingungen (s. Abbildung).

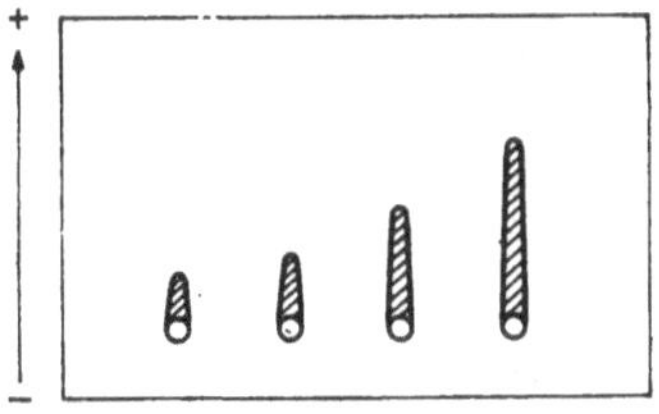

Schematische Darstellung der E.i.a.G. mit steigender Antigenkonzentration in den Impflöchern

Die Methode erfordert entweder den Einsatz von Reinprotein als Ag oder monospezifischen Antiseren. Ihre Empfindlichkeitsgrenze liegt bei 1 μg Protein.

P Methode eignet sich zur *serienmäßigen quantitativen Bestimmung von Proteinen,* die schwierig aus Proteingemischen zu isolieren bzw. schwierig chemisch zu messen sind. Weitere Vorteile sind die Möglichkeiten der Proteinmessung in kleinen Materialmengen und der spezifischen immunol. Erfassung jeweils eines bestimmten Proteins. (4)

L Laurell, C.-B.: Analyt. Biochem. 15 (1966), 45

Elektrophorese nach RESSLER ↗ Immunelektrophorese, quantitative

Elektrosynärese ↗ Überwanderungselektrophorese

Elementarkörperchen ↗ Virus

Eleparon[(R)] ↗ Heparin

ELSTREE ↗ Vakzinevirus-Impfstoff

El-System

Abk. für „Elektrophoretisches-Lipoprotein-System"

D Mittels Diskelektrophorese innerhalb einer bestimmten Lipoproteinfraktion (HDL_1) nachweisbarer genetischer Polymorphismus.

G Darstellung des El-Systems bedarf einer präparativen Isolierung der HDL_1-Fraktion, ist also aufwendig. Es wurden zwei Systeme beschrieben (El(C) und El(AB)).

P Die Systeme sind als genetischer Marker einsetzbar. (4)

L RITTNER, Ch.: Die Lipoprotein-(LDL-)Polymorphismen des menschlichen Serums. Habilitationsschrift an der Universität Bonn, 1970
RITTNER, Ch.: Lipoprotein variants in disc electrophoresis — the El(C) system. In: Protides of the Biological Fluids. Pergamon Press, Oxford—New York—Toronto—Sydney—Braunschweig 1971, S. 481

embryonic homing ↗ homing (effect)

Embryopathie

S embryonale Fehlentwicklung
D Erkrankung eines Individuums während der Embryonalperiode (beim Menschen 1. bis 3. Pränatalmonat). (19)

Emperipolesis

D (Aktives) Eindringen und Umherwandern von Lymphozyten in und um andere Zellen.

H Begriff wurde 1956 von HUMBLE und PULVERTAFT geprägt.

G Kinematographisch beobachtete Lymphozyten in Gewebekulturen umkreisen andere Zellen unabhängig von der Zellart und ohne vorherige Sensibilisierung, passieren sowohl Zytoplasma als auch Kern, durchdringen und deformieren gelegentlich die Nukleolen der Gewebezellen und machen während dieser Vorgänge auch Mitosen durch. Kein wesentlicher Unterschied im Verhalten normaler und Lymphomlymphozyten (MOORE und HLINKA). Bedeutung ungeklärt. (22)

L HUMBLE, J. G., et al.: Brit. J. Hämat. 2 (1956), 283
MOORE, A. E., and J. HLINKA, Cytobios 1 B (1969), 74

Empfindlichkeit ↗ Antigen-Antikörper-Reaktion

ENDERS-Vakzine ↗ Masernvirus-Impfstoff

endokrine Autoimmun-Polyendokrinopathie ↗ Autoimmun-Polyendokrinopathie

endoplasmatisches Retikulum

S Ergastoplasma
D System paariger paralleler Membranen von etwa 80 Å Dicke im Zytoplasma von proteinsezernierenden Zellen.
G Die basophile Zone des Zytoplasmas der ↗ Plasmazellen ist von dem e. R. (elektronenmikroskopisch sichtbar) ausgefüllt. Die grundlegenden Einzelheiten des e. R. haben Plasmazellen mit den Zellen anderer proteinsezernierender Drüsen gemeinsam. (47)

Endotoxine

D Hochmolekulare Komplexe aus Polysaccharid, Protein und Lipid, welche bei Zerfall von Mikroorganismen frei werden und für Toxizität, Pyrogenität und Antikörperbildung im Wirbeltierorganismus verantwortlich sind, ↗ Lipopolysaccharid.

H R. PFEIFFER und RAZIEWSKY 1901

G E. sind aus Enterobacteriaceae, aber auch aus Brucellen, möglicherweise Choleravibrionen, Meningokokken und Staphylokokken, sowie aus Parasiten (Chagas-Leiden) nachweisbar. E. liegen in der Zellwand der Keime und werden bei enzymatischem Abbau oder anderweitigem Zerfall (z. B. Sterilisation) frei. Sie bestehen aus einem Protein, an welches ein Polysaccharid und das Lipid angelagert sind. E. scheinen bei allen Bakt. identisch zu sein. Die endständigen *Zuckermoleküle* des E. sind die Träger der O-Ag-Spezifität (↗ Salm.-Ag) und damit für die Gruppenspezifität verantwortlich. Ihr *Phospholipid A* verursacht die unspezifische E.-Wirkung. Es hält das Polysaccharid und das *Protein* zusammen. E. beeinflussen die Temperaturregulation, die RHS-Aktivität der Endstrombahn, die Gerinnungsphysiologie und die Ak-Bildung. Sie verursachen typische, mehr oder weniger toxische Erscheinungen wie Fieber, Leukozytose, Stimulation verschiedener Hormon- und Enzymsysteme (Proteolyse, Fibrinolyse) und aktivieren das RES im Sinne einer Mobilisation der Infektabwehr. Hohe Dosen können Leukopenie verursachen, die Infektabwehr herabsetzen und Zellschädigungen an Lungen, Nieren und am Verdauungstrakt hervorrufen; sie lösen hämorrhagische Reaktionen aus. Shigella-E. besitzen außer ihrer epitheliolytischen Wirkung, vor allem im Darm, noch die Fähigkeit, auf zentralem Wege zur Geschwürsbildung zu führen, zusätzlich über einen bisher noch in seiner Zusammensetzung unbekannten speziellen Faktor, der sie von anderen E. unterscheidet. Hierbei spielt möglicherweise die bei einigen Serotypen nachgewiesene Muzinase eine Rolle.
Den Charakter von E. haben auch Muko-

polysaccharide tierischer Zellen; sie binden Properdin in vitro und verändern den Properdin-Blutspiegel in vivo. Sie sind hitzestabil, halten aber Temperaturen über +100 °C nicht länger als 1 h aus. Sie gelangen oral oder parenteral (Rachen-Mundschleimhaut) in den Organismus.

P E. finden in der mikrobiologischen Diagnostik keine Anwendung; sie spielen aber bei der *Pathogenese der Darminfektionen* als auslösender Faktor eine vorrangige Rolle, wenn auch nicht in dem Maße, wie die bakteriellen Toxine. Sie sind nachweisbar in Blutkonserven und anderen parenteral zu applizierenden Präparaten (z. B. Infusionslösungen), aus Lebensmitteln im Falle hoher Konzentration, sowie aus allen denjenigen Stoffen, die bakteriell verunreinigt waren. Aus E. oder ihren Lipopolysacchariden werden Präparate für die Fiebertherapie hergestellt. (8)

L SEDLAK, J., und H. RISCHE, Enterobacteriaceae-Infektionen. VEB G. Thieme, Leipzig 1968
SCHNEEWEISS, U.: Allgemeine Mikrobiologie. W. de Gruyter, Berlin 1968
ABC Chemie. Brockhaus-Verlag, Leipzig 1971
Klinik der Gegenwart. Urban u. Schwarzenberg, Berlin—München ab 1963, Bd. 1/257, 4/356, 10/296

Enhancement, immunologisches

D Wachstumsförderung transplantierter experimenteller Tumoren durch Ak, die gegen Oberflächen-Ag der Tumorzellen gerichtet sind.

G Zur Erklärung dieses Phänomens werden folgende Möglichkeiten diskutiert:
1. *Afferentes E.* Die Ak binden das von den Tumoren freigesetzte Ag und schwächen dadurch den Ag-Stimulus*.
2. *Zentrales E.* Die Ak reagieren direkt mit den Immunlymphozyten und hemmen dadurch ihre zytotoxische Aktivität.
3. *Efferentes E.* Die Ak werden an die Tumorzellen gebunden und schützen diese vor der zytotoxischen Wirkung der Immunlymphozyten. Efferentes E. könnte durch nichtzytotoxische Ak vermittelt werden oder auch von der Konzentration der Ag an der Oberfläche der Tumorzellen abhängig sein.
Dem immunol. E. ähnlich, vielleicht sogar mit ihm identisch, ist der in vitro nachgewiesene *Blocking-Effekt* (↗ blockierende Faktoren). Lymphozyten von immunisierten Tieren oder Tumorträgern (Versuchstiere oder Tumorpatienten) können in vitro Tumorzellen zerstören oder in ihrem Wachstum hemmen. Dieser zytotoxische oder Hemmeffekt kann durch Zugabe von Serum der Tumorträger aufgehoben (blockiert) werden. Der blockierende Effekt kann auf Ak, AAK oder lösliche Ag zurückgeführt werden, wobei Ak mit den Tumorzellen, AAK und lösliches Ag mit den Immunzellen reagieren können. Serum von Patienten oder Versuchstieren, bei denen der Tumor entfernt wurde oder regressiert ist, enthalten keine blockierenden Faktoren, jedoch zytotoxische AK. Die Zugabe solcher Seren hebt die blockierende Wirkung der Seren von Tumorträgern auf (↗ deblockierende Faktoren).

* Im Tierexperiment wirken Immunkomplexe jedoch immunogen, eine Schwächung ist nicht zwingend anzunehmen.

P Dem Blocking-Phänomen wird eine *Bedeutung für das Tumorwachstum* trotz vorhandener spezifischer Immunlymphozyten zugeschrieben. Es soll weiterhin eine Rolle bei erfolgreichen ↗ Transplantationen und bei der Tolerierung des Feten während der ↗ Schwangerschaft spielen. (13)

L FELDMAN, J. D.: Adv. Immunology 15 (1972), 167

Enophthalmitis phakoanaphylaktika (VERHOEFF u. LEMOINE)

S Lens induced uveitis
Ophthalmia phacogenetika (MÜLLER, 1969)
Phacotoxic uveitis
Phakoantigene Uveitis (WITTMER, 1962)

D Hochgradige Uveitis anterior als Folge verbliebener Linsenreste nach Katarakt-Operation.

G Vier Hauptmeinungen als Ursache der Reaktion:

1. *Einfache Infektion,* führt zur Panophthalmie.
Therapie: Antibiotika
(Dagegen sprechen das klin. und histologische Bild.)
2. *Primäre Toxizität* des freiwerdenden Linsenmaterials (keine Bestätigung durch Tierversuch).
3. Eine gegen Linseneiweiß gerichtete *Anaphylaxie* (VERHOEFF und LEMOINE).
4. *Autoimmunerkrankung*
Tierexperimentell von MÜLLER bewiesen und als Ophthalmia phacogenetica bezeichnet.
Histologisches Bild bestätigt die Erkrankung durch Tierversuch. Es handelt sich um eine Uveitis anterior. Im Gegensatz zur ↗ Sympathischen Ophthalmie bleibt die Aderhaut unbeteiligt.
Therapie: möglichst vollständige Entfernung der Linsenreste. (51)

L MÜLLER, H., Verlag von J. F. Bergmann, München 1970, S. 311—316
VERHOEFF, F. H., und A. N. LEMOINE, Proc. Int. Congr. Ophthal., p. 177, Washington, 1922
WITMER, R.: Docum. ophthal. (Den Haag) 16 (1962), 271

Enterobacteriaceae

S Darmbakterien

D Familie der Ordnung (ordo) Eubacteriales. GRAM-negative, nicht sporenbildende Stäbchen, entweder unbeweglich oder beweglich, dann peritrich begeißelt.

H 1937 von RAHN geprägter Begriff, durch das E-Subcomitee 1958 und 1963 neu formuliert (s. o.). (Es handelt sich hierbei lediglich um die GRAM-negativen Stäbchen der Darmbakterien.)

G E. wachsen auf üblichen Nährmedien, reduzieren Nitrate zu Nitrit, sind Oxydase-negativ und bauen Kohlenhydrate durch Vergärung ab, wodurch sie von anderen Familien mit einer oxydativen Reaktion unterschieden werden (Enterobacteriaceae-Subcomitee 1963).

Sie unterteilen sich in folgende *Gattungen:*

Genus I *Escherichia* (Spezies *E. coli*)
„ II *Edwardsiella* (Spezies *E. tarda*)
„ III *Citrobacter* (Spezies *C. freundii, intermedius* = Levinea)
„ IV *Salmonella* (Spezies *S. chol. suis, hirschfeldii, typhi, paratyphi A, schottmuelleri*)
„ V *Shigella* (Spezies *Sh. dysenteriae, flexneri, boydii, sonnei*)
„ VI *Klebsiella* (Spezies *K. pneumoniae, aerobacter, ozaenae, rhinoscleromatis*)
„ VII *Enterobacter* (Spezies *E. cloacae, aerogenes*)
„ VIII *Hafnia* (Spezies *H. alvei*)
„ IX *Serratia* (Spezies *S. marcescens*)
„ X *Proteus* (Spezies *P. vulgaris, mirabilis, morganii, rettgeri, inconstans* = Providencia)
„ XI *Yersinia* (Spezies *Y. pestis, pseudotuberculosis, enterocolitica*)
„ XII *Erwinia* (Spezies *E. amylovora, salicis, tracheiphila* usw., insgesamt 13, sowie die Herbicola- und Carotovora-Gruppe)

E. wurden durch ihre klinische und epidemiologische Bedeutung sowie wegen ihrer *weltweiten Verbreitung* zu einer der wichtigsten und damit mikrobiologisch am intensivsten erforschten Familie. Durch KAUFFMANN, EDWARDS, EWING u. v. a. m. wurden spezielle Nährmedien, Anreicherungen, biochemische und serol. Testverfahren (bunte Reihe) entwickelt. Mit Hilfe *serol. Testverfahren* (agglutinierende Testseren, ↗ Antigenschema, ↗ Agglutination, ↗ Antigenformel) ist es möglich, die Spezies in Serotypen zu unterteilen. Nach dem Prinzip der E. wurde und wird die Differenzierung anderer Familien der Bakt. durchgeführt.

P E. sind als *pathogene* (Salmonellen, Shigellen) bzw. *fakultativ pathogene Keime* Erreger von Darminfektionen, können aber auch bei Pneumonien (Klebsiellen), aus Wundabstrichen (Proteus) sowie bei Entzündungen des Urogenitaltraktes (*E. coli, Proteus*) vorkommen. In Nahrungsmitteln werden sie häufig nachgewiesen (vor allem Fleisch und Fleischwaren), bei Wasseruntersuchungen, Milchuntersuchungen und Speiseeis dienen sie als Fäkalindikator (Koli). Ihr mikrobiologischer Nachweis ist daher zur Ätiologie der Darminfektionen u. a. Erkrankungen von vorrangigem Wert. (8)

L BERGEY's Manual o Determinative Bacteriology 8th Edit. BUCHANAN, R. E., and N. E. GIBBONS (Eds.), Williams and Wilkins-Comp., Baltimore 1974
EDWARDS, P. R., and W. H. EWING, Identification of Enterobacteriacea. Burgess Publ. Comp. 1962, Illinois Int. Bull. Bact. Nomenclature and Taxonomy Vol. 8/73–74, 1958 bzw. 13/69, 1963
KAUFFMANN, F.: Enterobacteriaceae. Einar Munksgaard, Kopenhagen 1954
SEDLAK, J,. und H. RISCHE: Enterobacteriacea-Infektion. VEB G. Thieme, Leipzig 1968

Enterobius ↗ Parasiten-Antigen

Enteropathie ↗ Zöliakie

Enterotoxin ↗ Staphylokokken-Enterotoxine

Enzephalomyelitis

D Entzündliche Erkrankung im Bereich des Hirns und Rückenmarks unterschiedlicher Ätiologie.

G Das morphologische Substrat und die differente Ausbreitung der E. bedingen eine verschiedenartige **Klassifikation.** Bei den Ursachen einer E. sind ↗ neurimmunol. Vorgänge unterschiedlich beteiligt.

1. *Endogen,* autoantigen bedingte Formen zeigen autoallergische (neurallergische) Vorgänge und organtypische neurimmunol. Abläufe. Das wesentliche Modell ist die ↗ experimentelle allergische Enzephalomyelitis; das Äquivalent beim Menschen stellt die E. nach Hirntrockenzell-Inokulation und Tollwutschutzimpfung dar.

2. *Endo- und exogen* verursachte E. weisen organtypische bis unspezifische neurimmunol. Prozesse auf. Erstere finden sich z. B. bei der exogen induzierten, autoantigenen Encephalomyelitis disseminata, der ↗ Mul-

tiplen Sklerose; als organspezifisch lassen sich die Immunvorgänge bei den para- und postinfektiösen, vorwiegend virusbedingten sowie bei der postvakzinalen E. deuten.

3. *Exogen durch Erreger* hervorgerufene E. zeigen bei den slow-virus-Erkrankungen organtypische, bei den durch neurotrope Viren bedingten organspezifische, bei den übrigen, allg. Infektionen unspezifische neurimmunol. Reaktionen am ZNS.

P **Klin. Symptomatologie** sehr unterschiedlich; nicht nur abhängig von der Ätiologie, sondern auch von der Topik und dem Erkrankungsablauf. Bei einigen Krankheitsformen Verlauf und Ausbreitungsmuster wechselnd, desgleichen Folge-, Rest- und Defektzustände. Die Untersuchung des ↗ *Liquor cerebrospinalis* trägt wesentlich zur di Klärung bei: immunreaktive Veränderungen häufiger beim Enzephalomyelitis-Syndrom als bei der Enzephalitis. Th gemäß der Ätiologie, d. h. bei erregerbedingter (bakt.) Erkrankung Antibiotika und Chemotherapeutika, bei den übrigen neurimmunol. Reaktionen ↗ Immunsuppressiva. Perspektivisch ist die Ag-spezifische ↗ Immuntoleranz-Induktion bei autoantigenen Vorgängen. (12)

L BODECHTEL, G. (Ed.): Differentialdiagnose neurologischer Krankheitsbilder. 3. Aufl. Thieme-Verlag, Stuttgart 1974
PETERS, G.: Klinische Neuropathologie. 2. Aufl. Thieme-Verlag, Stuttgart 1970
SEITELBERGER, F.: in: BURDZY, K., and P. KALLÓS (Ed.): Pathogenesis and etiology of demyelinating diseases. Karger, Basel—New York 1969

enzephalitogener Faktor ↗ basisches Myelinprotein ↗ enzephalitogenes Protein

enzephalitogenes Myelinprotein ↗ basisches Myelinprotein

enzephalitogenes Protein

Abk. EP

S antigen-wirkendes Hirnprotein
enzephalitogener Faktor (EF)

D Proteine des Hirns und Rückenmarks mit antigener, speziell enzephalitogener, immunogener Wirkung für das ZNS.

G Von den Anteilen des zentralnervösen Gewebes haben Ag-Eigenschaften:
mehrere Proteine und einige Glykoproteine, Proteolipide und Lipide (Sphingolipide, Ganglioside, Zerebroside).
Grundsätzlich ist bei den Proteinen des Hirns und Rückenmarks zwischen der (1) allgemein antigenen, der (2) Ak-induzierenden, der (3) immunogenen bzw. autoimmunogenen sowie der (4) enzephalitogenen, d. h. enzephalomyelitis-induzierenden Wirkung zu unterscheiden. Unter den hirntypischen Proteinen steht die autoimmunogene, enzephalitogene des ↗ basischen Myelinproteins im Vordergrund (Tabelle).
Als *Maß der enzephalitogenen Aktivität* gilt die Erzeugung einer ↗ experimentellen allergischen Enzephalomyelitis im Tierversuch: Durch intrakutane Injektion des EP (evtl. mit FREUNDschem Adjuvans) Auslösung der klin. Krankheitserscheinungen und pathomorphologischen Veränderungen einer ↗ Enzephalomyelitis.

P *Modelluntersuchungen* an der ↗ experimentellen allergischen Enzephalomyelitis. Aufklärung der Immunpathogenese ↗ neurimmunol. Erkrankungen des Menschen (↗ Enzephalomyelitis, ↗ Multiple Sklerose). (12)

L DUNKLEY, P. R., and P. R. CARNEGIE: In: MARKS, N., and R. RODNIGHT (Edd): Research methods in neurochemistry, Vol. 2. Plenum Press, New York—London 1974
ROBOZ-EINSTEIN, E., and L.-P. CHAO: In: LAJTHA, A. (Ed.): Protein metabolism of the nervous system. Plenum Press, New York—London 1970

Übersicht zu einigen wichtigen (enzephalitogenen) Hirnproteinen

Hirnprotein	MG	Lokalisation	Relativer Anteil am Hirnprotein	EAEM-* Aktivität
Basisches Myelinprotein (BP)	18000	Myelin	30%	+++
Saure (anodische) Hirnproteine: S 100 (15-4-1)	21000	Glia	1%	(∅)
Nach Elutionsmuster bezeichnete Proteine: 14-3-2	40000	Neurone	5%	?
(hitzestabiler) boiled saline extract (BE)	25000 bis 250000	?	?	((+))
collagen-like-protein (CLP)	38000	?	?	(+)
Alpha-Globuline:				
alpha-bovine antigen specific for nervous tissue (α-BASNT)	84000	(Glia)	1%	?
species-restricted antigen of nervous tissue (SRANT)	70000	?	?	?
Beta- und Gamma-Globuline:	12000 bis		0,2% bis	
$Beta_1$- und Gamma-spinal cord protein (SCP)	18000	?	(5%)	?

* EAEM = exp. allerg. Enzephalomyelitis

Enzyme labelled Immunoassay

D Hochempfindliches Testprinzip zur Erfassung von Ag bzw. Haptenen im Nano- bzw. Pikogrammbereich auf der Grundlage einer AAR unter Verwendung von Enzym-markierten Ag bzw. Haptenen oder Ak.

G Prinzip der ↗ Sättigungsanalyse (s. ↗ Radioimmunoassay). Bestimmung der Konzentration des Ag bzw. Haptens in der Testprobe durch Ermittlung des Verhältnisses von freier und Ak-gebundener Enzymaktivität.
Vorteile gegenüber Radioimmunoassay:
1. Verlängerte Einsatzdauer des markierten Ag bzw. Haptens.
2. Endpunktbestimmungen durch Techniken, die in klinischen Laboratorien vorhanden sind.
3. Kein Gesundheitsrisiko und geringer Kostenaufwand.
4. Wegfall der Trennstufe von freier und gebundener Aktivität in einigen Fällen.
Nachteile:
1. Sehr komplexe und relativ zeitaufwendige Endpunktbestimmung.
2. Empfindlichkeit der Radioassays nicht in jedem Falle erreicht.
3. Markierung und Reinigung der Markierungsprodukte relativ aufwendig.

P Unter Verwendung von alkalischer Phosphatase, Meerrettichperoxidase, Glucoamylase, Lysozym etc. Bestimmung von Hormonen (HCG, Insulin, HPL, STH, Östradiol usw.), Globulinen (↗ IgG; IgE und Haptoglobine verschiedener Spezies usw.) und Pharmaka (z. B. Morphin) (18).

L SCHWURS, A. H. W. M., and B. K. VAN WEEMEN: Clin. Chim. Acta 81 (1977), 1–40

Enzyme-Linket Immunosorbent Assay

Abk. ELISA

D Modifikation des ↗ Enzyme labelled Immunoassay.

H Erstmals angegeben von ENGVALL et al. 1971.

G Prinzip wie bei ↗ immunradiometrischer Test. Verwendung von enzymkonjugiertem Ak, Bestimmung des Verhältnisses von freiem und Ag(Hapten)-gebundenem Ak nach Rücktitration mit Immunadsorbens-gebundenem Ag (Hapten). Als Trägermaterial für das Immunabsorbens dienen aktivierte Cellulose, Biogel, Sepharose B4, Sephadex, Polystyrole usw.

P Anwendung zur Bestimmung von Hormonen, speziellen Eiweißen, Ak, Arzneimitteln. (18)

L ENGVALL, E., et al.: Biochim. Biophys. Acta 251 (1971), 427
FELDMANN, G., P. DRUET, J. BIGNON and S. AVRAMEAS (Eds.): Immunencymatic Techniques (INSERM Symp. No 2), North-Holland Publishing Comp., Amsterdam and New York 1976

enzyme-multipled immunoassay ↗ Homogenous Enzyme Immunoassay

Enzymimmunologie

D Teilgebiet der ↗ Immunchemie. Gegenstand ist das Dreikomponentensystem Enzym (= Antigen) — Substrat — Antikörper.

G Reagieren Enzyme mit ihrem homologen Ak, so erfolgt in den meisten Fällen eine Senkung (oder Steigerung) ihrer katalytischen Aktivität (↗ Immunenzymtechnik). Zur Erklärung dieses Phänomens kommen folgende Möglichkeiten in Betracht:
1. *Unspezifische Hemmung der Reaktion* des Enzyms mit seinem Substrat infolge Mikro- oder Makropräzipitation.
2. ↗ Ag-Determinante und katalytischer Reaktionsort sind identisch (*kompetitive Hemmung*).
3. Ag-Determinante befindet sich in unmittelbarer Nähe des katalytischen Reaktionsortes (*sterische Hinderung*).
4. Analog zur substratinduzierten allosterischen Konformationstransformation kann es bei der Reaktion eines spezifischen Ak mit einer Ag-Determinante außerhalb des katalytischen Reaktionsortes zur Veränderung der katalytischen Aktivität kommen oder
5. das Enzymmolekül wird durch seine Reaktion mit dem spezifischen Ak in einer starren räumlichen Lage gehalten, so daß eine substratinduzierte Konformationstransformation und damit eine Änderung der Enzymaktivität verhindert wird.

P Enzymimmunol. Untersuchungen sind sehr erfolgreich zur *Charakterisierung der Molekularstruktur der Enzyme* und insbesondere zur *Lokalisierung von Membranenzymen* in Plasma-, Mitochondrien-, Mikrosomen und Thylakoidmembranen eingesetzt worden. Besondere praktische Bedeutung gewinnt die Beeinflussung der K^+-Na^+-ATPase der Plasmamembran von Lymphozyten und Erythrozyten sowie anderer Körperzellen durch spezifische Antisera.
Dieser Mechanismus stellt ein mögliches Modell für pathologische Immunreaktionen dar, deren primärer Schritt in der Störung der Transport- und Barrierenfunktion der Plasmamembran liegen könnte. (27)

L CINADER, B.: Meth. Immunochem. 4 (1977), 313
GROTH, J.: Biol. Rundsch. 11 (1973), 28

Eosinopenie ↗ Granulozyt, eosinophiler

eosinophile Insulitis ↗ Insulitis, eosinophile

Eosinophilie

↗ Granulozyt, eosinophiler

D Vermehrung der Zahl eosinophiler Granulozyten in Blut, Sekreten oder Geweben.

G Bei allergischen Reaktionen des Typs I, in geringerem Maße auch des Typs III (↗ Allergie) werden Faktoren freigesetzt, die chemotaktisch auf eosinophile Granulozyten wirken. Gewebs-E. (bzw. Sekret-E.) ist deshalb ein wichtiger Hinweis auf ein *allergisches Geschehen.* Abwanderung der Eosinophilen aus dem Blut führt zu einer kurzdauernden Eosinopenie, die aber rasch durch eine verstärkte Ausschwemmung und Produktion im Knochenmark kompensiert und schließlich überkompensiert wird. Im weiteren Verlauf findet sich deshalb nicht selten eine Blut-E. (über 500/µl).

P Der di Wert — zumal der Blut-E. — darf nicht überschätzt werden, da E. *zahlreiche weitere Ursachen* haben kann. (5)

eosinophil stimulation promotor

Abk. ESP

D Ein ↗ Lymphokin, das aus Antigen- oder ↗ PHA-aktivierten Lymphknotenzellen freigesetzt wird und die Migration der eosinophilen Granulozyten stimuliert.

G Reaktion sensibilisierter Lymphknotenzellen mit dem spezifischen Ag oder nicht sensibilisierter Lymphknotenzellen mit ↗ Phythämagglutinin bewirkt die Freisetzung eines Faktors in den Kulturüberstand, der die Eosinophilenmigration stimuliert. Er ist löslich, aber nicht dialysierbar und hitzestabil (+56 °C/30 min). Seine Produktion unterscheidet sich wesentlich von der des eosinophilen chemotaktischen Faktors (COHEN und WARD, 1971). Eine Identität mit dem ebenfalls eosinophil-chemotaktisch wirkenden Komplementfragment C5a besteht nicht, da alle verwendeten Seren komplementinaktiviert worden waren. (7)

L COLLEY, D. G.: J. Immunol. **110** (1973), 1419.
COHEN, S., und P. A. WARD: J. exp. Med. **133** (1971), 133.

Eosom

D 23S- und 16S-Vorstufen der ↗ Ribosomen. (15)

Epidermaltest ↗ Epikutantest

Epikutantest

S Epidermaltest

D Nachweis einer ↗ Sensibilisierung durch Applikation des Ag auf die intakte Haut.

G Der E. ist die adäquate Methode zur Erfassung der Kontaktsensibilisierung.

P Nach Reinigung der Haut wird das Ag in einer Konzentration aufgetragen, die keine toxisch-irritativen Effekte auslöst. Im positiven Fall kommt es innerhalb von 24—48 h zur Rötung und Infiltration, bei stärkerer Sensibilisierung auch zur Blasenbildung oder Nekrose. Bei der Auswahl der Ag geht man entweder von entsprechenden Expositionshinweisen aus oder verwendet Standardserien, die die erfahrungsgemäß häufigsten Kontaktsensibilisatoren umfassen. In analoger Weise kann auch die Testung an der Schleimhaut erfolgen (z. B. Applikation mittels entsprechender Prothesen auf die Mundschleimhaut). Sonderformen sind

— der *Reibetest*: Mit dem zu untersuchenden Material (z. B. Holz) wird die volare Seite des Unterarmes kräftig gerieben. Im positiven Fall kommt es zu urtikariellen (!) Reaktionen.

— der belichtete *Läppchentest*: Er dient zum Nachweis einer Fotosensibilisierung. Nach dem E. wird die so behandelte Hautstelle mit UV-Licht bestrahlt. Die Kontrolle erfolgt mit dem Ag bzw. der UV-Bestrahlung allein. (5)

Episemantiden-Antigen

D Ag, dessen Synthese sich aus einer Genwirkkette (↗ Gen) ergibt.

H BAUER 1974

G Hierzu gehören u. a. die immunogenisch relevanten Kohlenhydrate ↗ Semantiden-Ag. (15)

L BAUER, K.: Einführung in die Immungenetik. Verl. Thieme, Stuttgart 1974

Episom

D Genetische extrachromosomale Elemente, bestehend aus doppelsträngiger DNS.

H JACOB und WOLLMAN 1961

G Sie können autonom in der Bakt.zelle existieren oder sie werden in das Bakt.-genom integriert. Liegt das E. autonom vor, so repliziert es unabhängig vom Wirtschromosom der Bakt.zelle. Das E. ist für die Zelle nicht lebensnotwendig. (15)

epitheloidzellige Granulomatose ↗ Sarkoidose

Epitop ↗ Antigen-Determinante

Epsilon-Kette

D H-Kette des ↗ IgE. (1)

EPSTEIN-BARR-Virus

Abk. EBV

D DNS-haltiges, herpesähnliches Virus des Menschen (↗ Herpesviren).

G Ätiologisches Agens der infektiösen ↗ Mononukleose, des malignen ↗ BURKITT-Lymphoms sowie einiger maligner Nasopharynxtumoren.

P Zellen enthalten bei diesen Erkrankungen EBV-induzierte Ag, und im Serum der Patienten sind korrespondierende Ak nachweisbar. Das EBV ist in menschlichen Populationen verhältnismäßig weit verbreitet. Offensichtlich existiert jedoch eine immunol. ↗ Überwachung, die das Auswachsen EBV-transformierter Zellen zu Tumoren bei den meisten Menschen verhindert. (13)

L EPSTEIN, M. A.: Adv. Cancer Res. 13 (1970), 384
SMITH, R. T., und J. C. BAUSHER: Ann. Rev. Med. 23 (1972), 39

Eradikation

D Ausrottung von (Infektions)krankheiten durch prophylaktische Maßnahmen (z. B. Impfung).

G Vollständige Beseitigung einer ↗ Infektionskrankheit führt gleichzeitig auch zu einer grundsätzlichen Änderung (Verminderung) der Immunitätslage der Bevölkerung, weil die natürlichen Kontakte (Exposition) und die daraus resultierenden natürlichen ↗ booster-Effekte fehlen. Alle großangelegten Massenimpfungen mit dem Ziel einer E. haben diese Änderung der Epidemiologie und Populationsimmunität zu beachten.

P Beispiele für erfolgreiche E. sind die jüngsten Erfolge durch Impfungen, z. B. ↗ Poliomyelitisimpfstoff, ↗ Masernimpfstoff. Für Pocken gibt es ein E.-programm der WHO, das als erfolgreich abgeschlossen gelten kann (↗ Vakzinevirus-Impfstoff). Auch für die Malaria und andere schwere Massenerkrankungen existieren Bekämpfungsprogramme der WHO. (19)

Erinnerung, immunologisch ↗ booster-Effekt ↗ memory cells

erworbene hämolytische Anämie mit Thrombozytopenie ohne Grunderkrankung ↗ EVANS-Syndrom

Erythema induratum BAZIN

S Tuberculosis cutis indurativa ↗ Tuberkulid.

Erythroblastosis fetalis ↗ Morbus haemolyticus

Erythrodermia psoriatica

S Psoriatische Erythrodermie; generalisierte ↗ Psoriasis exsudativa

D Befall der gesamten Haut (Ausnahme evtl. Handflächen und Fußsohlen) mit exsudativer Psoriasis (Schuppenflechte) unter gleichzeitiger Änderung des Erscheinungsbildes bis zu einer total geröteten, blätterteigähnlich mit Schuppenkrusten bedeckten Haut.

G Generalisierte Form der Psoriasis exsudativa, teilweise nach lokaler Reizung derselben (isomorpher Reizeffekt KÖBNER), öfter mit ↗ Psoriasis arthropatica vergesellschaftet, immunol. Aberrationen wie bei dieser.

P Durch Eiweiß-, Mineral- und Energieverluste lebensgefährliches, oft über Monate oder Jahre unbeeinflußbar bestehendes Krankheitsbild.
Th wie ↗ Psoriasis pustulosa, ↗ alternierende immunsuppressive Therapie. (49)

erythrogene Toxine

S DICK-Toxine

D Hautrötung verursachende Toxine, die ausschließlich von *Streptococcus pyogenes* (Gruppe A) gebildet werden. Ursache des Exanthems bei Scharlach.

G Es sind wenigstens 3 e. T. (A, B, C) bekannt, die serol. unterscheidbar sind. Die Existenz einiger weiterer ist anzunehmen. E. T. besitzt einen *hitzelabilen* und einen *hitzestabilen* Anteil. Ersterer ist für die *primäre Toxizität* verantwortlich zu machen: Pyrogenität, Zytotoxizität, letale Wirkung bei hoher Dosierung, MPS-Suppression, Immunsuppression, Steigerung der Membranpermeabilität, Erhöhung der Empfindlichkeit für einen Endotoxinschock bis auf das 100000fache. Der *hitzestabile* Teil des Toxinmoleküls ist für die *sekundäre Toxizität* verantwortlich. Diese zelluläre, sekundäre Aktivität kann durch Streptokokkeninfektion erworben werden oder durch Sensibilisierung gegen die Normalflora des Darmes.

P *Bei Streptokokkeninfektionen* treten, abhängig vom Immunitätszustand des Individuums folgende Erscheinungsformen auf (nach KIM und WATSON): Bei fehlender Allergisierung und fehlenden neutralisierenden Ak (also nach Ausscheidung der transplazentar übertragenen Ak) wirkt nur die primäre Toxizität; da die gebildeten Ektotoxinmengen gering sind, sind die Erscheinungen, auch das Fieber, nur schwach ausgebildet. Ist durch vorangegangene Streptokokkeninfekte oder durch Sensibilisierung gegen die Darmflora eine Überempfindlichkeitsreaktion vom Spättyp eingetreten, kommt es zur Hyperreaktivität und gleichzeitigen primärtoxischen Reaktionen. Beide Reaktionen zusammen sind Ursache für das Scharlachexanthem und den positiven ↗ DICK-Test. Sind neutralisierende Ak (Ak gegen erythrogene T.) vorhanden, dann kommt die primäre Toxizität nicht zur Wirkung; gleichzeitig wird auch, da am gleichen Molekül sitzend, die sekundäre Toxizität unterdrückt.
Mit diesen Vorstellungen kann auch der

Ausfall der ↗ DICK-Reaktion erklärt werden. Ein Kleinkind mit negativem DICK-Test besitzt weder eine antitoxische Immunität, noch hat es bereits eine Allergie erworben. Bei der Injektion von DICK-Toxin wirkt nur die primäre Toxizität, die zu schwach zur Auslösung eines positiven Tests ist. Bei Jugendlichen kommt es gleichfalls zum negativen Testausfall, da zwar die Allergie vorhanden ist, gleichzeitig aber neutralisierende Ak durch vorangegangene Streptokokkeninfektionen gebildet sind. Fehlen diese, resultiert ein positiver DICK-Test. In höherem Alter können DICK-negative Personen wieder positiv werden, wenn sie die neutralisierenden Ak verlieren, nicht aber die Allergie, die stets durch die Oral- und Darmflora wieder aufgefrischt werden kann.
Anwendung im ↗ DICK-Test. Heute *wenig gebräuchlich.* (10)

L WATSON, D. W., und Y. B. KIM: Erythrogenic toxins, in: Microbial Toxins (Edit. T. C. MONTIE et al.), Vol. III. Academic Press, New York—London 1970

Erythropoetin

S Erythrozyten-stimulierendes Hormon

D Hormon, das in den juxtaglomerulären Zellen der Nieren gebildet wird und die rote Blutbildung (Erythropoese) anregt (↗ Stammzellen).

G Chemie: Sialsäurehaltiges, nicht dialysierbares *Glykoprotein.* MG bei 25000—50000. *E.-Synthese* wird durch O_2-Mangel, unter Androgen und Kobalteinfluß angeregt. Neben der E.bildung in den Nierenzellen wird noch die Freisetzung aus Vorstufen (Plasmaproteinen) unter Einfluß eines Enzyms, das in der Niere unter E.wirkung gebildet wird, diskutiert. HWZ nur etwa 2—3 h.
Biologische Wirkung: Stoffwechselsteigerung der Erythrozytenvorstufe im Knochenmark (Purin- und Hämsynthese, DNS- und RNS-Synthese), Proliferation der Erythroblasten wird stimuliert.
Nachweis biologisch durch Prüfung von ^{59}Fe-Einbau in Erythrozyten bzw. Retikulozyten bei Mäusen oder Ratten. E. besitzt schwache Ag-Eigenschaften; darauf beruht der *immunol.* Nachweis (Immundiffusion). 1 IE ist in 1,48 mg des 1. internationalen Referenzpräparates enthalten. (19)

L ROSSE et al.: Blood **24** (1964), 739
SCHOOLEY et al.: Proc. Soc. exp. Biol. (N.Y.) **109** (1962), 325

Erythrozytenkonserve(n)

↗ Blutpräparat(e)
↗ Human-Erythrozytenkonzentrat
↗ Gewaschenes Human-Erythrozytenkonzentrat
Leukozytenarmes Human-Erythrozytenkonzentrat
↗ Tieffrierblut
↗ Human-Erythrozytenresuspension

Escherichia ↗ *E. coli*-Antigene ↗ Enterobacteriaceae

essentielle Lymphozytophthise (GLANZMANN) ↗ Agammaglobulinämie, kongenital mit Lymphozytopenie

Euchromatin

D Bezeichnung für das in der Inter- und Prophase schwach färbbare ↗ Chromatin in den Chromosomen, im Gegensatz zum ↗ Heterochromatin. (15)

H HEITZ 1928, 1929

Euglobulin ↗ Aussalzung von Proteinen

Evans ↗ Antigen, privates

EVANS-Syndrom

S Idiopathische hämolytische Anämie und thrombozytopenische Purpura
Idiopathische Thrombozytopenie und autoimmunhämolytische Anämie
Erworbene hämolytische Anämie mit Thrombozytopenie ohne Grunderkrankung

D Akutes oder chron. Krankheitsbild mit hämolytischer Anämie und Thrombozytopenie durch Auto-Ak.

H Erstbeschreibung 1949 von EVANS et al.

G Schweres Krankheitsbild mit gleichzeitigem Auftreten einer massiven Hämolyse und einer idiopathischen Thrombozytopenie im Sinne einer Autoaggressionserkrankung (↗ Autoimmunkrankheit).

P Im *klin. Bild* können sowohl die Thrombozytopenie und die dadurch bedingte hämorrhagische Diathese, die hämolytische Anämie und die dadurch ausgelösten hämolytischen Krisen oder beide Krankheitserscheinungen gleichzeitig im Vordergrund stehen. Wie bei jeder Ak-bedingten Thrombozytopenie sind die Megakaryozyten im Knochenmark vermehrt, und als Ausdruck der Hämolyse besteht in den meisten Fällen eine Retikulozytose, Verkürzung der Erythrozyten-Halbwertszeit sowie Vermehrung der Erythropoese im Mark. Kombinationen mit Lupus erythematodes disseminatus sind möglich, auch gleichzeitiges Auftreten einer Leukozytopenie. Krankheitsverlauf ist in den meisten Fällen akut und kann durch Zerebralblutungen und durch massive

Organ- und Weichteilblutungen rasch zum Tode führen. Aber auch chron. Verläufe mit jahrelangen Remissionen sind bekannt. *Nachweis der Auto-Ak* ist unerläßlich und gelingt bei den Erythrozyten fast immer mit dem direkten COOMBS-Test.
Plättchen-Auto-Ak wurden wegen technischer Schwierigkeiten nur in einigen Fällen mit dem Antiglobulin-Konsumptionstest nach STEFFEN, mit dem Thrombozyten-COOMBS-Test oder mit anderen Thrombozyten-Agglutinationsverfahren (↗ Thrombozyten-Agglutination) nachgewiesen. ^{51}Cr-Markierung der Thrombozyten ergibt eine deutliche Erniedrigung des Recovery-Wertes und eine erhebliche Verkürzung der Plättchen-Überlebenszeit wie bei der ↗ Immunthrombozytopenie. Abtrennung vom hämolytisch-urämischen Syndrom oder von der thrombotischen Mikroangiopathie (↗ Verbrauchskoagulopathie) gelingt durch den Auto-Ak-Nachweis gegen Erythrozyten und Thrombozyten.
Behandlungsversuche mit Prednison, in letzter Zeit mit Immunsuppressiva; gelegentlich Besserung nach Splenektomie. Prognose wird unterschiedlich beurteilt, es besteht keine Korrelation zwischen Schwere des hämolytischen Prozesses und Hinzutreten einer Thrombozytopenie. (17)

L BRUNNER, H. E., et al.: Dt. med. Wschr. **87** (1962), 1002
D'HEUREUSE-GERHARDT, R.: Dt. Ges. Wes. **23** (1968), 835
GÜNTHER, F. W., et al.: Arch. Kinderheilkd. **167** (1962), 155

Evonymus vulgaris

S *Evonymus europaea*
D Pfaffenhütchen.
G Es enthält das Agglutinin Anti-H_{EV} in den Samenhäutchen. Das ↗ Lektin ist gegen H- und B-Rezeptoren menschlicher Erythrozyten gerichtet und somit zur A_1-A_2-Differenzierung geeignet. Die Extrakte präzipitieren auch B-Sekretor-Speichel. (21)

Exogen ↗ Protozoen-Antigen

Exotoxin

S Ektotoxin ↗ Toxin

experimental autoimmune glomerulonephritis ↗ Autoimmunnephritis (experimentelle)

experimental autoimmune nephrosis of rats ↗ Autoimmunnephrose (experimentelle)

experimentelle akute disseminierte Enzephalomyelitis ↗ experimentelle allergische Enzephalomyelitis

experimentelle allergische Enzephalomyelitis

Abk. EAEM, EAE
S experimentelle autoallergische Enzephalomyelitis
experimentelle akute disseminierte Enzephalomyelitis
experimentelle autoimmunologische Enzephalomyelitis
experimentelle (allergische) Enzephalitis
D Tierexperimentell durch Immunisierung mit Anteilen von allogenem oder xenogenem Hirn- oder Rückenmarkextrakt erzeugbare, selbständige organtypische Reaktion mit selektivem Befall des ZNS in der Art der Enzephalomyelitis. Modell einer autoallergischen neurimmunol. Erkrankung auf der Grundlage einer zellulären (und humoralen) Immunität.
G Stärke und Spezifität der Reaktion abhängig vom angewendeten ↗ *enzephalitogenen Protein*. Optimale Wirkung bei intracutaner Injektion von basischem Myelinprotein (BP) als Homogenat mit komplettem FREUNDschem Adjuvans (dabei 1—2 µg BP für die Induktion beim Meerschweinchen erforderlich, ausgeprägtes Krankheitsbild um den 16. d). Pathomorphologisch perivaskuläre, mononukleäre Infiltrations- und Proliferationsreaktion mit quantitativen Unterschieden und Differenzierung in der aufsteigenden Tierreihe; selten perivaskuläre Demyelinisation beim kleinen Laboratoriumstier, deutlichere Entmarkungen beim Hund und Affen. Die immunpathologischen Abläufe und das Auftreten der ↗ Hirn-Ak während der EAEM sind bei den einzelnen Tierspezies unterschiedlich; so kann Pertussisimpfstoff (anstelle von FREUNDschem Adjuvans) mit dem BP bei der Ratte eine „hyperakute" EAEM hervorrufen.
P Als *Modell* einer autoallergischen, neuroimmunol. Erkrankung bieten sich Ansatzpunkte einer ätiopathogenetischen Interpretation sowie di und th Versuche, um entsprechende Erkrankungen beim Menschen zu erforschen (↗ Enzephalomyelitis, ↗ Multiple Sklerose). (12)

L ALVORD, E. C. jr.: in: VINKEN, P. J., and G. W. BRUYN (Ed.): Handbook of clinical Neurology, Vol. 9. North-Holland Publ. Co., Amsterdam 1970
PATERSON, P. Y.: In: MIESCHER, P. A. and H. J. MÜLLER-EBERHARD (Edd): Textbook of Immunopathology. Grune & Stratton, New York—London 1968/69
WOLFGRAM, F., et al.: Multiple sclerosis. Academic Press, New York 1972

experimentelle allergische Neuritis

Abk. EAN
D Tierexperimentell durch Immunisierung mit allogenem oder xenogenem Nervengewebe,

dem peripheren Myelinprotein erzeugbare, selbständige organtypische Reaktion mit selektivem Befall des peripheren Nervensystems in der Art einer Polyneuritis. Modell einer autoallergischen neurimmunol. Erkrankung auf der Grundlage einer zellulären (und humoralen) Immunität (↗ experimentelle allergische Enzephalomyelitis). (12)

experimentelle allergische Orchitis ↗ Sterilität, immunologisch bedingt

experimentelle autoallergische Enzephalomyelitis ↗ experimentelle allergische Enzephalomyelitis

experimentelle autoallergische Glomerulonephritis ↗ Autoimmunnephritis

experimentelle autoimmunologische Enzephalomyelitis ↗ experimentelle allergische Enzephalomyelitis

experimentelle autologe Immunkomplex-(Glomerulo)Nephritis ↗ Autoimmunnephrose (experimentelle)

Explantation

D Einbringung in ein Kulturmedium.
G E. hat Bedeutung zur Kultivierung embryonaler lymphoider Organe erlangt. Das Explantat ist dabei auf der Oberfläche des Nährbodens von einer Gasphase umgeben (Luft, Sauerstoff, Kohlendioxid).
P Bisherige Erfolge und Kultivierungsdauer:

Thymus:	100 Tage
Milz:	290 Tage
Leber:	über Tage.

(2)

L FRIEDENSTEIN, A. J., und J. A. LURIJA: In: PERLICK, E., W. PLENERT, O. PROKOP und H. STOBBE (Edd.): Fortschritte der Hämatologie, Bd. 3 (1974)

Exposition

D Gelegenheit, mit Krankheitsursachen, z. B. Krankheitserregern, in Berührung zu kommen. (19)

Expositionstest ↗ Allergen-Provokationstest

Extragradientprotein ↗ Paraprotein(e)

Extraktion

D Herauslösen eines Stoffes aus einem festen Material (Gewebe) mittels physikalisch-chemischer Methoden.
G Beispiele:
mechanische Zerkleinerung durch Schneiden, Mörsern usw.
thermische Zerkleinerung durch häufiges Einfrieren und Auftauen (= Kryolysieren),
Lösungsmittel: Wasser-E., Äther-E., Alkohol-E. usw.
P In der Immunologie wichtige Methode, z. B. zur Freilegung von Antigenen. (19)

Fab-Fragment ↗ Immunglobulin-G-Fragment

Fachwerkhypothese ↗ Netzwerktheorie

Fäkal-Antigen

D Im menschlichen Fäzes nachweisbares Antigen mit engen Beziehungen zur Virushepatitis.

H Von FERRIS et al. 1970 in Fäzesproben von Pat. mit akuter infektiöser Hepatitis dargestellt.

G Das Ag wird der Hepatitis A zugeordnet und in der akuten Erkrankungsphase im Stuhl ausgeschieden. Zum Nachweis dienen ↗ Ak, die bei multitransfundierten Pat. oder tierexperimentell gewonnen werden. Darstellung mittels ↗ Immunelektronenmikroskopie in 2 Gruppen von Partikeln (1. Gruppe bei 20 nm, 2. Gruppe bei 40 nm). Das Fäkal-Ag ist immunologisch vom ↗HB_s-Ag zu unterscheiden. Beziehungen zum ↗ HA-Ag werden angenommen.

P Fäkal-Ag kann wahrscheinlich als serologischer Parameter der Virushepatitis A eingesetzt werden. (4)

L FERRIS, A. A., et al.: Lancet II (1970), 243

Faktorenserum

D monospezifisches ↗ Testserum. (8)

familiäre Antigene ↗ Antigene, private

Familien-Antigen ↗ Antigen, privates

familiäre Lymphozytopenie mit Agammaglobulinämie (TOBLER) ↗ Agammaglobulinämie, kongenitale mit Lymphozytopenie

familial non-reaginic food allergy ↗ Idioplapsis

F-Antigen

D Mäuseleberextrakt-Ag, das durch Immunisierung eines anderen Mäuseinzuchtstammes zur Bildung von Ak führt, die sich wie Auto-Ak verhalten.

H Von FRAVI und LINDEMANN 1968 erstmals bei Mäusen beschrieben; 1969 von BODMER bei der Ratte und beim Menschen nachgewiesen.

G Biochemische und immunol. Eigenschaften sowie biologische Bedeutung unbekannt.

P Durch Immunisierung mit Mäuseleberextrakten gegen das F-Ag gerichtete Ak der Maus wurden zum Nachweis eines hepatozellulären Schadens bei Menschen, Ratten, Kaninchen, Schafen (↗ Kreuzreaktion), aber auch bei Mäusen angewandt.
Methoden: ↗ Immundiffusionstechniken. (30)

L ROSENMUND, A.: Schweiz. med. Wschr. 101 (1971), 1023
SMITH, J. B., und G. B. IVERSON: Clin. exp. Immunol. 13 (1973), 209

f-Antigen

S ce

D Blutgruppenantigen des Rh-Systems.

H 1953 beschrieben von SANGER und RACE (Untersuchungen an 47 Familien).

G ce wird als „kombiniertes Antigen" angesehen, das durch die Anwesenheit der *c* und *e* Gene am gleichen Chromosom zustande kommt. Anti-f zuerst gefunden bei einem Polytransfundierten (CDe/cDE).

P Anti-f zur Unterscheidung zwischen CDe/cDE (f negativ) und CDE/cde (f positiv). (26)

L RACE, R. R., und R. SANGER: Blood Groups in Man. 5th Ed. Blackwell Scientific Publications, Oxford and Edinburgh 1968

F-Antikörper ↗ PAUL-BUNNELL

Farmerlunge ↗ Alveolitis, allergische

FARR-Technik

D Methode zur Bestimmung des Ag-Bindungsvermögens von Antiseren oder Ak-Präparationen.

H Erstmalig von FARR 1958 beschrieben.

G Prinzip (*direkte* F.-T.) beruht auf dem unterschiedlichen Fällungsverhalten von Ak und Ag. Wird z. B. als Ag Serumalbumin verwendet, so wird dieses im Gegensatz zu den Ig durch 50% gesättigtes Ammoniumsulfat nicht ausgefällt. Man setzt der zu untersuchenden Serumprobe im Überschuß markiertes Ag zu und fällt dann z. B. mittels Ammoniumsulfat die Ig. Im Präzipitat sind alle von den Ak gebundenen Ag-Moleküle enthalten, deren Menge mittels des Markers bestimmt werden kann. Das nicht von Ak gebundene Ag bleibt im Überstand und kann gleichfalls gemessen werden. Zeigen Ag und Ak ein gleichartiges Fällungsverhalten, so muß die *indirekte* F.-T. eingesetzt werden. Hier dienen zur Fällung der Ak nicht eine unspezifische wirkende Substanz, sondern experimentell gewonnene Anti-Ig-Ak. Sie müssen aber in äquivalenter Menge zugesetzt werden, um eine maximale Präzipitation zu erzielen.
Beispiel: Ag = Rindergammaglobulin, Versuchstier = Kaninchen, Anti-Ig-Ak = in der Ziege induzierte Ak gegen die Ig des Kaninchens.
Unter geeigneten Bedingungen ist es mit Hilfe der F.-T. auch möglich, die Affinität oder Avidität von Ak zu bestimmen. (1)

L FARR, R. S.: J. infect. Dis. 103 (1958), 239

Fc-Fragment ↗ Immunglobulin-G-Fragment

Fd-Fragment ↗ Immunglobulin-G-Fragment

feedback (engl.)

S Rückkopplungsmechanismus
D Das Endprodukt einer Synthesekette führt zur Hemmung des für seine Synthese notwendigen Enzyms. (47)

F_1-Hybride

D Durch Kreuzung genetisch unterschiedlicher Elterntiere (z. B. aus verschiedenen Inzuchtlinien) erhaltene Versuchstiere der ersten Generation, demzufolge heterozygot im Genbestand. (13)

F_1-Hybrid-Krankheit ↗ graft versus host reaction

FERMI-Vakzine ↗ Tollwutvirus-Impfstoff

Fermo-Serum ↗ Immunserum

Ferri-Oxyreduktase ↗ Coeruloplasmin

Ferritin

D Eisenspeicherprotein mit einem MG von 750000, das bis zu 23% Eisen enthalten kann.
G F. ist elektronenoptisch sehr gut sichtbar und wird deshalb als ↗ Marker für die Immunelektronenmikroskopie benutzt. (13)

fetal antigens ↗ Fetoproteine

Fetuin ↗ Fetoproteine

Fetoproteine

Abk. FA
S fetal antigens
D Proteine, die normalerweise nur von fetalen tierischen und menschlichen Leberzellen gebildet werden und bei bestimmten malignen und benignen Erkrankungen (primäres Leberzellkarzinom, Teratoblastom, Fibroadenome der Brust, Myome) auch nach dem 1. Lebensmonat in größeren Mengen nachweisbar sein können.
H ↗ α_1-Fetoprotein wurde als erstes FA 1944 beschrieben.
G Als Funktion einiger F. wird Östrogentransport diskutiert. Ursache der Neosynthese bisher ungeklärt. Es wird eine ↗ Gendeletion oder ↗ -derepression mit Dekuvrierung einer wahrscheinlich im Innern des Proteins verborgenen Proteinsequenz diskutiert. Biochemische und immunol. Eigenschaften sowie biologische Bedeutung weitgehend unbekannt. Die bisher beschriebenen FA werden *nach ihrer elektrophoretischen Mobilität unterschieden* in:

α_1-Fetoprotein
α_2-Fetoproteine: BUFFE (α_1H-Antigen), BURTIN et al.
β-Fetoproteine: Nach ALPERT et al. identisch mit normalem Leberferritin.
VASILEISKII, TATARINOV (β_1-(ESB$_1$)-Glukoprotein, β_2-(ESB$_2$)-Globulin
γ-Fetoprotein: EDYNAK et al.

P Eine gewisse praktische Bedeutung hat bisher lediglich das α_1-Fetoprotein erlangt (↗ Referenzlab. WHO siehe Tabelle, 6, Ziffer 12). (30)

L ABELEV, G. I.: Adv. Cancer Res. **14** (1971), 295
ALPERT, E., et al.: Lancet I **43** (1973), 7793
EDYNAK, M. E., et al.: New Engl. J. Med. **286** (1972), 286
TATARINOV, G. S.: Vop. med. chimii **13** (1967), 1, 37

FEULGEN-Reaktion

S Nuklealreaktion
D Chemische Reaktion, die auf der Freisetzung von Aldehydgruppen aus Desoxypentosen der DNS bei saurer Hydrolyse beruht.
G Die F.-R. ist eine sehr spezifische Färbung auf DNS. Durch saure Hydrolyse werden die Purinbasen A und G aus der DNS entfernt, so daß an der Desoxyribose freie Aldehydgruppen entstehen, die mit der Leukobase des basischen Fuchsins reagieren, wodurch ein rot-violetter Farbton entsteht.
P Diejenigen Strukturen in einem Gewebeschnitt, die DNS enthalten, werden rot gefärbt. RNS färbt sich mit FEULGEN nicht. (47)

Fibrinogen

S Gerinnungsfaktor I
Gerinnungsfaktor I_s (lösliches Fibrin)
Gerinnungsfaktor I_i (unlösliches Fibrin)
D Im Plasma gelöstes makromolekulares Gerinnungsprotein, das bei Anwesenheit von Thrombin in unlösliches Fibrin (Faserstoff) überführt wird.
G F. hat von allen Gerinnungsfaktoren die höchste Konzentration im Plasma, 260 ± 120 mg/100 ml (↗ Dysfibrinogenämie). Beim Wundverschluß bzw. bei der Gerinnung des Blutes werden unter der katalytischen Wirkung von Thrombin die gut definierten Fibrinopeptide A und B aus dem F.-Molekül abgespalten. Diese Peptide wandern in der Papierelektrophorese in verschiedenen Fraktionen und werden bei charakteristischem pH-Wert in der Austauschersäulen-Chromatographie getrennt eluiert. Bei der Abspaltung der Fibrinopeptide entstehen aus dem F.-Restmolekül

lösliche Fibrinomere, die unter Knüpfung von Wasserstoffbrücken zwischen Histidin- und Tyrosinresten durch terminale und laterale Aggregation zu Fibrillen polymerisieren, sobald 5–10% des F. in Monomere umgesetzt sind. Die Polymeren werden von der Plasmatransglutaminase (Faktor XIII bzw. fibrinstabilisierender Faktor) über kovalente Bindungen zwischen Glutamin- und Lysinresten zu polymeren Doppelsträngen verknüpft, die in 6 M Harnstoff nicht mehr löslich sind.
In der Zonenelektrophorese wandert das F. mit den β-Globulinen. F. hat ein MG von 340000 und besteht aus 3 Peptidkettenpaaren α(A), β(B) und γ(C), die durch 28 bis 29 Disulfidbrücken miteinander verbunden sind. Aminosäuresequenz des F.-Moleküls ist im Gegensatz zu derjenigen der Fibrinopeptide nicht bekannt, nur kleine Teile in der Nähe der N-terminalen Enden sind aufgeklärt. Außer Aminosäuren enthält das Molekül noch 1,7% D-Mannose und D-Galaktose, 0,5% N-Azetylglukosamin und 0,8% Sialinsäure. F. wird in der Leber synthetisiert, die Halbwertszeit liegt bei 4–5 d.

P Bestimmung des F. gehört zu den Routineuntersuchungen bei jeder hämorrhagischen Diathese. Sie erfolgt im Plasma halbquantitativ mit der Hitzekoagulation bei +56 °C, mit der Messung der Thrombingerinnungszeit oder quantitativ mit einem Eiweißbestimmungsverfahren (z. B. Kjeldahl).
Immunol. Methoden beruhen auf der Reaktion zwischen F.- und Fibrinmolekülen mit spezifischen Antifaktorseren. Sie geben keine Auskunft über die Gerinnungsaktivität und über die Polymerisationsgeschwindigkeit, d. h. über die Funktion des F. Außerdem werden die durch Plasmin induzierten Abbauprodukte des F. und Fibrins (↗ Fibrin(ogen)-Spaltprodukte) erfaßt. Als bes. geeignet hat sich der ↗ Merskey-Test erwiesen (Tabelle).

Bewertung:
Verminderung von F. angeboren bei der hereditären ↗ Afibrinogenämie und Fibrinogenopenie, häufiger erworben bei Leber- und Milzerkrankungen, Infektionskrankheiten sowie bei Bluterkrankungen (Leukose, hämolytische Anämie, Polyzythämie), schließlich bei ↗ Verbrauchskoagulopathie und bei gesteigerter ↗ Fibrinolyse.
Zirkulierende Auto-Ak gegen F. können im Immundiffusionstest sowie in der Immunelektrophorese bei Patienten mit Thrombophlebitis migrans nachgewiesen werden. Sie führen nicht zu einer Verminderung des freien, im Plasma nachweisbaren F., vermutlich aber zu einer Alteration von Thrombozyten-F. und des Endothelbelags der Gefäße. Thrombozytenaggregation und Gefäßschädigung sind die Folgen. (17)

L Beck, E. A.: Congenital variants of human fibrinogen. In: Laki, K.: Fibrinogen. Decker, New York 1968
Fiedler, H.: Z. ärztl. Fortbild. **64** (1970), 913
Hampton, J. W., et al.: Med. Clin. North Amer. **56** (1972), 133
Schwick, H. G., et al.: Internist **14** (1973), 160

Fibrinogenbestimmung mit dem Hämagglutinationshemmtest ↗ Merskey-Test

Fibrinogen, fetales

D Physiologische (Struktur-) Variante des Fibrinogens während der Fetal- und Neugeborenenzeit bis zum 7. Lebenstag.

G Unterscheidung von Erwachsenen- (adultem) F. durch unterschiedliche chromatographische Wanderungsgeschwindigkeit von wenigstens 3 tryptischen Peptiden, durch einen höheren Phosphatgehalt sowie durch eine höhere negative Ladung bei der Chromatographie an DEAE-Zellulose. Außerdem ist die Umwandlungsgeschwindigkeit zu Fibrin bei alkalischen pH-Werten langsamer als die von adultem F. (17)

L Witt, J., et al.: Klin. Wochenschr. **51** (1973), 703

Immunologische Methoden zur Bestimmung von Fibrinogen und Fibrinogen-Spaltprodukten (nach Schwick)

Methode	Reaktionszeit	Empfindlichkeit	Bewertung
Latexagglutination	5 min.	1–10 μg/ml	einfach, große Fehlerbreite
Überwanderungselektrophorese	1–2 h	1–5 μg/ml	einfach, sichere Aussage, Labor erforderlich
Zweidimensionale Immunelektrophorese	4 h	5 μg/ml	quantitative Bestimmung, Labor erforderlich
Hämagglutinationshemmtest (Merskey-Test)	2 h	0,5–2 μg/ml	komplexes Testsystem, arbeitsaufwendig
Flockungstest	5–10 min.	20–50 μg/ml	Suchtest, hochtitriges Antiserum erforderlich
Immunelektrophorese	über Nacht	40–80 μg/ml	zeitaufwendig, wenig empfindlich, geeignet zur Differenzierung von Spaltprodukten
Immundiffusion	über Nacht	15–20 μg/ml	zeitaufwendig

Fibrinogenopathie ↗ Parafibrinogen

Fibrin(ogen)-Spaltprodukte

Abk. FDP

S engl.: split products
FDP (fibrin(ogen) degradation products)
Antithrombin VI

D Thermolabile und -stabile Polypeptide des ↗ Fibrinogens und Fibrins bei enzymatischem Abbau durch ↗ Plasmin; ihre Menge läßt auf das Ausmaß der ↗ Fibrinolyse schließen.

H Der antikoagulatorische Effekt der Spaltprodukte wurde erstmals 1958 bekannt.

G FDP hemmen die Fibrinpolymerisation sowie die Thrombinbildung und die Thromboplastinentstehung. Da gerinnungsanalytisch die Hemmung der Thrombinwirkung (Verlängerung der Thrombinzeit) im Vordergrund steht, hat NIEWIAROWSKI die Spaltprodukte als Antithrombin VI bezeichnet.
Nach LATALLO entstehen zuerst *„Frühspaltprodukte"*, die hauptsächlich aus den Spaltprodukten X und Y bestehen und schließlich *„späte Spaltprodukte"*, die durch die Spaltstücke D und E charakterisiert sind. Der plasmininduzierte Fibrin(ogen)-Abbau bzw. die Bildung der Fibrinbruchstücke läuft über folgende Stufen (Abb.).
Die *großmolekularen Spaltprodukte* X und Y haben zahlreiche mit dem Fibrinogen identische Ag-Determinanten, während die Spaltprodukte D und E nur eine Ag-Determinante vom Fibrinogenmolekül und daneben noch ein D- bzw. E-spezifisches Ag besitzen. Spaltprodukte X, Y, D und E reagieren folglich alle mit Antifibrinogenserum in der Immundiffusion bzw. mit anderen Präzipitationsmethoden und haben eine charakteristische Wanderung in der Immunelektrophorese (↗ Fibrinogen).
Niedermolekulare Spaltprodukte A, B und C reagieren nicht mit dem Antifibrinogenserum und entziehen sich deshalb dem Nachweis. Spaltprodukt X läßt sich noch ganz langsam, aber fast vollständig mit Thrombin zur Gerinnung bringen, während die Spaltstücke Y, D und E überhaupt keine Gerinnbarkeit mehr aufweisen.
Der antikoagulatorische Effekt ist bes. ausgeprägt beim Fragment Y, geringer beim Fragment X und am schwächsten bei den plasminresistenten Fragmenten D und E. Halbwertszeit der Bruchstücke im Serum beträgt 3–6 h.

P *Erhöhter Gehalt an Spaltprodukten* ist im Serum bei Krankheiten mit einer primären Fibrinolysesteigerung (Abruptio placentae, Uterusruptur, abgestorbener Fetus, Karzinomaussaat, Prostataoperation) oder bei ↗ Verbrauchskoagulopathien mit einer sekundären Fibrinolysesteigerung (Schockzustände, Sepsis, hämolytisch-urämisches Syndrom, WATERHOUSE-FRIDERICHSEN-Syndrom, Purpura fulminans, thrombotische Mikroangiopathie) möglich. Schwere Blutungen sind bei diesen Erkrankungen nicht nur durch den Fibrinogenmangel, sondern durch den antikoagulatorischen Effekt der Spaltprodukte zu erklären. Es entstehen ungerinnbare Komplexe von Fibrinmonomeren und FDP, die hemmend auf Thromboplastinbildung, Plättchenfunktion und Gerinnselbildung wirken. Da keine korrelativen Beziehungen im Gehalt an FDP zwischen Urin und Serum bestehen, weist ein erhöhter Nachweis im Urin allein auf eine Nieren- und Harnwegserkrankung hin (Vermehrung der Urokinase). (17)

L MARDER, V. J., et al.: Trans. Assoc. amer. Physicians 80 (1967), 156
MARDER, V. J., et al.: Amer. J. Med. 51 (1971), 71
NIEWIAROWSKI, St., et al.: Rev. Hématol. 13 (1958), 320

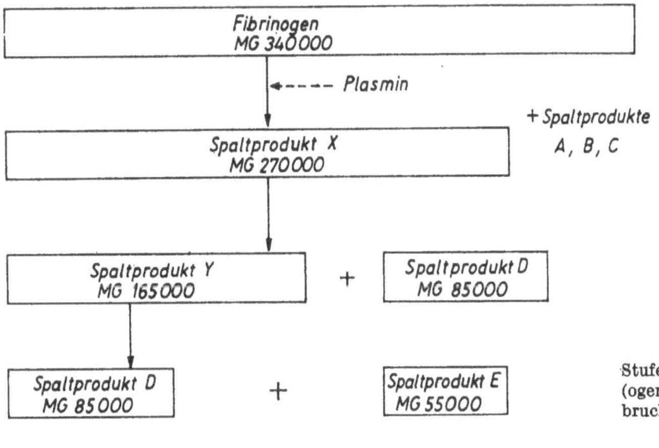

Stufen des plasmininduzierten Fibrin(ogen)abbaus und Bildung der Fibrinbruchstücke

Fibrinolyse

D Enzymatischer Abbau von ↗ Fibrin und ↗ Fibrinogen durch ↗ Plasmin (siehe Abb.).

G Aktivierung der F. wird durch Überführung eines inaktiven (Plasminogen oder Profibrinolysin) in ein aktives proteolytisches Enzym (Plasmin oder Fibrinolysin) eingeleitet. *Umwandlung von Plasminogen in Plasmin* kann durch direkte und indirekte *Aktivatoren* des Blutes und Gewebes sowie durch *bakt. Kinasen* (z. B. Streptokinase) und einige *chemische Verbindungen* (Chloroform, Pepton, Nikotinsäure, Quecksilberverbindungen) erfolgen. F.-Aktivität wird durch körpereigene natürliche *Hemmstoffe* (Inhibitoren) sowie durch antifibrinolytisch wirkende Medikamente (ε-Aminokapronsäure, Para-Aminomethylbenzoesäure = PAMBA) und durch Proteaseinhibitoren (Trasylol, Contrykal) vermindert oder aufgehoben. Plasmin hydrolysiert bei neutralem pH Fibrin und Fibrinogen, die Faktoren V und VIII sowie Komplement, ACTH, Hämoglobin, Kasein, Gelatine und β-Laktoglobulin. Als Endprodukte der F. entstehen im Plasma die ungerinnbaren ↗ Fibrin(ogen)-Spaltprodukte. (17)

L MARKWARDT, F.: Therapie der Blutstillungsstörungen. Barth, Leipzig 1972
SACHS, V., et al.: Praxis 58 (1969), 409

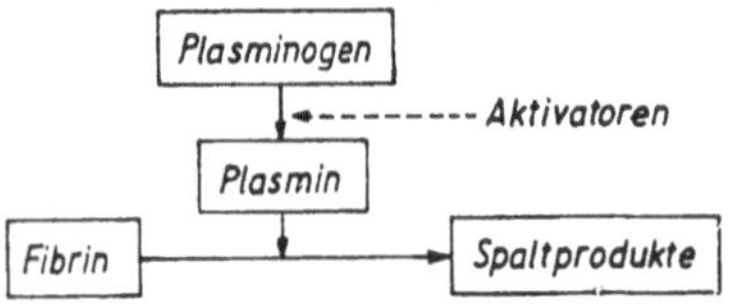

Schematische Übersicht des enzymatischen Fibrinabbaues

Fibroblast

S Fibrozyt, aktivierter

D Aktivierte, fixierte Zelle des Binde- und Stützgewebes von spindelförmiger oder unregelmäßiger Gestalt, befähigt zur Synthese von Grundsubstanz und Fasern (Kollagen).

G F. sind Zellen mesenchymaler Herkunft, die Aktivierung zeigt sich im basophilen Zytoplasma entsprechend einem großen Ribosomenreichtum und durch den gut ausgebildeten Golgi-Apparat.

P In der Virologie sind F.zellstämme zur Viruszucht verbreitet. Für transplantationsimmunologische Fragen und bei der Aufklärung der Funktion zytotoxischer Lymphozyten spielen F.kulturen für in vitro Experimente eine große Rolle. F. sind sehr leicht zu kultivieren und überwuchern oft andere Zelltypen. (22)

Fibrozyt, aktivierter ↗ Fibroblast

Ficoll

D Synthetisches, hochmolekulares Kopolymer aus Saccharose und Epichlorhydrin.

G F. ist Firmenbezeichnung. Herstellerfirma: Pharmacia Fine Chemicals, Uppsala/Schweden. Es wird auf Grund seines hohen MG bei relativ niedriger Viskosität und niedrigem osmotischen Druck in der Immunologie zur Trennung mittels Dichtegradienten von Zellgemischen verwendet. Wird als wasserlösliche Trockensubstanz in 2 Varianten geliefert (F. 400 und F. 70).
F. 400: MG 400000. Eine 10%ige Lösung hat eine Viskosität von η_r bei $+20\,°C = 5$ und eine Dichte von 1,035 g/ml.

P F. ist geeignet als Stabilisator in Proteinlösungen, für die Präparation und Reinigung lebender Zellen und Zellfragmente sowie zur Herstellung von Lösungen hoher Dichte und Dichtegradienten zur Zellgemischtrennung (Lymphozyten, Granulozyten, Makrophagen). Für die ↗ Lymphozytenabtrennung wird häufig ein einfaches Flotationstrennverfahren mit einer Mischung von F. und Natriummetrizoat („Isopaque") oder Amidotrizoat („Visotrast") angewendet.
F. 70 (MG 70000) dient als chemisch definierte Perfusionslösung zur Erhaltung eines konstanten kolloid-osmotischen Druckes für tierexperimentelle Zirkulationsstudien, insbes. bei Dextran-allergischen Tieren. (22)

FIELD-CASPARY-Test ↗ Makrophagen-Elektrophorese-Mobilitäts-Test

Field trial ↗ Feldversuch

Filarien ↗ Parasiten-Antigen

final homing ↗ homing (effect)

first-set-reaction

S Primärreaktion

D Bei ausreichender histogenetischer Differenz zwischen Spender und Empfänger eintretender primärer Abstoßungsmodus eines Allotransplantates nach Ersttransplantation. (Der Empfänger ist im Gegensatz zur ↗ second-set-reaction nicht durch entsprechende Ag immunisiert).

G Eine F. verläuft *histologisch in drei Phasen:*
1. Phase: Einheilen des Transplantates bis etwa zum 5. d; der *³H-Thymidinindex* der Transplantatzellen liegt mit 5% *im Normbereich.* Während dieser Phase kein Unterschied im Einheilungsprozeß zwischen ↗ Xeno- und ↗ Allotransplantat.
2. Phase: Mit etwa dem 8. d beginnend, wird vollständige Vaskularisierung erreicht. Wurde Haut transplantiert, so zeigt das

Epithel vakuolige Degeneration, darunterliegend herdförmige Lymphozyten- und Granulozyteninfiltrate (↗ Transplantatverwerfungszellen, die bereits am Ende der 1. Phase einzuwandern beginnen). *^{3}H-Thymidinindex 12%*.
3. Phase: Verstärkte entzündliche Reaktionen etwa am 11. d beginnend, vermehrte Zellinfiltration auch in den kleinen Gefäßen, Nekrotisierung des Epithelbelages an der Basis des Transplantates (^{3}H-Thymidinindex 0%), Proliferation des Wirtsgewebes, *^{3}H-Thymidinindex 50–60%*. (2)
↗ Rejektion

L LARGIADER, F.: Organtransplantation. Thieme, Stuttgart 1970
RAMSELER, H.: Die Transplantationsreaktion als zelluläre Immunität. Karger, Basel—New York 1969

Fische ↗ Phylogenese

Flagellin

D Protein aus Bewegungsorganellen von Salmonellen (H-Ag).
G MG von F. ca. 40000; F. besitzt hohe Immunogenität, weniger als 10 ng (*S. adelaide*) bewirken bei Ratten nachweisbare Ak-Produktion (NOSSAL et al.).
Fragmente nach enzymatischer Spaltung von F. werden mit A, B, C und D bezeichnet. A enthält offenbar die größte Immunogenität. MG der Fragmente liegt zwischen 18000 und 4500. Die Sequenz im Molekül wird mit BACD angegeben.
Die *immunol. Bedeutung* von F. besteht nicht nur in der starken immunogenen Wirkung kleinster Dosen; durch seine Verwendung zum *Studium der ↗ IT* konnten wertvolle Erkenntnisse gewonnen werden: während F. in hohen Dosen als Tolerogen wirkt (high dosis tolerance), ist eine low dosis tolerance lediglich durch den AAK zu erreichen. (2)

L NOSSAL et al.: Aust. J. Exp. Biol. Med. Sci. **42** (1964), 283
Übersicht bei PARISH, Ch. R., and G. L. ADA: In: INMAN, F. P. (Ed.): Contemporary Topics in Immunchemistry. Plenum Press, New York—London 1972

Fleckfieber-Impfstoff

S Fleckfieber-Vakzine
Rickettsien-Impfstoff
D Inaktivierte (abgetötete) Rickettsien oder (selten bei freiwilligen Impflingen) vermehrungsfähiger, attenuierter Rickettsienstamm E.
H 1930 erste Impfstoffherstellung mit Rickettsien aus Läusen (WEIGL). Züchtung der Rickettsien in Dottersackkulturen durch COX 1938 sowie OTTO, WOHLRAB et al. 1939. Gewinnung der Rickettsien aus Tierlungengewebe durch CASTAÑEDA et al. 1939. Der über Hühnerembryonenpassagen attenuierte Rickettsienstamm E erwies sich für Versuchstiere als avirulent (GALLARDO und FOX 1948).
G Anzüchtung eines geeigneten Rickettsienstammes (*R. prowazeki*) im Dottersack embryonierter Hühnereier. Ätherextraktion und Reinigung des Rickettsienkulturmaterials. Abtötung mittels 0,1–0,2% Formalin oder 0,5% Phenol. Für Herstellung und Prüfung des Impfstoffes gibt es Standardempfehlungen.
P Impfung erfolgt s.c. in 3 Einzeldosen in einwöchigem Abstand. Die F.-Impfung hinterläßt eine Immunität gegen den Erreger und gegen dessen Toxine (antiinfektiöse + antitoxische Immunität) und garantiert eine Abschwächung des Erkrankungsverlaufs. Sie wird zum Schutz von gefährdeten (exponierten) Personen einer nicht endemisch verseuchten Bevölkerung angewendet. Dauer des Impfschutzes wird auf 1 Jahr geschätzt. Impferfolg läßt sich an der ↗ Serokonversion mittels der ↗ WEIL-FELIX-Reaktion abschätzen. (19)

L SCHÄFER, W., in: Handbuch der Schutzimpfungen von A. HERRLICH (Hrsg.). Verl. Springer, Berlin—Heidelberg—New York 1965

Flockung

D Ergebnis einer ↗ Präzipitationsreaktion.
P Meßbare F. bei einer Diphtherietoxin-Antitoxin-Reaktion wird als **Flockungstest** bezeichnet und ermöglicht quantitative Aussagen. (19)

Flockungsreaktion

S Nebenreaktion
Klärungsreaktion
D Serologische Methode zum Nachweis von ↗ Lipid-Ak bei Syphilis.
G Als Ag wird ↗ Cardiolipin (*Cardiolipin-Mikroflockungs-Test* = CMT = VDRL = Veneral Disease Research Laboratory) oder ein mit Tolubalsam versetzter alkoholischer Gewebsextrakt mit 3,5% NaCl (MEINICKE-*Klärungs-Reaktion* = MKR II) benutzt. Beide Methoden lassen sich als Makro- oder Mikromethoden durchführen.
P Große praktische Bedeutung für Routineuntersuchungen auf Syphilis (↗ Syphilisserologie). Über „unspezifische" Resultate ↗ Lipid-Ak. (19)

L KERN, A.: Dtsch. Ges.wesen **27** (1972), 178
PETZOLDT, D.: Therapiewoche **23** (1973), 1209

Fluid-Impfstoff

S flüssiger Impfstoff
D ↗ Impfstoff ohne Adsorbens. (19)

fluid mosaic model der Zellmembran ↗ Rezeptor

fluorescence quenching

D Partielle Löschung der Tryptophan-Fluoreszenz von Ak nach erfolgter Bindung an das homologe Hapten, z. B. an ε-Dinitrophenyl-L-Lysin.

G Fluoreszenzlöschung ist vor allem auf eine Elektronenübertragung zurückzuführen.

P Sie wird in experimentellen Modellen dazu verwendet, die Affinität von Ak zu bestimmen. Dies gelingt, da hochaffine Ak gegen die Dinitrophenyldeterminante eine viel stärkere Fluoreszenzauslöschung zeigen als niedrig-affine. (1)

L WILLIAMS, C. A., und M. W. CHASE: Methods in Immunology and Immunochemistry, Vol. III. Academic Press, New York and London 1971

Fluoreszenz-Antikörper-Technik ↗ Immunfluoreszenz

Fluoreszenzfarbstoff ↗ Fluorochrom

Fluoreszenzmikroskop

D Bezeichnung für ein übliches (hochwertiges) Mikroskop, das anstelle von sichtbarem Licht mit ultraviolettem (oder kurzwelligem blauem) Licht betrieben wird und hierfür mit geeigneten optischen Filtern bestückt ist. Mikroskop, UV-Lampe (Erregungsquelle) und Filtersysteme (Licht- und Okularsperrfilter) werden in aufeinander abgestimmter Kombination fabrikmäßig angeboten (z. B. Fluoval des VEB Carl Zeiss, Jena/DDR). Derartige Geräteeinheiten gestatten neben der Lichtmikroskopie die Fluoreszenzmikroskopie wahlweise im Auflicht- oder Durchlichtverfahren (s. u.) mit oder ohne Phasenkontrastdarstellung der Objekte.

G Je nach Lichteinfall wird vom Fluoreszenzdurchlichtverfahren (Lichteinfall durch den Kondensor in das Präparat) oder vom Fluoreszenzauflichtverfahren (Lichteinfall durch das Objektiv in das Präparat) gesprochen. Als Lichtquelle dient in jedem Falle eine Quecksilberhochdrucklampe.

P Bes. Bedeutung hat das F. für die Immunol. im Zusammenhang mit der ↗ Immunfluoreszenz erlangt. (6)

L ↗ Immunfluoreszenz

Fluoreszenzserologie ↗ Immunfluoreszenz

Fluoreszenz-Treponemen-Antikörper-Test

Abk. FTA
FTA-ABS (Fluoreszenz-Treponemen-Ak-Absorptions-Test)

D Methode zum Nachweis von (erregerspezifischen) Ak gegen *Treponema pallidum* mittels ↗ Immunfluoreszenz (↗ Syphilisserologie).

P *Vorteile* gegenüber anderen Methoden der Syphilis-Serodiagnostik: Einsatz eines erregerspezifischen Ag, keine Infektionsgefahr bei Laborarbeiten, Einfachheit und Standardisierungsmöglichkeit der Methode. (19)

L FEGELER, F., et al.: Arch. klin. exp. Dermat. **222** (1965), 106

Fluorochrom

S Fluoreszenzfarbstoff

H Der Begriff wurde von HAITINGER (1938) geprägt.

D Natürlich vorkommende oder synthetisch hergestellte organische Verbindung, die befähigt ist, in geeigneter Lösung bei Bestrahlung mit kurzwelligem (ultraviolettem oder blauem) Licht langwelliges Licht einer bestimmten Farbe zu emittieren.

P Einige F., wie z. B. Fluoreszeinisothiozyanat, Rhodamin B-isothiozyanat, Lissamin-Rhodamin B 200-sulfochlorid, 1-Dimethylaminonaphthalin-5-sulfochlorid, eignen sich auf Grund reaktionsfähiger Bindungsgruppen zur Ak-Markierung (↗ Immunfluoreszenz). Nicht fluoreszierende Farbstoffe werden Diachrome genannt. (6)

Fluorometrie

D Messung der Fluoreszenzintensität eines gelösten fluoreszierenden Stoffes zur Bestimmung seiner Konzentration mit Hilfe von Eichlösungen (Relativmessung).

G Abhängigkeit der Fluoreszenzstrahlung von Intensität und Wellenlänge der Erregerstrahlung. Empfindlichere Meßmethode als Absorptionsmessung.
Bei Verwendung bes. Fluoreszenzansätze Messung an Spektrofotometern, Fotometern, Kolorimetern möglich. (33)

Flury-Impfstoff

D Flury = Familienname des Kindes, von dem ein Tollwutvirus isoliert und auf Hühnerei adaptiert wurde. Dieses Virus wird als ↗ Tollwutimpfstoff für Tiere benutzt. (19)

FNV

Abk. für French neurotropic virus vaccine. ↗ Gelbfiebervirusimpfstoff.

follicular antigen trapping

D Phänomen, das den Transport von Ag aus der Follikelperipherie in das Keimzentrum und seine dortige Retinierung beinhaltet.

G Lymphfollikel der Milz zeigen im Prozeß des „antigen trapping" keine Spezifität. Sowohl in normalen als auch präimmunisierten Kaninchen können injizierte Ag (z. B. ^{125}J-HGG = humanes Gammaglobulin und ^{3}H-DNP-BGG = bovines Gammaglobulin) im gleichen Follikel nachgewiesen werden. Prozeß des „antigen trapping" scheint von der Anwesenheit spezifischer Ak in der Zirkulation abhängig zu sein. Über die Kapillaren der weißen Milzpulpa gelangen die Ig-Ag oder AAK zwischen die Zellen der Marginalzone. Von dort erfolgt ihr Transport wahrscheinlich nach Bindung an ↗ B-Lymphozyten in das Follikelzentrum. Dabei scheint der F_c-Anteil der ↗ Ig für das „trapping" der Komplexe verantwortlich zu sein. Ag ohne Ig-Natur können nur nach vorheriger Kombination mit „natürlichen" oder spezifischen Ak im Follikel lokalisiert werden. Bedeutung der „follicular antigen trapping" für die Regulation der Immunantwort ist noch nicht klar erwiesen. In immuntoleranten, keimfreien oder bestrahlten Tieren ist ein „antigen trapping" nicht nachweisbar. (7)

L VAN ROOIJEN, N.: Immunology 25 (1973), 847, 853

Folliculus

D Bläschen. Anatomisch gebraucht zur Beschreibung von mit Epithel ausgekleideten kleinen Hohlräumen, z. B. kolloidhaltige Bläschen der Schilddrüse. *Fälschlich* gebraucht für knötchenförmige Zellansammlungen, z. B. Lymphfollikel, ↗ Follikellymphozyt. (2)

Follikellymphozyt

D In den Milz- und Lymphknotenfollikeln entstehender makronukleolärer ↗ Lymphozyt.

H In Milz und Lymphknoten konnte GRUNDMANN zwei verschiedene Lymphozytentypen zuerst bei der Ratte (1957) und später auch beim Menschen (1959) nachweisen. Die eine Form entsteht ausschließlich in den Follikeln und wird deshalb F. genannt, die andere vorwiegend an den Sinus und wird daher als Sinuslymphozyt (oder Pulpalymphozyt) bezeichnet.

G Während die Sinuslymphozyten mehrere kleine, nukleolenartige Verdichtungen im Kerngerüst aufweisen (= mikro- und polynukleoläre Lymphozyten), zeichnen sich die F. durch einen eher zentral gelegenen Makronukleolus aus (= *makronukleoläre Lymphozyten*), der über radiäre Chromatinanordnungen mit kleinen Randverdichtungen an der Kernmembran verbunden ist. Neben der Kernstruktur als gültigem Kriterium des Lymphozytentyps enthält das Zytoplasma der F. weniger Granula als das der Sinuslymphozyten. Beide Lymphozytentypen können auch im peripheren Blut des Menschen nachgewiesen werden (Methylenblaufärbung nach STOCKINGER und KELLNER, Phasenkontrastmikroskopie, FEULGEN-Reaktion). Nach GRUNDMANN ist die Verteilung bei Erwachsenen wie folgt: 75% F., 16% Sinuslymphozyten, 9% ohne sichere Einordnung. Demgegenüber finden sich beim Rind 78,6% Sinuslymphozyten und 15,7% F.

P Bei Patienten mit Fettleber oder Leberzirrhose ist ungeachtet der unterschiedlichen absoluten Lymphozytenzahl das Verhältnis von F. und Sinuslymphozyten im Vergleich zu Gesunden zugunsten der Sinuslymphozyten verschoben. Bei Zirrhosepatienten sind die F. signifikant vermindert.
Unter dem Einfluß von NNR-Hormonen verhalten sich beide Typen unterschiedlich. Während Kortison die Sinuslymphozyten wesentlich früher unterdrückt, führt Desoxykortikosteron zur *Schrumpfung der Follikel in Milz und Lymphknoten, jedoch zur Steigerung der Sinuslymphozytopoese.* Durch ↗ ALS werden mono- und polynukleoläre Lymphozyten in gleicher Weise beeinträchtigt, wogegen eine unterschiedliche Strahlensensibilität beider Arten beschrieben wird. Eine Aufstellung grundsätzlich differenter Lymphozytentypen auf der Basis der Nukleolen scheint durch den nachgewiesenen Wechsel von Nukleolenzahl, -größe und -form nach Ag-Stimulation nicht gerechtfertigt. (7)

L GRUNDMANN, E.: Verh. dtsch. Ges. Path. 41 (1957), 261
GRUNDMANN, E.: Klinische Wschr. 37 (1959), 941
URBANECK, D.: Arch. exp. Veterinärmed. 21 (1967), 795

Follikelzentrumsreaktion

S Keimzentrumsreaktion

D Im Anschluß an Ag-Reize auftretende typische histologische Veränderungen in den Follikelzentren, die zum Bild echter Keimzentren führen und speziell in Relation zur anamnestischen Ak-Bildung stehen.

G *Histologie:*
Nach einer einzigen Antigeninjektion (z. B. Pferde-γ-Globulin) sind vier Tage später im Follikelzentrum ansteigende Mengen ↗ pyroninophiler Blastzellen und durch mitotische Teilung daraus entstandene mittelgroße Lymphozyten zu sehen. Vom 5. Tag an liegen zwischen ihnen Retikulumzellen mit dunkel gefärbten phagozytierten Partikeln (sog. tingible Körper). Mit ihren großen blassen Kernen geben sie dem Zentrum das Aussehen eines „Sternhimmels". Zwischen 7. und 9. Tag weitere Vergrößerung des Follikelzentrums, mittelgroße Lymphozyten liegen dicht beieinander, Mitosen treten gehäuft auf. Die Mantelzone ist zu einem dünnen Band, bestehend aus kleinen Lymphozyten, reduziert. Vom 10. bis 20. Tag nur noch geringgradige Veränderungen, Blastzellen sind nicht mehr vorhanden. Nach $3^1/_2$ bis 4 Wochen geben ansteigende Mengen retikulärer Zellen dem Follikelzentrum wieder sein vorheriges helles Aussehen (LANGEVOORT, 1963).

Bedeutung der Keimzentren für die Ak-Produktion, besonders in Relation zur anamnestischen Reaktion, scheint gesichert. Jedoch lassen sich auch Ak in den lymphoiden Keimzentrumszellen (perinukleärer Raum und Zytoplasma) zwischen dem 17. und 26. Tag nach primärer Ag-Stimulierung nachweisen. Extrazelluläre Antikörper, zwischen dentritischen Retikulumzellen und lymphoiden Zellen gelegen, werden dagegen nicht vor dem Erscheinen intrazellulärer Ak nachweisbar (SORDAT et al., 1970). Die ↗ Germinoblasten der Keimzentren sind somit als unreife antikörperproduzierende Zellen anzusehen. Ag und Ak persistieren noch bis zum 35. Tag nach primärer Stimulation in den interzellulären Spalten. Im Gegensatz dazu ist die Periode der lokalen Persistenz nach Sekundärstimulation auf 8 Tage begrenzt. (7)

L LANGEVOORT, H. L.: Lab. Invest. 12 (1963), 106
SORDAT, B., et al.: J. exp. Med. 131 (1970), 77

Folsäureantagonisten

D Präparate, die die Nukleinsäuresynthese, speziell die DNS-Synthese, dadurch hemmen, daß sie die Bildung der Tetrahydrofolsäure, eines für die Thymidinsynthese notwendigen Substrates, verhindern.

G Der direkte Angriffspunkt ist häufig die Dihydrofolsäurereduktase.
Immunsuppression basiert auf Proliferationshemmung immunkompetenter Zellen. (23)

L LANGEN, P.: Antimetabolite des Nukleinsäure-Stoffwechsels. Akademie-Verlag, Berlin 1968
ZIMMERMAN, A. M., G. M. PADILLA und L. L. CAMERON: Drugs and the cell cycle. Academic Press, New York—London, 1973

Formenwechsel

D Antigenwechsel mit bestimmten gesetzmäßigen Ag-Veränderungen innerhalb der konstanten Typen.

H BRAUN und SCHÄFFER 1919, KAUFFMANN 1930, 1935 u. a.

G Der F. ist als eine serologische Eigenart, besonders der Enterobacteriaceae, aufzufassen, die durch den mosaikartigen Aufbau der Antigene bedingt ist. Verschiedene Formen des F.:

1. H-O-Variation = Verlust der H-Ag, Übergang der O-H-Form zur O-Form (nicht umgekehrt); ↗ Phasenwechsel.

2. S-T-R-Variation = qualitative Veränderungen der O-Ag, die zum Verlust der O-Ag führen. Übergang der S-Form zur T-Form oder R-Form. S-T-R-Formen sind serologische Begriffe. S = smooth = glatt, R = rough = rauh, T-Formen sind morphologisch glatt, serologisch rauh.

3. Form-Variation = quantitative Veränderung der somatischen Antigene = O-Variation = Ag-Veränderungen innerhalb bestimmter O-Ag der Enterobacteriaceae. Nachgewiesen bisher bei *Salmonella* O-1, 6_1, 12, 27, 36, 37, 24, 25, 1, 19, mit weiteren ist zu rechnen, da die Untersuchungen bisher noch nicht abgeschlossen sind (F. KAUFFMANN).

Vi-Variation = VW-Formenwechsel (Variation) = Veränderung innerhalb des Vi-Ag. Nachgewiesen bei *S. typhi* durch F. KAUFFMANN 1935. O- und H-Ag bleiben unbeeinflußt. Die *S.-typhi*-Kulturen liegen hierbei in *3 verschiedenen serologischen Formen* vor:

1. V-Form: Vi-agglutinabel, O-inagglutinabel.
2. W-Form: Vi-inagglutinabel, O-agglutinabel.
3. VW-Form: Vi-agglutinabel und O-agglutinabel.

P Bei der serologischen *Diagnostik der Enterobacteriaceae*, bes. der Salmonellen, in der Objektglasagglutination kann durch den F. die Diagnosestellung erschwert werden. Bei Verwendung spezifisch agglutinierender Testseren spielt sie in der Praxis noch keine große Rolle. Sie gewinnt aber an Bedeutung. (8)

L KAUFFMANN, F.: Die Bakteriologie der Salmonellagruppe. Einar Munksgaard, Kopenhagen 1941
KAUFFMANN, F.: Die Bakteriologie der Species Salmonella. Einar Munksgaard, Kopenhagen 1961 (dort weitere Lit.)

FORSSMAN-Antigen

D Weitverbreitetes ↗ heterophiles Antigen, nach dem Entdecker benannt.

G Chemisch ist die FORSSMAN-aktivität durch α-glykosidisch gebundenes N-Azetyl-D-Galaktosamin, 1-3-β-glykosidisch an Galaktose gebunden, determiniert und damit dem A-Blutgruppenantigen ähnlich. Das Antigen kommt *als Glykolipid in den Zellmembranen und als Glykoprotein in verschiedenen Körperflüssigkeiten* vor. Verschiedene FORSSMAN-Antigen-Komplexe zeigen chemische Unterschiede.

P Nach Immunisierung von Kaninchen mit Meerschweinchen-Nieren-Ag entstehen ↗ Agglutinine bzw. Lysine gegen Schaferythrozyten. Mit derartigen Antiseren reagieren positiv auch Erythrozyten von Hammel, Ziege, Kamel, die Organzellen von Meerschweinchen (Niere, Herz, Lunge) und Pferd, der Magenschleim des Pferdes, Organ- und Blutzellen sowie Eidotter und Embryo des Huhns, Organzellen von Katze, Hund, Fuchs, Tiger, Löwe, Maus, Hamster, Schildkröte sowie einiger Vogel- und Fischarten und einige Bakterienarten. FORSSMANnegativ sind Mensch, Affe, Kaninchen, Ratte. (Übersicht siehe Tabelle ↗ heterophiles Ag). (21)

L PROKOP, O., und G. UHLENBRUCK: Lehrbuch der menschlichen Blut- und Serumgruppen. Thieme, Leipzig 1966, 2. Aufl.
UHLENBRUCK, G., und G.I. PARDOE: Immunochemistry of blood group active substances. In: Fortschr. Haematol. 1 (1970), 551

„Forte"-Seren (AB0)

S A-, B-, 0-Seren „forte", Anti-B, -A, -A + B „forte"
D Starke Iso-Antikörper in menschlichen Seren zur Bestimmung der AB0-Blutgruppenantigene.
G Testseren (↗ AB0-Testseren), die meist nach ↗ künstlicher Immunisierung Freiwilliger mit hohem Titer und guter Avidität gewonnen werden.
Forderungen nach DAB 7 (D. L.) (siehe Tabelle).
P „Forte" Seren sind besonders geeignet zur Bestimmung der Blutgruppen in Eilfällen; sie finden Verwendung bei der Durchführung des ↗ bed-side-Tests.
„Forte" Seren kommen auch bei der Untersuchung schwacher Blutgruppeneigenschaften zum Einsatz. (26)

L DAB 7 (D.L.)

Fotometrie

D Messung der Lichtdurchlässigkeit einer gelösten farbigen Substanz durch eine veränderliche Lichtschwächungseinrichtung (Blende, Graukeil, Polarisationsprisma) auf der Grundlage des LAMBERT-BEERschen Gesetzes; Verwendung von monochromatischem Licht (Farbfilter, Spektrallampen).
G 1. Visuelle Fotometrie (z. B. Pulfrichfotometer).
2. Objektive Fotometrie durch Verwendung eines lichtelektrischen Empfängers (Fotozelle oder -element)
3. Meßverfahren: Ausschlagmethode, Kompensationsmethode, Substitutionsmethode. (33)

framework theory ↗ Netzwerktheorie

FRANKLIN disease ↗ H-Kettenkrankheit

FRANKLIN-DUKES ↗ Sterilität, immunologisch bedingt

FREI-Reaktion

D Intrakutantest bei Lymphogranuloma inguinale (Lymphopathia venerea NICOLAS-FAVRE) mit sterilisiertem Buboinhalt eines Erkrankten (↗ Spätreaktion).
H 1925 von W. FREI eingeführt. (Mangels Antigen in der DDR nicht praktikabel, es wird eine KBR gegen große Viren der Psittakose-Ornithose-Trachom-Gruppe empfohlen.)
P 1 : 4 verdünnter Bubo- (erweichter Lymphknoten) Inhalt oder im Dottersack gezüchtetes Virusmaterial (Lygranum(R)) wird bei 60 °C erhitzt und sterilisiert. 0,1 ml i.c. ergeben nach 48 h im positiven Fall ein > 0,5 cm großes Infiltrat (bis zur Nekrose!). Der Test ist *nur gruppenspezifisch für große Viren.* Paralleltestung mit Ulcus-molle-Antigen (ebenfalls aus Bubonen) und an Gesunden wird empfohlen. Die Reaktion wird ab 3. Krankheitswoche positiv und bleibt zeitlebens erhalten. Falsch negativer Ausfall bei Lues und Tbk.
Umgekehrte FREI-*Reaktion:* Sterilisiertes Bubo-Material eines Verdächtigen wird einem Rekonvaleszenten gespritzt.
Auch Autoinokulation wird ab 3. Woche möglich. (49)

Forderungen an ABO-Testseren („Forte-Seren) nach DAB 7 (D. L.)

Antiserum	Titer	Blutgruppe	Avidität Beginn der Agglutination	Reaktionsstärke 3+
Anti-B	1 : 256	B	nach 15 s	nach 2 min
Anti-A	1 : 256	A_1	nach 15 s	nach 2 min
	1 : 128	A_2	nach 30 s	nach 3 min
	1 : 128	A_1B	nach 30 s	nach 3 min
	1 : 64	A_2B	nach 45 s	nach 5 min
Anti-A u.	1 : 256	A_1	nach 15 s	nach 2 min
Anti-B	1 : 128	A_2	nach 30 s	nach 3 min
	1 : 128	A_1B	nach 30 s	nach 3 min
	1 : 64	A_2B	nach 45 s	nach 5 min
	1 : 256	B	nach 15 s	nach 2 min

L FREI, W.: Klin. Wschr. 4 (1925), 2148
GERTLER, W.: Praktische Dermatologie, S. 59. Thieme, Leipzig 1965
GOTTRON, H. und W. SCHÖNFELD: Dermatologie und Venerologie, V/2, S. 1118. Thieme, Stuttgart 1965
TELLER, H.: Lymphopathia venerea. In: H. A.

FREUNDsches Adjuvans ↗ Adjuvans

FRIEDENREICH-Antigene

S heterogenetische Kryptantigene
D Ag, die nach Neuraminidasebehandlung von Zellen freigelegt werden.
G F.-Ag sind durch terminale D-Galaktose oder N-Azetyl-D-Galaktosamin charakterisiert. Sie werden durch ↗ Lektine (z. B. *Vicia graminea, Arachis hypogaea, Ricinus communis*), Agglutinine aus Schnecken (z. B. ↗ Anti-A_{HP}) oder Ak (z. B. ↗ T-Agglutinin) nachgewiesen. Tabelle der F.-Ag bei UHLENBRUCK (1971). (21)

L UHLENBRUCK, G.: Immunbiologie. Wilhelm-Goldmann-Verlag, München 1971

Früh- oder Kolostralmilch ↗ Kolostrum

Frühproteine ↗ Virus

Frühreaktion

S anaphylaktische Reaktion
Soforttyp-Reaktion
immediate type reaction
Reagintyp-Reaktion
D Reaktion zwischen Allergen und seinem spezifischen Antikörper (Reagin; IgE) in einem sensibilisierten Organismus mit der Folge einer (in 10—20 min) auftretenden (allergischen) Entzündung.
G Die F. ist die Ak-bedingte (IgE) Form der allergischen Reaktion (↗ Allergie, ↗ Atopie, ↗ humorale Immunität). Sie hat eine vorangegangene ↗ Sensibilisierung mit (aktiver) Ak-Bildung oder eine passive Ak-Zufuhr (passive Anaphylaxie) zur Voraussetzung.
Die Reaktion beruht auf einer Permeabilitätsstörung der Gefäße mit Exsudatbildung („seröse Entzündung"). Diese kommt durch ↗ Mediatoren zustande, die bei der AAR aus ↗ Targetzellen (zumeist Mastzellen) freigesetzt werden.
P Klinisch läßt sich eine lokale (Haut- oder Gewebs-) von einer allgemeinen Reaktion (anaphylaktischer Schock) unterscheiden. Die Di erfolgt durch ↗ Intrakutantest. (5 + 19)

L RAIJKA, E. (Hrsg.): Allergie und allergische Erkrankungen. Akademia-Verl., Budapest 1959
STEFFEN, C.: Allgemeine und experimentelle Immunologie und Immunpathologie. Verl. G. Thieme, Stuttgart 1968

FSA ↗ CEA-like substances

5a-5b-System ↗ Leukozyten-Antikörper

functional homing ↗ homing (effect)

fungoides Granulom ↗ Mycosis fungoides

F II-Test

D Indirekte ↗ Hämagglutinationsreaktion zum Nachweis von ↗ Rheumafaktoren.
G Als Ag dient COHN-Fraktion II, mit der tanninbehandelte menschliche Erythrozyten beladen werden. (10)

L HELLER, G., et al.: J. Immunol. 72 (1954), 66

Gametozyt ↗ Protozoen-Antigen

γ-Fetoprotein ↗ Fetoproteine

Gammaglobulin

D Globulin, das in der freien Elektrophorese bei pH 8,6 die geringste (anodenwärts gerichtete) Mobilität besitzt ($1{,}0 \times 10^{-5}$ cm^2 Volt^{-1} sec^{-1}).

H Bezeichnung wurde von TISELIUS (1937) nach Einführung der freien Elektrophorese vorgeschlagen. Trennungsprinzip früher als Katophorese bezeichnet (BENHOLD 1933, THEORELL 1935). Durch TISELIUS und KABAT (1938) Ak-Aktivität in Gammaglobulinfraktion entdeckt.

G Mit Hilfe der freien Elektrophorese wurden bei der Serumtrennung entsprechend der elektrophoretischen Mobilität vier Fraktionen unterschieden: Albumin, und in ihrer Mobilität abnehmend α-, β- und γ-Globulin. Die mit dieser Methode voneinander getrennten Globuline sind sehr heterogen. Durch Einführung von Trägermedien (Papier, Gele, Folien) konnten Unterfraktionen gewonnen werden: α_1, α_2, β_1, β_2, γ. Aber bereits bei Proteintrennungen in Gelen, die durch ihren Siebeffekt (Stärke, Polyacrylamid) zusätzlich nach Molekülgröße und Form differenzieren, stimmt die Lage der Banden nicht mehr mit dieser Einteilung überein. Zu den Gammaglobulinen gehört die Mehrzahl der ↗ Immunglobuline. Infolge seiner Heterogenität erstreckt sich z. B. IgG als typisches Gammaglobulin in der Immunelektrophorese vom Alpha$_2$- bis in den Gammabereich. Bei der Bezeichnung eines Proteins als Gammaglobulin wird der Benennung lediglich seine elektrische Ladung (bei leicht-alkalischem pH) zugrunde gelegt. Die Begriffe Gammaglobulin und Ig sind nicht identisch, obwohl sich die Ig unter entsprechenden Bedingungen als Gammaglobuline präsentieren. Jedoch sind nicht alle Gammaglobuline Ig (↗ Gamma-Fetoproteine). (1 + 2)

L TISELIUS, A.: Biochem. J. 31 (1937), 1464

γ-Globulin (ältere Bezeichnung) ↗ IgG

Gammaglobulin, „leukophiles“ ↗ Tuftsin

γ-Typ ↗ H-Ketten-Krankheit

6,6γ (ältere Bezeichnung) ↗ IgG

7Sγ (ältere Bezeichnung) ↗ IgG

Gammaglobulin-Prophylaxe

S ↗ Humangammaglobulin-Prophylaxe

D Parenterale Applikation eines (humanen, homologen) Gammaglobulinpräparates zur Verhütung oder Bekämpfung einer (potentiellen) Virämie bei (einigen) viralen Infektionen.

G Wirkung beruht auf der wahrscheinlichen Existenz von Ak in dem für die Gammaglobulin-Produktion verwendetem Ausgangsmaterial (z. B. humanes Retroplazentarblut, Plasma- oder Serumreste u. ä.). Durch industrielle Aufbereitung entstehen Präparate in der Regel mit 16 g Eiweiß/100 ml (i.m.-Präparate) bzw. 5 g Eiweiß/100 ml (i.v.-Präparate), die gut verträglich sind und nur sehr selten eine ↗ Anaphylaxie auslösen.

P Über die wesentlichen Anwendungsgebiete, Dosierungen und ungefähre Wirkdauer informiert die Tabelle.
In jedem Fall sollte eine gezielte Prophylaxe mit dem entsprechenden ↗ Immunserum wie ↗ Röteln-, ↗ Vakzinia- usw. angestrebt werden. (19)

γ-Kette

D H-Kette des ↗ IgG. (1)

Gammaglobulin-Prophylaxe

Exposition bzw. Indikation	Dosierungsempfehlung	Geschätzte Wirkdauer	Bemerkungen
Hepatitis inf.	0,02 ml/kg i.m.	(3–)6 Wochen oder länger	ohne Erfolg bei Serumhepatitis
Masern	0,4 ml/kg i.m.	3(–6) Wochen	nur bis 4. Tag post infectionem besser: ↗ Masernimpfung
Röteln	0,2 ml/kg i.m.	3(–6) Wochen	besser: ↗ Röteln-Immunserum oder ↗ Röteln-Impfung
Vakzinia	0,1 ml/kg i.m.	3(–6) Wochen	besser: ↗ Vakzinia-Immunserum
Varizellen	> 0,4 ml/kg i.m.	3(–6) Wochen	fragliche Wirkung
Mumps	> 0,4 ml/kg i.m.	3(–6) Wochen	fragliche Wirkung
Influenza	0,2–0,4 ml/kg i.m.	3(–6) Wochen	fragliche Wirkung
humoraler ↗ Immundefekt	0,4 ml/kg i.m.	2–4 Wochen	bei IgG-Mangel aussichtsreich

γ-Kristallin ↗ Antigene der Linse

γss-Globulin (ältere Bezeichnung) ↗ IgG

γ_2-Globulin (ältere Bezeichnung) ↗ IgG

Gammopathie

S Immunglobulinopathie
Paraproteinose
Monoklonale Gammopathie

D Ansammlung von ↗ Paraproteinen im Blut (Paraproteinämie) oder Extravasaten (Harn, Liquor, Ödem).

H Bezeichnung von WALDENSTRÖM (1962) vorgeschlagen.

G Es gilt als gesichert, daß Paraproteine qualitativ den reaktiv gebildeten Ig entsprechen und lediglich die Produktionsrate (Konzentrationen meist über 2 g/100 ml) als pathologisch aufzufassen ist. Differenzierung in mono- bzw. ↗ polyklonale G. erforderlich, monoklonal ↗ Plasmozytom.
Echte pathologische Veränderungen der Ig-Moleküle finden sich in einigen Fällen der Synthese und Sekretion isolierter L-Ketten oder in Fragmenten von H-Ketten durch tumoröse Plasmazellen. Diese Formen sind jedoch sehr selten. Die G. sollte streng von ↗ Dysgammaglobulinämien, d. h. Veränderungen der quantitativen Verhältnisse der einzelnen Ig-Klassen im Serum, unterschieden werden. (50)

P G. ist nur ein Symptom, keine Diagnose.

L WALDENSTRÖM, J.: Progr. Allergy 6 (1962), 320

Gammopathie, monoklonale ↗ Gammopathie ↗ Plasmozytom

G-Antigen

S hr[G]
G

D Rh-Blutgruppen-Ag an menschlichen Erythrozyten.

H 1958 von ALLEN und TIPPETT beschrieben.

G G-Antigen befindet sich, von wenigen Ausnahmen abgesehen, auf allen D-positiven und/oder C-positiven Erythrozyten, ist aber nicht DC.
Bei den Genkomplexen, denen G fehlt, handelt es sich hauptsächlich um dcE und dce. Transfusion von G-positivem Blut auf G-negative Empfänger kann ↗ Anti-G-Bildung verursachen. Die Reaktion mit Anti-G ist wie die von Anti-D + C. Anti-D + C oder Anti-D + C + G können nur durch Absorptions-/Elutionsverfahren oder mit dem sehr seltenen r[G]r-Blut (D-negativ, C-negativ, E-negativ, G-positiv) nachgewiesen werden. C-negative und D-negative Frauen können durch inkompatible Schwangerschaften den entsprechenden Ak bilden. (26)

L RACE, R. R., und R. SANGER: Blood Groups in Man. 5. Ed. Blackwell Scientific Publications, Oxford – Edinburgh 1968

Gammopathie, polyklonale

D Immunglobulinvermehrung, die nicht durch Proliferation eines Immunglobulin-produzierenden Klones (↗ Plasmozytom), sondern durch Beteiligung zahlreicher differenter Zellklone bedingt ist und sich demzufolge auf mehrere Immunglobulinklassen und -subklassen erstreckt.

G Bei p. G. ist monoklonale Ig-Vermehrung durch zahlreiche Untersuchungen ausgeschlossen. Der Konzentrationsanstieg betrifft, prozentual gleich, alle IgG-Subklassen. Bei ↗ Kala-Azar hingegen ist IgG_1 deutlich vermehrt, IgG_2 gegenüber der Norm vermindert. (2)

L MORELL, M., F. SKVARIL und I. BARADUN: Ig-Subklassen der menschlichen Immunglobuline. Karger, Basel 1975

GARD-Schwärmplatte ↗ Schwärmplatte

Gasbrand-Immunserum

S G.-Antiserum
G.-Antitoxin

D Antitoxin-haltiges (Tier-, meist Pferde-) Serum gegen Toxingemisch von Gasbrandbazillen.

G Zu den wichtigsten Erregern des Gasbrandes zählen 4 von etwa 50 Arten der Gattung Clostridium (Cl.):

Cl. perfringens (WELCH-FRAENKEL)
Cl. novyi (*Bac. oedematiens*)
Cl. septicum (Pararauschbrand)
Cl. histolyticum,

die sämtlich ihren Standort im Erdboden und im Darm von Mensch und Tier haben.
Jeder dieser Bazillen produziert eine Reihe vasoaktiver, toxischer Enzyme, die eine größere Affinität zum Gewebe als zum Antitoxin besitzen. Bes. gefürchtet ist das Alpha-Toxin (= Lezithinase), das von allen 4 Arten am stärksten von *Cl. perfringens* gebildet wird.
Das G.-I. enthält Ak gegen ein Toxingemisch aller 4 Bazillenarten (in 1 ml etwa 400 IE *Cl. welchii*, 250 IE *Cl. septicum*, 300 IE *Cl. novyi* und 20 IE *Cl. histolyticum*-Antitoxin).

P Erfolg einer G.-I.-Therapie hängt von dem Zeitpunkt (*so früh wie möglich*), von der Menge und Applikation (etwa 20 ml i.v.! in Narkose) sowie von der Lokalisation und Ausdehnung des Infektionsherdes ab. Auf Unverträglichkeitsreaktionen ist streng zu

achten (↗ Allergie, ↗ Serumkrankheit, ↗ anaphylaktischer Schock, ↗ Konjunktivaltest).
Niemals darf auf eine sofortige und gründliche chirurgische Wundbehandlung verzichtet werden! (19)

L HERRLICH, A.: Handbuch der Schutzimpfungen. Verl. Springer, Berlin—Heidelberg—New York 1965

Gc

Abk. für group specific component

S Gruppenspezifische Komponenten
Gc-Faktor
Postalbumingruppen

D Mittels ↗ Immunelektrophorese identifiziertes α_2-Serumprotein mit genetischem ↗ Polymorphismus.

H Gc wurde 1959 von HIRSCHFELD bei Untersuchung menschlicher Serumproben entdeckt.

G Physiologische Funktion lange ungeklärt, in letzten Jahren Hinweise für Transportfunktion von Vitamin D.
Das ↗ Glykoprotein (4% Kohlenhydratanteil) hat elektrophoretische alpha$_2$-Mobilität, wird in der Leber synthetisiert und kommt auch in anderen Körperflüssigkeiten vor. Durchschnittliche Serumkonzentration 40 mg/100 ml. MG 50800. Sedimentationskonstante S: 4,1.
Mittels Immun-, Stärkegel- und Immunfixationselektrophorese sind *drei Standardtypen* zu unterscheiden, die keine immunol. Unterschiede aufweisen: Gc 1—1, Gc 2—1 und Gc 2—2. Ihre *Vererbung* wird durch 2 Gene (Gc^1 und Gc^2) mit autosomalem kodominanten Erbgang gesteuert. Die molekulare Basis der Polymorphie wird in der Substitution einzelner Aminosäuren gesehen. Das Gc-Molekül besteht aus 2 Polypeptidketten von etwa gleichem MG (25000). Das Gc-1-Protein ist heterogen (existierende Subtypen: Gc 1 F, Gc 1 S), wobei genetischer Hintergrund und molekulare Struktur dieser Subtypen noch umstritten sind.

Qualitative Varianten (Positionsunterschiede) im Elektropherogramm:

Gc^X
$Gc^Y = Gc^{Ab}$ (Aborigine)
Gc^Z
Gc^{Bkk} (Bangkok)
Gc^D (Darmstadt)
Gc^J (Japan)
Gc^W (Wien)
Gc^{Op} (Opava)

Mehr quantitative Varianten (einer Subunit von Gc 1), auch mit Positionsunterschied im Elektropherogramm:

Gc^{Chip} (Chippewa) = Gc 1A
Gc^{Norw} (Norway) = Gc 1C

Quantitative Variante (stummes Gen):
Gc^0

Reihenfolge der elektrophoretischen Position der Gc-Varianten im Bereich α_2 (+ → —)

Ab, W > D, J > Chip > 1 > X, Norw > 2 > Bkk > Z

Bei Affen nachgewiesenes Gc-Protein ist mit dem menschlichen immunol. nicht identisch.
Der *immunelektrophoretische Gc-Nachweis* erfolgt mit Hilfe präzipitierender Antiseren, die durch Tierimmunisierungen gewonnen werden.

P Gc ist ein wertvoller genetischer ↗ *Marker*. (4)

L HIRSCHFELD, J.: Acta path. microbiol. Scand. 47 (1959), 160
RUOSLAHTI, E., et al.: Europ. J. Immunol. 1 (1971), 45
SCHULTZE, H. E., et al.: Molecular biology of human proteins. Elsevier Publishing Company, Amsterdam—London—New York 1966

Gc-Faktor ↗ Gc

Ge (Gerbich) ↗ Antigen, ubiquitäres

Gebrauchs-Lysin-Dosis

D Die für die ↗ Anti-Streptolysin-Reaktion zu benutzende Streptolysin O- (Antigen-) Dosis. (10)

Gedächtnis, immunologisches ↗ memory cell

Gefeitsein ↗ Immunität, biologische

Gefriertrocknung ↗ Lyophilisierung

Gegenstromelektrophorese ↗ Überwanderungselektrophorese

gehirnassoziiertes Theta-Antigen ↗ Theta-Antigen

Geißel-Antigen ↗ H-Antigen

Gelbfiebervirus-Impfstoff

S Gelbfieber-Vakzine

D (Inaktivierte oder) vermehrungsfähige, abgeschwächte (attenuierte) Gelbfieberviren.

H STOKES et al. gelang erstmals die Isolierung des hochvirulenten Gelbfiebervirusstammes „Asibi" von einem afrikanischen Patienten. Dieser Stamm wurde seit 1933 durch systematische Züchtungsversuche (HAAGEN 18 Passagen auf Mäuseembryonalgewebe, THEILER 58 Passagen auf Hühnerembryonalgewebe, LLOYD et al. 160 Passagen auf Hühnerembryonalgewebe ohne Hirnsubstanz und Rückenmark) attenuiert und seiner neurovirulenten Eigenschaften beraubt. Der heutige Impfstamm 17 D leitet sich von ihm ab.

G Fast alle G. leiten sich vom 17-D-Stamm ab. Einzige Ausnahme ist die sog. (relativ neurovirulente) *Dakarvakzine* (FNN = French neurotropic virus vaccine), die z. B. in bestimmten Gebieten Afrikas eingesetzt wird. Jeder Teilschritt der Produktion von G. unterliegt strengen internationalen Kontrollvorschriften, insbesondere müssen sich geimpfte Affen gegen eine nachfolgende Infektion mit einem virulenten Gelbfiebervirusstamm als immun erweisen, ohne durch den Impfstoff neurologisch erkrankt zu sein (↗ Enzephalitis). Die Prüfbedingungen sind in den minimal requirements der WHO-Reports festgelegt.

P Gelbfieberviren werden durch Stechmücken (*Aedes aegypti*) übertragen. Gelbfieber spielt im Weltmaßstab eine relativ geringe Rolle und beschränkt sich in der Hauptsache auf Zentral- und Westafrika sowie Süd- und Mittelamerika. *WHO überwacht* die Verbreitung, gibt jährlich die Gefahrenzonen der Erde bekannt und steht mit den (wenigen tropenmedizinischen) Institutionen in Kontakt, die sich mit G. befassen dürfen. Gelbfieberimpfungen werden nur von *Impfärzten mit spezieller Impferlaubnis* vorgenommen. Applikation erfolgt s.c. Kinder in den ersten 3 Lebensjahren und Schwangere dürfen nicht geimpft werden. Impfärzte haben ferner auf eine Allergie gegenüber Impfstoffbestandteilen (Eiweiß) und auf Einhaltung des notwendigen Zeitabstandes zur ↗ Pockenimpfung (3 Wochen nach Pockenerst- oder 2 Wochen nach Pockenwiederimpfung) zu achten (↗ Impfung für Auslandsreisende). Die Dauer des Impfschutzes wird auf 10 Jahre geschätzt. (19)

L WHO Techn. Rep. Ser. No. 179 (1959)
WHO Techn. Rep. Ser. No. 479 (1971)

Gelbsucht, infektiöse ↗ Australia-Antigen

Gelfiltration

D Chromatografisches Trennverfahren, das Stoffgemische nach Molekülgröße fraktioniert (Molekülsiebeffekt).

G *Material:*
Meist Polydextrangele ↗ Sephadex, Agarose ↗ Sepharose, aber auch Stärke und Polyacrylamid.
Wirkungsweise:
Durch Wasseraufnahme des festen Gelmaterials entsteht ein poröses Gel, das als Säule gepackt wird. Beim Durchlaufen eines gelösten Stoffgemisches durch die Säule werden die kleinen Moleküle in ihrer Wanderung gebremst, da sie in die Poren der Gelpartikel eindringen. Sie erscheinen später im Eluat als die großen Moleküle, die nicht in die kleineren Zwischenräume gelangen konnten (Ausschlußeffekt). Es kommt zu einer Fraktionierung des Gemisches.

P *Anwendung* zur Trennung und Reinigung von Naturstoffen, Entsalzung, Konzentrierung von kolloiden Lösungen. (33)

Gen

D Einheit eines vererbbaren Faktors.

H Von JOHANNSEN 1903 in die Vererbungsforschung eingeführt.

G MORGAN et al. (1911) haben wenig später nachgewiesen, daß die Gene in den ↗ Chromosomen linear angeordnet enthalten sind und durch ↗ crossing over ausgetauscht werden können.
Das G. besteht aus ↗ *Desoxyribonukleinsäure* (DNS), die im Kern in einer Doppelhelix vorliegt (WATSON u. CRICK, 1953). In dieser Struktur sind zwei DNS-Molekülstränge so miteinander verknüpft, daß die Kohlenhydrat-Phosphat-Anteile jedes Nukleotids nach außen zu liegen kommen und die Basenanteile der Nukleotide einander gegenüberliegen. Sie werden durch Nebenvalenzbindungen verbunden. Dieser Doppelstrang ist seinerseits um eine Achse gewendelt zur *Doppelhelix*. Die Basen liegen auf Grund stereochemischer Eigenschaften gesetzmäßig derart gegenüber, daß stets einem Adenin (A) ein Thymin (T) und einem Guanin (G) ein Cytosin (C) zugeordnet ist. — Aus der *Basenfolge* im kodogenen Strang ergibt sich die genetische Information. Dieser Strang dient als *Matrize* für die Synthese der m-RNS (↗ Ribonukleinsäure) während der Transkriptionsphase. Die m-RNS trägt die Information aus dem Kern in das Zytoplasma an die ↗ Ribosomen. Hier findet, unter Einschaltung der t-RNS, einiger Enzyme und Faktoren, die Übersetzung der von der m-RNS übermittelten Information in die Aminosäuresequenz der Peptidkette statt (Translationsphase). — Die *Regulation der Genaktivität* erfolgt durch die Einwirkung von ↗ Repressoren und Induktoren auf bestimmte DNS-Sequenzen (↗ Operon). Diese Möglichkeit der Steuerung des Genoms ist zumindest für Bakt. nachgewiesen (JACOB u. MONOD, 1961). Für Vielzeller sind noch andere Regulationsmechanismen (Histonregulation, Hormonstimulierung) beschrieben worden, ohne daß dieses molekularbiologische Grundproblem für sie bisher geklärt werden konnte.

P Funktionell zusammenhängende Gene, die aufeinanderfolgende Syntheseschritte steuern, werden als *Genwirkkette* bezeichnet; sie sind im Stoffwechsel komplex vernetzt. — In somatischen Zellen liegt jedes G. doppelt vor; eine Anlage von väterlicher und eine von mütterlicher Seite abstammend. Im ↗ Chromosom ist jedes G. an einer bestimmten Stelle lokalisiert (↗ Genort). Dabei sind unterschiedliche Strukturtypen (↗ Allele) an einem Genort möglich; in ihrer Gesamtheit werden sie als ↗ Genpool bezeichnet. Sind im ↗ Genom eines Individuums zwei Allele identisch, so resultiert für dieses Merkmal ↗ Homozygotie, andernfalls besteht ↗ Heterozygotie. — Die in einem Genom enthaltene *Menge an genetischer Information* nimmt im Verlauf der Phylogenese quantitativ zu, entweder durch Polyploidisierung (= Vermehrung der Chromosomenzahl) oder durch ↗ Genduplikation. Eine Verdopplung der genetischen Information erfolgt schätzungsweise alle 120 Millionen Jahre (ZUCKERKANDL u. PAULING, 1965). Eine qualitative Veränderung des G. ist die ↗ Mutation. (15)

L GÜNTHER, E.: Grundriß der Genetik. VEB Fischer Verlag, Jena 1969
HARRIS, H.: Biochemische Grundlagen der Humangenetik. Akademie-Verlag, Berlin 1974
JACOB, F., und J. MONOD: Cold Spring Harbor Symp. Quant. Biol. 26 (1961), 193
JACOB, F., und J. MONOD: J. Molecul. Biol. 3 (1968) 318
WATSON, J. D.: The molecular biology of the gene. Benjamin, 1970

Gendrift

S random genetic drift (WRIGHT 1960)
D *Allmähliche* Veränderung der Genkomposition einer größeren Bevölkerungsgruppe.
G G. und ↗ Genfluß haben in der Vergangenheit u. a. für die heutige Verteilung der Blutgruppen auf der Erde eine bedeutende Rolle gespielt. (15)

Genduplikation

D Verdopplung eines Gens. Es entstehen zwei gleichartige Gene.
G Voraussetzung ist während der Meiose eine nicht-homologe Paarung von Genen. Durch ↗ crossing over zwischen homologen Chromosomen, die derart gegeneinander verschoben sind, daß nicht-homologe Gene einander gegenüberliegen, werden zwei benachbarte Gene miteinander ausgetauscht und auf ein Chromosom verlagert. Wenn bei einer sehr geringen Verschiebung nur Teile der homologen Gene einander gegenüberstehen, so tritt eine teilweise intercistronische Verdopplung auf. Ein derartiger Vorgang trifft für ↗ Haptoglobin zu.
Durch komplette G. tritt eine ↗ Redundanz an genetischer Information ein, da ein Gen mehrfach mutieren kann, ohne daß dadurch funktionelle Veränderungen im Organismus auftreten. Das andere, *nicht-mutierte Gen, genügt allen Anforderungen des Organismus.* Die bei der G. auftretenden homologen Gene besitzen häufig die Information für die in ihren biologischen Wirkungen verwandten Peptide. Da diese Gene gelegentlich auf Grund sekundärer Vorgänge auf verschiedene Chromosomen verteilt sein können, ergibt sich über längere Zeiträume hinweg eine Variabilität der Kopplungsgruppen. (15)

generalisiertes SHWARTZMAN-Phänomen ↗ SANARELLI-SHWARTZMAN-Phänomen

genetic unit ↗ MORGAN-Einheit

genetische Kapazität

D Durch die Zahl seiner Gene begrenzte Fähigkeit eines Organismus, strukturell unterschiedliche Proteinmoleküle zu synthetisieren.
G Als g. K. wird für den Wirbeltierorganismus die Fähigkeit zur Produktion von etwa 10^6 differenten Ak-Strukturen angenommen (JERNE, 1955). (15)

genetischer Code

D Schlüssel für die genetische Informationsübertragung auf die Aminosäure-Sequenz.
G Auf dem Wege der Transkription und der Translation wird diese Information in die AS-Sequenz umgesetzt. Die Information für den Einbau jeder AS ist in einem Nukleotid-Triplett im Gen festgelegt. Der g. C. gibt die *Nukleotidsequenz im m-RNS-Codon für die 20 proteinogenen AS* an. So wird z. B. der Einbau des Tryptophans durch das Triplett UGG codiert. — Die ↗ Codons überschneiden sich nicht (nicht-überlappender Code). Da für die Codierung einer AS meist mehrere (bis zu 6) Codewörter vorhanden sind, bezeichnet man den g. C. als „*degeneriert*". Der g. C. enthält außerdem drei Tripletts (UAA, UAG, UGA), die keine AS codieren, sondern die Information für das Ende einer Peptidsequenz enthalten („nonsense-Tripletts"). Die *Universalität* des g. C. kann heute für Tiere, Pflanzen und Bakterien als gesichert gelten. Geringfügige Unterschiede finden sich u. a. für die Codierung des Kettenbeginns, ↗ Gen. (15)

Genfluß

S Migration
D Genetisches Muster von Populationen kann durch das Hinzukommen bisher dort nicht vorhandener Gene (durch Einwanderung, Kriegszüge usw.) verändert werden.
G G. und ↗ Gendrift werden als entscheidende Faktoren für die heutige Blutgruppenverteilung auf der Erde angesehen. (15)

Genlokus, Genlocus ↗ Genort

Genmutation

D Erbliche Veränderung (↗ Mutation), die nur ein Gen betrifft. (15)

Genom

D ↗ haploider Chromosomensatz.
P Der Mensch besitzt 23 verschiedene Chromosomen in einem G. (Pferd 32; Maus 20; Rind 30). (15)

Genommutation

S Ploidiemutation
D Quantitative Veränderungen der normalen Chromosomenzahl. (15)

Genort

S Genlokus, Genlocus
D Definierte genetische Region des Chromosoms, die mit einem spezifischen ↗ Phänotyp in Beziehung gesetzt werden kann. (15)

Genotyp

S Erbbild
D Gesamtheit der Gene in den Chromosomen eines Organismus (↗ Phänotyp). (15)

Genpool

D Gesamtbestand der verschiedenen ↗ Allele aller Organismen einer Population. (15)

Gentransfer

D Bei Bakt. während der Konjugation auftretende Überführung eines ↗ Genoms (oder Genomteiles) in eine Empfängerzelle derselben Spezies. (15)

Gerinnselverhinderungstest ↗ Anti-Hyaluronidase-Reaktion

Gerinnungsaktives Human-Zitratplasma

S Gerinnungsaktives Plasma, -konserve
D ↗ Plasmakonserve sofort nach der Blutabnahme (innerhalb von 4 h) aus ↗ Human-Zitratblut durch Zentrifugation gewonnen.
G Tiefgefroren oder als ↗ Human-Trockenplasma bei +2 °C bis +5 °C 6 Monate lagerfähig.
P Anwendung zur Substitution labiler Gerinnungsfaktoren wie der Faktoren V u. VIII mit gleichzeitiger Volumensubstitution. (37)

Gerinnungsfaktoren

S Gerinnungsproteine
Plasmafaktoren I–XIII
D Spurenproteine im Plasma, die im Rahmen der Blutstillung in einer enzymatischen Kettenreaktion die Bildung von Plasma- und Gewebsthromboplastin und schließlich die Entstehung von Thrombin aus Prothrombin und als letzte Stufe die Umwandlung von Fibrinogen in Fibrin ermöglichen.
G Für die einzelnen G. hat sich in Anlehnung an die Vorschläge des *Internationalen Komitees für Nomenklatur* der Blutgerinnungsfaktoren folgende Bezeichnung durchgesetzt:

Faktor I	– Fibrinogen
Faktor II	– Prothrombin
Faktor III	– Thromboplastin
Faktor IV	– Kalzium
Faktor V	– Proakzelerin, Ac-Globulin, labiler Faktor
Faktor VI	– aktivierter Faktor V, Akzelerin
Faktor VII	– Prokonvertin
Faktor VIII	– antihämophiles Globulin A, AHG-A, antihämophiler Faktor
Faktor IX	– antihämophiles Globulin B, Christmas-Faktor, engl. PTC = Plasma Thromboplastin Component
Faktor X	– Stuart-Prower-Faktor
Faktor XI	– Rosenthal-Faktor, engl. PTA = Plasma Thromboplastin Antecedent
Faktor XII	– Hageman-Faktor
Faktor XIII	– Fibrinase, FSF = fibrinstabilisierender Faktor

G. können nach der Kaskadentheorie von MacFarlane (1964) als Vorstufen von proteolytischen Enzymen angesehen werden. Aktivierung der G. wird im Ablauf der Blutgerinnung durch den kontaktsensiblen Hageman-Faktor (F. XII) eingeleitet, der das Aktivierungsenzym für den Faktor XI und dieser wiederum für den Faktor IX usw. darstellt (siehe Abbildung).
Für Plasmathrombokinasebildung (endogenes System) werden alle G. mit Ausnahme des Faktor VII benötigt, für die Gewebsthromboplastinbildung (exogenes System) hauptsächlich Faktor VII und Gewebszellsaft.
Nachweismethoden der einzelnen G. erfordern den Einsatz von Speziallabors. Die meisten Untersuchungsverfahren erfassen den jeweiligen G. in seiner Funktion bzw. Aktivität. Dabei werden dem Plasma des Patienten alle Faktoren im Überschuß hinzugefügt mit Ausnahme des zu untersuchenden G. Die Geschwindigkeit der Fibrinentstehung ist ein Maß für die Funktion des zu prüfenden Faktors.
Immunol. Methoden – Geldiffusion und Fibrin-Agarelektrophorese – zur quantitativen Bestimmung der G. erhöhen die di Aussage, setzen aber Isolierung und Charak-

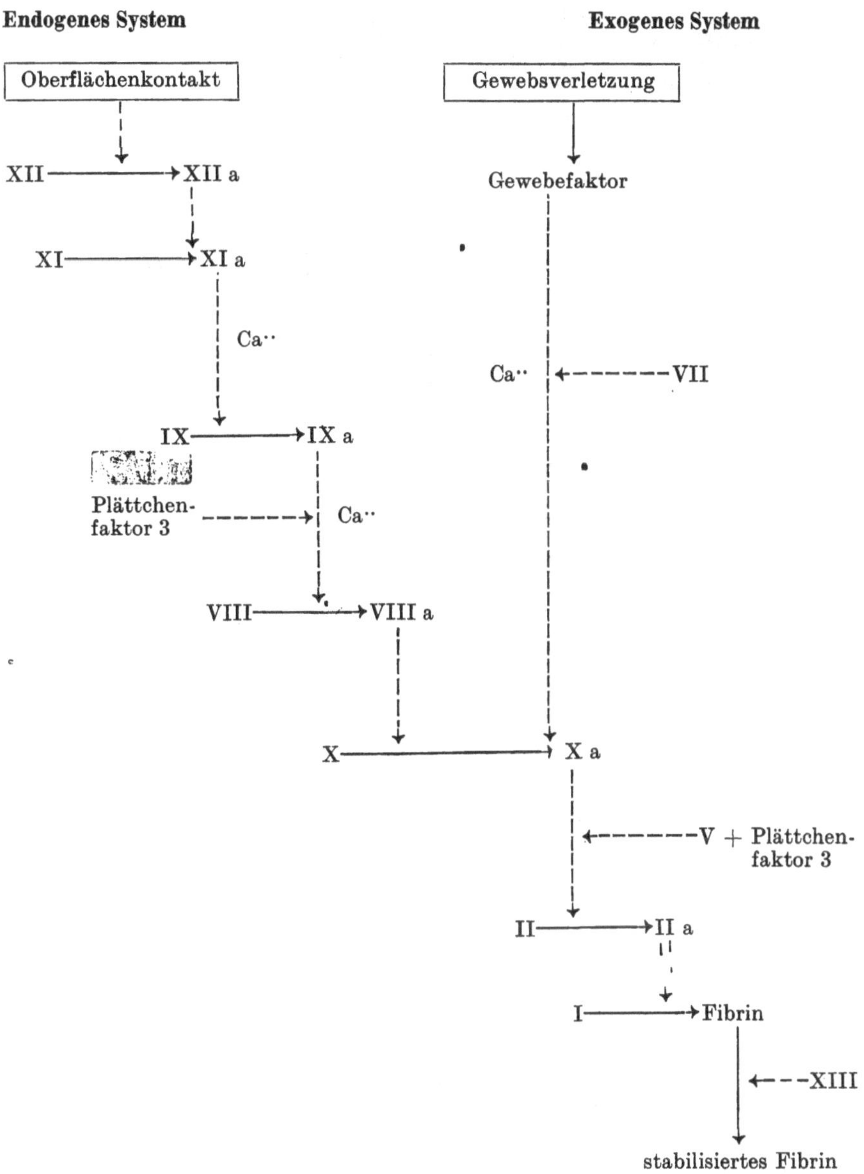

Schema der Gerinnungskaskade

terisierung des G. als Gerinnungsprotein sowie Herstellung von ↗ Antifaktorenseren voraus.

P Bei allen hämorrhagischen Diathesen ist die Untersuchung des Gerinnungsablaufes notwendig. Sie erfolgt zunächst einengend mit Globalmethoden und dann mit der Erfassung jedes einzelnen G. Mit gerinnungsanalytischen und immunol. Methoden kann geklärt werden, ob ein Blutungsübel auf den *Ausfall der Synthese des Gerinnungsproteins oder auf die Fehlbildung eines G.* (abnormes Gerinnungsprotein) zurückzuführen ist.

Immunol. Untersuchungsverfahren der G. mit ↗ Antifaktorenseren brachten folgende Aufschlüsse:

1. Faktor I (↗ Fibrinogen, ↗ Dysfibrinogenämie, ↗ Fibrin(ogen)-Spaltprodukte, ↗ Parafibrinogen).

2. Faktor II (Prothrombin): α_1-Glykoprotein, Normalkonzentration im Plasma 6 bis 10 mg/100 ml, MG 52000. Unter Dikumarolbehandlung entsteht ein funktionell minderwertiges, in der Ag-Konzentration jedoch unverändertes Prothrombin. Kongenitale Prothrombinmangelzustände lassen sich in Ak-positive (konstitutionelle Dysprothrombinämie) und Ag-negative Typen trennen.
3. Faktor VIII (antihämophiles Globulin A): β-Globulin, Normalkonzentration im Plasma unter 1 mg/100 ml, MG 1–2 Mill., Differenzierung der Hämophilie A in protein-positive und protein-negative Formen möglich, wobei die Hämophilie $A^{(-)}$-Typen schwerere Verlaufsformen aufweisen als die Hämophilie $A^{(+)}$-Typen (↗ Hämophilietypen).
4. Faktor IX (antihämophiles Globulin B): β-Globulin, Normalkonzentration im Plasma über 1 mg/100 ml, MG ca. 60000. Differenzierung in Hämophilie $B^{(+)}$ und Hämophilie $B^{(-)}$.
5. Faktor XIII (fibrinstabilisierender Faktor): β-Globulin, Normalkonzentration 2,5 ± 0,5 mg/100 ml, MG 340000. Das Molekül besteht aus 3 nicht-kovalent verbundenen Untereinheiten, von denen 2 identisch sind: Molekularformel A_2S. Bei Patienten mit Faktor-XIII-Mangel wird die Untereinheit A nicht, der Anteil S jedoch zu 25–50% der Norm gebildet. (17)

L MACFARLANE, R. G.: Nature 202 (1964), 498
PERLICK, E., und A. BERGMANN: Gerinnungslaboratorium in Klinik und Praxis. VEB Thieme, Leipzig 1971
SCHWICK, H. G., et al.: Internist 14 (1973), 160

Gerinnungsfaktor I ↗ Fibrinogen

Gerinnungsfaktor I_1 (unlösliches Fibrin) ↗ Fibrinogen

Gerinnungsfaktor I_s (lösliches Fibrin) ↗ Fibrinogen

Gerinnungsfaktorenantiserum ↗ Antifaktorenserum (Gerinnungsfaktoren)

Gerinnungsproteine ↗ Gerinnungsfaktoren

Germinoblast

D Von LENNERT geprägte Bezeichnung für die lymphozytäre Keimzentrumszelle.

G Morphologische Kennzeichen des in drei Größen (groß, mittelgroß, klein) vorkommenden G. sind ein heller (meist runder) Kern mit retikulärer Chromatinstruktur und multiplen, scharf begrenzten, farblosen Nukleolen. Der schmale Plasmasaum ist basophil. Die Zellen sind in den Keimzentren der Sekundärknötchen lokalisiert. Letztere fehlen beim Feten. Unter *Ag-Einfluß* sollen die G. aus großen Retikulumzellen unter Zunahme der Basophilie entstehen (ältere Hypothese). Sie zeigen eine große mitotische Aktivität. Frei in der Pulpa liegende G.-Nester werden als „nackte Keimzentren" bezeichnet. Die entwickelten Sekundärknötchen bestehen jedoch u. a. aus einem das helle Zentrum umgebenden dunklen Saum von Lymphozyten. Die G. sind bei der ↗ Follikelzentrumsreaktion vermehrt. Auf Grund funktioneller und morphologischer Merkmale entsprechen sie sehr wahrscheinlich den ↗ *Immunoblasten*. Als Vorläufer der Ak-produzierenden Zellen gehören sie zur B-Lymphozytenpopulation. (7)

L LENNERT, K.: Handbuch der speziellen pathologischen Anatomie und Histologie. Springer-Verlag 1961, Bd. I/3A

Geschlechtsdimorphismus, immunologischer

D Genetisch bedingte, mit immunologischen Methoden faßbare Differenz im Antigengefüge zwischen X- und Y-Chromosomträgern.

G Die G.-bedingten Unterschiede werden gonosomal gesteuert und sind bei Mammaliern an das X- oder Y-Chromosom gebunden, wobei die Expressivität des Endproduktes G. nicht zwangsläufig nur an ein Gen gebunden sein muß und durch Beteiligung von autosomal lokalisierten Genen G. wieder maskiert werden kann.
G. wurde bisher nachgewiesen durch:
1. unterschiedliche Tumortransplantat-Angehrate männlich/weiblich
2. unterschiedliche Infektanfälligkeit Knaben/Mädchen
3. unterschiedliche Überlebenschance männlicher/weiblicher Embryonen
4. unterschiedliche Immunisierungsresultate bei männlichen/weiblichen Versuchstieren, insbesondere abweichend bei trächtigen Tieren
5. quantitative IgM-Differenzen männlich/weiblich
6. X-chromosomal gesteuertes Blutgruppenmerkmal ↗ Xg beim Menschen und Gibbon
7. Y-chromosomal gesteuertes Ag bei Mammaliern (↗ H-Y-Ag)
8. unter androgenem Einfluß stehendes Ag Slp bei männlichen Mäusen
Einige der aufgeführten G. bedingenden Fakten lassen sich durch eine von BUNDSCHUH entwickelte Hypothese erklären, deren Grundlage die Annahme von zwei immunologisch aktiven Regelkreisen (Im-

munität und Protektivität) darstellt, von dem die Immunität der Abwehr von Fremdantigen dient (Erhaltung der Individualintegrität) und die Protektivität dem Schutz des sich wirtsdifferent entwickelnden Autoantigens vor dem Zugriff durch das Immunsystem (Reproduktion, Erhaltung der Speziesintegrität). Als ein Protektivitätsträger wird das PAG angesehen (↗ pregnancy associated α_2-Glycoprotein) im Zusammenwirken mit anderen Faktoren.

P Die ↗ IgM-Konzentration beim Menschen steigt mit der Anzahl der X-Chromosomen. Die geringere Infektanfälligkeit von Mädchen gegenüber Knaben wird damit im Zusammenhang gesehen. (2)

L BAYER, H., und D. KADACH: Zbl. Gynäkol. 92 (1970), 1201
BAYER, H.: Habilitationsschrift der Humboldt-Universität Berlin, 1964
BOHN, H.: Arch. Gynäkol. 212 (1972), 165
BUNDSCHUH, G., et al.: Zbl. Gynäkol. 97 (1975), 44
GLASER, M., et al.: J. Immunol. 1 (1972), 286

Gewaschenes Human-Erythrozytenkonzentrat

S Gewaschenes Erythrozytenkonzentrat
Gewaschenes Erythrozytensediment
Gewaschene Erythrozytenmasse

D Mit isotoner Waschlösung (z. B. NaCl) u. U. eiweißfrei gewaschenes, *nur 4—6 h* (!) *anwendbares* ↗ Human-Erythrozytenkonzentrat mit vermindertem Leukozyten- und Thrombozytengehalt.

G Gegebenenfalls Verwendung glukosehaltiger Resuspensionslösungen beim letzten Waschvorgang zur Verhinderung von Zellschäden; ↗ Human-Erythrozytenresuspension.

P *Anwendung* bei autoimmunen hämolytischen ↗ Anämien (MARCHIAFAVA-Anämie), bei Vorliegen von Thrombozyten- und/oder Leukozytenantikörpern, Eiweißallergie sowie bei prospektiven Organtransplantationsempfängern. (37)

Gewebeimmunität

D Veraltete Bezeichnung für zelluläre ↗ Immunität. (19)

Gf (Griffiths) ↗ Antigen, privates

Giftschlangen ↗ Schlangengift-Immunserum

Gilfather ↗ MNSs-Blutgruppen, Varianten

Gingivostomatitis herpetica ↗ Aphthoid

glatte Muskulatur ↗ Muskelantikörper

Gliadin

D Die aus Kleber- oder Gluteneiweißen von Weizen und Roggen mit Alkohol extrahierbare Eiweißfraktion.

G Außer dem G. aus Weizen und Roggen gibt es eine entsprechende Fraktion auch aus Hafer (Avenin), Gerste (Hordein), Mais (Zein), während sie beim Reis fehlt. Wegen ihres charakteristischen hohen Gehalts an Glutaminsäure und Prolin werden sie auch unter der Bezeichnung *Prolamine* zusammengefaßt. Die Aminosäurenzusammensetzung ist jedoch recht unterschiedlich. Dem Glutaminsäuregehalt wie auch der Natur der endständigen Aminosäuren nach lassen sich zwei Gruppen unterscheiden: Weizen-, Roggen-, Gerste-, Haferprolamin mit hohem und Maisprolamin mit geringem Glutaminsäureanteil. Auch Weizen- und Roggen-G. sind verschieden. Elektrophoretisch läßt sich Weizen-G. unter bestimmten Bedingungen in 8, Roggen-G. in mindestens 5 Komponenten auftrennen, so daß die Prolamine aus Zerealien untereinander nicht nur nicht identisch, sondern auch einzeln noch *heterogene Substanzen* sind. Weizen- und Roggen-G., Avenin, Hordein, aber nicht das Zein haben als ↗ *Zöliakieverursachende Agentien* pathogene Bedeutung. Ihre Pathogenität beruht vermutlich auf einer gestörten Digestion. Beim peptischen und tryptischen Abbau des G. in vitro entstehen Peptide, zu deren weiterer Hydrolyse wahrscheinlich bestimmte Dünndarmpeptidasen erforderlich sind. Es handelt sich im wesentlichen um *Glutamylprolinoligopeptide* mit einem MG von 820 bis 928, entsprechend 6—8 Aminosäuren, die noch Zöliakie-wirksam sind. Nach G.-Belastung sind sie im Serum von Zöliakie-Patienten, nicht aber bei Gesunden nachweisbar. Der Defekt bei Zöliakie wird im Endabbau dieser Oligopeptide vermutet. Wie der toxische Effekt derselben bei Zöliakie zustande kommt, ist unklar.

P Die noch nicht abgeschlossenen Untersuchungen über die molekulare Struktur und den digestiven Abbau der Getreideprolamine unterstützen die praktische Erfahrung, Weizen-, Roggen-, Gerste- und Haferprodukte bei Zöliakie zu vermeiden und anstatt dessen auf die unschädlichen Mais- und Reisprodukte auszuweichen. Da es möglich ist, daß die Intoleranz gegenüber genannten Prolaminen durch sehr frühe Verfütterung induziert wird, sollten sie in der Säuglingsnahrung vor dem 5. Lebensmonat nicht verwandt werden. (41)

L TOWNLEY, R. R. W., et al.: Ergebn. inn. Med. Kinderheilk. 26, NF (1967), 1
WALDSCHMIDT-LEITZ, E., et al.: Hoppe-Seyler's Z. physiol. chem. 329 (1962), 52
WEIJERS, H. A., et al.: Acta paediat. Scand. 59 (1970), 461

glissement ↗ Antigendrift

globale Antithrombinkapazität des Plasmas ↗ Antithrombin(e)

Globuline

D Fraktion der Serumproteine, die mit ↗ Aussalzungsverfahren bei Teilsättigung gewonnen wird.

G Vor der Entwicklung der modernen biochemischen und immunol. Analyseverfahren stellte Ende des vergangenen und Anfang dieses Jahrhunderts die Ausfällung der Eiweißkörper des Serums mit *Neutralsalzen* (Ammoniumsulfat, Magnesiumsulfat, Natriumsulfat) die grundlegende Fraktionierungsmethode dar. Mit ihrer Hilfe wurden unterschieden: ↗ Fibrinogen, ↗ Albumin und Globulin. G. fallen bei Teilsättigung aus, während vollständige Albuminfällung Sättigung der Lösung mit $(NH_4)_2SO_4$ erfordert. Innerhalb der G. läßt sich eine weitere Unterteilung vornehmen:
1. **Euglobuline:** Gewinnung durch Aussalzung bei 28—33%iger Sättigung ($(NH_4)_2 \cdot SO_4$), wasserunlöslich (Gewinnung durch Ausfällung mit Aqua dest.).
2. **Pseudoglobuline:** Gewinnung durch Aussalzung bei 33—50%iger Sättigung ($(NH_4)_2 \cdot SO_4$), wasserlöslich.

Serumkonzentration:

Gesamtglobulin durchschnittlich 2,9 g/100 ml
Verhältnis Euglobulin: Pseudoglobulin = 1 : 9
Gruppe der G. ist sehr heterogen, ihr gehört die Mehrzahl der Serumproteine an. *Mittels elektrophoretischer Methoden* gelingt eine weitere Unterteilung in:

α_1-Globuline
α_2-Globuline
β-Globuline
γ-Globuline

Für die *Immunologie* spielen die der γ-Globulinfraktion zugehörigen ↗ Immunglobuline die wichtigste Rolle.

P Veränderungen der Serumglobuline besitzen klinisch-diagnostische Bedeutung, da es bei verschiedenen pathologischen Bedingungen zu charakteristischen Veränderungen kommt, die mittels Elektrophorese, Serumlabilitätsproben oder immunologischer Methoden erfaßbar sind. (4)

L DITTMER, A.: Plasmaeiweiß und Elektrophorese. VEB Gustav Fischer, Jena 1965
SCHULTZE, H. E., und J. F. HEREMANS: Molecular biology of human proteins. Elsevier Publishing Company, Amsterdam—London—New York 1966

Glomerulonephritis

Abk. GN

D Primär am Glomerulum ablaufende, doppelseitige, hämatogene Nierenentzündung, die in der Regel durch immunpathologische Prozesse ausgelöst wird.

G Zwei verschiedene pathogene humorale Immunphänomene können zur GN führen:
1. Die spezifische Reaktion und Bindung von *Basalmembran-Ak an den Basalmembranen* (BM) der Glomerulumkapillaren (↗ zytotoxische Reaktion).
2. Die passive *Ablagerung im Blut zirkulierender ↗ IK* bestimmter Größenordnungen an den Glomerulumkapillarwänden bzw. im Mesangium (pathogene Immunphänomene durch IK).
Für die renale Lokalisation und Manifestation dieser immunpathologischen Vorgänge spielen die Struktur der Glomerulumkapillaren (direkter Kontakt der BM mit dem Blutstrom über Endothelporen) und ihre Funktion (Filtration) eine wesentliche Rolle.
Heterologe (↗ MASUGI-Nephritis), homologe und autologe (↗ Autoimmunnephritis) BM-Ak können eine GN auslösen. Die spezifische Reaktion und Bindung dieser nephrotoxischen Ak erfolgt an der Innenseite der Glomerulum-BM. Der Grad der glomerulären Schädigung wird im wesentlichen von der Qualität der beteiligten BM-Ak und/oder BM-Ag bestimmt.
Pathogene, lösliche IK aus Ak unterschiedlichster Spezifität und einer Fülle entsprechender Ag exogener und/oder endogener Herkunft (↗ Serumkrankheit, ↗ Autoimmunnephrose) werden in Abhängigkeit von ihrer Größe und der Permeabilität der BM passiv, d. h. ohne daß eine immunol. spezifische Beziehung zu glomerulären Ag besteht, in unterschiedlichen Regionen des Glomerulum abgelagert: größere Komplexe können die BM nicht passieren und häufen sich bes. im subendothelial-mesangialen Bereich an, kleinere Komplexe penetrieren die BM und erscheinen bevorzugt auf ihrer subepithelialen (äußeren) Seite.
Für die eigentliche glomeruläre Läsion sind verschiedene, durch die spezifische immunol. Reaktion aktivierte ↗ Mediatoren verantwortlich, vor allem das ↗ Komplementsystem und aus Leukozyten ausgeschleuste lysosomale Enzyme.

P Beide immunpathogenetischen Grundtypen einer GN lassen sich immunhistologisch an charakteristischen Ablagerungsmustern der jeweils beteiligten immunol. Reaktanten

(z. B. Ak als Ig, Komplementkomponenten, evtl. Ag) unterscheiden. Bes. die ↗ Immunfluoreszenz findet dabei breitere klin.-di. Anwendung. Sie erlaubt neben dem Nachweis eines immunpathologischen Geschehens an den Glomerula dessen pathogenetische Typendifferenzierung, auf Grund ihrer hohen Empfindlichkeit genauere Aussagen zum Schweregrad, zur Floridität und zur Ausdehnung des auslösenden immunpathologischen Prozesses als andere morphologische Methoden sowie u. U. ätiologische Rückschlüsse, wenn der Ag-Nachweis in den Ik gelingt.

GN durch BM-Ak zeichnen sich durch ein charakteristisches Fluoreszenzmuster aus: gleichmäßige, kontinuierliche, glatte, linear-schleierförmige Anordnung von Ak (IgG) und Komplementkomponenten an der Innenseite der BM. Sie werden als GN vom *Basalmembran-Ak- oder* MASUGI-*Typ* bezeichnet. Klin. und morphologisch verlaufen sie meist als chron. proliferative oder rapid-progressive GN. Dieser pathogenetische Typ kennzeichnet die GN beim ↗ GOODPASTURE-Syndrom. Ihre Ätiologie, d. h. Ag-Quelle und Vorgänge, die eine entsprechende Sensibilisierung bewirken, ist noch ungeklärt. Dennoch kann man sie zu den ↗ Autoimmunkrankheiten rechnen. Der Nachweis der BM-Ak gelingt im Serum nur selten, meist erst nach Binephrektomie der Patienten. Aus dem Gewebe erkrankter Nieren lassen sie sich jedoch eluieren und danach genauer auf ihre immunchemischen und biologischen Eigenschaften untersuchen. Für ihren Nachweis eignet sich bes. die indirekte Immunfluoreszenz-Technik.

Das Fluoreszenzmuster der *GN durch IK* ist ebenfalls pathognomonisch: mehr oder weniger ungleichmäßige, diskontinuierliche, granuläre Ablagerungen von Ak verschiedener Ig-Klassen, Komplementkomponenten und evtl. Ag in den Glomerula. Bei dieser *GN vom IK- oder Serumkrankheits-Typ* können nach dem glomerulären Ablagerungsort der Komplexe verschiedene Formen unterschieden werden:

1. *Subepitheliale Depots* mehr oder weniger gleichmäßig diffus (meist) bei der (akuten) postinfektiösen GN (transmembranöse GN) oder gleichmäßig diffus (perlschnurartig) bei der (peri-, epi-, extra-) membranösen GN (transmembranöse Glomerulopathie).
2. *Subendotheliale und/oder mesangiale Depots* als diffuse oder herdförmige, ungleichmäßige, konfluierende Ablagerungen, die vom subendothelialen Raum in das Mesangium gelangen und dort abgebaut werden. Bei dessen „Überlastung“ bleiben die Komplexe im subendothelialen Bereich der angrenzenden Schlingenteile liegen und führen dort zur Schädigung der Kapillarwand (mesangiopathische GN). Diese Form kommt bes. häufig beim viszeralen Lupus erythematodes vor. Mesangial läßt sich des öfteren auch bevorzugt IgA nachweisen (IgA-IgG-Nephropathie — BERGER).
3. *Subendotheliale und intramembranöse Depots* als konfluierende Ablagerungen in bevorzugt peripher-lobulärer Anordnung (endomembranöse GN) bei der membranproliferativen GN (mit persistierender Hypokomplementämie). Sie nimmt eine gewisse Sonderstellung ein, da sich bei ihr nicht immer oder häufig nur in geringer Menge Ig und „frühe“ Komplementkomponenten in den Glomerula nachweisen lassen, dagegen regelmäßig und meist in größerer Menge Properdin und „terminale“ Komplementkomponenten. Ihre IK-Genese wird deshalb angezweifelt und der „alternierende Weg“ für die Komplementaktivierung diskutiert.

In frühen bzw. aktiven Phasen einer IK-GN ist der Serumkomplementspiegel gewöhnlich erniedrigt, z. B. bei der postinfektiösen GN, der Lupusnephritis und der GN bei „mixed cryoglobulinemia“. Diese Verminderung betrifft mehr oder weniger sämtliche Komplementkomponenten, was für eine vorwiegende Aktivierung dieses Systems auf dem „klassischen Weg“ spricht. Dagegen ist bei der membranoproliferativen GN eher eine Senkung des Serumspiegels terminaler Komponenten anzutreffen, die über Jahre persistieren kann.

IK sind weitaus häufiger Ursache einer GN (in über 90%) als BM-Ak. Herkunft und Spezifität der Ag in den Komplexen sind bei der GN des Menschen meist unklar. Ausnahmen bilden lediglich die Lupusnephritis und einzelne Fälle transmembranöser Glomerulopathien, bei denen DNS bzw. Australia-Ag in den glomerulären Ablagerungen nachgewiesen wurde. Gewisse Hinweise auf die beteiligten Ag gibt es bei der Streptokokkennephritis, der Malarianephrose, anderen postinfektiösen GN, der GN bei „mixed cryoglobulinemia“ und transmembranösen Glomerulopathien in Verbindung mit neoplastischen Erkrankungen. (20)

L DIXON, F. J.: Amer. J. Med. **44** (1968), 493
GERMUTH, F. G., und E. RODRIGUEZ: Immunopathology of the Renal Glomerulus. Immune Complexe Disease and Antibasement Membrane Disease. Little, Brown & Co., Boston 1973
MICHAEL, A. F., et al.: J. exp. Med. **134** (1971), 208
SCHNEIDER, W.: In: NATUSCH, R., und G. DITSCHERLEIN: Nierenbiopsie. Technik, Morphologie und Klinik. Joh. Ambrosius Barth, Leipzig 1976

Glomerulonephritis, experimentelle autoallergische ↗ Autoimmunnephritis

Glomerulonephritis, experimentelle, autologe ↗ Autoimmunnephrose

glomerulonephritis and hemorrhagic pneumonitis ↗ GOODPASTURE-Syndrom

Glottisödem, Larynxödem

D Manifestation der ↗ Urtikaria bzw. des Oedema angioneuroticum QUINCKE im Larynx- bzw. Glottis-Bereich.
P Lebensgefährlich
Th: Eiskrawatte, Eiswürfel, Kortikosteroide i.v., Tracheotomie. (49)

Glukokortikoid ↗ Kortisol ↗ Immunsuppressiva

Gluten

S Klebereiweiß
D Proteingemisch, das den Hauptanteil der Eiweiße des Weizen- und Roggenkorns darstellt.
P Durch 70% Äthanol läßt sich aus G. das ↗ *Gliadin* extrahieren. Der restliche alkohol-unlösliche Anteil des G. wird als *Glutenin* oder Glutelin bezeichnet. Gliadin und damit auch G. verursachen beim Menschen die ↗ Zöliakie, während Glutenin diesen Effekt nicht bewirkt. (41)

glycinreiches β-Glykoprotein

Abk. GBG
D Menschliches Serumprotein mit Properdin-faktor-B-Aktivität und Beziehungen zum Komplementsystem.
H GBG wurde 1970 von BOENISCH und ALPER isoliert und charakterisiert.
G Beziehungen zum ↗ Komplementsystem werden sowohl durch die Properdin-faktor-B-Aktivität als auch durch die Konversion in zwei Fragmente (↗ β_2-Glykoprotein II = glycinreiches γ-Glykoprotein und glycinreiches α-Glykoprotein) nach Einwirkung von ↗ Antigen-Antikörper-Komplexen, Zymosan, Endotoxin und Lagerung (↗ C3) deutlich.
Durchschnittliche Serumkonzentration: 35 mg/100 ml
Sedimentationskonstante S: 6,2
Bei Anwendung der ↗ Immunfixations-elektrophorese zeigt das GBG einen genetischen Polymorphismus mit zwei häufigen und zwei seltenen (offenbar rassengebundenen) Allelen (neuerdings Bf-System genannt).
P Das Protein ist als genetischer Marker einsetzbar. (4)

L ALPER, C. A., et al.: J. exp. Med. **135** (1972), 68
BOENISCH, T., und C. A. ALPER: Biochem. Biophys. Acta **221** (1970), 529

glycinreiches γ-Glykoprotein (GGG) ↗ β_2-Glykoprotein II

Glykophorin

S Hauptglykoprotein
MN-Glykoprotein
Sialoglykoprotein
D Hauptglykoprotein der menschlichen Erythrozytenmembran.
G MG ca. 50000, enthält zu 60% Kohlenhydrate, trägt die Rezeptoren für ↗ Phythämagglutinin, WGA und Influenza-Viren sowie MN-Blutgruppenantigene, nicht AB0 oder I. Das Molekül durchdringt die Erythrozytenmembran. Das nach außen zeigende N-terminale Ende trägt die genannten Rezeptoren. Das C-terminale Ende der Polypeptidkette weist in das Erythrozytenlumen. Das aus nichtpolaren und hydrophoben Aminosäuren bestehende Mittelstück verankert das Glykophorin in der Phospholipid-Doppelschicht. (21)

L ANSTEE, D. J., et al.: Eur. J. Biochem. **45** (1974), 31
BRENNESSEL, B. A., et al.: Vox Sang. **26** (1974), 405
FUKUDA, M., et al.: J. Biol. Chem. **248** (1973), 5100
HAMAGUCHI, H., et al.: Biochem. Biophys. Acta **278** (1971), 271
MARCHESI, V. T., et al.: Federation Proc. **32** (1973), 1833

Glykoproteide ↗ Glykoproteine

Glykoproteine

S Mukoproteine (teilweise)
Seromukoide (teilweise)
D Proteine mit konstitutionellem Kohlenhydratanteil (über 1%)
G Die Mehrzahl der Serumproteine gehört zu den G. Charakteristisch ist das Vorkommen von Galaktose, Mannose, Fukose, Glukosamin, Galaktosamin und Neuraminsäure in der prosthetischen Gruppe. Besonders durch Neuraminsäure werden die physikalisch-chemischen Eigenschaften der G. beeinflußt, z. B. die negative Ladung (bestimmend für die elektrophoretische Beweglichkeit bei alkalischem pH-Wert). Ihre Entfernung führt zur Verlangsamung der elektrophoretischen Beweglichkeit bei unveränderter Antigenstruktur (die Antigendeterminanten liegen auf dem Proteinanteil). Der Serumspiegel der Glykoproteine reagiert auf physiologische Einflüsse (Schwangerschaft u. a. hormonelle Veränderungen) und pathologische Veränderungen (z. B. Lebererkrankungen, entzündliche Erkrankungen). Während früher die Mukoproteine und Mukoide von den G. unterschieden wurden (nach dem Hexosaminanteil), dient heute der Name G. für alle als Oberbegriff.
Syntheseort der G. ist die Leber.
Gegenwärtig ist eine Vielzahl von G. bio-

chemisch und immunologisch charakterisiert.
G. mit besonders hohem Kohlenhydratanteil sind z. B.

↗ α_2-Neuramino-Glykoprotein (42,6%)
↗ saures α_1-Glykoprotein (41,4%)
↗ α_1X-Glykoprotein (22,7%)
↗ Hämopexin (22,6%)
↗ Haptoglobin (19,3%)

P Quantitative elektrophoretische oder immunologische Bestimmungen von G. werden zur medizinischen Diagnostik herangezogen. (4)

L DITTMER, A.: Plasmaeiweiß und Elektrophorese. VEB Gustav Fischer, Jena 1965
SCHULTZE, H. E., und J. F. HEREMANS: Molecular biology of human proteins. Elsevier Publishing Company, Amsterdam – London – New York 1966
WINZLER, R. J.: Glycoproteins. In: PUTNAM, F. W.: The plasma proteins. Academic press, New York 1960
WUHRMANN, F., und H. H. MÄRKI: Dysproteinämien und Paraproteinämien. Schwabe & Co., Basel – Stuttgart 1963

Gm-Immunisierung, materno-fetale
↗ STEINBERG-SPEISER-Phänomen

Gm-System

Abk. für **G**amma **m**arker
D Immunglobulinallotypie des Menschen.

H Entdeckt durch GRUBB und LAURELL 1956

G Die individuelle Aminosäuresequenzdifferenz ist auf den *Schwerketten der IgG* lokalisiert (zur Nomenklatur und Lokalisation s. Tabelle).
Gm(4) und Gm(17) sind von der Quartärstruktur des IgG-Moleküls abhängig; beim Trennen der H-Ketten von den L-Ketten verschwinden diese Marker, sind jedoch bei der Rekombination der Ketten wieder nachweisbar. Infolge der Komplexität des Gm-Systems ist es noch nicht möglich, für jeden Allotyp eine bestimmte Veränderung in der Primärstruktur der γ-Ketten nachzuweisen.
Bei Gm(1) sind im Fc-Fragment der γ_1-Kette (Mensch) Sequenzunterschiede zu Gm(–1) nachgewiesen worden (THORPE und DEUTSCH 1966):

Gm-Typ	Aminosäuresequenz
Gm(1)	**Asp** – Glu – **Leu** – Thr – Lys
Gm(–1)	**Glu** – Glu – **Met** – Thr – Lys

Die Gm(–1)-Sequenz bedeutet aber nicht die Struktur eines von einem Allel gesteuerten Ag, sie tritt auch auf den γ_2- und γ_3-Ketten auf. Diese physiologisch älteren Strukturen werden auch „Non marker“ genannt. Neben dem genannten non-a sind auch noch non-g, non-b[1] und non-b[0] entdeckt worden.
Über die *Verteilung der Genorte* für die einzelnen Allotypen und über ihre Kopplung gibt es bisher nur Hypothesen.
Zur Funktion des Gm-Systems haben RIVAT et al. (1970) Hypothesen entwickelt. Nach ihr sind die Gene dieses Systems Regulatorgene, die die Synthese bestimmter Strukturgene reprimieren. (15)

Nomenklatur und molekulare Lokalisation der Gm-Faktoren

Nomenklatur		Lokalisation				
		IgG_1		IgG_2	IgG_3	IgG_4
alt	WHO	Fc	Fd	Fc	Fc	Fc
a	1	+				
x	2	+				
b^w, b^2	3*		+			
f	4*		+			
b, b^1	5*				+	
like, c, c^3	6				+	
r	7					
e	8**	+		+		
p	9**	+				
b^α, b^5	10				+	
b^β, b^0	11				+	
b^γ	12*				+	
b^3	13*				+	
b^4	14				+	
s	15				+	
t	16				+	
z	17	+				
IgRO(2)	18	+				
IgRO(3)	19					
z	20	+				
g	21				+	
y	22**	+				
n	23			+		
c^5	24				+	
Bet	25*				+	
m	26					
Pa					+	
Ray					+	

* Wahrscheinlich sind folgende Faktoren miteinander identisch: Gm(3) und Gm(4); Gm(5) und Gm(12); Gm(13) und Gm(25).
** Bei den Faktoren Gm(8), Gm(9) und Gm(22) handelt es sich wahrscheinlich um „Non-Marker“ vom Typ non-a.

L GRUBB, R., et al.: Acta path. microbiol. Scand. 39 (1956), 390
PROKOP, O., et al.: Lehrbuch der menschlichen Blut- und Serumgruppen. VEB Georg-Thieme-Verlag, Leipzig 1976, 4. Aufl.

Good ↗ Ag, private

GOODPASTURE-Syndrom

S Hämorrhagisches pulmorenales Syndrom, Lungenhämosiderose mit Glomerulonephritis, glomerulonephritis and hemorrhagic pneumonitis, lung purpura with (glomerulo-) nephritis

D ↗ Glomerulonephritis (GN) vom Basalmembran (BM)-Ak-Typ — in der Regel mit rapid-progressivem Verlauf — mit Lungenblutungen (Hämoptysen) und sekundärer Lungenhämosiderose.

H GOODPASTURE beschrieb 1919 einen Fall mit alveolären Nekrosen, intraalveolären Blutungen und einer GN bei einem jungen Mann, der während der Grippepandemie 1918–1919 nach sechswöchigem Krankheitsverlauf verstorben war.

G Die Nephritis dieses Syndroms ist der *Prototyp einer menschlichen GN durch BM-Ak* mit entsprechendem charakteristischen immunhistologischen Bild: gleichmäßige diffuse, linear-schleierförmige Ablagerungen von Ig und Komplement an der Innenseite der glomerulären BM (↗ MASUGI-Nephritis, ↗ zytotoxische Reaktion). Übertragung der aus den erkrankten Nieren eluierten Ak auf Affen löst bei diesen eine akute GN aus. Die Ätiologie des Syndroms ist noch unklar. Da die Lungenblutungen der Manifestation der GN in der Regel vorausgehen, im Lungengewebe aber häufig keine BM-Ak nachweisbar sind, kann auf Grund der ausgedehnten Ag-Verwandtschaft zwischen Lungen- und Glomerulum-BM vermutet werden, daß eine primäre Lungenerkrankung durch eine Freisetzung und Alteration von Lungen-BM zur Sensibilisierung gegen BM-Ag und sekundär zur GN führt.

P Di muß durch *Nachweis der BM-Ak* gesichert werden. Die immunhistologische Untersuchung der Nieren ist dafür bes. geeignet. Der Ak-Nachweis im Serum gelingt gewöhnlich erst nach Binephrektomie der Patienten. Da die gleiche GN auch in einer transplantierten Niere angehen kann, verbietet sich eine Transplantation, solange die Ak im Serum nephrektomierter Patienten vorhanden sind. Die einfachste und zuverlässigste Methode für den Nachweis dieser Ak ist die indirekte ↗ Immunfluoreszenz an BM-haltigem Gewebsmaterial. (20)

L DUNCAN, D. A., et al.: Ann. internal Med. **62** (1965), 920
GOODPASTURE, E. W.: Amer. J. med. Sci. **158** (1919), 863
LERNER, R. E., et al.: J. exp. Med. **126** (1967), 989

GRAFFI-Leukämievirus

D Typ-C Virus der Maus, das in erster Linie myeloische Leukämien erzeugt. (13)

H 1954 von A. GRAFFI et al. in Berlin-Buch isoliert.
GRAFFI, A., et al.: Naturwiss. **41** (1954), 503

graft-rejection-cells

D Transplantatverwerfungszellen.

G lymphoide Zellen, die frühzeitig oder kurz *vor der Transplantatabstoßung*, in der Regel am Ende der 1. Phase der first-set-reaction, in das Transplantat einwandern und es direkt zerstören. Fehlen dieser Zellen bei Transplantatverwerfung ist möglich. (2)

L WIENER et al.: Amer. J. Path. **44** (1964), 319

graft versus host reaction (engl.)

Abk. gvhr, Gvh

S (↗ wasting disease teilweise zur Beschreibung der bei Gvh vorhandenen Symptome synonym gebraucht, unexakt).

D Immunol. Transplantat-anti-Wirt-Reaktion.

G Die Ausbildung einer Gvh tritt bei fehlendem oder unterschwellig wirkendem Immunsystem des Empfängers nach Übertragung immunkompetenter Zellen auf.

Bei ↗ wasting disease ist die Wirkung des zellulären Immunsystems durch neonatale Thymektomie aufgehoben. Gvh würde nach Übertragung immunkompetenter Zellen eintreten. Todeseintritt erfolgt durch bakt. oder virale Infektion auch ohne Transplantation. Keimfreie Haltung verzögert den Todeseintritt.

Formen der Gvh:

1. *runt disease* — Zwergkrankheit, Kümmerwuchskrankheit. Bei Tieren mit einem schwach ausgebildeten oder fehlenden Immunsystem reagiert nicht das Immunsystem des Wirtes gegen das Transplantat wie im Falle der ↗ host versus graft reaction, sondern als „Transplantat" übertragene immunkompetente Zellen (Milz- oder Lymphknotenzellen adulter Tiere), opponieren gegen das Wirtsgewebe. Ein gering ausgebildetes Immunsystem ist z. B. bei Neugeborenen (Mäusen, Ratten) oder Hühnerembryonen vorhanden.

2. *homologous disease* — homologe oder F_1-Hybrid-Krankheit. F_1-Hybride aus differenten Inzuchtmäusen mit homozygot angelegten Transplantations-Ag besitzen sämtliche Histokompatibilitäts-Ag der Eltern. Transplantate der elterlichen Inzuchtlinien werden als ↗ „self" erkannt und demzufolge nicht abgestoßen. Transplantierte immunkompetente Zellen eines Elternteiles erkennen im Wirt, den F_1-Hybriden, die vom anderen Elternteil stammenden Histokompatibilitäts-Ag-Produkte und beginnen gegen sie immunol. zu reagieren. Es kommt zur Ausbildung einer Gvh. Der Schweregrad kann in Abhängigkeit vom Grad der Histokompatibilitätsdifferenz unterschiedlich sein.

3. *secondary disease* — Sekundärkrankheit. Übertragung immunkompetenter Zellen (z. B. Knochenmarkzellen) in neonatal thymektomierte oder subletal bestrahlte, adulte oder immunsuppressiv bis zur Lymphozytopenie behandelte Versuchstiere führt wie im Falle der runt- und homologous disease zu einer GvH der Empfänger.

4. *Gvh* durch *spezifische Immuntoleranz.* Werden adulte Tiere gegen bestimmte Transplantations-Ag tolerant gemacht und ihnen immunkompetente Zellen dieser Spezifikation übertragen, tritt Gvh ein.
5. *„wasting"-Syndrom* — Schwundsyndrom. Meist als Folge einer Gvh-Reaktion auftretender Symptomenkomplex. Die Schwere der Erkrankung und der Zeitpunkt des Todes variieren und hängen von den gewählten Stammkombinationen ab. Bei adulten Mäusen läßt sich 5. nur dann auslösen, wenn deren immunol. kompetente Zellen, die die injizierten Zellen abstoßen würden, vorher drastisch vermindert werden. Experimentell ist ein solcher Zustand mit Röntgenstrahlen, ↗ Antilymphozytenserum, immunsuppressiven Pharmaka u. a. erzeugbar. In seltenen Fällen starben Versuchsmäuse allein durch die chron. ALS-Applikation unter dem Bild eines „wasting"-Syndroms (Monaco et al.).
Nach Injektion immunkompetenter Zellen in neugeborene Mäuse kommt als weiteres Symptom der Kümmerwuchs durch Wachstumsunterbrechung hinzu. Ähnliche Erscheinungen finden sich nach neonataler ↗ Thymektomie (sog. „postneonatal thymectomy wasting syndrom") bzw. nach Kortison-Applikation in neugeborene Mäuse (Jutila).
Werden immunkompetente Zellen in unterschwelliger Dosis in embryonale oder neonatale Versuchstiere appliziert, kommt es nicht zur Gvh, sondern zur Bildung von Immunchimären (↗ Chimären)

Symptome der Gvh:

Spleno- und Hepatomegalie, entzündlich degenerative Hauterkrankungen, Haarausfall, Atrophie lymphoider Organe, Kachexie, Exitus.
In der Empfängermilz häufen sich große lymphatische Zellen mit hellem Nukleoplasma, deutlichen Nukleolen sowie basophilem, pyroninophilem Zytoplasma an. Es handelt sich offenbar um *proliferierende Spenderzellen.* Diese sowie die durch Proliferation der Empfängermilzzellen bedingte Zellanhäufung verursacht die zum Krankheitsbild gehörende Splenomegalie. Vergrößerung von Milz und Leber sind die Primärsymptome der runt disease. In der weiteren Folge kommt es zu degenerativ-entzündlichen Hauterscheinungen, Haarausfall, Kachexie und Exitus.
Immunol. Erschöpfung des Empfängerorganismus auch gegen andere Ag als die injizierten ist möglich; Tod durch Allgemeininfektion.
Bei Injektion subletaler Milzzelldosen können die an runt disease erkrankten Tiere bei entsprechender „steriler" Haltung überleben. Nach 12- bis 14monatiger Überlebenszeit kommt es zur Ausbildung lymphatischer *Tumore* in Milz oder Lymphknoten (Lymphosarkome). Ob das Tumorwachstum von den Fremd- oder den Wirtszellen ausgeht, ist ungewiß. (2)

L Jutila, J. W.: J. Immunol. **102** (1969), 964
Monaco, A. P., et al.: J. Immunol. **96** (1966), 229
Ramseier, H.: Die Transplantationsreaktion als zelluläre Immunität. S. Karger, Basel—New York 1969

graft versus host reaction (engl). als Testmodell (Gvhr)

1. Testung der immunsuppressiven Potenz antilymphozytärer Sera

a) *Lokale Gvhr unter der Nierenkapsel*
Basiert auf dem von Elkins (1964) beschriebenen Modell einer lokalen Gvhr, wobei lymphoide Zellen eines Elternteiles unter die Nierenkapsel von F_1-Hybriden injiziert werden.
Modifikation von Saleh et al. (1969): Als Rezipienten dienen Ratten, deren immunologische Reaktivität mit Zyklophosphamid (100 mg/kg Körpergewicht) unterdrückt wird. Die Injektion immunkompetenter Zellen (30 bis 50 Millionen) von Ratten, Mäusen oder Menschen unter die Nierenkapsel dieser Ratten führt zu einer lokalen Gvhr, die mit ↗ Antilymphozytenserum (ALS) spezifisch gehemmt werden kann. 6 d nach der Zellinjektion werden die Ratten getötet, die Nieren exzidiert und das Gewichtsverhältnis von injizierter zu nicht-injizierter Niere ermittelt.
Zwischen dem Umfang dieser Hemmung, gemessen am Gewichtsverhältnis beider Nieren und der Kapazität des ALS, die Allotransplantatüberlebenszeit zu verlängern, soll eine gute Korrelation bestehen. Modell zur Testung der immunsuppressiven Potenz von Antimäuse- und Antimenschenlymphozytensera.

L Elkins, W. L.: J. exp. Med. **120** (1964), 329
Saleh, W. S., et al.: Transplantation **8** (1969), 524

b) *Heterologe, kutane Gvhr*
Mischrassige Swiss-Mäuse erhalten nach letaler Vorbestrahlung (750 R) 2×10^7 Rattenlymphozyten i.c. appliziert. Es entwickelt sich eine streng unidirektionale Gvhr mit einem Maximum am 5. d, objektivierbar durch die Messung von Erythemdurchmesser, -dicke und -stärke. Die Injektion von $2 \times 0{,}03$ ml Anti-Rattenlymphozyten-Serum (ARLS) 24 h vor und unmittelbar nach der Zellinjektion verhindert jegliche Reaktion am 5. d. Die Verabfolgung von $2 \times 0{,}3$ ml Anti-Mäuselymphozyten-Serum (AMLS) läßt die Reaktionsintensität signifikant ansteigen.
Mit der Beeinflußbarkeit dieser Reaktion durch ARLS und AMLS ergibt sich die

Möglichkeit, in ihrer immunsuppressiven Wirkung unbekannte AMLS oder ARLS an der die Reaktion steigernden oder inhibierenden Wirkung zu definieren. Mit menschlichen Lymphozyten läßt sich in diesem Modell keine starke und typische Gvhr auslösen.

L BRUNE, K.: Z. ges. exp. Med. 151 (1969), 74
BRUNE, K., und G. L. FLOERSHEIM: Transplantation 11 (1971), 345

2. SIMONSEN-Assay (quantitative spleen weight assay)

G Da F_1-Hybride die Histokompatibilitätsantigene beider Eltern besitzen, folgt, daß diese Tiere unfähig sind, gegen die Ag sowohl des einen als auch des anderen Elternteiles zu reagieren. Demzufolge führt die Injektion immunologisch kompetenter Zellen eines Elternteiles in das F_1-Tier zu einer Gvhr, da die applizierten Zellen die Ag des anderen Elternteiles im F_1-Hybriden erkennen und dagegen reagieren. Ein sicheres und empfindliches Merkmal dieser Reaktion ist die auftretende Splenomegalie. Der Umfang der Milzvergrößerung dient als Maß der Reaktivität und Histokompatibilität immunkompetenter Zellen. Modell für die immunologische Grundlagenforschung zur Erfassung separater und synergistischer Wirkungen lymphoider Zellen.

P Wurfgeschwistern von F_1-Mäusen werden im Alter von 1 bis 10 d ca. 1×10^7 kernhaltige lymphoide Zellen eines Elternteiles i.p. appliziert. 2—3 Tiere des Wurfes verbleiben als unbehandelte Kontrolle. 8 bis 10 d später werden die Tiere getötet, das Körper- und Milzgewicht bestimmt und das relative Milzgewicht (= Verhältnis von Milzgewicht zu Körpergewicht) errechnet. Der Milzindex als Ausdruck der Stärke der Gvhr wird nach Division des relativen Milzgewichtes der injizierten Tiere durch das relative Milzgewicht der nicht-injizierten Kontrolltiere erhalten. Zum Ausschluß einer Wirtsbeteiligung an der Milzvergrößerung kann bei bestimmten Fragestellungen 24 h vor der Zellinjektion eine Bestrahlung (500 R) der Hybriden erfolgen.

L SIMONSEN, M., et al.: Ann. N.Y. Acad. Sci. 73 (1958), 834
HILGARD, H. R.: J. exp. Med. 132 (1970), 317
TIGELAAR, R. E., und R. ASOFSKY: J. exp. Med. 137 (1973), 239

3. In vitro-Gvhr

a) *Monolayer-Methode*

Die Kultivierung von Rattenlymphozyten ($\sim 3 \times 10^7$) auf embryonalen Mäusezellmonolayern führt zum Erscheinen großer lymphoider Zellen mit stark pyroninophilem Plasma (PZ) während der ersten 4—5 d, die die Mäusezellen lysieren. Die Übertragung solcher PZ auf frische Monolayer des gleichen Mäusestammes verursacht eine komplette Lyse bereits nach 19 h. Der Transfer auf Monolayer anderer Mäusestämme ergibt dagegen differente, aber spezifische Lysismuster. Eine vollständige Lyse wird bei Monolayern beobachtet, die von solchen Mäusestämmen angelegt wurden, die nicht im H-2 Locus differieren. Keine oder nur eine geringe Lyse ist in Monolayern von Mäusen zu sehen, die sich im H-2 Locus unterscheiden. Es wird geschlossen, daß die PZ durch die Kultivierung auf Mäusemonolayern spezifisch gegen die starken Transplantationsantigene sensibilisiert werden, die durch den H-2 Locus der Maus determiniert werden.
Die Stärke der Lyse (komplett, partiell, negativ) ist somit Ausdruck des Umfanges der Übereinstimmung im H-2 System.

L GINSBURG, H.: Immunology 14 (1968), 621

b) *Milzexplantat-Methode*

In Analogie zum in vivo-System konnten AUERBACH und GLOBERSON (1966) eine Vergrößerung fragmentierter Milzexplantate von neugeborenen F_1-Mäusen in vitro nach Kontakt mit immunkompetenten lymphoiden Zellen eines adulten Elternteiles nachweisen. Diese Splenomegalie trat 3—4 d nach Exposition auf und zeigte histologisch Charakteristika einer typischen Gvhr.
Eine Verfeinerung dieser Technik stellt die von AUERBACH und SHALABY (1973) entwickelte Modifikation dar. Hierbei werden Milzen 1—2 d alter F_1-Mäuse in 0,8 mm dicke Scheiben (senkrecht zur Längsachse) geschnitten und jeweils paarweise in spezielle Organkulturschalen gebracht. Ein Fragment wird danach mit den Testzellen (1×10^6 parentale lymphoide Zellen), das andere mit Kontrollzellen (1×10^6 lymphoide F_1-Zellen) für 1—3 d inkubiert. Danach erfolgen der Zusatz von ^{3}H-Leuzin (0,4 μCi) und eine weitere Inkubation von 12—24 h. Anschließend werden nach getrennter Aufbereitung der Fragmente die Inkorporationsraten gemessen. Durch Division beider Werte (Versuch: Kontrolle) errechnet sich der Milzindex. Ein Index von 1,2 wird als positiv betrachtet. (7)

L AUERBACH, R., u. A. GLOBERSON: Exp. Cell. Res. 42 (1966), 31
AUERBACH, R., u. M. R. SHALABY: J. exp. Med. 138 (1973), 1506

GRAM-Färbung

S Bakterienfärbung nach GRAM (↗ Bakterium)

D Färben von Mikroorganismen auf Grund ihres unterschiedlichen Verhaltens gegenüber Gentianaviolett und Jod.

H Chr. GRAM (dän. Mikrobiologe) entwickelte 1884 anläßlich einer Hospitation bei FRIEDLÄNDER im Berliner Krankenhaus Friedrichshain diese Färbung.

G In den GRAM-*positiv* (blau) reagierenden Mikroorganismen wird unter Beteiligung verschiedener Substanzen, die sich in der Zellwand, in der zytoplasmatischen Membran oder im Zytoplasma befinden, ein in Äthanol schwer löslicher, dunkelblauvioletter Jod-Farbstoffkomplex gebildet. Die GRAM-*negativ* reagierenden Mikroorganismen, die diese Substanzen nicht enthalten, werden durch Äthanol wesentlich schneller entfärbt und anschließend mit Fuchsin sichtbar gemacht. Sie zeigen eine kräftig rote Färbung.

P Unterscheidungsmerkmal der Bakt. in GRAM-positive (blau) und GRAM-negative (rot) Arten, als *eines der wesentlichen Kriterien der ↗ Bakteriensystematik.* So lassen sich beispielsweise die Gonokokken nur mit Hilfe der GRAM-Färbung von anderen Diplokokken, welche häufig im Urethralsekret und der Scheide nachweisbar sind, unterscheiden und als solche festlegen, was diagnostische, therapeutische, epidemiologische und in diesem Fall sogar juristische Konsequenzen nach sich zieht. (8)

L 2. AB DDR – DL – F 1.0.01

granulomatöse Retikulosen

S Granulomatöse Systemerkrankungen

D Seltene Haut- bzw. Allgemeinerkrankungen mit viszeralen und integumentalen Manifestationen in Form polymorpher Granulome, die an chronisch-granulomatöse Entzündung mit unterschiedlich starker Proliferation retikulo-histozytärer Zellen erinnern.

G Hierzu werden gezählt: Mycosis fungoides D'ALIBERT, Lymphogranulomatosis maligna STERNBERG – PALTAUF – HODGKIN und Angiomatosis KAPOSI (Sarcoma idiopathicum multiplex haemorrhagicum).
Die Diskussion, ob es sich um primär systematisierte maligne Retikulosen im Sinne tumoröser maligner Degeneration oder um Virus-induzierte granulomatöse Reaktionen handelt, ist nicht entschieden. Bei M. HODGKIN und Mycosis fungoides ist eine *Insuffizienz der T-Lymphozyten* im Krankheitsschub mit Insuffizienz der zellvermittelten Immunität und Reduzierung der Stimulierungsfähigkeit der T-Zellen im Lymphozyten-Transformationstest auf 30–60% (normal 70–90%) nachgewiesen. Auch die DNCB-Sensibilisierung (Dinitrochlorbenzol) und Tuberkulinschwelle sind herabgesetzt bzw. aufgehoben. Die zelluläre Insuffizienz könnte virusinduziert sein (↗ slow virus infection). Die T-Zellen-Insuffizienz ermöglicht die Durchbrechung der Auto-Immuntoleranz und die Manifestation von Autoimmunphänomen. (49)

L HAVEMANN, K.: Dtsch. med. Wschr. 94 (1969), 867
GOTTRON, H. A.: Retikulosen der Haut. In: GOTTRON, H. A., und W. SCHÖNFELD: Dermatologie und Venerologie IV, S. 501. Thieme, Stuttgart 1960

Granulomatose ↗ WEGENER, ↗ Nitroblau-Tetrazolium-Test

granulotaktischer Faktor (↗ Lymphokin)

S neutrophil chemotactic factor

D Durch Ko-Kultivierung immunol. kompetenter, histoinkompatibler Zellen in vitro gebildeter leukotaktisch aktiver Faktor, der nach s.c. Injektion zu einer Granulozytenakkumulation führt.

G Kultivierung inkompatibler und lebender lymphoider Zellen aus Lymphknoten oder Milzen von Mäusen bei +37 °C in einer feuchten Atmosphäre; Zentrifugation zur Gewinnung einer zellfreien Kulturflüssigkeit. Nach Lyophilisierung derselben Rekonstitution mit physiologischer phosphatgepufferter (pH 7,2) Kochsalzlösung in einem Zehntel des vorherigen Volumens zur Konzentration und Dialyse gegen 0,06 molaren Phosphatpuffer (pH 7,8).
Injektion von 0,1 ml dieser Probe in die Haut von 28 h vorher letal bestrahlten ↗ MHA-Hamstern erzeugt intensive, vornehmlich granulozytäre Hautreaktion mit einem Maximum nach 24 oder 48 h. Da auch bei Inokulation aktiver Kulturflüssigkeit in die Haut nicht bestrahlter Hamster 96% der infiltrierenden Zellen Granulozyten sind, kann geschlossen werden, daß der in vitro freigesetzte Faktor spezifisch granulotaktisch und nicht allgemein leukotaktisch ist. Seine Produktion gilt als Ausdruck der Erkennung fremder Transplantationsantigene durch immunkompetente Zellen. Er ist sehr hitzelabil (+48,5 °C); mit Dinitrophenol (10^{-3} M) oder Kaliumzyanid (10^{-3} M) läßt sich eine komplette Blockierung der Bildung granulotaktischer Aktivität erzielen. (7)

L RAMSEIER, H.: Die Transplantationsreaktion als zelluläre Immunität. S. Karger, Basel (Schweiz), New York 1969

Granulozyt

S Polymorphkerniger Leukozyt
Mikrophage (METSCHNIKOFF)

D Differenzierte, nicht mehr teilungsfähige Blutzelle mit stabförmigem oder segmentiertem Kern und granuliertem Zytoplasma, die Fortbewegungs- und Phagozytosefähigkeit besitzt.

G **Herkunft:** G. entsteht im Knochenmark aus unreifen Vorstufen durch mitotische Teilung und Reifung. Er ist die reife Endform dieser Entwicklung, die sich selbst nicht mehr vermehren kann und an das Blut abgegeben wird. Mittels panoptischer Färbung des Blutausstrichs unterschiedlich farb-affine Granulation („Granulo"zyt) nachweisbar; danach Unterscheidung in neutrophile, eosinophile und basophile G. Neutrophile G. machen den Hauptanteil der ↗ Leukozyten des Blutes aus (50—70%).
Morphologie: Durchmesser im Ausstrichpräparat 10—15 µm. Granula im Zytoplasma enthalten saure Hydrolasen und stellen damit funktionell Lysosomen dar. Hufeisen- oder S-förmiger segmentierter Kern mit 2—4 miteinander verbundenen Kernsegmenten. Nur bei weiblichen Individuen vorhandene geschlechtsspezifische Kernchromatinausstülpungen, sog. „drumsticks" (mehr als 6 bei 500 G.) dienen zur Differenzierung von Intersexformen.
Biochemie: (Enzymgehalt) alkalische Granulozytenphosphatase (Hyaluronidase), Esterasen, saure Proteasen, Oxidasen.
Funktion: 1. Lokomotion; aktive amöboide Beweglichkeit (20—37 µm/min); 2. Chemotaxis; 3. Agglomeration oder „Klebrigkeit" = Anhäufung und Haftfähigkeit am Ort des Bedarfs; 4. ↗ Phagozytose.
Bei Entzündungsreaktion nach Arteriolenerweiterung Anhäufung von G. an den Gefäßwänden, die sie durchdringen. Abgabe lysosomaler Stoffe (basische Proteine, saure Proteasen = Mediatoren der Entzündung) erhöht die Gefäßpermeabilität (Cochrane). G. wandern ins Gewebe, angezogen durch chemotaktische Reize, und phagozytieren infektiöse Partikel. Dabei Verlust der spezifischen Granulation (Lysosomen). Durch Phagozytose von IK steigt die Freisetzung biologisch aktiver Substanzen aus lebenden G. proportional an, Ag-Überschuß unterdrückt sie (Hawkins und Peeters). Solche biologisch aktiven Substanzen sind: β-Glukoronidase, saure Phosphatase und ein Enzym, das aus C-5 chemotaktisch aktive Fragmente freisetzen kann (Ward). G. sind die ersten Zellen, die am Ort der Gewebeschädigung erscheinen, und sie beseitigen am Anfang unspezifisch den größten Teil von eingedrungenen Mikroorganismen. Sie gehen bei ihrer Funktionserfüllung zugrunde und werden ihrerseits von Makrophagen phagozytiert. G. sind in vielen Organen, besonders in der Lunge und auf den Schleimhautoberflächen wirksam. Im Lymphknoten verbessern sie durch Ansammlung in den Intermediärsinus 4—24 h nach Immunisierung ganz erheblich dessen Filterwirkung. G. nehmen das Ag nur kurzfristig auf. Sie zerstören es oder geben es wieder ab, beteiligen sich aber im Gegensatz zu den Makrophagen *nicht* am sog. Ag-processing (Ag-Aufarbeitung) und dessen Weitergabe an den Lymphozyten.
↗ Granulozyt, eosinophiler, ↗ Mastzelle.

P Krankheiten durch Mangel an G.: ↗ Agranulozytose, ↗ Granulozytopenie. Krankheiten durch angeborene gestörte Funktionen der G.: chronische Granulomatose der Kinder; ↗ Chediak-Steinbrinck-Higashi-Syndrom.
Zytochemischer Nachweis der alkalischen Phosphatase der G. in der Klinik: Erhöhung bei akuten Infektionen, akuten Leukämien, Panmyelopathie; stark erniedrigt bei chron. myeloischer Leukämie. (22)

L Braunsteiner, H.: Physiologie und Physiopathologie weißer Blutzellen. Georg Thieme, Stuttgart 1959
Cochrane, C. G.: Advances Immunol. **9** (1969), 97
Hawkins, D., and S. Peeters: Lab. Invest. **24** (1971), 483
Ward, P. A., and J. H. Hill: J. Immunol. **104** (1970), 535

Granulozyt, eosinophiler

S Eosinophiler.

D Weiße Blutzelle mit azidophiler Granulation und enger Beziehung zu AAR.

G Herkunft und wesentliche Eigenschaften wie alle Granulozyten. Unter den Leukozyten des Blutes ist der e. G. zu 2—4% vertreten. Kern meist zweisegmentiert, Zytoplasma von spezifischer, bei Eosin-Methylenblau-Färbung leuchtend roter Granulation ausgefüllt. Granula besitzen Phospholipidhülle und Proteine im Inneren und enthalten biochemisch Aminosäuren, Lipide, Kat- und Anionen (Na, Ca, Fe, S, P) sowie Enzyme (saure Hydrolasen, Peroxidase, Plasminogen). Im reifen e. G. alkalische Granulozytenphosphatase vorhanden.
Funktion unzureichend bekannt. E. G. treten bei allergischen Vorgängen vermehrt in Aktion. Erscheinen im infizierten Gewebe etwas später als die neutrophilen Granulozyten, jedoch besonders an den Stellen, an denen AAR abgelaufen sind. Nehmen dabei freiwerdende Substanzen auf, z. B. Histamin, 5-Hydroxy-Tryptamin, Bradykinin usw., phagozytieren AAK und lysieren sie. Transport dieser Stoffe an Orte der Elimination wie Darm- und Bronchialschleimhaut. Auch markiertes Ag wird in drainierten Lymphknoten von e. G. ohne Beteiligung der eosinophilen Granulation aufgenommen.
Hormonale Steuerung der e. G.-Werte im Blut durch Hypophysen-NNR-System. Durch ACTH- und Kortikosteroidausschüttung im Stress Verminderung der e. G. (Eosinopenie). Vermehrung von e. G. (Eosinophilie) tritt gewöhnlich dann auf, wenn Ak (IgE) und das spezifische Ag bei allergischen Prozessen gleichzeitig im Körper anwesend sind.

P **Eosinopenie** in der Klinik bei schweren akuten Infektionen (Typhus abdominalis), Intoxikationen, Schock, Operationen, Geburt, NNR-Überfunktion.
Eosinophilie: bei allergisch-hyperergischen Zuständen, metastasierenden Tumoren, Lymphogranulomatose, parasitären Erkrankungen, Kollagenkrankheiten, chronischer myeloischer Leukämie, Eosinophilenleukämie, familiär-konstitutionell.
Beim Abbau von e. G. entstehen manchmal kristalline Zwischenprodukte (zinkhaltiges Polypeptid), sog. CHARCOT-LEYDENsche Kristalle, die im Sputum oder Stuhl bei allergischen Erkrankungen nachgewiesen werden können. (22)

L ARCHER, R. K.: The eosinophil leucocytes. Blackwell Scientific Publications, Oxford 1963
GROSS, R.: in: H. BRAUNSTEINER: Physiologie und Physiopathologie weißer Blutzellen. Georg Thieme Stuttgart, 1959
STOBBE, H.: Hämatologischer Atlas. Akademie-Verlag Berlin 1970

Granulozytopenie

D Verminderung der Granulozyten im Blut unter 2000/µl.

G Verminderung betrifft zumeist die zahlenmäßig dominierenden neutrophilen Granulozyten (Neutropenie). Sie kommt zustande entweder 1. durch verminderte Produktion von Granulozyten im Knochenmark oder 2. durch gesteigerte Zellzerstörung in der Peripherie.
Ad 1.: Durch marktoxische Substanzen, ionisierende Strahlen, Mangel an Wirkstoffen für die Zellbildung (Vitamin B_{12}, Folsäure), angeborene Defekte, Störung einer hypothetischen humoralen Granulozytopoeseregelung, bei Hämoblastosen und im Rahmen allgemeiner Knochenmarkinsuffizienz (↗ Panmyelopathie).
Ad 2.: Durch humorale Immunvorgänge mittels Auto- und Iso-Ak sowie medikamentös induzierte haptenspezifische Ak.

P Mangel an Granulozyten führt zu Verminderung der phagozytären Leistung und damit zur Störung der unspezifischen zellulären Reaktivität. Folge ist ungenügende Infektabwehr, bes. gegenüber ubiquitären Bakt. wie Staphylokokken, Streptokokken, Pneumokokken, *E. coli* u. a.
Klinisch: Phlegmonen, Pneumonien, schlechte Heilungstendenz von Wunden, Superinfektionen. Je nach Ausmaß der G. mangelnde zelluläre Entzündungsreaktion und fehlende Eiterbildung. Andererseits kann durch Kompensationsvorgänge (Makrophagen, unspezifische und spezifische Faktoren) mittelgradige G. auch weitgehend ausgeglichen und klinisch nicht manifest werden. Im REBUCK↗Hautfenstertest entsprechend verminderte Granulozytenemigration.
Klin. Krankheitsbilder: **Autoimmun-G.** (idiopathische, chron. G.): durch ↗ Auto-Ak gegen das Zytoplasma autologer Granulozyten hervorgerufen. Auto-Ak-haltiges Serum wirkt auch bei Übertragung auf gesunde allogene Empfänger granulozytopenisch. Bindung des Ak an die Zelle führt zu Membranschädigung, Agglutination und vorzeitiger Lyse. G. tritt erst nach Erschöpfung der Knochenmarkreserven auf oder bei gleichzeitiger Ak-Wirkung auf granulozytopoetische Vorstufen. Charakteristik der Ak: teils IgG, teils IgM, thermische Amplitude zwischen +4° und +47 °C.
Nachweis: Antiglobulinkonsumptionstest, Leukozytenagglutinationstest; letzterer weist jedoch nur komplette Ak nach und ist nicht spezifisch für Auto-Ak.
Klinik: Gesteigerte Infektionsbereitschaft, gelegentlich Splenomegalie.
Therapie: Kortikosteroide, Immunsuppression, Infektbehandlung, evtl. Splenektomie.
Sekundäre Autoimmun-G. bei Kollagenkrankheiten, insbes. Lupus erythematodes disseminatus (ursächliche Beteiligung des antinukleären Faktors nicht geklärt), FELTY-Syndrom, Rheumatoidarthritis, auch bei Tb., Viruserkrankungen, Hämoblastosen (auch Iso-Ak beteiligt).
Isoimmun-G.: Nach Bluttransfusionen, Organtransplantationen, Schwangerschaften, durch transplazentare Übertragung auf den Feten. Gegen HLA-Ag allogener Leukozyten gerichtet.
Toxische G.: Direkte Korrelation zwischen G. und Menge bzw. Applikationsdauer der toxischen Substanz. Beispiele: Benzol und Abkömmlinge wie z. B. Anilin, Dinitrophenol; andere gewerbliche Gifte; Zytostatika; Chloramphenikol; Toxine von Mikroorganismen.
Konstitutionelle G.: Familiäre Neutropenie teils mit, teils ohne klinische Symptomatik. Agranulozytosis infantilis hereditaria: rezessiver Erbgang, Fehlen der Granulozyten bei normaler Leukozytenzahl durch Vermehrung von Lymphozyten und Monozyten, schwere Infekte der Neugeborenen, Prognose schlecht. ↗ Leukozytopenie, allergische ↗ Agranulozytose, zyklische ↗ Neutropenie. (22)

L BEGEMANN, H., et al.: Klinische Hämatologie. Georg Thieme Stuttgart, 1970

Gravidität ↗ Schwangerschaft

Gravimun®-Test

S immunol. Schwangerschaftstest

D Vom VEB Sächsisches Serumwerk Dresden kommerziell hergestelltes immunol. Schwangerschaftstestbesteck (immunol. Nachweis von ↗ Choriongonadotropin (HCG) im Harn (Morgenurin).

Abgestufter Gravimun®-Test (Schema der Frauenklinik der Wilhelm-Pieck-Universität Rostock)

a) Harn unverdünnt	2500 IE HCG/l Harn
b) 1 ml Harn + 1 ml 0,15 M NaCl-Lsg.	5000 „ „ „
c) 1 ml Harn + 3 ml 0,15 M NaCl-Lsg.	10000 „ „ „
d) 1 ml Harn + 19 ml 0,15 M NaCl-Lsg.	50000 „ „ „
e) 1 ml d-Verdünnung + 9 ml 0,15 M NaCl-Lsg.	500000 „ „ „
f) 1 ml d-Verdünnung + 19 ml 0,15 M NaCl-Lsg.	1000000 „ „ „
g) 1 ml f-Verdünnung + 9 ml 0,15 M NaCl-Lsg.	2000000 „ „ „

Verdünnungsstufen f und g nur bei Verdacht auf Blasenmole. (9)

G Das Grundprinzip des Tests besteht in einer *Hämagglutinations-Hemmreaktion.* Empfindlichkeitsschwelle: 2500 IE HCG/l Harn, Reaktionszeit: 3 h. Der Test wird bei eingetretener Schwangerschaft ab 35.—40. d nach der letzten Regel positiv.

P G. ist auch zur semiquantitativen HCG-Bestimmung durch Anlegen einer Verdünnungsreihe des Urins mit physiologischer Kochsalzlösung geeignet. (9)

L Gravimun®-Prospekt Germed

Grippe ↗ Influenza

großfollikuläres Lymphoblastom ↗ Zentroblastom — Zentrozytom

GROSS-Leukämievirus

D ↗ Typ-C Virus der Maus, das in erster Linie lymphatische Leukämien induziert.

H Wurde als erstes Leukämievirus bei Säugern 1951 durch L. GROSS isoliert.

G Auf Grund der weiten Verbreitung ist das G.-Virus als Wildtyp-Leukämievirus der Maus anzusehen. (13)

L GROSS, L.: Proc. Soc. Exp. Biol. Med. **76** (1951), 27

group specific component ↗ Gc

GRUBER-Reaktion

D Quantitative Agglutination unbekannter Bakt.-Ag durch bekannte Ak.

H GRUBER 1896

G *Prinzip:* Verdünnungsreihe des Antiserums mit definierter Suspension des unbekannten Bakt.stammes versetzen. Die Verdünnungsstufe, die gerade noch eine deutliche Agglutination erkennen läßt, wird als Endtiter bezeichnet („Ausagglutination").

P Bestimmung der ↗ Antigenformel, der ↗ Serotypen bei zahlreichen Bakteriengruppen. (8, 19) ↗ WIDAL-Reaktion.

Grundimmunisierung

D Erstmalige Verabfolgung eines bestimmten Impfstoffes. ↗ Impfkalender. (19)

Grundversuch ↗ KOCH-Phänomen

gruppenspezifische Komponenten ↗ Gc

gs-Antigen

Abk. für gruppenspezifisches Ag der ↗ RNS-Tumorviren.

GUILLAIN-BARRÉ-Syndrom ↗ Polyneuritis

Gvh-Reaktion ↗ Graft versus host-Reaktion

Gy^{a} (Gregory) ↗ Antigen, ubiquitäres

HA-Ag ↗ Hepatitis-A-Antigen

Haarzell-Leukämie

S Hairy-cell-leucemia
Histiolymphozytose von BERNARD

D Leukämisch verlaufende Erkrankung, die klinisch das Bild der lymphatischen Leukämie imitieren kann, aber zytologisch eindeutig davon zu trennen ist.

G ↗ Lymphome, maligne. Die Zellen der HZL sind der Gruppe der lymphozytischen Lymphome (niedrige Malignität) zuzurechnen. Neueste Untersuchungen (Nachweis von Oberflächen-Ig und spezifische Stimulierbarkeit) reihen sie in die Gruppe der B-Lymphozyten ein.

P Ausgeprägte Splenomegalie, Anämie, Thrombozytopenie und Granulozytopenie. Häufig auch mäßige Hepatomegalie, aber nur sehr geringfügige und meist sogar fehlende Lymphknotenschwellungen. (11)

L RIEBER, E. P., et al.: Klin. Wschr. 54 (1976), 1011

HABEL-Verfahren

D Wirksamkeitsprüfung von ↗ Tollwutvirus-Impfstoff.

G Weiße Mäuse werden mit dem zu prüfenden Impfstoff behandelt. Später wird mit der sicher tödlichen Dosis eines Standard-Virus fixe-Präparates intrazerebral belastet. Schutzdosis wird durch unterschiedliche Virusmengen austitriert (↗ Schutzversuch). (19)

L HABEL, K.: WHO-Monograph. Ser. No. 23, 1954
Laboratory techniques in rabies 3rd ed. (1973)

Hämadsorption

D Vorgang der Bindung von Erythrozyten an virusinfizierte Wirtszellen.

G Das Phänomen der H. tritt nur bei Vermehrung bestimmter Viren auf (Myxo-, Pocken- u. a.). Virusinfizierte Wirtszellen können beispielsweise beim Austritt von freiem oder virusgebundenem ↗ Hämagglutinin die Fähigkeit gewinnen, Erythrozyten an der Zelloberfläche zu binden.

P Viren mit geringer oder spät einsetzender zytopathogener Wirkung können durch die H. nachgewiesen werden. Die H.hemmung dient, ähnlich dem Hämagglutinationshemm-Test (HHT), dem Nachweis von ↗ Ak im Serum. (24)

L ↗ Virusserologie

Hämagglutination ↗ Agglutination

Hämagglutinationsinhibitionstest mit stabilisierten Ag-haltigen Erythrozyten ↗ MERSKEY-Test

Hämagglutinin (↗ Bordetella-Antigene)

S Hämagglutinierender Virusbestandteil

D Für eine große Zahl von ↗ Viren (z. B. Myxoviren, Pockenviren) charakteristische Komponente, die sich unter in vitro-Bedingungen an die Zellmembran suspendierter Erythrozyten (einer geeigneten Spendertierart) immunol. unspezifisch bindet und dadurch deren Verklumpung und Sedimentation bewirkt. Dieses H. ist **kein Ak(!)**.

H Die Reaktion wurde erstmals von HIRST (1941) sowie MCCLELLAND und HARE (1941) unter Verwendung von ↗ Influenzavirus beschrieben.

G Für einen eindeutigen Reaktionsverlauf sind Inkubationstemperatur, pH-Wert, Suspensionsmedium, Erythrozytenart sowie die Abwesenheit von Inhibitoren von Bedeutung. Die *Hämagglutinationsreaktion* kann als Röhrchen- oder Objektträgertest ausgeführt werden und ist makroskopisch ablesbar. Im positiven Falle bilden sich klumpige grobflockige Agglutinate. Die Anlagerung des H., das vom infektiösen Virusanteil meistens abtrennbar und hitzestabiler als dieser ist, erfolgt an bestimmte Rezeptoren der Erythrozytenmembran, wodurch eine Ladungsänderung bzw. eine Änderung der Oberflächenspannung hervorgerufen wird, die eine Verklumpung der Erythrozyten und nachfolgend deren Sedimentation bewirkt.
Der gleichzeitige Zusatz von virusspezifischem Immunserum hebt die H.-Wirkung auf und verhindert dadurch die Hämagglutination (*Hämagglutinations-Hemmungs-Test* = HIRST-Test, Abk. HHT). Hierdurch sind Rückschlüsse nicht nur auf ein H., sondern gleichzeitig auf die betreffende Virusart möglich (Virusidentifizierung).
Bei gleichem Reaktionsansatz läßt sich umgekehrt mit einem bekannten Virush. der Nachweis von virusspezifischen hämagglutinationshemmenden Ak in unbekannten Seren führen.

Bei der *indirekten (passiven) Hämagglutination* (↗ Agglutination) handelt es sich um eine Reaktion, bei der u. a. an Erythrozyten adsorbierte Ag der verschiedensten Art (keine Hämagglutinine!) durch Zusatz Ag-homologer Ak agglutiniert werden. Der Vorgang bewirkt gleichzeitig eine Zusammenballung der Erythrozyten. Die hier lediglich als Ag-Träger dienenden Erythrozyten sollen die AAR deutlicher anzeigen oder makroskopisch sichtbar machen.

P Hämagglutinations- und Hämagglutinations-Hemmungs-Test sind als Labormethoden vornehmlich für den Nachweis und die Identifizierung hämagglutinierender Viren von praktischer Bedeutung. Bei bekannten Virus- und Erythrozytenmengen lassen sich hämagglutinationshemmende Ak quantitativ bestimmen; Test eignet sich aber nur bedingt für die Infektions- bzw. Krankheitsdiagnose. (6)

L HIRST, G. K.: Science 94 (1941), 22
SCHMIDT, D.: In RÖHRER, H.: Handbuch der Virusinfektionen bei Tieren. VEB Fischer, Jena 1967, Bd. I, S. 557

Häm-bindendes β-Globulin ↗ Hämopexin

Hämocyanin

D Kupferhaltiges (Cu^+), frei gelöstes Hämoproteid (Atmungspigment) von Wirbellosen.

G **Funktionsstufen:**
Oxyhämocyanin — blau
Reduziertes Hämocyanin — farblos
Methämocyanin = Hämicyanin — grün
Apohämocyanin — farblos
Es handelt sich um einen O_2-Überträger. Oxyhämocyanin hat eine geringe Katalase-Phenoloxidase- und Lipoxidaseaktivität. H. ist ein Oligomer aus 2, 4, 8, 16 Monomeren, MG ca. $2-5 \times 10^5$.
In die experimentelle Immunologie wurde von WEIGLE (1964) das KLH (keyhole limpet hemocyanin = H. aus Schlüssellochnapfschnecken) eingeführt und bes. zur Darstellung von immunogenen Konformationsdeterminanten benutzt.

P In jüngster Zeit wird H. von klinischen Immunologen für Testimmunisierungen von Patienten zur Beurteilung des Immunstatus verwandt. (50)

L WEIGLE, H.: Immunochemistry 1 (1964), 295

Hämoglobin (menschliches)

D In den Erythrozyten enthaltenes Hämoproteid, das zur reversiblen Bindung von Sauerstoff befähigt ist.

G H. liegt im Erythrozyten (44 Vol.-% des Blutes) in einer Konzentration von 5 mM vor und macht 95% von dessen Proteingehalt aus. Der Gehalt im Blut des Menschen bewegt sich von 2,6 bis 2,1 mM. Die biologische Funktion besteht im Transport von Sauerstoff und CO_2. Der Gasaustausch (Zellatmung) erfolgt über ein geschlossenes Kreislaufsystem (O_2 zum Gewebe; CO_2 zur Lunge).
Immunologische Bedeutung gering (schwache Ag-Wirkung), MG = 64.500. Sedimentationskonstante $S_{20} = 4.4$. Isoelektrischer Punkt = 7.15. Aminosäuresequenz (1961) und Raumstruktur (1965) sind aufgeklärt. Adultes H. ist aus 4 Polypeptidketten (2α-, 2β-Ketten) aufgebaut, die jeweils 1 Molekül Eisenprotoporphyrin IX als prosthetische Gruppe enthalten (insgesamt 574 Aminosäuren; β-Kette = 146, α-Kette = 141). Die Bindung der prosthetischen Gruppe an die Peptidkette erfolgt über jeweils 2 Histidinreste des Proteins (β = 92 (F 8), β = 63 (E 7); α = 87 (F 8), α = 58 (E 7)). Im fetalen H. sind die β-Ketten durch γ-Ketten, im frühfetalen H. durch ε-Ketten ersetzt, die eine andere Primärstruktur als die γ-Ketten besitzen. Die Primärstruktur von etwa 200 abnormen H. ist aufgeklärt. Teilweise führen diese zu klinisch manifesten Krankheitsbildern (z. B. Sichelzell-H.), der größte Teil ist klinisch stumm.
Hauptsyntheseort beim Erwachsenen ist das Knochenmark (Foetus auch Leber und Milz). Zum quantitativen Nachweis von H. dient ein kolorimetrisches (auf der Grundlage eines Methämoglobinzyanidstandards mit einem Extinktionskoeffizienten von mM = 11.0 bei 540 nm) oder spektralphotometrisches Bestimmungsverfahren. (58)

L ANTONINI, E., and M. BRUNORI: Hemoglobin and Myoglobin in their Reactions with Ligands. North Holland Publishing Company, Amsterdam 1971

Hämolymph-Agglutinine ↗ Agglutinine aus Wirbellosen

Hämolyse (↗ Immunhämolyse)

D Irreversible Membranschädigung der Erythrozyten mit der Folge des Austritts von Hämoglobin.

G Unterscheidung der H. nach den ursächlichen Faktoren:

1. unspezifische H.
a) *osmotische H.* in hypotonem Milieu durch H_2O-Einstrom in die Zelle.
b) *mechanische H.*, z. B. Einfrieren und Auftauen. Zerstörung des Membrangefüges.
c) H. durch Zellmembranschädigung, z. B. durch Netzmittel (Saponine) und Eiweißfällende Mittel, *Toxine und Enzyme.*
d) *Stoffwechselhämolyse*
Abnahme von ATP und Glutathion in der Zelle führt zur Resistenzminderung der Erythrozyten und Angreifbarkeit unterschwelliger osmotischer Einflüsse und membranöser Schädigungen.

2. spezifische H. = Immun-H.
H. durch *spezifische Ak* (↗ Hämolysine)

P Bedeutung der Immun-H. ↗ Hämolysine. Quantitativer Nachweis der H. ↗ Hämolyseeinheit. (25)

Hämolyseeinheit Abk. HE

D *bezog. auf C:* diejenige Menge C in ml, die 5×10^8 optimal sensibilisierte Erythrozyten in 7,5 ml in 1 h hämolysiert (+37 °C, $I = 0{,}147$, Ca^{++}- u. Mg^{++}-Konzentration optimal).
bezog. auf Hämolysin: Mindestmenge an Hämolysin zur 90%igen Hämolyse von 0,25 ml einer 5%igen Hammelerythrozytensuspension. (3 + 25)

Hämolyse-Plaque-Technik

S JERNE-Technik
D Technik zum quantitativen Nachweis Ak-sezernierender Zellen.
G *Prinzip:*
Zellen aus lymphoiden Organen von mit Erythrozyten stimulierten Tieren werden in der Wärme mit Agarose und Erythrozyten gemischt und sofort in einer dünnen Schicht, vorzugsweise in Petrischalen, ausgegossen (*Makro-Plaque-Technik*). Während der folgenden Inkubation bei 37 °C geben die Ak-sezernierenden Zellen ihre Ak in die Umgebung ab. Die Ak besetzen die Determinanten der Erythrozyten, und nach Zugabe von Komplement kommt es zur Immunhämolyse in der unmittelbaren Umgebung der Ak-sezernierenden Zellen. Es entstehen mit dem bloßen Auge sichtbare Hämolyse-Plaques, in deren Zentrum sich Ak-sezernierende Zellen befinden. Zur quantitativen Bestimmung wird die Zahl der plaquebildenden Zellen pro 10^6 oder 10^7 lymphoider Zellen ermittelt. Mit dieser Methode werden vorwiegend IgM-sezernierende Zellen erfaßt (*direkte Plaque-Technik*). Zum Nachweis IgG-sezernierender Zellen dient die *indirekte Plaque-Technik.* Hierbei wird vor der Komplement-Zugabe ein xenogenes Immunserum gegen IgG hinzugegeben (Entwicklerserum). Die Zahl der IgG-sezernierenden Zellen läßt sich dann aus der Differenz der mit der indirekten und der direkten Plaque-Technik erhaltenen Werte ermitteln. Zum Nachweis Ak-sezernierender Zellen gegen molekulare Ag und Haptene dient die *passive Plaque-Technik.* Hierzu muß das Ag an Erythrozyten gekuppelt vorliegen. Auch die passive Plaque-Technik kann zur Bestimmung IgM- und IgG-sezernierender Zellen eingesetzt werden. Modifikation der Hämolyse-Plaque-Technik ist die *Mikro-Plaque-Technik* (auf Objektträgern oder Deckgläschen) und die *gelfreie Plaque-Technik* in flachen Glaskammern. (3)

Hämolysin

D Antikörper gegen Erythrozyten-Ag, der unter Beteiligung von Komplement im Ablauf einer AAR zur ↗ Hämolyse führt.

H 1895 – EHRLICH, MORGENROTH, BORDET: Trennung des sog. „Alexin" in eine relativ thermostabile Substanz (= spez. H.) und ↗ Komplement.
1900 – P. EHRLICH: Bezeichnung des H. als Ambozeptor (s. ↗ Seitenkettentheorie).

G Mit H. beladene Erythrozyten lysieren nach Bindung von ↗ Komplement (d. h. irreversible Membranschädigung mit Austritt von Hämoglobin).

Einteilung der H. (entsprechend der ↗ Ak) in:

a) ***Heterolysine:*** Lysine gegen artfremde Erythrozyten-Ag.
b) ***Isolysine:*** Lysine gegen arteigene Erythrozyten-Ag.
c) ***Autolysine*** (z. B. bei Kältehämoglobinämie): Lysine gegen körpereigene Erythrozyten-Ag.
Spezifische Bindung des H. an den Erythrozyten abhängig von physiko-chemischen Bedingungen, z. B. Temperatur, H-Ionen-Konzentration und Elektrolytmilieu.
P Weitverbreitetes Modell der Lysinwirkung in vitro ist die ↗ KBR, bei der das H. im sog. Indikatorsystem als Ambozeptor verwendet wird.
H.-Nachweis in vitro: Geometrische Verdünnungsreihe eines inaktivierten Serums mit unbekanntem Hämolysingehalt + konstanten Mengen Komplement + konstanten Mengen Erythrozytensuspension. Bewertung: Es wird lichtoptisch oder fotometrisch der Hämolysegrad bestimmt (↗ Hämolyseeinheit).
Eine *H.-Wirkung in vivo* stellt die Hämolyse nach inkompatibler Bluttransfusion dar (↗ Transfusionszwischenfall). (25)

Hämolytische Anämie 1. ↗ Anämie, autoimmun ... 2. bedingt durch ↗ Kälteagglutininkrankheit

hämolytische Neugeborenenerkrankung ↗ Morbus haemolyticus neonatorum

Hämopexin

Abk. Hpx
S β_1B-Globulin
Hämbindendes β-Globulin
Seromucoide β_1A
Seromucoide β_1B
Cytochromophilin
β_1-Haptoglobin
PS-3A
D Menschliches Serumprotein der β_1-Fraktion mit Bindungsfunktion für Hämin.
G H. (GRABAR u. a. 1960) ist ein ↗ *Glykoprotein* (Kohlenhydratanteil 22,6%), das gemeinsam mit Albumin Hämin bindet und transportiert (isoliert und charakterisiert von SCHULTZE u. a. 1961). Der Hämopexin-Hämin-Komplex ist rot gefärbt. 1 Molekül H. bindet 1 Molekül Hämin.
Durchschnittliche Serumkonzentration: 80 bis 100 mg/100 ml
MG: 80000
Sedimentationskonstante S: 4,8
H. ist qualitativ und quantitativ vorteilhaft mit immunol. Methoden bestimmbar, ↗ immunelektrophoretisch gut charakterisiert.

P Von den Serumkonzentrationsveränderungen bei Erkrankungen ist bes. die *Verminderung* von H. bei hämolytischen Anämien zu nennen. (4)

L SCHULTZE, H. E., und J. F. HEREMANS: Molecular biology of human proteins. Elsevier Publishing Company, Amsterdam—London—New York, 1966

Hämophilietypen, immunol.

S Hämophilie (+) oder Hämophilie (−)

D Mit immunol. Methoden unter Verwendung von homologen und heterologen Antiseren durchgeführte Differenzierung der Hämophilien in Ag-positive und Ag-negative Typen.

G Humane Antiseren mit Auto-Ak oder Iso-Ak (↗ Hemmkörperhämophilie) gegen antihämophiles Globulin A oder B sowie spezifische tierische Antiseren (↗ Antifaktorenseren) erlauben bei einem großen Teil der Hämophiliepatienten immunol. den Nachweis eines sog. ↗ *kreuzreagierenden Materials* (engl. cross-reacting material). Darunter werden Proteine verstanden, die Ag-Eigenschaften mit dem zu untersuchenden Protein (Faktor VIII bzw. Faktor IX) gemeinsam haben, die aber in ihrer biol. Funktion inaktiv sind, d. h. *Defektmoleküle* darstellen. Mit dem Ak-Neutralisationstest oder Inhibitorneutralisationstest lassen sich nach BENNETT folgende H. unterscheiden:

Typ I — keine biol. Aktivität, kein spezifisches Faktorenprotein, Hämophilie A (−) oder Hämophilie B (−);
Typ II — keine biol. Aktivität, normale Menge an spezifischem Faktorenprotein, Hämophilie A (+) oder Hämophilie B (+);
Typ III — Verminderung der biol. Aktivität, normale Menge an spezifischem Protein, Intermediärtyp der Hämophilie A oder Intermediärtyp der Hämophilie B.

P Von 285 Patienten mit Hämophilie A gehörten 72% zum Typ I, 25% zum Typ II und 3% zum Typ III; von 123 Patienten mit Hämophilie B gehörten 82% zum Typ I, 18% zum Typ II.
Schwerste Hämophilieformen mit einem Faktorengehalt unter 1% sind *bei den Hämophilie(−)-Typen* zu verzeichnen, auch tritt nur bei diesen die *Ak-Bildung im Sinne der Hemmkörperhämophilie* auf. Konduktorinnen gehören zum Typ III, obwohl bei ihnen relativ hohe biol. Aktivitäten der Hämophiliefaktoren gefunden werden (ca. 50% der Norm). Zum *Nachweis* von kreuzreagierendem Material wird das zu untersuchende Plasma des Patienten mit einem Antiserum gegen Faktor VIII oder Faktor IX gemischt. Ak des Antiserums reagieren mit dem Faktorenprotein und werden abgebunden. Anschließend wird die nichtneutralisierte Ak-Kapazität zurücktitriert (Inhibitorneutralisationstest). (17)

L DENSON, K. W. E., et al.: J. clin. Pathol. **21** (1968), 160
DENSON, K. W. E., et al.: Brit. J. Haematol. **17** (1969), 163
FIEDLER, H.: Z. ärztl. Fortb. **66** (1973), 692
HOYER, L. W., et al.: Blood **32** (1968), 962
HOYER, L. W., et al.: Blood **35** (1970), 809
SCHWICK, H. G., et al.: Internist **14** (1973), 160

hämorrhagisches pulmorenales Syndrom
↗ GOODPASTURE-Syndrom

Hämozytoblast

1. Synonym für Immunoblast bzw. große ↗ pyroninophile Zelle.

2. Bezeichnung für juvenile Zellen in tierischen und menschlichen Embryonen, die wahrscheinlich erythrozytäre Vorstufen darstellen. (7)

Hairy-cell-leucemia ↗ Haarzell-Leukämie

Halbantigen ↗ Hapten ↗ Antigen

Halbhapten ↗ Hapten

Hamster ↗ MHA-Hamster

Hamster-Test

S „irradiated hamster test"

D In vivo-Methode zur Histokompatibilitäts-Testung.

G Letal bestrahlte Hamster sind immunol. „neutralisiert". Nach s.c. Injektion lymphoider Zellen von genetisch differenten Individuen lassen sich Allotransplantatreaktionen in Form von Überempfindlichkeitsreaktionen vom verzögerten Typ gut erfassen.
Prinzip in der Abbildung.
Hamster erhalten eine letale Röntgen-Ganzkörperbestrahlung (1500 R). Nach Ausbildung einer Leukozytopenie und ausgeprägter Lymphozytopenie (28—30 h) erfolgt die i.d. Injektion von Blut-Lymphozyten des potentiellen Transplantatempfängers und der möglichen Transplantatspender an jeweils getrennten Orten (= Kontrollen) sowie von Mischungen der Lymphozyten des Empfängers mit denen eines jeden möglichen Spenders an anderen Stellen. Die Ablesung der Reaktion erfolgt bis zur 96. h, wobei Schwellung und Induration Kriterien der Reaktionsintensität sind. Letztere scheint dem Grad der Unverträglichkeit zu entsprechen, da nach Injektion der einzelnen Komponenten des Zellgemisches sowie nach Applikation von Lymphozytengemischen monozygoter Zwillinge nur unbedeutende Reaktionen gesehen werden. Die auftretenden Hautveränderungen beruhen auf einer

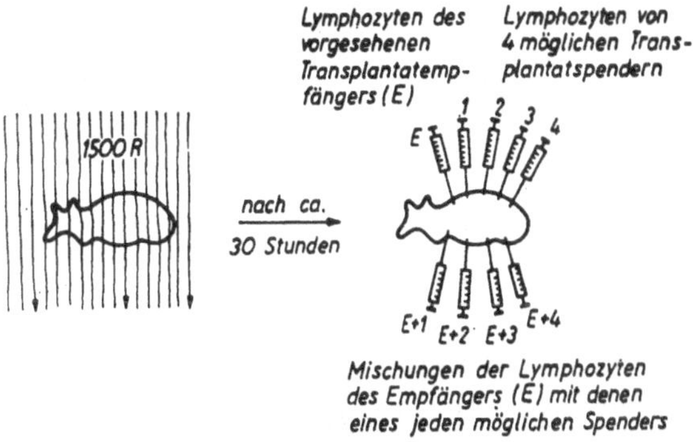

Lymphozyten von Spender und Empfänger reagieren bei Unverträglichkeit im Gemisch gegeneinander und bewirken Induration

Zwei-Wege-Reaktion, indem die beiden Lymphozytenpopulationen in den Mischungen gegeneinander reagieren. Die geringste Hautreaktion würde demzufolge der besten Gewebeverträglichkeit bei den getesteten Kombinationen entsprechen. (7)

L STEILEIN, J. W., et al.: Ann. Int. Med. 65 (1966), 511

HANKS-Salzlösung

D Medium für *in vitro* Arbeiten mit Zellen.

P **Zusammensetzung:** (g/l)

NaCl	8,0	KH_2PO_4	0,06
KCl	0,4	$Na_2HPO_4 \cdot 12H_2O$	0,153
$MgSO_4 \cdot 7H_2O$	0,2	Phenolrot	0,012
$CaCl_2 \cdot 6H_2O$	0,276	Glukose	1,0

(7)

L Angaben aus: STARKE, G.: Virologische Praxis. Fischer-Verlag, Jena 1965

H-Antigen

Abk. für **H**auch (Bakt. mit Geißeln sind beweglich und wachsen auf Nährböden wie ein Hauch).

S Geißel-Ag

D Geißelgebundenes ↗ Bakterienantigen. ↗ Bakterienagglutination, ↗ Antigenformel, ↗ Flagellin. (8 + 19)

Haploid

D Von jedem Chromosomenpaar eines ↗ diploiden Chromosomensatzes liegt nur ein Chromosom vor, z. B. in den Gameten. (15)

Hapten

D Chemisch definierte Substanz, die auf Grund ihrer Struktur (Determinante) zur Reaktion mit den Ag-Bindungsstellen der Ak (bzw. analoger Strukturen sensibilisierter Lymphozyten) befähigt ist, aber erst nach Kupplung an einen Schlepper (Protein) ↗ Immunantwort auslösen kann.

H Wegweisende Versuche mit chemisch definierten H durch LANDSTEINER.

G Die haptene Eigenschaft eines Stoffes ist relativ. Sie wurde von LANDSTEINER und SIMMS 1923 am Beispiel des **FORSSMAN-Ag** (↗ heterophiles Ag) entwickelt. Ein Stoff mit haptener Eigenschaft für Kaninchen kann jedoch für Mensch und Maus immunogene Eigenschaften besitzen, also ein Voll-Ag darstellen (z. B. bestimmte Polysaccharide). *H. besitzt die determinante Gruppe eines Voll-Ag.*

P In der Praxis haben H. in Form von *Arzneimitteln* bes. Bedeutung (Arzneimittelallergie). Erste th Anwendungen zeichnen sich in Form der ↗ Haptenhemmung ab. (3 + 5)

L LANDSTEINER, K., und S. SIMMS: J. Exper. Med. 38 (1923), 127

Haptenhemmung

D Blockade einer Immunantwort durch Applikation monovalenter ↗ Haptene.

G Bei Allergikern vorhandene, gegen Allergen gerichtete Ak (IgE) können durch Applikation korrespondierender ↗ Haptene blockiert werden. Allergenbindung am Reagin (↗ IgE) und Auslösung einer ↗ Allergie werden dadurch verhindert (klin. gesichert bei einigen ↗ atopischen Erkrankungen). Erste praktische Anwendung hat dieses Prinzip bei *Penizillinsensibilisierung* gefunden. Die entscheidenden Penizilloyl-Determinanten wurden an ein Oligopeptid in einer Weise gebunden, die weder eine nachfolgende Aggregation noch eine Komplettierung durch Eiweißkörper erlaubte (Benzylpenizilloyl-N-Formyllysin; BPO-FLYS). Die Gabe dieses Präparates ermöglicht Penizillinanwendung auch bei bestehender Penizillinüberempfindlichkeit. (5)

Haptoglobin

Abk. Hp

D Alpha$_2$-Glykoprotein von Mensch und Tier, das sich in vivo und in vitro mit Hämoglobin zu $HpHb_2$ verbindet und beim Menschen einen Protein-↗Polymorphismus darstellt.

H SMITHIES 1955.

G *Physiologische Funktion:* Im Organismus anfallendes freies Hämoglobin (Hb) wird an Hp gebunden und so vor der Ausscheidung bewahrt. Übersteigt das Hb-Angebot die Hp-Syntheserate, so treten Ahaptoglobinämie und Hb-Ausscheidung in den Harn ein.
Hp-Mangel kann sowohl primär (genetisch — stummes Gen) als auch sekundär („Erschöpfung" des Hp-Serumspiegels z. B. bei Hämolyse, Synthesestörung z. B. bei Lebererkrankungen) bedingt sein. Bei bestimmten entzündlichen Erkrankungen Serumanstieg des Hp als „Akute-Phase-Reaktant".
Durchschnittl. Serumkonz.: 100 mg/100 ml. MG: zwischen 100000 (Hp 1—1) und 120000 (Hauptkomponente von Hp 2—2, aber Polymere bis zu über 1000000). IP pH 4,13.
Neben den drei Standardtypen Hp 2—1, Hp 2—2, Hp 1—1 sind Subtypen, zahlreiche seltenere, ebenfalls genetisch gesteuerte qualitative und quantitative Varianten bekannt.
Hp der Typen 2—1 und 2—2 stellt kein homogenes Protein dar, sondern ein Gemisch (mono-, dimere usw.; $n = 2-14$). Grundbaustein aller Typen besteht aus 4 Ketten (2 α- + 2 β-K.), verbunden durch Disulfidbrücken. β-Kette bindet Hb. α-Ketten sind Träger des genetischen Polymorphismus (α_1- und α_2-K.). Genetische Subtypen der α-Ketten (α_1F und α_2S). Erklärung des α_2-Genproduktes durch ungleiches Crossing-over aus α_1F- und α_1S.
Struktur (2 leichte und 2 schwere Ketten, S—S Brücken), Aminosäuresequenz der α-Ketten und Bindung von Hb zeigen Ähnlichkeit zu ↗ Immunglobulinen und führten zur Hypothese eines Antikörpercharakters von Hp. Hp ist zu einer Bindung mit einigen Streptokokkentypen befähigt. (KÖHLER u. PROKOP 1978.)
Hp-1-Subtypen wie auch die Haupttypen sind immunologisch zu unterscheiden (↗ Immundiffusionstest) durch Besitz verschiedener Antigendeterminanten (Hp 2—2 mehr Determinanten als 1—1).
Vererbung der Haupttypen durch zwei autosomale Gene: Hp^1, Hp^2. Genhäufigkeit regional verschieden, Hp^1 um 0,4, Hp^2 um 0,6. Genwirkung kodominant.

P Bedeutung in der forensischen Medizin zum Paternitätsausschluß. Hp-Bedeutung für Klinik und Transfusionswesen gering. (2+4)

L GIBLETT, E. R.: Genetic markers in human blood. Blackwell Scientific Publications, Oxford — Edinburgh 1969
KÖHLER, W., and O. PROKOP: Nature 271 (1978), 373
NYMAN, M.: Serumhaptoglobin — Methodological and Clinical studies. Scand. J. Clin. Lab. Invest. 21, suppl. (1959)
PROKOP, O., und G. BUNDSCHUH: Die Technik und die Bedeutung der Haptoglobine und Gm-Gruppen in Klinik und Gerichtsmedizin. Walter de Gruyter & Co., Berlin 1963
SMITHIES, O.: Biochem. J. 61 (1955), 629

haptophore Gruppe ↗ Seitenkettentheorie

HARDY-WEINBERG-Gesetz

D Grundlegendes Gesetz der Populationsgenetik.

H Von HARDY und WEINBERG 1908 unabhängig voneinander aufgestellt.

G Es beschreibt die Statik einer MENDEL-Population und ermöglicht die *Analyse von Faktoren, die zu Veränderungen von Genhäufigkeiten in einer Population führen.* Die von den Autoren angegebene Formel $(p + q)^2 = p^2 + 2pq + q^2$ ermöglicht eine Aussage über die Genfrequenz und die Gleichgewichtsbedingungen in einer Population. (p = Genfrequenz des Allels a^+; q = Genfrequenz des Allels a).

P Diese Formel gilt für eine „Idealpopulation": sehr groß, uneingeschränkte Panmixie mit gleicher Wahrscheinlichkeit für jede Partnerkombination keine Umwelteinflüsse. (15)

HASHIMOTO-Thyreoiditis

S Struma lymphomatosa HASHIMOTO
Chron. lymphozytäre Thyreoiditis HASHIMOTO
Autoimmun-Thyreoiditis

D Chron. Entzündung der Schilddrüse mit derber, meist erheblich vergrößerter Drüse, durchsetzt von plasmazellulären und lymphozytären Infiltraten unter Zerstörung des ursprünglichen Schilddrüsengewebes nebst kompensatorisch hypertrophierten Bezirken.

G Erkrankung überwiegend bei Frauen, familiäres Vorkommen ist die Regel.
Für Entstehung wird Autoimmunreaktion auf genetischer Grundlage mit zellulärer Immunität gegen Schilddrüsensubstanzen (Thyreoglobulin, mikrosomales und Kolloid-Ag) verantwortlich gemacht. Endgültiger Beweis steht aus. Thyreoglobulin-Ak-Spiegel fast stets erhöht. Ein Fünftel der Patienten tragen Ak gegen Parietalzellen der Magenschleimhaut nebst Hypochlorhydrie.
Autoimmun-Thyreoiditis experimentell bei Hunden nach Entfernung einer Schilddrüsenhälfte durch Sensibilisieren gegen Gewebe der eigenen Schilddrüse erzeugt,

Thyreoiditis organspezifisch *durch Lymphozyten* des sensibilisierten Hundes auf gesunde Zweittiere übertragbar. Damit ist nachgewiesen, daß nicht Ak, sondern spezifisch sensibilisierte Lymphozyten von entscheidender pathogener Bedeutung sind.

P Konzept der ***Autoimmunerkrankung*** wird auch auf andere Schilddrüsenerkrankungen angewandt, wie auf milde Form der atrophischen Thyreoiditis, das primäre Myxödem (80% der Patienten tragen Ak), die primäre Thyreotoxikose (66% der Patienten tragen Ak). Ak-Nachweis (Thyreoglobulin-Hämagglutinationstest) auch bei 30% der Patienten mit gewöhnlichem Kropf und bei 5–8% klin. Gesunder positiv. (18)

L Rose, N. R., et al.: Immunpathologie in Klinik und Forschung. 2. Aufl., S. 295. Thieme, Stuttgart 1961

Hautfenster-Test

S Rebuck-Test
„skin window technique"

D Methode zum Studium der zellulären Zusammensetzung und Dynamik lokaler traumatogener Hautexsudate.

H Rebuck und Crowley 1955

G Nach Rasur und Desinfektion der ausgewählten Region (meist Vorlarfläche des Unterarmes) wird mit einem sterilen Skalpell das Epithel in einer Ausdehnung von etwa 4 × 4 mm abgeschabt, ohne daß eine Blutung auftritt. Auf die so gesetzte Läsion wird ein steriles Deckgläschen gelegt, dieses mit einem Stück Karton oder Mull überdeckt und an der Haut fixiert. In ein- bis mehrstündigen Abständen werden die Deckgläschen mit den an der Unterseite anhaftenden Exsudatzellen entfernt und gegen neue ausgetauscht. Die abgenommenen Deckgläschen werden luftgetrocknet, auf Objektträgern fixiert und je nach Fragestellung gefärbt.

P *Zellsequenzen beim Gesunden:*
Es kommt rasch zum Aufwandern neutrophiler Granulozyten, die nach 2–4 h mit 95% ihren Gipfel markieren. Daneben sind zu etwa 5% echte Monozyten vertreten (Abbildung a). In der Folgezeit nehmen die Neutrophilen zahlenmäßig wieder ab, wobei relativ häufig Degenerationsformen zu finden sind. Gleichzeitig treten vermehrt mononukleäre Zellen auf (Abbildung b), die nach 24–36 h das typische Bild der „Hautfenstermakrophagen" aufweisen (Abbildung c). Später lassen sich sowohl Epitheloidzellen als auch mehrkernige Riesenzellen finden.
Die Genese der aufwandernden Hautfenstermakrophagen ist noch nicht geklärt. Hauptsächlich werden lymphozytärer oder monozytärer Ursprung diskutiert. Da beim

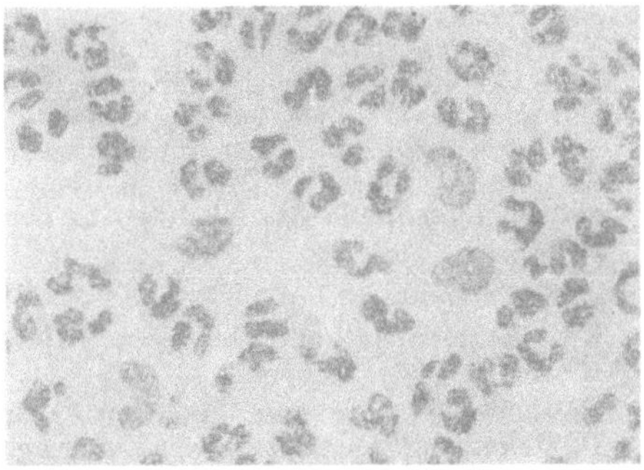

Neben vereinzelten Monozyten herrschen die neutrophilen Granulozyten nach 4 h eindeutig vor (a)

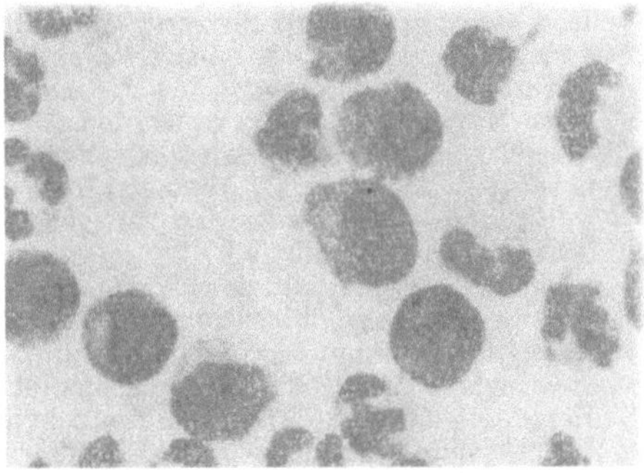

Mononukleäre im „Hautfenster" nach 24 h (b)

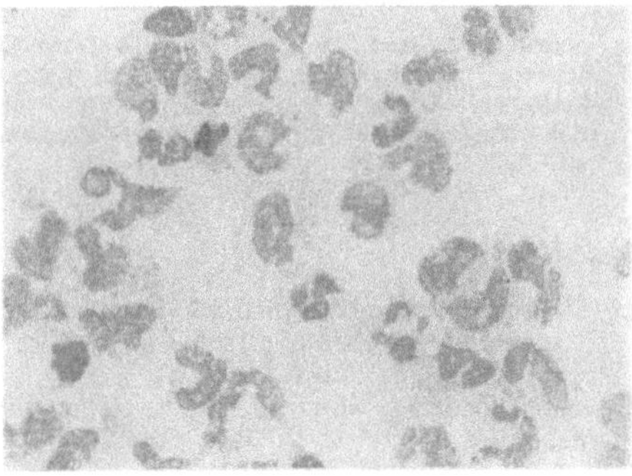

Vorwiegend Hautfenstermakrophagen im 36-h-Präparat (c)

Gesunden Tempo und Aufeinanderfolge der Zellen bestimmten Gesetzmäßigkeiten unterliegen, kann der Test bei verschiedenen Krankheiten zusätzliche funktionelle Daten liefern.
Zellsequenzen bei Kranken:
Eine Störung der Migrationsfähigkeit der Neutrophilen kann beim ↗ Chediak-Higashi-Syndrom und beim ↗ „lazy leucocyte syndrome" erfaßt werden. Abgeschwächte Makrophagenreaktionen finden sich häufig bei Malignomen, verstärkte dagegen bei

Sarkoidose und akuten rheumatischen Krankheiten.
Eine Erhöhung der eosinophilen Granulozyten ist bei UV-induzierten Dermatitiden zu verzeichnen. Bei Hauterkrankungen vom allergisch-verzögerten Typ sind dagegen vermehrt basophile Granulozyten zu beobachten.

Modifikation:

Hautkammer-Methode (= quantifizierter REBUCK-Test)

Hierbei wird über dem Hautfenster eine Plastekammer befestigt und mit autologem Serum gefüllt, wohinein die aus den Hautkapillaren migrierenden Zellen gelangen. Durch Wechsel des Serums kann die zu bestimmten Zeiten in der Kammer befindliche Zellzahl quantitativ erfaßt werden. Zum Unterschied zur Deckglasmethode scheint jedoch vorwiegend die Granulozyten-Mobilisation erfaßt zu werden. Durch Vergleich mit physiologischen Mobilisationstypen können z. B. Aussagen über das Infektrisiko gemacht werden. So geht die höhere Infektanfälligkeit bei hämatologischen Neoplasien mit einer Verminderung der Leukozytenmobilisation einher. Bei Allergikern kommt es nach Zugabe des spezifischen Ag in die Kammer zu einer Hemmung der Exsudation von Leukozyten. Die absoluten Exsudat- und Phagozytenzahlen scheinen einen Rückschluß auf die Aktivität der primär chronischen Polyarthritis zuzulassen. (7)

L GHOSH, M. L., et al.: Brit. J. Haemat. 25 (1973), 293
REBUCK, J. W., und J. H. CROWLEY: Ann. N.Y. Acad. Sci. 59 (1955), 757
SENN, H. J., und W. F. JUNGI: Seminars Hematol. 12 (1975), 27

Hauttestung

D Prüfung der (Immun)reaktionslage eines lebenden Organismus durch Ag-Applikation auf oder in die Haut.

G Nach der Art der Ag-Applikation unterscheidet man:
↗ Epikutantest
↗ Intrakutantest
↗ Hautfenster-Test (z.B. REBUCK-Test).
Wichtig für die Interpretation ist neben der Art der morphologischen Veränderungen auch der Zeitpunkt, in dem sie nachweisbar werden. (5)

HB-Ag ↗ Hepatitis-B-Antigen

HB_c-Ag ↗ Hepatitis-B-Antigen

HB_s-Ag ↗ Hepatitis-B-Antigen

HD (Heidelberg) ↗ Pr

heavy chain (engl.) ↗ H-Kette

heavy chain disease (engl.) ↗ H-Ketten-Krankheit

Heibel ↗ Antigen, privates

HEIDELBERGER-Kurve ↗ Präzipitationskurve

Heilimpfung

S postinfektionelle Impfung
Inkubationsimpfung

D ↗ Impfung nach bereits erfolgter Infektion.

P Seltene Anwendung.
↗ Tollwutvirus-Impfstoff,
↗ Autovakzine. (19)

Heilserum ↗ Immunserum

helfer ↗ helper

Helminthen-Antigene

S Wurm-Ag

D Strukturgebundene oder freigesetzte ↗ Antigene von Würmern (Helminthen, Vermes).

G *Chemie:* Die Mehrzahl dieser Ag besteht aus einem Protein-Polysaccharid-Komplex, dessen Spezifität durch eine Polypeptidkomponente bestimmt wird.
Die Ag sind thermostabil und lassen sich durch Trichloressigsäure, Chloroform und Alkohol nicht ausfällen.
Von immunol. Bedeutung sind die *somatischen Ag* der Würmer oder ihrer Entwicklungsstadien. Bei einigen Larven sind die Ag stärker als bei den ausgereiften Stadien, z. B. Toxocara. Während bei Spulwürmern die Eier 2 Ag enthalten, sind bei den ausgewachsenen Würmern 14 Ag nachweisbar.
Auch *Stoffwechselprodukte* aus Sekreten und Exkreten der Würmer zeigen Ag-Wirkung.
In der Blasenwand des Echinococcus granulosus sind 2 Ag bekannt, die in ihrer Mobilität im elektrischen Feld den $Alpha_1$- und Gammaglobulinen ähneln.
Würmer unterschiedlicher Spezies, jedoch gleicher Gattung besitzen verwandte Ag, so daß Gruppenreaktionen möglich sind.

P Aus der Muskulatur und der Kutikula konnte ein Polysaccharid isoliert werden, das ↗ *Kreuzreaktivität* mit menschlicher ↗ A_2-Blutgruppensubstanz zeigte (OLIVER-GONZALES). Neben A-Substanzen wurden auch B- und H-Substanzen isoliert, desgleichen die als starkes Ag wirkende ↗ P_1-Blutgruppensubstanz. (35)

L OLIVER-GONZALES: Ann. Rev. Microbiol. 8 (1954), 353

helper cells

S cooperator T cells, Tc

D Zur Auslösung einer ↗ Ak-Bildung gegen ↗ thymusabhängige Antigene notwendige ↗ T-Lymphozyten.

G Für die Induktion einer primären Immunantwort gegen ↗ thymusabhängige Ag sind sowohl T-Lymphozyten als auch B-Lymphozyten erforderlich. Obwohl erwiesen ist, daß die B-Lymphozyten die direkten Vorläufer von Ak-produzierenden Zellen sind, so erfordert ihre Aktivierung die Wechselwirkung mit T-Lymphozyten. Auf Grund dieser *Helferfunktion bei der Auslösung der Ak-Bildung* werden die an diesem Prozeß beteiligten T-Lymphozyten als „helper cells" bezeichnet. Der Vorgang der „helper-cell"-induzierten B-Zellteilung und -differenzierung ist unbekannt. Experimentell begründete Hypothesen lassen mehrere Möglichkeiten offen. Dazu gehören die Sekretion humoraler Faktoren durch die Ag-aktivierten T-Lymphozyten, die die B-Zellen aktivieren sowie die direkte T-B-Zellkooperation, wobei die T-Zellen Ag konzentrieren und es den B-Zellen präsentieren, wodurch diese aktiviert werden. Darüberhinaus können ↗ Concanavalin A-stimulierte T-Lymphozyten die Ak-Bildung in Milzzellkulturen, wenn auch in begrenztem Umfang, rekonstituieren.
Neben den T-Lymphozyten wirken *auch adhärente Zellen* (*makrophagenähnliche*) *als „helper cells"* bei der Stimulierung der B-Lymphozyten. Ihre Wirkung wird als unspezifisch angesehen. Als Wirkungsweise einer dadurch erhöhten Immunantwort werden diskutiert: Ag-Konzentration, Produktion einer „informatorischen RNS", Freisetzung löslicher Faktoren. Es ist unklar, ob die Makrophagen nur auf T- bzw. B-Zellen oder auf beide wirken. (7)

L BALTZ, M., u. M. B. RITTENBERG: Cell. Immunol. 28 (1977), 125

hematoxylin stained bodies

S Freie Kernkörperchen im Zellgewebe LE-bodies / LE-Zellen / LE-Phänomen der Gewebe

D Frei im Gewebe liegende, mit LE-Faktor beladene ehemalige Kerne, enthalten DNS, DNS-Histon.

H 1932 von L. GROSS bei Lupus erythematodes visceralis (LIBMAN-SACKS-Endokarditis) entdeckt. P. KLEMPERER nahm an, aus ihnen entstünde Hyalin und Fibrinoid bei „Kollagenosen".

G Amorphe, extrazelluläre, metachromatische, PAS-negative Körperchen von etwa Zellgröße, später PAS-positiv und nicht mehr metachromatisch. Sie entstehen aus Kernmaterial durch Reaktion mit LE-Faktor und Alterungsvorgänge. Eine experimentelle Erzeugung gelang J. L. GERMAN in Nieren. Entspricht etwa dem in vitro-Verfahren des loose-body-tests.

P Gelten als pathognomonisch für L. E. visceralis. Am häufigsten in Endokard und Glomerula zu finden. B. WORKEN und R. PEARSON und N. CANDREVIOTIS beschrieben sie bei Vaskulitis bzw. Lymphogranulom. (49)

L BEIKERT, A.: Das Lupus erythematodes-Phänomen und die antinukleären Faktoren, 2. Aufl. Fischer, Jena 1974
CANDREVIOTIS, N.: Zbl. allg. Path. 99 (1959), 191
GROSS, L.: Contrib. med. sci. hon. Dr. Em. LIBMAN, Vol. 2, Int. Press, New York 1932
KLEMPERER, P., et al.: Arch. Path. (Chic.) 32 (1941), 569
WORKEN, B., und R. PEARSON: Arch. Path. (Chic.) 56 (1953), 293

Hemmkörperhämophilie

S Ak gegen antihämophiles Globulin A oder B

D Hämophilie, die durch (zirkulierende) Ak gegen antihämophiles Globulin A oder B hervorgerufen wird (↗ Immunkoagulopathie).

H Erstmals 1950 von DEUTSCH beschrieben.

G Therapeutisch (häufig) zugeführtes antihämophiles Globulin kann bei Patienten mit schwerer Hämophilie, in Ausnahmefällen auch bei gerinnungsgesunden männlichen und weiblichen Empfängern als Ag wirken und Iso-Ak-Bildung auslösen. Die gebildeten Ak sind in ihrer Struktur verschieden (Ig der Klassen IgG, IgA und IgM). Aus diesem Grunde treffen die zur Verfügung stehenden menschlichen Antiseren der H. (↗ Antifaktorenserum) nicht immer im Inhibitorneutralisationstest zur Differenzierung der immunol. ↗ Hämophilietypen mit dem strukturell spezifischen Proteinmolekül zusammen, so daß dadurch der Anteil der Hämophilie $^{(-)}$-Typen fälschlicherweise erhöht erscheint.

P Jede hämophile Blutung kann durch *Hemmkörper* (*Iso-Ak, selten Auto-Ak*) ausgelöst sein. Durch Mischversuche mit Patienten- und Normalplasma nach entsprechender Inkubation kann aus der Verlängerung der Gerinnungszeit die Di gestellt werden. Exakter *Nachweis* eines Hemmkörpers erfolgt mit immunol. Methoden (Immundiffusion, Flockungstest). Hemmkörper werden von Patienten gebildet, die zu den Hämophilie$^{(-)}$-Typen gehören, weil ihnen das antihämophile Gerinnungsprotein körperfremd ist. Transfusionen sind im Blutungsfalle kontraindiziert, Maximaldosen von Plasmakonzentraten sind erforderlich, um den Hemmkörper zu binden und kurzzeitig eine antihämophile Wirkung zu erzielen. Ferner wurden Austauschtransfusionen und Glukokortikoide versucht. (17)

L DEUTSCH, E.: Die Hemmkörperhämophilie. In: Handb. d. Ges. Haematologie, Bd. 5. Urban & Schwarzenberger, München—Berlin 1964
RIZZA, C. R., et al.: Thromb. et Diath. haemorrhag. 28 (1972), 120
RIZZA, C. R., et al.: Brit. J. Haematol. 24 (1973), 65
ROGNER, G.: Hemmkörperhämophilie. In: Handb. d. Kinderheilkunde, Bd. 6. Springer, Berlin—Heidelberg—New York 1967

Hemopexin ↗ Hämopexin

HEMPT-Impfstoff

S Ätherextrahierter ↗ Tollwutvirus-Impfstoff

D Äther-vorextrahierte, phenolinaktivierte ↗ Virus fixe-Aufschwemmung aus Kaninchen- oder Schafhirnen. (19)

L HEMPT, A.: Behringwerk-Mitt. 9 (1938), 150

Henshew (He) ↗ MNSs-Blutgruppen, Varianten

Heparin

D Schnell wirkendes, natürliches Antikoagulans, das die langsam ablaufende Antithrombin-Thrombin-Reaktion zur Inaktivierung des Thrombins beschleunigt.

G H. ist ein Mukopolysaccharid-polyschwefelsäureester, der aus Glukosamin und Glukuronsäure besteht, empirische Formel: $C_{24}H_{31}O_{35}N_2S_5Na_7$. Hauptsächlich aus Rinderlungen und Intestinalgeweben hergestelltes H. ist keine einheitliche Verbindung, sondern ein Gemisch von H. verschiedener Polysaccharidkettenlängen, wobei sich die Sequenz Glukosamin und Glukuronsäure ständig wiederholt und die kleinste antikoagulatorisch wirksame Kettenlänge ein MG von 8000 hat. Gerinnungshemmende Wirkung korreliert mit der Kettenlänge und mit dem Sulfurierungsgrad des H.-Moleküls.

Im Plasma ist die *Wirkung* von H. an den Plasma-Cofaktor gebunden, der mit dem ↗ Antithrombin III identisch ist. Dieser Komplex inhibiert das gebildete Thrombin und hemmt gleichzeitig die Thrombinentstehung aus Prothrombin. Auf die Fibrinolyse hat H. keinen Einfluß. Hemmung der Plättchenaggregation durch H. und damit die Hemmung der viskösen Thrombozytenmetamorphose dürfte weniger eine antikoagulatorische Wirkung, sondern eine Antithrombinfolge sein, weil diese Vorgänge durch Thrombinspuren ausgelöst werden, die durch Antithrombin-Heparinkomplexe gebunden werden. Dem H. wird weiterhin eine gefäßdilatierende, koronarerweiternde und durchblutungsfördernde Eigenschaft zugeschrieben. Über eine Aktivierung der Lipoproteinlipase durch H. kann es bei Hyperlipidämien mit erhöhten Triglyzeridwerten zur „Fettklärung" kommen. Halbwertszeit nach parenteraler Zufuhr ist dosisabhängig und beträgt bei 100 bis 400 E/kg etwa 1—2 h.

Als *Nebenwirkungen* einer H.-Th. sind außer Blutungen noch Überempfindlichkeitserscheinungen und anaphylaktische Reaktionen in Form von Asthma, Urtikaria, Rhinitis und Fieber sowie Alopezie und Thrombozytopenie bekannt geworden. Auch Schockzustände sowie flächenhafte Nekrosen der Haut und Weichteile wurden beobachtet, die als ↗ Verbrauchskoagulopathie und nicht als anaphylaktische Erscheinung gedeutet werden.

Als *Antagonisten* kommen Protaminsulfat, Toluidinblau und Polybrene in Betracht. Die Antiheparinwirkung des Plasmas wird durch den Thrombozytenfaktor 4 ausgelöst, der durch Reserpin vermehrt freigesetzt wird (Antiheparinaktivität des Plasmas).

Heparinoide (z. B. Thrombocid, Eleparon) sind heparinähnlichwirkende Substanzen, die sich in der Molekularstruktur und Wirkungsqualität vom H. unterscheiden.

P H. wird als direkt-wirkendes *Antikoagulans bei hyperkoagulatorischen Zuständen* wie Thrombose und Herzinfarkt, bei Störung der Mikrozirkulation, zur Prophylaxe einer Verbrauchskoagulopathie, bei extrakorporaler Dialyse und beim Einsatz der Herz-Lungen-Maschine angewendet. Applikation muß parenteral erfolgen. Laufende *Gerinnungskontrollen* mit dem Thrombelastogramm, mit der partiellen Thromboplastinzeit (partial thromboplastin time = PTT-Test) oder der Thrombinzeit sind notwendig.

Abbau von H. erfolgt in der Leber durch Heparinasen, im Urin erscheint bereits nach wenigen min. das kaum gerinnungsaktive Uroheparin. Neben dieser antikoagulatorischen Wirkung hemmt H. als Polyanion zytotoxische Effekte von nieder- und hochmolekularen basischen Substanzen (z. B. Schlangengift). Einsatz von H. bei immunhämolytischen Anämien wird unterschiedlich bewertet, die Wirkungsweise ist unbekannt (↗ Komplement). (17)

L HARDEGG, W., et al.: Klin. Wschr. 35 (1957), 778
MAMMAN, E. F.: Internist 10 (1969), 2
SCHIMPF, Kl., et al.: Klin. Wschr. 44 (1966), 544
WINTERSTEIN, A.: Thromb. et Diath. haemorrhag. 2 (1958), 3

Heparin-ACD-AG-Vollblutkonserve

S Heparin-ACD-AG-Blut

D ↗ Human-Heparinblut, dem innerhalb von 6 h nach der Entnahme eine zitrathaltige Konservierungslösung mit Adenin-Guanosinzusätzen zugefügt wurde.

P Bei $+4° \pm 2$ °C-Lagerung bis 6 Wochen verwendbar. ↗ Human-Zitratblut-AG. (37)

Heparinoid ↗ Heparin

Hepatitis-A-Antigen

Symbol: HA-Ag

D Beim Menschen nachweisbares Antigen mit engen Beziehungen zur Virushepatitis A, das mit serologischen Methoden im Serum bzw. Plasma, Stuhl und der Leber nachweisbar ist.

H Von FEINSTONE et al. 1973 im Stuhl von Hepatitis A-infizierten Pat. entdeckt.

G Nachweis des HA-Ag bzw. Anti-HA bei infizierten Personen oder Versuchstieren (Affen) mittels ↗ Immunelektronenmikroskopie, ↗ KBR oder ↗ Immunadhaerenztechnik. Die erforderlichen Ak werden von hepatitiserkrankten Menschen oder Affen gewonnen. Die 27 nm messenden Partikel sind optisch und physikochemisch (Dichtebestimmung) heterogen, aber immunologisch identisch. Sie werden als Hepatitis-A-Viren angesehen. Beziehungen zu anderen Hepatitis-A-„Kandidaten“viren werden diskutiert, ebenso zum ↗ Fäkal-Ag.

P HA-Ag kann wahrscheinlich als serologischer Parameter der Virushepatitis A zu ihrer Erforschung und Bekämpfung eingesetzt werden. (4)

L FEINSTONE, S. M., et al.: ~ Science 182 (1973), 1026

Hepatitis-assoziiertes Antigen (ältere Bezeichnung: Australia Ag) ↗ Hepatitis-B-Antigen

Hepatitis-B-Antigen

Symbol HB-Ag

S 1. Komplex: Hepatitis-$B_{surface}$-Antigen (HB_s-Ag)
Australia-Antigen (Au-Ag)
Serumhepatitis-Antigen (SH-Ag)
Hepatitis-assoziiertes-Antigen (HAA)
2. Komplex: Hepatitis-B_{core}-Antigen (HB_c-Ag)

D Menschliches Ag mit sehr engen Beziehungen zur Virushepatitis, das mit serol. und elektronenmikroskopischen Methoden im Serum bzw. Plasma sowie in einigen Organen (insbes. Leber) nachweisbar ist.

H Von der Arbeitsgruppe BLUMBERG 1964 im Serum eines australischen Ureinwohners entdecktes Lipoprotein von hohem MG (3×10^6), identisch mit später beschriebenem Ag (Serumhepatitis-Ag von PRINCE 1968, Hepatitis-Ag von GOCKE und KAVEY 1969). Entdeckung der neuen Antigenspezifität ↗ HB_c-Ag 1971 durch ALMEIDA u. a.

G *Vorkommen* unter 1%, häufiger bei tropischen und südostasiatischen Völkergruppen (bis 10%). Familiäre Häufungen in bestimmten geographischen Regionen begründeten die Hypothese einer autosomal rezessiven Vererbung des Merkmals. Das HB_s-Ag findet vorrangig epidemiologisches, virologisches und klin., geringer genetisches Interesse.
Elektrophoretische Darstellung im α-2-Bereich. Bemerkenswert ist die immunol. und morphologische Stabilität. *Elektronenmikroskopische* Charakterisierung: runde bis längliche Partikel von etwa 20 nm Durchmesser sowie rundliche Partikel von etwa 40 nm Durchmesser (DANE-Partikel).
Mit *immunol.* Methoden sind mehrere Subspezifitäten (Ag- ↗ Determinanten a, d, y, e, r, w u. a.) nachweisbar. Das ↗ e-Ag ist vom HB_s-Ag und HB_c-Ag immunol. zu unterscheiden. Die Nachweistechniken des HB_s-Ag sind: ↗ Immundiffusionstest, ↗ Überwanderungselektrophorese, ↗ KBR, ↗ Immunelektronenmikroskopie, ↗ Immunfluoreszenz, ↗ Hämagglutination, ↗ Plättchenaggregationstest, ↗ Radioimmuntechniken. Zur Ag-Erfassung bedarf es ↗ präzipitierender Ak, die sowohl beim Menschen (multitransfundierte Pat., Hepatitis-Pat.) als auch durch Tierimmunisierung gewonnen werden können. Das HB_c-Ag ist in Form von 27 nm Partikeln im Kern der Dane-Partikeln (deshalb core-Antigen) und in der Leberzelle nachgewiesen worden. Nachweistechniken sind im wesentlichen dieselben wie für HB_s-Ag. Biochemisch ist HB_c-Ag durch Vorhandensein von DNS und DNS-Polymerase charakterisiert. Das gilt als zusätzliches Indiz für die Virusnatur der HB-Ag-Partikeln und bietet spezifische Nachweismöglichkeit für DANE-Partikeln (= Viren?). Zur morphologischen Unterscheidung von HB_s-Ag und HB_c-Ag s. Abb. S. 174. Auftreten von HB_s-Ag und Anti-HB_s sowie insbesondere von HB_c-Ag und Anti-HB_c werden als Ausdruck einer Hepatitisvirusinfektion gewertet, dies schließt die anderen Krankheitsgruppen mit gehäuftem HB_s-Ag-Nachweis (Leukosen, Morbus LANGDON-DOWN, Lepra, chron. Nierenerkrankungen, Periarteriitis nodosa) ein. Der Verlauf einer akuten Hepatitis zeigt serologisch eine typische Ag- und Ak-Dynamik (Abb. S. 174 unten).
Die Zahl der *Ag-Träger* in verschiedenen Bevölkerungs- und Pat.-Gruppen hängt von der Art einer evtl. Erkrankung (z. B. akute oder chron. Hepatitis), dem Zeitpunkt der Blutentnahme und der Art der Nachweismethode ab. Es gibt klin. gesunde Ag-Träger. Die Übertragung des HB_s-Ag-positiven Blutes (und wahrscheinlich auch anderen positiven Materials) ist mit einem hohen Hepatitisinfektionsrisiko verbunden.

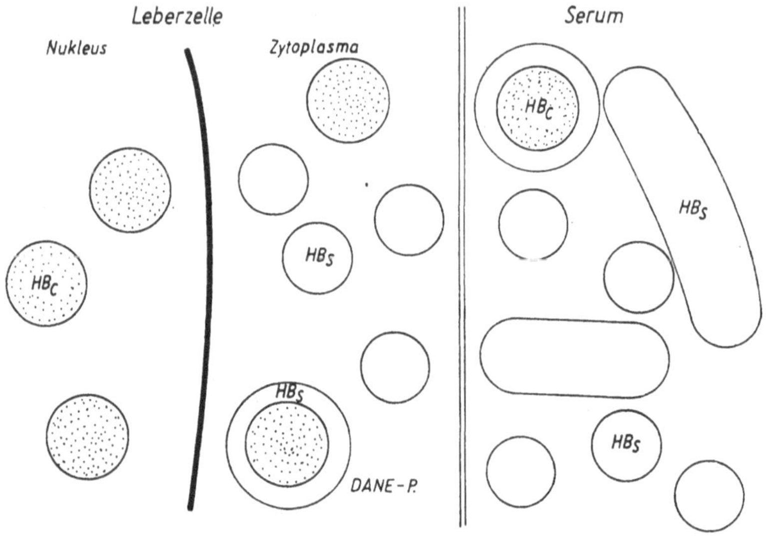

Morphologische Charakterisierung und typisches Vorkommen von HB_s-Ag und HB_c-Ag (Schema)

Die HB-positive Hepatitis wird überwiegend (aber wahrscheinlich nicht ausschließlich) parenteral übertragen, und die Mehrzahl der Forscher findet engere (oder ausschließliche) Beziehungen zur Serumhepatitis im Gegensatz zur infektiösen Hepatitis.

P HB-Ag muß als Indikator für Hepatitis-B-Virus angesehen werden, das gilt besonders für HB_c-Ag. Der HB_s-Ag-Test wird im Blutspendewesen zur Bekämpfung der Transfusionshepatitis eingesetzt (in der DDR seit 1973 obligatorisch).

Ob Kontakt mit infektiösem Material zur Hepatitis führt und wie diese verläuft, wird durch mehrere Faktoren entschieden, wobei die Immunitätslage eine entscheidende Rolle spielt (Fähigkeit zur Ak-Bildung, Entstehung von ↗ AAK, Verhältnis von Ag zu Ak — ähnlich der ↗ Serumkrankheit) (Abbildung).

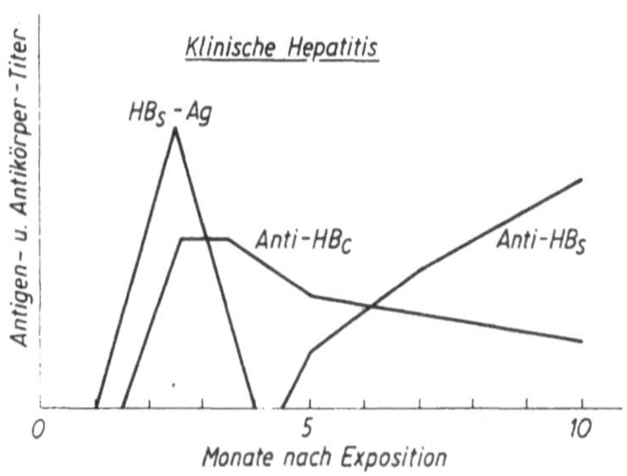

In der klin. Medizin dient der HB-Ag-Test zur DD und Verlaufskontrolle akuter und chron. Hepatitisfälle sowie zum *Nachweis von Hepatitisübertragungen* in Dialyse- und Transplantationszentren und deren Bekämpfung. In der virologischen und epidemiologischen Hepatitisforschung wird der Ag-Nachweis als empfindliches Markierungssystem für Viruskultivierungs- und -übertragungsversuche bzw. Studien von Infektionswegen eingesetzt. Therapeutische Anwendungen in Form aktiver oder passiver Immunisierung gegen Virushepatitis sind noch im Stadium der Erforschung. (↗ Referenzlabor WHO, Tabelle b, Ziffer 4.) (4)

L Blumberg, B. S.: Bull. N.Y. Acad. Med. **40** (1964), 377
Blumberg, B. S., und S. Visnich: J. Amer. med. Ass. **191** (1965), 541
Geserick, G.: Australia-Antigen (Aû/SH/HAA), in: Fortschritte der Hämatologie, Bd. 3. Johann Ambrosius Barth, Leipzig 1974
Geserick, G.: DDR-Med. Rep. **6** (1977), 499 u. 595
Proc. Symposium on Viral Hepatitis 1975, Am. J. Med. Sci. **270** (1975), 1—412

Grob-schematische Darstellung der serologischen Dynamik bei akuter Virushepatitis (nach Barker et al., 1975; Hoofnagle et al., 1975; Krugman, 1976)

hereditäre lymphoplasmazelluläre Dysgenesie ↗ Agammaglobulinämie, kongenital mit Lymphozytopenie

hereditäre plasmozytäre Dysgenesie (HITZIG) ↗ Agammaglobulinämie, kongenital ohne Lymphozytopenie

hereditäres angioneurotisches Ödem

Abk. HANO

D Autosomal-dominantes Erbleiden mit Mangel an C1-Esterase-Hemmer (= Neuraminoglukoprotein) mit der klinischen Folge hoher Gefäßdurchlässigkeit, führt zu ständigem Komplementverbrauch.

H 1876 von MILTON erstmalig beschrieben, 1888 von OSLER als HANO bezeichnet, 1963 von DONALDSON und EVANS als Störung im Komplementsystem erkannt.

P Weitere, bisher unbekannte Faktoren (wahrscheinlich ↗ Kinine) bewirken erhöhte Gefäßpermeabilität mit klinischen Erscheinungen: Ödeme wechselnder Lokalisation an Haut und Schleimhäuten. Todesfälle durch Glottisödeme beschrieben.
HANO ist nicht identisch mit ↗ QUINCKE-Ödem. (25)

hereditäre Thymusaplasie ↗ Agammaglobulinämie, kongenital mit Lymphozytopenie

HERMAN-Typ der Agammaglobulinämie ↗ Agammaglobulinämie, kongenital ohne Lymphozytopenie

Herpesviren

S Scelus recurrens

D Kugelförmige DNS-Viren (↗ Virus) in der Größenordnung von 100 bis 150 nm, zu denen verschiedene Erreger (latenter) Infektionen gehören.

H Entdeckung 1913 durch GRÜTER.

G **Ag-Bestandteile:** *V-Ag* ist DNS-haltig, infektiöses Virion mit geringer komplementbindender Aktivität. *S-Ag* ist präzipitierbares solubles Ag, stark komplementbindend, wesentlicher Faktor für Entstehung von Hautreaktionen. *Zellspezifisches Ag:* Lokalisation in der Außenhülle des Virion, Herkunft aus Kern- und Zellmembran der Wirtszelle. *Ag-Gemeinschaften* bestehen zwischen Herpesvirus hominis (HVH), Varizella-Zoster-Virus (VZV) und Zytomegalievirus (CMV).
Serologische Klassifizierung: Unterteilung der Herpesvirusgruppe nach Grad der Zell-Assoziation und dem Guanin-Cytosin-Gehalt der DNS in die zwei Subgruppen A und B. Wichtigste humanpathogene Viren der Subgruppe A sind HVH Typ 1 und 2 sowie Herpes-B-Virus (Herpesvirus simiae). Das VZV gehört der Gruppe B an, während das ↗ EPSTEIN-BARR-Virus (EBV) bisher nicht klassifiziert wurde.

P **Infektionsverlauf:** *HVH-Primärinfektion* erfolgt meist in früher Kindheit und verläuft ohne klinische Manifestation. Es kommt hierbei jedoch nicht zur Elimination des Virus aus dem Makroorganismus, sondern zu meist lebenslanger Latenz. Störungen des Gleichgewichts Wirt—Virus (Streß, Erkrankungen) führen zu klinisch manifester Exazerbation. Hauptlokalisationen und -manifestationen von H.-Erkrankungen betreffen das Ektoderm (Haut, Schleimhäute, Auge, ZNS). *Varizellen* und *Zoster* werden durch das gleiche Virus (VZV) verursacht. Zur Varizellenerkrankung kommt es gewöhnlich in der Kindheit bei der Erstinfektion. Das klinische Bild eines Zoster entsteht häufig im höheren Alter durch Exazerbation des Virus oder exogene Reinfektion bei Störungen des Immunsystems oder Erniedrigung der Infektabwehr. HVH Typ 2 ist häufige Ursache von Herpeserkrankungen bei Neugeborenen. Das EBV wird als infektiöses Agens der ↗ *Mononucleosis infectiosa* angeschuldigt.
Onkogenität der H.: H. können (wahrscheinlich in Verbindung mit bisher nicht genau bekannten Kofaktoren) bei Tieren und möglicherweise auch beim Menschen Tumoren erzeugen (↗ Tumorviren) (Adenokarzinom bei Fröschen, MAREK-Krankheit bei Hühnern, Lymphome bei Primaten; beim Menschen: HVH Typ 2 bei der Entstehung weiblicher Genitaltumoren beteiligt, EBV ruft ↗ BURKITT-Lymphom hervor).
Immunitätsmerkmale: Varizellen hinterlassen eine lang anhaltende solide Immunität. HVH-Infektionen verlaufen meist mit lebenslanger Virus-Persistenz; Aktivierungen durch Streß und andere Belastungen. **Serologische Epidemiologie:** Prävalenz neutralisierender Serum-Ak in Abhängigkeit von sozioökonomischen Bedingungen bei 20jährigen etwa 50%, bei 40jährigen etwa 80%. HVH-2-Ak erreichen im Alter von 20 Jahren etwa 20% und nehmen mit zunehmendem Alter meist nicht weiter zu. (24)

L KAPLAN, A. S.: Herpes Simplex and Pseudorabies Viruses. Virol. Monographs, Vol. 5. Springer, Wien/New York 1969
NAHMIAS, A. J., et al.: Progr. med. Virol. 10 (1968), 110–159
RAPP, F.: J. Nat. Cancer Inst. 50 (1973), 825
ROIZMAN, B.: Curr. Top. Microb. Immunol. 49 (1969), 1–79

HERRLICH-Prophylaxe ↗ Vakzine-virus-Impfstoff

Heterochromatin

D In der Inter- und Prophase der Zellteilung stark färbbares ↗ Chromatin in den Chromosomen. Findet sich bes. nahe dem ↗ Kinetochor und in den Geschlechtschromosomen. (15)

H HEITZ (1928–29)

heterophil ↗ heterogen

heterogenetische Kryptantigene ↗ FRIEDENREICH-Antigene

heterogenetische Substanz

S H-Antigen
„Heterogenetische Grundsubstanz"
D Blutgruppensubstanz an menschlichen Erythrozyten, im Speichel von ↗ Sekretoren aller ↗ AB0-Blutgruppen.
G H-Anteil der Blute nimmt in der Reihenfolge 0, A_2, B, A_2B, A_1, A_1B ab.
Fehlt beim ↗ Bombay-Blut.
Nachweis mit ↗ Anti-H (↗ Lektin, tierisches oder menschliches Anti-H).
P Unterschiedlicher H-Anteil bei A_1 und A_2-Bluten wird zur Di atypischer Kälte-Ak ↗ Anti-HO genutzt, Vorkommen der H-Substanz im Speichel für Absorptionsverfahren von Bedeutung. (26)

L RACE, R. R., und R. SANGER: Blood Groups in Man. 5. Ed. Blackwell Scientific Publications, Oxford–Edinburgh 1968

heterolog = xenogen (↗ Transplantations-Nomenklatur)

heterophiles Antigen

S heterogenetisches Ag
D Partiell identische Antigenstruktur(en) bei nicht artverwandten Tieren oder Pflanzen.
G Organe, Gewebe und Zellen mancher artentfernter Pflanzen oder Tiere besitzen Ag-Gemeinschaften, die sich durch korrespondierende Ak nachweisen lassen (↗ Kreuzreaktion). Es handelt sich häufig um *gemeinsame Lipo-Mukopolysaccharid-Strukturen*. Die Träger von h. Ag produzieren selbst keine spezifischen Ak; die heterogenetischen Ak werden jedoch nicht selten bei Individuen angetroffen, denen die h. Ag fehlen. Antigene liegen als ↗ FRIEDENREICH-Antigene kryptantigen vor.
P Das bekannteste h. Ag ist das ↗ *FORSSMAN-Ag*. Es findet sich auf der Erythrozytenoberfläche zahlreicher Tierarten (Tabelle).

Vorkommen des FORSSMAN-Ag bei einigen Erythrozyten- und Bakterienarten

FORSSMAN+	FORSSMAN−
Pferd	Mensch
Schaf	Affe
Hund	Kaninchen
Katze	Ratte
Maus	Meerschweinchen (Nierenzellen enthalten jedoch FORSSMAN-Ag)
Huhn	Ente
Pneumokokken	
einige Shigella	
einige Salmonella	
Neisseria catarrhalis	
Clostridium welchii	

Wahrscheinlich beruht auf den Ag-Gemeinschaften zwischen (Darm) Bakt. und Blutgruppen auch die Bildung der Isoagglutinine.
Diagnostischer Einsatz von h. Ag:
↗ WEIL-FELIX-Agglutination zur Fleckfieber-Di (Ag-Gemeinschaft zwischen *Rickettsia* Provazeki + *Proteus* OX19)
↗ PAUL-BUNNELL-Reaktion (Ag-Gemeinschaft zwischen Schaferythrozyten und M-Ak bei infektiöser Mononukleose). (5 + 10 + 19)

L FORSSMAN, J.: Biochem. Z. 37 (1911), 78
SACHS, H.: Antigene und Antikörper unter besonderer Berücksichtigung der Toxinwirkung und der antitoxischen Immunität. In: OPPENHEIMER, C. (Ed.): Handbuch der Biochemie des Menschen und der Tiere, Jena 1925

heterotop(isch)

D Einpflanzungsort eines Transplantates beim Empfänger unterscheidet sich vom ehemaligen anatomischen Sitz beim Spender. (2)

Heterotransplantat ↗ Xenotransplantat

heterozygot

S Mischerbig
D Auf zwei homologen Chromosomen ist der jeweils identische ↗ Genort durch verschiedene ↗ Allele besetzt.
G Der ↗ Phänotyp des h. Individuums ergibt sich aus der Wechselwirkung der beiden Allele. – Gegensatz: ↗ homozygot. (15)

Hey ↗ Antigene, private

HEYMANN-Nephritis ↗ Autoimmunnephrose (experimentelle)

Hil (Hill) ↗ MNSs-Blutgruppen, Varianten

hinge-Region

D Flexible Region im Ig-Molekül.

G Sie umfaßt beim IgG_1 etwa 13 Aminosäurereste im mittleren Bereich der H-Ketten zwischen der ersten und zweiten konstanten Region. Im Gegensatz zu ihren kompakten Strukturen liegt dieser prolinreiche Abschnitt gestreckt vor und ist daher leicht durch Enzyme (↗ Fragmentierung der Ig) angreifbar. Er enthält die Zysteine für die Disulfidbrücken zwischen den H-Ketten und differiert bes. in den einzelnen Subklassen der IgG-Moleküle, woraus sich deren unterschiedliche Empfindlichkeit gegenüber Enzymen erklärt. Zu den V- oder C-Regionen der L- und H-Ketten besteht keine Homologie. Die h.-R. ermöglicht die *Beweglichkeit der Ag-bindenden Teile* (↗ Fab-Fragmente) *des Ig-Moleküls* im Hinblick auf die Reaktion mit den Ag-Determinanten. Der Winkel zwischen den Fab-Fragmenten kann beim IgG-Molekül bis zu 180° betragen. (1)

L DAY, E. D.: Advanced Immunochemistry. The Williams & Wilkins Company, Baltimore 1972

Hip-Test ↗ Schwangerschaftstest, immunologischer

Hirnantikörper

S Antihirn-Antikörper

D Gegen Hirngewebe, speziell gegen organtypische oder -spezifische Anteile der zentralnervösen Substanz gerichtete Ak.

G H. können (a) hirntypisch und speziesspezifisch, (b) hirntypisch und nicht speziesspezifisch sowie (c) organspezifisch, kreuzreagierend mit anderen Organ-Ag (peripheres Nervengewebe, Hoden- oder Corpus luteum-Gewebe) sein. Sie finden sich im Serum, extrazellulären Raum des Hirnparenchyms und Liquor cerebrospinalis. Über *Auftreten und Bedeutung* der H. gibt es verschiedene Auffassungen, entsprechend den Ergebnissen, die innerhalb der Arten und Stämme unterschiedlich sind. Für die ↗ experimentelle allergische Enzephalomyelitis sind spezifische H. nachgewiesen: bei der primären Immunantwort im Bereich des IgM, sekundär des IgG ($Gamma_2$ und $Gamma_1$), aber auch IgA. Einige Ak sind komplementfixierend, 2-merkaptoäthanol-sensitiv oder -resistent. Die Ergebnisse basieren auf unterschiedlichen Methoden (Präzipitationsreaktionen, Ag-Bindungskapazität, KB-, Hämagglutinations-, radioimmunol. Verfahren und Immunfluoreszenz-Techniken, Nachweis zytotoxischer Ak-Wirkungen). Innerhalb dieses Methodenspektrums und bezüglich der verschiedenen Ak-Aktivitäten liegt eine Korrelation nicht vor. Die *Funktion* zirkulierender Ak bei der experimentellen allergischen Enzephalomyelitis (EAEM) (und teilweise der MS) zeigt sich in der (1.) gliotoxischen (IgG, IgM, IgA) und myelintoxischen (IgM) Aktivität auf Hirngewebekulturen, einer (2.) Affinität zu Gliazellen und Markscheiden (IgG, IgM, IgA) und der (3.) Blockierung der Reflexantwort an Synapsen, einer Störung der Neurotransmitter-Funktion an Nervengewebekulturen (IgG). Als in vivo-Wirkung findet sich eine Protektion der EAEM durch Ak im Bereich des IgM, auch IgA und IgG.

P Eine *ätiopathogene Bedeutung* humoraler H. im neurimmunol. Prozeß *kann nicht postuliert werden* (*Epiphänomen*). Die Wirkung einiger dieser Ak im Rahmen der bei neurimmunol. Vorgängen nachgewiesenen gemischten Immunität ist offenbar mitigierend oder intensivierend. Die *di Wertigkeit* der zirkulierenden H. wird *unterschiedlich beurteilt*. Die immunreaktiven Veränderungen der Ig können di im Liquor cerebrospinalis für einige Erkrankungen (↗ Multiple Sklerose, ↗ Panenzephalitis) von Bedeutung sein. (12)

L ALVORD, E. C., jr.: In: VINKEN, P. J., and G. W. BRUYN (Ed.). Handbook of clinical Neurology. Vol. 9. North-Holland Publ. Co., Amsterdam 1970
FIELD, E. J.: In: GELL, P. G. H., R. R. A. COOMBS and P. J. LACHMANN (Ed.): Clinical aspects of immunology. 3. ed. Blackwell, Oxford—Edinburgh 1975
MACKAY, I. R., et al.: Clin. exp. Immunol. 15 (1973), 471

Hirnimpfstoff ↗ Tollwutvirus-Impfstoff

Hirn-Liquorschrankensystem ↗ Bluthirnschranke

Hirnproteine

D Im weiteren Sinne alle Organproteine des ZNS; im engeren (immunol.) Sinne diejenigen Proteine, die hirntypisch oder hirnspezifisch sind (↗ enzephalitogenes Protein). (12)

HIRST-Test = Hämagglutinations-Hemmungs-Test ↗ Hämagglutinin

Histamin

D Durch Histidindekarboxylase aus Histidin gebildetes biogenes Amin, ↗ Mediator der humoralen Immunität.

G H. (vgl. Formel) kommt *in nahezu allen*

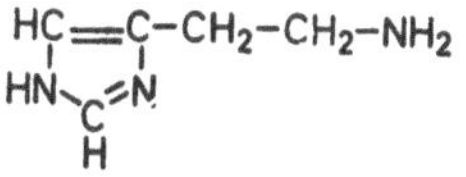

Histamin

Organen von Säugetieren vor. Große Konzentrationsunterschiede von Organ zu Organ und von Art zu Art. Hauptspeicherorgan sind die Mastzellen, H. läßt sich dort zusammen mit Heparin metachromatisch (z. B. mit Toluidinblau) anfärben. Pro Mastzelle wurden ca. $1-4 \times 10^{-5}$ Mikrogramm H. gefunden. Im Blut kommt H. *vor allem in Basophilen und Thrombozyten* vor. Die Freisetzung gelingt durch eine Vielzahl verschiedener Substanzen, insbesondere bei Immunreaktionen. Zur Freisetzung ↗ Mediatoren. Der Abbau erfolgt schnell über oxidative Desaminierung, Ring- und/oder Seitenkettenmethylierung oder Azetylierung. H. *wirkt* über hypothetische Rezeptoren direkt an der Zelle. H. bewirkt Blutdrucksenkung über Vasodilatation, Kontraktion der glatten Muskulatur (außer der von Blase und Iris), Steigerung der Drüsensekretion, lokale Rötung (Kapillarektasie) mit umgebendem Ödem der Haut, Steigerung der Kapillarpermeabilität. Viele Symptome des ↗ anaphylaktischen Schocks können durch H. hervorgerufen werden. (21)

Histaminfreisetzungs-Test ↗ Histaminliberations-Test

Histaminliberations-Test

S Histaminfreisetzungs-Test

D Auf dem Nachweis der Histaminfreisetzung aus basophilen Granulozyten (oder Mastzellen) beruhender in vitro-Nachweis einer ↗ Atopie.

G *Prinzip:*

Vollblut oder separierten Leukozyten wird das vermutete Ag zugesetzt. Im positiven Fall kommt es zur Histaminfreisetzung (↗ atopische Reaktion), die durch Analyse des Überstandes quantitativ bestimmt werden kann. Im allg. wird (als Maß der Sensibilisierung) jene *Allergenkonzentration ermittelt, die zur Freisetzung von 50% des Gesamthistamins führt.* An Hand dieses Wertes kann z. B. der Verlauf der ↗ Desensibilisierung verfolgt werden. In analoger Weise ist ein Vergleich der Allergenaktivitäten verschiedener Extrakte möglich. Schließlich kann über die passive Sensibilisierung von Spenderzellen mit dem Patientenserum auch eine Art Reagintitration erfolgen. Die Methode ist wesentlich zuverlässiger als der ↗ Basophilendegranulationstest. In ihrer Aussage entspricht sie dem ↗ Radioallergosorbent-Test. (5)

Histaminliberatoren

D Substanzen, die Histamin aus basophilen Granulozyten und Mastzellen ohne notwendige Beteiligung immunol. Vorgänge freisetzen.

G Zu ihnen gehören sehr verschiedene Substanzen, z. B. Toxine (Schlangengifte), Gewebsextrakte (Milz, Lymphknoten), proteolytische Enzyme, oberflächenaktive Verbindungen, makromolekulare Substanzen (Dextran), Anaphylatoxin, Amine (Compound 48/80) und Alkaloide (Kurarin, Kodein). Ihre Wirkungsweise ist unterschiedlich. (5)

histaminsensibilisierender Faktor ↗ Bordetella-Antigene

Histiolymphozytose von BERNARD ↗ Haarzell-Leukämie

Histiozyt ↗ Makrophage

Histokompatibilität ↗ HLA-System ↗ Transplantation

Histokompatibilitäts-Antigene

Abk. H-Ag (nicht identisch mit H des ↗ ABH-Blutgruppensystems)

D Genetisch determinierte, immunologisch aktive Areale an Oberflächen der membranartigen Strukturen und Plasma menschlicher und tierischer Zellen, die beim Empfänger eine ↗ Immunantwort auslösen und Ursache der Transplantatrejektion darstellen.

H SNELL 1948. Leukozytenantigene, MEDAWAR 1946

G H-Ag sind bei eineiigen Zwillingen identisch, bei Tieren einer Inzuchtrasse — bedingt durch Existenz von ↗ H-y-Ag — nur identisch unter den Weibchen einerseits bzw. den Männchen andererseits (wenn von der Existenz der postulierten H-X-Ag zunächst abgesehen wird). Die grundlegenden genetischen und immunologischen Kenntnisse über H-Ag wurden an Mäusen (Inzuchtlinien) gewonnen. Bei der Maus wurden bisher 14 Genorte erkannt, von denen H-Ag gesteuert werden, bezeichnet mit Locus H—1 bis H—11 (2 werden gonosomal gesteuert), H—2-Locus steuert ein immunologisch starkes Gen (intensiv ablaufende Immunantwort auslösend). Auf jedem Genort sind mehrere Allele möglich, die in Kombination vererbt werden. (↗ HLA-System Mensch). Zum H—2-Locus gehören bisher 30 Ag-Spezifitäten (18 Allele), H—1-Locus 5 Allele, H—3-Locus ebenfalls eine Vielzahl.

H-Ag befinden sich auf fast allen reifen Zellen, ebenso Tumorzellen, bei lymphatischen Zellen in größerer Quantität als bei Erythrozyten. H—2-Ag wurden auch in Embryonalzellen gefunden.

H-Ag beim Menschen ↗ HLA, ↗ H-Y-Ag, ↗ Ia-Ag (↗ immune region associated Ag).

P Praktische Bedeutung: zur Gewebstypisierung der Spender-Empfänger-Auswahl als

Transplantationsvorleistung (↗ Trans-plantation, ↗ Nierentransplantation, ↗ Nettohistokompatibilitätsrate).

Chemie:

Da H-Ag Bestandteil von Membranen sind, wird ihre Reinigung außerordentlich erschwert, *komplette* Herauslösung der immunogen wirkenden Areale durch Extraktionsverfahren gelingt kaum. Nach bisherigen Ergebnissen handelt es sich bei H-Ag offenbar um Glykoproteine, assoziiert mit Lipoiden, je Ag-Komplex werden mehrere Ag-Determinanten vermutet. Analogie zu den AB0-Blutgruppen des Menschen bzw. den 0-Ag gramnegativer Bakterien wird diskutiert. (2)

L FERRONE, S and M. A. PELLEGRINO in: REISFELD R. A., und W. J. MANDY (Edd.): Contemporary Topics in Molecular Immunology. Plenum Press, New York – London 1973
HUMPHREY, J. H., and R. G. WHITE: Immunologie. Thieme, Stuttgart 1971
PASTERNAK, G., und U. SCHNEEWEISS: Transplantations- und Tumorimmunologie. VEB Gustav-Fischer-Verlag, Jena 1973

Histon

D Basische Proteine mit relativ hohem Anteil der basischen Aminosäuren Arginin, Histidin und Lysin.

G Vorkommen in Kernplasma und Chromosomen. H. soll bei der Proteinbiosynthese regulierend mitwirken. (3)

Histoplasmin ↗ Spätreaktion

Histoplasmose

D Pilzinfektion durch *Histoplasma capsulatum*.

P Immunologische Reaktionen bei dieser Pilzinfektion durch KBR und Präzipitation neben dem Hauttest (↗ Spätreaktion). Als Antigene von *Histoplasma capsulatum* kommen sowohl solche der Myzel- als auch der Hefephase in Frage. Immundiffusion und Immunfluoreszenz werden mit Erfolg angewendet. Verglichen mit der KBR zeigen diese Teste eine hohe Übereinstimmung. (38)

L SEELIGER, H. P. R.: Arch. Hyg. u. Bakt. 151 (1967), 509

hitzefällbares Globulin ↗ Pyroglobulin

H-Kette

Abk. H für heavy

S H-chain
heavy chain
schwere Kette

D Definierte Peptidkette der Ig.

G Grundstruktur eines Ig-Moleküls enthält neben zwei ↗ L-Ketten zwei identische H-Ketten, die über Disulfidbrücken untereinander und in der Regel mit den L-Ketten verbunden sind. *Beim Menschen werden fünf H-Ketten unterschieden*, die hinsichtlich ihrer Aminosäuresequenz, ihrer Antigenität, ihres MG und ihres Kohlenhydratgehaltes differieren. Diese H-Ketten, γ-, μ-, α-, δ- und ε-Kette, bestimmen den Isotyp, die Klasse des Ig (IgG, IgM, IgA, IgD und IgE), ebenso wie deren Subklasse (z. B. $IgG_{1,2,3,4}$). Ihre unterschiedliche Struktur ist auch für die verschiedenen biologischen Funktionen der jeweiligen Klasse bzw. der Subklasse verantwortlich. Die MG der H-Ketten der Ig des Menschen liegen zwischen 50000 beim IgG und 72000 beim IgE (↗ IgM, ↗ IgG, ↗ IgA, ↗ IgD, ↗ IgE). Sequenzanalysen ergaben für eine γ-Kette 446 und für eine μ-Kette 571 Aminosäuren.
Die H-Kette trägt die Kohlenhydratkomponente des Ig (Oligosaccharide aus Hexosen, Hexosaminen, Fukose und Sialinsäure). Während bei der γ-Kette der Kohlenhydratanteil in der C_H2-Region kovalent gebunden ist, wies man bei der μ-Kette Oligosaccharide in den C-Regionen an fünf verschiedenen Stellen nach. Die ***strukturell am besten untersuchte H-Kette, die γ-Kette***, besteht aus einer variablen Region V_H von etwa 121 Aminosäuren und einer relativ konstanten von 325 Aminosäuren, die in die drei homologen Regionen C_H1, C_H2 und C_H3 unterteilt wird (↗ Ig). Zwischen der C_H1- und der C_H2-Region ist ein nicht homologer Abschnitt, die ↗ hinge-Region eingeschaltet, die die Disulfidbrücken zwischen den H-Ketten enthält. Die V-Region und die C_H1-Region bilden das ↗ Fd-Fragment, die C_H2- und C_H3-Region beider H-Ketten unter Einbeziehung der Disulfidbrücken zwischen den H-Ketten das ↗ Fc-Fragment. An die Struktur des Fc-Fragmentes sind verschiedene biologische Funktionen des Ak-Moleküls gebunden, wie Komplementbindung (an die C_H2-Region) und Plazentapassage. Die V-Region übernimmt die Funktion der Ag-Bindung (↗ Bindungsstelle). Diese Region tritt bei den H-Ketten in Form von drei Subgruppen auf (↗ variable Region). Die Klassen- und Subklassenzugehörigkeit bestimmen die C-Regionen einschließlich der hinge-Region. Im Gegensatz zu der Situation bei den L-Ketten (↗ L-Kette) können bei den H-Ketten die drei Subgruppen der V-Region mit den C-Regionen der H-Ketten aller Klassen und Subklassen verknüpft sein.

P Allotypische Marker auf den H-Ketten der Ig des Menschen sind die *Gm-Merkmale* auf den γ-Ketten und das *Am-Merkmal* auf der α-Kette.
Pathologie ↗ H-Kettenkrankheit. (1)

L EDELMAN, G. M., und W. E. GALL: The antibody problem. Ann. Rev. Biochem. 38 (1969), 415–466

H-Ketten-Krankheit

S FRANKLIN-Disease
Schwerkettenkrankheit
heavy chain disease

D Angeborene Synthesestörung der ↗ Ig, bei der sich ↗ H-Ketten im Körper anhäufen und im Urin ausgeschieden werden. Bisher nur bei Männern beobachtet.

H Erstmals von FRANKLIN et al. 1964 beschrieben.

G Nach der Art der H-Ketten unterscheidet man den
Gamma-Typ (FRANKLIN-Krankheit),
Alpha-Typ (SELIGMANN-Krankheit),
Mü-Typ.
Der gestörte Bau der Ig-Moleküle führt zu einer Funktionsstörung der jeweiligen Ig-Klasse (IgG, IgA bzw. IgM). Es resultiert ein mehr oder weniger schwer verlaufender ↗ Immundefekt.

P Beim *Gamma-Typ* stehen klin. diffuse Proliferationen unterschiedlicher Zellelemente des Immunsystems (z. B. Lymphknotenschwellungen u. ä.) mit überdurchschnittlicher Infektneigung im Vordergrund. Todesursache war bisher stets eine schwere Pneumonie.
Der *Alpha-Typ* verläuft als mediterrane Form einer schweren Baucherkrankung. In allen Fällen wird die Di durch Nachweis der H-Ketten im Serum bzw. im Urin gestellt (Immunelektrophorese). (11)

L FRANKLIN, E. E., et al.: Amer. J. Med. 37 (1964), 332
HUREZ, D., et al.: Actualités hémat. 3 (1969), 210
HUBER, H., et al.: Laboratoriumsdiagnose hämatologischer und immunologischer Erkrankungen. Springer-Verlag, Berlin—Heidelberg—New York 1972

HLA-System

Abk. für **H**uman-**L**eucocyte Locus **A**-System
MHS = Major Histocompatibility System

D Komplexes vererbbaresAntigensystem, dessen Bestandteile wahrscheinlich an sämtlichen Zellen des Organismus vorhanden sind und als unterschiedlich starke Histokompatibilitätsantigene wirksam werden.

H Identifizierung dieser erblichen Merkmale basiert auf Untersuchungen an Leukozyten (1954 DAUSSET, 1958 PAYNE, VAN ROOD), mit denen im Serum von Schwangeren aufgetretene nichterythrozytäre Ak gruppiert werden konnten. Die Vielzahl der in den folgenden Jahren aufgedeckten „lymphozytären" Ag führte zu einer verwirrenden Vielfalt an Nomenklaturvorschlägen (Tabelle). 1965 wurde vermutet, daß diese Ag einem komplexen genetischen System — Hu-1 — (DAUSSET) zuzuordnen sind. Mit Einführung der international anerkannten HLA-Nomenklatur war 1968 die Voraussetzung für vergleichende systematische Untersuchungen mit entsprechend begründeter medizinischer Praxisanwendung gegeben.

G Das HLA-System ist das Major Histocompatibility System (= MHS) des Menschen. Die entsprechende Region auf dem Chromosomenpaar 6 beinhaltet die sog. Histokompatibilitätsgene, immune response gene und Gene, die für die Ausprägung bestimmter Komplementkomponenten (z. B. auch Bf-Allele) verantwortlich sind. Das HLA-System ist das komplexeste bekannte Ag-System des Menschen. Die Ag werden über wahrscheinlich 4 eng gekoppelte autosomale Chromosomenregionen — *HLA-Loci* bzw. *HLA-Subloci* —, dem A-Locus (LA = SD 1), B-Locus („4" = SD 2), C-Locus (= SD 3) und dem D-Locus kontrolliert.
Die einzelnen Gene der Loci verhalten sich wie multiple Allele, d. h. jeder HLA-Locus wird nur durch ein Allel besetzt. Daraus ergibt sich, daß jeder Mensch maximal 8 HLA Antigene besitzt. Viele der HLA-Spezifitäten haben einen komplexen Aufbau, so daß die genaue Definition einzelner HLA-Antigene Schwierigkeiten bereiten kann. Denn auf Grund des häufigen Vorkommens von durch Absorption nicht trennbaren kreuzreagierenden HLA-Ak in den Testseren kann u. U. eine Monospezifität nur vorgetäuscht sein.
Die Kombination von Allelen eines jeden Locus — *Haplotyp* genannt — wird en bloc vererbt. Allerdings sind Rekombinationen zwischen den Genen der Loci beobachtet worden (Rekombinationsfrequenz unter 1%). Nach bisherigen Kenntnissen ist anzunehmen, daß mindestens 18 Ag zum A-Locus, 27 Ag zum B-Locus, 7 Ag zum C-Locus und 12 Ag zum D-Locus gehören. Daraus ergibt sich der „extreme" Polymorphismus.
Zur *Bestimmung der HLA-Antigene*, für die Mikrotechniken (z. B. Mikrozytotoxtest) üblich geworden sind, dienen definierte HLA-Ak in entsprechenden Seren von Schwangeren, polytransfundierten Patienten, selten auch Patienten nach Organtransplantationen und neuerdings Freiwilligen nach gezielter artifizieller Immunisierung im HLA-System.

P *Bedeutung* des HLA-Systems ergibt sich hauptsächlich aus der Wirkung der HLA-Antigene als Histokompatibilitäts-Ag (= Transplantations-Ag). Bei vergleichender statistischer Auswertung der *Transplantationserfolge* mit dem Grad der HLA-Verträglichkeit konnte gezeigt werden, daß Transplantationen bei Vorliegen keiner oder nur einer HLA-Inkompatibilität eine bessere Prognose besitzen als bei mehreren HLA-Inkompatibilitäten. Ebenso ist kein Transplantationserfolg zu erwarten, wenn der Transplantatempfänger gegen HLA-Antigene des Spenderorgans präsensibilisiert ist (= positiver crossmatch).
Wahrscheinlich mehr als 50% der febrilen

HLA-Antigene: vergleichende Nomenklatur

HLA-A = SD 1 (serologically defined) = **LA-Locus**

WHO-IUIS Nomenklatur	Work-shop	Amos	Batchelor	Payne	Ceppel-lini	Dausset	Jeannet	Kissmeyer-Nielsen, Thorsby	van Rood	Tera-saki	Walford	andere
HLA-A1		Ao19	Bt-1	LA1	To8	Da11		LA1	LA1	Te1	Lc-1	ClB4
HLA-A2		Ao1	Bt-5	LA2	To9	Da1(Mac)		LA2	< 8a	Te2	Lc-2	
						Da2		Ba	8a	Te16		HL-A2,28
HLA-A3		Ao 4	Bt-18	LA3	To10	Da12		LA3	LA3	Te3	Lc-3	
								ILN				HL-A3,11
HLA-A9		Stew.	Bt-3	LA4	To12	Da16		St		Te4	Lc-11	
HLA-A10			< Bt-24		To13	Da17		Da17	Da17	Te12	< Lc-20	
HLA-A11		Lc20		.ILN$^+$	To26	Da21	Ge20	ILN$^+$	ILN$^+$	Te13		
HLA-	Aw19			LA-W				Li		Te59	< Thompson	
HLA-	Aw23					Da27					Lc-12	HL-A9.1
HLA-	Aw24	Bim				Da32						HL-A9.2
HLA-A25					To31	Da29						HL-A10.1
HLA-A26					To40	Da28						HL-A10.2
HLA-A28				Ba$^+$	To24	Da15		Ba$^+$	Ba$^+$	Te40	Lc-17	Bg^c
HLA-A29		Ao77	Bt-15			Da22	Ge33			Te63		W19.1
HLA-	Aw30				To43	Da26					Lc-21	W19.3
HLA-	Aw31			LA-W	To42	Da33				Te66	Lc-26	W19.4
HLA-	Aw32	Ao28			To30		Ge32			Te59		W19.5
HLA-	Aw33											W19.6; Bar3
												Fe55; Malay1
HLA-	Aw34											Malay2; F26
HLA-	Aw36											Mo$^+$; LT
HLA-	Aw43											BK
HLA-A^x												

HLA-Antigene: vergleichende Nomenklatur

HLA-B = SD 2 = 4-Locus

WHO-IUIS Nomenklatur	Work-shop	AMOS	BATCHELOR	PAYNE	CEPPELLINI	DAUSSET	JEANNET	KISSMEYER-NIELSEN, THORSBY	VAN ROOD	TERA-SAKI	WALFORD	andere
HLA-B5		Ao45	Bt-25	< 4c	To5	Da5		MH	Da5	Te11	Slaughter	ClB7
HLA-B7		Ao2	< Bt-4	4d	To20	Da10		7c	< 7c	Te7	Lc-8	ClB3; Bg^a
HLA-B8		Ao41	Bt-2	7d	To7	Da8		7d	7d	Te8	Lc-7	ClB1
HLA-B12		Ao15	> Bt-6	4a-11	To11	Da4	< Ge4	T12	T12	Te9	Merrit	Sly-1; TT
HLA-B13			Bt-23	HN	To21			HN	HN	Te26		
HLA-B14					To27	Da18	Ge34	Maki	Maki	Te54	< Lc-26	
HLA-B15			> Bt-26	LND		Da23	< Ge17	LND	LND	Te55	Lc-25	< ClB10; W15
HLA-	Bw16	Ao81					Ge12	U18		Te64		Sa583
HLA-B17			Bt-12			Te17	Ge15	Mapi	ORL	Te57		Bg^b; W17
HLA-B18				< 4c		Te18	Ge28	CM		Te58		> CM-Sl; > CM^+
HLA-	Bw21					Da24		ET				
HLA-	Bw22		Bt-22	AA	To28	> Da30	Ge22	AA	7c	Te51		> AA-AJ; > AA^+;
												J1; G34
HLA-B27				FJH	To29	FJH	Ge18	FJH	FJH	Te52		
HLA-	Bw35	Ao13		< 4c	To25	Da20	Ge11	$4c^+ = R^+$	R^+	Te50		W5
HLA-B37												Ty
HLA-	Bw38					Da31						W16.1
HLA-	Bw39											W16.2
HLA-B40				BB	To23	< Da9	Ge23	BB	BB	Te60		Sa532; W10
HLA-	Bw41					Da34		Sabell				Hon; LK
HLA-	Bw42											MWA
HLA-	Bw44											B12nonTT$^+$
HLA-	Bw45	Ao82						TT^+	7e		Lc-15	Sa533
HLA-	Bw46											HS; SIN2
HLA-	Bw47	Ao78						407^+	7b	Te70	Lc-13	MO66; CAS;
												Bw40C
HLA-	Bw48							KSO				Bw40.3; JA
HLA-	Bw49							Sl-ET				Bw21.1
HLA-	Bw50							ET^+				Bw21.2
HLA-	Bw51											B5.1
HLA-	Bw52											B5.2
HLA-	Bw53											HR
HLA-	Bw54											Bw22J; SAP;
												J1
		Ao93										
HLA-	Bw4	Ao3		4a	To3	Da3		4a	4a			W4
HLA-	Bw6	4b		4b	To6	Da7		4b	4b			W6
$HLA-B^x$												

HLA-Antigene: vergleichende Nomenklatur
HLA-C = SD 3 = AJ-Locus = Third-Locus

WHO-IUIS-Workshop Nomenklatur	andere
HLA-Cw1	AJ; T1
HLA-Cw2	Sa532; T2
HLA-Cw3	UPS; T3
HLA-Cw4	RH315; T4
HLA-Cw5	T5
HLA-Cw6	T7
HLA-C^{x}	

HLA-DRw = Ia-Antigen = HL-B = Ly-Li-System

WHO-IUIS Nomenklatur	Workshop	andere
HLA-DRw1	WIA1	LB1; UK1; LI6
HLA-DRw2	WIA2	LB2; UK2; LI4; Te4
HLA-DRw3	WIA3	LB3; UK3; LI5; Te5; DIG8
HLA-DRw4	WIA4	LB4; UK4; Te1; MB11; DIG6
HLA-DRw5	WIA5	LB5; UK5; LI2; DIG7
HLA-DRw6	WIA6	LB6; UKX; DIG7
HLA-DRw7	WIA7	LB7; UK7; LI3; Te3; DIG1
	WIA8	LB8; SK8; FT2
	WIA4x7	
HLA-DR^{x}		

HLA-D = LD-Locus

WHO-IUIS Nomenklatur	Workshop	AMOS	PAYNE	CEPPELLINI	DAUSSET	KISSMEYER-NIELSEN	VAN ROOD	andere
HLA-Dw1	LD101	MLR-S5a		TB1	LD-W5a	J	LD-XVII	Theis; Lad27a; Fes1; Tasz; PF
HLA-Dw2	LD102	MLR-S7a	LD-7a	TB3	LD7a	S	LD-V	Fes2; PI
HLA-Dw3	LD103	MLR-S8a	LD-8a LD-8b	TB4	LD8a		LD-XI	Plock; SR
HLA-Dw4	LD104		< LD-12a	TB5	< LD12a	L	LD-XVIII	LD-W15a
HLA-Dw5	LD105			TB2			LD-IV	SFN1; LD-W16a; Sa[1]
HLA-Dw6	LD106			TB6	< LD-W15a		LD-XIV	Krej; LD-pm; Pr
HLA-Dw7.	LD107		LD-12b				LD-XII	LD-12a; Fes3
HLA-Dw8	LD108							LD-ae; LD-W10a
HLA-Dw9				TB9				OH
HLA-Dw10	LD16							
HLA-Dw11	LD17							
HLA-D^{x}								

Bluttranfusionsreaktionen sind auf die Wirkung von HLA-Ak im Empfängerblut bei HLA-Inkompatibilität gegenüber dem Spenderblut zurückzuführen. Die Ak führen dann zum schnellen Abbau der transfundierten Leukozyten und Thrombozyten, so daß beim Vorhandensein von HLA-Ak beim Patienten eine Leukozyten- bzw. Thrombozytensubstitution nur noch durch Transfusion von HLA-kompatiblem Blut erreicht werden kann.
Analog der beobachteten Beziehung zwischen bestimmten Ag des H-2-Systems und dem Auftreten von Viruserkrankungen bei der Maus konnte ein gehäuftes Auftreten bestimmter HLA-Antigene bei bestimmten Erkrankungsgruppen beim Menschen nachgewiesen werden (z. B. M. BECHTEREW-Patienten haben häufig HLA-B 27). So lassen sich möglicherweise aus dem HLA-Genotyp u. U. Anhaltspunkte für eine *Prädisposition für einzelne Krankheiten* ableiten.
Auf Grund des Polymorphismus des HLA-Systems eignet es sich sehr gut sowohl für *anthropologische als auch Paternitätsuntersuchungen.* (32)

L GÖTZE, D.: The Major Histocompatibility System in Man and Animals. Springer-Verlag Berlin – Heidelberg – New York 1977

HO ↗ Antigene, private

H-Locus ↗ HLA

HODGKIN-Erkrankung ↗ Lymphogranulomatose

homing (effect)

D Eigenschaft der ↗ Lymphozyten, lymphoides Gewebe unter physiologischen und pathophysiologischen Bedingungen aufzusuchen (wieder aufzusuchen) und es in typischer Weise zu besiedeln.

G Klassifizierung des h. (nach FICHTELIUS):
1. ‚embryonic homig': Wanderung lymphoider ↗ Stammzellen vom Knochenmark via Blutstrom zu den für ihre Differenzierung notwendigen ↗ primären lymphoiden Organe (↗ Thymus, ↗ Bursa FABRICII, ↗ Bursa-Äquivalent).
2. ‚functional homing': Wanderung der die primären lymphoiden Organe verlassenden Lymphozyten bzw. spezifisch Ag-geprägten Lymphozyten aus dem peripheren Blut zu bestimmten Arealen der ↗ sekundären lymphoiden Organe (in Verbindung mit funktionellen Äußerungen). WEISSMAN (1967) sowie GUTMAN u. WEISSMAN (1973) konnten das h. als spezifische Eigenschaft von ↗ T- und ↗ B-Lymphozyten nachweisen. Während beide Zellarten über den gleichen Weg in Lymphknoten (postkapilläre Venolen) und Milz (Randsinus)

gelangen, besiedeln sie anschließend jedoch entweder die ↗ thymus-abhängigen Gebiete (T-Zellen) oder die ↗ thymus-unabhängigen Gebiete (B-Zellen). Damit ist das h. sowohl von einer unspezifischen Partikelretention in Lymphknoten und Milz als auch von der Eigenschaft der ↗ Rezirkulation abzugrenzen. Eine Beeinflussung des h.-Musters der Lymphozyten wurde nach ↗ Thymektomie und im Prozeß des Alterns nachgewiesen (GILLETTE, 1975).
Physiologie des h.-Effekts ist unklar.
3. ‚final homing': Rückkehr von gealterten Zellen zu ihren Geweben, um dort abgebaut zu werden.

P Nachweis des h.:
1. In-vitro-Markierung: i.v.-Injektion markierter (^{51}Cr, ^{3}H-Uridin) Lymphozyten (Milz, Lymphknoten, Knochenmark u. a.) in ↗ syngene Empfänger mit anschließender Bestimmung der Gesamtorganaktivität bzw. der Lokalisation in den verschiedenen Organen (Autoradiographie).
2. in-vivo-Markierung: Perfusion des Thymus über die Aa. thymicae mit ^{3}H-Thymidin (bei Kälbern) bzw. ^{3}H-Thymidin-Injektion in beide Thymuslappen (bei Mäusen) oder das Knochenmark mit nachfolgender autoradiographischer Untersuchung der entsprechenden Gewebe.
Experimentelle Ausnutzung des h.-Phänomens: Studium der Lymphozytenwanderung; ↗ graft-versus-host-reaction. Klin. Bedeutung: ↗ Knochenmarktransplantation. (7)

L BÄCK, R.: Int. Arch. Allergy **43** (1972), 921
FICHTELIUS, K. E.: In: Cellular Recognition, Ed. R. T. SMITH and R. A. GOOD
GUTMAN, G. A., and I. L. WEISMAN: Transplantation **16** (1973), 621
GILLETTE, R. W.: J. Reticuloendothl. Soc. **18** (1975), 204
HALL, J. G., and M. E. SMITH: Nature **226** (1970), 262
WAKSMAN, B. H.: J. Immunol. **111** (1973), 878
WEISSMAN, I. L.: J. exp. Med. **126** (1967), 291

Homogenous Enzyme Immunoassay

S enzyme-multiplied immunoassay technique Abk. EMIT

D Modifikation des ↗ Enzyme labelled Immunoassay.

H Erstmals 1972 durch RUBENSTEIN et al. angegeben.

G Prinzip der ↗ Sättigungsanalyse (↗ Radioimmunoassay) Ak, gebunden an Ag oder Hapten, das seinerseits kovalent an ein Enzym gekoppelt ist. Das im AAK inaktivierte Enzym wird im Augenblick des Kontaktes mit freiem Ag oder Hapten freigesetzt und kann nun mit dem Substrat reagieren.

$$AkAg^x + Ag \rightleftharpoons Ag^x + AkAg$$

$$\text{Substrat} \xrightarrow{Ag^x} \text{Produkt}$$

Besonderer Vorteil dieser Technik: keine Trennstufe notwendig. Enzyme wie ↗ Lysozym, Glukose-6-Phosphatdehydrogenase, Malatdehydrogenase besonders gut geeignet als Marker.

P Für die Bestimmung von Arzneimitteln (s. Tab.), insbesondere zum Screening und zwecks Kontrollüberwachung im Harn und Plasma, aber auch zur Testung anderer Haptene und niedermolekularer Peptide geeignet und angewandt. (18)

L RUBENSTEIN, K., et al.: Biochem. Biophys. Res. Commun. **47** (1972), 846
SCHARPE, S. L., et al.: Clin. Chem. **22** (1976), 733

Anwendung des Homogenous Enzyme Immunoassay für die Bestimmung von Arzneimitteln in Harn und Plasma

	Arzneimittel	Empfindlichkeit (mg/Liter)
Im Harn	Amphetamine	2
	Barbiturate	2
	Benzodiazepine	1,6
	Benzoylecgonine	1,6
	Methadone	0,5
	Opiate	0,5
	Propoxyphene	0,001
Im Plasma	Carbamazepine	1
	Digoxin	0,001
	Diphenylhydantoin	2,5
	Ethosuximide	10
	Phenobarbital	5
	Primidone	2,5

homolog ↗ allogen (↗ Transplantations-Nomenklatur)

Homologie-Region des IgG ↗ Domäne

homologous disease ↗ graft versus host reaction

homostatisch, homostrukturell

D aus (nicht lebendem) tierischem Material zusammengesetzt.

G H. Material (z. B. Dura, Knochen) übernimmt nach der Transplantation Stütz- oder Gerüstfunktion. Die immunogene Wirkung ist gering. (2)

Homotransplantat ↗ Allotransplantat

homovital

S homozellulär (ungebräuchlich)

D Aus lebender ↗ allogener Substanz bestehendes transplantiertes vitales Gewebe (Organ), soll im Gegensatz zum transplantierten ↗ *homostatischen* Material nach der Transplantation eine physiologische Funktion übernehmen (z. B. Haut, Knochenmark, Niere). (2)

homozygot

D Auf zwei homologen Chromosomen ist der jeweils identische ↗ Genort durch ein gleiches ↗ Allel besetzt.
Gegensatz: ↗ heterozygot. (15)

homozytotrop ↗ Antikörper, ↗ Reagin

Hordein ↗ Gliadin

Hormon-Antikörper

S Anti-Hormone
D ↗ Antikörper gegen Peptid- und Eiweißhormone.
H 1934 erstmalig beschrieben, 1937 als Ak-Eigenschaft gegenüber Proteohormonen erkannt.
G Auftreten nach Behandlung mit artfremden Hormonen, aber gelegentlich auch nach Gabe von arteigenen Hormonpräparaten. Bildung der Ak auf Differenzen in Primärstruktur und anderer Strukturmerkmale (Sekundär- und Tertiärstruktur) sowie auf Veränderungen während der Präparation von Hormonen zurückzuführen.
Ak gegen Hormone mit nicht artspezifisch gebundener biol. Wirksamkeit (z. B. Insulin, ACTH u. a.) zeigen Kreuzreaktivität (↗ Kreuzreaktion) zu Hormonen anderer Spezies infolge ähnlicher Aminosäuresequenzen dieser Hormone. Bei Hormonen (z. B. Wachstumshormon, Prolaktin) mit ausgesprochener Artspezifität keine oder geringfügige Kreuzreaktivität der H. mit Hormonen anderer Spezies. *Kreuzreaktivität* von Anti-Hormonen zu anderen arteigenen Hormonen auf Grund von Strukturähnlichkeiten beobachtet, z. B. bei fast vollständiger Kreuzreaktivität zwischen Luteinisierendem Hormon (LH) der Hypophyse und Choriongonadotropin (HCG) der Plazenta; inkomplette Kreuzreaktivität zwischen Wachstumshormon (STH), Prolaktin und Plazentalaktogen (HPL); Follikelstimulierendem Hormon (FSH), Luteinisierendem Hormon (LH) und Thyreotropin (TSH) oder zwischen Adrenokortikotropin (ACTH) und Melanozytenstimulierendem Hormon (MSH) sowie Lipotropin (LPH).
Klin. bedeutsame Anti-Hormone: ↗ Insulin-Ak, STH-Ak.
P Darstellung von Anti-Hormonen gegen *Hormone mit Haptencharakter* (NNR-Steroide, Sexualsteroide, Schilddrüsenhormone, Katecholamine, Hypophysenhinterlappenhormone, Enterohormone, hypothalamische Freisetzungshormone usw.) durch ↗ Immunisierung mit Hormonmaterialien gekoppelt an Eiweiße oder natürliche bzw. künstliche Polymere. *Anwendung* in der *tierexperimentellen Forschung* und zur *radioimmunol. Bestimmung* dieser Hormone (↗ Radioimmunoassay). (18)

Horror autotoxicus

S ↗ self recognition (Burnet)
D Begriff, der ausdrücken soll, daß es normalerweise nicht zur Immunisierung (Sensibilisierung) durch körpereigene Bestandteile kommt.
H 1900 von P. Ehrlich geprägt.
G Dieses Phänomen ist als natürliche ↗ Immuntoleranz aufzufassen, es gibt hiervon Ausnahmen (↗ Autosensibilisierung). (19)

host antigen ↗ Influenzaviren

host versus graft ↗ Rejektion

H-O-Variation ↗ Formenwechsel

Hu (Hunter) ↗ MNSs-Blutgruppen

Hu - 1 ↗ HLA

Human-ÄDTA-Blut

S ÄDTA-Blut (ÄDTA = Äthylen-diamin-tetra-azetat)
D Vollblutkonserve mit ÄDTA-Konservierungslösung zur Herstellung von ↗ Human-Plasmafraktion-PPSB und ↗ Human-Plasmafraktion-Cohn I.
P ↗ Human-Erythrozytenresuspension. (37)

Human-Albumin

S Albumin
D ↗ Human-Plasmafraktion.
G 20%ig oder 5%ig, kochsalzisoton, steril und pyrogenfrei, hepatitissicher, durch entsprechende Fraktionierungsverfahren aus Human-Plasma oder ↗ Plasmakonserven hergestellt.
P Anwendung der 5%igen Präparate zur Volumensubstitution, der 20%igen Präparate initial zur Behandlung akuter hypovolämischer Zustände sowie insbes. zur Ödemausschwemmung. (37)

Human-Blutderivate (nachfolgend):

Human-Erythrozytenkonzentrat

S Erythrozytenkonzentrat
Erythrozytensediment
Erythrozytenmasse
Erythrozytenbrei
D ↗ Erythrozytenkonserve, nach Spontansedimentation oder Zentrifugation aus ↗ Vollblutkonserve hergestellt.
G Die über den Erythrozyten befindliche Leukozyten- und Thrombozytenschicht (buffy coat = Krötenhaut) verbleibt in der Konserve. Die Lagerdauer entspricht der jeweiligen ↗ Vollblutkonserve. Diese Kon-

serven sollen bis zur Gewinnung des Erythrozytenkonzentrats nicht älter als 7 Tage sein.
P Erythrozytensubstitution unter Berücksichtigung der kombinierten und/oder alternierenden Gabe von Vollblutkonserven sowie Blutbestandteilkonserven (↗ Blutpräparate). Methode der Wahl bei allen Anämieformen ohne Volumenmangel und mit Normoproteinämie sowie Anämie mit Herz-Kreislaufdekompensation. (37)

Human-Erythrozytenresuspension

S Erythrozytenresuspension
D Mit Resuspensionslösung (z. B. Glukose-Saccharose-Nukleosid-haltiger Resuspensionslösung) auf das Ursprungsvolumen der Konserve aufgefülltes ↗ Human-Erythrozytenkonzentrat.
G Hergestellt aus ↗ Vollblutkonserven, verwendbar bei Adenin-Guanosin-Zusatz und $+4° \pm 2$ °C-Lagerung bis zu 6 Wochen.
P Möglichkeit der Erythrozytensubstitution, wobei der Vorteil der geringeren Kreislaufbelastung durch das ↗ Human-Erythrozytenkonzentrat nicht besteht. (37)

Human-Gammaglobulin

S Gammaglobulin humanum normale
Immunglobulinum
Standardgammaglobulin
D ↗ Human-Plasmafraktion, 16%ig zur i.m. oder bei i.v. applizierbaren Präparaten 5%ig zur intravenösen Injektion.
G Durch entsprechende Fraktionierungsverfahren aus Human-Plasma oder ↗ Plasmakonserven hergestellt.
P ↗ Gammaglobulin-Prophylaxe. (37)

Human-Heparinblut

S Heparinblut
Heparinblutkonserve
D Heparinlösung enthaltende ↗ Vollblutkonserve mit maximaler Lagerfähigkeit von 12 h.
P Anwendung bei Operationen mit extrakorporalem Kreislauf, Operationen in Hypothermie bei Hepato- und Nephropathien mit hochgradigen Anämien, schweren Leberschäden, Störungen im Zitratabbau, Austauschtransfusionen. (37)

Human-Heparinplasma

S Heparinplasma
D ↗ Plasmakonserve sofort nach der Blutabnahme aus ↗ Human-Heparinblut durch Zentrifugation gewonnen.
G Bei −20°C oder als ↗ Human-Trockenplasma lagerfähig.
P Anwendung bei Austauschtransfusionen z. B. bei ↗ Morbushaemolyticus neonatorum gleichzeitig mit ↗ Human-Erythrozytenkonzentrat, sonst entsprechend der Anwendung von ↗ Human-Heparinblut (↗ Heparin). (37)

Human-Immunglobulin-Anti-(x)[1]

Abk. HIG
S Immunglobulinum humanum Anti-(x)
Hyperimmunglobulin
spezifisches Immunglobulin
Rekonvaleszenten-Gammaglobulin
D ↗ Human-Gammaglobulin mit definiertem Ak-Gehalt gegen bestimmte Erreger oder Toxine.
G Meist aus Plasma oder Serum von geimpften oder rekonvaleszenten Personen gewonnen.
P Anwendung bei Simultanimpfungen gefährdeter Personen, zur Überbrückung schutzloser Intervalle bis zur eigenen aktiven Ak-Bildung, zur Verhinderung von Impfkomplikationen, zur Prophylaxe und Th von Infektionskrankheiten (↗ Immunserum). (37)

[1]) Anstelle von (x) wird die Spezifität des betreffenden Antikörpers vermerkt, z. B. -Vakzinia, -Tetanus, -Masern, -Pertussis, -Rabies, -Influenza, -Röteln, -Mumps, -Varizellen.

Human-Ionen-Austauscherblut

D ↗ Vollblutkonserve, hergestellt unter Verwendung von Ionenaustauscherharzen und antikoagulantienfreien Konservierungslösungen.
P Anwendung bei Patienten mit Leber- und Nierenschäden, bei Massivtransfusionen, Austauschtransfusionen, extrakorporalem Kreislauf. (37)

Humanplasmafraktion COHN I

S Plasmafraktion COHN I
D ↗ Plasmafraktion, meist im „Kleinpool-Verfahren" aus frischem ↗ Human-Zitratplasma oder Plasma aus ↗ Human-ÄDTA-Blut hergestellt, mit einem mittleren ↗ Fibrinogengehalt von ca. 1 g/Einheit.
G Gehalt an antihämophilem Globulin A (Faktor VIII) schwankt in großen Grenzen. Daneben enthält die Fraktion neben Faktor V meist *Spuren aller anderen an der Gerinnung beteiligten Faktoren* sowie Plasminogen. Bei der COHN-*Fraktion I—0* wird durch Extraktion von Begleitproteinen ein Fibrinogengehalt von 86—89% erreicht. Die Aufbewahrung erfolgt in tiefgefrorener Form oder lyophilisiert bei +2° bis +5 °C.
P Hauptindikation ist die Hypofibrinogenämie, die Anwendung ist ferner bei allen Formen des WILLEBRAND-JÜRGENS-Syndroms sinnvoll sowie bei einigen Thrombo-

penieformen. Bei Hämophilie A ist die Anwendung nur vertretbar, wenn ↗ Human-Plasmafraktion-Kryopräzipitat nicht verfügbar ist. (37)

Human-Plasmafraktion-Kryopräzipitat

S Kryopräzipitat
D ↗ Plasmafraktion mit wesentlich höherer Faktor-VIII-Aktivität als ↗ Human-Plasmafraktion Cohn I.
G Hergestellt aus frischem ↗ Human-Zitratplasma mittels Proteinpräzipitation durch „Frier-Auftau-Prozeduren". *Anreicherung des Faktor VIII gegenüber Normalplasma 3–7fach, in speziellen fibrinogenfreien Präparaten 15–30fach gegenüber Normalplasma.* Die Aufbewahrung erfolgt in tiefgefrorener Form oder lyophilisiert bei +2° bis +5 °C, ca. 6 Monate haltbar.
P Hauptindikation sind Faktor VIII-Mangelblutungen bei Hämophilie A, auch zur Blutungsprophylaxe bei Hämophiliepatienten. (37)

Human-Plasmafraktion-PPSB

S PPSB-Fraktion (PPSB = **P**rothrombin-**P**rokonvertein-**S**tuart-**P**rower-Faktor)
D ↗ Plasmafraktion, die die Faktoren II, VII, IX, X 4–7fach gegenüber Normalplasma angereichert enthält.
G Hergestellt aus Plasma, aus ↗ Human-ÄDTA-Blut, ↗ Human-Ionenaustauscherblut, ↗ Human-Heparin-Plasma. Aufbewahrung in tiefgefrorener Form oder lyophilisiert bei +2 °C bis +5 °C.
P Anwendung bei angeborenem und erworbenem Mangel der im Präparat enthaltenen Faktoren, zur Blutungsbehandlung und Blutungsprophylaxe der Hämophilie B, bei Antikoagulantienüberdosierung mit Dikumarin- und Indandionderivaten, ferner bei Vitamin-K-resistenten Blutungen infolge Leberschäden, ferner bei einigen Formen der perinatalen Blutungen. (37)

Human-Trockenplasma

S Trockenplasma
D ↗ Plasmakonserve z. B. aus ↗ Human-Zitratplasma oder ↗ Human-Heparinplasma unter Nutzung des „spin-freezing"- oder „shell-freezing"-Verfahrens durch Lyophilisation hergestellt.
G Herstellungsverfahren ermöglicht einen Restfeuchtegehalt von unter 1%. Trockenplasma ist unter +20 °C 5 Jahre lagerfähig und wird meist zusammen mit Aqua ad injectionem, Auflöse- und Transfusionssystemen usw. in Form sog. Trockenplasmaeinheiten aufbewahrt.
P Anwendung auch in konzentrierter Form, indem bei der Auflösung entsprechend weniger Lösungsmittel zugesetzt wird; vorteilhaft bei der Behandlung von Hypoproteinämien, sonst entsprechend ↗ Human-Zitratplasma. (37)

Human-Zitratblut

S Zitratblutkonserve, ACD-Vollblutkonserve (ACD = **A**cidum-**c**itricum-**D**extrose)
D ↗ Vollblutkonserve mit ACD-haltiger Konservierungslösung (meist ca. 1/5 Vol.), maximal bei +4° ±2 °C-Lagerung 3 Wochen verwendbar.
P Anwendung bei
1. Blutvolumen- und Erythrozytenmangel, als Frischblut-Konserve,
2. zur Substitution labiler Gerinnungsfaktoren, wenn gleichzeitig eine Volumensubstitution erreicht werden soll, ↗ Human-Zitratblut-A, ↗ Human-Zitratblut-AG bis zum 2. Lagerungstag,
3. zur Thrombozytensubstitution als Human-Zitratblut-AG bis zum 5. Lagerungstag, wenn ein ausreichender 2,3 DPG-Gehalt der konservierten Erythrozyten bei Massivtransfusion benötigt wird,
4. zur Austauschtransfusion (oder ↗ Human-Heparinblut, Human-Zitratheparin-Mischblut (Austauschkonserve)),
5. zur Vermeidung einer Kalium- bzw. Ammoniakbelastung bei Hyperkaliämie oder Hyperammoniämie bis zum 7. Lagerungstag. (37)

Human-Zitratblut-A

S ACD-A-Vollblutkonserve (ACD-A = **A**cidum-**c**itricum-**D**extrose-**A**denin)
D ↗ Human-Zitratblut mit Adeninzusatz. Maximal bei +4° ± 2 °C-Lagerung 5 Wochen verwendbar.
P ↗ Human-Zitratblut. (37)

Human-Zitratblut-AG

S ACD-AG-Vollblutkonserve (ACD-AG = **A**cidum-**c**itricum-**D**extrose-**A**denin-**G**uanosin)
D ↗ Human-Zitratblut mit Adenin- und Guanosinzusatz.
Maximal bei +4° ± 2 °C-Lagerung 6 Wochen verwendbar.
P ↗ Human-Zitratblut. (37)

Human-Zitratplasma

Abk. HZP

S Zitratplasma
Human-Plasma
Plasma
D ↗ Plasmakonserve durch Auftrennung von ↗ Human-Zitratblut nach Spontansedimentation oder Zentrifugation hergestellt.
G HZP kann als Einzelspenderplasma oder Mischplasma, auch Universalplasma ver-

wendet werden. Als Flüssigplasma bei +10°C bis +15°C bis ca. ½ Jahr lagerfähig. Lagerung unter +10°C wegen Aktivierung proteolytischer Enzyme mit Viskositätszunahme sowie Fibrinausfällung unangebracht. 2jährige Lagerfähigkeit bei Einfrieren zwischen −35°C und −40°C und Lagerung bei −15°C, 5jährige Lagerfähigkeit als ↗ Human-Trockenplasma.

P Anwendung zur Volumensubstitution, weniger bedeutungsvoll zur Hypoproteinämietherapie. (37)

humorale Immunreaktion

D Antikörperbedingte Reaktion des Immunsystems.

G Nach Phagozytose des ↗ Ag Stimulation der ↗ B-Lymphozyten, die sich durch Proliferations- und Transformationsvorgänge zu hochleistungsfähigen „Ak-Produzenten" (↗ Plasmazellen) entwickeln.
Die h. I. als Ausdruck einer humoralen ↗ Immunität ist die höchste ↗ phylogenetische und ↗ ontogenetische Entwicklungsstufe des Immunsystems (↗ Stufenschema). Sie ist jedoch mit der ↗ zellulären Immunreaktion anatomisch und funktionell aufs engste verknüpft.

P Die h. I. hat große praktische Bedeutung.
1. **Diagnostische Bedeutung:** Mit bekanntem Ag läßt sich der Nachweis unbekannter Ak führen (in vitro-Methoden wie ↗ Virusserologie, ↗ Streptokokkenserologie, ↗ Syphilisserologie usw.; in vivo-Methoden wie ↗ Schutzversuch, ↗ DICK-Test, ↗ SCHICK-Test usw.).
2. **Klinisch-allergologische Bedeutung:** Auf einer überschießenden h. I. beruht die ↗ Frühreaktion (↗ Atopie, ↗ Anaphylaxie).
3. In Form des **Antigen-Antikörper-Komplexes** (AAK) besitzt die h. I. kausale Bedeutung für viele pathologische Immunphänomene (↗ Allergie, ↗ Glomerulonephritis u. a.).
4. **Prophylaktische Bedeutung:** Durch aktive Immunisierung (↗ Impfung, ↗ booster-Effekt) und die passive Immunisierung (↗ Immunserum, ↗ ALS, ↗ Anti-D-Immunprophylaxe). (19)

L STEFFEN, C.: Allgemeine und experimentelle Immunologie und Immunpathologie. Verlag G. Thieme, Stuttgart 1968

Hunter (Hu) ↗ MNSs-Blutgruppen

HUPPERT-Krankheit ↗ Plasmozytom

Hut (Hutchinson) ↗ MNSs-Blutgruppen, Varianten

↗UTCHINSON-BOECK-Granulomatose H Sarkoidose

Hvg-Reaktion ↗ Host versus graft-Reaktion

H-X-Antigene ↗ H-Y-Antigene

Hyaluronidase ↗ Streptokokken-Antigen

H-Y-Antigen

D Immunologisch schwach wirkendes, durch Y-Chromosomen gesteuertes Antigen an tierischen und menschlichen Spermien sowie anderen männlichen Zellen.

H 1955 durch EICHWALD und SILMSER entdeckt.

G Dem EICHWALD-SILMSER-Phänomen liegt die Beobachtung zugrunde, daß *weibliche* Rezipienten Hauttransplantate von männlichen Donoren derselben Inzuchtrasse nicht in dem Maße akzeptieren wie Transplantate weiblicher Donoren derselben Inzuchtlinie, sondern abstoßen.
Die Ursache dieser Inkompatibilität wird in der Existenz eines ↗ Ag gesehen, das an Spermien und männlichen Zellen von Haut, Lunge, Milz, Thymus, Leber, Niere, Rückenmark sowie Embryonalgewebe vorhanden ist und an männlichen Erythrozyten und Leukozyten gefunden wurde. H-Y-Ag-Quantität soll an den Zellen einzelner Gewebe unterschiedlich stark ausgeprägt sein (Rattennieren sollen geringe Konzentration tragen). Durch ↗ Toleranzinduktion bei weiblichen Mäusen wurde die immunologische Basis der Ag-Differenz (H-Y-Ag) bei männlichen und weiblichen Probanden geklärt.

Bezeichnung: H = Histokompatibilitätsverpflichtung
Bezeichnung: Y = Y-chromosomal codiert

Die durch H-Y-Ag induzierte ↗ Immunantwort läuft humoral und zellulär ab.
H-Y-Ag wurden bisher bei Maus, Ratte, Meerschweinchen, Mensch beschrieben — sie werden für alle Säuger postuliert — und bei Vögeln und Kriechtieren (Absorptionsversuche) gefunden. H-Y-Ag scheinen phylogenetisch alte Differenzierungsprodukte zu sein. In einigen Versuchen wird die Identität von H-Y-Ag bei differenten Inzuchtlinien nachgewiesen, sogar Interspezies-Identität beschrieben (↗ Kreuzreaktivität bei Maus, Ratte, Meerschweinchen, Mensch durch Antiserum-Absorption geklärt), andererseits wird Allotypie nachgewiesen und die Existenz der Allele Hy^1 und Hy^t postuliert, denn das EICHWALD-SILMSER-Phänomen ist nicht in allen Fällen auslösbar. Es wird ein Zusammenhang mit H-2 Genotyp des Spenders für die Auslösung der Immunantwort angenommen.
Ein weiteres Antigen H-X wurde 1963 von

BAILEY beschrieben. Zusammenhänge mit H-Y sind noch nicht zweifelsfrei geklärt.

P Nachweis der H-Y-Ag erfolgt serologisch durch ↗ Zytotoxizitätstest (GOLDBERG et al.). Anti-H-Y wird durch Immunisierung weiblicher Mäuse gewonnen. Testansatz ist komplementabhängig. Als Testzellen Epididymisspermien; ihre Abtötung durch Anti-H-Y wird durch Trypanblau-Färbung nachgewiesen. Zytotoxische Aktivität der H-Y-Antiseren kann durch Absorption mit männlichen Zellen (z. B. Milz, Lymphknoten, Thymus) aufgehoben werden, durch Absorption mit weiblichen Zellen erfolgt kein Aktivitätsverlust. (2)

L BAILEY, D. W.: Transplantation 1 (1963), 70
EICHWALD, N. J., und C. R. SILMSER: Transplant. Bull. 2 (1955), 148
GASSER, D. L., und W. K. SILVERS: Adv. Immunol. 15 (1972), 215
GOLDBERG, E. H., et al.: Nature 228 (1970), 570
WACHTEL, St. S., et al.: Proc. Nat. Acad. Sci. USA 71 (1974), 1215

Hybrid-Antikörper

D Ak, die gegen zwei verschiedene Ag-Determinanten gerichtet sind.

G Sie lassen sich experimentell erzeugen, indem man die gegen eine Determinante (A) und die gegen eine zweite Determinante (B) in getrennten Versuchen hergestellten Ak jeweils in ihre Molekülhälften spaltet und die Molekülhälften dann im Gemisch miteinander reagieren läßt. Hieraus resultieren Ak gegen A, solche gegen B, aber auch H. gegen A und B (Abbildung).

P H. dienen zum immunchemischen, insbes. zum *immunelektronenoptischen Nachweis von Ag oder Ak.* So kann der elektronenoptische Nachweis des Ag A z. B. mit Hilfe von H., die Bindungseigenschaften gegen A, aber auch solche gegen Ferritin besitzen, geführt werden. Nach Inkubation der Probe mit den H. reagieren diese mit ihrer Anti-A Komponente. Wird späterhin Ferritin zugesetzt, so wird dies durch die Anti-Ferritin-Bindungsstelle fixiert. Im Elektronenmikroskop erscheint Ferritin elektronendicht und gibt damit indirekt die Lage des Ag A an. (1)

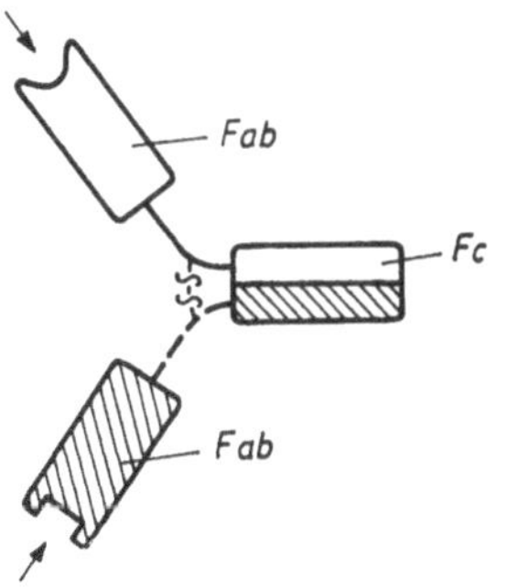

Schematische Darstellung eines Hybridantikörpers aus ½ Anti-Ferritin und ½ Anti-A-Antikörper

L HÄMMERLING, U., et al.: J. exp. Med. 128 (1968) 1461

Hydrokortison-resistente Thymozyten

S Medullalymphozyt

D In der *Markzone* des ↗ Thymus angesiedelte ↗ T-Lymphozyten (Thymozyten).

G Ungefähr 2(−3) d nach Applikation von 2,5−5 mg Hydrokortison kommt es bei Mäusen zu einer Verminderung der Zellularität des ↗ Thymus auf 10−15% des Initialwertes. Die Rinde ist von Lymphozyten entblößt (↗ hydrokortison-sensitive Thymozyten). Dagegen ist das Mark im Lymphozytengehalt relativ unverändert. Diese Zellen sind resistent gegenüber Hydrokortison und Bestrahlung (siehe Tabelle).

Eigenschaften der hydrokortison-resistenten Thymozyten

Charakteristika	
1. Immunologisch-funktionell	a) Auslösung einer ↗ graft versus host-Reaktion b) Kooperation mit ↗ B-Lymphozyten bei der Auslösung einer humoralen Immunantwort gegenüber ↗ thymus-abhängigen Ag c) Stimulierung durch ↗ Phythämagglutinin und andere T-Zell-mitogene (Phytomitogene) ↗ Lymphozytentransformation
2. Oberflächen-Ag	↗ TL-negative, tragen ↗ Θ-Ag und zeichnen sich durch einen hohen Gehalt an ↗ H-2-Ag aus
3. Physiko-chemisch	Schnell-wandernde Zellen

Mittels Albumindichtegradientenzentrifugation kann diese Thymozytenpopulation in weitere 4 Subpopulationen aufgetrennt werden, deren mittlere elektrophoretische Beweglichkeit simultan mit der Zelldichte steigt. Diese physiko-chemische Heterogenität reflektiert einen schrittweisen Prozeß bei der Differenzierung und Reifung der Thymozyten. (7)

Hydrokortison-sensitive Thymozyten

S Kortexlymphozyten

D In der *Rindenzone* des ↗ Thymus angesiedelte Lymphozyten (Thymozyten).

G Zwei (bis drei) d nach Applikation von 2,5–5 mg Hydrokortison (oder auch Ganzkörperbestrahlung) kommt es bei Mäusen zu einer Zerstörung der Mehrheit (85–90%) der im Thymuskortex befindlichen Lymphozyten. Diese stellen die hydrokortison- bzw. strahlen-sensitive Population dar, die noch nicht immunkompetent ist. Sie können keine ↗ Graft-versus-Host-Reaktion auslösen und werden durch ↗ Phythämagglutinin nicht stimuliert. Ihre elektrophoretische Wanderungsgeschwindigkeit ist langsam im Vergleich zu den schnellwandernden Zellen der ↗ hydrokortison-resistenten Populationen. An ↗ Membran-Ag lassen sich Θ-Ag und ↗ TL-Ag nachweisen. (7)

Hydrops universalis ↗ Morbus haemolyticus

Hyperergie

S Überempfindlichkeit
D gesteigerte Reaktionsbereitschaft. ↗ Allergie. (19)

Hyperimmunserum ↗ Immunserum

Hypermutabilität

D Mutationen an mehreren Stellen der DNS und/oder häufigere Mutationen. Nach LEDERBERG (1959) Ursache der Heterogenität der Ak. (15)

Hypoparathyreoidismus, idiopathischer

D Chron.-hypokalzämisches Syndrom unbekannter Ätiologie.
G Seltenes Leiden; bei Kombination mit anderen Autoimmun-Endokrinopathien (↗ Autoimmun-Polyendokrinopathie), wie ideopathischer ↗ Nebenniereninsuffizienz, ↗ HASHIMOTO-Thyreoiditis oder perniziöser Anämie ist ein Nachweis von Ak gegen Parathyreoideagewebe möglich. Endgültiger Beweis für ↗ Autoimmunerkrankung steht aus. (18)

Hypophysitis

D Diffuse, nicht eitrige, chron. Entzündung der Hypophyse unter dem klin. Bild einer Hypophyseninsuffizienz mit lymphoplasmazellulären Infiltraten.

H EGLOFF et al. 1969

G Vermutlich ↗ Autoimmunerkrankung. Kombination einer H. mit ↗ HASHIMOTO-Thyreoiditis oder im Rahmen einer ↗ Autoimmun-Polyendokrinopathie beobachtet. ↗ Auto-Ak gegen Gewebe der Adenohypophyse bei 18% der Wöchnerinnen 7 d nach der Geburt des Kindes sowie bei 25% von Frauen mit SHEEHAN-Syndrom nachgewiesen. (18)

L EGLOFF, B., et al.: Schweiz. med. Wschr. 99 (1969), 1499
ENGELBERTH, O., und Z. JEZKOVA: Lancet (1965), 1075

I-Blutgruppen

Symbol: I, Antigen: I, i_1, i_2
D Blutgruppen-Ag an menschlichen Erythrozyten.

H WIENER et al. bezeichneten 1956 einen Auto-Ak im Serum eines Pat. mit erworbener hämolytischer Anämie als Anti-I.

G I wird auf Grund seiner hohen Verbreitung (99,9%) zu den ubiquitären Ag gerechnet. Fast alle Erwachsenen sind entweder homozygot I/I oder heterozygot I/i. An fetalen Erythrozyten und Nabelvenenblut sind I-Ag noch nicht nachweisbar, sie entwickeln sich langsam bis zum 18. Lebensmonat.
I-Ag besteht wahrscheinlich aus den Komponenten $I^F = I^{Fetal}$ und $I^D = I^{Developed}$. I^F ist an allen menschlichen Erythrozyten vorhanden, I^D erst mit dem 18. Lebensmonat voll ausgebildet (MARSH et al.).
Man unterscheidet folgende abnehmende I-Stärkegrade:

I	bei Erwachsenen
$I_{(int)}$	bei Erwachsenen, die wahrscheinlich heterozygot I/i sind
$i_{(cord)}$	bei Nabelvenenblutproben
i_2	bei Negern (selten)
i_1	bei der weißen Bevölkerung (selten)

Die genetischen Zusammenhänge der Veränderung des I-Ag sind noch unklar. Genetische Beziehungen werden zwischen dem I- und dem ABO-System vermutet (RACE und SANGER).
P I- und i-Ag werden bei hämatologischen Erkrankungen verändert, abgeschwächt. I-Ak-Bildungen zeigen *Beziehungen zu erworbenen hämolytischen Anämien.* Anti-I und Anti-i werden häufiger als Kälte-Auto-Ak, seltener als „natürliche" Ak beschrieben. Sie konnten der Klasse IgM zugeordnet werden. Anti-I und Anti-i werden häufig gleichzeitig als Auto-Ak gebildet.
Beschaffung verträglicher Blutkonserven ist bei vorhandenen Anti-I-Ak äußerst schwierig. (16)

L MARSH, W. L., et al.: Vox Sang. **20** (1971), 200
WIENER, A. S., et al.: Anna. Int. Med. **44** (1956), 221

Icterus gravis ↗ Morbus haemolyticus neonatorum

idiopathische hämolytische Anämie und thrombozytopenische Purpura
↗ EVANS-Syndrom
↗ Immunthrombozytopenie

idiopathische Thrombozytopenie und autoimmunhämolytische Anämie
↗ EVANS-Syndrom

idiopathische thrombozytopenische Purpura ↗ Immunthrombozytopenie

Idioplapsis

S familial non-reaginic food allergy
D Durch Nahrungsmittel ausgelöste ↗ atopische Erkrankung mit negativem ↗ Intrakutantest.
G Letzteres wird durch die Tatsache verständlich, daß nur in einem Teil der Fälle das unveränderte Nahrungsmittel als Allergen fungiert. Abgrenzung von anderen atopischen Erkrankungen ist deshalb nicht gerechtfertigt. (5)

Idiosynkrasie

D Allergische Reaktionsbereitschaft ohne nachweisbare vorausgegangene Sensibilisierung.

H Begriff wurde unter dem Einfluß der Säftelehre geprägt und charakterisierte abnorme Reaktionen auf Substanzen, die normalerweise harmlos oder gar lebensnotwendig sind (z. B. Pollen, Nahrungsmittel).

G Mittels immunol. Methoden konnte gesichert werden, daß eine ↗ Atopie vorliegt. Das scheinbare Fehlen einer Sensibilisierung (z. B. bei allergischen Reaktionen bei erstmaliger Anwendung von Arzneimitteln) findet eine Erklärung entweder in einem nicht bekannt gewordenen Kontakt (z. B. Antibiotikagehalt von Nahrungsmitteln) oder einer Kreuzreaktivität. (5)

Idiotypie ↗ Allotypie

Ig-haltiges Serum ↗ Immunserum (Pl. Imunseren oder Immunsera) ↗ Human-Immunglobulin

IgY ↗ Phylogenese des Immunsystems

immediate reaction ↗ Frühreaktion

Immunabwehr ↗ Immunität, biologische

Immunadhärenz

D Spezifische Anheftung von Antigen-Antikörper-Komplexen an Zellmembranen.

H Begriff wurde 1953 von NELSON eingeführt.

G *An folgende Zellen* können sich AAK binden: Erythrozyten und Granulozyten von Primaten, Thrombozyten von Nichtprimaten. Für die I. an menschliche Erythrozyten ist

Komplement mit folgendem Reaktionsprodukt notwendig:

AgAk C 1 4 2 3

P Die I. kann als empfindlicher Nachweis für komplementbindende Ak benutzt werden. *Funktion* der I. als erster Schritt bei der spezifischen Steigerung der ↗ Phagozytose (↗ Opsonin). (3)

Immunadsorbentien ↗ Affinitätschromatografie

Immunantikörper

D Durch nachweisbare Immunisierung gebildete Ak, insbes. Blutgruppen-Ak (↗ Agglutinine).

G Begriff ist pleonastisch, da Ak stets das Ergebnis einer ↗ Immunisierung sind. Er soll jedoch den Unterschied zwischen „Normal-" und „Immun-"Isoagglutininen in der Blutgruppenserologie zum Ausdruck bringen.

P *Normal-Isoagglutinine* gehören zumeist zur IgM-Klasse und agglutinieren Erythrozyten im NaCL-Milieu (NaCl-Ak = „komplette" Ak, ↗ Agglutinine). *Immun-Isoagglutinine* gehören zumeist zur IgG-Klasse (als Ausdruck eines ↗ booster-Effekts) und agglutinieren Erythrozyten in einigen Blutgruppensystemen erst nach Zusatz eines Supplements (Konglutinin) oder nach Enzymbehandlung der Erythrozytenoberfläche (↗ Papain) („inkomplette Ak", ↗ Agglutinine).
In vivo-Bedeutung bei ↗ Transfusionszwischenfall und ↗ AB0-Inkompatibilität. (19)

Immunantwort

D Vorgänge in einem lebenden Organismus oberhalb einer bestimmten phylogenetischen Entwicklungsstufe, die durch ein Antigen ausgelöst werden und spezifisch ablaufen.

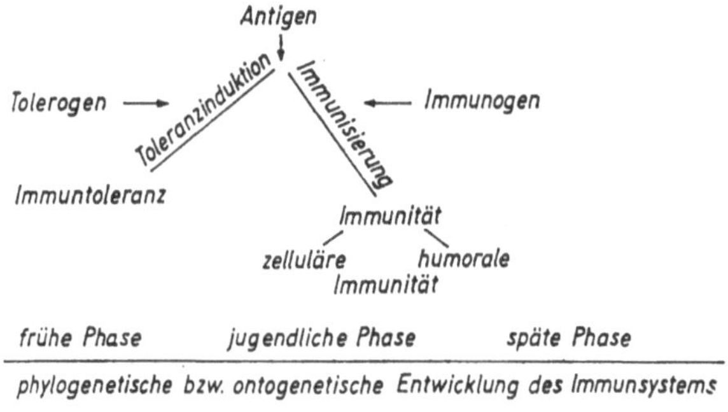

Schematische Darstellung der Immunantwortmöglichkeiten

G (anatomische und funktionelle) *Voraussetzung* für eine I. ist ein intaktes ↗ Immunsystem des Organismus. Dieses unterliegt einer ↗ phylogenetischen und ↗ ontogenetischen Entwicklung. Deshalb müssen entwicklungsbedingte Unterschiede der I. berücksichtigt werden (s. Abbildung).
Das ↗ Immunsystem kann einen Ag-Reiz unterschiedlich beantworten:

1. mit einer *Immunisierung*, einem Vorgang, der zur ↗ Immunität führt; das Ag wird in diesem Fall ↗ Immunogen genannt;

2. mit einer *Allergisierung* (= Sensibilisierung), einem Vorgang, der zur ↗ Allergie führt; das Ag wird in diesem (überschießenden) Fall Allergen genannt;

3. mit einer *Toleranzinduktion*, einem Vorgang, der zur ↗ Immuntoleranz führt; das Ag wird in diesem Fall Tolerogen genannt.
Das Schema bringt diese komplizierten Vorgänge stark vereinfacht (unter Weglassung der Allergisierung) zur Darstellung.

Die Bedingungen für die verschiedenen Phänomene der I. sind in letzter Zeit gründlich studiert worden und teilweise bekannt. Über ihre (sub)molekularen Ursachen und Zusammenhänge besteht jedoch noch keine endgültige Klarheit.

P Die praktische Bedeutung wird unter den jeweiligen Immunphänomenen besprochen: ↗ Immunität, ↗ Allergie, ↗ Immuntoleranz. (19)
(↗ Referenzlab. WHO siehe Tabelle b, Ziffern 3, 5, 6.)

Immunchemie

D Teilgebiet der ↗ Immunologie, in dem vorwiegend chemische und biochemische Methoden zur Anwendung kommen.

G Zur I. gehören z. B. Strukturuntersuchungen von ↗ Ag und ↗ Ak, die Analyse der AAR, Untersuchungen über ↗ Rezeptoren, Ig-Synthese in zellfreien Systemen, Untersuchungen über Mediatoren der zellulären Immunität (↗ Lymphokine) usw. (3)

Immunchimäre ↗ Chimäre

Immundefekt

S Immuninsuffizienz
Immunmangel

D Störung der physiologischen ↗ Immunantwort, die als angeborener (primärer, genetischer, idiopathischer) und/oder erworbener (sekundärer, symptomatischer) Ausfall der ↗ Infektionsabwehr klin. in Erscheinung treten kann.

G I. bedroht gleichzeitig die Erhaltung des Organismus und die „integrity of body" (BURNET), da Erkennungs- und Überwachungsfunktion des Immunsystems ebenfalls gestört sein können. Art und Ausmaß des I. hängen davon ab, welche Stufe der ontogenetischen Entwicklung bzw. welcher Bereich des Immunsystems betroffen sind. Grundsätzlich werden *2 verschiedene Formen* der I. unterschieden: **Störung der zellulären Immunantwort** (Immunozytenmangelsyndrom) und **Störung der humoralen Immunantwort** (Antikörpermangelsyndrom bzw. Agammaglobulinämie). Reine Formen sind selten, Kombinationen überwiegen.
Mit dem Leben unvereinbar ist die retikuläre Dysgenesie (*Stammzelldefekt*). Bekannteste I.-Kombination ist das klassische Bild der *Schweizerischen Form der* ↗ *Agammaglobulinämie*. Die ↗ *Agammaglobulinämie vom* BRUTON-*Typ* nähert sich einer humoralen Defektsituation an. Klinisch treten diskrete, isolierte bzw. partielle Mangel- oder Defektzustände einer einzelnen Ig-Klasse oder auch nur einer Ig-Subklasse in Erscheinung. Das ↗ *Di*-GEORGE-*Syndrom* und das ihm verwandte ↗ NEZELOF-*Syndrom* stellen einen überwiegend selektiven Ausfall der zellulären Immunantwort dar. Die ↗ *Ataxia teleangiectasia* und das ↗ WISKOTT-ALDRICH-*Syndrom* sind selektive Ausfallserscheinungen der Immunantwort in Kombination mit anderen genetischen Defekten oder im Rahmen übergeordneter Erkrankungen. Prognostisch günstig ist die *transitorische Hypogammaglobulinämie* junger Säuglinge. Ursache für **erworbene sekundäre Formen** sind Medikamente, immunsuppressive Th oder Ausfälle der Immunantwort bei malignen Erkrankungen des lymphoplasmazellulären Retikulums (↗ Immuntoleranz, ↗ Immunsuppressiva, ↗ ALS, ↗ Immunproliferationskrankheiten). I. kann auch durch Verlust von Ig per vias naturales bei Eiweißverlust durch Niere oder Darm zustande kommen (Bilanzphänomen).
(Übersicht siehe Tabelle)

P Erste Hinweise auf Störungen der Immunantwort kommen aus dem klin. Bild: auffällige *Häufung schwerer Infektionen*, vor allem bronchopulmonal und gastroenteral. Bagatellinfektionen wachsen sich stark aus (↗ Infektion, ↗ Infektionsabwehr). Ausfall der **humoralen Abwehr** bringt in der Zonenelektrophorese (nicht immer) Verminderung oder Fehlen der Gammafraktion. Exakte *Abklärung* erfolgt durch Immunelektrophorese mit monospezifischer Analyse der einzelnen Ig und quantitativer Immundiffusion. Entscheidend für die Di. eines I. ist nicht das quantitative Mosaik der Ig, sondern die Tatsache, daß die

Einteilung der primären Immunmangelkrankheiten nach den Empfehlungen der WHO
(nach H. U. SCHWENK et al: Gelbe Hefte **13** (1973), 19)

Typ	vom zellulären Defekt betroffen		
	B-Zellen	T-Zellen	Stammzellen
Infantile geschlechtsgebundene Agammaglobulinämie (BRUTON)	+	–	–
Selektiver IgA-Mangel	+	–	–
Transitorische Hypogammaglobulinämie des Säuglings	+	–	–
Geschlechtsgebundener Immunmangel mit IgM-Vermehrung	+	?	–
Thymushypoplasie (DI GEORGE-Syndrom)	–	+	–
Episodische Lymphopenie mit Lymphocytotoxin	–	+	–
Immunmangel bei Normo- oder Hypergammaglobulinämie	+	+	–
Immunmangel mit Ataxia teleangiectasia	+	+	?
Immunmangel mit Thrombopenie und Ekzem (WISKOTT-ALDRICH-Syndrom)	+	+	?
Immunmangel mit Thymom	+	+	?
Immunmangel mit Zwergwuchs und epiphysärer Dysostose	+	+	+
Immunmangel bei generalisierter hämatopoietischer Hypoplasie	+	+	+
Schwerer kombinierter Immunmangel = schweizerische Form der Agammaglobulinämie (SAG)			
a) autosomal rezessiv	+	+	+
b) geschlechtsgebunden	+	+	+
c) sporadisch	+	+	+
Mucocutane Candidiasis	–	+	–
Variable, nichtklassifizierte Immunmangelkrankheiten	+	+ (teilweise)	?

Patienten nicht in der Lage sind, einen natürlichen oder provokatorischen Ag-Stimulus *durch Ak-Bildung zu beantworten.* **Zelluläre Immunität** wird auf Defektsituation durch *in vivo*-Testmethoden (↗ Intrakutantest, ↗ Tuberkulin, ↗ Streptokinase, ↗ Spätreaktion u. ä.) oder durch *in vitro-Tests* (↗ Lymphozytentransformation, ↗ Makrophagenmigrationshemmtest u. ä.) überprüft. Sensibilisierende Substanzen lösen keine Kontaktallergie aus (Dinitrofluorobenzol). Absolute Lymphozytenzahl im peripheren Blut wird unter 1000/μl gefordert. (11)

L HAFERKAMP, W.: Dtsch. med. Wschr. **99** (1974), 203
HITZIG, W. H., S. BARANDUN und H. COTTIER: Erg. Inn. Med. Kinderh. **27** (1968), 79
HUBER, H., D. PASTNER und F. GABL: Laboratoriumsdiagnose hämatologischer und immunologischer Krankheiten. Springer-Verlag, Berlin–Heidelberg–New York 1972

Immundepression ↗ Immunsuppression

Immundeviation

S Split tolerance, Immunabweichung

D Auf bestimmte ↗ Ag-Determinanten beschränkte Immuntoleranz (Sonderform der ↗ Immuntoleranz).

G Allgemeine Grundlagen ↗ Immuntoleranz.

P *In 2 Etappen durchzuführendes Immunisierungsverfahren* beim Meerschweinchen:
1. Etappe: Applikation eines einfachen Eiweiß-Ag ohne ↗ Adjuvans, es resultiert Ak-abhängige Sensibilität.
2. Etappe: Applikation eines Ag (zusammen mit komplettem FREUNDschen ↗ Adjuvans), das im Regelfall Sensibilität vom verzögerten Typ bedingt, so kann dieser Prozeß abgelenkt oder blockiert, selektiv unterdrückt werden.
Besitzt ein Tolerogen mehrere Determinanten, so kann gegen die immunol. starken Determinanten Toleranz entstehen, gegen die restlichen verbleibenden schwachen Determinanten entsteht Immunität. (2)

Immundiffusion

Abk. ID

D Nach den Gesetzen der Diffusion erfolgende Verteilung von löslichem Ag einerseits und löslichem Ak andererseits, die bei korrespondierenden Reaktionspartnern in der Konfrontationszone zur Präzipitatbildung führt.

H UHLENHUTH, P., 1901 einfachste Anwendung dieses Prinzips durch Untersuchung von Antiserum mit Ag-Lösung zur biologischen Eiweißdifferenzierung. BECHTOLD 1905 Studium des LIESEGANG-Phänomens. Lineare Immundiffusionstechnik 1946 durch OUDIN, Ausbau dieser Technik zur Doppeldiffusion durch OUCHTERLONY 1948, zur gleichen Zeit durch ELEK. Lit. bei OUCHTERLONY 1967.

G Lösliches Ag(gemisch) und Ak-Lösung werden so angeordnet, daß sie während der Diffusion aufeinandertreffen. *Am Berührungspunkt entsteht Antigen-Antikörper-Reaktion,* die in der Regel zur *Präzipitatbildung* führt.
Faktoren, die den Diffusionsvorgang und die AAR beeinflussen:
1. Konzentrationsgefälle. Mit steigender Entfernung vom Reservoir verringert sich die Konzentration des Ag und Ak. Für AAR ist optimale Konzentration der Reaktionspartner erforderlich (↗ Äquivalenzzone), einstellbar durch Veränderung der Diffusionsstrecke bzw. der Ausgangskonzentration.
2. Form und Größe der Reaktionspartner.
3. Ionenkonzentration und -qualität des Milieus. Bestimmte Ag-Ak-Systeme erfordern spezielle Pufferzusammensetzungen.
4. Porengröße des Milieus (Vernetzungsgrad des Gels).
5. Temperatur. Niedere Temperaturen (z. B. Kühlschrankbedingungen) verringern die Diffusionsgeschwindigkeit erheblich, ergeben in der Regel jedoch schärfer begrenzte Präzipitate.
Theoretische Grundlagen siehe OUDIN (1971).

P **Methode nach OUDIN** (lineare Diffusion, Diffusion nur eines Reaktionspartners)
Ag-Lösung diffundiert in ein antiserumhaltiges Gel hinein. Es entsteht eine Präzipitationsfront (Leitkante), deren Wanderungsstrecke der Quadratwurzel aus der Diffusionszeit proportional ist. Eine Volumendosierung der Ag-Lösung erfolgt nicht. Wird im semilogarithmischen Koordinatensystem die Ag-Konzentration gegen $h/\sqrt{t}$ aufgetragen, dann ergibt sich eine Gerade, deren Steigung und Schnittpunkt vom jeweiligen Ag-Ak-System abhängig sind (s. Abbildung). OUDIN-Technik kann auch als

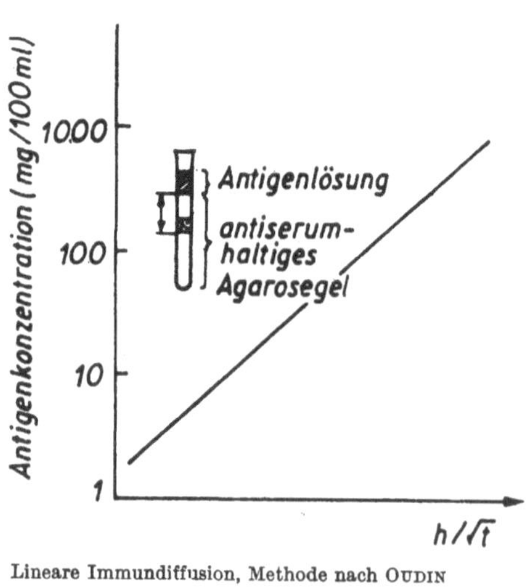

Lineare Immundiffusion, Methode nach OUDIN

Mikromethode durchgeführt werden, indem gelhaltige Hämatokritkapillaren in die Ag-Lösung gestellt werden.
Sind im System mehrere Ag sowie Ak vorhanden, so bilden sich verschiedene Präzipitationsfronten aus.

Methode nach OUCHTERLONY

Durchführung der Technik nicht im Röhrchen, sondern auf Glasplatten oder in Petrischalen. In einer 1–2 mm dicken gepufferten Agar- oder Agaroseschicht werden in geeigneten Abständen (0,4–1,0 cm) Löcher (0,1–0,6 cm ⌀) ausgestanzt und die Agarpfröpfe abgesaugt. In getrennte Löcher werden Ag-Lösung und Ak-Lösung gegeben. Durch radiale Diffusion beider Partner (*Doppeldiffusion*) entsteht an den Konfrontationspunkten eine Präzipitationslinie, bei mehreren Partnern entsprechend mehrere Linien (s. Abbildung).

von Ag oder Ak durch Bestimmung der Endtiter und Vergleich mit bekannten Konzentrationen.
Quantitative Immundiffusion ↗ MANCINI-Technik, zur Empfindlichkeit ↗ Antigen-Antikörper-Reaktion. (2 + 3)

L CROWLE, A. J.: Immunodiffusion. Academic Press, New York/London 1961
OUCHTERLONY, O.: Acta path. microbiol. scand. 25 (1948), 186
OUDIN, J.: C. R. Acad. Sci. 222 (1946), 15 (franz.)
OUDIN, J., und C. A. WILLIAMS: In WILLIAMS und CHASE (Edd.): Methods in Immunology and Immunochemistry, Vol. III. Acad. Press, New York/London 1971
UHLENHUTH, P.: D. med. Wschr. (1901) Nr. 7

Immunelektronenmikroskopie

D Anwendung elektronenmikroskopischer Techniken für immunologische Fragestellungen.

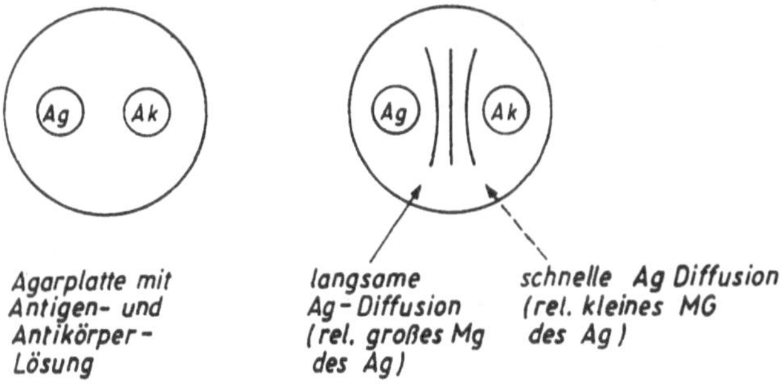

Doppeldiffusion nach OUCHTERLONY

Interpretation: Jede Präzipitationslinie entspricht in der Regel einem Ag-Ak-Komplex. Überlagerte Komplexe imponieren als eine Linie (↗ *Spornbildung*). Durch Methodenkombination (Immunelektrophorese und Varianten) ist zusätzliche Trennung einzelner Banden möglich.
Paralleler Verlauf von Präzipitationslinien (*Doppelpräzipitate*, LIESEGANG-Phänomen) kann durch Präzipitation des gleichen Ag mit Ak aus verschiedenen Ig-Klassen, Ak verschiedener Subklassen erfolgen, durch Ag oder Ak Polymerisation (IgM, IgA) verursacht werden oder technisch bedingt sein (Nachfüllen von Ag oder Ak zur Verstärkung der Reaktion, intrabasin absorption). Eine weitere Möglichkeit besteht in der Erfassung unterschiedlicher Ag-Determinanten desselben Ag durch unterschiedliche Ak (jeder trägt nur zwei combining sites, jedes Ag mehrere, teilweise verschiedene Ag-Determinanten).

Einsatzfähigkeit der Methode:

Reinheitsprüfung, Identitätskontrolle von Ag und Ak, semiquantitative Bestimmung

G Die I. wird in erster Linie zum Nachweis zellulär lokalisierter Ag und Ak benutzt. Da Ak mit der normalen Elektronenmikroskopie nicht sicher zu erfassen sind, müssen sie zum Ag-Nachweis mit einem elektronendichten Marker gekoppelt werden. Die unterschiedliche Lokalisation der nachzuweisenden Ag erfordert eine entsprechende Vorbehandlung des Zellmaterials (Zellsuspensionen bei Oberflächen-Ag, Schnitte und Vorfixierung bei intrazellulären Ag). Nach Reaktion der gekoppelten Ak mit den zellgebundenen Ag erfolgt die Aufarbeitung des Materials wie für die normale Elektronenmikroskopie. Zellulär lokalisierte Ak werden entweder durch markierte Anti-Ig-Seren oder durch markierte bzw. elektronendichte Ag nachgewiesen. (13)

L ANDRES, G. A., et al.: In Handbook of Experimental Immunology, Ed. D. W. WEIR, Blacwell Scientific Publ., Oxford – Edinburgh 1967, S. 527–570
SCHÄFER, H.: Immunoelektronenmikroskopie. VEB Gustav-Fischer-Verlag, Jena 1971
MICHEEL, B., et al.: in Antigen-Antibody Reactions, Eds. H. AMBROSIUS, K. MALBERG und H. SCHÄFFNER. VEB Gustav-Fischer-Verlag, Jena 1971, S. 72–77

immunelektronenmikroskopische Methoden, direkte

D I. M., bei denen der spezifische Ak für den Ag-Nachweis direkt mit einem elektronendichten Marker gekoppelt wird. (13)

immunelektronenmikroskopische Methoden, indirekte

D Immunelektronenmikroskopische Methoden, bei denen Antiglobuline mit einem elektronendichten Marker gekoppelt werden.
G Ag-Nachweis erfolgt in einer Zweistufenreaktion, zuerst Inkubation des Zellmaterials mit dem spezifischen Ak und danach mit den gekoppelten Antiglobulinen. (13)

Immunelektrophorese

S Immunoelektrophorese
D Immunologische Untersuchungsmethode, in der zonenelektrophoretisch (meist in Agar oder Agarose) aufgetrennte Proteine durch nachfolgende ↗ Immundiffusion in Form von Präzipitationslinien durch ein Antiserum dargestellt werden.
H Methode wurde von Grabar und Williams (1953) entwickelt.
G I. besteht aus *zwei Hauptphasen* (vgl. Abbildung):
1. **Zonenelektrophorese:** Proteine oder Proteingemische werden elektrophoretisch aufgetrennt, meist in ↗ Agargel oder ↗ Agarosegel. Andere mögliche Medien sind Filterpapier, Zelluloseazetatmembranen, ↗ Stärkegel, Polyacrylamidgel.
2. **Doppeldiffusion:** Herstellung eines Kanals parallel den getrennten Proteinzonen und Füllung mit ↗ Antiserum, das präzipitierende Ak enthält. Nach Diffusion der aufgetrennten Proteine und der Ak entstehen beim Zusammentreffen des Ak mit dem jeweils korrespondierenden Ag typische Präzipitationslinien.
Das Verfahren kann auch in folgender Weise durchgeführt werden: Auftrennung des Antiserums, Kanalfüllung mit der Ag-Lösung.
Zur Verbreitung der Methode hat die Mikromodifikation von Scheidegger beigetragen. Die I. wird meist als qualitative Technik eingesetzt. Mit ihr können *im normalen menschlichen Serum wenigstens 30 verschiedene Präzipitationslinien* dargestellt werden, die jeweils bestimmten Serumproteinen zugeordnet werden können. Die I. ermöglicht Analyse und Identifizierung von Proteinen und Proteingemischen. Zur *Identifizierung von Ag oder Ak* bietet die I. folgende Möglichkeiten:

1. Beobachtung der charakteristischen Form und Lage der Präzipitationslinien.

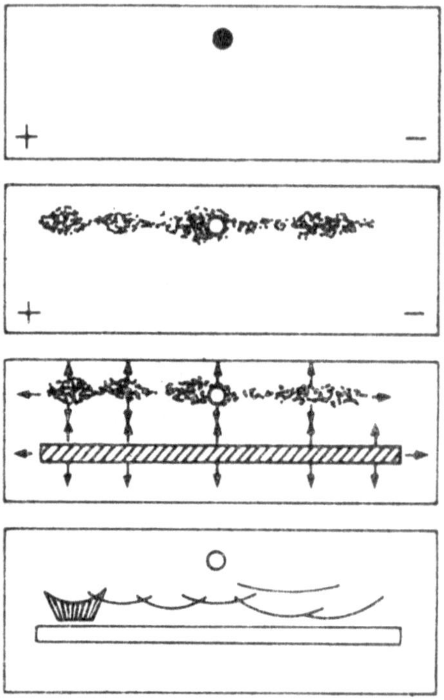

Prinzip der Immunelektrophorese (schematisch):
Einfüllen des Antigengemisches bzw. Serums mit nachfolgender elektrophoretischer Auftrennung
In der 2. Phase wird der Antiserum-Kanal geschnitten und gefüllt
Infolge der Doppeldiffusion der Reaktionspartner treffen sich Antigen und Antikörper und bilden typische Präzipitationsbögen

2. Spezifische Anfärbung der Linien.
3. Einsatz spezifischer Antiseren.
4. Vergleich mit Rein-Ag (Hanson-Osserman-Technik).
5. Spezifische ↗ Absorption (mit Rein-Ag oder spezifischen Ak).
6. Identifizierung einer im Ag-Gemisch vorliegenden Bande durch Zugabe desselben, aber gereinigten Proteins (Ag-Verstärkung).
7. Spezialanordnungen bei Durchführung der I., z. B. die „Technik der unterbrochenen Rille“ nach Clausen und Heremans oder die „Technik der gegenüberliegenden Rille“ nach Heremans sowie Osserman bzw. Wadsworth und Hanson.

Es gibt **Modifikationen,** um die I. *zur quantitativen oder semiquantitativen Ag-Bestimmung* einzusetzen:

1. Die quantitative Immunelektrophorese nach Backhausz (1959), bei der die elektrophoretisch getrennten Proteine in ein Ak-haltiges Gel diffundieren.
2. Die quantitative I. nach Ressler (1960) bzw. nach Laurell (1965), genannt zwei-

dimensionale I. oder „antigen-antibody crossed electrophoresis“, bei der die aufgetrennten Proteine in veränderter Laufrichtung (zweidimensional) bei der zweiten Elektrophorese in ein Ak-haltiges Gel wandern.
3. Die ↗ Elektrophorese in Ak-haltigem Gel nach LAURELL (1966).

P Die I. dient wichtigen Fragestellungen der klinischen sowie experimentellen Immunologie und der Immungenetik:
1. Analyse der Dysproteinämien:
↗ Paraproteinämien
Proteinmangelerkrankungen
2. Proteinstudien von Körperflüssigkeiten
3. Identifizierung von Ag oder Ak einschließlich denaturierter Proteine und Proteinfragmenten.
4. Reinheitsprüfung von Proteinpräparationen.
5. Identifizierung molekularer Proteinvarianten z. B. erblicher ↗ Polymorphismen (↗ Gc). (4)

L BACKHAUSZ, R.: Serologie. In: Allergie und allergische Erkrankungen, E. RAJKA (Ed.), Vol. I, Budapest 1959
BACKHAUSZ, R.: Immunodiffusion und Immunoelektrophorese. VEB Gustav Fischer, Jena 1967
GRABAR, P., et al.: Biochim. Biophys. Acta 10 (1953) 193
HEREMANS, J. F., et al.: Clin. Chim. Acta 4 (1959), 96
KÜHN, R. A.: Immunelektrophorese-Fibel. VEB G.-Fischer-Verlag, Jena 1974
LAURELL, C.-B.: Analyt. Biochem. 10 (1965), 358
LAURELL, C.-B.: Analyt. Biochem. 15 (1966), 45
OSSERMAN, E. P.: J. Immunol. 84 (1960), 93
RESSLER, N.: Clin. Chim. Acta 15 (1960), 795
SCHEIDEGGER, J. J.: Int. Arch. Allergy 7 (1955), 103
WADSWORTH, C., et al.: Int. Arch. Allergy 17 (1960), 167

Immunelimination

D Exponentielle Beseitigung von zugeführten ↗ Ag durch spezifische ↗ Ak mit Bildung von ↗ IK und beschleunigter ↗ Phagozytose dieser Komplexe. (3)

Immunenzymtechnik

D Technik, bei der ein immunol. Reaktionspartner (überwiegend der ↗ Ak) mit einem geeigneten Enzym chem. gekuppelt und zum licht- oder elektronenmikroskopischen Nachweis des anderen Reaktionspartners (meistens des ↗ Ag) eingesetzt wird.

H Die Grundlagen legten unabhängig voneinander NAKANE und PIERCE (1966) sowie AVRAMEAS und URIEL (1966). Durch Verwendung des Glutaraldehyds als Kupplungsvermittler zwischen Protein und Enzym (AVRAMEAS, 1969) konnte die Konjugierung vereinfacht und schonender gestaltet werden.

G *Prinzip:* siehe Abbildung S. 198.
Der I. liegt die Erkenntnis zugrunde, daß Ak mit einem bestimmten Enzym verbunden werden können, ohne daß die Funktion des Ak oder die katalytische Aktivität des Enzyms merklich beeinträchtigt wird. Die Kupplung zwischen Ak- und Enzymmolekülen wird durch sog. bi- oder multifunktionelle *Reagenzien*, wie p,p'-Difluoro-m,m'-Dinitrodiphenylsulfon, 1-Äthyl-3-3-Dimethylaminopropylcarbodiimid, 2,4,6-Trichlor-1,3,5-Triazin (Zyanursäurechlorid) und — jetzt vornehmlich — Glutaraldehyd, vermittelt. Als *Enzyme* wurden erfolgreich Peroxidase, alkalische und saure Phosphatase, Glukoseoxidase, Tyrosinase u. a. eingesetzt. Das zur Ak-Markierung benutzte Enzym darf nicht bereits natürlicherweise in den Ag-haltigen Zellen verbreitet sein (endogene Enzymaktivität). Günstigste Bedingungen ergeben sich bei Verwendung von Meerrettich-Peroxidase.
Nachweis immunol. Komponenten in der I. durch fluoreszenzserol. Teste (↗ Immunfluoreszenz). Hieraus haben sich spezielle Methoden entwickelt: ↗ Hybrid-Ak-Methode, gemischte Ak-Methode, Amplifikation-Ak-Methode. In jedem Falle muß durch geeignete Kontrollen die Spezifität der Reaktionen unter Beweis gestellt werden (↗ Immunfluoreszenz).

P Verfahren ist von großer Bedeutung für die *Ultrastrukturforschung*, weil es die Lokalisierung von Ag der verschiedensten Art und Herkunft an und in der Zelle gestattet. I. eignet sich auch für Studien über die Ak-Synthese in Zellen, wenn bei entsprechender Modifikation die Darstellung von intrazellulären (Anti-Enzym-) Ak gelingt. Im mikroskopischen Bereich ist sie der Immunfluoreszenz unterlegen, weil sie technisch aufwendiger ist; ihr Vorzug liegt darin, Lichtmikroskope für die Auswertung benutzen sowie Dauerpräparate herstellen zu können. (6)

L AVRAMEAS, S.: Immunchemistry 6 (1969), 43
AVRAMEAS, S., und J. URIEL: Compt. Rend. 262 (1966), 2543
GRAHAM, R. C., und M. J. KARNOVSKY: J. Histochem. Cytochem. 14 (1966), 291
NAKANE, P. K., und G. B. PIERCE: J. Histochem Cytochem. 14 (1966), 929
Übersichtsarbeit:
HERRMANN, B., et al.: Zbl. Bakt. Hyg. I. Abt. Orig. A, 224 (1973), 285
STORCH, H.: Zschr. ges. inn. Med. 27 (1972), 589

immune region associated-Antigen

Abk.: Ia-Antigen, HLA-DRw-Antigen

D Genprodukte auf B-Lymphozyten (u. a. Zellen), deren steuernde Gene mit ↗ Ir-Genen eng gekoppelt sind.

G Es wurden Seren gefunden, die fähig waren, bestimmte ↗ Lymphozytenmischkultur-Reaktionen zu blockieren, und in denen

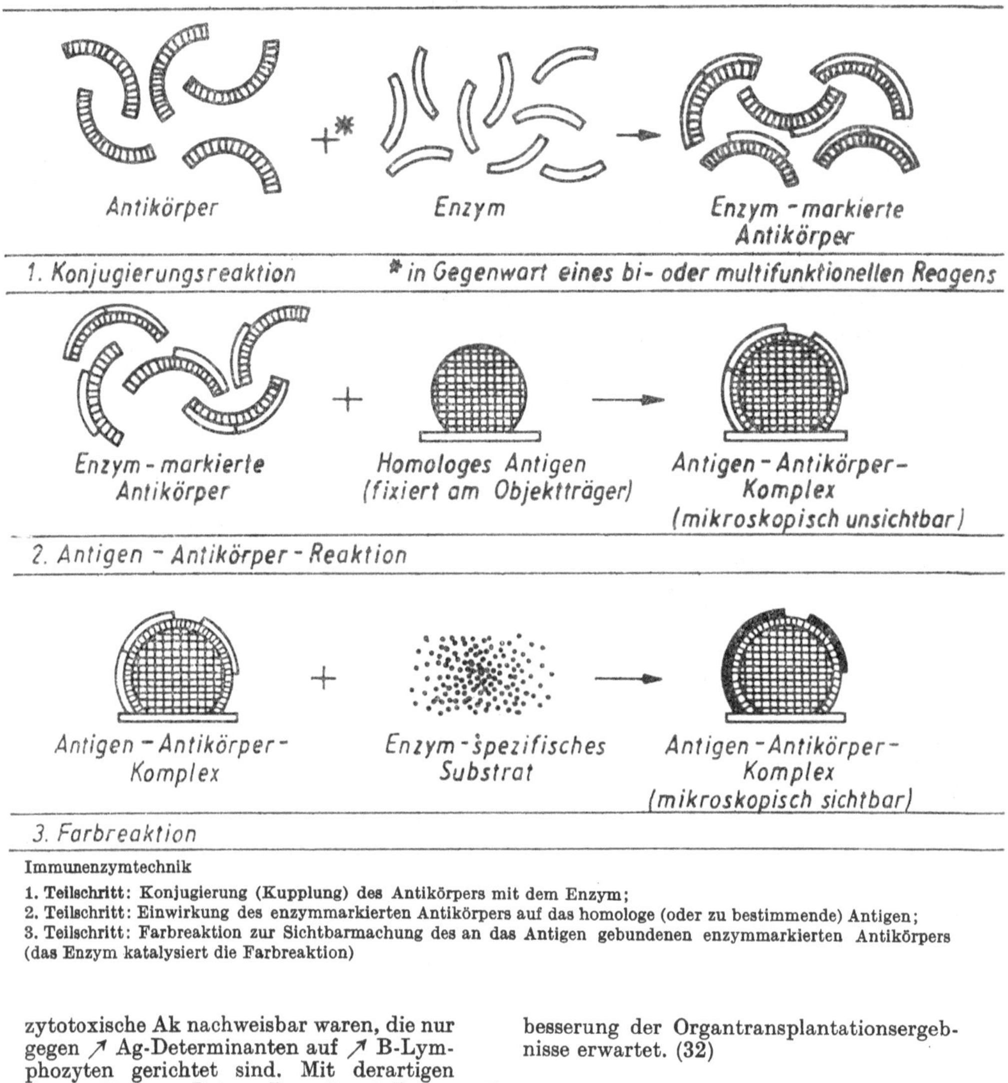

Immunenzymtechnik

1. **Teilschritt:** Konjugierung (Kupplung) des Antikörpers mit dem Enzym;
2. **Teilschritt:** Einwirkung des enzymmarkierten Antikörpers auf das homologe (oder zu bestimmende) Antigen;
3. **Teilschritt:** Farbreaktion zur Sichtbarmachung des an das Antigen gebundenen enzymmarkierten Antikörpers (das Enzym katalysiert die Farbreaktion)

zytotoxische Ak nachweisbar waren, die nur gegen ↗ Ag-Determinanten auf ↗ B-Lymphozyten gerichtet sind. Mit derartigen Seren, die von Pat. z. B. mit ↗ Lupus erythematodes oder von Schwangeren gewonnen wurden, ließ sich serologisch ein B-Zell-spezifisches Ag-System nachweisen (↗ B-Zell-Typisierung), das sehr eng mit den HLA-D-Ag gekoppelt ist (s. Tabelle S. 183). Teilweise wird sogar eine Identität der Ia-Ag mit MLC-Ag (HLA-D) diskutiert. Die Ia-Ag wurden bisher auf B-Lymphozyten, Makrophagen, Epithelien, Endothelien, Spermien, dagegen nicht auf T-Lymphozyten, Thrombozyten, Erythrozyten, Fibroblasten, Leber- und Gehirnzellen nachgewiesen.

P Mit der Bestimmung von Ia-Ag zur Spender-Empfänger-Auswahl wird eine weitere Verbesserung der Organtransplantationsergebnisse erwartet. (32)

L Biochemistry and Biology of Ia Antigens. Transplant. Rev. **30** (1976)

immune response-Gene

Abk.: Ir-Gene

D Autosomal-dominante Gene, die die Fähigkeit des Organismus zur spezifischen ↗ Immunantwort kontrollieren.

H Benacerraf fand durch Anwendung synthetischer Polypeptid-Ag, daß nicht jeder Meerschweinchen-inzuchtstamm dieses Ag immunologisch erkennt. McDevitt et al. fanden gleiche Befunde bei Mäusen. Diese Eigenschaft wird genetisch gesteuert und führte zum Postulat der Ir-Gene.

G Zu den Ir-Genen gehören wahrscheinlich sowohl die die Struktur der variablen Region der ↗ Ig bestimmenden Gene als auch solche, die mit dem ↗ major histocompatibility system (MHS) zusammenhängen. Die Ir-Gene wurden bei verschiedenen Tieren wie Maus, Ratte, Meerschweinchen, Affe beschrieben und werden auch beim Mensch vermutet. Da bisher alle sicher nachgewiesenen Korrelationen zwischen dem Auftreten bestimmter Krankheiten und bestimmten HLA-Ag ausschl. die HLA-B- und HLA-D-Ag (s. Tabelle S. 183 betreffen, wird geschlossen, daß die Ir-Gene zwischen den Genorten B und D des HLA-Supergens lokalisiert sind. Die Ir-Gene werden über die Kontrolle der spezifischen Funktionen der ↗ T-Lymphozyten wirksam, d. h. sie kontrollieren die genetische Anlage der sog. thymusabhängigen Ak-Bildung (↗ helper cells) und der zellvermittelten Immunität. Dabei sind die Produkte der Ir-Gene wahrscheinlich spezifische Rezeptoren auf den T-Lymphozyten.

P Mit weiterer Kenntnis über die Ir-Gene wird große praktische Bedeutung für die Transplantationsimmunologie, möglicherweise auch für die Tumorimmunologie und Erkennung von bestimmten Krankheitsdispositionen erwartet. (32)

L GREEN, I.: Immunogenetics 1 (1974), 4
First International Symposium on Cancer and Transplantation. Transpl. Proc. VII (1975)

Immunferritintechnik

D Immunelektronenmikroskopische Technik zum Nachweis zellulär lokalisierter Ag mit Hilfe ↗ ferritin-markierter Ak. (13)

Immunfixationselektrophorese

D Immunologische Spezialtechnik, bei der Proteine nach ↗ elektrophoretischer Trennung durch ↗ Präzipitation als Proteinzone dargestellt werden.

H Technik wurde 1969 von ALPER und JOHNSON beschrieben.

G Es handelt sich um eine veränderte ↗ Immunelektrophorese. Als Elektrophoresemedium werden Agarose-, Stärke-, o. Acrylamidgel benutzt. Nach elektrophor. Proteintrennung wird die Geloberfläche mit spezifischem ↗ Antiserum überschichtet und inkubiert. Hierdurch werden die Proteinfraktionen präzipitiert, wobei feinere Wanderungsunterschiede als bei der Immunelektrophorese erkennbar werden.
Vorteil: Geringe Diffusion der aufgetrennten Proteinfraktionen infolge relativ kurzer Reaktionszeit von ↗ Antigen und ↗ Antikörper.
Nachteil: Großer Verbrauch an spezifischen Antiseren, die möglichst hochtitrig sein müssen. Ermittlung des optimalen Ag-Ak-Verhältnisses ist erforderlich.

P Technik ist geeignet zum Studium der Mikroheterogenität von Proteinen und wird eingesetzt für Darstellung von genetischen Proteinpolymorphismen (z. B. ↗ Gc einschließlich Untergruppen, ↗ C3, ↗ Coeruloplasmin, ↗ Alpha$_1$-Antitrypsin, ↗ Glycinreiches Glykoprotein (GBG)) oder Proteinumwandlungsstufen (z. B. von C3). (4)

L ALPER, C. A., et al.: Vox Sang. 17 (1969), 445

Immunfluoreszenz

S Fluoreszenz-Antikörper-Technik
Immunfluoreszenztechnik
Fluoreszenzserologie

D Technik, bei der ein immunol. Reaktionspartner (überwiegend der ↗ Ak) durch chem. kovalente Bindung mit einem ↗ Fluorochrom zur Sekundärfluoreszenz befähigt und mit dieser Eigenschaft als Reagenz („fluoreszierende Ak") zum fluoreszenzoptischen Nachweis des anderen Reaktionspartners (dem Ag) eingesetzt wird. Aus der Reaktion beider Partner resultieren IK, die sich in Objektträgerpräparaten bei Bestrahlung mit kurzwelligem Licht (Fluoreszenzmikroskop) durch Fluoreszenz zu erkennen geben.

H Grundlagen legten CREECH und JONES (1941) (Markierung von Proteinen mit Fluorochromen). Erste erfolgreiche Konjugierung von Ak durch COONS et al. (1941). Erstes fluoreszenzserol. dargestelltes Ag war ein Pneumokokken-Ag (COONS et al. 1942). COONS gilt als eigentlicher Begründer der I.-Technik.
Verwendung als Fluorochrom fand anfangs hauptsächlich Fluoreszeinisozyanat (COONS und KAPLAN 1950). Später ersetzt durch das stabile, zentral synthetisierbare Fluoreszeinisothiozyanat (RIGGS et al. 1958). Bedeutung erlangten neben ihm einige orange fluoreszierende „Kontrastfluorochrome", wie Lissamin-Rhodamin B 200 (CHADWICK et al. 1958) und Rhodamin B-isothiozyanat (SILVERSTEIN 1957; RIGGS et al. 1958).

G I. baut auf der Erkenntnis auf, daß *freie Aminogruppen des Ig-Moleküls mit reaktionsfähigen Gruppen geeigneter Fluorochrome* (Sulfochlorid,- Isozyanat-, Isothiozyanatgruppen) *gekuppelt* werden können, ohne daß die spezifische Affinität des Ig für das homologe Ag beeinträchtigt wird. Ziel einer Kupplungsreaktion ist ein ↗ Konjugat, das einen nach Möglichkeit hohen Anteil fluoreszenzmarkierter Ig, auf keinen Fall aber freie Fluorochrommoleküle enthält, die zu unspezifischen Anfärbungen führen würden (unspezifische Fluoreszenz). Für einen Konjugierungsprozeß wird im allg. von der Gammaglobulinfraktion des betreffenden Immunserums ausgegangen. Reine fluoreszierende Ak werden selten verwendet; in diesem Falle muß der Markierung die Gewinnung der Ig an ↗ Immunadsorbentien vorausgehen.

Kupplungsreaktion stellt sich vereinfacht folgendermaßen dar:

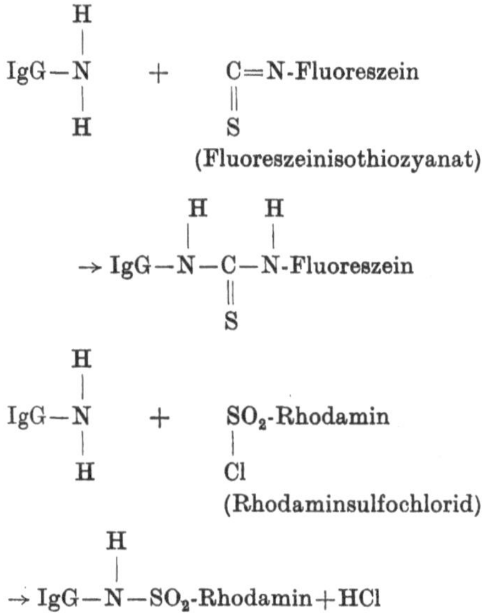

P *Konjugat* läßt man gewöhnlich auf Objektträgerpräparate *einwirken* (Ausstrich-, Abdruck-, Schnittpräparate), die die nachzuweisende immunol. Komponente fixiert enthalten. Es gibt verschiedene ↗ Immunfluoreszenz-Tests (Direktnachweis, indirekter Nachweis, Komplementfärbung). IK heben sich *im ↗ Fluoreszenzmikroskop als hell-leuchtende Strukturen* vom dunklen Untergrund ab. Bei korpuskulären *Ag* ist deren Gestalt zu erkennen (z. B. Bakterienzelle). In großen Objekten (z. B. tierische Zelle, Teilstücke niederer Tiere o. ä.) läßt sich der Sitz des Ag lokalisieren. Untere Grenze des Auflösungsvermögens liegt bei 0,2 μm; deshalb gelingt Virusnachweis nur bei entsprechender Aggregation des Ag. Für die Darstellung intrazellulärer Ag müssen Zellen in geeigneter Weise aufgeschlossen werden (Fixierung).
Nachweis von Ak (z. B. Ig in Zellen) läßt sich führen, wenn das für die Induktion der Ak-Synthese in vivo benutzte Ag ein lösliches Protein (z. B. Serumglobulin) ist; in diesem Falle läßt es sich fluoreszenzmarkieren und zum Nachweis des homologen Ak einsetzen.
Einige Fluoreszenztests (indirekter Nachweis, Komplementfärbung) gestatten auch den *Nachweis humoraler Ak*. Reaktion findet an vorgefertigten Präparaten des korrespondierenden Ag statt. Spezifität der Reaktionen muß durch geeignete *Kontrollen* (↗ Ein-, ↗ Zweistufenhemmungstest; Verwendung heterologer Seren, Konjugate oder Ag) belegt werden.
Das Verfahren ist von außerordentlicher Bedeutung für Forschung und Praxis. Es hat in die Routine-Diagnostik verschiedener Infektionskrankheiten Eingang gefunden. Es zeichnet sich durch Spezifität und hohe Empfindlichkeit aus, trägt zur Beschleunigung der Di (Schnelldiagnostik) bei. (6)

L Coons, A. H., et al.: Proc. Soc. exp. Biol. & Med. 47 (1941), 200
Creech, H. J., et al.: J. Amer. Chem. Soc. 63 (1941), 1670
Jentzsch, K. D.: Immunfluoreszenz in der medizinischen Mikrobiologie. Joh. Ambr. Barth, Leipzig 1967
Wagner, M.: Fluoreszierende Antikörper und ihre Anwendung in der Mikrobiologie. VEB Gustav Fischer, Jena 1967

Immunfluoreszenzfärbung, direkte
↗ Immunfluoreszenztest

Immunfluoreszenztechnik ↗ Immunfluoreszenz

Immunfluoreszenztest, direkter

S Direkte Immunfluoreszenzfärbung
D Spezielle Behandlungstechnik von Präparaten, in denen durch Einwirkung eines ↗ Konjugates der ihm entsprechende immunol. Reaktionspartner (Ag oder Ak) mikroskopisch sichtbar gemacht werden soll.
P Prinzip: s. Abbildung S. 201
Das fixierte (z. B. Ag-haltige) Präparat wird mit einigen Tropfen des (Ag-homologen) Fluoreszenzkonjugates bedeckt, bis sich entsprechende IK im Präparat gebildet haben. Dann wird das Konjugat abgegossen, das Präparat gespült, fertiggestellt und mikroskopisch ausgewertet. Die IK heben sich durch intensive Fluoreszenz kontrastreich vom Untergrund ab.
I. wird vorwiegend zur Darstellung von Ag (Mikroorganismen), auch routinediagnostisch angewendet. Im Vergleich zum indirekten Immunfluoreszenztest ist er technisch einfacher durchführbar. (6)

Immunfluoreszenztest, indirekter

S Sandwich-Technik
D Behandlungstechnik von Präparaten, in denen ein immunol. Reaktionspartner (Ag oder Ak) im Zwei-Schritt-Verfahren fluoreszenzoptisch sichtbar gemacht werden soll.

H Eingeführt als Nachweistechnik der Immunfluoreszenz von Weller und Coons (1954), später auch für die Immunenzymtechnik (Nakane und Pierce 1967) eingesetzt.

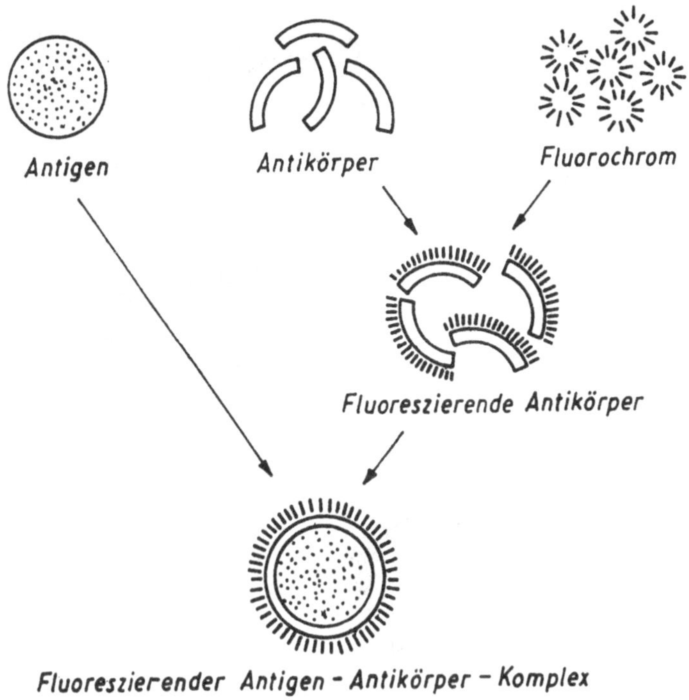

Entstehung fluoreszierender Immunkomplexe

P Prinzip: s. Abbildung S. 202.

1. Einwirkung eines nativen Immunserums auf das nachzuweisende Ag.

2. Einwirkung eines ↗ Konjugates, das tierartspezifisch auf das Immunserum ausgerichtet ist.

Im Falle des Vorhandenseins eines bestimmten Ag im Präparat (z. B. Bakt-Zelle) reagieren die spezifischen Ak des Immunserums mit diesem unter *Bildung entsprechender IK* (*1. Schritt*). Diese werden mittels eines *Konjugates*, dessen Ak zusätzlich mit den bereits in die IK einbezogenen korrespondierenden Ak-tierartspezifisch reagieren, mikroskopisch erkennbar gemacht (*2. Schritt*). Auf Grund ihrer Markierung gestatten die *„Anti-Antikörper" des Konjugates* die Lokalisierung des gesamten Reaktionsproduktes. Gleichzeitig wird die Gestalt des Ag wiedergegeben.

Die Bezeichnung „Sandwich-Technik" resultiert aus dem schichtenweisen Aufbau des Testes. *Voraussetzung* hierfür ist, daß das Immunserum von derjenigen Tierart stammt, gegen deren Serumglobulin die Präzipitine des Konjugates gerichtet sind.

Mit vorgefertigten Ag-Präparaten kann auch der Nachweis humoraler Ak geführt werden. (6)

L NAKANE, P. K., et al.: J. Cell. Biol. 33 (1967), 307
WELLER, T. H., et al.: Proc. Soc. exper. Biol. & Med. 86 (1954), 789

Immunfluoreszenztest (Komplementdarstellung)

S Komplementfärbung

D Methode zur fluoreszenzoptischen Darstellung des in IK eingebundenen ↗ Komplements.

H Die Bezeichnung Komplement„*färbung*" ist irreführend, da es sich nicht um einen färberischen, sondern einen immunol. Nachweis des gebundenen Komplementes handelt. Dem Test liegt der indirekte ↗ Immunfluoreszenztest zugrunde (s. Abb. S. 202). Eingeführt von GOLDWASSER und SHEPARD (1958).

G Prinzip s. Abb. 203. Nach Einwirkung eines Gemisches aus Immunserum und Meerschweinchenkomplement auf ein Aghaltiges Präparat wird das in die entstandenen IK einbezogene Meerschweinchenkomplement mit fluoreszenzmarkiertem Anti-Meerschweinchenglobulin-Serum oder — spezifischer — mit fluoreszenzmarkiertem Anti-Komplement (KLEIN und BURKHOLDER, 1959) sichtbar gemacht. Im ↗ Fluoreszenzmikroskop zeichnet sich das Komplement und mit ihm der ganze IK durch Fluoreszenz ab.

P Hauptsächlich eingesetzt zur Erforschung der Pathogenese von Krankheiten mit Organveränderungen, die durch *Immunreaktionen unter Komplementbeteiligung* hervorgerufen werden. Als Modifikation auch zum Nachweis komplementbindender Ak geeignet (6).

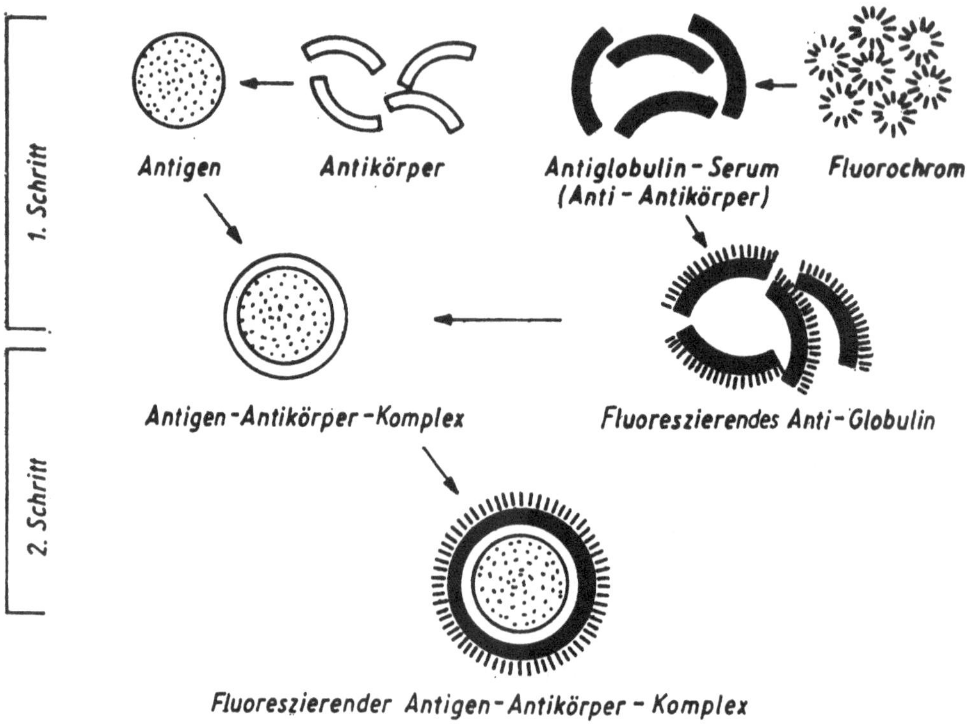

Schrittweises Vorgehen bei indirekter Fluoreszenztechnik

L GOLDWASSER, R. A., et al.: J. Immunol. 80 (1958), 122
KLEIN, P., et al.: Schweiz. Zschr. Path. 22 (1959), 729

Immungenetik

D Teilgebiet der Immunologie, das die genetischen Grundlagen der Immunantwort und ihrer Grenzgebiete untersucht.

H Erste Arbeiten auf dem Gebiet der I. stammen von LANDSTEINER (1901) und NUTTALL (1904).

G Immungenetisch relevante Ag werden im ↗ Genom eines Organismus kodiert. Hierzu gehören die Ig in ihrer Bedeutung als Ag. Die beiden für die I. wichtigen Ag-Klassen sind mit ihren wesentlichen Kriterien in der Tabelle aufgeführt.

Zur I. der Ak gehören die ↗ ontogenetischen und ↗ phylogenetischen Entwicklungen der ↗ Immunantwort, die genetische Beeinflussung der Ak-Synthese sowie die zellulären Reaktionen. In zahlreichen Theorien werden die ↗ Ak-Bildung und insbesondere die Heterogenität der Ak auf der Grundlage immungenetischer Zusammenhänge interpretiert (↗ Selektionstheorie, ↗ Instruktionstheorie). (15)

L BAUER, K.: Einführung in die Immungenetik. Verlag Thieme, Stuttgart 1974
LENGEROVA, A.: Immunogenetics of tissue transplantation. Frontiers in Biology, Vol. 16. North-Holland, 1969
NUTTALL, G. H. F.: Blood immunity and blood relationship. Cambridge University Press, 1904

Antigenklassen

Ag-Klasse	Gelöste Ag	Zellständige Ag
Hauptsächliches Vorkommen	Körperflüssigkeiten	Zellwand und andere Membranen
Chemische Struktur	Proteine und Polypeptide (ohne prosthet. Gruppen)	Alle Stoffklassen (u. a. Kohlenhydrate)
Homologieverhalten	direkt (Semantide)	indirekt (Episemantide)
Möglichkeiten für immungenetische Untersuchungen	innerhalb einer und zwischen verschiedenen Arten	nur innerhalb einer oder bei sehr nahe verwandten Spezies

Tabelle aus BAUER

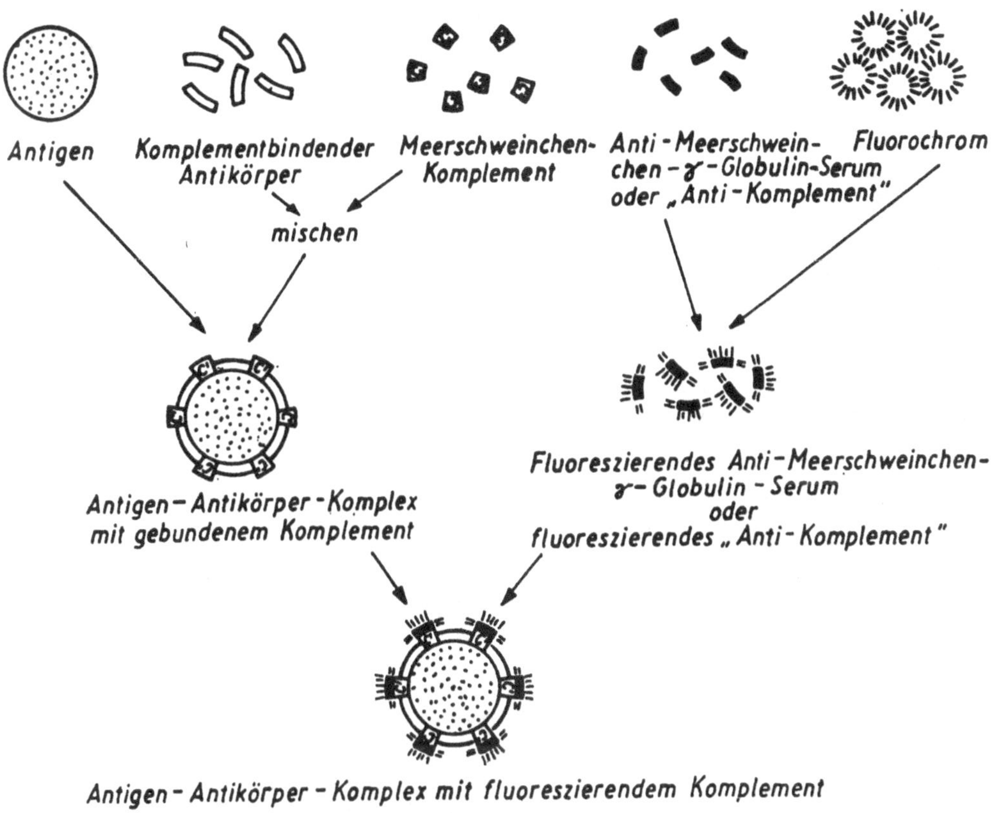

Schrittweises Vorgehen zur fluoreszenzoptischen Komplementdarstellung

immungenetische Dichotomie

D Einteilung der ↗ Ag in gelöste Protein-Ag (Semantiden) und zellständige Nichtprotein-Ag (Episemantiden). (15)

Immunglobulin

D In lymphoiden Zellen gebildetes Protein, das in der Regel Ak-Aktivität besitzt (↗ Antikörper, ↗ Plasmazelle).

H ↗ Antikörper

G Die Ig (Ak) werden im Verlaufe der humoralen Immunantwort gebildet und sind deren wesentliche Effektoren. Sie zeigen Bindungseigenschaft zu demjenigen Ag, das ihre Bildung in den Immunozyten ausgelöst hat. Ig kommen vorwiegend frei im Blutplasma und in anderen Körperflüssigkeiten vor, treten aber auch als Ag-bindende Rezeptoren an Zellen des lymphatischen Systems auf, vorwiegend ↗ B-Lymphozyten. Insbes. durch Untersuchungen von R. PORTER und M. EDELMAN (Nobelpreis für Physiologie und Medizin 1972) konnte die *Grundstruktur* der bisher bekannten Ig-Moleküle aufgeklärt weraen. Die Grundeinheit der Ig hat annähernd ein MG von 150000 und besteht aus zwei identischen leichten Ketten (*L-Ketten*, light chains) und zwei identischen schweren Ketten (*H-Ketten*, heavy chains). Alle diese Polypeptidketten sind durch Disulfidbrücken und nichtkovalente Bindungen, vor allem Wasserstoffbrücken, miteinander verknüpft. Die leichten Ketten haben stets ein MG von 22500 und bestehen aus 210 bis 220 Aminosäuren. Die schweren Ketten, die sich bei den verschiedenen Ig-Klassen (Isotypen) unterscheiden, besitzen ein MG zwischen 50000 und 75000; die Anzahl der Aminosäuren ist noch nicht für alle Isotypen bekannt. Außer Aminosäuren sind auch Kohlenhydrate am Aufbau der Ig beteiligt, ihr Anteil liegt je nach dem Isotyp zwischen 2 und 14% (Tabelle). Sowohl leichte als auch schwere Ketten der Ig weisen einen

Physikochemische und strukturelle Eigenschaften der Immunglobuline des Menschen

Ig-Klasse	IgG	IgM	IgA*)	IgD	IgE
Molekularformel	H_2L_2	$(H_2L_2)_5$ + J**)	H_2L_2 und $(H_2L_2)_{2,3}..$ + J	H_2L_2	H_2L_2
Mögliche H-Ketten (Subklassen)	γ_1 γ_2 γ_3 γ_4	μ_1 (μ_2)	α_1 α_2	δ	ε
Mögliche L-Ketten (Typ)	$\varkappa$ λ	$\varkappa$ λ	$\varkappa$ λ	$\varkappa$ λ	$\varkappa$ λ
Sedimentationskoeffizient	7 S	19 S	7 S, 9 S, 11 S..	7 S	8 S
Molekulargewicht	150000	900000	160000 und Polymere	180000	195000
Konzentration im Normalserum (mg/100 ml)	800–1700	50–200	140–420	3–40	0,01–0,14
Kohlenhydratgehalt (%)	3	12	8	14	11
Valenz der Ag-Bindung	2	5 (10)	2	2	2

Jedes Molekül ist aus identischen schweren bzw. leichten Ketten aufgebaut.

*) In der Tabelle ist nur das Serum-IgA, nicht das Sekret-IgA berücksichtigt. ↗ Sekretkomponente

*) J = ↗ J-Kette; Polypetid, das nicht den H- od r L-Ketten entspricht, kommt bei polymeren Ig vor.

„variablen" Abschnitt (*V-Region*) und einen konstanten Teil (*C-Region*) auf. Während die Aminosäuresequenz des konstanten Teils für die jeweilige Ig-Klasse in jeder Tierart einheitlich ist, ist die des variablen Teils außerordentlich heterogen. Man schätzt etwa 100000 verschiedene Sequenzen bei der Maus und beim Menschen. Die variablen Teile von jeweils einer leichten und einer schweren Kette bilden zusammen die Ag-Bindungsstelle, die ↗ *combining site*. Ob die Gene für die Ausbildung der variablen Teile der Polypeptidketten bereits genetisch fixiert in der befruchteten Eizelle vorliegen (germline theory) oder durch somatische Mutation in der Embryonalphase aus wenigen unterschiedlichen Genen hervorgehen, ist noch umstritten.

Die innerhalb der Polypeptidketten der Ig vorkommenden Disulfidbrücken führen zur Stabilisierung des Moleküls und zu einer charakteristischen Gliederung der Ketten (Abbildung). Der durch eine Disulfidbrücke begrenzte Abschnitt einer Kette ist in seiner Konformation gefestigt, läßt sich durch Proteasen sehr schwer spalten und wird als eine ↗ *Domäne* bezeichnet. Die Kettenteile, die zwischen den Domänen liegen bzw. die Grenzstellen zwischen den Domänen sind dagegen gute Angriffspunkte für proteinspaltende Enzyme. Untersuchungen über die Sequenz der Aminosäuren haben ergeben, daß alle Domänen einander homolog sind. Die darin feststellbare Aminosäuresequenz ist zwar verschieden, aber doch ähnlicher, als sie bei unabhängiger Entstehung der einzelnen Domänen zu erwarten wäre. Man darf deshalb ein „Urgen" annehmen, das die Information für einen Abschnitt enthielt, der einer Domäne entsprach. Durch Verdoppelung dieses Gens und später erfolgende Veränderungen usw. entstanden die Strukturgene, die heute den genetischen Code für den variablen oder den konstanten Teil der Ketten enthalten.

Setzt man die Ig-Grundeinheit, z. B. das IgG, der Einwirkung von *eiweißspaltenden Enzymen* aus, so treten charakteristische Fragmente auf (Abbildung). So spaltet *Papain* das Ig in 2 gleichartige Fab- und 1 Fc-Fragment. Die Fab-Fragmente enthalten die variablen Teile der Ketten und damit auch die combining sites. Das Fc-Fragment ist dagegen der Träger einiger anderer biologischer Eigenschaften, z. B. der Membranfixierung, der KB, der Membranpermeabilität.

Beim Menschen konnten bisher *5 Klassen von Ig* (*Isotypen*) nachgewiesen werden, die entsprechend der von der WHO empfohlenen Nomenklatur als IgA, IgD, IgE, IgG und IgM bezeichnet werden. Die leichten Polypeptidketten sind in sämtlichen Klassen gleich ($\varkappa$ oder λ), die schweren Ketten dagegen klassenspezifisch. Die Isotypen unterscheiden sich hinsichtlich ihrer Ag-Struktur, der elektrophoretischen Mobilität, des MG, des Kohlenhydratgehaltes, des Polymerengrades, der Verteilung in den verschiedenen Körperflüssigkeiten, ihres Anteils im Blutplasma, der biologischen Halbwertszeit und zahlreicher biologischer Eigenschaften (Tabelle).

Zum Nachweis der Ig nutzt man ihre bes. physikochemischen Eigenschaften sowie ihre Ag-Struktur aus. Am gebräuchlichsten sind als qualitativer Nachweis die Immunelektrophorese, als quantitative Bestimmungsmethode die Geldiffusion nach ↗ MANCINI.

Die wichtigste *Funktion* der frei in den Körperflüssigkeiten vorkommenden Ig ist die *Bindung von Ag* und seine daraufhin

Einige funktionelle Eigenschaften der Immunglobuline des Menschen

Isotyp	IgG	IgM	IgA	IgD	IgE
Komplement-bindung	+	+	–	?	–
Opsonierung	(+)	+	–	?	–
Plazentapassage	+	–	–	–	–
Bindung an Mastzellen und Basophile	–	–	–	–	+
Bindung an Makrophagen	+	–	–(?)	?	–
Halbwertszeit (Tage)	23	5	6	3	2,3
Synthese (mg/kg)	32	6,7	30	0,4	0,02

folgende beschleunigte Eliminierung (↗ *Antikörper*). Die als Ag-bindende Rezeptoren an lymphoiden Zellen vorkommenden Ig sind entscheidend für die Bindung des jeweiligen Ag an die Zelle und die daraus

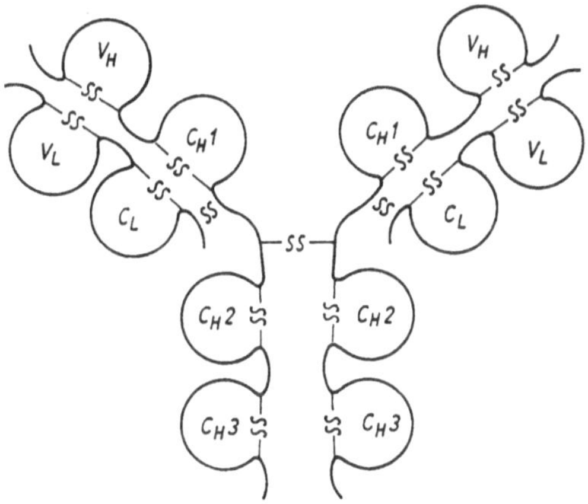

Schema der Gliederung der Immunglobulin-Ketten durch Disulfidbrücken in ↗ Domänen und die Bezeichnung der Domänen

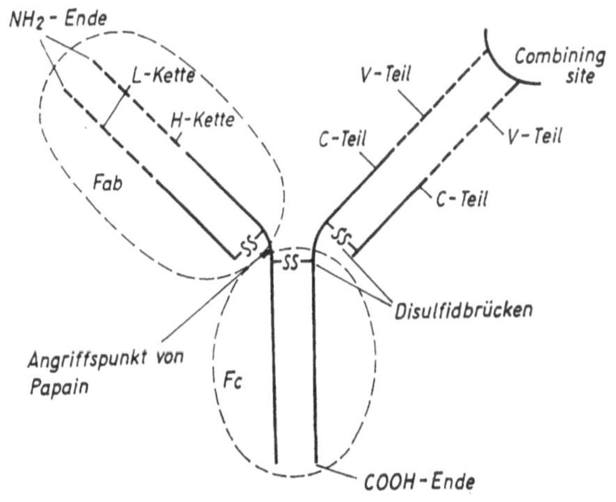

Schema der Immunglobulin-Struktur

resultierende Proliferation des Zellklons bzw. die Ak-Synthese (humorale Immunantwort). Da die Ig nicht nur von außen eingedrungene Fremdkörper bzw. -stoffe binden, sondern auch mit veränderten, aus dem Körper selbst stammenden Substanzen bzw. Zellen reagieren können, haben sie eine wichtige *Abräumfunktion* und garantieren gemeinsam mit dem zellvermittelten Immunsystem die Integrität und Individualität des Organismus. Unter bes. Bedingungen kann es unter dem Einfluß der Ig, z. B. bei der Bildung löslicher AAK, zu pathologischen Erscheinungen kommen, die zu ↗ *Immunopathien* führen. Ebenfalls als „Entgleisung" des Immunsystems ist die Bildung größerer Mengen von Ig mit Ak-Aktivität gegen körpereigene Substanzen anzusehen, die eine Autoimmunerkrankung auslösen kann. Darüber hinaus haben angeborene oder erworbene *Störungen der Fähigkeit zur Ig-Synthese* klin. Bedeutung, z. B. das Ak-Mangelsyndrom (↗ Agammaglobulinämie) und die ↗ Paraproteinämie.

Da Ak hinsichtlich ihrer Fähigkeit der Ag-Bindung eine große ↗ Spezifität besitzen, sind sie als *Reagenzien* sehr gut geeignet. Sie ermöglichen den quantitativen Nachweis einer als Immunogen wirksamen Substanz, also nahezu aller hochmolekularen Verbindungen sowie derjenigen Stoffe, die nach Kopplung an Träger Immunogenität gewinnen, bis in den Nanogrammbereich. Dieses gilt selbst dann, wenn der fragliche Stoff im Gemisch mit anderen Verbindungen vorliegt. (1)
(↗ Referenzlab. WHO siehe Tabelle, Ziffer 9, 10, 16, 17, 21.)

P s. Tabellen S. 206 und 207.

L COHEN, S., und C. MILSTEIN: Adv. Immun. 7 (1967) 1–89
EDELMAN, G. M., und W. E. GALL: Ann. Rev. Biochem. 38 (1969), 415–466
NATVIG, J. B., und H. H. KUNKEL: Adv. Immun. 16 (1973), 1
REISFELD, R. A., and W. J. MANDY: Contemporary Topics in Molecular Immunology, Vol. 2. Plenum Press, New York 1973

Normalwerte IgG, IgA, IgM (mg/ml) für Erwachsene

Autoren	Immunglobulin G	Immunglobulin A	Immunglobulin M	Bemerkungen
GLEICHMANN, WEPLER	11,8 (±2,3)	2,4 (±9)	1,5 (±0,7)	IgG:IgA = 5,6 (±2,0)
ROSER	16,63 (13,1–22,5)	3,47 (1,0–6,48)	0,97 (0,5–1,54)	–
VORLAENDER	10,0–18,0	1,2–4,0	0,8–1,7	–
CEGLA	11,89 (±2,9)	1,9 (+0,95) (–0,88)	♀ 1,5 (+0,5) (–0,4) ♂ 1,16 (+0,7) (–0,4)	–
GRAMLICH, FISCHER, BLANK	10,42	1,62	1,03	n = 17
PRELLWITZ, KAPP, MÜLLER	♂ 8–18 ♀ 7–17	♂ 0,75–3,7 ♀ 0,75–3,25	♂ 0,35–2,0 ♀ 0,46–2,16	–
BLASZCZYK	14,78	2,03	1,79	–
Fa. HYLAND	12,00 (±3,19)	–	–	Werte für Immunoplatten
Fa. BEHRING	8–18	0,9–4,5	♂ 0,6–2,5 ♀ 0,7–2,8	Werte für Tripartigenplatten
BERTHOLD, STIESS	11,69 Sx = 2,13	–	1,45 Sx = 0,43	–

(30)

Immunglobuline im Kindesalter (mg/100 ml)

Alter	IgG	IgA	IgM
1 Monat	750 (430–1130)	6 (5– 18)	43 (20– 80)
2 Monate	500 (300– 800	20 (7– 43)	55 (26–105)
3 Monate	430 (250– 670)	25 (10– 57)	63 (23–130)
4 Monate	400 (240– 650)	28 (12– 64)	68 (33–135)
5 Monate	430 (260– 690)	30 (13– 71)	73 (35–145)
6 Monate	460 (280– 750)	32 (13– 75)	77 (37–153)
7 Monate	500 (300– 800)	34 (14– 80)	80 (40–157)
8 Monate	540 (320– 850)	36 (15– 87)	84 (41–163)
9 Monate	580 (350– 930)	38 (16– 92)	87 (43–168)
10 Monate	630 (380–1000)	39 (17–100)	89 (44–172)
11 Monate	670 (400–1070)	41 (18–105)	90 (45–178)
12 Monate	700 (450–1150)	43 (19–110)	91 (46–180)

(30)

Alter	IgG	IgA	IgM
1 Jahr	700 (450–1150)	43 (19–110)	91 (46–180)
2 Jahre	850 (530–1350)	64 (28–144)	108 (58–220)
3 Jahre	930 (580–1450)	80 (32–185)	115 (62–232)
4 Jahre	990 (600–1550)	96 (40–224)	120 (63–240)
5 Jahre	1030 (650–1620)	110 (44–260)	120 (63–240)
6 Jahre	1080 (670–1700)	116 (48–285)	120 (63–240)
7 Jahre	1100 (690–1720)	125 (52–310)	120 (63–240
8 Jahre	1140 (700–1750)	136 (56–330)	122 (63–242)
9 Jahre	1150 (720–1800)	145 (60–350)	122 (63–242)
10 Jahre	bleibt unverändert	156 (65–370)	125 (63–244)
11 Jahre		164 (70–400)	125 (63–244)
12–15 Jahre		200 (80–470)	130 (70–260)

(30)

Immunglobulin-Veränderungen bei Leberkrankheiten

Quantitative Ig-Bestimmungen (↗ MANCINI-Technik, ↗ LAURELL-Technik) haben für Erkennung, Differentialdiagnose und Verlaufskontrolle besonders chronischer Leberschädigungen Bedeutung, sie ergänzen die sonst üblichen Laboratoriumsuntersuchungen

Diagnose	Immunglobulin G	Immunglobulin M	Immunglobulin A
Akute Hepatitis	deutlich bis mäßig erhöht	mäßig erhöht. Weiterbestehende IgM-Erhöhung spricht für noch völlige Heilung	meist normal
Chron. aggressive Hepatitis	hochgradig vermehrt	normal bis leicht vermehrt	meist normal
Chron. persistierende Hepatitis	normal bis mäßig vermehrt	vorwiegend erhöht	meist normal
Leberzirrhose	deutlich bis stark erhöht	deutlich bis stark erhöht	deutlich bis stark erhöht
primäre biliäre Leberzirrhose	normal bis leicht erhöht	häufig stärker erhöht	häufig stärker erhöht
sekundär biliäre Leberzirrhose	normal bis gering erhöht	normal bis gering erhöht	IgA-Vermehrung dominiert
alkoholische Zirrhose	leicht bis mäßig erhöht	meist normal	exzessiv erhöht
Fettleber	Es finden sich nur dann Veränderungen, wenn gleichzeitig stärker mesenchymale Reaktionen vorliegen		

(30)

Immunglobulin A

Abk. IgA

D Dominierendes Ig in den Sekreten des Menschen (Kolostrum, Speichel, Tränenflüssigkeit, Nasenschleim, Bronchialsekret, Darmsekret).

G Im Serum liegt IgA in einer Konzentration von 140–420 mg/100 ml vor. Es hat als Monomer einen S-Wert von 6,5–6,7; ein MG von etwa 160000 und einen Kohlenhydratgehalt von etwa 8%. Neben der monomeren 4-Ketten-Struktur kommt IgA in unterschiedlichen Polymerformen von 9, 11, 13 und 17 S vor. Die H-Ketten der zwei Subklassen IgA_1 und IgA_2 unterscheiden sich im MG, $\alpha_1 = 56000$, $\alpha_2 = 52000$. Die letztere trägt den allotypischen Marker ↗ A_2m. Hinsichtlich ihrer Struktur differieren die beiden Subklassen in der Weise, daß beim IgA_2 abweichend die L-Ketten untereinander, jedoch nicht mit den H-Ketten über Disulfidbrücken verbunden sind. In Sekreten kommt das IgA fast ausschließlich in dimerer Form mit einem S-Wert von 11 und einem MG von 385000 vor. Es enthält hier zusätzlich ein Glykoprotein, die ↗ *Sekretkomponente,* die über Disulfidbrücken kovalent 2 IgA-Moleküle verbindet. Polymeres IgA enthält noch eine ↗ J-Kette pro Molekül. Einwirkung von proteolytischen Enzymen auf Serum-IgA führt zu seiner Spaltung in Fab-ähnliche Fragmente, Fc-Fragmente sind nicht nachweisbar.

P Sekret-IgA-Moleküle haben eine höhere Resistenz gegenüber Proteolyse und reduzierenden Agentien, möglicherweise durch das Vorhandensein der Sekretkomponente. Die Syntheserate beim IgA beträgt pro d 30 mg/kg, die biologische Halbwertszeit 5,8 d. Etwa 40% des gesamten IgA des Organismus sind intravaskulär verteilt. Das *IgA in den Sekreten* stammt vermutlich nicht aus dem Serum, sondern wird *lokal synthetisiert.* Das Sekretstück ist in den epithelialen Zellen zu finden und verbindet sich wahrscheinlich bei der Sekretion mit den IgA-Molekülen. Für das IgA sind die verschiedensten *Ak-Aktivitäten insbes. gegen Mikroorganismen und Viren* nachgewiesen worden. Es agglutiniert, zeigt aber meist keine Präzipitationsreaktionen. IgA-Ak aktivieren Komplement nur in Gegenwart von Lysozym und zeigen eine antibakt. und neutralisierende Aktivität. Sie passieren nicht die Plazenta und haben keine gewebsbindenden Eigenschaften. Die selektive Anreicherung von IgA in bestimmten Sekreten spricht für eine Schutzfunktion des IgA in den Schleimhäuten gegenüber Infektionen. ↗ Plasmozytom. (1)

L TOMASI, T. B., und J. BIENENSTOCK: Adv. Immun. 9 (1968), 1–96
CHUANG, A. N., und H. H. FUDENBERG: J. Immunogenetics 1 (1974), 3–31

immunglobulin-binding factor

Abk. IBF

D Von sensibilisierten Lymphozyten nach Inkubation mit dem entsprechenden Ag freigesetzter Faktor (↗ Lymphokin), der die Komplement-induzierte Hämolyse IgG-sensibilisierter Erythrozyten hemmt.

G Der IBF wird sowohl durch sensibilisierte Lymphknotenlymphozyten von Ratten, die mit dem zur Immunisierung verwendeten Ag inkubiert werden, als auch von nichtsensibilisierten Lymphozyten, die mit allogenen Lymphozyten stimuliert werden, freigesetzt. Bildung erfolgt auch in Mischkulturen humaner Lymphozyten. Der IBF verbindet sich mit IgG (jedoch nicht mit IgM) und beugt der Fixierung der ersten Komplementkomponente (C1q) vor, wodurch IgG-sensibilisierte Schaferythrozyten vor einer Lyse geschützt werden. Die Fixierung läßt sich jedoch nur am Ag-gebundenen IgG (nicht am nativen IgG) nachweisen. Eine Speziesspezifität liegt offensichtlich nicht vor, da Ratten-IBF auch mit Kaninchen-, Meerschweinchen- und Human-IgG reagiert. Die IBF-Bindung soll in der Nachbarschaft der C1-Rezeptorstelle des IgG (C_H2-↗Domäne) erfolgen und durch eine sterische Behinderung die C1-Fixierung unterdrücken. Die in vivo-IBF-Wirkung und -Bedeutung ist unklar. (7)

L FRIDMAN, W. H., et al.: J. Immunol. 113 (1974), 1008

Immunglobulin D

Abk. IgD

D Immunglobulinklasse, die in sehr geringer Konzentration im menschlichen Normalserum vorliegt (0,3–40 mg/100 ml). Ig D ist neben Ig M der dominierende antigenspezifische Lymphozytenrezeptor.

H Von ROWE und FAHEY 1965 durch Analyse eines Plasmozytomserums entdeckt.

G Das Molekül besteht aus zwei identischen L-Ketten (κ oder λ) sowie zwei H-Ketten (δ), die über 3 Disulfidbrücken miteinander verbunden sind. MG etwa 180000. Sedimentationswert beträgt 6–7 S. Der Kohlenhydratanteil liegt zwischen 11 und 14%, die H-Kette (δ-Kette) hat ein MG von 68000 bis 71000. IgD besitzt „spontane" Zerfallsbereitschaft und zeigt eine ungewöhnlich hohe Empfindlichkeit gegenüber proteolytischem Abbau, was auf eine weniger kompakte Struktur des Moleküls schließen läßt. Von proteolytischen Enzymen wird es in Fab- und Fc-ähnliche Fragmente gespalten (↗ Immunglobulin-Fragmente) (Abbildung).

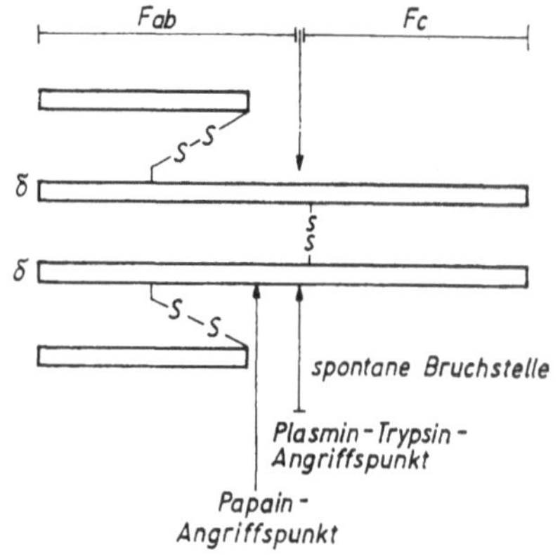

Schematisches IgD-Modell (nach SPIEGELBERG)

P Im Organismus ist das IgD zu 75% intravaskulär verteilt. Seine Syntheserate pro d beträgt 0,4 mg/kg, seine Halbwertszeit 2,8 d. Gegenüber Ag konnte eine Bindungsaktivität nachgewiesen werden, jedoch fand sich keine mit dem Fc-Teil assoziierte biologische Funktion des IgD-Moleküls. (1)

L ROWE, D. S., und J. L. FAHEY: J. exp. Med. 121 (1965), 171–199
SPIEGELBERG, H. L.: Gamma D Immunglobulin, in: INMAN, F. P. (Ed.): Contemporary topics in immunochemistry. Plenum Press, New York–London 1972

Immunglobulin E

Abk. IgE

D Immunglobulinklasse, die die homozytotropen Antikörper enthält (↗ Reagin).

H Entdeckung 1966 durch ISHIZAKA et al. 1967 Beschreibung eines IgND (Initialen des Pat.) durch JOHANSSON und BENNICH erwies sich mit IgE identisch.

G IgE besteht aus zwei identischen L-Ketten (ϰ oder λ) und zwei identischen H-Ketten (ε). Es ist durch seine besondere Affinität zu bestimmten Zellen derselben Spezies charakterisiert (Homozytotropie).
IgE besitzt einen S-Wert von 8,2; MG beträgt etwa 195000; MG der H-Kette 72000. Kohlenhydratanteil beträgt etwa 11%. In der Elektrophorese zeigt es $Gamma_1$-Mobilität. Nach Behandlung mit proteolytischen Enzymen entstehen Fc- und Fab-ähnliche Fragmente. Die Fähigkeit zur Zellbindung ist im Fc-Abschnitt lokalisiert und wird durch Reduktion sowie Einwirkung von Papain zerstört. Zellbindung von IgE wird durch passive kutane ↗ Anaphylaxie (↗ PRAUSNITZ-KÜSTNER-Versuch) nachgewiesen.
Zwischen IgE von Mensch, Affe, Ratte und Kaninchen bestehen Struktur- und Ag-Verwandtschaft, nicht dagegen zwischen IgE von Mensch und Rind.

P Im Normalserum (Mensch) ist IgE in sehr geringer Konzentration enthalten: 180 bis 350 ng/ml (Erwachsene). Im Nabelschnurblut werden nur 1—7,5 ng/ml gefunden. Bis zum Ende des ersten Lebensjahres steigt die Konzentration auf 10—100 ng/ml, mit 10 Jahren wird etwa der Wert Erwachsener erreicht.
IgE findet sich sowohl im Serum als auch in Sekreten. Seine Syntheserate pro d beträgt ·0,02 mg/kg, Halbwertszeit 2,3 d. IgE-Ak sind gegenüber Hitze (+56 °C für 1 h) (andere Angaben 4 h) und Merkaptoäthanol (↗ Merkaptoäthanolbehandlung) empfindlich. Sie gehen nicht diaplazentar auf den Fetus über und binden kein Komplement.
Als *pathologisch* werden Werte über 700 ng/ml angesehen:
1. Bei *atopischen Erkrankungen* liegen die Werte im Mittel bei dem 3- bis 10fachen der Norm, abhängig von der Art der Manifestation, dem Schweregrad und dem auslösenden Allergen.
2. *Bei nicht-atopischen Erkrankungen* werden vereinzelt Steigerungen auf das 10- bis 20fache der Norm, in Einzelfällen bis 10000 ng/ml beobachtet. Zu diesen Erkrankungen gehören, abgesehen von dem sehr seltenen IgE-Plasmozytom, Wurminfektionen (Askaris, Toxokara, Schistosoma, Echinokokkus). Defekte der zellvermittelten Sensibilisierung sowie IgG-Defekte gehen relativ häufig mit IgE-Vermehrung einher (↗ WISKOTT-ALDRICH-Syndrom).
Verringerung der IgE-Konzentration ist häufig mit IgA-Defekten kombiniert.
Die radiale Immundiffusion kann nur eindeutig erhöhte Konzentrationen erfassen, für eine exakte quantitative Bestimmung sind Radioimmuntechniken erforderlich.
Dem Nachweis der Spezifität von Ak der IgE-Klasse dienen: Radioallergosorbent-Test, Histaminliberationstest, PRAUSNITZ-KÜSTNER-Reaktion.
Die physiologische Bedeutung von IgE ist unklar (Abwehr bei Wurminfekt?). (↗ Referenzlab. WHO Tabelle, Ziffer 2.) (1 + 5)

L BENNICH, H., und G. O. JOHANSSON: Adv. Immun. 13 (1971), 1—51

Immunglobulin G

Abk. IgG
S (Ältere Bezeichnungen: γ-Globulin; γ_2-Globulin; 7 Sγ; 6,6 Sγ; γ_{SS}-Globulin.)
D Serumglobulin mit einer mittleren elektrophoretischen Mobilität von $-0{,}78 \times 10^{-5}$ $cm^2V^{-1}sec^{-1}$ (pH 8,6; MICHAELIS-Puffer) und einem Sedimentationswert von apr. 7 S, bestehend aus 2 L- und 2 H-Ketten (sämtliche, auch weitere Angaben beziehen sich auf Human-IgG).

H Die Nomenklatur folgt dem WHO-Memorandum: Bull. Wld. Hlth. Org. 30 (1964), 447—450, auf der Basis der Polypeptidkettenklassifizierung. Die Bezeichnung beinhaltet nicht zwangsläufig eine nachgewiesene Ak-Funktion des Ig-Moleküls.

G Dominierendes Ig im menschlichen Serum (800—1700 mg/100 ml, MG etwa 150000). Gegenüber allen anderen Isotypen (↗ Ig-Klassen) zeichnet es sich durch einen niedrigen Kohlenhydratgehalt von etwa 3% aus.
Struktur: Aufklärung der Struktur ist eng mit den Namen PORTER und EDELMAN verbunden (Abbildung).
Proteolytische *Enzyme* spalten IgG in Fab- und Fc-Fragmente bzw. $F(ab')_2$-Fragmente (↗ Immunglobulin-G-Fragmente). MG einer γ_1-Kette (↗ H-Kette der Subklasse IgG_1) beträgt etwa 50000. Fc-Fragment der γ_1-Kette trägt den Ig-Marker ISF (Immun-

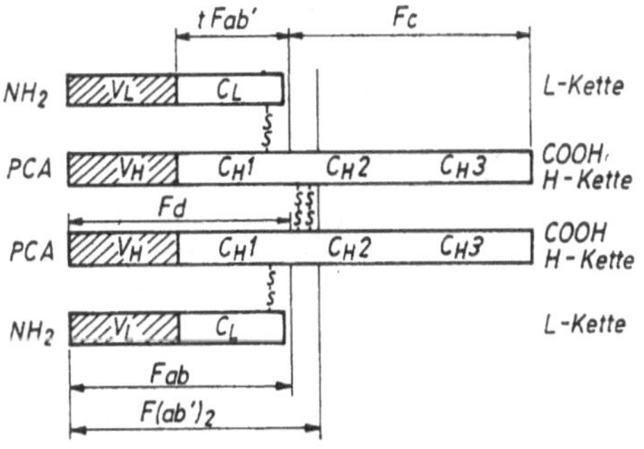

IgG-Molekül und seine möglichen Fragmente (t-Fab'-Fragment ↗ Trypsinfragmente)

globulin San Franzisco). Die H-Ketten aller IgG-Moleküle tragen die verschiedenen ↗ *Gm-Allotypen.* Die ↗ L-Ketten lassen sich in kappa- bzw. in lambda-Ketten differenzieren. Ein Ig enthält stets nur L-Ketten eines Typs. Bei normalem Serum-IgG liegen kappa und lambda in einem Verhältnis apr. 3 : 2 vor. ↗ *Km-Marker* sind auf den kappa-Ketten lokalisiert.
Durch eingehende Ag-Analyse von ↗ Plasmozytomproteinen des Typs IgG konnten *Subklassen* differenziert werden, die sich durch Aminosäuresequenzen der H-Ketten unterscheiden. Die Subklassenbezeichnung erfolgt durch arabische Ziffern nach dem verwendeten Ig-Symbol in der Reihenfolge der relativen Konzentration des jeweiligen IgG im Normalserum oder als Häufigkeit einer Plasmozytomproteinbildung (Tabelle). Bei Plasmozytomen wird jeweils nur eine dieser Subklassen monoklonal vermehrt gebildet (enzymatische Spaltung ↗ Immunglobulin G-Fragmente).

Bezeichnung der IgG-Subklassen

Ältere Bezeichnungen	Vorkommen als Myelomprotein in %	Empfohlene Nomenklatur	Vorhandene H-Ketten Bezeichnung
We oder γ2b oder C γ^B	70–80	IgG1 oder G1	γ^1
Ne oder γ2a γ^A	13–18	IgG2 oder G2	γ^2
Vi oder γ2c oder Z γ^C	6–8	IgG3 oder G3	γ^3
Ge oder γ2d	3	IgG4 oder G4	γ^4

Tabelle entnommen WHO Memorandum: Bull. Wld. Hlth. Org., 1966, 35, S. 953.

P Hinsichtlich ihrer *biologischen Eigenschaften* sind in den 4 bisher beim Menschen nachgewiesenen IgG-Subklassen Unterschiede vorhanden: IgG_4 bindet kein Komplement, IgG_2 sensibilisiert nicht (im Gegensatz zu $IgG_{1,3,4}$) durch Gewebsbindung die Meerschweinchenhaut (passive kutane Anaphylaxie). IgG hat als einziges Ig die Fähigkeit der Plazentapassage (mögliche Ak-Übertragung auf den Feten!). IgG wird leicht zwischen Blut und extravasaler Phase ausgetauscht, etwa 48% liegen extravasal vor. Syntheserate liegt bei 32 mg/kg pro d, biologische Halbwertszeit 23 d. Vorkommen von IgG auch in Sekreten.
Funktion: Während die Bezeichnung Ig physikochemische und strukturelle Proteinmerkmale erfaßt, wird durch die Bezeichnung *Antikörper* eine funktionelle Eigenschaft berücksichtigt. Nicht für sämtliche IgG-Moleküle (z. B. pathologisch vermehrte Ig-Subklassenkonzentration, die das klin. Bild des Plasmozytoms ergeben) ist eine Ak-Funktion nachgewiesen. Eine *IgG-Produktion* wird bes. durch Injektion von Protein- und Virus-Ag, Bakteriophagen und Toxinen stimuliert. Nach einer zweiten Ag-Gabe ist die Latenzzeit verkürzt und der Ak-Spiegel im Sinne einer Sekundärreaktion erhöht. Auf die oft nach Ag-Gabe zuerst vorherrschende *IgM-Produktion übt IgG einen negativen ↗ Feedback aus.* Im Verlaufe der weiteren Ausbildung der Immunantwort erhöht sich die Wirksamkeit der IgG-Ak-Moleküle durch eine *wachsende Affinität* für ↗ Ag-Determinanten. IgG-Ak-Moleküle besitzen eine Abwehrfunktion insbes. gegenüber GRAM-positiven Bakt., Viren, Toxinen. Experimentell erzeugte Ak finden sich bei Hyperimmunseren in der IgG-Fraktion.
Wesentliche *klin. Bedeutung* ↗ Agammaglobulinämie, ↗ Plasmozytom, ↗ H-Kettenkrankheit, ↗ Paraproteinose, ↗ Gammaglobulin-Prophylaxe. (1)

L EDELMAN, G. M.: Biochem. 9 (1970), 3197
EDELMAN, G. M.: Proc. Symp. Developmental Aspects of Antibody Formation, Prag (1970), 381
GRIBLETT, E. R.: Genetic Markers in Human Blood. Blackwell Sci. Publ., Oxford 1969
PORTER, R. R.: Biochem. J. 73 (1959), 119

Immunglobulin-G-Fragmente

D Spaltprodukte des IgG nach Einwirkung proteolytischer Enzyme. Andere Immunglobulinisotypen ergeben z. T. analoge Fragmente.

H PORTER (1959) spaltete mit Hilfe von Papain Kaninchen-Ak in einzelne Fragmente. Analyse dieser Fragmente bildete neben der Untersuchung der Kettenstruktur (EDELMAN et al.) einen wesentlichen Beitrag zur Aufklärung der Ig-Struktur.

G **IgG-Fragmentierung durch Papain:** (↗ Papainfragmente)
Es entstehen 3 Fragmente (I, II und III n. PORTER):

zwei Fab-Fragmente (fragment antigen binding)
ein Fc-Fragment (fragment crystalline)
Fab-Fragment: Besteht aus vollständiger L-Kette ($\varkappa$ oder λ) und dem N-terminalen Teil einer H-Kette, die über eine Disulfidbrücke verbunden sind. Fragment besitzt eine Ag-Bindungsstelle (monovalent), blokkiert AAR, präzipitiert oder agglutiniert selbst nicht. Keine weiteren biologischen Funktionen. MG etwa 50000, S 3,5.

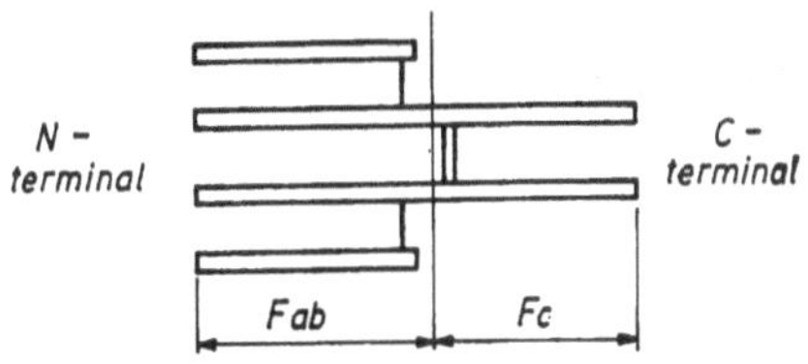

IgG-Fragmentierung durch Papain

Fc-Fragment: Besteht aus den C-terminalen Anteilen beider H-Ketten (Regionen C_H2 und C_H3), die über Disulfidbrücken in der ↗ hinge-Region miteinander verbunden sind. Es ist leicht kristallisierbar, enthält den Kohlenhydratanteil des Ig-Moleküls und den Hauptteil der Klassen- und Subklassen-spezifischen Ag-Determinanten. Es zeigt keine Ak-Aktivität, trägt dagegen die Strukturen für KB, Hautfixation, Plazentapassage. MG etwa 50000.
Fd-Fragment: Bezeichnung für den Anteil der H-Kette am Fab-Fragment, wird aus dem Fab-Fragment durch Reduktion der interchain-Disulfidbrücke erhalten.
IgG-Fragmentierung durch Pepsin: (↗ Pepsinfragmente)

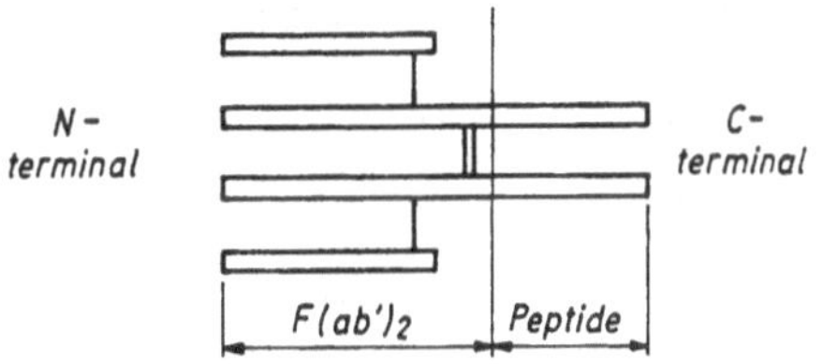

IgG-Fragmentierung durch Pepsin

(Nisonoff et al. 1960.) Es entstehen ein $F(ab')_2$-Fragment und Peptidbruchstücke.
$F(ab')_2$-Fragment: Besteht aus zwei Fab-Fragmenten und einem Teil der hinge-Region, der die verbindende interchain-Disulfidbrücke enthält. Der etwa dem Fc-Fragment entsprechende Anteil wird in Peptide gespalten. Das $F(ab')_2$-Fragment trägt beide Ag-Bindungsstellen (bivalent), besitzt Ak-Aktivität (Präzipitation, Agglutination), keine KB, keine Hautfixation, keine Plazentapassage, MG etwa 100000, S 5.
IgG-Fragmentierung durch Trypsin: (↗ Trypsinfragmente)
Es entstehen tFab-, tFab'- und tFc-Fragmente. tFab- und tFc-Fragment entsprechen etwa den nach Papainbehandlung erhaltenen Fab- und Fc-Fragmenten.
tFab'-Fragment: Besteht aus dem konstanten Teil einer L-Kette und dem konstanten Teil des Fd-Fragmentes (Regionen C_L und C_H1). Die Anteile beider Ketten werden über eine Disulfidbrücke zusammengehalten. (1)

Immunglobulingruppen

D Genetisch gesteuerte Varianten der ↗ V-Region bei ↗ L- und ↗ H-Ketten.
G Eine weitere Unterteilung der Ig-Gruppen in Subgruppen erfolgt getrennt nach Varianten in der V-Region
der λ-Kette = Subgruppe λI bis λIV
der $\varkappa$-Kette = Subgruppe $\varkappa$I bis $\varkappa$III
der H-Kette = Subgruppe H I bis H IV
Ig-Klasse, Subklasse, Typ, Subtyp, Gruppe und Subgruppe werden zusammengefaßt als Isotypie bezeichnet. (2)

Immunglobulinklasse

D Einteilung der Immunglobuline auf der Grundlage ihrer H-Kettenstruktur.
G Den 5 bekannten ↗ H-Kettenstrukturen zufolge werden die 5 Ig-Klassen unterschieden:

γ = IgG
μ = IgM
α = IgA
δ = IgD
ε = IgE

Einzelheiten ↗ Immunglobin. (2)

Immunglobulin M

Abk. IgM
D Immunglobulin-Klasse mit hohem MG (900000); 19 S; und einer Konzentration von 50 bis 200 mg/100 ml im Normalserum.
G IgM tritt meist als Pentamer der 4-Ketten-Grundstruktur des Ig-Moleküls auf (siehe Abbildung). Durch milde Reduktion entstehen 7S-Untereinheiten, die IgMs, mit einem MG von 185000, die als eigenständige Ig im Normalserum und unter bestimmten pathologischen Bedingungen vermehrt nachweisbar sind. IgM-Moleküle haben einen hohen Kohlenhydratanteil von 9–13%. Das MG der H-Kette (μ-Kette) beträgt 65000–70000. Die Verknüpfung der 7S-Untereinheiten zum Pentamer erfolgt über Disulfidbrücken zwischen den μ-Ketten nahe dem C-terminalen Ende. So entsteht eine zentrale Ringstruktur mit 10 nach außen ragenden, flexiblen Bindungsarmen für das Ag, von denen durch sterische Besonderheiten oft nur 5 aktiv sind. Als Polymer enthält das IgM eine ↗ J-Kette pro Molekül. Das Auftreten von Subklassen beim IgM ist wahrscheinlich, aber noch nicht sicher nachgewiesen. Ein Marker der μ-Kette Mm_1 wurde kürzlich beschrieben.

Enzymatische Spaltung:

Bei Einwirkung von *Trypsin* entstehen unter bestimmten Bedingungen Fab_μ-Frag-

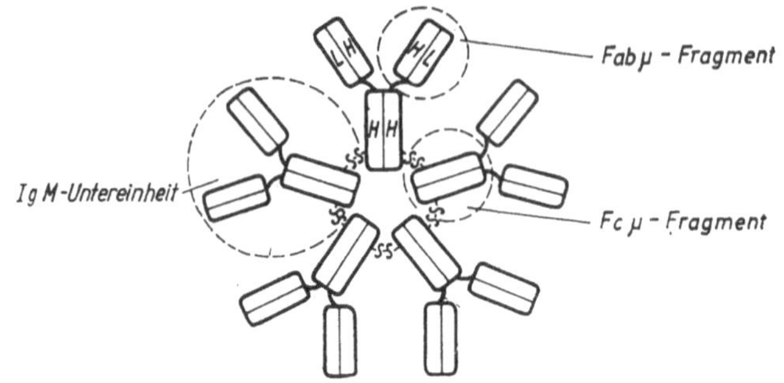

Schematische Darstellung des IgM-Moleküls

mente mit einem MG von etwa 40000 sowie ein $F(c)_{5\mu}$-Fragment mit einem MG von etwa 340000, das der zentralen Ringstruktur des pentameren IgM entspricht.
Pepsin führt zur Spaltung in $F(ab')_{2\mu}$-Fragmente mit einem MG von etwa 120000 und zwei Ag-Bindungsstellen analog dem Pepsinspaltprodukt bei IgG.
Papainbehandlung bedingt Fab_{μ}-Fragmente mit einem MG von 48000 sowie unter bestimmten Bedingungen ein $F(c)_{5\mu}$-Fragment, MG 320000, das vermutlich dem zentralen Ringstrukturanteil des IgM-Pentamer entspricht.

P IgM mit einer Syntheserate pro d von 6,7 mg/kg ist hauptsächlich intravaskulär anzutreffen. In Sekreten kommt es nur in minimalen Mengen vor. Seine Halbwertszeit beträgt 5 d. Ak von IgM-Natur werden bevorzugt auf Injektion *partikulärer* Ag gebildet. Bei verschiedenen Ag-Stimuli sind sie nur in der *Frühphase* der *Immunreaktion* nachweisbar. Auf die IgG-Ak-Synthese üben sie einen positiven ↗ Feedback aus. Zu der IgM-Klasse gehören fast alle „natürlichen" Ak gegen bakt. oder zelluläre Ag. IgM-Ak haben präzipitierende, agglutinierende und unter Komplementbeteiligung lysierende Eigenschaften. Sie fungieren als Opsonine, zeigen aber keine Hautsensibilisierung und passieren nicht die menschliche Plazenta. Ihre Multivalenz begünstigt durch eine multiple Bindung Reaktionen mit Ag mit mehreren sich wiederholenden Determinanten an der Oberfläche.
Wesentliche klin. Bedeutung ↗ Makroglobulinämie. (1)

L METZGER, H.: Adv. Immun. 12 (1970), 57–116

Immunglobulin ND ↗ Immunglobulin E

Immunglobulinopathie ↗ Gammopathie

Immunglobulinsubgruppe ↗ Immunglobulin-Gruppe

Immunglobulin-Subklassen

D Unterscheidung einer ↗ Immunglobulin-Klasse nach konstanten Differenzen der ↗ H-Kette der Aminosäuresequenz.

G Betroffen davon sind die Ig-Klasse G und A. Die Sequenzunterschiede finden sich insbesondere in der ↗ hinge-Region und ergeben beim IgG 4 Subklassen, beim IgA 2 Subklassen ↗ Immunglobulin A. (siehe Abb. S. 213).

P Krankheitsbedingte Unterschiede in der Subklassenkonzentration s. MORELL et al. (2)

L MORELL, A., F. SKVARIL und S. BARADUN: IgG-Subklassen der menschlichen Immunglobuline. S. Karger, Basel 1975

Immunglobulin-Subtyp

D Genetisch bedingte Varianten der C-Region der ↗ L-Kette.

G Ig-Subtypen wurden bisher nur bei L-Ketten gefunden und werden durch die Anfangsbuchstaben der Myelom-Pat. bezeichnet, bei denen diese Variante zuerst beobachtet wurde: Oz^+, Oz^-; Ke^+, Ke^-. (2)

Immunglobulin-Typ

D Unterscheidung einer ↗ Immunglobulin-Klasse nach konstanten Differenzen der Aminosäurefrequenz der ↗ L-Kette.

G Da die leichten Ketten als $\varkappa$- der λ-Typ vorliegen und jedes Molekül einer Ig-Klasse bzw. -Subklasse durch jeweils 2 gleiche L-Ketten mit aufgebaut ist, kann jedes Ig-Molekül nach $\varkappa$- oder λ-Typ der Leichtketten unterschieden werden (s. Abbildung S. 213). (2)

Immunhämolyse

D Durch Ak bedingte, unter Komplementbeteiligung in vivo und in vitro ablaufende Destruktion der Erythrozytenmembran und dadurch ermöglichtem Austritt von Hämoglobin.

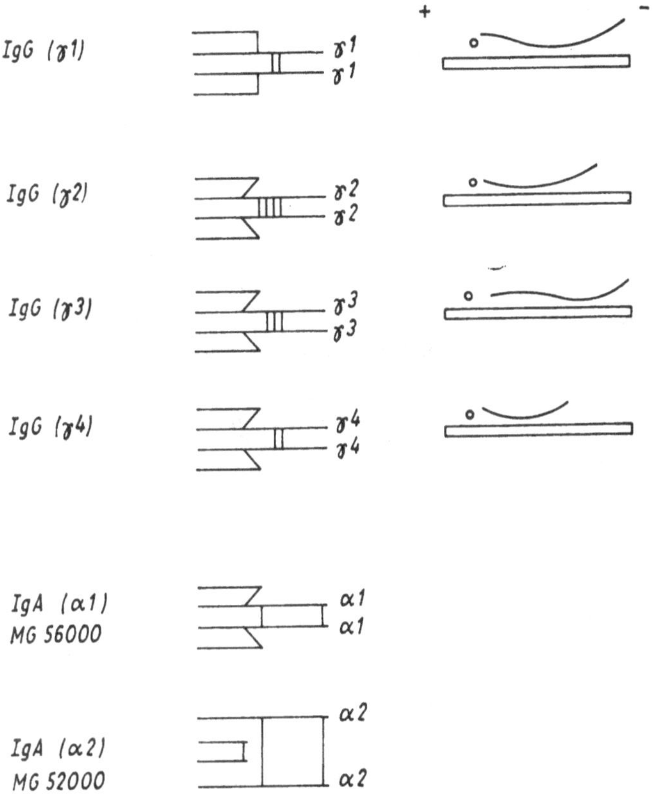

G Die klassische Modellreaktion einer I. in vitro ist die Lyse von Schaf-Erythrozyten durch Anti-Schaf-Erythrozyten-Ak (z. B. vom Kaninchen). Bei Zugabe von frischem Serum als C-Quelle (Meerschweinchenserum) tritt Hämolyse ein. Die Erythrozytensuspension nimmt eine lackrote Farbe an.
Reaktion: Der Ak bindet sich entsprechend seiner Spezifität für das ↗ FORSSMAN-Ag an ↗ Rezeptoren der Erythrozytenoberfläche. Es resultiert der „sensibilisierte" Erythrozyt. Die zur Lyse führende C-Aktivierung läuft als enzymatische Kettenreaktion ab. Der erste Schritt ist die Ca^{++}-abhängige Reaktion des komplexen, zunächst inaktiven C1 mit dem Fc-Teil des Ak auf der Zelle. Entscheidend ist der C1q-Anteil, der Rezeptoren an der H-Kette des Ig-Moleküls vorfindet; er bewirkt unter Zwischenschaltung von C1r und C1s die Aktivierung von C1. Das aktivierte, am IK gebundene C1 spaltet C4 und nachfolgend C2. Der jeweils größere Molekülanteil ist aktiv und bindet sich an den Erythrozyt-Ak-C1-Komplex, wobei das stabilere C4b-Bruchstück den Rezeptor für das instabile C2a-Bruchstück darstellt. Sofort nach der Vereinigung von C4b mit C2a wird C3 aktiviert. Ein nur kurzfristig (Sekunden!) hämolytisch wirksames C3b-Bruchstück lagert sich in großer Menge an. Nicht gebundenes C3b wird in der flüssigen Phase rasch inaktiv und zerfällt in C3c und C3d. Nach dem C3b-Bindungsschritt ist weiteres C1 und C2 nicht mehr erforderlich. Ob die direkte C3-Aktivierung im sog. Nebenschluß durch andere Enzyme wie Trypsin, Plasmin, proteolytische Bakterienfermente in Abwesenheit von C1, C4, C2 für die I. eine Rolle spielt, ist noch unklar. Die nächsten Reaktionen von C5, C6 und C7 können nacheinander oder auch mit noch höherer biologischer Effizienz nahezu gleichzeitig unter Komplexbildung erfolgen. Mit jedem Reaktionsschritt nimmt die Stabilität des entstehenden Komplexes zu (Halbwertzeit des Erythrozyt-Ak-C1423567-Komplexes beträgt mehrere Stunden). Erst die Bindung von C8 bewirkt eine geringe Membranschädigung, die durch C9 deutlich beschleunigt und voll wirksam wird. Es resultiert eine irreversible Zellschädigung. Durch anschließende C-unabhängige Membranprozesse kommt es zu 80 bis 100 Å

großen Mikroperforationen der Membran, die elektronenoptisch nachweisbar sind und zum Austritt niedermolekularer Zellbestandteile führen. Durch osmotischen Wassereinstrom in das Zellinnere Anschwellen der Zelle und Hämoglobinaustritt. – Komplexer dynamischer Vorgang, der in vivo noch durch vielfältige Inhibitoren und Beziehungen zu anderen Systemen (Kinine, Gerinnung) beeinflußt wird (Abbildung).

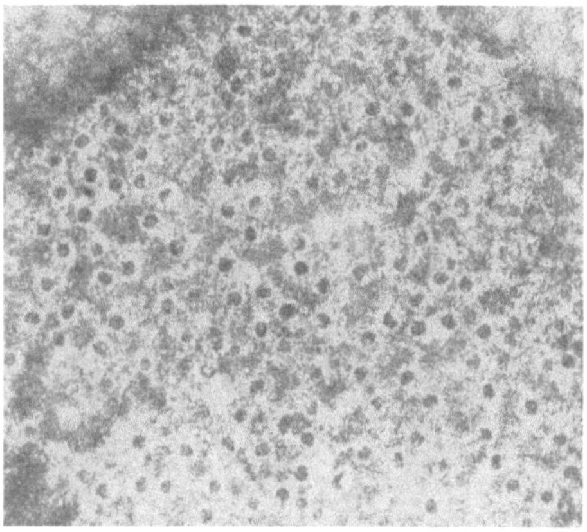

Elektronenoptische Darstellung von Mikroperforationen der Erythrozytenmembran

P In der Labortechnik wird die I. von Schaferythrozyten als Indikatorreaktion verwendet, die die Komplementaktivierung anzeigt: ↗ KBR zum Nachweis von Organ-Ak. Klassische WASSERMANN-Reaktion zum serologischen ↗ Syphilisnachweis heute nicht mehr gebräuchlich. Bei der ↗ Plaquetechnik nach JERNE werden die Ak-synthetisierenden Zellen durch lokalisierte I.-höfe ermittelt.
In vivo wird I. durch hämolysierende Iso- und Auto-Ak ausgelöst. Die ersteren treten bei der fetalen Erythroblastose (↗ Morbus haemolyticus) und den hämolytischen ↗ Transfusionszwischenfällen durch Sensibilisierung auf Grund von Rh- oder ABO-Inkompatibilität auf. Hämolysierende Auto-Ak als ↗ Wärme- oder Kältehämolysine sind selten. Die klinischen Folgen sind hämolytische Anämie mit Ikterus oder Schock und Nierenversagen. ↗ Anämie, autoimmunhämolytische. (22)

L ROTHER, K. (Ed.): Komplement. D. Steinkopff Verlag, Darmstadt 1974

Immuninsuffizienz ↗ Immundefekt

Immun-Insulitis

D Experimentell ausgelöster, am LANGERHANSschen Inselorgan manifestierter Immunkonflikt.

G Unterscheidung in aktiv und passiv induzierte I.I.
Aktive I.I: Nach Immunisierung von Versuchstieren mit Inselzell-Ag-Homogenat (Fraktion, Proinsulin usw.) iso- oder xenogener Herkunft) und ↗ FREUNDschem Adjuvans in Verbindung mit homo- oder heterologem Insulin erfolgt Rundzellinfiltration des Inselorgans mit einzelnen Phagozytosen und β-Zellnekrosen.
RENOLD et al. (1966) erzeugten mit homologem Rinderinsulin eine I.I. bei Kühen; KLÖPPEL et al. (1974) konnten bei 2 von 58 Mäusen eine akute autoaggressive Insulitis mit Inselzellnekrose und akutem Diabetes mellitus auslösen, sonst bei 50 bis 70% der Tiere eine I.I., geringe bis starke ↗ Insulin-Ak-Bildung, bei einigen Tieren Kohlenhydrattoleranzstörung.
Passive I.I. tritt nach Applikation (i.p. oder i.v.) von heterologen Insulin-Antiseren bei Versuchstieren auf. Morphologisch: eosinophil (neutrophil) granulozytäres Infiltrat mit einzelnen Makrophagen im Inselorgan; β-Zelldegranulation, Insulinhypersekretion, einzelne β-Zellnekrosen. Spätphase bei andauernder passiver I.I.: Rundzellinfiltrate, Makrophagen, Plasmazellen (!), β-Zellhypertrophie; nun chron. rekurrierender bis chron. Verlauf (KLÖPPEL et al., FREITAG et al.).

P Im Rahmen der Versuche zur Klärung der Diabetes-Pathogenese (Virusätiologie, ↗ Insulinitis, Autoimmunerkrankung) von experimenteller Bedeutung. (57)

L FREITAG, G., et al.: Proc. Franqui Found. Colloqu. Internat. Congr. Ser. 316, p. 189, Excerpta med., Amsterdam 1973
KLÖPPEL, G., et al.: Virchows Arch. A **354** (1971), 324
RENOLD, A. R., et al.: Ciba Found. Coll. Endocr. 15 (1964), 122

Immunisierung

S ↗ Immunität erzeugen
immun machen
feien, Feiung
spezifische Umstimmung

D spezifische Veränderung der Abwehrlage des ↗ Immunsystems eines vielzelligen Organismus (Tier, Mensch). Vorgang, der zur ↗ Immunität führt.

G ↗ Immunität

P Vorgang der *aktiven I.* wird bei allen ↗ Infektionen und ↗ Infektionskrankheiten (Beispiel für natürliche I.), ↗ Impfungen und Immunserumgewinnung (Beispiel für künstliche I.), ↗ Transplantationen, überhaupt durch alle als fremd („not self") registrierten Ag-Reize, einschließlich Auto-Ag. ausgelöst.
Praktische Bedeutung für die Herstellung von diagnostischen ↗ Testseren und Ge-

winnung prophylaktisch-therapeutischer ↗ Immunseren.
Die *passive I.* wird in der Medizin gegenwärtig im Vergleich zu früher (Heilserum) relativ selten und praktisch nur mit gereinigten Präparaten (spezieseigen) und gezielt (spezifisch) eingesetzt (als ↗ Immunserum oder noch besser als ↗ Human-Immunglobulin). (19)

Immunisierung, artifizielle

S Immunisierung, künstliche
D Experimentelle Applikation definierter Ag bei Tier oder Mensch zur Herstellung Ak-haltiger Seren. Bei geringsten Ag-Dosen ↗ „multiple intradermal injection"-Immunisierung.
G Ag-Zufuhr durch i.v., i.m., s.c. Injektion, auch oral.
Ag-Material: Ausgewählte Erythrozyten, Blutgruppensubstanz (Witebsky), Lymphozyten, Seren, Serumbestandteile, Bakt., Viren usw. I. dient der Erzeugung diagnostischer ↗ Testseren und Herstellung spezifischer ↗ Immunseren.
Durchführung künstlicher Immunisierungen beim Menschen ist in der DDR gesetzlich fixiert. (Anordnung über die künstliche Erzeugung und Gewinnung von blutgruppenspezifischen Antiseren, Gesetzblatt II, Nr. 54, 1967 sowie Anordnung über die Durchführung künstlicher Immunisierungen zur Gewinnung von spezifischen Human-Immunplasmen, Gesetzblatt II, Nr. 26, 1972). (26)

L Kerde, Ch.: Blutspendewesen und Blutgruppenserologie, Schriftenreihe der Ärztl. Fortbildung XXXIII. VEB Verlag Volk und Gesundheit, Berlin 1965
Prokop, O., et al.: Lehrbuch der menschlichen Blut- und Serumgruppen. VEB Georg-Thieme-Verlag, Leipzig 1966

Immunität, biologische

S Spezifisch biologischer Schutz
Gefeitsein
Immunabwehr
D Aktiv oder passiv erworbene, gegen immunogene Substanzen (↗ Antigen) spezifisch gerichtete Abwehrfähigkeit eines lebenden (Makro)organismus.
G Bei I. wird zwischen zellulärer und humoraler Abwehrfähigkeit unterschieden. Eine strenge Trennung in beide Formen ist nicht immer möglich. Als charakterisierendes Kriterium für die humorale I. dient der Nachweis plasmatischer Schutzstoffe (↗ Ak). Bei der zellulären I. ist ein Ak-Nachweis bisher nicht gelungen.
Eine **aktiv erworbene I.** ist an ein *intaktes ↗ Immunsystem* gebunden, das einer ↗ phylogenetischen und ↗ ontogenetischen Entwicklung unterliegt. Die *Einwirkung des jeweiligen Ag* kann auf enteralem oder parenteralem Wege (i.v., i.m., i.c., i.p., i.tr. u. a.) erfolgen. Die *Dauer* einer I. kann sich z. B. nach Infektionskrankheiten über die gesamte Lebenszeit der langlebigen Lymphozyten (etwa 5—7 Jahre) erhalten und durch Wiederholungs-Immunisierungen (↗ booster-Effekt) weiter verlängern, so daß u. U. lebenslange I. resultiert. Jede erneute Ag-Zufuhr verlängert die I.
Eine **passiv erworbene I.** ist stets eine humorale I. Die wirksamen *plasmatischen Schutzstoffe* (↗ *Ak*) werden in diesem Fall vom Organismus selbst nicht gebildet, sondern appliziert. Auch eine ↗ materno-fetale Ak-Übertragung (transplazentar) führt zu einer passiv erworbenen I., die dem Kind einen Schutz im I. (und II.) Trimenon verleiht (↗ Leihimmunität). Passive I. ist im Gegensatz zur aktiv erworbenen I. von *kürzerer Dauer*, sie erlischt mit dem Abbau der übertragenen körperfremden ↗ Ig. Diese stellen wie alle löslichen Eiweißkörper zugleich ein ↗ Ag für den Empfängerorganismus dar und können zur ↗ *Sensibilisierung*, bei wiederholter Anwendung zur allergischen Reaktion (↗ Allergie) führen. Minderung der Gefahr durch Wechsel der Spenderspezies (häufige Immunserenspender: Pferd, Rind, Schaf, Schwein), am besten Anwendung von humanen Präparaten.
Bei der **adoptiven I.** wird der Immunstatus durch Übertragung ↗ immunkompetenter Zellen von einem immunisierten Spender auf einen nicht-immunen Empfänger hervorgerufen (↗ Transfer-Faktor).
P **Beispiele für humorale I.:** ↗ Immunserum, ↗ Impfungen; allergische Wirkprinzipien humoraler I. werden als Reaktionen vom Soforttyp bzw. ↗ Frühreaktionen bezeichnet.
Im Gegensatz dazu stehen die Reaktionen vom verzögerten Typ bzw. Spätreaktionen, die durch zelluläre Immunreaktionen ausgelöst werden. **Beispiele für zelluläre I.:** ↗ Tuberkulinreaktion, ↗ Transplantationsimmunität. Es ist nicht erwiesen, ob die nach Transplantationen nachweisbaren plasmatischen Ak am Abstoßungsprozeß beteiligt sind.
Eine **gemischte I.** liegt bei einigen ↗ Autoimmunkrankheiten, Impfungen bzw. bei der Abwehr von Infektionen vor.
Bei allen Formen der I. können eintretende immunol. Reaktionen überschwellig (*hyperergisch*, ↗ Allergie), *normergisch* oder unterschwellig (*hypergisch*), bei bes. geschwächtem Organismus auch *anergisch* (vollständiges Fehlen) verlaufen. Postnatale ↗ Thymektomie bzw. ↗ Bursektomie verhindern die Ausbildung einer persistierenden I.

Die *Erzeugung einer optimalen I.-Lage* durch zielgerichteten Ag-Kontakt (↗ Impfung) stellt ein Leitprinzip des vorbeugenden Gesundheitsschutzes dar. Ist eine th Maßnahme (z. B. Bluttransfusion, Gewebs- oder Organtransplantation) mit der *Übertragung körperfremden Eiweißes* verbunden, resultiert daraus eine ↗ Sensibilisierung mit den entsprechenden Folgen einer Immunabwehr (↗ Allergie, ↗ Rejektion). Eine *Immunabwehr gegen körpereigene Substanzen* (Autoantigene) liegt den ↗ Autoimmunkrankheiten zugrunde. Da es nicht gelingt, die immunogen wirkenden Substanzen zu eliminieren, wird eine ↗ Immunsuppression durchgeführt. Die Erzeugung einer ↗ Immuntoleranz als th Maßnahme befindet sich im Versuchsstadium (des weiteren: ↗ intrazelluläre I., ↗ konkomitierende I.). (2 + 19)

L HUMPHREY, J., und R. G. WHITE: Immunologie. Georg-Thieme-Verlag, Stuttgart 1971

Immunkoagulopathie

S Existenz zirkulierender Hemmkörper (Immuninhibitoren) gegen Gerinnungsfaktoren
Existenz erworbener Ak gegen Gerinnungsfaktoren
Zirkulierendes Antikoagulans
Autoimmunkoagulopathie
Isoimmunkoagulopathie

D Seltene hämorrhagische Diathese bei Nachweis eines durch Immunvorgänge zirkulierenden Hemmkörpers, der einzelne Gerinnungsfaktoren oder Faktorengruppen und Reaktionsabläufe im Sinne einer AAR inhibiert.

G Hemmkörper können entweder nach Blut-, Plasma- oder Serumtransfusionen, ferner durch eine diaplazentare Sensibilisierung im Verlauf von Schwangerschaften, nach Verabfolgung von Plasma- und Serumfraktionen zur Substitution von Fibrinogen, Faktor V, VIII, IX und XIII bei angeborenen Koagulopathien gebildet werden (↗ Hemmkörperhämophilie). Es handelt sich dabei überwiegend um *Iso-Immunkoagulopathien.* Bei Autoimmunkrankheiten (z. B. Kollagenosen), Dysproteinämien, Schwangerschaften, Blutübertragungen (ohne Defektkoagulopathie des Empfängers), Strahlensensibilisierung und nach Verabfolgung von zahlreichen Medikamenten und chemischen Substanzen sowie gelegentlich bei alten Menschen ohne vorangegangene Sensibilisierung oder Behandlung wurden Immunhemmkörper bekannt. Hierbei handelt es sich überwiegend um *Autoimmunkoagulopathien* (Autoimmunplasmopathie), die nicht nur einzelne oder mehrere Gerinnungsfaktoren betreffen, sondern auch Plasminogen (Immunantiplasminogen). Zu trennen von diesen erworbenen I. sind Hemmsubstanzen der Thromboplastinbildung (Antithrombokinase, Antigewebsthrombokinase, Antiblutthrombokinase), Inhibitoren der Thrombinentstehung (↗ Antithrombin III) und der Fibrinpolymerisation (↗ Fibrin(ogen)-Spaltprodukte) im Plasma, die von vornherein als Spurenproteine vorkommen oder die bei der Gerinnung entstehen. Ihre Wirkung beruht nicht auf einer AAR.
Erworbene Immuninhibitoren sind meist IgG-, einige auch IgM-Ak. *Nachweis* erfolgt wie bei der ↗ Hemmkörperhämophilie im Plasmamischversuch oder mit immunol. Verfahren (vorwiegend Immundiffusion).

P Anwesenheit von Ak gegen Gerinnungsfaktoren wird meist erst nach längerem Bestehen von schweren und transfusionsresistenten Blutungen erkannt. Bei Gerinnungsuntersuchungen wird ein Faktorendefizit festgestellt (↗ Gerinnungsfaktoren), das sich aber durch Mischversuche mit Normalplasma nicht ausgleichen läßt. Außer bei der Hämophilie sind *I. sehr selten.* Erworbene schwere Defektkoagulopathien, insbes. wenn sie nur einen Gerinnungsfaktor betreffen, oder wenn sie in ungewöhnlicher Kombination von mehreren Gerinnungsfaktoren auftreten, sollten an die Möglichkeit einer I. denken lassen. *Th-Versuche* mit Transfusion von gewaschenen Erythrozyten, Austauschtransfusion, Glukokortikoide. (17)

L DEUTSCH, E.: Die Hemmkörperhämophilie. In: Handb. d. Ges. Haemoatologie, Bd. 5. Urban & Schwarzenberg, München—Berlin 1964
GODAL, H. C.: Scand. J. Haematol. 7 (1970), 43
MAMMEN, E. F., et al.: Thromb. et Diath. haemorrhag. 18 (1967), 605

immunkompetent

D für immunol. Reaktion verantwortlich. (2)

Immunkomplex, Abk. IK, ↗ Antigen-Antikörper-Komplex

Immunkomplex-Markierungs-Technik

D Immunelektronenmikroskopische Technik zum Nachweis zellulär lokalisierter Ag mit Hilfe löslicher elektronendichter AAK.

G Die Ag-tragenden Zellen werden bei dieser Technik *in 3 aufeinanderfolgenden Schritten mit Ak behandelt:*

1. Inkubation mit dem spezifischen Ak,
2. Inkubation mit einem Antiglobulin,
3. Inkubation mit einem löslichen AAK,

der aus elektronendichten Markermolekülen (z. B. Ferritin) und dagegen gerichteten Ak besteht, die von der gleichen Spezies sein müssen wie der spezifische Ak der 1. Inkubation. Der lösliche Komplex wird dann an die bivalenten Antiglobuline gebunden. Die löslichen AAK werden bei Ag-Überschuß präpariert (Abbildung). (13)

L MARUCCI, A. A., et al.: J. Histochem. Cytochem. 22 (1974), 35

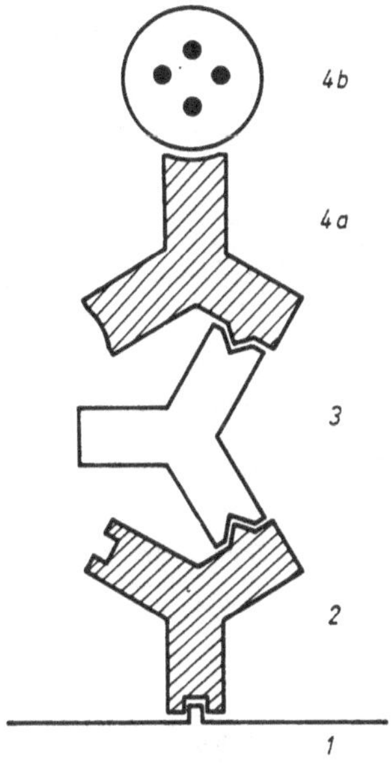

1. zellulär lokalisiertes Antigen
2. gegen das Antigen gerichteter Antikörper
3. Anti-Immunglobulin
4. löslicher Komplex bestehend aus
   a) einem gegen einen elektronendichten Marker gerichteten Antikörper von der gleichen Spezies wie der Antikörper unter 2. und
   b) einem elektronendichten Marker

Immunkomplex-Nephritis ↗ Glomerulonephritis

Immunkomplexsprengung

S Ak-Absprengung
Dissoziation von Ag-Ak-Komplexen

D Auflösung der zwischen Ag und Ak im Immunkomplex bestehenden Bindung.

H LANDSTEINER 1902, Ak-Absprengung von der Erythrozytenoberfläche durch Waschen, RAMON 1923, gewann Anti-Diphtherietoxin durch Essigsäureinkubation des IK bei +58° bis +60 °C. FELTON 1932 isolierte Anti-Pneumokokken-Polysaccharid vom Pferd durch Kalzium-Zugabe (Ausfällung als Kalziumhydroxid-Polysaccharid-Komplex).

G Ag-Ak-Komplex verbindende Kräfte ↗ AAR. Zwischen den Konzentrationen Immunkomplex einerseits und Ag sowie Ak andererseits besteht ein Gleichgewicht:

$$n\,Ag + m\,Ak \rightleftharpoons Ag_nAk_m$$

Zugabe von Ag (oder Hapten) bzw. Ak führt zur Gleichgewichtsverschiebung und beweist die Reversibilität der Ag-Ak-Bindung. Eine Dissoziation mit optimaler Ausbeute ist jedoch mit praktischen Schwierigkeiten verbunden.
Prinzip der Dissoziation besteht in der Veränderung des Milieus durch pH-Senkung, Temperaturerhöhung, Erhöhung der Ionenstärke, so daß die schwachen Bindungskräfte weitgehend unwirksam werden, oder durch Zugabe denaturierender Agenzien (Harnstoff in hoher Konzentration, C_{12}-Sulfate) mit dem Ziel der Zerstörung der sterischen Anpassung zwischen Ag-Determinante und combining site.

P Bei alkalischen pH-Werten wird IK kleiner und schließlich löslich.
Ein bis zwei molare Glukosekonzentration bewirkt Dissoziation des IK (DOWNS und GOODNER 1926).
Für Immunkomplexsprengung durch Elektrolyte geben TERNYCK und AVRAMEAS folgende Dissoziationsstärkegrade an:

$$Mg^{++} > Ba^{++} > C^{++} > Sr^{++}$$

Bei niederer Ionenstärke treten neben freien Ak IK auf, bei hoher Ionenstärke freies Ag und freier Ak. 2,5 m $MgCl_2$ wurde für I. als optimal ermittelt (pH 6,8–7,2).
Durch Ansäuerung pH $<$ 3–2 wird bei den meisten IK ohne Zugabe von Salzen eine Sprengung erreicht. Eine Trennung der Reaktionspartner ist möglich:

1. durch Bindung des einen Partners (meist des Ak) an ein Immunosorbent und nachfolgender Elution,
2. bei unterschiedlichen MG der Partner durch Gelfiltration. (2)

L HAUROWITZ, F.: Immunochemistry and the Biosynthesis of Antibodies. Interscience Publishers, New York/London 1968
TERNYCK, Th., et al.: Biochem. J. 125 (1971), 297

Immunmangel ↗ Immundefekt

Immuno... ↗ Immun...

immunoassay (engl.) Immuntest

Immunoblast ↗ pyroninophile Zelle, große

Immun(o)endokrinologie

D Interdisziplinäre Forschungsrichtung, die die vielfältigen Wechselwirkungen zwischen Immunsystem und Endokrinium zum Gegenstand hat. (18)

L WOLSTENHOLME, G. E. W., und J. KNIGHT: Hormones and the immune response. Ciba Foundation Study Group No 36, J. & A.
CHURCHILL, London 1970
NIEDERER, W.: Schweiz. med. Wschr. 104 (1974), 841

Immunogen

D Antigen, das in einem lebenden Organismus eine ↗ Immunität erzeugt.

G Die Immunogenität einer Substanz ist *von verschiedenen Faktoren abhängig.* Die wesentlichen sind folgende:

1. *Grad der Körperfremdheit:* Das (gesunde) ↗ Immunsystem besitzt die Fähigkeit, „selbst" von „nicht selbst" bei Ag zu unterscheiden (Erkennungsfunktion des Immunsystems, ↗ ‚self'). Je mehr ein Ag als „nicht selbst" erkannt wird, desto stärker ist seine immunogene Wirkung. Körpereigene Strukturen sind normalerweise nicht immunogen; dies kann jedoch unter pathologischen Bedingungen eintreten (Auto-Ag).
2. *Größe:* Große Partikel stimulieren (offenbar über eine Phagozytosesteigerung) das Immunsystem mehr als kleine. Moleküle mit einem MG unter 10000 wirken nicht oder nur selten (↗ Insulin, MG 6000) immunogen.
3. *Struktur:* Proteine, insbes. mit aromatischen Aminosäuren, sind stark immunogen (↗ Protein-Ag). Polysaccharide können in Abhängigkeit von Tierspezies und MG immunogen wirken (↗ Kohlenhydrat-Ag). Nukleinsäuren und Lipide sind im allg. nicht immunogen.
4. *Applikationsweise:* Bei oral-enteraler oder naso-trachealer Zufuhr muß das Ag die Schleimhaut passieren. Es kann eine Schleimhautimmunität (↗ IgA) erzeugen. Bei i.c.-Verabfolgung wird das Ag zunächst in den ↗ regionalen Lymphknoten abgefangen. Gelangt das Ag unmittelbar in die Blutbahn (tief s.c., i.m., i.v.-Applikation), kommt es zu einer generalisierten Stimulation des Immunsystems.
5. *Abbaufähigkeit* ist Voraussetzung für Immunogenität. Bei verzögertem Abbau Tendenzen zur Toleranz (↗ Tolerogene).

P Die praktische Bedeutung des I. ist sehr groß. Alle Mikroorganismen sind immunogen (natürliche Immunisierung durch Kontamination bzw. Infektion mit ↗ Virus-, ↗ Bakt.-, ↗ Pilz-, ↗ Protozoen- u. a. Ag). Entsprechend wird bei ↗ Impfstoffen eine immunogene Wirkung angestrebt (künstliche Immunisierung). (3)

Immunogenität

D Summe der Eigenschaften, die ein Antigen zu einem ↗ Immunogen macht. (19)

Immunologie

D Lehre von Struktur und Funktion des ↗ Immunsystems.

G Die *Immunbiologie* befaßt sich mit den normalen Strukturen bzw. Funktionsabläufen, die *Immunpathobiologie* mit den krankhaften Strukturen bzw. Funktionsabläufen des Immunsystems. Die I. ist ein (selbständiger) Wissenschaftszweig der Biologie und Medizin.
Spezialisierung der I. in *zahlreiche Teilgebiete:* ↗ Immungenetik, ↗ Immunchemie, Immunpathologie u. a.

P Praktische Bedeutung beanspruchen folgende 3 Hauptgebiete der I.:

1. *Infektionslehre:* ↗ Infektionsimmunologie, ↗ Immunisierung, ↗ Infektion, ↗ Infektionskrankheit, ↗ Impfung, ↗ Immunserum u. a.
2. (*individuelle*) *Körperstruktur:* ↗ Blutgruppen, ↗ Serumgruppen, ↗ Oberflächenantigene, ↗ Transplantation, ↗ Tumorimmunologie, ↗ Überwachung u. a.
3. *Pathologie des Immunsystems:* ↗ Immundefekt, ↗ Immunproliferation, ↗ Allergie, ↗ Autosensibilisierung, ↗ Autoimmunkrankheiten u. a.

Zwischen den einzelnen Gebieten bestehen fließende Übergänge. (19)

L HUMPHREY, J. H., und R. G. WHITE: Kurzes Lehrbuch der Immunologie. Verl. G. Thieme, Stuttgart 1971
STEFFEN, C.: Allgemeine und experimentelle Immunologie und Immunpathologie. Verl. G. Thieme, Stuttgart 1968

immunologisch akzeptabel ↗ "not self"

immunologische Selbsterkennung ↗ self recognition (BURNET)

immunologisches Gedächtnis ↗ memory cell

Immunologisches Paradoxon

D Durch die bisher bekannten Immunitätsgesetze nicht zu erklärende Antigentoleranz wirtsdifferenter Tumorantigene bei Tumorträgern und durch väterliche Erbinformation bedingter fetaler Antigene bei Gravidität.

G Tumoren sowie feto-plazentare Einheit bilden wirtsdifferente, durch das Immunsystem zwar erkennbare Ag aus, die jedoch nicht wie im Falle einer Allotransplantation zur ↗ Rejektion führen, sondern ↗ Immuntoleranz auslösen. Wirkungsweise unbekannt, bezüglich der Gravidität ↗ Schwangerschaft, bezüglich der Tumoren ↗ Enhancement. Eine weitere Hypothese zur Erklärung von I.P. wurde von BUNDSCHUH (1975) vorgelegt, nach der das ↗ Immunsystem in zwei Regelkreise unterteilt wird, s. Abb. 219.
Entwicklung dieser Theorie mitbegründet durch phylogenetische Aspekte: Notwendigkeit einer Ag-Toleranz bei innerer Befruchtung durch den weiblichen Organis-

mus (↗ Sperma-Ag) zur Gewährleistung der Reproduktion, nach der Befruchtung vermehrte Bildung bestimmter Proteine (↗ pregnancy associated α_2-Glycoprotein (PAG), ↗ immunregulatorisches α-Globulin) u. a., die bei Tumorwachstum und Gravidität vermehrt gebildet werden.

P Hypothese erklärt familiäre Häufung von Tumoren durch genetische Determinierung des PAG und vermutlich anderer Faktoren (BUNDSCHUH et al., 1976). Bei Fehlen dieses Proteins gehäufte Abortneigung (BECKMAN et al. sowie andere). (2)

L BECKMAN, G., et al.: Acta Obstet. Gynec. Scand. 53 (1974), 177
BUNDSCHUH, G.: Dt. Ges. Wes. 30, 27 (1975), 1263
BUNDSCHUH, G., et al.: Dt. Ges. Wes. 31, 8 (1976), 340

Ursprünglich wurde für die „immunol. Besonderheit" eine fehlende lymphatische Verbindung der IpO mit dem ↗regionalen Lymphknoten verantwortlich gemacht. Einige Einschränkungen ergeben sich aus neueren Untersuchungen, die bisher jedoch zu keiner einheitlichen Auffassung geführt haben.
In der vorderen Augenkammer (Kaninchen, Ratte) kommt es zwischen dem 4.—6. Tag post transpl. zur Vaskularisierung der Hautallotransplantate, die Immunisierung des Rezipienten wird zwischen dem 9.—13. Tag nachweisbar. Neben dieser Verzögerung im afferenten Schenkel der Immunantwort scheint auch eine partielle efferente Blockade für die Verlängerung

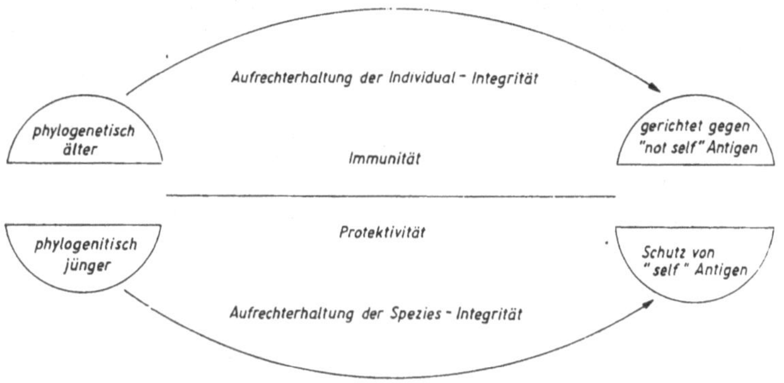

Immunität und Protektivität, zwei Regelkreise der Immunantwort

immunologisch nicht akzeptabel
↗ self

immunologisch privilegierte Orte

D Bestimmte Körperregionen eines zur Immunität befähigten Organismus, in denen ein Transplantat nicht den Gesetzmäßigkeiten der ↗ Rejektion unterliegt. Transplantate werden mit erheblicher Verzögerung abgestoßen, oder sie überleben permanent.

G **Zu den i. p. O. gehören:**

1. Vordere Augenkammer
2. Kornea
3. Backentasche des Goldhamsters
4. Gehirn
5. Fettpolster der Brustdrüse
6. Alymphatische Hautlappen (BARKER u. BILLINGHAM, 1968)

Der Uterus wird allg. nicht zu den IpO gerechnet, obwohl er hypothetisch im Hinblick auf das Überleben der Feten (Allotransplantat!) als solcher betrachtet worden ist (↗ Schwangerschaft).

der Überlebenszeit von Hautallotransplantaten (gegenüber orthotopen Transplantaten um das 3—5fache) verantwortlich zu sein (RAJU u. GROGAN, 1971).
Als Sensibilisierungsmechanismus ist MEDAWARS Konzept einer „peripheral sensitization" im Sinne einer Kontaktnahme immunkompetenter Blutlymphozyten mit den Antigenen des Implantates während ihrer Passage durch das vaskularisierte Implantat wahrscheinlich.
Spezifisch präimmunisierte Kaninchen stoßen Augenkammer-Implantate bis zum 10. Tag ab. Ein paralleles Rejektionsgeschehen wird bei irisvaskularisierten Implantaten und orthotopen Hauttransplantaten beschrieben (FRANKLIN u. PRENDERGAST, 1970).
In ähnlicher Weise werden nichtvaskularisierte Hautallotransplantate, die in *Korneastromataschen* liegen, erst nach Induktion einer Korneavaskularisierung abgestoßen.
In der *Backentasche von Hamstern* kann das längere Überleben von Transplantaten durch eine Art Barrierenfunktion des lockeren submuskulären Bindegewebes im Sinne einer „Ag-Isolierung" erklärt werden. Im

oralen Teil der Backentasche konnten allerdings Lymphgefäße nachgewiesen werden (LINDEMANN und STRÄULI). Das *Gehirn* nicht-sensibilisierter Tiere gestattet Haut- bzw. Tumor-Allo- oder -Xenotransplantaten infolge eines fehlenden Lymphdrainagesystems eine praktisch unbegrenzte Überlebenszeit. Bei sensibilisierten Tieren entwickelt sich dagegen eine mesenchymale Abwehrreaktion, die zur Transplantatzerstörung führt. Obwohl der Liquor cerebrospinalis a priori ein besseres Implantationsmedium darstellt, zeigen elektiv in das Hirngewebe plazierte Transplantate vermutlich durch die unterschiedlich starken Mesenchymreaktionen bessere Resultate. Schließlich kann transplantiertes Mammagewebe von Mäusemännchen im *drüsenfreien Mammafettpolster* von nicht sensibilisierten Mäuseweibchen überdurchschnittlich lange überleben. Eine zunehmende lymphozytäre Infiltration um das primäre Transplantat spricht jedoch gegen eine völlige immunol. Privilegierung des Mammafettpolsters. (7)

L BARKER, C. F., und R. E. BILLINGHAM: J. exp. Med. 128 (1968), 197
BLAIR, P. B., und R. L. MORETTI: Transplantation 5 (1967), 542.
FRANKLIN, R. M., und R. A. PRENDERGAST: J. Immunol. 104 (1970), 463
LINDEMANN, R., und P. STRÄULI: Transplantation 6 (1968), 557
RAJU, S., und J. B. GROGAN: Transplant. Proc. 3 (1971), 605

Immunopathie

D Sammelbezeichnung für Krankheiten unterschiedlicher Pathogenese, deren Symptomatik sich (vorwiegend) am humoralen Immunsystem abspielt.

G ↗ Gammopathie (↗ Plasmozytom), polyklonale ↗ Immundefekte. (2)

Immun(o)phylogenese ↗ Phylogenese

immunoproliferative disease (engl.) ↗ Immunproliferationskrankheiten

Immunozyt

S committed lymphocyt
verpflichteter Lymphozyt

H Begriffseinführung durch DAMESHEK 1963

D Durch Ag-Kontakt immunol. geprägter kleiner Lymphozyt; entsteht durch Ag-Kontakt aus immunol. ungeprägtem (uncommitted) Lymphozyten. (2)

Immunozytenmangelsyndrom ↗ DI-GEORGE-Syndrom

Immunozytom

S lymphoplasmozytoides malignes Lymphom
lymphoplasmozytisches malignes Lymphom
lymphoplasmozytisches malignes Lymphom mit Dysproteinämie von RAPPOPORT
B-Zell-lymphoplasmozytoides malignes Lymphom von LUKES

D Maligne Lymphome von primär niedriger Malignität, die überwiegend aus B-Lymphozyten bestehen, welche im Gegensatz zur chronischen Lymphadenose eine Transformation in Plasmazellen noch eingehen können, in hohem Maße (über 80%) zur Ig-Synthese befähigt sind, Ig aber in mehr als 2/3 der Fälle nicht ins Blut abgeben.

G ↗ Lymphome, maligne

P Unter den möglichen Varianten (lymphoplasmozytoid, lymphoplasmozytisch, polymorph) ist die zweite Variante das Substrat des ↗ Morbus WALDENSTRÖM, die dritte die prognostisch ungünstigste Form. Die I. bilden den Kern der Immunproliferationskrankheiten. Bei leukämischem Verlauf und ohne Blutspiegel eines monoklonalen Ig ist die Abgrenzung gegen die chron. Lymphadenose wichtig, da in Spätstadien häufig Übergang in immunoblastisches Sarkom von hoher Malignität erfolgt. (11)

Immunparalyse ↗ Immuntoleranz

Immunperoxidasetechnik ↗ Immunenzymtechnik

Immunphagozytose ↗ Phagozytose ↗ Opsonine

Immunpharmakologie

D Grenzgebiet zwischen Immunologie und Pharmakologie.

G I. befaßt sich a) mit der Anwendung immunologischer Methoden bei pharmakologischen Fragestellungen (z. B. ↗ Radioimmunoassay), b) mit der Untersuchung pharmakologischer Abläufe bei Immunreaktionen (z. B. Abgabe von ↗ Mediatoren wie ↗ Histamin, ↗ SRS-A, ↗ Serotonin, ↗ Kininen, ↗ Anaphylatoxin, pharmakologischen Wirkungen von ↗ Antigen-Antikörperkomplexen), c) mit der pharmakologischen Beeinflussung immunologischer Reaktionen (z. B. ↗ Immunsuppression, Behandlung des ↗ anaphylaktischen Schocks, Arzneimittelallergie). (21)

L SCHILD, H. O. (Ed.): Immunopharmacology. Pergamon Press, Oxford etc. 1968
Immunopharmacology. Symposium, New York 1973, in: Pharmacol. Rev. 25 (1973), 157ff.

immunpotent

D Für immunol. Reaktionen prädisponiert. (2)

Immunpotentatoren

D Stoffe unterschiedlicher Natur, die auf unspezifischem Wege die Immunabwehr steigern.
(Entbehrlicher Begriff, da alle wesentlichen Merkmale von I. bereits durch ↗ Adjuvans erklärt werden.)

H Über einen Effekt auf transplantierte Mäusetumoren durch BCG-Infektion berichtete OLD et al. (1959).

G Als I. werden z. B. Corynebakterien angesehen, von deren Applikation in der immunologischen Tumortherapie Gebrauch gemacht wird (bisher auf immunologische Melanom-Th beschränkt), Injektion lebender Tuberkelbakterien in die Tumorknoten — anaphylaktische Reaktion möglich — abgetötete Zellen oder Zellextrakte sind wirkungslos, ausgenommen, wenn sie zusammen mit Öl appliziert werden. Beschrieben wurde Rückbildung der Metastasen bei Tuberkulin-positiven Pat., nicht hingegen bei Tuberkulin-negativen. Erfolge wurden ferner bei Basalzell- und Plattenepithel-Karzinom, Mycosis fungoides, Lymphangio-, Retikulumzell- sowie KAPOSI-Sarkom beschrieben. Konzept basiert auf der Adjuvanswirkung (inkompl. FREUNDsches ↗ Adjuvans), dadurch bedingte Immunogenitätssteigerung von Tumor-Ag und Auslösen der verstärkten körpereigenen Abwehr.
Eine andere Konzeption nimmt Existenz gemeinsamer Ag-Determinanten zwischen Tumor und BCG an, = spezifische Abwehrsteigerung.
Bei BCG-immunisierten Kindern soll gegenüber nicht immunisierten eine bis zu 85%ige geringere Leukämiefrequenz bestehen.
Bei nach BCG-Applikation bedingter Tumorregression wurde im Bereich der Injektionsstelle (Metastase) eine chron.-granulomatöse Entzündung beobachtet (Zusammenstellung der Literatur bei ADOLPHS). (2)

L ADOLPHS, H.-D.: Experientia (Basel) 28 (1972), 567
OLD, L. J., et al.: Nature (London) 184 (1959), 291

Immunpräzipitation ↗ Präzipitation

Immunproliferationskrankheiten

S Immunproliferatives Syndrom
Chronisch pluripotentielles immunproliferatives Syndrom
immunoproliferative disease
troubles d'immunoprolifératives

D Klin. Oberbegriff für eine große Gruppe sehr differenter Erkrankungen, die sämtlich durch eine benigne oder maligne Proliferation eines oder mehrerer Zellelemente des ↗ Immunsystems zustande kommen.

H 1966 faßte DAMESHEK die proliferativen Erkrankungen des lymphoplasmoretikulären Zellsystems unter diesem Oberbegriff zusammen.

G I. sind keine nosologische Entität. Begriff faßt nach Art eines Syndroms die strukturellen Aspekte und funktionellen Auswirkungen einer polyätiologisch bedingten Gruppe von Störungen eines biologischen Systems zusammen.
Proliferation kann nur eine Zellart betreffen (Lymphosarkom, Plasmozytom, Retothelsarkom), sie kann aber auch mehrere Zellarten einbeziehen (Lymphogranulomatose). Sie kann neoplastisch autonom verlaufen (Lymphosarkom, Plasmozytom) oder limitiert sein (infektiöse Mononukleose, Sarkoidose). Sie kann örtlich proliferieren (Sarkom) oder ein ganzes System betreffen und sich universell abzeichnen (lymphatische Leukämie, Plasmozytom). Die enge kooperative Funktion aller Zellarten dieses Systems realisiert die ↗ Immunantwort. Daher sind *wesentliche Aspekte aller dieser Störungen auf immunol. Gebiet ausgeprägt.* Immunhomöostase wird durch eine kontrollierte Immunproliferation aufrecht erhalten (↗ Überwachung, ↗ feed back). Dazu ist das Zusammenwirken der einzelnen Zelltypen ebenso nötig wie ihre gleichzeitige Balance mit den humoralen Faktoren (↗ Ig, ↗ Lymphokine, ↗ Transfer-Faktor). Die pathobiologisch-funktionellen Auswirkungen sind zu suchen in ↗ Immundefekten, in einem Versehen der Selbsterkennung (↗ Autoimmunkrankheiten), in einer monoklonalen Entgleisung (↗ Paraproteine).

P Bei der Di von Erkrankungen des lymphoplasmoretikulären Zellsystems muß neben der *morphologischen* Zuordnung die *funktionelle Abweichung* nachgewiesen werden. Immundefektkrankheiten sind oft nur ein Symptom eines übergeordneten Geschehens dieser Art. Erkrankungen völlig verschiedener Organe oder -systeme; sind häufig nur eine Organmanifestation einer in diesem immunproliferativen System lokalisierten fundamentalen Entgleisung (autoimmunhämolytische Anämien, ↗ HASHIMOTO-Thyreoiditis, Autoimmunvaskulitis). Die Schaffung dieses Syndroms hat die wissenschaftliche Bearbeitung der ↗ Autoimmunkrankheiten wesentlich befruchtet. (11)

L HUBER, H., D. PASTNER und F. GABL: Laboratoriumsdiagnose hämatologischer und immunologischer Krankheiten. Springer-Verlag, Berlin—Heidelberg—New York 1972
KÜHN, R. A.: Immunoelektrophoresefibel, 2. Aufl. VEB Gustav Fischer, Jena 1974
SNAPPER, J., und A. J. KAHN: Myelomatosis. S. Karger, Basel 1971

immunproliferatives Syndrom ↗ Immunproliferationskrankheiten

immunradiometrischer Test

D Modifikation des ↗ Radioimmunoassay.

H Erstmalig von MILES und HALES angegeben.

G Verwendung von radioaktiv markierten Ak an Stelle von radioaktiv markierten Ag. Ermittlung der Ag-Konzentration in der Probe durch Bestimmung des Verhältnisses von freiem und Ag-gebundenem Ak nach Rücktitration mit ↗ immunadsorbens-gebundenem Ag (s. Abbildung S. 223). Als Modifikationen wurden eingeführt der sogenannte Zwei-Seiten-Test und der Doppelantikörper-Immunradiometrische Test (s. Abbildung S. 224). (18)

L MILES, L. E. M., und C. N. HALES: Lancet II (1968), 492

immunregulatorisches α-Globulin

Abk. IRA

D Aus dem Serum von Schwangeren oder Karzinomträgern gewonnenes Proteingemisch mit elektrophoretischer α_2-Mobilität, das interspezies aktive immunsuppressive Wirkung besitzt.

H Zuerst als α_2-Globulin (Fraktion C) beschrieben, isoliert aus normalen Säugetieren, das die Überlebenszeit von Hauttransplantaten verlängert (MOWBRAY, 1963).

G Immunsuppressiv wirksame Komponente des IRA ist nicht bekannt, möglicherweise Wirkung nur in Verbindung mit anderen Komponenten vorhanden.
IRA ist nicht identisch mit PAG (↗ pregnancy associated α_2 glycoprotein). Bezeichnung als IRA erfolgte durch Arbeitsgruppe um COOPERBAND. Das wirksame Material wurde in der Fraktion IV nach COHN gefunden.
Experimenteller Nachweis der Aktivität durch Inhibition der ↗ PHA stimulierten ↗ Lymphozyten-Transformation. IRA vermindert die Stärke der sekundären Immunantwort, es wirkt nicht zytotoxisch, enthält kein Kortisol, beeinflußt ferner die Ag-spezifische Immobilisierung von Peritonealmakrophagen des Meerschweinchens durch Wechselwirkung mit sensibilisierten Lymphozyten, MIF-Blockierung (↗ Lymphokin) erscheint nicht zu erfolgen.
IRA hemmt ↗ Plaque- und ↗ Rosettenbildung sowie eine ↗ second-set-reaction (GLASER und NELKEN) und die Ak-Bildung gegen Schaferythrozyten (MOWBRAY). (2)

L COOPERBAND, S. R., et al.: J. of Immunlogy **109**, 1 (1972), 154
GLASER, M., and D. NELKEN: Proc. Soc. Exp. Biol. Med. **140** (1972), 996
MOWBRAY, J. F.: Transplantation **1** (1963), 15

Immunreproduktion

D Oberbegriff für alle immunbiol. bzw. immunpathobiol. Vorgänge im reproduktiven System (Fortpflanzung).

G *Beispiele:* Identifikation der löslichen und Gewebe-Ag des reproduktiven Systems beiderlei Geschlechts, des Plazentagewebes, Konsequenzen der Inkubation aktiver Autoimmunität oder von applizierten Ak gegen verschiedene Ag des reproduktiven Systems; Einsatz von Ak gegen verschiedene Hormone (↗ Anti-Hormone) zwecks Studium verschiedener Stadien des östrischen Zyklus oder des Reifezyklus; Rolle der Immunol. bei der menschlichen Unfruchtbarkeit (↗ AB0-Blutgruppeninkompatibilität, Autoimmunität beim Mann, zirkulierende spermien-agglutinierende Ak bei der Frau) usw. (18)

Immun-RNS

D RNase-empfindlicher Extrakt aus Ag-stimulierten Makrophagen bzw. lymphoiden Organen, der in der Lage ist, in nicht-stimulierten Tieren oder Lymphozyten eine spezifische Immunantwort auszulösen.

G Die biologische Aktivität von Immun-RNS ist allerdings abhängig vom eingesetzten Ag (↗ Super-Ag). Der Nachweis biologisch aktiver Immun-RNS ist kein Beweis für eine spezifische Rolle im natürlichen Ablauf der Immunantwort, denn es ist nicht ausgeschlossen, daß biologisch aktive Immun-RNS erst während des Extraktionsvorganges entsteht. Die Annahme, Immun-RNS besäße den Charakter einer m-RNS, konnte von den meisten Autoren experimentell nicht bestätigt werden. Vielmehr beruht die biologische Aktivität von Immun-RNS auf ihrem *Ag-Gehalt,* wobei der RNS-Anteil als ↗ Adjuvans wirken kann. (3)

L FRIEMEL, H., et al.: Allergie Immunol. **20/21** (1975) 117

Immunserum (Plural Immunseren oder Immunsera)

S Antiserum
Ak-haltiges Serum
Ig-haltiges Serum

D Serum eines Spenders (Mensch oder Tier), das zahlreiche (= hochtitriges I.) und streng spezifische (= monospezifisches I.) Ak gegen ein Ag enthält.

G **Gewinnung des I.:** Spender(tier) wird einer aktiven (künstlichen = artifiziellen) ↗ Immunisierung unterzogen. Voraussetzung hierfür ist ein (möglichst) gereinigtes, immunogen wirkendes Ag-Material (z. B. Virus-Ag, Bakt.-Ag, Toxoid, Erythrozyten, Lymphozyten, Gerinnungsfaktoren u. v. a.).

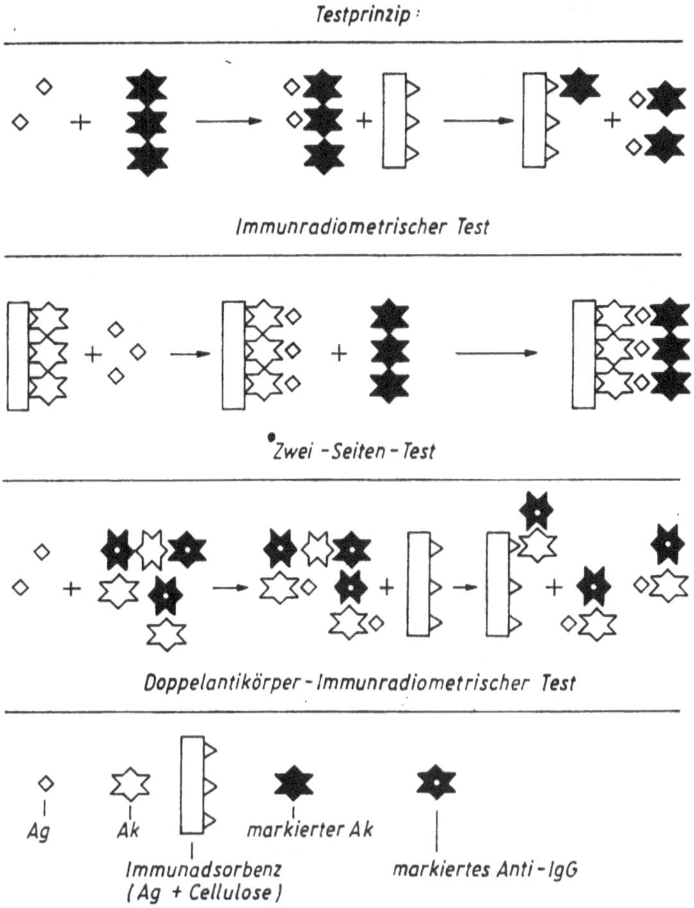

Testprinzip des immunradiometrischen Tests

Bei Bedarf großer I.-mengen empfiehlt sich die *Immunisierung großer Tiere* (Pferde, Ziegen u. ä.). Ist eine Anwendung des I. bei Menschen beabsichtigt, strebt man (freiwillige, gesunde) Personen als Spender an. Für die artifizielle ↗ *Immunisierung von Menschen* gelten in der DDR gesetzliche Bestimmungen. Tierimmunseren sollten für humanmedizinische Zwecke nur noch enzymatisch gereinigt zum Einsatz kommen (Trypto-, Fermo-, Aphylakto-Seren).

Immunisierungsmodus: Ein einheitliches, *standardisiertes Immunisierungsschema gibt es nicht.* Der Immunisierungsmodus richtet sich nach dem Ag (Struktur, MG, ohne oder mit Adjuvans), nach dem Spender (Art, Alter, Größe), nach der gewünschten Zusammensetzung des I. (IgM, IgG) und nach zahlreichen weiteren Faktoren.

Zum Zeitpunkt der optimalen Immunität wird das I. bei Menschen mittels ↗ *Plasmapherese* und bei Tieren möglicherweise durch Entblutung gewonnen. Verschiedene Fraktionierungsverfahren haben Anreicherungen der Wirkbestandteile (IgG, IgM, IgA) zum Ziel.

P **Praktische Anwendung** von I. ist sehr vielfältig.

1. Diagnostisch: I. wird als ↗ Testserum bei allen immunol. Untersuchungsmethoden benutzt, wo bekannte Ak gegen unbekannte Ag geprüft werden (↗ Virusserologie, ↗ Blutgruppenserologie, ↗ Antifaktorenseren usw.).

2. Prophylaktisch-therapeutisch: Beides läßt sich beim klinischen Einsatz eines I. im Sinne einer passiven ↗ Immunisierung nicht immer scharf trennen (Heilserum — Serumprophylaxe — Serumtherapie). Historische Verdienste erwarb sich Behring mit dem Einsatz von ↗ Diphtherie-Immunserum. Später folgten ↗ Tetanus-, ↗ Botulismus-, ↗ Gasbrand- u. a. Immunseren. Gegenwärtig gibt es außerdem eine große Zahl I. bzw. ↗ *Human-Immunglobulinpräparate* unterschiedlicher Spezifitäten (gegen Viren: ↗ Röteln-, ↗ Mumps-, ↗ Vakzinia-; gegen Schlangengifte: ↗ Schlangengift-I., gegen Skorpiongift; gegen menschl. Lymphozyten: ↗ ALS, gegen Rhesus-positive (D)-Erythrozyten: ↗ Anti-D-Immunprophylaxe u. a.). (19 + 26)

L HERRLICH, A.: Handbuch der Schutzimpfungen. Springer-Verlag, Berlin—Heidelberg—New York 1965
KERDE, C.: Blutspendewesen und Blutgruppenserologie. Schriftenreihe der Ärztl. Fortb. XXXII. VEB Verlag Volk und Gesundheit, Berlin 1965
DDR-Ges.-Bl. II, Nr. 54, 1967

Immunserum zur immunologischen Bestimmung von Gerinnungsfaktoren ↗ Antifaktorenserum (Gerinnungsfaktoren)

Immunsuppression

S -depression

D Abschwächung der ↗ Immunantwort durch ↗ Immunsuppressiva oder ionisierende Strahlen.

G Wirkungsweise der Immunsuppressiva nicht einheitlich. Die mit den gegenwärtigen Methoden geübte I. ist unspezifisch. Das oder die Ag, gegen die eine Antwort in therapeutischer Absicht gehemmt werden soll, werden nicht speziell erfaßt, so wird bei I.-Th. auch eine Immunantwort gegen ubiquitäre Ag inhibiert. Folge: erhöhte Infektbereitschaft, steigendes Neoplasmarisiko.

P Labormethoden zur exakten Verlaufskontrolle der supprimierten Immunantwort, d. h. zur Erfassung des individuellen und aktuellen Immunstatus, existieren nicht. Dosierung erfolgt empirisch. Bestimmung der Leukozytenzahl unerläßlich. Quantifizierung der Serumimmunglobuline ist zur Steuerung einer I.-Th unzureichend. Über Einsatzmöglichkeiten von Testverfahren zellulär bedingter Immunreaktionen liegen widersprüchliche Ergebnisse vor.
Zur Prüfung einer immunsuppressiven Wirkung einer zu testenden Substanz stehen in vitro-Modelle, z. B. ↗ LTT, oder in vivo-Modelle (Verlängerung der Transplantatüberlebenszeit im Tierversuch, ↗ GvH als Testmodell) zur Verfügung. (2)

L RICKEN, D., und K. SCHUMACHER: Medikamentöse Immunsuppression. I. Arbeitstagung Bad Tölz, Okt. 1970. Georg-Thieme-Verlag, Stuttgart 1971
ZSCHIESCHE, W.: Chem. Immunsuppression. Deutsche Akad. Naturforsch. Leopoldina. Halle 1975

Immunsuppressiva

D (In erster Linie) chemische Substanzen, die in therapeutischer Konzentration die ↗ Immunantwort zu unterdrücken oder abzuschwächen imstande sind.

G Die Angriffsmöglichkeiten der I. bestehen in allen Phasen der immunol. Beantwortung eines Ag, von der Bildung immunkompetenter Zellen bis zur AAR.

Mitose (DNS ↗ Mitose ↘ RNS)

DNS ⟶ RNS ⟶ Protein ⟶ AAR
(Immunglobulin)

Entsprechend vielfältig sind chemische Konstitution und biol. Eigenschaften der I. In einer groben *Einteilung* können folgende Substanzgruppen nach ihren Wirkungen unterschieden werden: ↗ Antimetabolite, ↗ alkylierende Substanzen, ↗ Asparaginase, Penizillamin, Kortikosteroide, ↗ Antibiotika. Neben den als I. bekannten Pharmaka kennt man eine Reihe von th einsetzbaren Substanzen, die neben ihrer andersartigen Hauptwirkung einen immunsuppressiven Effekt entfalten (I. zweiter Ordnung).

Schädigende Effekte immunsuppressiv wirksamer Pharmaka

1. Hemmung der Zellproliferation und der Eiweißsynthese, dadurch Schädigung von
   - Hämatopoese
   - Immunantwort
   - Epidermis und Anhangsgebilden
   - Schleimhäuten des Enteron, der Blase
   - Wundheilung
   - Embryogenese
   - Wachstum
   - Spermato- und Oogenese
2. Toxische Nebenwirkungen
   - am ZNS
   - am Herzen
   - an der Niere
   - an der Leber
3. Mutagenität, Teratogenität
4. Kanzerogenität
5. Allergien
   - Anaphylaxie
   - Arzneimittelfieber
   - sonstige allergische Bilder

P Einsatz erfolgt in erster Linie bei Erkrankungen, die ursächlich oder teilweise durch eine Immunreaktion unterhalten werden (↗ Autoimmunerkrankung)! Die Wirkung nahezu aller I. ist *unspezifisch*, d. h. neben dem Immunsystem werden zahlreiche andere Bestandteile und Funktionen des Körpers betroffen (z. B. allgemeine Mitosehemmung, allgemeine Eiweißsynthesehemmung besonders stark proliferierender Gewebe usw.). Entsprechend groß ist daher die th unerwünschte Begleitsymptomatik (s. bei einzelnen Präparaten).

Th Möglichkeiten des Angriffs am AAK bzw. Veränderung von ↗ Ig, um sie unfähig zur AAR zu machen, ist beschränkt (Penizillamin). Th Beeinflussung von bestimmten Zellklonen ist bisher nicht möglich. (23)

L NEIDTHARDT, L. M.: Mschr. f. Kinderheilk. 120 (1972), 210
OSWALD, H.: Arzneimittelforschung 20 (1970), 4061
REIS, H. E.: Z. f. Krebsforschg. 78 (1972), 47
RICKEN, L. D., und K. SCHUMACHER: Medikamentöse Immunsuppression. I. Arbeitstagung Bad Tölz, Okt. 1970. Georg Thieme, Stuttgart 1971
SCHMÄHL, D.: Internist 12 (1971), 115

Immunsuppressiva-Systematik

Aus der Vielzahl der zytostatisch bzw. zytotoxisch wirksamen Substanzen, die potentiell immunsuppressiv wirken können, haben sich folgende *Pharmaka in der Th von Immunerkrankungen* besonders bewährt.

1. Antimetabolite
   Azathioprin
   Amethopterin
   6-Merkaptopurin
2. Alkylantien
   Zyklophosphamid
   Chlorambucil
   Mephalan
3. Antibiotika
   Aktinomyzin
4. Kortikosteroide
5. Depolymerisierende Substanzen
   Penizillamin
   Merkaptopyridoxin
6. Hemmer komplementabhängiger Immunreaktionen
   Heparin
   ε-Aminokapronsäure
   Antilymphozytenserum; ferner Serumproteine mit immunsuppressiver Wirkung: Immunregulatorisches α-Globulin, ↗ pregnancy associated α-Glycoprotein. (23)

L RICKEN, D., und K. SCHUMACHER: Medikamentöse Immunsuppression. I. Arbeitstagung Bad Tölz, Okt. 1970. Georg-Thieme-Verlag, Stuttgart 1971
ZSCHIESCHE, W.: Chem. Immunsuppression. Deutsche Akad. Naturforsch. Leopoldina Halle, 1975

immunsuppressive Therapie, alternierende ↗ alternierende i. Th

Immunsystem (↗ Onto-, ↗ Phylogenese)

D Biologische Funktionseinheit (der Vertebraten) mit spezifischen Reaktionsabläufen auf humoraler und zellulärer Ebene, die eine Wahrung der Individualstruktur (Integrität und Individualität) gewährleistet.

G Das I. der Invertebraten kann auf Grund der wesentlich einfacheren Differenzierung von dem der Vertebraten abgegrenzt werden. Das I. unterliegt einer phylogenetischen und einer ontogenetischen Entwicklung.

Vorstufen eines I. bei Invertebraten, dargestellt am Beispiel der Insekten (GÖTZ, 1973):

1. *Phagozytose:*

Die zur Phagozytose befähigten Zellen zirkulieren frei in der Hämolymphe oder bilden durch Absiedelung sog. Phagozytoseorgane; das Zellplasma enthält viele Lysosomen; die Zellen zeigen eine hohe Beweglichkeit und Flexibilität. Auslösungsmoment der Phagozytose unbekannt, wahrscheinlich durch direkten Kontakt. ↗ Opsonine nicht nachgewiesen.

2. *Zelluläre und humorale Einkapselung* größerer Fremdkörper oder vielzelliger Parasiten:

Die Einkapselung verursacht wahrscheinlich durch Unterbrechung der Sauerstoff- und Nahrungszufuhr den Tod des Parasiten. Die als Voraussetzung zur Einkapselung (und Phagozytose) notwendige „Erkennung" der fremden Strukturen differiert jedoch erheblich von der Unterscheidungsfähigkeit der Wirbeltiere zwischen ↗ self und ↗ not self, ↗ Immunglobuline oder Immunzellen werden nicht bereitgestellt. Bei der humoralen Einkapselung wird innerhalb von min. eine schnell erhärtende Substanz aus der Hämolymphe auf die Parasiten- bzw. Fremdkörperoberfläche abgeschieden.

3. *Humorale Reaktionen:*

Als antibakt. Prinzip in der Hämolymphe der Insekten konnte das Lysozym erkannt werden. Es zerstört die Bakt.-Wand durch Abbau der Muraminsäure.

Merkmale des I. der Wirbeltiere

Das I. der Wirbeltiere, vor allem der Säuger, wird durch folgende Merkmale charakterisiert (s. Tabelle):

a) Unterscheidung zwischen „körpereigen" und „körperfremd" (↗ „self" recognition),
b) spezifische Reaktion auf Ag-Stimulus,
c) Proliferation immunol. kompetenter Zellen zu Effektorzellen der zellulären und humoralen Immunität,
d) spezifische Reaktion mit den Ag,
e) Ausbildung eines immunol. Gedächtnisses.

Das für die immunol. ↗ Überwachung des Organismus verantwortliche *lymphoide System* entwickelt sich aus pluripotenten ↗ Stammzellen, die aus dem Dottersack des Embryos, der fetalen Leber und später dem Knochenmark stammen. Ihre Differenzierung in zwei unterschiedliche Lymphozytenpopulationen vollzieht sich unter Einschaltung der ↗ primären lymphoiden Organe (↗ Thymus, ↗ Bursa FABRICII bzw. ↗ Bursa-Äquivalent).

Die nach Differenzierungs- und Reifungsschritten den Thymus verlassenden Zellen (↗ *T-Lymphozyten*) bilden einen Teil des pools langlebiger Lymphozyten mit folgender Rezirkulation: Blut, ↗ thymusabhängige Gebiete der ↗ sekundären lym-

Verweiszusammenhänge (↗) zu wesentlichen Strukturen des Immunsystems

Funktion	verantwortliche Zellen und Zellprodukte	sowie Wirkungsweisen
Erkennung eines ↗ Antigens	↗ Mikrophagen ↗ Makrophagen ↗ T-Lymphozyten ↗ B-Lymphozyten ↗ Rezeptoren	↗ Phagozytose ↗ Immun-RNS ↗ Super-Antigen ↗ Lymphozytentransformation
Spezifische Antwort	↗ Plasmazellen ↗ Immunglobuline ↗ killer cells ↗ helper cells ↗ suppressor cells ↗ Lymphokine	↗ Immuntoleranz ↗ Enhancement ↗ zelluläre Immunität ↗ humorale Immunität
Wiedererkennung des Antigens	↗ memory cells	↗ booster-Effekt ↗ second set-reaction

phoiden Organe, Lymph- und Hauptlymphgänge, Blut. Ihre wesentlichen Aufgaben sind: Ausführung zellvermittelter Immunreaktionen (↗ killer cells), Ausbildung eines immunol. Gedächtnisses (↗ memory cells), Kooperation mit ↗ B-Lymphozyten bei der Ak-Bildung gegen bestimmte (thymusabhängige) Ag (↗ helper cells), Regulierung der Immunantwort anderer Zellen (↗ suppressor cells), Bildung und Freisetzung von Mediatoren der zellulären Immunität (↗ Lymphokine).
Die aus der ↗ Bursa Fabricii der Vögel bzw. dem ↗ Bursa-Äquivalent der Säuger auswandernden Zellen (↗ *B-Lymphozyten*) besiedeln die thymusunabhängigen Gebiete der ↗ sekundären lymphoiden Organe. Bei Ag-Einfluß unterliegen sie in den Keimzentren einer Transformation, die letztlich zur Ausbildung von ↗ Plasmazellen führt. Ihre Hauptaufgabe ist die Synthese und Sezernierung von ↗ Ig.
Neben den T- und B-Lymphozyten spielen die ↗ *Makrophagen* bei der Auslösung einer Immunreaktion (↗ Immun-RNS, ↗ Super-Ag) eine wesentliche Rolle (s. Tabelle).

Morphologische Strukturen des Immunsystems

Organebene:	↗ Thymus, ↗ Knochenmark, ↗ Milz, ↗ Lymphknoten, ↗ Tonsillen, Peyer-Plaques
Zellebene:	↗ Makrophagen, ↗ Lymphozyten, ↗ Plasmazellen
Molekularebene:	↗ Immunglobuline, ↗ Lymphokine, ↗ Thymosin u. a.

P Das I. der Wirbeltiere ist Grundlage und Voraussetzung für die Entwicklung der zellulären und humoralen ↗ Immunität.
Ausnutzung dieses physiologischen Prinzips: aktive ↗ Immunisierung.
Unterstützung bzw. Rekrutierung der körpereigenen Abwehr: ↗ Transfer-Faktor-Th, immunol. ↗ Krebstherapie.
Unterdrückung bzw. Modifizierung der physiologischen Abwehr: ↗ Immunsuppression, ↗ Toleranzinduktion, ↗ enhancement.

Störungen im I.:

1. Defekte auf verschiedenen Stufen seiner Entwicklung (↗ Immundefekt).
2. Übersteigerte Reaktionsbereitschaft (↗ Allergie, ↗ Autoimmunkrankheiten).
3. Tumorentstehung durch Störung der immunol. Überwachung des Organismus (↗ Tumorimmunol.) (7 + 19)

L Götz, P.: Naturw. Rdsch. **26** (1973), 367
Hammer, D.: Klin. Wschr. **47** (1969), 1026
Miller, J. F. A. P.: Vox Sang. **20** (1971), 481

Immunthrombozytopenie

S Thrombozytopenische Purpura
Ak-bedingte Thrombozytopenie
Morbus Werlhof
Morbus maculosus Werlhofi
Morbus maculosis haemorrhagicus
Idiopathische thrombozytopenische Purpura
Thrombozytoklastische Thrombopenie
engl. ITP (idiopathic thrombocytopenic purpura)

D Thrombozytopenieformen unterschiedlicher Ätiologie und Pathogenese mit folgenden Merkmalen:
1. Thrombozytopenie ohne nennenswerte Anämie und Leukozytopenie,
2. Vermehrung von unreifzelligen Megakaryozyten im Knochenmark,

3. fehlender oder nur geringfügiger Milztumor,
4. verkürzte Thrombozytenlebensdauer mit ^{51}Cr-markierten Thrombozyten,
5. Immungenese.

G Als Thrombozytopenie wird die Verminderung der Blutplättchen unter 100000/µl bezeichnet. Klinisch und th wird die akute Form der I. streng von der chron. Form (6 Monate) unterschieden.

Die Einteilung erfolgt in autoaggressive, allergische und durch Iso-Ak ausgelöste Thrombozytopenie bzw. in Auto-Ak-, Iso-Ak-, infekt-allergische und medikamentenallergische Thrombozytopenie.

Auto-Ak-Thrombozytopenie mit Sensibilisierungen gegen die eigenen Thrombozyten verläuft meist als chron. idiopathische Thrombozytopenie oder tritt durch diaplanzentare oder transfusionsbedingte Übertragung von Auto-Ak auf. Gemeinsames Vorkommen mit Autoimmunkrankheiten, z. B. immunhämolytische Anämie (↗ Evans-Syndrom) oder Lupus erythematodes, möglich. Lebensdauer übertragener intakter Spenderthrombozyten nimmt im auto-Ak-haltigen Empfängerplasma ab, Übertragung eines auto-Ak-haltigen Serums führt andererseits durch den Einfluß von Thrombozytenagglutininen (↗ Thrombozytenagglutination) und -lysinen unmittelbar nach der Übertragung zur Thrombozytopenie im Empfängerorganismus. Nachweis der Auto-Ak erfolgt mit dem direkten und indirekten Antihumanglobulinkonsumptionstest nach Steffen, mit dem direkten und indirekten Fluoreszenz-Antiglobulintest, mit dem Thrombozyten-Coombs-Test sowie mit biologischen Testverfahren (Thrombozytopenietest an Kaninchen oder Meerschweinchen nach Miescher).

Iso-Ak-Thrombozytopenie: Spezielle Form der I. oder Thrombozyteninkompatibilität durch Isoagglutinine, die darauf beruht, daß Thrombozyten gleiche Ag-Eigenschaften wie Erythrozyten und daneben noch plättchenspezifische Ag besitzen. Isoagglutininbildung nimmt mit der Zahl der Transfusionen trotz Beachtung der Blutgruppenserologie zu, verkürzt die Lebenszeit der übertragenen Thrombozyten und kann zu ↗ Transfusionszwischenfällen führen.

Thrombozytäre Iso-Ak können (wie Auto-Ak) diaplazentar (von der Mutter auf den Feten) übergehen und eine I. des Neugeborenen auslösen. Nachweis erfolgt mit der ↗ Thrombozytenagglutination (Evans).

Allergische Thrombozytopenien treten bei oder nach Infekten (infekt-allergische Thrombozytopenie) sowie während und nach Medikamentengaben (medikamentenallergische Thrombozytopenie) auf. Exanthematische Erkrankungen wie Varizellen, Röteln, Masern und infektiöse Mononukleose sowie andere bakt. und virale Infektionen gehen der Thrombozytopenie 1–2 Wochen voraus, während Medikamentengaben wie Histamin, Sedormid, Chinin, Arsen- und Goldpräparate, Benzolabkömmlinge, Sulfonamide und Antibiotika bereits innerhalb weniger Stunden zur allergischen Thrombozytopenie führen können. Den Medikamenten kommt dabei wahrscheinlich die Rolle eines ↗ Haptens zu. Bei den allergisch-toxischen Thrombozytopenien handelt es sich um Reaktionen zwischen körpereigenen Ak und körperfremden Ag. Es ergeben sich zwei Möglichkeiten der Reaktion:
1. Ag wird an die Thrombozytenoberfläche adsorbiert und tritt in Reaktion mit den Ak,
2. AAR läuft außerhalb der Thrombozyten ab, der AAK bringt die Thrombozyten zur Agglutination (Abbildung).

Dabei werden 3 Reaktionstypen unterschieden: die Sofortreaktion, der Intermediärtyp und die kaum in Betracht kommende Spätreaktion (↗ Allergie).

P I. treten häufiger auf, als sie diagnostiziert

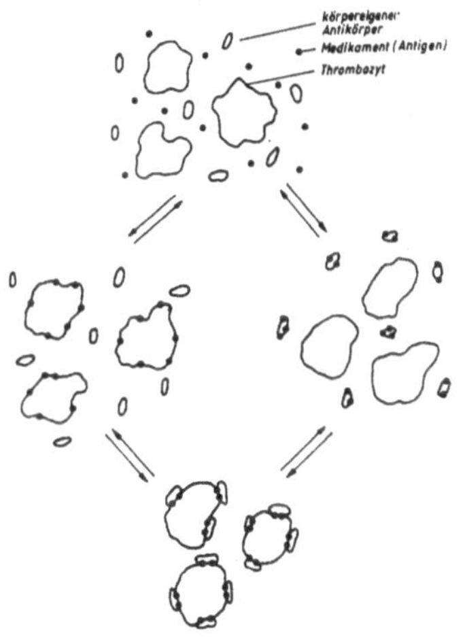

Schematische Darstellung der medikamentösen Pathogenese der allergischen Thrombozytopenie

werden. Klin. Erscheinungen mit petechialen und flächenhaften Blutungen sind nicht nur von der Zahl der Thrombozyten, sondern auch von der Plättchenfunktion abhängig, die gerade bei Ak-bedingten Thrombozytopenien im Sinne einer Thrombopathie verändert ist. Rezidivierende Krankheitsverläufe kommen bei allen I.-Formen vor. Einteilung in akute und chron. I. besagt nichts über Ätiologie und Pathogenese, so daß der Nachweis von Thrombozyten-Ak nach Möglichkeit zu führen ist. Ak-Nach-

weis bei I. gelingt nur in 40–60% der erkrankten Patienten. Meist geben erst Verlaufsbeobachtungen und durchgeführte Expositionsversuche Aufschluß über die Natur der I. Allergische Thrombozytopenien heilen durch Allergenkarenz aus. Mütterliche Ak verschwinden wenige Tage und Wochen nach der Geburt, transfusionsbedingte I. klingen nach Elimination der Iso-Ak bzw. der transfundierten Thrombozyten ab.
Th kommen in der akuten Phase der auto-Ak-bedingten und allergischen I. Glukokortikoide zur Anwendung, bei chron. Verlaufsform und Resistenz gegenüber Glukokortikoiden Milzexstirpation und evtl. Anwendung von ↗ Immunsuppressiva. Nur bei bedrohlichen Blutungszuständen Transfusion von Frischblut, thrombozytenreichem Plasma und Plasmafraktion I nach COHN. (17)

L BALDINI, M. G.: Med. Clin. North Amer. 56 (1972), 47
GRIMM, J.: Physiologie und Pathologie der Milz. In: PERLICK, E., W. PLENERT und O. PROKOP (Edd.): Fortschritte der Hämatologie, Bd. 2. Barth, Leipzig 1972
KARPATKIN, S.: Amer. J. med. Sci. 261 (1971), 127
MUELLER-ECKHARDT, CHR.: Med. Welt 18 (1967), 205
MUELLER-ECKHARDT, CHR., et al.: Klin. Wochenschr. 46 (1968), 986
PLENERT, W., und G. ROGNER: Thrombocytopenie und Thrombocytopathie. In: Handb. d. Kinderheilk., Bd. 6, Springer, Berlin–Heidelberg–New York 1967

Immuntoleranz

Abk. IT
S Immunparalyse
immunologische Antwortlosigkeit
D Duldung körperfremden Antigenmaterials durch das eigene Immunsystem. Ein geduldetes Ag wird als Tolerogen bezeichnet. IT ist integraler Bestandteil der ↗ Immunität.

H Der Begriff IT wurde von BURNET und FENNER (1949) eingeführt, clonal selection theorie, er gründet sich auf die 1936 von TRAUB erkannte symptomlose Erkrankung an lymphozytärer Chorionmeningitis bei Mäusen nach kongenitaler Virusinfektion und der von OWEN 1945 erstmalig beschriebenen Duldung fremden Antigenmaterials durch dizygote Zwillinge bei Blutgruppen ↗ Chimärismus des Rindes.

G Ein zur ↗ Immunität befähigter Organismus beantwortet in der Regel jeden antigenen Stimulus durch Aktivierung seines Immunapparates mit dem Ziel der Ausbildung zellvermittelter und humoraler Immunität.
Wird ein Ag *vor* Ausreifung des Immunapparates (kongenital oder neonatal) appliziert oder dem *adulten* Organismus in sehr niedrigen bzw. sehr hohen Dosen verabreicht, so führt die Applikation nicht zur Ausbildung einer Immunität, sondern zur *Duldung des Ag im Organismus* = IT. In welcher Entwicklungsphase der Ablauf der Immunantwort, ↗ Immunität als Toleranzinduktion, unterbrochen wird, ist unbekannt.

Nachweis einer erreichten IT.

a) Da als einer der ersten Schritte im Ablauf der Immunantwort die DNS-Synthese der kleinen ↗ Lymphozyten mit Hilfe des ^{3}H-Umsatzes gemessen werden kann, wird Verminderung oder Ausbleiben des Umsatzes nach entsprechender Ag-Dosis als Toleranzindikator gewertet.
b) Mit einer erneuten sogenannten *challenge*-Injektion appliziertes Tolerogen wird im toleranten Organismus nicht eliminiert.
c) Ak gegen das Tolerogen sind nicht nachweisbar.
d) Tolerogenkutantest verläuft negativ.

Theorien der IT-Induktion

1. *Elimination eines Zellklones*: durch Tolerogen vermittelte Tötung der Zellen dieses Klones. Eindeutiger Beweis der Richtigkeit dieser Theorie fehlt. Die Existenz einer partiellen Toleranz mit herabgesetzten Ak-Titern infolge Verminderung oder partieller Schädigung der Ak-sezernierenden Zellen eines Klones wird von den Vertretern dieser Theorie für deren Richtigkeit angeführt. Partielle Toleranz kann jedoch durch „partiell tolerante Zellen" verursacht sein.
2. IT stellt eine *durch Ak vermittelte Immunreaktionshemmung* dar. Passiv zugeführte Ak können eine bestehende Immunität ebenfalls hemmen (s. u.). Wirkungsweise wird durch Konkurrenz zwischen immunkompetenten Zellen und freien Ak (aktiv oder passiv erworbenen) um ein Ag erklärt (kompetitive Hemmung). UHR und MÖLLER 1968. Ausbildung kleiner Ak-Mengen nach subimmunogener Dosierung (low dose tolerance) binden das Tolerogen. Bestimmte Ag, z. B. ↗ Flagellin, wirken erst als Immunkomplex tolerogen.
3. *Zentrale Unterbrechung* im Ablauf der Immunitätsausbildung durch das zugeführte Tolerogen, Wirkung auf die Zellen des lymphoiden Gewebes. Es wird ein löslicher „Faktor" im Serum der toleranten Tiere vermutet, ein spezifischer Ak gegen das Tolerogen.

Wirkungsweise einer IT.

Wirkungsweise einer IT-Induktion in allen Fällen *ungeklärt*. Da lösliche niedermolekulare Ag leichter Toleranz induzieren als hochmolekulare oder zelluläre Ag, diese aber leichter phagozytiert werden, wird angenommen, daß lösliche bzw. niedermolekulare Ag direkt mit Lymphozyten reagieren und IT induzieren. Die *Wirkungsdauer* einer induzierten IT ist unterschiedlich und offenbar abhängig von der Tolerogenität des Ag, seiner Persistenz und der verwendeten Dosis. Nach SMITH (1961) finden sich bei einer einmaligen parenteralen Applikation von Rinderserumalbumin bei neugeborenen Kaninchen folgende Korrelationen:

Dosis in mg	Toleranzdauer in d
0,1	47– 65
1,0	70– 90
10,0	90–135
100,0	135–189

IT ist in der Neonatalphase offenbar leichter zu induzieren als bei adulten Tieren. Werden zur IT-Induktion lösliche Tolerogene verwendet, so ist die eintretende IT temporär (Erholung des Wirtes zur normalen immunologischen Reaktionslage). Thymektomie verzögert die immunologische Erholung. Proliferierende Ag (Zellen) lassen Toleranz u. U. länger andauern als bei Gabe löslicher Ag.

Aufhebung der Toleranz (Durchbrechung)

Durch Immunisierung mit kreuzreagierenden Ag kann IT durchbrochen werden, CINADER und DUBERT 1955.
Ductus thoracicus-Lymphozyten der Ratte, die gegen Hammelerythrozyten tolerant sind, verlieren ihre Toleranzeigenschaft nach in vitro Inkubation bei niederen Temperaturen (McCULLACH und GOWANZ 1967).

An IT-Induktion beteiligte Immunzellen:

1. *Makrophagen:* Ohne Beteiligung! Makrophagen toleranter Tiere lösen sowohl in vivo wie in vitro Immunreaktion aus.
2. *T-Zellen:* Hauptträger der IT.
3. *B-Lymphozyten:* B-Lymphozyten-Toleranz ist bekannt, IT-Induktion der B-Lymphozyten verläuft langsamer als die von T-Lymphozyten und erfordert höhere Tolerogendosen, Toleranzdauer ist kürzer als die der T-Lymphozyten (Lebensdauer der Zellen?). Low dose tolerance (s. u.) ist möglicherweise an B-Lymphozyten gebunden.

P **High zone tolerance:** IT, durch hohe Ag-Dosen bedingt, kann auch eintreten, nachdem Immunzellen bereits Ak zu produzieren begannen (vgl. Überladungsparalyse MEDAVAR 1961).
Low zone tolerance: IT durch geringste, über lange Zeit einwirkende Ag-Dosen hervorgerufen. Innerhalb der Schwellenwerte, die low zone bzw. high zone tolerance auslösen, wird durch Ag-Applikation keine Toleranz, sondern Immunität erzeugt.
Schwellen für jedes Tolerogen müssen empirisch ermittelt werden. Eine induzierte IT kann lebensgefährlich werden, wenn das vom Organismus tolerierte Ag Bestandteil pathogener Krankheitserreger ist.
Toleranz gegen Determinanten, die Überempfindlichkeit vom Spättyp auslösen, chemische Determinanten, wird als ↗ SULZBERGER-CHASE-*Phänomen* bezeichnet (SULZBERGER 1929, CHASE 1946, 1959).

IT durch Antikörper:

Neben der durch hohe oder niedrige Tolerogendosen auslösbaren *spezifischen IT* und einer durch suppressive Medikamente oder Strahleneinwirkung induzierbaren *unspezifischen IT*, die besser als ↗ Immunsuppression bezeichnet wird, auch Immundepression genannt, kann eine ebenfalls spezifische IT durch passiv übertragene allogene Ak herbeigeführt werden, erste Beobachtung durch SMITH 1909. Gegenwärtige Anwendung dieses Prinzips in der Erythroblastose-Prophylaxe, Übersicht bei EMMERICH und FINGER 1971. Wirkungsweise unbekannt.

In diesem Zusammenhang läßt sich die statistisch signifikant seltenere Komplikation von Rh-Unverträglichkeit zwischen rh-Mutter und Rh-Kind (Morbus haemolyticus neonatorum) bei Rh-Großmutter mütterlicherseits als Folge einer Immuntoleranz der Kindesmutter erklären, deren Immunsystem während der eigenen Embryonalzeit durch Rh-Material der eigenen Mutter zur IT angeregt wurde (BRAMBELL 1950; HERLYN u. a., 1965).

Adoptive IT:

In zwei Schritten erreichbare spezifische IT bei Versuchstieren:

I. Schritt: Erzeugung einer maximalen unspezifischen Immunsuppression durch nahezu letale Röntgenbestrahlung eines Versuchstieres.
II. Schritt: Transplantation lebender Milzzellen eines spezifischen immuntoleranten Versuchstieres in das bestrahlte Tier.
Die spezifische IT des Spendertieres wird durch den zweiten Schritt des Experimentes auf das bestrahlte Tier übertragen, von ihm adoptiert, es „adaptiert" sich an die außerhalb seines Organismus erzeugte Toleranz. So sprechen einige Autoren auch von adaptierter IT. Die Versuchsanordnung geht auf DIETRICH und WEIGLE (1964) zurück.

Sonderformen:

Split tolerance ↗ Immundeviation
Transplantationstoleranz ↗ Cross-Toleranz (2)

L BURNET, F., und F. FENNER: The production of antibodies. McMillan, New York 1949
CHASE, M.: Proc. Soc. exp. Biol. **61** (1946), 257, in: LAWRENCE, H. (Edt.): Cellular and humoral aspects of the hypersensivitive states. Hoeber-Haper, New York 1959 / in: SHAFFER, J. G. GRIPPO and M. CHASE: Mech. Hypersensitivity. Little Brown, Boston 1959
CINADER, B., and J. M. DUBERT: Brit. J. exp. Path. **36** (1955), 515
DIETRICH, F., und W. WEIGLE: J. Immunol. **92** (1964), 197
EMMERLING, P., und H. FINGER: Z. Immunforsch. **142** (1971), 183

FELTON, I., und B. OTTINGER: J. Bact. 43 (1942), 94
HERLYN, U., E. GALLASCH und H.-F. GELLER: Geburtsh. Frauenhlk. 25 (1965), 248
MCCULLACH, P. J., und J. L. COWANS: In: YOFFEY, J. M. (Ed.): The Lymphocyte in Immunology an Haematopoiesis. Edward Arnold, London 1967
MEDAWAR, P.: Folia biol. (Prag) 7 (1961), 1
OWEN, R. D.: Science 102 (1945), 400
SULZBERGER, M. B.: Klin. Wchschr. 8 (1929), 253
SIMONSEN, M., und R. J. C. HARRIS: Acta Pathol. microbiol. Scand. 39 (1956), 21
SMITH, R. T.: Adv. Immunol. 1 (1961), 67
SMITH, T.: J. Exper. Med. 11 (1909), 241
UHR, J. W., und G. MÖLLER: Adv. Immunol. 8 (1968), 81

immunvaskuläre Purpura ↗ Purpura SCHÖNLEIN-HENOCH

Impfallergie

D ↗ Allergie, deren auslösendes Allergen ein ↗ Impfstoff oder seine Begleitstoffe sind (↗ Reaktogenität). (19)

Impfenzephalitis

↗ Enzephalomyelitis
↗ Vakzinevirus-Impfstoff

Impfkalender

S „individuelles" Impfprogramm

D Festgelegte Reihenfolge verschiedener ↗ Impfungen während der Kindheit und des Jugendalters eines Menschen zwecks Erzielung einer ↗ Immunität gegenüber Infektionserregern oder deren Bestandteile.

G Konsequente und systematische Impfung gegen die epidemiologisch bedeutsamsten Infektionserreger bereits in den ersten beiden Lebensjahren (mindestens bei 70% der Kinder) ist die Grundlage für eine solide Immunität in der Gesamtbevölkerung (↗ Eradikation). Entsprechend der epidemiologischen Situation und dem wissenschaftlichen Fortschritt unterliegt der I. ständig gewissen örtlichen und zeitlichen Veränderungen. (19)

P Der I. der DDR (1974) ist in folgender Tabelle wiedergegeben:

L Calendrier des Vaccinations. Paris 1960
DITTMANN, S., und H. MÜLLER: Vademekum für Impfärzte, 4. Aufl., 1972
WHO Techn. Rep. Ser. No. 198. Rabat 1959
Gbl. I, Nr. 39, S. 371 (1974)

Impfkomplikation

D Kausal mit einer ↗ Impfung im Zusammenhang stehende (lokale und allgemeine) Reaktion des Impflings (oder bei Anwendung von Lebendimpfstoffen von Kontaktpersonen), die eine normale und örtlich starke ↗ Impfreaktion überschreitet.

G Eine I. wird als pathologisch gesteigerte Impfreaktion von der ↗ Reaktogenität des ↗ Impfstoffs und von der Reaktionsbereitschaft des Impflings bedingt.

P Da die Abgrenzung zwischen normaler Impfreaktion und I. nur unter Berücksichtigung des jeweiligen ↗ Impfstoffs erfolgen kann, lassen sich allgemein gültige Richtlinien nicht formulieren. Bes. zu beachten sind die *Impfstoffe mit neurovirulenten Eigenschaften*, d. h. mit möglichen krankhaften Auswirkungen auf das ZNS (↗ Tollwutimpfstoff, ↗ Vakzinevirusimpfstoff; seltener ↗ Pertussisimpfstoff, ↗ Poliomyelitisimpfstoff, ↗ Masernimpfstoff). Sie können (sehr selten) reversibel oder irreversibel *Immunreaktionskrankheiten im Sinne einer ↗ Enzephalomyelitis* mit gehäuftem Erbrechen, Krämpfen, Lähmung, Wesensänderung, Bewußtseinsstörung u. a. Symptomen auslösen. Jeder *geringste Verdacht auf I. verlangt sofortige (fach)ärztliche Diagnostik, Th und Meldung.* Die meisten I. führen zu einer Restitutio ad integrum, nur wenige verlaufen als ↗ Impfschaden. (19)

L WILSON, G. S.: The Hazards of Immunization. University of London. The Athlone Press 1967

Impfkalender der DDR

Lebensalter	Impfung
In der 1. Lebenswoche	BCG-Impfung
ab vollendetem 2. Lebensmonat	Schluckimpfung gegen Poliomyelitis
im 1. Lebensjahr monatlich	Typ 1, 3, 2
im 3. Lebensmonat	1. Impfung DPT
im 4. Lebensmonat	2. Impfung DPT
im 5. Lebensmonat	3. Impfung DPT
im 9. Lebensmonat	Masernimpfung
im 2. Lebensjahr	Schluckimpfung gegen Poliomyelitis, trivalent
im 2. Lebensjahr	Erstimpfung gegen Pocken
im 3. Lebensjahr	4. Impfung DPT
im 5. Lebensjahr	5. Impfung DPT
im 8. Lebensjahr	Schluckimpfung gegen Poliomyelitis, trivalent
im 11. Lebensjahr	Impfung DT
im 12. Lebensjahr	1. Wiederimpfung Pocken
im 16. Lebensjahr	Impfung Tetanus
im 16. Lebensjahr	Prüfung der Tuberkulose-Allergie, evtl. BCG-Impfung

Impfkrankheit

D Krankheit, die durch ↗ Impfung hervorgerufen wird.
G I. wird durch die ↗ Reaktogenität und nicht durch die ↗ Immunogenität des ↗ Impfstoffs bedingt.
P Wenige Impfungen rufen eine solche ↗ Impfreaktion hervor, die einer Krankheit gleichkommt (z. B. Pockenimpfung). Die meisten Impfstoffe weisen eine geringere Reaktogenität auf, so daß Krankheitssymptome in diesen Fällen als ↗ Impfkomplikation bzw. ↗ Impfschaden zu werten sind. (19)

Impfreaktion

D Kausal mit einer ↗ Impfung im Zusammenhang stehende (lokale und allgemeine) Reaktion des Impflings (oder bei Anwendung von Lebendimpfstoffen von Kontaktpersonen).
G I. hängt von der ↗ *Reaktogenität* des Impfstoffs ab und korreliert nicht mit seiner ↗ Immunogenität. Demnach gestattet die I. keine Rückschlüsse auf den Impfschutz.
P Bei jeder Impfung lassen sich *normale* (durchschnittliche, dem Regelfall entsprechende), seltene *atypische* (überdurchschnittlich starke örtliche) und sehr seltene *pathologische* (↗ Impfkomplikation) Reaktionen unterscheiden. Neben der Art und der Zusammensetzung des ↗ Impfstoffs sind Applikationsform (oral, parenteral u. a.), Lebensalter und Abwehrkräfte des Impflings wesentliche Faktoren. (19)

Impfschaden

D Starke ↗ Impfreaktion oder ↗ Impfkomplikation, die zu einer längeren oder dauernden Einschränkung des Gesundheitszustandes (bzw. der Entwicklung) des Impflings (oder bei Anwendung von Lebendimpfstoffen von Kontaktpersonen) führen.
G I. führt im Unterschied zur Impfkomplikation zu einer stärkeren und *länger dauernden,* in seltenen Fällen sogar lebenslangen Beeinträchtigung des Impflings. Auch tödliche Ausgänge kommen vor. Die Entstehung eines I. entspricht der einer Impfkomplikation.
P In der Praxis bereitet die *Entscheidung über den kausalen Zusammenhang zwischen Impfung und Schaden nicht selten Schwierigkeiten.* Sie wird besonders erschwert durch ↗ Kombinationsimpfstoffe (Frage: Welcher Impfstoff hat den Schaden hervorgerufen?) und durch sog. Begleitkrankheiten (Frage: Verschlimmerung oder Provokation einer latenten Erkrankung durch die Impfung?). Ein zeitlicher Zusammenhang zwischen Impfung und Schaden allein rechtfertigt keine Anerkennung als I. (19)

L WILSON, G. S.: The Hazards of Immunization. University of London. The Athlone Press 1967

Impfschutz ↗ Immunität

Impfstoff

S Vakzine
D ↗ immunogen wirkende Substanz eines Krankheitserregers, die durch ein- bzw. mehrmalige Zufuhr bei einem vielzelligen Organismus (Tier, Mensch) einen spezifischen Schutz (↗ Immunität) erzeugt.
G An einen guten I. werden folgende **Forderungen** gestellt (↗ Impfstoffprüfung): *Wirksamkeit* (d. h. ausreichende ↗ Immunogenität), *Unschädlichkeit* (d. h. geringe ↗ Reaktogenität), *Haltbarkeit,* leichte *Anwendbarkeit.* Der **Einsatz** von I. richtet sich nach den epidemiologischen Notwendigkeiten zur Verhütung bestimmter Infektionskrankheiten.
P Man kann zwischen vermehrungsfähigen (Lebend-) und inaktivierten (Tot-) Impfstoffen unterscheiden. **„Lebend"-I.** besteht in der Regel aus abgeschwächten Krankheitserregern ↗ attenuierte Viren wie ↗ Vakzine-, ↗ Poliomyelitis-, ↗ Masern-, ↗ Mumps-, Röteln- usw., abgeschwächte Bakt. wie ↗ BCG.
Der **„Tot"-I.** besteht entweder aus *abgetöteten Keimen* (↗ Vakzinia-Formalin-Impfstoff, ↗ Pertussis-I.) oder aus *inaktivierten Toxinen* (↗ Tetanustoxoid, ↗ Diphtherietoxoid). Ihre **gesetzlich geregelte medizinische Anwendung** erfolgt nach altersbezogenen (↗ Impfkalender), beruflichen (Krankenpflegepersonal) oder geographisch-epidemiologischen (Auslandsreisen) Gesichtspunkten. (19)

Impfstoffprüfung

D Eignungskontrolle eines ↗ Impfstoffs.
G Für die wichtigsten Impfstoffe sind internationale Prüfbedingungen erarbeitet und als sog. *Mindestanforderungen* (= minimal requirements) in den WHO Technical Reports veröffentlicht. Durchführung von I. in nationalen Prüfinstitutionen.
Bei ↗ *Bakterienimpfstoffen* (↗ BCG, ↗ Pertussis, ↗ Tetanus, ↗ Diphtherie u. a.) beziehen sich die Kontrollvorschriften auf Bakt.reinheit, Filtrationsergebnisse, Toxizität bzw. Virulenz, Sterilität, Impfantigenreinheit, Immunogenität, Untersuchung von Zusatzstoffen wie Formaldehyd, Aluminiumhydroxid usw. Als Testmethoden werden In-vitro- und In-vivo-Verfahren eingesetzt.

Bei ↗ *Virusimpfstoffen* beziehen sich die Kontrollvorschriften auf Virus lot system (lot = Saat), ↗ Kontamination von Nährmedien, Virusernte, Virussammlung sowie endgültigen Impfstoff, Ausschluß von teratogenen oder kanzerogenen Nebenwirkungen des Impfstoffs usw.

P Impfstoff soll beim Impfling einen *nachhaltigen Impfschutz* (↗ Immunität, ↗ Serokonversion, ↗ Schutzversuch) möglichst *ohne Nebenwirkungen* (↗ Impfreaktion, ↗ Impfkomplikation) erzielen. Der eigentliche Beweis für den Erfolg (↗ Immunogenität) eines Impfstoffs ist der ↗ Feldversuch. (19)

L s. unter den einzelnen Impfstoffen

Impfung

S Impfen
Schutzimpfung
Vakzination
künstliche aktive Immunisierung
künstliche(s) Feiung (Feien)

D Aktive ↗ Immunisierung eines Lebewesens (Mensch, Tier) durch ein- bzw. mehrmalige Zufuhr einer immunogen wirkenden Substanz (↗ Impfstoff oder anderes Ag) mit dem Ziel der Induktion einer ↗ Immunität (Impfschutz oder Immunserum).

G Der *Impfschutz bei Mensch und Tier* muß ohne schädigende Nebenwirkungen (↗ Impfreaktion, ↗ Impfkomplikation) erreicht werden. Das heißt, ein Impfstoff soll bei hoher ↗ Immunogenität eine möglichst geringe ↗ Reaktogenität besitzen. Diese Eigenschaften müssen für jeden Impfstoff gesondert erarbeitet und erprobt werden und sind für einige Impfstoffe noch nicht optimal.
Für die *künstliche Immunisierung zur Gewinnung eines Immunserums* gelten diese strengen Maßstäbe weniger, wenn es sich um Spendertiere handelt. Der (freiwillige) Einsatz von gesunden Menschen zur Immunserumgewinnung ist in der DDR durch entsprechende Gesetze geregelt (↗ Immunserum).

P Man unterscheidet *Impfungen* 1. *zum Schutz eines einzelnen Menschen* (Individualschutz), 2. *zum Schutz großer Bevölkerungskreise* (Seuchenprophylaxe) und 3. *bei Notsituationen* (Naturkatastrophen, Kriegszeiten u. ä.). *Beispiele* für 1: Tetanus, Diphtherie; für 2: Pocken, Poliomyelitis, Masern, Mumps; für 3: Salmonellosen, Cholera, Shigellosen. (19)

L HERRLICH, A.: Handbuch der Schutzimpfungen. Springer-Verlag, Heidelberg–Berlin–New York 1965
ROHDE, W., U. SCHNEEWEISS und F. M. G. OTTO: Grundriß der Impfpraxis. Verl. Joh. Ambr. Barth, Leipzig 1968

Impfung für Auslandsreisende

D Von der WHO für Reisen in bestimmte Länder empfohlene ↗ Impfungen.

G Grundlage ist die epidemiologische Situation.
Pockenimpfung (↗ Vakzinevirusimpfstoff) in folgende 4 außereuropäische Gebiete: Indien, Pakistan, Bangladesh, Äthiopien. *Gelbfieberimpfung* für Zentralafrika und Teile Südamerikas. *Choleraimpfung* für Südostasien. *TAB-Impfung* für außereuropäische Länder. Impfungen sollten 4–8 Wochen vor Beginn der Reise eingeplant werden.

P Gelbfieber- und 1. Choleraimpfung synchron; nach 14 d Pockenwiederimpfung und 2. Choleraimpfung synchron; 14 d vor Reiseantritt morgens nüchtern 3 d hintereinander orale Salmonellen-Impfdragees. Evtl. Tetanuswiederimpfung. (19)

L EHRENGUT, W.: Münch. med. Wschr. 111 (1969), 1484

Impf-WIDAL

D ↗ Serokonversion agglutinierender Bakt.-Ak nach Impfung (↗ WIDAL).

P Keine zuverlässige Aussage über Impfschutz. (19)

Impfzwischenfall

D ↗ Impfkomplikation, die auf eine Fehlhandlung (bei der Impfstoffproduktion oder bei der ↗ Impfung o. ä.) zurückzuführen ist.

P Zur Vermeidung von I. wurden internationale und nationale Kontrollbestimmungen bei der Impfstoffproduktion (↗ Impfstoffprüfung) und bei der Durchführung von ↗ Impfungen eingeführt. (19)

L BIERSCHENK, H.: Dtsch. Ges.wesen 24 (1969), 667

Implantation

D Einpflanzung nicht lebenden tierischen oder artifiziellen (↗ alloplastischen) Materials.

Zur Definition: Gegensätzlich wird die Nidation der Eizelle (lebendes Material) ebenfalls als I. bezeichnet. (2)

In^a- und Salis-Blutgruppen

Symbol: In^a und Salis

D Blutgruppen-Antigen an menschlichen Erythrozyten.

H In^a und Anti-In^a beschrieben BADAKERE et al. 1974, Salis und Anti-Salis GILES 1975.

G In^a und Salis sind nach GILES wahrscheinlich Allele einer Blutgruppe. Salis-negative Blutproben waren immer In^a-positiv. Ag-

Ina ist bis zu 3%, Ag-Salis mit sehr hoher Frequenz bei Indern nachgewiesen worden. (16)

L BADAKERE, S. S., et al.: Vox Sang. 26 (1974), 400
GILES, C. M.: Vox Sang. 29 (1975), 73

Inaktivierung

D Maßnahme, die eine bestimmte biologische Wirkung (Aktivität) einer Substanz beseitigt.

P *Beispiele:*
1. Serum wird durch Erhitzen (30 min. +56 °C) seiner ↗ Komplementaktivität beraubt.
2. Enzyme können durch Einwirkung ihrer spezifischen Ak die Enzymaktivität verlieren (↗ Enzymimmunologie).
3. Krankheitserreger werden durch thermische oder chemische (Formalin) Einwirkungen ihrer Vermehrungsfähigkeit und Virulenz beraubt; wichtiger Schritt bei der Herstellung von ↗ Impfstoffen. (19)

indirekte Agglutination
passive ↗ Agglutination

indische Prunkbohne ↗ *Dolichos biflorus*

Individual-Antigen ↗ Antigen, privates

individuell distinkte Tumorantigene

D Tumor-Ag, durch die sich ein Tumor von einem anderen unterscheidet.

G Zuerst wurden i. d. T. bei chemisch und physikalisch induzierten Tumoren nachgewiesen. Tumoren dieser Gruppen können nicht zur Induzierung von Transplantationsresistenz gegen einen anderen Tumor benutzt werden, auch wenn der Tumor durch die gleiche chemische oder physikalische kanzerogene Noxe hervorgerufen wurde, gleichen histologischen Ursprungs ist oder auf dem gleichen Versuchstier entstanden ist. Wie derartige Ag kodiert werden, ist bisher nicht erwiesen. I. d. Ag wurden neben gemeinsamen virusinduzierten Ag auch in virusbedingten Mammatumoren der Maus gefunden. (13)

L PASTERNAK, G.: Arch. Geschwulstforsch. 29 (1967), 113
BALDWIN, R. W.: Adv. Cancer Res. 18 (1973) 1

infektiöse Einheit

S tissue culture infective dose, ↗ $TCID_{50}$

Infektion

S Ansteckung

D Eindringen und Vermehrung von Mikroorganismen (Viren, Rickettsien, Bakterien, Pilzen, Protozoen u. a.) in Makroorganismen (Pflanzen, Tiere, Menschen).

G I. hängt von bestimmten Eigenschaften des Mikro- und des Makroorganismus ab.
1. *Mikroorganismen* infizieren um so eher, je stärker ihre Haftfähigkeit (Tenazität), ihr Eindringungsvermögen (Invasivität) und ihre Vermehrungskraft (Vitalität) sind.
2. *Makroorganismen* werden um so eher infiziert, je geringer ihre örtlichen und allgemeinen unspezifischen (Resistenz) und spezifischen (↗ Immunität) Abwehrkräfte ausgebildet sind.

P Jeder Makroorganismus wird zeitlebens von Mikroorganismen kontaminiert (↗ *Kontamination*, ↗ Bakterium). Diese physiologische Keimbesiedlung stellt wahrscheinlich die Grundlage für die natürliche ↗ Immunisierung dar.
Zu einer I. kommt es, wenn Mikroorganismen die Haut- bzw. Schleimhautschranken durchbrechen. I. ist jedoch nicht identisch mit Infektionskrankheit. Erst die Störung des biologischen Gleichgewichts zugunsten des Mikroorganismus führt zu einer ↗ Infektionskrankheit. Kontamination, I. und Infektionskrankheit lösen *im Prinzip* die gleichen immunologischen Wirkungen aus; auch die künstliche I. mit abgeschwächten oder abgetöteten Mikroorganismen bzw. deren Bestandteilen (↗ Impfung) beruht auf diesem Vorgang: Die ↗ Ag der Mikroorganismen wirken ↗ immunogen und führen zu einer ↗ Immunität des Makroorganismus. (19)

L OCKLITZ, H. W., H. MOCHMANN und B. SCHNEEWEISS: Infektologie. Verl. Volk und Gesundheit, Berlin 1974

Infektionsabwehr, somatische

D Vorgänge im Makroorganismus (Mensch, Tier) gegen Krankheitserreger (Viren, Bakterien u. ä.).

G I. besteht aus zahlreichen synergistisch wirkenden Teilvorgängen. Diese werden vom Alter des Organismus (↗ Ontogenese), von der Art und Virulenz des Krankheitserregers und anderen Faktoren beeinflußt. Man unterscheidet *unspezifische* Prozesse, die eine grundsätzliche Abwehr gegen alle ↗ Infektionen ermöglichen (Haut- und Schleimhautbarriere, Granulozyten als Mikrophagen, ↗ Interferon bei Virusinfektionen, Properdin, Lysozym, Hormone sowie andere humorale Faktoren), und *spezifische Vorgänge* (↗ Immunität), die sich unter der ↗ immunogenen Wirkung eines Erregers entwickeln und stets spezifisch gegen diesen Erreger bzw. seine Bestandteile gerichtet sind (s. Abbildung).

P Gegenüber ↗ **Bakterien** kann man im wesentlichen 3 Erscheinungsformen der Immunabwehr trennen: 1. Bakt. Infektionen, die durch ihre ↗ Ektotoxine pathogen wirken (Tetanus, Diphtherie, u. a.),

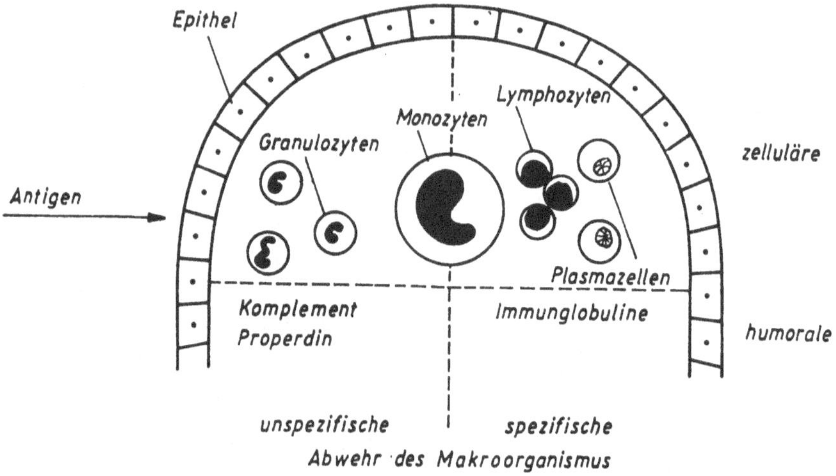

Schematische Übersicht der an einer Infektionsabwehr beteiligten funktionellen Einheiten

werden mit einer *antitoxischen Immunität* beantwortet. 2. Bakt. Infektionen, deren Erreger bei der ↗ Phagozytose leicht zerstört werden (Meningokokken, Pneumokokken u. a.), führen zu einer gesteigerten Bildung von ↗ *Opsoninen* (↗ IgM, ↗ IgG usw.). 3. Bakt. Infektionen, deren Erreger in den Mikrophagen weiterleben und sich evtl. sogar vermehren können (Salmonella, Brucella, Mykobakt. u. ä.), lösen eine monozytär-lymphozytäre Abwehrreaktion aus (↗ *zelluläre Immunität*), die z. B. durch einen positiven ↗ Intrakutantest diagnostiziert werden kann.
Gegenüber ↗ **Viren** kann man im wesentlichen auch zwischen 3 Erscheinungsformen der Immunabwehr differenzieren: 1. Viele respiratorische und enterale Virusinfektionen (und orale Virusimpfungen) führen zu einer *Schleimhautimmunität* (↗ *IgA*). 2. Virusinfektionen mit einer ausgeprägten Virämie induzieren eine starke *humorale Immunität* (↗ *IgG*). 3. Einige Virusinfektionen (Masern, Mumps u. a.) und Virusimpfungen (Vakzine-, Masern-, Mumps- u. a.) lösen auch eine zellvermittelte Immunabwehr aus (↗ *zelluläre Immunreaktion*); sie läßt sich durch einen positiven ↗ Intrakutantest nachweisen.
Gegenüber ↗ **Parasiten** spielen ebenfalls *humorale* (↗ *Ig*) (überwiegend z. B. bei Malariaplasmodien) *und zelluläre Abwehrvorgänge* (überwiegend z. B. bei Leishmanien) eine Rolle. Zu gleichen Teilen werden beide Immunvorgänge bei Wurmbefall ausgelöst.
Gegenüber ↗ **Pilzen** steht die *zelluläre Immunabwehr* im Vordergrund. Jeder Defekt bzw. jede Suppression des zellulären Immunstatus begünstigt Pilzinfektionen die häufig schwere bis tödliche Krankheitsbilder verursachen (↗ Immunsuppressiva, ↗ Transplantation). (19)

L WHO-Techn. Rep. Ser. Nr. 423 (1969)

Infektionsimmunität

S infektionsgebundene ↗ Immunität
Prämunität
labile Immunität
Premunition
immunity of the non sterile type

D Von der Anwesenheit der Krankheitserreger abhängiger Zustand, der bei (chronisch verlaufenden) Bakterien- und Protozoen-Infektionen eine erneute Infektion (Reinfektion) verhindert.

G Die I. hält nur für die begrenzte Zeit an, in der (vermehrungsfähige) Erreger im Organismus vorhanden sind. Besteht die Immunität gegenüber den Mikroorganismen auch nach deren Elimination weiter fort, wird sie als „sterile" oder vollständige Immunität bezeichnet.
Der wesentliche Schutz der I. wird durch *zelluläre* ↗ *Immunität* vermittelt. Es finden sich aber *auch gesteigerte unspezifische Abwehrvorgänge* wie Phagozytosezunahme der Makrophagen (↗ Promunität). Als analoges Phänomen bei Virusinfektionen gilt die ↗ Interferenz.

P Die I. spielt eine entscheidende Rolle bei der Tuberkulose (↗ Koch-Grundversuch, ↗ Tuberkulin) und ähnlichen Erkrankungen. (19)

L Brandis, H.: Ergebn. Hyg. Bakt. 28 (1954), 141

Infektionsimmunologie

D Lehre von den Antigenwirkungen der Krankheitserreger und ihrer Stoffwechselprodukte auf das ↗ Immunsystem eines Makroorganismus.

G Das Studium der Ag-Struktur der Krankheitserreger und der Immunvorgänge während und nach Infektionskrankheiten dient besonders der Erforschung und Anwendung der Immunprophylaxe (↗ Impfung, ↗ Immunserum). Ihre großen Erfolge in den letzten Jahrzehnten demonstrieren die Bedeutung der Immunologie für die Medizin.

P Die Tabelle (siehe unten) gibt eine Übersicht über die wichtigsten Teilgebiete der I. mit den Oberbegriffen, unter denen sie besprochen werden. (19)

Infektionskrankheit

S ansteckende (übertragbare), durch Erreger hervorgerufene Krankheit

D Störung der Struktur bzw. Funktion eines Makroorganismus (Pflanze, Tier, Mensch), die unter dem Einfluß eines Mikroorganismus (Viren, Rickettsien, Bakterien, Pilze, Protozoen u. a.) zustande kommt.

G Störung im Makroorganismus kann **direkt** durch den Erreger oder dessen ↗ Toxine oder **indirekt** über ↗ AAR (↗ IK) und deren Folgen (↗ Allergie) entstehen.

P **Einteilung** der I. wird üblicherweise nach der *Systematik der Krankheitserreger* vorgenommen (Virosen durch DNS-Viren wie ↗ Adeno-, ↗ Herpes- usw., Virosen durch RNS-Viren wie ↗ Influenza-, ↗ Poliomyelitis- usw.; bakt. I. durch ↗ Streptokokken, ↗ Staphylokokken, ↗ Pneumokokken, ↗ Enterobacteriaceen usw.). Sie kann aber auch nach bevorzugtem *Organbefall* (Haut, Lunge, Leber, Niere, ZNS usw.), nach *altersbiologischen* (Neugeborene, Säuglinge, Kinder, Erwachsene, Greise), *geographischen* (Tropen, Subtropen usw.) u. a. Gesichtspunkten erfolgen.
Die wichtigsten praktischen Konsequenzen der ↗ Infektionsimmunologie sind die modernen Methoden der Immunprophylaxe (↗ Impfung, ↗ Immunserum). (19)

L OCKLITZ, H. W., H. MOCHMANN und B. SCHNEEWEISS: Infektologie. Verl. Volk und Gesundheit, Berlin 1974

Infertilität ↗ Sterilität, immunologisch bedingt

Influenzaviren

S Tarpeia
Grippeviren

D RNS-haltige Viren (↗ Virus) in der Größenordnung von 90—120 nm, die (z. T. schwere) respiratorische Infektionen hervorrufen.

H Entdeckung 1933 durch SMITH et al.

G **Antigenbestandteile:** eingehend untersucht.
Virusspezifische Ag:
S-Ag (= Ribonukleoprotein): syn. RNP-Ag, internal antigen, G-(gebundenes) Ag; typenspezifisch, wirtsspeziesspezifisch.
M-Ag (= Matrix-Ag): MG etwa 25000, typenspezifisch.
V-Ag (Oberflächen-Antigene): syn. viral antigens, surface antigens, envelope antigens. Es handelt sich um immunologisch nicht verwandte Glykoproteine:
1. Hämagglutinin: MG etwa 150000, stammspezifisch, etwa 2000 antigenic sites pro Virion; Nachweis möglich durch ↗ Neutralisationstest, ↗ KBR, ↗ Hämagglutinationshemmungstest.
2. Neuraminidase: MG etwa 250000, stammspezifisch, etwa 100 antigenic sites pro Virion. Syn. RDE (receptor destroying enzyme). Biologische Funktion: hydrolytische Abspaltung von terminaler N-Azetyl-Neuraminsäure von Glykoprotein-Rezeptoren des Hämagglutinins (Elution von nicht zur Vermehrung geeigneten Erythrozyten und Inhibitoren).

Wirtszellspezifische Ag:
host antigen: Im Envelope lokalisiertes Ag aus Kohlenhydrat und Lipid, das etwa 5% des Virustrockengewichts ausmacht. Im Influenzavirion können das FORSSMAN-Ag und Blutgruppensubstanzen A und B nachweisbar sein.
Während das Ribonukleoprotein-Ag genetisch sehr stabil ist, unterliegen bei Influenzaviren des Typs A die beiden ober-

Übersicht verweisender Zusammenhänge (Infektionsimmunologie)

Erreger	Erregerstruktur	↗ Serodiagnostik	↗ Infektionsabwehr	Immunprophylaxe
↗ Virus ↗ Virusklassifizierung	↗ Virusantigene	↗ Virusserologie		↗ Impfung ↗ Immunserum ↗ Virusimpfstoffe
↗ Bakterium ↗ Bakt.klassifizierung	↗ Bakterienantigene	↗ Bakt.serologie		↗ Bakt.impfstoffe
	↗ Pilzantigene ↗ Protozoenantigene ↗ Parasitenantigene	↗ Pilzserologie ↗ Toxoplasmoseserologie		

flächlichen Ag starken Ag-Veränderungen (↗ Antigenvariabilität).

Serologische Klassifizierung

Auf Grund des viruskodierten RNP-Ag Einteilung in 3 Typen: Influenzavirus hominis Typ A, B und C. In der praktischen Virusdiagnostik erfolgt die Typenbestimmung mit Hilfe der ↗ KBR unter Verwendung des RNP-Ag. Ag-Verwandtschaften zwischen den Typen A, B und C beruhen auf gemeinsamem host antigen. Lediglich für die Influenzaviren vom Typ A werden nach serologischer Spezifität der beiden Oberflächen-Ag und der Adaptation an bestimmte Wirtsspezies weitere Unterteilungen möglich. So sind z. B. folgende Subtypen bekannt: Influenzavirus hominis A_0, A_1 usw.

P **Infektionsverlauf**

Eintrittspforte und Virusvermehrung im Flimmerepithel der Atemwege, *geringe oder keine Virämie*. Respiratorischer Übertragungsmodus, Begünstigung der Virusausbreitung durch hohe Populationsdichte. Infektionen der Atemwege bei Individuen aller Altersstufen, *häufig* disponierend für *bakterielle Superinfektionen* (Komplikation: Pneumonie).

Immunitätsmerkmale

Eine Influenza-Erstinfektion in der Kindheit hinterläßt eine lebenslang veränderte Reaktivität des Immunsystems gegenüber I. Diese äußert sich in vitro durch partielle Immunität und ist serologisch faßbar. Nach heutigen Kenntnissen ist der Titer der *neutralisierenden Ak* im Serum der serologische Indikator, der am besten mit der Immunität korreliert. Insbes. gegen die Neuraminidase gerichtete Ak scheinen für die Resistenz gegen Influenzavirus-Infektion von Bedeutung zu sein.

Serologische Epidemiologie

Für Durchseuchungsstudien wird der *Hämagglutinations-Hemmungs-Test* am meisten eingesetzt, da er lange bestehende Ak von hoher Stammspezifität nachweist (↗ Hämagglutinin). Der Neutralisationstest ist für derartige Untersuchungen ähnlich geeignet, jedoch viel aufwendiger. Bei Anwendung des HHT gelten Titer ab etwa 1 : 40 als Hinweis auf das Vorliegen einer Immunität. Die natürliche Infektionsrate (gemessen durch Serokonversionsraten) ist in Epidemiezeiten mit 10–70% recht hoch. (24)

L HOYLE, L.: The Influenza Viruses. Virology Monographs 4 (1968), 375, Springer-Verlag, Wien–New York
Progr. med. Virol 13 (1971), 271

Influenzavirus-Impfstoff

S Grippevirus-Impfstoff
D Inaktivierte oder vermehrungsfähige, abgeschwächte (attenuierte) Influenzaviren.
G Es gibt noch keinen optimalen I. Besondere *Probleme* entstehen durch die große Zahl der ↗ Influenzavirus-Antigene (3 Typantigene: A-B-C- und Subtyp- oder Hüllantigene: H0–H3, N_1–N_2). Dadurch wird bei der Impfung eine ↗ Kreuzimmunität erzeugt, wobei die gebildeten Ak eine um so geringere ↗ Avidität besitzen, je breiter ihre ↗ Spezifität, d. h., je höher ihre Kreuzreaktivität ist. In diesem Zusammenhang spielt die (natürliche oder durch Influenza-Impfung künstliche) Erstinfektion die Rolle eines dominierenden Ag-Stimulus.
P Das Hauptziel der Influenza-Impfung ist der möglichst *rasche Impfschutz der Bevölkerung vor klinisch schwer und epidemisch* (oder gar pandemisch) *verlaufenden Grippeinfektionen*. Das kann durch Impfung mit dem jeweilig epidemischen Influenzavirustyp erreicht werden. Inaktivimpfstoffe (gereinigt und konzentriert mit 600 IE Hämagglutinin) haben sich für Gruppenimpfungen (z. B. Militär) bewährt. Für breite Bevölkerungsschichten, insbesondere (als künstliche Erstinfektion) im Kindesalter scheinen Lebendimpfstoffe (endonasale, orale Applikation) erfolgversprechender zu sein. (19)

L DAVENPORT, F. M.: Pan. Am. Hlth. Organ. Scient. Publ. 147 (1967), 3
SMORODINTZEW, A. A.: Dtsch. Ges.wesen 25 (1970), 1171
WHO Techn. Rep. Ser. No. 384 (1968)
Requirements for inactivated Influenca Vaccine

Injection de rappel ↗ booster-Effekt

„inkomplette" Antikörper ↗ Agglutinine

1 Inkubation

D Zeit zwischen ↗ Infektion und Ausbruch einer ↗ Infektionskrankheit. (19)

2 Inkubation

D Bebrüten (im Wasserbad). (2)

Inkubationsimpfung

D Impfung während der Inkubation.
P Sehr selten, da nicht ohne Gefahren. ↗ Heilimpfung. (19)

Innenohrflüssigkeiten

S Labyrinthflüssigkeiten
Labyrinthliquor
inner ear fluids (engl.)

D Flüssigkeiten in den Hohlräumen des Labyrinths; zwischen knöchernem und häutigem Labyrinth befindet sich **Perilymphe** (PL), im häutigen Labyrinth **Endolymphe** (EL).

G Bildung und Resorption der PL ist vorwiegend in den Kapillaren des Ligamentum spirale cochleae anzunehmen. PL ist jedoch, soweit bisher untersucht, kein reines Ultrafiltrat des Plasmas. Sie steht außerdem mit Liquor cerebrospinalis speziesabhängig in mehr oder weniger offener Verbindung (Aquaeductus cochleae, perineurale und perivaskuläre Spalten), weist aber auch zu diesem Unterschiede in der Zusammensetzung auf: Elektrolytzusammensetzung entspricht etwa anderen extrazellulären Flüssigkeiten. Bildung der EL wird vorwiegend in Stria vascularis der Schnecke angenommen, Resorption im Saccus endolymphaticus. EL hat bemerkenswert hohen Kalium- und geringen Natriumgehalt.

Probenmaterial: Versteckte anatomische Lage des Innenohres und kleine Dimensionen bedingen erhebliche experimentelle Schwierigkeiten bei Gewinnung (Mikrochirurgie) und Analyse der geringen Probenmengen (Ultramikroanalyse). Normale PL und EL lassen sich nur tierexperimentell gewinnen; vom Menschen sind Entnahmen nur bei bestimmten Operationen (Stapesplastik, Shuntoperation bei Morbus MENIÈRE) bzw. als PL-Biopsie (Akustikusneurinom) möglich.

Proteinuntersuchungen wurden bisher hauptsächlich an kochleärer (tierexperimentell) und vestibulärer PL (Pat.), weniger an EL durchgeführt. Ergebnisse zeigen allerdings wenig Übereinstimmung; entnahmebedingte Verunreinigungen der Proben mit Blut, Liquor und/oder Gewebsflüssigkeit können Ergebnisse erheblich verfälschen. Gesamtprotein normaler PL beträgt etwa 150–250 mg/100 ml, EL-Werte liegen niedriger ($<$ 100 mg/100 ml).

Ag-Bestandteile: Serumproteine, deren nachweisbare Anzahl wegen geringer Proteinkonzentration von der Menge des untersuchten Gesamtproteins abhängt (Abbildung); äquivalente Mengen PL- und Serumprotein ergeben ähnliche Immunelektropherogramme. Insbesondere bei Akustikusneurinom und bei experimentell erzeugter Mittelohrentzündung (↗ Mittelohrerguß) in PL des erkrankten Ohres stark erhöhtes Gesamtprotein und pathologisch verändertes Proteinmuster.

P Metabolische und immunologische Bedeutung der I. für Labyrinth bisher wenig bekannt. Da CORTIsches Organ (akustisches Transformationsorgan in der Schnecke) keine direkte Gefäßversorgung hat, wird angenommen, daß metabolische Versorgung der kochleären Sinneszellen über I., wahrscheinlich über PL, erfolgt. PL- und EL-Untersuchungen dienen zunächst dazu, Kenntnis über biochemische Zusammensetzung der I. zu erweitern und zu sichern. PL-Biopsie zur Früherkennung von Akustikusneurinom bisher praktisch kaum angewendet. (56)

L GIEBEL, W.: Otorhinolaryngology – Proceedings of the X. World Congress (eds. M. ARSLAN and V. RICCI). Excerpta Medica ICS 337 (1974), 790.
HACHE, U., et al.: Arch. Oto-Rhino-Laryng. 214 (1976), 49
MAKIMOTO, K., and H. IWAI: 13th Workshop on Inner Ear Biology, Düsseldorf (BRD) 1976
RAUCH, S.: Biochemie des Hörorgans. Thieme, Stuttgart 1964
SCHEIBE, F., et al.: Acta Otolaryng., Stockholm 81 (1976), 68
SILVERSTEIN, H.: Laryngoscope (St. Louis) 83 (1973), 79

inner ear fluids (engl.) ↗ Innenohrflüssigkeiten

inokulieren, kutane ↗ Impfung

Insekten ↗ Arthropoden-Antigen ↗ Toxin

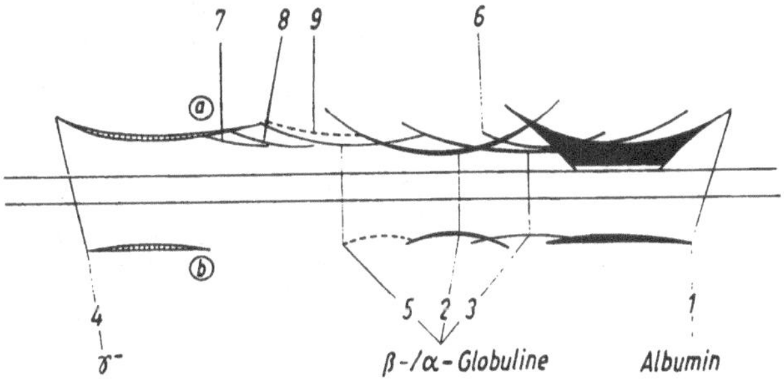

Immunelektropherogramme von je 4 µl (a) 15fach konzentrierter und (b) normaler Meerschweinchen-PL Fortlaufende Numerierung von 1–9 entspricht abnehmender Linienintensität; für Identifizierung fehlen monospezifische Antiseren gegen die einzelnen Proteine des Meerschweinchens (SCHEIBE et al., 1976)

Inselzell-Antikörper

Abk.: ICA

S Inselzell-Autoantikörper
pancreatic islet cell antibodies (ICA)
islet cell-surface-antibodies (IC_sA)

D Mittels ↗ indirekter Immunfluoreszenz nachweisbare organspezifische Auto-Antikörper gegen Antigen des LANGERHANSschen Inselorgans.

G ICA reagieren a) mit allen endokrinen (α, δ, β) Zellen der LANGERHANSschen Inseln an frischen Pankreasgefrierschnitten; b) an der Zelloberfläche von lebenden β-Zellen einer permanenten Kultur-Insulinom-Zelllinie.

P Vorkommen von ICA häufig bei insulinabhängigen („juvenile onset") Diabetikern (↗ Diabetes mellitus), bei 83 von 105 diabetischen Kindern (LENDRUM et al.); abfallende Titer, z. B. 51% bei < 1 Jahr und 20% bei > 1 Jahr Diabetesdauer (Parallele zu flüchtiger ↗ Insulitis), hingegen permanent hohe Titer bei nicht insulinabhängigen („maturity onset") Diabetikern mit Polyendokrinopathien (BOTTAZZO et al.); in Einzelfällen Jahre vor Diabetesmanifestation nachweisbar. Im ↗ HLA-System hochsignifikante Koinzidenz HLA — A1 + ICA 51—56%; HLA — B8 + ICA 56 bis 64% (MORRIS et al.).
IC_sA fanden MACLAREN et al. bei 34 von 39 „juvenilen" Diabetikern, davon 9mal vor Beginn einer Insulin-Th; die Immunfluoreszenz war mit Insulin nicht hemmbar, daher sind IC_sA spezifisch gegen ein Oberflächen-Ag der β-Zellen und nicht gegen Insulin gerichtet. Lymphozyten der IC_sA-positiven Pat. waren innerhalb 24—48 h zytotoxisch und zytoadhärent für die Kultur-Insulinom-Zellen. (57)

L BOTTAZZO, G. F., et al.: Lancet II (1976), 800
LENDRUM, R., et al.: Lancet I (1975), 880
MACLAREN, N. K., et al.: Lancet I (1975), 997
MORRIS, P. J., et al.: Lancet II (1976), 652

Inselzell-Autoantikörper ↗ Inselzell-Antikörper

Insertion

S Addition

D Mutation durch Einbau einer zusätzlichen Base. (15)

Instruktionstheorie

S Instruktive Theorie
Matrizentheorie
template theory

D Theorie der Ak-Bildung.

H Die I. wurde zuerst von BREINL und HAUROWITZ (1930) aufgestellt.

G Grundlage der Theorie ist die Annahme, daß jede immunkompetente Zelle durch das Ag die Instruktion für die Struktur des zu produzierenden Ak-Moleküls erhält. Das Ag ist demzufolge die Matrize für die Ak-Struktur.
Dieser, auch als „Matrizen-Theorie" bekannten Vorstellung, liegt die Annahme zugrunde, daß *jeder mögliche Ak in jeder immunkompetenten Zelle synthetisiert werden kann.* Die Ag-Determinanten dienen als Matrize für die Antideterminanten des Ak-Moleküls. Diese Ansicht widerspricht den modernen molekularbiologischen Erkenntnissen und ist in dieser Form nicht mehr vertretbar.
PAULING (1940) variierte die I. dahingehend, daß er dem Ag einen Einfluß auf die Faltung der Polypeptidkette des Ak-Moleküls zuschrieb. Damit werden Antideterminanten dem Ag angepaßt. *Modifikationen* der I. durch KARUSH (1961) sowie durch HAUROWITZ (1966) können die grundsätzlichen Schwierigkeiten dieser Theorie bei der Erklärung der Ak-Bildung nicht befriedigend erklären. Besser gelingt dieses seit dem Nachweis der Informationsübermittlung von der RNS zur DNS durch TEMIN und MIZITANI (1970) sowie BALTIMORE (1970) (↗ Selektionstheorie). (15)

instruktive Theorie ↗ Instruktionstheorie

Insulin-Allergie

D Allergie nach Insulinbehandlung, die sich wie eine Arzneimittelallergie verhält. (18)

Insulin-Antikörper

D Antikörper, der gegen Insulin gerichtet ist und unter Insulin-Th bei Diabetes mellitus gebildet werden kann.

G Die einzelnen Insulinpräparate besitzen unterschiedliche ↗ Immunogenität, je nach Speziesherkunft des Insulins, je nach seiner Strukturänderung beim Herstellungsprozeß aus Pankreasextrakt bzw. der Anwesenheit von Begleitstoffen in den Präparaten. In der Regel bildet jeder Diabetiker nach einer bestimmten Zeit der Insulintherapie Ak gegen Insulin.
Beim Meerschweinchen lassen sich durch Schweineinsulin relativ leicht Insulin-Ak erzeugen, da beide Insuline sehr artverschieden sind. Tierexperimentell durch Insulin-Ak hervorgerufene Diabeteszustände sind jedoch nur bei Kaninchen und Ratten gelungen. Bei hohen exper. verabreichten Ak-Dosen entsteht kein permanenter Diabetes, es tritt Tod des Versuchstieres in Azidose ein.

P Klinische Bedeutung von Insulin-Ak beruht auf der Inaktivierung von Insulin. Insulin-Ak sind die Hauptursache einer *Insulinresistenz*, d. h. eines überdurchschnittlichen

Insulinbedarfs, der den täglichen Bedarf eines gesunden Menschen von etwa 40 E/d überschreitet. Durch Reversibilität der Insulin-Ak-Bindung kann es bei stoffwechselbedingtem Insulinverbrauch zur Insulinfreisetzung aus dem Komplex (Nachdissoziation entsprechend dem Massenwirkungsgesetz) und damit zu schweren ***hypoglykämischen Zuständen*** kommen. Die Ak gegen Insulin können sich also einerseits inaktivierend, andererseits (unberechenbar) „aktivierend" auf die Insulinfunktion auswirken. (18)

L PFEIFFER, E. F.: Handbuch des Diabetes mellitus. Bd. I/II. Lehmanns-Verl., München 1969/71

Insulin-Antikörper endogene

S Insulin-Autoantikörper

D Immunglobulin (bisher ausschließlich IgG) mit Insulinbindungskapazität (IBC) im Serum von Personen ohne vorherige Insulinapplikation.

H PAV et al. (1963) wiesen im Komplement-Konsumptionstest (hämolyt. System) bei 33% nicht mit Insulin behandelten Diabetikern, bei 30% mit < 60 IE bzw. 42% mit > 100 IE Insulin behandelten Diabetikern und bei 45% der gesunden Kontrollpersonen „Insulinantikörper" nach.

G Existenz von I.-Auto-Ak bei Diabetikern wird von anderen Autoren bezweifelt (jedoch unzureichend geklärt). IBC des Serums < 20 μE/ml (häufig auch bei Gesunden) gilt für unspezifisch: ^{125}J-Insulin-Bindung erfolgt an verschiedene Eiweißfraktionen des Serums (auch IgG), strenge Kriterien für Nachweismethoden sind notwendig.

P Vorkommen sehr hoher Titer (IgG, in 2 Fällen wahrscheinlich monoklonal L-Ketten vom κ-Typ) mit IBC z. B. von 84% extrahierbarem Insulin von 4000 bis 35000 μE/ml bei bisher 4 Pat. mit Spontanhypoglykämien (davon 3mal operativ nachgewiesener Inselhyperplasie: ↗ enhancement) und 3 Pat. mit Spontanhypoglykämie, gekoppelt mit Hyperthyreose bzw. Thyreoglobulin-Auto-Ak sowie bei 1 Neugeborenem mit schwersten Hypogykämien bis 4. Lebensmonat: ↗ Leihimmunität; IgG-Fraktion, monoklonal, κ-Typ, Plazentapassage erwiesen: gleiche Fraktionen im Serum der Mutter (ohne Hypoglykämien, gestörte Kohlenhydrattoleranz = asymptomatischer Diabetes), in-vitro-Synthese durch mütterliche Lymphozyten. Dabei dürfte es sich um „enhancing antibodies" handeln, die nur bei der Mutter des Neugeborenen zu völliger Blockierung und biologischer Neutralisierung des sezernierten Ag Insulin geführt haben. (57)

L FØLLING, I., und N. NORMANN: Diabetes **21** (1972), 814
HIRATA, Y., et al.: VIII. Congr. Internat. Diab. Fed., Abstr. 282, Excerpta Med., Amsterdam 1973
NAKAGAWA, S., et al.: Diabetologia **9** (1973), 367
PAV, J., et al.: Lancet II (1963), 221

Insulin-Autoantikörper

↗ Insulin-Antikörper, endogene

Insulitis

D Entzündliche (vorwiegend lymphozytäre) Infiltration des LANGERHANSschen Inselorgans.

G I. spielt unter dem Aspekt der Virusätiologie des ↗ Diabetes mellitus eine Rolle (abzugrenzen sind: ↗ Immun-Insulitis, eosinophile ↗ Insulitis).

P GEPTS beschrieb 1965 die pathologischen Veränderungen des Inselorgans von 22, innerhalb eines halben Jahres verstorbenen, juvenilen Diabetikern: bei 15 fand er (granulo-) lymphozytäre Infiltrate und β-Zellnekrosen, manchmal nur in wenigen Inseln. GLADISCH et al. gelang der *Coxsackie-B₄-Virus-Ag*-Nachweis in den Inselzellen eines im diabetischen Koma verstorbenen Kindes. Angesichts mehrerer insulotroper Virusarten wird die virusinduzierte Autoimmunpathogenese des Diabetes diskutiert: *Röteln* (20% Diabetes-Inzidenz bei konnataler Infektion); Kombination von *Maul-* und *Klauenseuche*, experimenteller I. und Diabetes bei Kühen; Häufung von *Coxsackie-B_4-Nachweis*, experimenteller I. und Diabetes bei bestimmten Mäusestämmen, jahreszeitlich-epidemiologische Koinzidenz von *CB_4-Infektionen* und akuten Diabetesmanifestationen (GAMBLE et al.); Coxsackie-B_1- und -B_3-Nachweis in Verbindung mit experimenteller I. und Diabetes bei Mäusen; Häufung von Infektionen mit Venezolanischem *Pferdeenzephalitis-Virus*, experimenteller I. und Diabetes bei Goldhamstern; *Zytomegalie-Virus*-Nachweis bei 2 Neugeborenen, davon eines mit Diabetes; M-Variante des *Enzephalomyokarditis-Virus* (CRAIGHEAD et al.) bei eingehendem Studium an verschiedenen Mäusestämmen gehäuft gefunden: nur bei suszeptiblen Mäusen Diabetes nach I., sonst nur I., meistens flüchtig, Virus-Ag-Nachweis nur 3. bis 7. d p.i. in β-Zellen. (57)

L CRAIGHEAD, J. E., et al.: Am. J. Pathol. **74** (1974), 287
GAMBLE, D. R., et al.: Br. med. J. III (1969), 627, 631
GEPTS, W.: Diabetes **14** (1965), 619
GLADISCH, R., et al.: Z. Kardiol. **65** (1976), 837

Insulitis, eosinophile

D Infiltration der LANGERHANSschen Inseln mit eosinophilen ↗ Granulozyten, einzelnen ↗ Makrophagen und ↗ Lymphozyten, häufig nur kappenförmig periinsulär.

P Typischer histologischer Befund bei 34% perinatal verstorbenen Kindern insulinbehandelter wie nicht insulinbehandelter diabetischer Mütter (SILVERMANN, 1963). I.e. ist bis maximal 72 h post natum nachweisbar. Ferner sind Inselhypertrophie und/oder Polynesie (71%) vorhanden; als Ursache wird ↗ Plazentapassage von ↗ Inselzell-Ak der Mutter mit organspezifisch ablaufendem Immunkonflikt an der fetalen Insel diskutiert (Vorkommen auch ohne Insulinbehandlung der Mutter, Di für „Prädiabetes" der Mutter beweisend, oft Jahre vor Diabetesmanifestation). Folge: Inselfibrosen bei 6 von 10 (11—142 d später) verstorbenen Kindern (diaplazentare „Vorschädigung" des Inselorgans als Prädisposition späterer Diabetesmanifestation?), HULTQUIST u. OLDING, 1975. (57)

L HULTQUIST, G. T., und L. B. OLDING: Lancet II (1975), 1015
SILVERMANN, J. L.: Diabetes 12 (1963), 528

Intal® ↗ Dinatriumchromoglykat

Inter-alpha-Trypsininhibitor

D Menschliches Serumprotein mit Inhibitorfunktion für Trypsin.

G Das von HEIDE u. a. (1965) isolierte und charakterisierte ↗ Glykoprotein (Kohlenhydratanteil 9,1%) hemmt die enzymatische Aktivität der Protease Trypsin.
Durchschnittliche Serumkonzentration: 50 mg/100 ml
Sedimentationskonstante S: 6,4. (4)

L SCHULTZE, H. E., und J. F. HEREMANS: Molecular biology of human proteins. Elsevier Publishing Company, Amsterdam—London—New York 1966

interchain (engl.)

D Bezeichnung für die SS-Brücken, die schwere und leichte Polypeptidketten der ↗ Ig miteinander verbinden. (1)

1. Interferenz, genetisch

D 1. Ein ↗ crossing over (c.o.) hat die Eigenschaft, das Auftreten eines zweiten c.o. in seiner Nähe zu unterdrücken. (MÜLLER, 1935).
2. Eine Möglichkeit abgestufter ↗ Dominanz.

G Der ↗ heterozygote Zustand zeigt bei I. Besonderheiten gegenüber den beiden ↗ homozygoten Zuständen. Durch die kombinierte Wirkung der beiden ↗ Allele ist etwas Neues entstanden, was aus den Wirkungen der beiden Einzelgene nicht ableitbar ist. Beim Menschen bisher nur an den Haptoglobintypen des Serums bekannt. (15)

2. Interferenz, physikalisch

D Gegenseitige Beeinflussung, durch Überlagerung (bei Wellen) bedingte gegenseitige Auslöschung oder Verstärkung (meist beides im periodischen Wechsel). (2)

3. Interferenz, virologisch

S Virusinterferenzphänomen
Virusblockade

D Einseitige oder wechselseitige Beeinflussung von Viren (↗ Virus) im Sinne einer Unterdrückung der zellulären Virusproduktion eines oder beider Partner oder (seltener) einer Förderung der Reproduktion eines Partners.

H Begriff Interferenz geht auf MAGRASSI (1935) zurück und diente erstmalig zur Kennzeichnung des Vorganges, bei dem Wirtszellen, die bereits durch ein apathogenes Virus infiziert sind, krankmachende Viren nicht mehr aufnehmen.

G Zellulärer Vorgang der Virusvermehrung bei Doppel- und Superinfektionen durch Viren. Bei einseitiger Beeinflussung übt das *erste Virus* (*blockierendes oder interferierendes Virus*) einen unterdrückenden Effekt auf das *nachfolgende Virus* (*superinfizierendes oder Challenge-Virus*) aus (Konkurrenz-Phänomen; MAGRASSI 1935). Gleichzeitig applizierte Virusarten können sich gegenseitig in ihrer Vermehrung unterdrücken (*Koinferenz*, DRAKE 1958). Unter Umständen wirkt sich die Beeinflussung in einer beschleunigten Virusreproduktion eines der beiden Partner aus (*inverse I.*, LINDENMANN 1960). I.-Vorgänge treten in Erscheinung bei Superinfektionen mit dem gleichen Virus (*Auto-I.*), zwischen Virusvarianten (*homologe I.*) und zwischen verschiedenen Virusarten (*heterologe I.*). Das interferierende Virus kann auch im inaktivierten Zustand wirksam bleiben. Die stoffliche Grundlage des I.-Vorganges besteht in der Bildung und Abgabe von ↗ Interferon durch Wirtszellen.

P Die I. kann prophylaktisch ausgenutzt werden (↗ Virusimpfstoff). Hoffnung wird an die Isolierung und die th Einsatzmöglichkeit von Interferon geknüpft. (6)

L DRAKE, J. W.: Virology 6 (1958), 244
LINDENMANN, J.: Ergebn. Mikrobiol. Immun-Forsch. u. exper. Ther. 33 (1960), 369
MAGRASSI, F.: Z. Hyg. u. Infekt.-Kr. 117 (1935), 501 und 573

Interferon

S Antiviraler Schutzstoff

D Gruppe bisher nicht eindeutig definierter Proteine, die unter der Einwirkung einer Reihe biologischer und synthetischer Stoffe von Zellen der (meisten oder aller?) Wirbeltiere gebildet werden und anderen Zellen des Organismus einen (tierartspezifischen) Schutz gegen das Eindringen oder die Vermehrung von Viren (↗ Virus) verleihen. I. ist ein Teil der *unspezifischen* ↗ Infektionsabwehrstoffe des Organismus.

H Entdeckt von ISAACS und LINDENMANN (1957) bei Untersuchungen zur ↗ Interferenz.

G **I.-Induktoren:** Neben Viren, die ehemals als alleinige Induktoren des I. galten, ist heute ein breites Spektrum verschiedenartiger Mikroorganismen (Bakt., Mykoplasmen, Rickettsien, Bedsonien, Protozoen), mikrobieller Stoffwechselprodukte (Toxine, Antibiotika), pflanzlicher Stoffe (z. B. Phytohämagglutinin) sowie synthetischer Polyanionen (z. B. Polynukleotide nach Art des Polyinosinat-Polyzytidylats, abgek. Poly I: Poly C) mit I.-induzierender Wirkung bekannt. Unter den synthetischen Polynukleotiden sind die thermostabilen doppelsträngigen RNS wesentlich wirksamer als die doppelsträngigen DNS oder die ein-, drei- oder viersträngigen RNS.

Eigenschaften des I.: Unter dem Einfluß der Induktoren bilden somatische Zellen in vivo (Organismus) oder in vitro (Zellkultur) eine bestimmte Art von Proteinen mit MG zwischen 20000 und 40000. Sie sind im pH-Bereich von 1 bis 10 stabil und lassen sich mit gesättigtem Ammoniumsulfat quantitativ präzipitieren. Physikochemische Eigenschaften sind wegen der Schwierigkeiten der Reindarstellung von I. in ausreichender Menge noch nicht einwandfrei definiert.

Hypothesen zur Bildungs- und Wirkungsweise:

1. I.-Synthese als Derepressionsvorgang, evtl. auch als Aktivierung eines „I.-Vorläufers".
2. I. induziert Synthese eines antiviralen Proteins, das die Ribosomen für die Virusreplikation funktionsuntüchtig macht.
3. I. greift am Zellkern an.

P Breites antivirales Wirkungsspektrum und die fehlende Toxizität des I. berechtigen zu th und prophylaktischen Hoffnungen. Schutzwirkungen bei lokalen Virusinfektionen und i.v. einverleibtem Virus tierexperimentell gesichert. Nachteile ergeben sich aus der Tierartspezifität der Schutzwirkung, wodurch Gewinnung vom Versuchstier zur Anwendung beim Menschen nicht möglich ist. Atoxische I.-Induktoren können eine ausreichende I.-Produktion im Organismus anregen. (6)

L ISAACS, A., et al.: Proc. roy. Soc. Ser. B 147 (1957), 258
SONNABEND, J. A., et al.: J. gen. Physiol. 56 (1970), 172
Übersichtsarbeiten:
JENTZSCH, K. D.: Mhefte Vet. Med. 25 (1970), 835
VILČEK, J.: Interferon. Virology Monographs. (Edit. by GARD, S., C. HALLAUER and K. F. MEYER) Springer-Verlag, Wien–New York 1969, Bd. 6
Ders., Science 168 (1970), 398

Interkalation

D Einschiebung eines Moleküls (oder mehrerer) in den DNS-Strang. Führt zur ↗ Mutation. (15)

Intermediärgel-Immunelektrophorese

S Intermediärgel-Technik
crossed immunoelectrophoresis with intermediate gel (engl.)

D Variante der ↗ zweidimensionalen Immunelektrophorese, bei der zwischen Trenngel und Ak-haltigem Gel ein zweites, monospezifisch-Ak-haltiges Intermediärgel geschaltet ist, wodurch das korrespondierende Ag aus dem zu untersuchenden Ag-Gemisch herausgefiltert wird.

H Beschrieben von SVENDSEN und AXELSEN (1972).

G Auftrennung des Ag-Gemisches wie bei zweidimensionaler Immunelektrophorese im Trenngel (1. Dimension), anschließend Übertragen eines Streifens, der das aufgetrennte Ag-Gemisch enthält, auf eine zweite Glasplatte. An diesen Gelstreifen werden das Intermediärgel (monospezifisches Antiserum enthaltend) und an dieses das Referenzgel (polyspezifisches Antiserum enthaltend) angegossen. In der 2. Dimension (um 180° zur 1. gedreht) wandern die aufgetrennten Proteinfraktionen elektrophoretisch zunächst in das Intermediärgel (Präzipitation korrespondierender Ag), nicht präzipitierte Proteine passieren dieses Gel und werden im Referenzgel präzipitiert (s. Abbildungen S. 241 und 242). Durch Vergleich mit einer Kontrolle läßt sich das Präzipitat im Intermediärgel zuordnen.

P Methode ist geeignet zur Identifizierung bestimmter Ag eines Ag-Gemisches durch

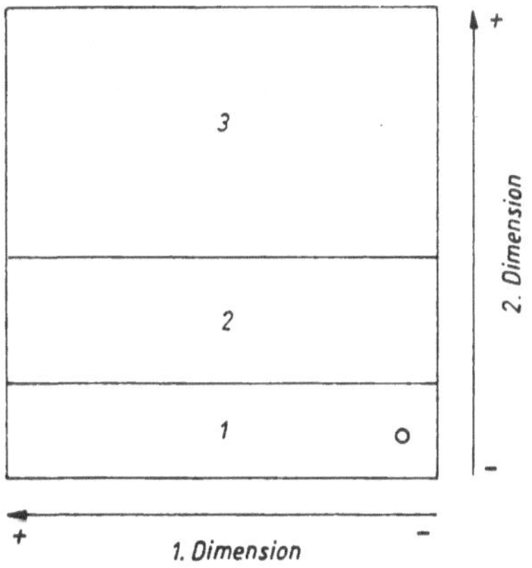

1 = Trenngel (aufgetrenntes Ag-Gemisch)
2 = Intermediärgel (monospezifisches Antiserum enthaltend)
3 = Referenzgel (oligo- oder polyspezifisches Antiserum enthaltend)

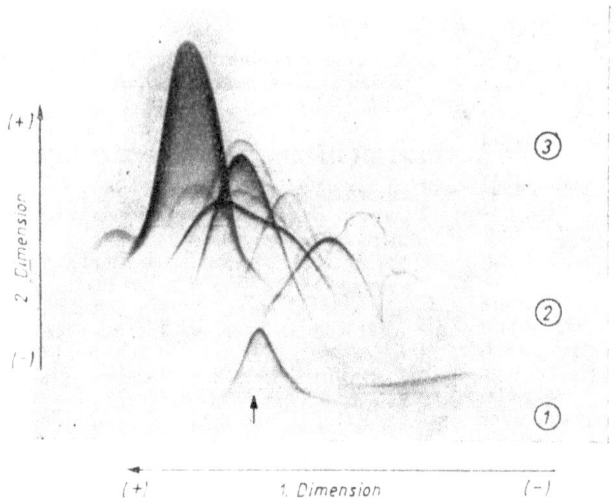

1. Dimension = Auftrennung von Rattenvollserum
2. Dimension = elektropheretische Wanderung der aufgetrennten Fraktionen in das Intermediärgel (oligospezifisches Antirattenserum) und Referenzgel (polyspezifisches Antirattenserum). Im Intermediärgel (2) wird deutlich eine Fraktion des α-Bereiches sichtbar (s. Pfeil).

Die Darstellung der übrigen Präzipitatkurven im Intermediärgel gehen mit ihrer Basis nicht in das Trenngel (1) über, sie bilden sich im Intermediärgel (2) durch kathodische Wanderung der Ak aus dem Referenzgel (3)

Verwendung monospezifischer Antiseren. Neben dieser Möglichkeit der Charakterisierung einzelner Ag lassen sich z. B. auch durch Absorption gewonnene spezifische Antiseren auf Reinheit überprüfen.

L AXELSEN, N. H.: Intermediate Gel in Crossed and in Fused Rocket Immunoelectrophoresis. In: A Manual of Quantitative Immunoelectrophoresis – Methods and Applications, AXELSEN, N. H., J. KRÖLL, B. WEEKE (eds.). Universitetsforlaget, Oslo 1973
SVENDSEN, P. J., and N. H. AXELSEN: J. of Immunological Methods 1 (1972), 169

Intermediärgel-Technik ↗ Intermediärgel-Immunelektrophorese

internationale Einheit

Abk. IE ↗ Einheit ↗ Standard

Intervalltherapie

D Therapieform, bei der das Pharmakon nicht kontinuierlich über längere Zeit, sondern in durch Zeitintervalle getrennten Phasen verabreicht wird.

G In den Perioden ohne Pharmaka können Nebenwirkungen, insbesondere mit kumulativem Charakter, abklingen. Eine I. kann programmiert in festgesetzten Intervallen bzw. Phasenabläufen geführt, sie kann aber auch, dem jeweiligen Krankheitsbild entsprechend, nach den Gegebenheiten, d. h. nach klinischen und paraklinischen Befunden in der Dauer der Phasen und der Dauer der pharmakonfreien Intervalle modifiziert werden. Häufiger Einsatz der I. bei Langzeit-Kortikoid-Behandlung (23).

L RICKEN, D., und K. SCHUMACHER: Medikamentöse Immunsuppression. I. Arbeitstagung Bad Tölz, Okt. 1970. Georg-Thieme-Verlag, Stuttgart 1971

Intoxikation

↗ **Toxin**
↗ Austauschtransfusion

intrachain

D Bezeichnung für die innerhalb einer (Peptid)-Kette der Ig vorhandenen Disulfidbrücken. (1)

intragenische Umkehrung

D Spontane oder durch ↗ Mutagene hervorgerufene Umkehrung einzelner ↗ Codons im ↗ Gen. (15)

Intrakutantest

D Nachweis einer ↗ Sensibilisierung durch Hautreaktion nach i.c. Ag-Applikation.

G Der zeitliche und morphologische Verlauf der Testreaktion läßt folgende Formen unterscheiden:
1. Sofortreaktion (Frühreaktion): Sie ist durch eine urtikarielle Veränderung mit hyperämischem Hof gekennzeichnet und

entwickelt sich innerhalb von *10–20 min.* nach Ag-Applikation. Nach 3–4 h ist sie in der Regel wieder abgeklungen. Sie ist Ausdruck einer ↗ atopischen Reaktion.

2. **Reaktion vom ARTHUS-Typ:** Sie manifestiert sich mit Rötung und Infiltration 3–4 h nach Ag-Applikation, erreicht ihr Maximum nach *6–8 h* und ist in der Regel nach 24 h abgeklungen. Bei hochgradiger Sensibilisierung kann sich eine zentrale Nekrose entwickeln. Dieser Reaktion liegt eine ↗ IK-Reaktion (Typ III) zugrunde. Sie kann auch im Tierversuch nach passiver Sensibilisierung (passive kutane ↗ Anaphylaxie) ausgelöst werden. Reaktionen vom ARTHUS-Typ werden beim Menschen z. B. bei Sensibilisierungen durch artfremde Proteine (z. B. bei Serumkrankheit), Pilz-Ag (z. B. bei Aspergillus- und Candida-Infektionen), Bakt.-Ag (Tuberkulose) und Auto-Ag (Thyreoglobulin, DNS) ausgelöst.

3. **Reaktion vom verzögerten Typ:** (Spätreaktion): Innerhalb von *24–48 h* nach Ag-Applikation entwickelt sich eine Rötung und Infiltration. Bei stärkerer Reaktion kann es auch zu Blasenbildung und Nekrosen kommen. Die Veränderungen bleiben einige Tage sichtbar. Diese Art der Reaktion ist charakteristisch für die zellvermittelte Sensibilisierung. Sie findet sich vor allem bei Sensibilisierungen durch Infektionserreger (Tuberkulin, Streptokokken, Diphtherie, Lepra, Bruzellen, Viren, Rickettsien, Trichophyten, Candida, Blastomyces, Histoplasmen u. a., Pilze), Parasiten, Kontaktsensibilisierungen und gewisse Formen der Autosensibilisierung (siehe Abbildung).

4. **Granulomatöse Reaktion:** Bei einzelnen Erkrankungen entwickeln sich im Rahmen eines I. *granulomatöse Reaktionen*, die ihr Maximum u. U. erst nach 4–6 Wochen erreichen [Zirkoniumüberempfindlichkeit, Berylliose, Tuberkulose (selten), Sarkoidose (↗ KVEIM-Test)]. Wirkungsweise unbekannt. Eine Immungenese ist nicht in jedem Fall sicher.

5. **Kombinierte Reaktionen:** In manchen Fällen treten kombinierte Reaktionen auf, vor allem 1 + 2, gelegentlich auch 1 + 2 + 3.

P I. hat große *praktische Bedeutung* für die Di einer ↗ Allergie, ↗ Infektionsimmunität u. a. Für die Di von ↗ Immundefekten ist das Fehlen normalerweise positiver Reaktionen bedeutsam (z. B. ↗ Tuberkulin, Mumps).
Modifikation des I. durch andere Ag-Applikationen:
Das Ag wird auf die skarifizierte Haut (*Scratch-Test*) oder über kleinen Läsionen (PRICK-*Test*) aufgebracht. Sie sind bes. bei hochgradigen Sensibilisierungen indiziert. (5)

intrauterine Transfusion

D Übertragung von Spenderblut auf den in utero befindlichen Feten.

G Ist auf Grund eines ↗ Morbus haemolyticus fetalis mit einem intrauterinen Fruchttod zu rechnen und sind Voraussetzungen für eine vorzeitige Entbindung noch nicht gegeben (vor 34./35. Schwangerschaftswoche), so wird i. T. angewendet. Ausschlaggebend für Indikationsstellung sind die Ergebnisse der *Fruchtwasseranalysen*. Von den verschiedenen Methoden der i. T. (intrauterine Austauschtransfusion, intraamniale oder *intraperitoneale fetale Transfusion*) hat sich nur letztere bewährt.

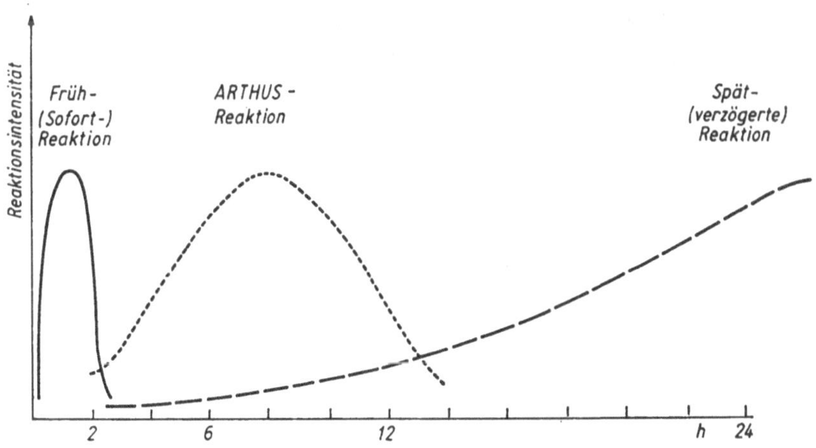

Zeitlicher Ablauf von allergischen (Haut)reaktionen (modif. nach H. BRANDIS „Einführung in die Immunologie" G. Fischer, Stuttgart 1972)

P Unter Sicht (Bildwandler) wird die fetale Bauchhöhle durch die mütterliche Bauchdecke punktiert und dem Fetus im Falle einer Inkompatibilität im Rh-System eine zuvor berechnete Menge eines *O cde/cde-Erythrozytenkonzentrates* transfundiert. Die übertragenen Erythrozyten werden intakt aus der Bauchhöhle resorbiert. Dadurch wird durch Hämolyse entstandene *fetale Anämie korrigiert*, die unbehandelt zum Hydrops congenitus universalis und zum intrauterinen Fruchttod führen könnte.
Transfusionsbeginn bei schwerer ↗ Rh-Inkompatibilität meist *ab 26. Schwangerschaftswoche*, langsame Infusionsgeschwindigkeit, Wiederholung des Eingriffs innerhalb von 1–3 Wochen, bis Entbindung möglich. Durch ↗ Anti-D-Prophylaxe wird Häufigkeit des Rh-bedingten Morbus haemolyticus des Feten und Neugeborenen stark abnehmen und i. T. äußerst selten indiziert sein.
Nach i. T. kommt es wohl deshalb nicht zu einer ↗ graft-versus-host-Reaktion (↗ runt disease) oder einem Lymphozyten ↗ Chimärismus, weil zum Zeitpunkt der Durchführung von i. T. (also nach 20. Schwangerschaftswoche) der Fetus bereits immunol. weitgehend kompetent ist. (9)

L WILKEN, H., J. ROEWER und H. EGGERS: Morbus haemolyticus beim Fetus und Neugeborenen. J. A. Barth, Leipzig 1971

intravaskuläre Gerinnung ↗ Verbrauchskoagulopathie

Intrazelluläre Immunität

D Über einen Repressor vermittelte Widerstandsfähigkeit lysogener Bakterien gegen Prophagen und ihre homologen superinfizierenden ↗ Bakteriophagen.

Der Begriff i.I. ist aus immunologischer Sicht als Mißnomen zu werten. Eine intrazelluläre, nur innerhalb einer Zelle ablaufende ↗ Immunität (im Sinne der ↗ Immunologie) gibt es nicht. Die dem Prozeß einer „i.I." zugrunde liegenden Wirkungsweise ist mit der ↗ Immunantwort vielzelliger Organismen nicht vergleichbar.

G i.I., ein Begriff der Virologie, bezeichnet das Phänomen der Replikationsunterbindung des (meist in die Bakterien-DNS inkorporierten) Prophagen über einen Repressor, der gleichzeitig und mit dem gleichen Wirkmechanismus auch superinfizierende homologe Phagen intrazellulär reprimiert. Dadurch sind die lysogenen Zellen (Bakterien) gegen die eingedrungene Phagen-DNS ‚immun'. Diese Art intrazellulärer Abwehr wird von der Resistenz gegen Phagen abgegrenzt, da im letzteren Falle bereits das Eindringen der DNS infolge Fehlens einer Adsorption des Phagen an die Zellwand verhindert wird.
Der Repressor ist ein Protein, das von einem Gen des Phagen kodiert wird. Während der gesamten Zeit der Aufrechterhaltung der Repression wird als einziges Gen das Repressorgen transkribiert und translatiert; das Genprodukt, der Repressor, unterdrückt durch Bindung an spezifische Stellen der Phagen-DNS die Transkription aller übrigen Phagengene. Der DNS-Abschnitt des Phagen, auf dem sich das Repressorgen befindet, wird als Immunitätsregion bezeichnet.

P Die Aufhebung der Repression ist ein sehr seltenes Ereignis, das in einer Kultur lysogener Bakterien nur in einer von tausenden oder millionen Zellen vorkommt. Durch energiereiche Strahlen und bestimmte chemische Verbindungen (die häufig auch mutagen und kanzerogen wirken) kann die Repression in allen Zellen der Kultur beendet werden, so daß es zu einer massenhaften Virusvermehrung kommt.
In jüngster Zeit konnte auch für tierische Tumorviren gezeigt werden, daß sie, in ein Chromosom der Wirtszelle inkorporiert, als Proviren vorliegen. Es wird für möglich gehalten, daß mindestens in einigen solcher Fälle eine Repression der Virusvermehrung, ähnlich wie in lysogenen Bakterien, erfolgen könnte. (59)

L HERSHEY, A. D. (Ed.): The Bacteriophage Lambda. Cold Spring Harbor Laboratory, 1971
STENT, G. S.: Molecular Biology of Bacterial Viruses. W. H. Freeman Co., San Francisco – London 1963

intrazelluläres Ödem ↗ Altération cavitaire

inverse ↗ Anaphylaxie der Niere ↗ MASUGI-Nephritis

Inversion

D Chromosomenmutation, hervorgerufen durch die Drehung eines Chromosomensegmentes um 180°.

G Bei der nachfolgenden Interkalation bleiben alle Gene im Chromosomen in veränderter Reihenfolge erhalten (keine ↗ Genduplikation). Einfluß der I. auf den ↗ Phänotyp ist gering. (15)

in vitro Immunreaktion ↗ Immunoassay

Inv-System

Abk. für Inhibitory Virm (Virm: erster Serum-Spender)
S km
D Immunglobulin-Allotypie des Menschen.
H Entdeckt durch ROPARTZ et al. 1961

G Das Inv-System umfaßt drei Allotypen: Inv(1), Inv(2), Inv(3). Alte Nomenklatur: Inv(1), Inv(a), Inv(b). Die Inv-Marker sind auf den *kappa-Ketten* lokalisiert.
Die Allotypen des Inv-Systems werden durch vier Allele (Inv^1, $Inv^{1/2}$, Inv^3, Inv) vererbt. Die Faktoren Inv(1) und Inv(2) sind sehr eng miteinander assoziiert. Daher ist die Entscheidung schwierig, auf welche der beiden Faktoren sich der Austausch der *Aminosäure in Position 191 der kappa-Kette* bezieht. Diese Position ist bei Inv(1, 2) (↗ BENCE-JONES-Protein) mit *Leuzin*, bei Inv(3) jedoch mit *Valin* besetzt. Die Kombination Inv(−1, −2, −3) ist sehr selten und der Phänotyp Inv(1, 2, 3) wurde bisher noch nicht gefunden (ROPARTZ, 1971). Bei Heterozygoten (Inv^1/Inv^3) findet sich sowohl Leuzin als auch Valin zu je 50% als Ausdruck der gleichen Genexpression. Da bisher für Inv(2) keine veränderte Aminosäuresequenz in der C-Region der kappa-Kette gefunden wurde, ist anzunehmen, daß es sich bei diesem Allotyp um eine veränderte Quartärstruktur des Ig-Moleküls handelt und daß sich Leuzin in Position 191 wie bei Inv(1) befindet (ROPARTZ, 1971). (15)

InV-Phänotyp und Kettenstruktur

InV	Aminosäureposition	
	153	191
1, 2, −3	Ala	Leu
−1, −2, 3	Ala	Val
1, −2, −3	Val	Leu
−1, −2, −3 (?)	Val	Val

L MILSTEIN, C. P., et al.: Nature 248 (1974), 160
ROPARTZ, L., et al.: Nature 189 (1961), 4764, 586
Übersicht bei:
PROKOP, O., et al.: Lehrbuch der menschlichen Blut- und Serumgruppen. Verlag Georg Thieme, Leipzig, 4. Aufl. 1976

Inzuchtlinie

D Durch kontinuierliche Bruder × Schwester-Kreuzung herausgezüchtete Versuchstierlinie, die in ihrem genetischen Material und damit auch in ihrem Phänotyp weitgehend identisch sind.

G Inzuchtlinien existieren von Mäusen, Ratten, Hamstern, Meerschweinchen und Hühnern. Eine I. wird als homogen angesehen, wenn eine Bruder × Schwester-Kreuzung über mindestens 18—20 Generationen erfolgt ist.

P I. sind homogen in den Histokompatibilitäts-Ag (homozygot im H-Locus), so daß Haut- und andere Transplantate zwischen Individuen einer Linie übertragen werden können, ohne daß eine ↗ Rejektion (Transplantatabstoßung) erfolgt. Bei der Maus sind I. mit einer Reihe genetisch bedingter Defekte bekannt (z. B. Komplement-defiziente Mäuse, Mäuse mit einer hohen Rate an Spontantumoren) ↗ koisogene Mauslinie. (13)

L FESTING, M., und J. STAATS: Transplantation 16 (1973), 221
STAATS, J.: Cancer Res. 32 (1972), 1609

Ionenaustauscher

D Unlöslicher hochmolekularer Stoff mit dreidimensionalem Netzwerk; enthält geladene gebundene Gruppen (Festionen) und bewegliche Gegenionen, die reversibel gegen äquivalente Mengen gleichsinnig geladener Ionen aus einer Elektrolytlösung ausgetauscht werden können, ohne daß sich die physikalischen Eigenschaften der unlöslichen Matrix ändern.

G 1. **Kationenaustauscher** mit Affinität zu positiven Ionen, enthalten meist Carboxyl-, Sulfonsäure- oder phenolische Hydroxylgruppen als Festion.
2. **Anionenaustauscher** mit Affinität zu negativen Ionen, enthalten meist aliphatische oder aromatische Aminogruppen.
Material: Kunstharze, kristalline Silikate, Kohle, Zellulose.

P Im Satz- oder Säulenverfahren zur Entfernung störender Elektrolyte aus einer Lösung, z. B. zur Demineralisierung des Wassers, zur Wasserenthärtung, zu therapeutischen Zwecken, als Bestandteil von Arzneimitteln usw. anwendbar. (33)

irreguläre Antikörper

D ↗ Antikörper, die normalerweise (↗ Normalantikörper) nicht auftreten.

P Am häufigsten Blutgruppen-Ak. (19)

ISf

Abk. für **Immunglobulin San Francisco**

D Immunglobulin-Allotypie des Menschen.

H Entdeckt von ROPARTZ et al. 1966.

G Die individuelle Aminosäuresequenzdifferenz des Allotyps ISf(1) ist auf dem Fc-Fragment der γ_1-Kette lokalisiert. Dieser Allotyp ist genetisch unabhängig vom InV- (syn.: Km-) und Gm-System. Die Frequenz des ISf-Markers in der weißen Bevölkerung steigt mit zunehmendem Lebensalter: 25% bis zum 20. Lebensjahr, 40% vom 21. bis 60. Lebensjahr und 60% im höheren Lebensalter (ROPARTZ et al. 1967). (15)

L ROPARTZ, C., et al.: Vox sang. 11 (1966), 99
ROPARTZ, C., et al.: Rev. Franç. Etudes Clin. et Biol. XII (1967), 267

islet cell$_{surface}$ antibodies ↗ Inselzell-Antikörper

Iso... ↗ Antigen (Tab.)

Isoelektrische Fokussierung ↗ Elektrofokussierung

Isoimmunkoagulopathie ↗ Immunkoagulopathie

ISOJIMA ↗ Sterilität, immunologisch bedingt

isolog ↗ syngen(isch), ↗ Transplantation

Isotransplantat ↗ syngenes Transplantat (↗ Transplantation)

Isotypie ↗ Allotypie

JAKOB-CREUTZEFELD-Krankheit ↗ „Slow“-Virusinfektion

JENNER-Vakzination ↗ Vakzinevirus-Impfstoff

JERNE-Technik ↗ Hämolyse-Plaque-Technik

Jeryl-Lynn ↗ Mumpsvirus-Impfstoff

J-Kette

Abk. für J = joining (verbindend)

D Polypeptidkette, die in polymerem IgA, Sekret-IgA und IgM auftritt.

G Hinsichtlich ihrer Antigenität differiert die J-Kette sowohl von den H- und L-Ketten als auch von der Sekretkomponente. Da diese Polypeptidkette *nur in polymeren Ig* nachweisbar ist, besteht ihre Funktion vermutlich in einer *Verbindung der Untereinheiten* und Aufrechterhaltung ihrer Tertiärstruktur. Die J-Kette hat eine hohe elektrophoretische Mobilität, ein MG zwischen 15000 und 26000, einen Kohlenhydratgehalt von 7,6% (beim IgA). Ihre Synthese erfolgt in der Ak-produzierenden Lymphoidzelle. Unabhängig von der Größe des Polymers ist nur eine J-Kette pro Polymer vorhanden. Sie ist über Disulfidbrücken an die C-terminalen Bereiche von α- oder μ-Ketten gebunden und liegt innerhalb der Polymere. (1)

L MEINKE, G. C., und H. L. SPIEGELBERG: J. Imm. **109** (1972), 903–906
MORRISON, S. L., und M. E. KOSHLAND: Proc. Nat. Acad. Sci. U.S.A. **69** (1972), 124–128

Jn^a ↗ Antigen, privates

Jobbins ↗ Antigen, privates

Js^a ↗ Kell-Blutgruppe

Kallidin ↗ Kinine

Kallikreine ↗ Kinine

Kälteagglutininkrankheit

S Acrocyanosis haemopathica FRANK
Hämolytische Anämie vom Kälte-Ak-Typ
Erworbene hämolytische Anämie vom Kälteagglutinintyp
Kälteagglutinationskrankheit

D Seltene Form einer autoimmunhämolytischen ↗ Anämie, die durch monoklonale Kälteagglutinin-Ak mit verbreiterter Wärmeamplitude verursacht und durch Kälteexposition manifest wird, verbunden mit Zyanose oder hochgradiger Blässe der Akren.

H Bereits im 19. Jahrhundert beschrieben. 1903 durch LANDSTEINER serologischer Nachweis von Kälteagglutininen. 1918 Erstbeschreibung einer akuten postpneumonischen K. durch KLOUGH und RICHTER, 1946 der chron. idiopathischen Form durch HEILMEYER. Aufklärung des pathogenetischen Zusammenhanges und Definition des Krankheitsbildes erst 1950 (DACIE) bzw. 1953 (SCHUBOTHE). Gleichfalls 1953 gelang Charakterisierung der Kälteagglutinine als 19-S-Globuline (GORDON) und 1960 immunelektrophoretische Identifizierung als IgM (MEHROTRA).

G K. gehört zur Gruppe der autoimmunhämolytischen Anämien, ausgelöst durch Ak vom Kälteagglutinintyp, die in kleinen Mengen physiologischerweise vorkommen (Titer 1 : 8). Menschliche und viele tierische Erythrozyten agglutinieren bei 0 bis +5 °C. Normalerweise in vivo deshalb nicht wirksam. Vermehrte Bildung dieser Ak mit vergrößerter Wärmeamplitude bis +30 °C löst K. aus. Ak eindeutig autozytotrop. Ist spezifisch gegen erythrozytäres I-Ag gerichtet (Ag der Erythrozyten-Oberfläche). Hat neben agglutinierenden in Gegenwart von Komplement auch hämolysierende Eigenschaften. Immunchemisch 19-S-IgM-Ak. Wegen des einheitlichen Leichtkettentyps (kappa) als Produkt einer monoklonalen Proliferation Ak-bildender lymphatischer Zellen und damit als Paraprotein mit spezifischer biologischer Aktivität eines anti-erythrozytären Kälte-Ak anzusehen (SCHUBOTHE).
Bei K. sind Lymphozyten und Plasmazellen im Knochenmark vermehrt nachweisbar. Übergang zur ↗ Makroglobulinämie WALDENSTRÖM möglich.

P 3 klinische Verlaufsformen unterscheidbar:
1. Chronische idiopathische K.: (Höheres Lebensalter und) Männer bevorzugt. Blässe oder blau-livide Verfärbung der Akren bei kalter Umgebungstemperatur, evtl. netzförmige violette Gefäßzeichnung in blasser Umgebung, bedingt durch Erythrozytenagglutinate im Kapillarstromgebiet. Anämie und Ikterus (meist leicht). Allgemeinbefinden wenig beeinträchtigt. Typisch ist die Autoagglutination entnommenen Blutes, daher vorgewärmte Röhrchen und Objektträger verwenden. Blutsenkung bei Zimmertemperatur stark erhöht, bei +37 °C dagegen normal. Im Schub evtl. Hämoglobinurie. *Nachweis:* Positiver EHRLICHscher Fingerversuch (venös gestauter Finger in Eiswasser ergibt spontane intravasale Autoagglutination). Serologisch: erhöhter Kälteagglutinintiter (1 : 8000 bis 1 : 64000). *Therapie:* Schwierig. Vermeidung von Abkühlung. Evtl. Zytostatika zur Beeinflussung der lymphatischen Zellproliferation.
2. Chronische symptomatische K.: Im Rahmen maligner lymphoproliferativer Erkrankungen. Wahrscheinlich nur Variante von 1., bei der nicht das Autoimmunphänomen, sondern die Lymphoproliferation im Vordergrund steht. Kann auch nach Virusinfekten, bes. Viruspneumonien (2. Krankheitswoche) auftreten.
3. Akute passagere K. (bei Mykoplasmapneumonie): Sehr selten. Klinisch atypisch verlaufende Pneumonie. In 2. oder 3. Krankheitswoche (nicht in allen Fällen) akute hämolytische Krise mit nachweisbarem hohen Kälteagglutinintiter. Ak weisen beide Leichtkettentypen auf und scheinen demnach polyklonaler Herkunft zu sein. Diese Form heilt spontan aus. (22)

L HABRE, M., et al.: Scand. J. Haemat. 1 (1964), 223
SCHUBOTHE, H.: Sem. Haematol. 3 (1966), 134

Kälte-Antikörper ↗ Antikörper

kältefällbares Globulin ↗ Kryoglobulin

Kälteglobulintest nach SVARTZ-SCHLOSSMANN

D Indirekte ↗ Hämagglutinationsreaktion zum Nachweis von ↗ Rheumafaktoren.

G Das mit Schaferythrozyten absorbierte Pat.-Serum wird 1 : 14 mit dest. Wasser verdünnt und 48 h bei +4 °C gehalten. Auflösung des Kältepräzipitats im Originalvolumen mit physiol. Kochsalzlösung. Untersuchung im ↗ WAALER-ROSE-Test (ohne Vergleichsreihe mit nichtsensibilisierten Erythrozyten). (10)

L SVARTZ, N., und K. SCHLOSSMANN: Acta Med. Scand. 149 (1954), 83

KAHLER-BOZZOLO-Krankheit ↗ Plasmozytom

KAHLER-Krankheit ↗ Plasmozytom

KAHN-Reaktion

D Historische Methode einer ↗ Flockungsreaktion (↗ Syphilisserologie). (19)

Kala-Azar ↗ Protozoen-Antigen

Kamhuber ↗ Antigen, privates

Kanincheníntrakutan-Test nach JENSEN

D Intravitaler Neutralisationstest (↗ Schutzversuch) von ↗ Diphtherie-Antitoxin.
Prinzip: Zunächst wird in einem Vorversuch eine geeignete Diphtherie-Toxinverdünnung ausgetestet. Ein Standardserum mit einem bekannten Antitoxingehalt wird so verdünnt, daß 0,1 ml dieser Verdünnung 0,001 IE Diphtherie-Antitoxin enthalten. Die Standardreihe wird angelegt, indem abgestufte Mengen Antitoxin mit der konstanten Toxindosis gemischt und wie die Probandenserumverdünnungen nach einer Reaktionszeit von 4 Stunden bei 37 °C einer depilierten Kaninchenhaut intrakutan injiziert werden. Die Hautreaktionen der Probandenseren werden mit denen der Standardreihe verglichen, und dementsprechend wird der Antitoxingehalt ermittelt. (19)

L JENSEN, L. C.: Die intrakutane Kaninchenmethode. Levin und Munksgaard, Kopenhagen 1933

kapillartoxische Purpura ↗ Purpura SCHÖNLEIN-HENOCH

kappa-Kette

D Definierte Form einer ↗ L-Peptidkette.
G L-Ketten liegen als ↗ kappa ($\varkappa$) oder lambda (λ) vor. Die beiden Typen ($\varkappa$ und λ) unterscheiden sich hinsichtlich ihrer Antigenität und Aminosäuresequenz. Ein Ig-Molekül enthält stets nur L-Ketten vom gleichen Typ. Von den IgG-Molekülen des Menschen treten etwa 60% mit $\varkappa$-Ketten auf. Die C-terminale Hälfte oder $C_\varkappa$-Region trägt den allotypischen Marker Km. Bei der $V_\varkappa$-Region werden drei Subgruppen unterschieden, die sich nur mit der $C_\varkappa$-Region verbinden, nicht mit der konstanten Region einer λ-Kette. Als N-terminale Aminosäure tritt meist Asparagin- oder Glutaminsäure auf. — (Km = früher InV) — (1)

L PINK, R., et al.: Ann. Rev. Med. **22** (1971) 145–170

Kappenbildung

S cap formation (engl.)
D Zusammenwandern von Ag der Zelloberfläche zu einem Pol bei Anwesenheit von Ak.
G Das Zusammenwandern von Ag der Zelloberfläche in sog. Kappen wurde nach Reaktion mit bivalenten Ak, bes. bei indirekten Tests nach weiterer Inkubation mit Anti-Ig beobachtet. K. ist ein *aktiver Stoffwechselprozeß*, das Phänomen wird durch niedrige Temperaturen und Stoffwechselinhibitoren gehemmt. Die umfangreichsten Untersuchungen wurden an ↗ Ig an der Lymphozytenoberfläche durchgeführt. Unter Versuchsbedingungen, die nicht zur K. führen, sind die Ig gleichmäßig über die Lymphozytenoberfläche verteilt. Bei Bedingungen, die K. erlauben, werden die *Ig zuerst in diskreten Arealen und später in Kappen* gefunden *und verschwinden schließlich* (infolge Pinozytose oder Abspalten der AAK). Bei Abwesenheit der Ak treten die Oberflächen-Ag nach der Neusynthese wieder auf. Möglicherweise ist der immunelektronenmikroskopische Nachweis der Verteilung verschiedener Zelloberflächen-Ag in diskreten Arealen auf den gleichen Mechanismus zurückzuführen. (13)

L PETRIS, S. DE, und M. C. RAFF: Nature New Biology **241** (1973) 257

Kapsid ↗ Virus

Karenzversuch

D Nachweis einer pathogenen Sensibilisierung durch Erlöschen der Symptomatik bei Vermeidung weiteren Ag-(Allergen)-Kontaktes.
G Durchführung setzt Kenntnis der verantwortlichen Allergene voraus (anamnestische Angaben, Testergebnis). Kann auch nach abgeschlossener Di eingesetzt werden, um die Erfolgschancen einer th Allergenkarenz abzuschätzen. Ergebnis nur verwertbar, wenn mit Sicherheit jeglicher Allergenkontakt vermieden wurde. (5)

karzino-embryonale Antigene

D Gruppe „embryonaler" Ag, die im erwachsenen Organismus in höherer Konzentration nur bei bestimmten Tumorträgern nachweisbar werden.
G Pathophysiologische Zusammenhänge ungeklärt. Zusammenstellung der bisher als k. e. Antigene angenommenen Proteine siehe Tabelle (S. 226).
k. e. Antigene können an der Oberfläche oder auch im Zytoplasma von Tumorzellen lokalisiert sein. Sie werden teilweise sezerniert und können auf Grund des Auftretens im Serum Bedeutung für die immunol. ↗ Krebsdiagnostik erlangen. Bisher ist ungeklärt, ob an der Tumorzelloberfläche lokalisierte k. e. Antigene eine Tumorabstoßung hervorrufen können und so unter Umständen für eine immunol. ↗ Krebstherapie zukünftig von Interesse sein werden. (2 + 13)

L BURTIN, P.: Schweiz. Med. Wschr. **102** (1972), 1154

Kaskadentheorie ↗ Gerinnungsfaktoren

KAUFFMANN-WHITE-Schema ↗ Antigenschema

Zusammenstellung bisher beschriebener k.e.-Antigene

Bezeichnung	Erstbeschreiber	Bibliographie
α_1 ↗ Fetoprotein	TATARINOV (1964)	Vop. med. chim. **10**, 90
α_2 ↗ Fetoprotein	BURTIN et al. (1969)	Cancer Res. **29**, 1961
α_2-H-Ferroprotein		Zit. n.: UICC Bull. Cancer **9** (1971), 1
β- ↗ Fetoprotein	VASILEISKY u. TATARINOV (1964)	Vopr. Anthropol. **18**, 102
γ ↗ Fetoprotein 1	EDYNAK et al. (1970)	Proc. Amer. Ass. Cancer Res. **11**, 22
γ-Fetoprotein 2	EDYNAK et al. (1971)	Cancer **28**, 1457
↗ CEA	GOLD et al. (1965)	J. exp. Med. **122**, 467
↗ CEA like substances	(verschiedene Autoren)	
↗ Regan-Phosphatase	FISHMAN et al. (1968)	Cancer Res. **28**, 150
Fetales Sulphoglykoproteid	HÄKKINEN et al. (1968)	Int. J. Cancer **3**, 572
γ_2-Antigen	YACHI et al. (1968)	J. nat. Cancer Inst. **40**, 663
Leukämie assoziiertes Ag	VIZA et al. (1970)	Presse méd. **78**, 2259
Karzinofetogliales Ag	TROUILLAS (1971)	Lancet **11**, 552
S_2-Antigen	MUKHERJI et al. (1972)	Proc. Amer. Ass. Cancer Res. **13**, 21

K_3 ↗ Kell-Blutgruppe

Ke ↗ Immunglobulinsubtyp

Keimbahn

D Entwicklung sämtlicher Keimzellen aus einer Ur-Zelle.

G Die Ur-Keimzellen bilden sich bereits bei den ersten Furchungsteilungen heraus, nehmen nicht an der Bildung somatischer Zellen teil und haben nur die Aufgabe, Geschlechtszellen zu bilden. (15)

Keimzentrumsreaktion ↗ Follikelzentrumsreaktion

K_1 ↗ Kell-Blutgruppen

K_1k ↗ Kell-Blutgruppen

Kelev ↗ Tollwutvirus-Impfstoff

Kell-Blutgruppen

Symbol: K, Allele: *K*, *k*, *Kp*^{a}, *Kp*^{b}, *K*^{u}, *Js*^{a}, *Js*^{b} und weitere.

D Blutgruppenmerkmal menschlicher Erythrozyten und Thrombozyten.

H Durch COOMBS, MOURANT und RACE (1945) durch einen Ak im Serum einer Patientin *Kellacher* entdeckt. Ag CELLANO (k) und Anti-CELLANO (Anti-k) beschrieben LEVINE et al. 1949. Zwei weitere Ag Penney (Kp^a) und Rautenberg (Kp^b) werden zusammen mit den Kk-Ag vererbt. Ebenso wurden die ursprünglich als unabhängiges Blutgruppensystem beschriebenen Ag Sutter (Js^a) und Matthews (Js^b) dem Kell-System zugeordnet.

G Erbgang der Kell-Ag ist noch nicht vollständig geklärt. Drei eng gekoppelte Genpaare K/k, Kp^a/Kp^b, Js^a/Js^b und ein Allel K^u steuern wahrscheinlich die Ausbildung der K-Ag. Unter Annahme von 2 Genpaaren wurde folgende Häufigkeit ermittelt (s. Tabelle). Die Kell-Ag k, Kp^b, Js^b und K^u haben eine Häufigkeit über 98%, die Kell-Ag K, Kp^a, Js^a sind selten. Die Genkombination kKp^{b}Js^b hat bei allen Völkern die höchste Frequenz.

Verbreitung der Kell-Typen
(nach PETTENKOFER, 1961)

Reaktion mit Anti- K	k	Kp^a	Kp^b	Genotyp	Kurzsymbole *)	Häufigkeit in %
+	−	+	−	*KKp*^{a}/*KKp*^{a}	K^{a}K^a	0,000
+	−	+	+	*KKp*^{a}/*KKp*^{b}	K^{a}K^b	0,048
+	−	−	+	*KKp*^{b}/*KKp*^{b}	K^{b}K^b	0,230
+	+	+	−	*KKp*^{a}/*kKp*^{a}	K^{a}k^a	0,011
+	+	+	+	*KKp*^{a}/*kKp*^{b}	K^{a}k^b	0,436
+	+	+	+	*KKp*^{b}/*kKp*^{a}	K^{b}k^a	1,000
+	+	−	+	*KKp*^{b}/*kKp*^{b}	K^{b}k^b	9,493
−	+	+	−	*kKp*^{a}/*kKp*^{a}	k^{a}k^a	0,012
−	+	+	+	*kKp*^{a}/*kKp*^{b}	k^{a}k^b	1,029
−	+	+	+	*kKp*^{b}/*kKp*^{b}	k^{b}k^b	87,610
−	−	−	−	−/−	K^{0}K^0	0,002

*) Kurzbezeichnungen nach ALLEN et al. (1958)

Nach der numerischen Nomenklatur von ALLEN und ROSENFIELD werden K-Ag wie folgt bezeichnet:

K_1 = K Kell
K_2 = k Cellano
K_3 = Kp^a Penney
K_4 = Kp^b Rautenberg
K_5 = K Peltz
K_6 = Js^a Sutter
K_7 = Js^b Matthews

Der häufigste Typ kKp^{b}Js^b hat danach die Kennzeichnung K−1, 2, −3, 4, 5, −6, 7 oder das Kurzsymbol k^b (s. Tabelle S. 252).

Allele des Kell-Systems
(nach MORTON et al., BERNARD u. RUFFIE)

Gene		Antigene							Häufigkeit bei		
									Weißen	Negern	Asiaten
Kurzsymbol		K K_1	k K_2	Kp^a K_3	Kp^b K_4	Ku K_5	Js^a K_6	Js^b K_7			
K^b	K 1,-2,-3,4,5,-6,7	+	–	–	+	+	–	+	0,045	0,005	0
k^b	K-1,2,-3,4,5,-6,7	–	+	–	+	+	–	+	0,935	0,851	0,99
k^a	K-1,2,3,-4,5,-6,7	–	+	+	–	+	–	+	0,01	0	0
k^s	K-1,2,-3,5,6,-7	–	+	–	+	+	+	+	0	0,144	0
K^0	K-1,-2,-3,-4,-5,-6,-7	–	–	–	–	–	–	–	0,01	0	0

P Kell-Ag (K, k, Kp^a, Kp^b, Js^a, Js^b) sind bei Geburt voll entwickelt. Nachweis der Kell-Ag ist an Blutproben, die in geeigneter Stabilisatorlösung suspendiert sind, noch bis zu 6 Wochen, an Blutproben ohne Zusätze nur bis zu mehreren Tagen möglich. Nachweis mit menschlichen Immunseren im AHG-, Enzym- und Supplement-Test. Kell-Ag zeigen Dosiseffekt.
Anzahl der K-Ag-Plätze auf Erythrozyten beträgt nach HUGHES-JONES und GARDNER bei

KK-Erythrozyten 4430–7050
Kk-Erythrozyten 2100–5400

(als Vergleich: D-Ag-Plätze 10000–35000). Das Ag Kell besitzt eine 5–10% geringere Antigenität als das Ag D.
Kell-Ag sind relativ starke Ag und können entsprechend schnell eine Ak-Bildung auslösen. Bereits eine Transfusion von K-positivem Blut kann bei einem Empfänger vom Typ kk eine Ak-Bildung bedingen.
Kell-Ak entstehen häufiger durch Transfusionen als durch Schwangerschaften. Sie können einen Mhn auslösen. Auf Grund der Kk-Frequenzen ist Anti-K häufiger als Anti-k (DDR/BRD: KK 0,2%, Kk 8,0%, kk 91,8%).
Anti-Kp^a, Anti-Kp^b, Anti-Js^a und Anti-Js^b sind seltene bzw. sehr seltene Ak. Anti-K^u wurde bei dem sehr seltenen Typ K^0 K–, k–, Kp^a–, Kp^b–, Js^a–, Js^b–) gefunden, er reagiert mit allen Kell-Ag. Die Anzahl der verschiedenen Kell-Ak hat sich bis auf K14 (1976) erhöht. (16)

L COOMBS, R. A., et al.: Lancet 1 (1946), 264
LEVINE, P., et al.: Science 109 (1949), 464

Keratokonjunktivaltest

D Auslösen einer Keratokonjunktivitis als Ausdruck der Pathogenität des betr. Erregers durch experimentelle Infektion des Meerschweinchenauges mit Shigellen und einigen Kolispezies.

H SERENY 1959

G Frisch (!) angezüchtete Stämme der Gattung Shigella und von bei Menschen die Symptome einer Dysenterie auslösenden koliformen Bakterien (O 124, O 143) u. a. verursachen nach Inokulation einer Öse Kulturmaterial in den Bindehautsack von Meerschweinchen nach 24–48 h eine purulente Konjunktivitis. Stämme mit positivem Reaktionsausfall lösen bei Menschen eine deutliche, solche mit negativem Reaktionsausfall keine Dysenterie aus. Passagen der ursprünglich positiven Kulturen über Nährmedien ergaben bei erneuter Inokulation eine negative Reaktion. Bei der Keratokonjunktivitis vermehren sich die Bakterien im Zytoplasma der Epithelzellen, so daß beim positiven Reaktionsausfall die betreffenden Kulturen eine Epithel-Affinität aufweisen.

P Pathogenitätsnachweis für Shigellen und einige erwachsenenpathogene Kolispezies (O 124: K72, O 143: B7) u. a. Der Test ist gleichzeitig eine der Differenzierungsmethoden zwischen Shigellen und Alcalescens dispar, bzw. den Vertretern der Kolispezies, welche Antigengemeinschaften zu Shigellen aufweisen (Shigella-like-Organismen). (8)

L SERENY, B.: Acta pathol. hung. 6 (1959) 179; Zbl. Bakt. I Orig. 178 (1960) 325
SEDLÁK, T. J., und H. RISCHE: Enterobacteriaceae-Infektionen. G. Thieme, Leipzig. 1968, S. 84.

Kernkörperchen ↗ hematoxylin stained bodies

Keuchhusten ↗ Pertussisbakterien-Impfstoff

KIBRICK ↗ Sterilität, immunologisch bedingt

Kidd-Blutgruppen

Symbol: Jk; Allele: Jk^a, Jk^b, *Jk*

D Blutgruppen-Ag an menschlichen Erythrozyten.

H Jk^a and Anti-Jk^a wurden 1951 von ALLEN et al. nach Geburt eines an Mhn erkrankten Kindes entdeckt. Mutter trug den Namen *Kidd*. Jk^b und Anti-Jk^b wurden von PLAUT et al. nach einem Transfusionszwischenfall gefunden.

G Unter Annahme von zwei kodominanten Allelen *Jk*^{a} und *Jk*^{b} an einem autosomalen Locus wurde folgende Häufigkeit der Kidd-Blutgruppe ermittelt (s. Tabelle).

Häufigkeit der Kidd-Blutgruppe in Europa

Reaktion mit Anti-Jk^a	Anti-Jk^b	Phänotyp	Genotyp	Häufigkeit in %
+	−	Jk(a+b−)	*Jk*^{a} *Jk*^{a}	26,44
+	+	Jk(a+b+)	*Jk*^{a} *Jk*^{b}	49,96
−	+	Jk(a−b+)	*Jk*^{b}*Jk*^{b}	23,60
−	−	Jk(a−b−)	sehr selten, 1959 gefunden	

Das Ag Jk^a ist unterschiedlich häufig vorhanden:

Europäer		75−78%
Chinesen	etwa	50%
Westafrikaner	etwa	95%
Indianer	bis zu	92%
Eskimos	bis zu	100%

Phänotyp Jk(a−b−) ist sehr selten, er wurde insbes. bei Personen mit indianischen und chinesischen Vorfahren nachgewiesen. Die Entstehung dieses Typs wird auf die Wirkung eines dritten Allels Jk mit sehr niedriger Frequenz zurückgeführt. Das Allel Jk kann in homozygoter und in heterozygoter Form auftreten.

P *Kidd-Ag* Jk^a und Jk^b sind schon an fetalen Erythrozyten nachweisbar. Prüfung der Kidd-Ag mit menschlichen Immunseren im AHG-Test oder kombinierten Enzym-AHG-Test. Kidd-Ag sind schwache Ag.
Kidd-Ak selten, Anti-Jk^a häufiger als Anti-Jk^b. Kidd-Ak sind selten Ursache von Transfusionsreaktionen oder Mhn, sie sind immer „Immun-Ak" mit KB.
Der Phänotyp Jk(a−b−) bildet Ak-Gemisch Anti-Jk^a + Anti-Jk^b; die Komponenten lassen sich nicht voneinander trennen. (16)

L ALLEN, F. H., et al.: Nature (Lond.) **167** (1951), 482
PLAUT, G., et al.: Nature (Lond.) **171** (1953), 431

killer cells

Abk. T_K-Zellen

D Im Differenzierungsprozeß aus ↗ T-Lymphozyten hervorgegangene zytotoxisch aktive Lymphozyten.

G Die zytotoxische Aktivität der T_k läßt sich in vitro durch ihre Inkubation mit ^{51}Cr-markierten Zielzellen (target cells) nachweisen, wobei die Menge des im Überstand befindlichen ^{51}Cr ein Maß für den Umfang der target cell-Destruktion ist.
Zwischen dem 5. und 10. d nach Injektion von H-2-inkompatiblen Zellen ist parallel zum Ansteigen der Anzahl großer lymphoider Zellen in der Milz die in vitro-Zytotoxizität an Zellen mit einem Durchmesser von 8−9 µm gebunden. Damit ist die *in der frühen Phase auftretende T_k eine Blastzelle*, während die *später erscheinenden* T_k in Umfang und Morphologie mittelgroßen bzw. *kleinen Lymphozyten* entsprechen (ANDERSSON). Die „frühen T_k." zeigen nach DENMAN et al. eine relative Radioresistenz, wogegen die *„späten T_k" gegen Bestrahlung empfindlich* sind. Ergebnisse der gemischten Lymphozytenkultur (↗ mixed lymphocyte reaction) lassen es als sicher erscheinen, daß zytotoxische Blasten und Lymphozyten nur *unterschiedliche Stadien der Immunozytenreifung* darstellen. Bei verschiedenen in vitro-Modellen läßt sich nachweisen, daß auch Makrophagen als Killerzellen wirken können (↗ macrophage cytotoxicity factor).
Neben den sensibilisierten „zytotoxischen T-Zellen" (T_K-Zellen), den zytotoxisch wirkenden Makrophagen und den komplementabhängigen zytotoxischen Antikörpern (↗ Zytotoxizitätstest) ist mit der antikörperabhängigen zellvermittelten Zytotoxreaktion eine vierte Möglichkeit der Zielzellenzerstörung gegeben.
1965 beschrieb E. MÖLLER die zytotoxische Wirkung nicht sensibilisierter Lymphozyten in Anwesenheit spezifischer Antikörper.
Prinzip: Leukozyten von Normalpersonen können Antikörper-überzogene Lymphozyten (= Zielzellen) lysieren. Voraussetzung ist die Ausbildung von F_c-Rezeptoren an den Effektorzellen zur Bindung an das F_c-Fragment des mit der Targetzelle reagierenden IgG-Antikörpers.
Namensgebung: Antikörper-vermittelte zellabhängige Immunlymphozytolyse (antibody-mediated cell-dependent immune lympholysis = ABCIL), oder Lymphozytenabhängige Antikörper (lymphocyte-dependent antibody = LDA).
Nachweis (ABCIL-Test): ^{51}Cr-markierte Targetzellen werden mit dem auf LDA zu untersuchenden Serum sensibilisiert und danach die Effektorzellen im Verhältnis 1:20 bis 1:100 zugesetzt. Nach Zentrifugation und Inkubation wird die ^{51}Cr-Freisetzung als Maß der Targetzellzerstörung genommen (KOVITHAVONGS et al., 1974).
Bedeutung: Die ABCIL-Antikörper erscheinen eher als die zytotoxischen Ak und persistieren länger. Ihre biologische Bedeutung ist noch unklar. Eine Rolle bei der

Körperabwehr gegen maligne Zellen wird diskutiert. Neben dem Lymphozytotoxtest läßt sich auch mit dem ABCIL-Test eine mögliche Sensibilisierung potentieller Transplantatempfänger nachweisen. Während eine Verbindung zwischen positivem LDA-crossmatch und primär nicht funktionierenden Transplantaten beschrieben wird (STILLER et al., 1975), werden post transplantationem ABCIL-Antikörper häufiger in Perioden guter Transplantatfunktion als während Rejektionskrisen gefunden (STILLER et al., 1976). Demgegenüber wird jedoch auch ein Zusammenhang zwischen positivem LDA-crossmatch und aktiv induziertem ↗ enhancement diskutiert. (7)

L ANDERSSON, B.: Scand. J. Immunol. **2** (1973), 75
DENMAN, A. M., et al.: Transplantation **9** (1970), 366
HERBERMAN, R. B., und R. K. OLDHAM: J. Natl. Cancer Inst. **55** (1975), 749
KIUCHI, M., und M. TAKASUGI: J. Natl. Cancer Inst. **56** (1976), 575
KOVITHAVONGS, T., et al.: J. Immunol. **113** (1974), 1178
KOVITHAVONGS, T., et al.: Transplantation **18** (1974), 108
MACLENNAN, I. C. M.: Transplant. Rev. **13** (1972), 67
MÖLLER, E.: Science **147** (1965), 873
STILLER, C. R., et al.: Lancet I (1975), 953
STILLER, C. R., et al.: N. Engl. J. Med. **294** (1976), 978
TAKASUGI, M., und M. R. MICKEY: J. Natl. Cancer Inst. **57** (1976), 255

Kinderlähmung

↗ Poliomyelitisviren
↗ Poliomyelitisvirus-Impfstoff.

Kinetochor

S Centromer
D Primäre Einschnürung an der Verengungsstelle der beiden identischen Chromatiden während der Metaphase der Mitose. Das K. bestimmt die Form der Chromosomen in dieser Phase. (15)

Kinine

D Gewebshormone (Oligopeptide), die als ↗ Mediatoren der humoralen Immunität wirksam sind.

H 1937 von WERLE als Kontraktion glatter Muskulatur auslösende Substanz beschrieben, 1956 von ROCHA e SILVA isoliert und 1963 von BOISSONNAS synthetisiert.

G Bradykinin (= Kinin 9)
H — Arg — Pro — Pro — Gly — Phe — Ser — Pro — Phe — Arg — OH
Kallidin (= Lysyl-Bradykinin, Kinin 10)
H — Lys — Arg — Pro — Pro — Gly — Phe — Ser — Pro — Phe — Arg — OH
Methionyl-Lysyl-Bradykinin (= Methionyl-Kallidin, Kinin 11)
Weiterhin: Kininogene (I u. II) = α-Glykoproteine.
Zahlreiche Analoga synthetisiert. Kinine aus Kininogen durch **Kalikreine** (= Gruppe von Enzymen im Plasma, Granulozyten sowie in Speichel-, Tränen-, Schweißdrüsen, Pankreas, Darm, Niere) freigesetzt. **Kininogen** = α_2-Globulin oder α-Glykoprotein, in Leber synthetisiert. Aktivierung des Plasma-Kallikreins (Umwandlung von Kallikreinogen in Kallikrein) meist in Gegenwart des HAGEMANN-Faktors durch verschiedene physiko-chemische Einflüsse, im Darm durch Trypsin. Kinin-Freisetzung außerdem durch ↗ Plasmin, Pepsin, Schlangengifte, bakt. Enzyme möglich. Biol. Halbwertszeit: wenige sec. Abbau durch **Kininasen** (Plasma, Blutzellen, Niere, Lunge usw.).

P **Wirkungen:** Stärkste bekannte Vasodilatatoren, schmerzauslösend, bedingen Kontraktion der glatten Muskulatur (Bronchospasmus, erhöhte Motilität und Tonus des Gastrointestinaltraktes), steigern Kapillarpermeabilität, fördern die Leukozytenmigration, bedingen wesentliche Merkmale der Entzündung (Rubor, Calor, Tumor, Dolor), sind im ↗ Endotoxinschock und am ↗ QUINCKE-Ödem beteiligt sowie bei Fremdkörper-Granulomen, Transfusionszwischenfällen, Verbrennungen und im ↗ Schock, beim hereditären angioneurotischen Oedem, bei verschiedenen Typen der Arthritis, ↗ Asthma bronchiale und anderen allergischen Erkrankungen, teilweise beim Carcinoid-Syndrom und Dumping-Syndrom sowie einigen Formen der Pankreatitis.
Physiologische Bedeutung ungeklärt, wahrscheinlich bei Regulierung des Blutdurchflusses in Drüsen und Muskeln, Gehirn, Koronarien und Haut sowie Niere mit Mediatorfunktion.
Hemmer: Kallikrein-Inaktivatoren im Plasma, Chymotrypsin, Trasylol (Polypeptid aus Rinderlunge). Salizylate und antiphlogistische Steroide hemmen an verschiedenen Stellen der K.-Aktivierung. (18)

L Übersicht bei:
BERSON, S. A., und R. S. YALOW (Eds.): Methods in Investigative and Diagnostic Endocr nology. Vol. 2b, North-Holland Publishing Comp., Amsterdam/London 1973
WERLE, E.: Dtsch. Med. Wschr. **92** (1967), 1573

Kininogen ↗ Kinine

Klon (engl.)

S Zellfamilie
Zellklon
D Ungeschlechtliche erbgleiche Nachkommenschaft einer Zelle oder eines Organismus.

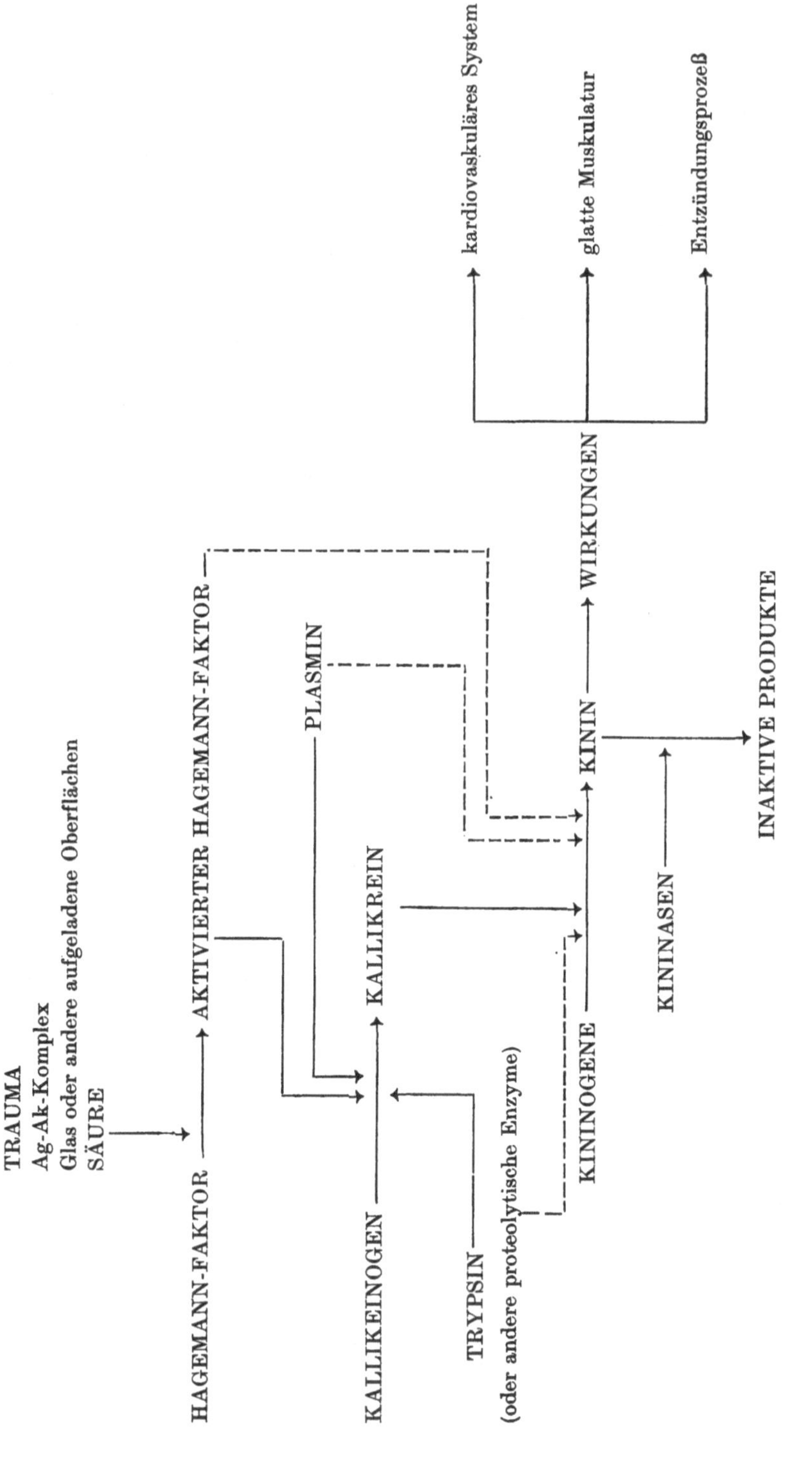

Schema der Kininfreisetzung

H In der Immunologie wird darunter ein Zellstamm verstanden, der aus zunächst Ag-unabhängigen Lymphozyten unter Ag-Einfluß entsteht, die sich am Ende der ontogenetischen Differenzierung befinden. Der Begriff wurde vor allem durch die klonale Selektionstheorie von BURNET (1959) in die Immunologie eingeführt.

G ↗ Lymphozyten durchlaufen während ihrer Ontogenese eine zunächst Ag-unabhängige und später Ag-abhängige Phase. Am Ende der Ag-unabhängigen Entwicklung besitzt der Lymphozyt monospezifische und weitgehend homogene Ag-Rezeptoren (membrangebundene Ig). Über diese Rezeptoren wird die weitere Proliferation und Differenzierung induziert. Die Zellen eines K. besitzen demnach Ag-bindende Strukturen gleicher Spezifität. Die Ig-Klasse kann dabei unterschiedlich sein. Dieses ist bereits ein Ausdruck der Differenzierung („Umschalten" von IgM- auf IgG-Synthese). Innerhalb eines K. können verschiedene funktionelle Zellformen vorhanden sein, z. B. ↗ memory cells und ↗ Plasmazellen. Spezifität der Rezeptoren und der sezernierten Ak eines K. stimmt überein. (50)

L BURNET, F. M.: The clonal selection theory of aquiret immunity. Vanderbilt University Press, Nashville-Tennessee (1959)

Km-Marker ↗ Inv-System

Kn^{a} (Knops-Helgeson) ↗ Antigene, ubiquitäre

Knochenmark

D Bildungs- und größtenteils Reifungsstätte der Hämatopoese (Erythro-, Granulozyto- und Megakaryozytopoese) und der Lymphozytopoese (Bildung und Reifung der B-Lymphozyten, Bildung der T-Lymphozyten). (↗ Stammzellen)

H Mitte des vorigen Jahrhunderts wurde die Entwicklung von Vorstufen der Blutzellen im Knochenmark entdeckt (BIZZOZERO 1865; NEUMANN 1868; 1870). Zur Herkunft dieser Zellen nahmen Vertreter der polyphyletischen Theorie mindestens zwei getrennte Stammzellen für die myeloische und lymphatische Entwicklung an (EHRLICH; NAEGELI; DOWNEY) = dualistische Theorie, oder sogar eine dritte gesonderte Ausgangszelle für die Monozyten (SCHILLING) = trialistische Theorie, während MAXIMOW (1909) als Vertreter der monophyletischen Theorie eine gemeinsame Stammzelle für alle Blutelemente postulierte und als diese den Lymphozyten ansah. In neuerer Zeit nahm YOFFEY (1966) diese Meinung wieder auf, die mit modernen immunologischen Forschungsmethoden im Prinzip bestätigt werden konnte. Einführung der Sternalpunktion durch ARINKIN 1929 ermöglichte die zytologische K.diagnostik in der Klinik.

G *Struktur:* Nach der Geburt normalerweise alleiniger Ort der Blutzellbildung. Gesamtmenge des K. 2600 g. Beim Erwachsenen im Verhältnis 1:1 aus blutbildendem (Wirbelkörper und platte Knochen) und Fettmark (Röhrenknochen) bestehend. Umwandlung des letzteren in hämatopoetisch aktives Mark im Bedarfsfalle möglich. Befindet sich zwischen den knöchernen Spongiosabälkchen; besteht aus einem Netz von Stromaretikulumzellen mit Verbindung zum Endost, Gefäßsystem und Nervenfasern, dazwischen die Zellen der Erythropoese (perisinusoidal), Granulozytopoese (endostal) und Thrombozytopoese (verstreut), sowie kleiner Anteil Lymphozyten (10%) und Plasmazellen (perivaskulär).
Entwicklung: Ursprung der gesamten Hämatopoese ist der Dottersack. Aus primitiven mesodermalen Zellen differenzieren sich pluripotente ↗ Stammzellen, die über das Blut in Leber, Milz, ↗ Thymus und K. einströmen. Bestimmte mikroökologische Bedingungen in diesen Organen sind Voraussetzung für die Ansiedlung dieser Zellen. Vom 5. Embryonalmonat ab zunehmende Blutbildung im K. bei gleichzeitigem Rückgang der hepatolienalen Hämatopoese. Lymphozytopoese zunächst im Thymus.
Kinetik: Fließgleichgewicht zwischen Blutzellbildung und -untergang wird durch einen sich selbst erneuernden **Stammzellpool** im K. aufrechterhalten. Zwei Arten:
1. Pluripotente oder undeterminierte Stammzellen mit Potenz zur Entwicklung in jede hämatopoetische und lymphozytopoetische Richtung. Lichtmikroskopisch von lymphozytärem Charakter. Vorhanden im K. und Blut (0,1‰ der K.zellen, 0,01‰ der Blutleukozyten), dagegen nicht in der Lymphe, nehmen also nicht an der Rezirkulation der Lymphozyten teil. 80–90% dieser pluripotenten Stammzellen befinden sich im latenten zytokinetischen Ruhezustand (G_0-Phase). Sie werden durch zellulären feed back stimuliert, wenn die hämatopoetischen Systeme in einem solchen Maße reduziert sind, daß ihre Selbsterhaltung gefährdet ist. Charakteristikum: strahlensensibel; verstärkte Proliferation nach totaler K.schädigung.
2. Determinierte Stammzellen: entstehen durch Differenzierung aus den pluripotenten Stammzellen unter dem Einfluß verschiedener populationsregulierender Faktoren („Hämopoietine"), wonach Festlegung in eine] der vier Entwicklungsrichtungen erfolgt: erythropoetisch, granulozytopoetisch, thrombozytopoetisch oder lymphozytopoetisch. Wesentliche Quelle des ständigen Nachschubs für die vier Poesen. Befinden sich in ständiger Proliferation: 50% halten durch Vermehrung den Stammzellpool konstant, 50% differenzieren sich weiter. Die ersten Differenzierungsschritte sind mit weiterer Teilung verbunden (Teilungs- und Reifungspool: 33%), die späteren erfolgen ohne Teilung (Reifungspool: 33%). Reife Zellen werden größtenteils an das

Blut abgegeben, eine gewisse Reserve an reifen Zellen verbleibt im K. (Speicherpool; K.reserve: 33%).
Nach Zerstörung des gesamten Stammzellpools ist beim Erwachsenen als letzte Reserve noch eine Regeneration aus mesenchymalen Zellen der Haversschen Kanäle möglich (Abb.).
Spezifische Regulation der *Erythropoese* durch das Glykoprotein Erythropoietin (MG ca. 30000), zur α-2-Globulinfraktion gehörig, nicht artspezifisch, nicht immunogen, in der Niere bzw. zu 10% extrarenal gebildet. Bewirkt Entwicklung der determinierten Stammzelle in erythropoetische Vorstufen. Unspezifische Regulation durch Hormone, O_2-Mangel bzw. Hypertransfusion und zentral-nervöse Mechanismen.
Spezifische Regulation der *Granulozytopoese* ebenfalls durch ein Glykoprotein, den "colony stimulating factor" (CSF) bzw. mehrere Faktoren = "colony stimulating activity" (CSA), manchmal auch als „Granulopoietin" bezeichnet. Bewirkt in vitro die Bildung nicht nur von granulozytären Kolonien, sondern auch von Monozyten und Makrophagen. Deshalb vermutlich eng korrelierte oder identische determinierte Stammzelle. Faktoren der Mikroökologie entscheiden möglicherweise über die wahlweise Entstehung der einen oder anderen Zellart, wobei die Entwicklungsvorstufen (Promyelozyt bzw. Promonozyt) jedoch nicht identisch sind. Bildung des CSF durch Monozyten und Makrophagen (koloniestimulierende Zellen) und wahrscheinlich auch durch nicht-hämatopoetische Stromazellen des K., die strahlenresistent sind und nach Strahlenschädigung des K. Bedeutung haben (METCALF). Ein Hemmfaktor wird von Granulozyten, besonders von absterbenden Granulozyten abgegeben (koloniehemmende Zellen). Neben dieser Langzeit-

Schematische Darstellung der Entwicklung von Hämatopoese und Lymphozyten im Knochenmark

modifiziert nach FLIEDNER

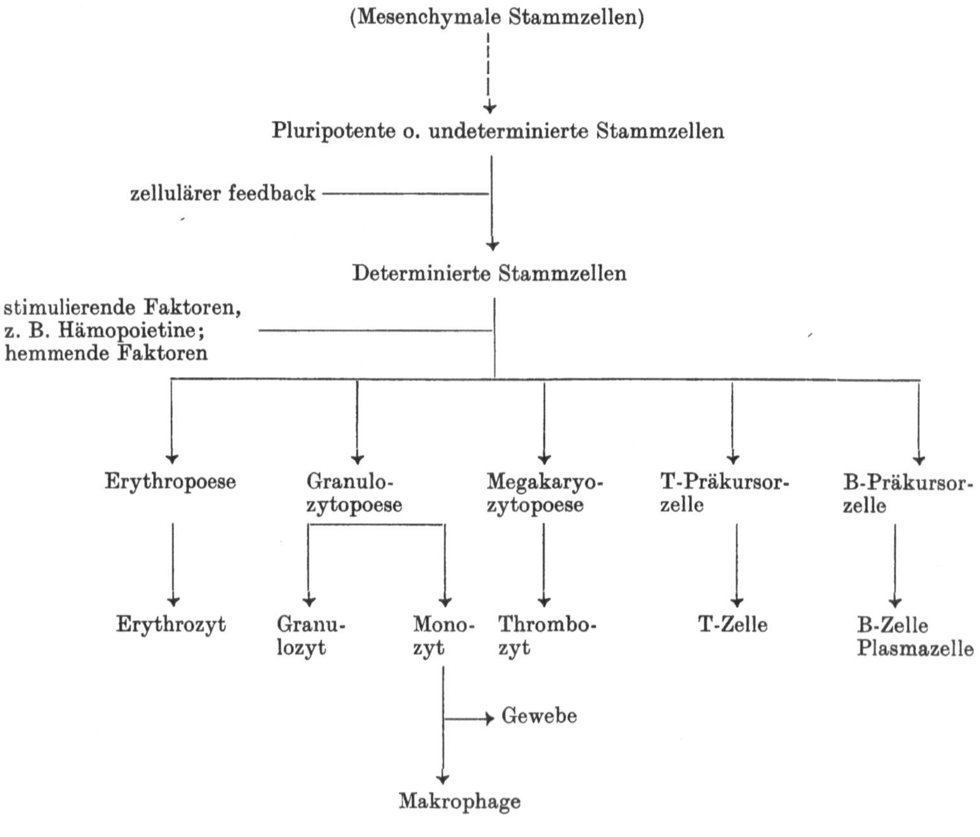

regulation durch humorale Faktoren soll eine direkte interzelluläre Wechselwirkung für die Kurzzeitregulierung der Granulozytopoese verantwortlich sein (HASKILL). Unspezifische Regulation z. B. durch Endotoxin.
Regulation der *Megakaryozytopoese* vermutlich ebenfalls über ein „Thrombopoietin". Der sichere Beweis steht noch aus.
Zwischen den hämatopoetischen Systemen besteht ein Gleichgewichtszustand, die Differenzierungsrichtung der determinierten Stammzellen hängt vom Bedarf der Peripherie bzw. der Konzentration stimulierender und hemmender Faktoren für das eine oder andere System ab.
Lymphozytopoese findet im Thymus (embryonal und bei Kindern bzw. jungen Tieren), Milz, Lymphknoten, nach der Geburt im K., bei Vögeln in der ↗ Bursa fabricii statt. Einstrom aus dem ruhenden pluripotenten Stammzellpool im K. in die Lymphozytopoese noch geringer als in die Hämatopoese. Proliferation dieser Zellen nur im Thymus und K. bzw. Bursa (primäre lymphatische Organe) durch populationsregulierende Stimuli und antigenunabhängig. Entstehung zweier verschiedener determinierter Stammzellen für T- und B-Lymphozytenentwicklung: durch Thymuseinfluß („T-Lymphopoietin") außerhalb des K. bzw. durch K.einfluß („B-Lymphopoietin") im K. (bei Vögeln durch Bursaeinfluß). Weitere Proliferation der T- und B-Präkursoren oder immunkompetenten Zellen durch Antigeneinfluß in den sekundären lymphatischen Organen (Milz, Lymphknoten) mit Entstehung von Immunoblasten und deren Tochterzellen, aus denen durch weitere Teilung wieder kleine Lymphozyten entstehen: 1. T-Effektorzellen; 2. über Plasmoblasten bzw. B_1- und B_2-Zellen reife Antikörper-sezernierende ↗ Plasmazellen sowie 3. T- und B-memory-Zellen. Diese antigenspezifischen ↗ Klone mit determinierter Stammzelle als Ausgangszelle tragen Hauptlast der Zellvermehrung der Lymphozytopoese. Weitgehende Selbsterhaltung, so daß nach totalem Einstromstop pluripotenter Stammzellen erst nach 5 Jahren die Lymphozytengesamtzahl des Organismus auf 50% reduziert ist.
Moderne funktionelle Methoden der K.-Forschung: Tierexperimentelle Repopulation des K. nach totaler Zerstörung durch K.zellsuspension oder Blutleukozyten ist Beweis für Stammzellcharakter der darin enthaltenen Zellen.
Milzkolonietest nach TILL und MCCULLOCH: Auszählen hämatopoetischer Zellbindungsherde (Kolonien) an der Milzoberfläche wenige Tage nach K.zellinjektion in letal bestrahlte Mäuse. 1 Kolonie = colony forming unit = CFU = pluripotente Stammzelle. Geeignet zum quantitativen Erfassen von Stammzellen in einer Suspension.
Einzelzellautoradiographie und zytogenetische Untersuchungen dienen dem Ermitteln der Zellkinetik.
Koloniebildungstest in vitro: K.kultivierung in halbfestem Medium (Agarzusatz) bewirkt kolonieförmiges Wachstum zum Studium insbesondere granulopoeseregulierender Faktoren.
K.zellseparation mittels Dichtegradienten zur Anreicherung von Stammzellen.

P Der tierexperimentelle Beweis der Stammzellfunktion hat bis zur therapeutischen Anwendung der allogenen ↗ Knochenmarktransplantation bei verschiedenen klinischen Krankheitsbildern wie aplastischem K.-syndrom und schwerem angeborenem ↗ Immundefekt geführt. Dagegen hat der Stand der Hämopoietinforschung noch keine wesentlichen praktischen diagnostischen und therapeutischen Auswirkungen gebracht. Ansatzpunkte sind z. B. die Befunde, daß Erythropoietin bei verschiedenen Anämien im Serum erhöht ist und ebenso CSF bei Neutropenie, während bei akuten Leukosen ein Defekt der CSF-produzierenden Zellen nachgewiesen werden konnte. Es ist zu hoffen, daß subtilere Kenntnis von Hämatopoeseregulationsstörungen zur genaueren Differenzierung verschiedener K.erkrankungen und zu deren evtl. therapeutischer Beeinflussung z. B. durch Zufuhr von stimulierenden und hemmenden Faktoren führt.
Die verschiedenen Erkrankungen des K. siehe Lehrbücher der Hämatologie. (22)

L BEGEMANN, H.: Klinische Hämatologie. Thieme 1975
FLIEDNER, Th. M.: Kinetik und Regulationsmechanismen des Granulozytenumsatzes. Schweiz. med. Wschr. **104** (1974), 98
METCALF, D., und M. A. S. MOORE: Haemopoietic Cells. North-Holland, Amsterdam 1971.

Knochenmarktransplantation

Abk.: KMT

D Übertragung einer eigenen oder fremden Knochenmarkzellsuspension (bei hochgradig geschädigtem Knochenmark des Empfängers).

H Erster Bericht über erfolgreiche intravenöse Knochenmarkzellinjektion bei letal bestrahlten Mäusen durch LORENZ 1951. Endgültige Sicherung einer erfolgreichen KMT war 1956 der histochemische bzw. zytogenetische Nachweis der zellulären Repopularisierung des durch Bestrahlung zerstörten Empfängerknochenmarks durch speziesdifferente bzw. geschlechtsdifferente Spenderzellen bei Mäusen und Ratten sowie das Erhaltenbleiben der Spendereigenschaft in allen Blutzellen ↗ Chimärismus (BARNES und LOUTIT; NOWELL; VAN BEKKUM). Als wichtiges Problem bei der KMT wurde die Graft-versus-Host-Reaktion erkannt, die bei Transplantation von soliden Organen nicht vorkommt (TRENTIN 1957). Erste KMT beim Menschen an 5 Betroffenen eines Reaktorunfalls durch MATHE u. Mitarb. 1958.

G Die experimentelle und klinische KMT gilt der weiteren Aufklärung ihrer Mechanismen bzw. der klinischen Therapie einer schweren Markaplasie. Die *autologe* und *syngene* (isogene) KMT lösen keine immunologischen Reaktionen aus, da das transplantierte Mark genetisch identisch ist. Hauptprobleme der *allogenen* KMT sind:

1. ↗ Transplantatrejektion
2. Infektionen
3. ↗ Graft-versus-Host-Reaktion (GVH-Krankheit; Sekundärkrankheit)

Zu 1: Die Abstoßung der transplantierten Spenderzellen kommt durch die Immunreaktion des Empfängers gegen die differenten ↗ Histokompatibilitätsantigene des Spenders zustande (↗ Transplantationsimmunität). Sie kann wesentlich vermindert werden durch sorgfältige Spender-Empfänger-Auswahl mittels ↗ Histokompatibilitätstestung. Beim Menschen werden serologisch die ↗ HLA-Antigene bestimmt und die ↗ Lymphozytenmischkultur (MLC) durchgeführt. Am erfolgversprechendsten ist die allogene KMT zwischen HLA-identischen, MLC-negativen Geschwistern, die heute vorwiegend angewandt wird. Möglichst sollte gleichzeitig Kompatibilität im AB0-System bestehen — oder zumindest Minorinkompatibilität (Spendereigenschaft 0) —, da anderenfalls ein totaler Plasmaaustausch notwendig ist.
Entscheidend für den Erfolg ist das Vermeiden einer Praesensibilisierung des Empfängers durch Gabe von Blutprodukten vor KMT. Der Nachweis von (Anti-HLA-) Alloantikörpern beim Empfänger ist eine Kontraindikation für die KMT. Beste Prophylaxe ist im Rahmen der supportiven Hämotherapie die Anwendung leukozytenarmer Erythrozytenkonserven, die durch vorheriges Einfrier-Auftauverfahren oder Überdruckfiltration hergestellt werden, bzw. HLA-identische Thrombozyten- und Leukozytentransfusionen. Insbesondere sollten bei der am häufigsten geübten Geschwister-KMT vor Transplantation keine Familienmitglieder als Blutspender fungieren, da die Wahrscheinlichkeit gemeinsamer (nicht erfaßbarer) Antigeneigenschaften zwischen Blut- und Markspender, die der Empfänger nicht geerbet hat, groß ist.
Weitere Voraussetzung für das Anwachsen des transplantierten Markes ist eine immunsuppressive Vorbehandlung (Konditionierung) des Empfängers. An Nagern, Hunden und Affen hat sich am besten Ganzkörperbestrahlung in Kombination mit Cyclophosphamid erwiesen. Beim Menschen wird Cyclophosphamid 50 mg/kg KG, 1000 rad Ganzkörperbestrahlung (THOMAS), Antilymphozytenglobulin (SPECK; MATHE) oder Prokarbazin in Kombination mit Antithymozytenserum (STORB) empfohlen. Die Vorbehandlung entfällt bei syngener KMT und bei Immundefekten. Bei Leukosen wird eine antileukämische zytostatische Kombinationsbehandlung vorgeschaltet. Das primäre Anwachsen allogenen Markes wird in erfahrenen Zentren in über 90% der Fälle erreicht. Bei Hunden sind Langzeitchimären bis zu 10 Jahren beobachtet worden.
Sicherung eines echten ↗ Chimärismus (totale Neubesiedelung des Empfängerorganismus mit Spenderblutzellen) durch Nachweis genetischer Marker des Spenders in den Blut- und Markzellen des Empfängers: Erythrozyteneigenschaften, Ig-Gruppen (Gm, Inv), Geschlechtschromosom. Erholung des aplastischen Markes nach klinischer KMT wird auch bei ausbleibendem oder Teilchimärismus beobachtet. Diskutiert wird Stimulierung autologer Stammzellen oder Verbesserung der Mikroökologie des Knochenmarkes durch vorübergehende Anwesenheit des Spendermarkes (protektive KMT).
Zu 2: Hohe Infektneigung durch kombinierte Wirkung von Granulozytopenie, Immundefekt und GVH-Krankheit. Quantitativ und qualitativ suffiziente Granulozytensubstitution heute noch nicht möglich. Trotz kombinierter, antibiogrammgerechter Antibiotikatherapie sind nicht beherrschbare Infektionen, insbesondere durch gramnegative Erreger häufige Todesursache. In den ersten drei Wochen nach KMT dominieren bakterielle und Pilz-, vor allem Candida-Infektionen, danach Virusinfekte, besonders interstitielle Pneumonie und generalisierte Infektionen durch Zytomegalievirus, Pneumocystis carinii und Zostervirus, welche therapeutisch noch schwerer angehbar sind. Wirksamste Maßnahme zur Verminderung der Infektgefährdung ist Unterbringung der Patienten in ultrasterilen ("laminar flow") Spezialeinheiten (sog. Life island), meist nach vorheriger Haut- und Gastrointestinaldekontamination. Hauptfaktor für die schweren Virusinfektionen ist die verzögerte Wiederherstellung der vollen Immunkompetenz und teilweise Aktivierung latenter Viren. Untersuchungen an Langzeitüberlebenden nach KMT zeigten bei syngen Transplantierten volle Wiederherstellung der Immunfunktion und Ausbleiben der Virusinfekte, bei allogen Transplantierten verzögerte Erholung der Immunfunktion (zelluläre und humorale Immundefekte über 1 Jahr nachweisbar).

Zu 3: Schwerwiegendstes Problem ist das Auftreten einer ↗ GVH-Krankheit in 70% der erfolgreichen KMT als Folge der gleichzeitigen Übertragung von immunkompetenten Spenderzellen mit generalisierten immunaggressiven Vorgängen im Empfänger. Hauptsächlich werden Haut (makulopapulöses Erythem bis zur bullösen Desquamation), Gastrointestinaltrakt (Durchfall) und Leber (Ikterus) betroffen. Durch histologische Kriterien von Haut-, Leber- und Darmbiopsiematerial ist eine Stadieneinteilung der GVH-Krankheit möglich. Die chronische GVH-Krankheit hat geringer ausgeprägte klinische Symptomatik. Zur GVH-Prophylaxe immunsuppressive Behandlung nach KMT mit Methotrexat (THOMAS) über mindestens 3 Monate sowie Bestrahlung aller nach KMT applizierten Blutprodukte mit 1500 rad zum Entfernen der Lymphozyten. Zur Therapie der manifesten GVH-Krankheit Antithymozytenserum und Prednisolon. Trotzdem sind ca. 20% der Fälle tödlich.

Durchführung: Markentnahme beim Spender in Vollnarkose durch multiple Aspirationen aus dem Beckenkamm von insgesamt etwa 400–800 ml. Durch mehrstufige Siebpassage Erzielen einer Einzelzellsuspension. Applikation beim Empfänger intravenös. Menge zwischen 1 bis 10×10^8 kernhaltige Zellen/kg KG. Keine Korrelation zwischen Markzellenquantität und Erfolg. Zellen siedeln sich in Milz, Leber und zuletzt Knochenmark an und proliferieren (Maus). Regeneration nach KMT erfolgt meist nach 2–3 Wochen mit Anstieg der peripheren Blutwerte. Abstoßung im Mittel nach 4 Wochen (3 bis 22 Wochen). GVH-Krankheit nach 2 bis 8 Wochen; die chronische Form kann monate- und jahrelang anhalten.

P *Indikationen* für die klinische KMT: Panmyelopathie, schwere angeborene Immundefekte, akute Leukosen, andere therapiesensible Neoplasien, Reaktorunfälle.

Autologe KMT: Bei maligner Neoplasie ohne Knochenmarkbefall wird eigenes Mark entnommen, vorübergehend konserviert und nach extrem hochdosierter Radio- und Chemotherapie zum Überwinden einer therapeutischen Markaplasie retransfundiert. Wird reaktionslos vertragen.

Syngene KMT: Mark von einem genetisch identischen, monozygoten Zwilling hat die höchste Erfolgsquote bei allen o.g. Indikationen (z. B. Panmyelopathie-Remissionsquoten von bisher 6–12 Jahren).

Allogene KMT: Meist als Geschwister-KMT. Von 73 Patienten mit Panmyelopathie 31 Langzeitüberlebende (maximal 3–5 Jahre); von 97 Patienten mit akuter Leukose 27 Fälle mit längeren Remissionen von 1–4 Jahren (KMT-Gruppe in Seattle/USA). In 2 Fällen trat ein leukämisches Rezidiv in den Spenderzellen auf. Ein leukämogenes Agens im Empfängerorganismus wird als Ursache diskutiert. Versager der allogenen KMT vor allem durch Infektionen, GVH-Krankheit und Abstoßung. Vielversprechender Ansatzpunkt scheint die Herstellung lymphozytenarmer, Stammzell-angereicherter Markpräparationen zu sein, die das Auftreten der GVH-Krankheit weitgehend vermeiden und die Wiederherstellung der Immunfunktion beschleunigen sollen (DICKE und VAN BEKKUM). Noch keine größeren klinischen Erfahrungen. (22)

L DICKE, K. A., und D. W. VAN BEKKUM: Preparation and use of stem cell concentrates for restoration of immune deficiency diseases and bone marrow aplasia. Rev. Europ. Etudes Clin. Biol. 17 (1972), 645

SPECK, B.: Knochenmarktransplantation bei Leukämie: Möglichkeiten und Probleme. Schweiz. med. Wschr. 105 (1975), 1286

STORB, R., et al.: Aplastic Anemia treated by allogeneic bone marrow transplantation: a report on 49 new cases from Seattle. Blood 48 (1976), 817

THOMAS, E. D., et al.: Bone marrow transplantation. New Engl. J. Med. 292 (1975), 832 and 895

Knochentransplantation

S freie Knochenüberpflanzung
bone transplantation (engl.)

D Operative Versetzung oder Übertragung von Knochen oder Knochenanteilen (Kortikalis oder Spongiosa).

H Erste wissenschaftl. Untersuchungen über die K. durch OLLIER (1867). Transplantierter Knochen geht zugrunde und wird durch Umbau vom Empfänger ersetzt („schleichender Ersatz", BARTH, 1893). LEVANDER (1934) beobachtete Knochenbildung nach der Injektion von zellfreien Knochenextrakten (hypothetische osteogenetische Substanz); Induktionstheorie der Osteogenese. 1942 in Kanada und 1947 in den USA Bevorratung von Kälte konserviertem Knochen in einer „Knochenbank" zur umfassenderen klin. Anwendung. 1957 Bericht über die Verwendung eines mazerierten, heterologen Transplantats („Kieler Span" n. MAATZ–BAUERMEISTER).

G K. ist immer eine *freie Transplantation, d. h. ohne Gefäßanschluß*. Erfolg der K. ist abhängig von der biol. Wertigkeit des Transplantats (Knochenspan) und der Beschaffenheit des Transplantatlagers des Empfängers. Biol. Wert eines Knochentransplantats wird beurteilt, ob es überlebt und im Empfänger neuen Knochen produziert (*Osteogenese*), das Wirtslager zur Knochenbildung anregt (*Osteoinduktion*), als passive Leitschiene für einsprossendes Gewebe dient (*Osteokonduktion*) und seine Strukturfestigkeit behält. Transplantatlager werden in ersatzunfähige, ersatzschwache und ersatzstarke eingeordnet.

Nach dem Spender-Empfänger-Verhältnis unterscheidet man folgende Transplantatmodi: autochthon = *Autotransplantat* (Spender und Empfänger ist ein und dasselbe Individuum), allogen = *Allotransplantat* (Sp. und E. gehören der gleichen Art an), xenogen = *Xenotransplantat* (Sp. und E. gehören zu unterschiedlichen Arten). Zur Nomenklatur ↗ Transplantation (Tabelle). Bei allogener und xenogener K. werden immunol. Abwehrreaktionen beobachtet. Durch *Konservierung* der Knochenspäne läßt sich ihre Wertigkeit wesentlich verbessern. Einige gebräuchliche Konservierungsverfahren: Tiefkühlung, Gefriertrocknung (Lyophilisierung), chemische Fixierung, Einbettung in Kunststoff, Mazeration (Enteiweißung). Im Unterschied zur erfolgreichen Organtransplantation, bei der die spezifischen Zellen vital bleiben müssen, heilen K. auch dann ein, wenn die Zellen ihre Lebensfähigkeit bei der Konservierung verloren haben. Immunol. Abwehrreaktionen bei der K. viel geringer als bei der Organtransplantation. Regenerationsleistung des Empfängerorganismus entscheidet mit über den Transplantationserfolg.

P *Indikation zur K.:* Auffüllung und Überbrückung von Knochendefekten bei angeborenen Deformitäten, nach Traumen, bei Tumoren und Entzündungen; Rekonstruktion der äußeren Körperform; Anregung der Knochenbildung nach Frakturen mit verzögerter Bruchheilung und Pseudarthrosen; als Osteosynthesematerial.
Anforderungen an einen idealen Knochenspan: Sterilität, hoher biol. Wert, leichte Beschaffung in der gewünschten Menge, einfache Lagerung, reizlose und reaktionslose Einheilung in der erwarteten Zeit, Wirtschaftlichkeit. Diesen „idealen Knochenspan" gibt es nicht. Unter den vorhandenen Möglichkeiten hat die autochthone K. den größten biol. und th Wert. Ihre Grenzen: Knochenmenge ist beschränkt (Darmbeinkamm, Trochanter maj., Tibiakopf), mechanische Anforderung nicht immer ausreichend (z. B. bei Defekten der unteren Extremitäten), Belastung des Patienten durch den Zweiteingriff bei der Spanentnahme. Allogene und xenogene K. heilen nicht so sicher ein und benötigen zum Umbau eine längere Zeit als autochthone K. (43)

L BARTH, A.: Langenbecks Arch. klin. Chir. 46 (1893), 409
BAUERMEISTER, A.: Hefte Unfallheilk. 58 (1958)
LANCE, E. M.: In Transplantation by NAJARIAN, J. S., and R. L. SIMMONS. Urban & Schwarzenberg, München – Berlin – Wien, 1972
LEVANDER, G.: Zbl. Chir. 61 (1934), 409
MAATZ, R.: Dtsch. med. J. 8 (1957), 190
OLLIER, L.: Traité expérimental et clinique de la régénération des os et de la production artificielle du tissu osseux. Paris: Masson, 1867 zit. bei LANCE

Ko^a ↗ Thrombozytenagglutination

Ko^b ↗ Thrombozytenagglutination

KOCH-Phänomen

S KOCH-Grundversuch

D Intravitale ↗ zelluläre Immunreaktion bei Mykobakt.-Infektion.

H R. KOCH 1890

G Etwa 6–8 Wochen nach Mykobakt.-Infektion zeigen Meerschweinchen gegenüber (intrakutanen) Mykobakt. bestandteilen (↗ *Tuberkulin*) bereits 2 Tage nach Injektion eine kräftige, nekrotisierende (Haut)reaktion an der Injektionsstelle als Ausdruck einer positiven zellulären Immunreaktion.

P Bereits KOCH deutete dieses Phänomen als gewissen Schutz des infizierten Organismus vor einer Reinfektion (↗ *Infektionsimmunität*, ↗ Tuberkulin, ↗ Spätreaktion). (19)

L MÜLLER, R.: Medizin. Mikrobiologie, 4. Aufl. Ver. Urban & Schwarzenberg, München – Berlin 1950

Kodominanz, Codominanz

S Kombinanz

D Beide ↗ Allele eines ↗ heterozygoten Individuums sind im ↗ Phänotyp nebeneinander ausgeprägt. (↗ Dominanz.) (15)

körpereigen ↗ "self"

körperfremd ↗ "not self"

Kohabitationsschock, allergischer

D Anaphylaktische Reaktion auf Sperma-Antigene.

G Akute allergische Allgemeinreaktion nach vaginaler Kontamination mit Humansperma (bestimmter oder verschiedener Partner), auch nach Hundesperma (HOLDEN), nicht nach Fellatio (MIKKELSEN). Vorkommen trotz Schwangerschaft.

P Bisher sind 8 Fälle der Weltliteratur bei Frauen mit atopischer Disposition bekannt geworden. (54)

L HALPERN, B. N., et al.: Immunology 12, 3 (1967), 247
HOLDEN, T. E., et al.: Obstet. Gynec. 42 (1973), 138
MIKKELSEN, E. J., et al.: Ann. Allergy 34, 4 (1975), 239

Kohlenhydrat-Antigen

D ↗ Antigen, dessen immunol. Spezifität durch Kohlenhydrate bedingt ist.

P Kohlenhydrate können in Abhängigkeit ihrer Tierspezies und ihres MG ↗ immunogen wirken. So reagieren Kaninchen und Meerschweinchen auf *gereinigte Polysaccharide* nicht mit einer Immunität, während bei Mensch und Maus Ak-Bildung eintreten kann. Bei der Immunisierung von Mäusen mit ↗ *Pneumokokkenkapsel-Polysaccharid* tritt eine Ak-Bildung nur bei niedriger Dosierung ein, bei normaler Dosis ist ↗ Im-

muntoleranz zu beobachten. Beim Menschen ist ein Rückgang der Immunogenität bei *Dextran* (als Ag) durch Verringerung des MG von 90000 auf 50000 Dalton festgestellt worden.
Lipoproteinpolysaccharide (LPS) sind komplexe Ag in Zellmembranen GRAM-negativer ↗ Bakt., deren Kohlenhydratanteil die antigene Spezifität bedingt, deren Lipidanteil für die (endo)toxische Wirkung und deren Proteinanteil für die Immunogenität von Bedeutung ist. LPS sind ↗ B-Zellstimulatoren.
↗ *Blutgruppen-Ag* sind Glykoproteine mit einem MG von 200000 bis 1 Million Dalton, sie bestehen zu 75% aus Polysacchariden. Niedermolekulare Kohlenhydrate, z. B. Monosaccharide, können als ↗ Hapten nach Kupplung an Protein zu einem Voll-Ag werden (↗ Träger-Effekt). (3)

Koinferenz ↗ Interferenz

koisogene Mauslinien

S kongen resistente Mauslinien
D Mausinzuchtlinien, die sich bei gleichem genetischen Hintergrund voneinander nur in einem definierten Genlocus (z. B. H-2-Locus) unterscheiden. (13)
L Zusammenstellung von Mauslinien und deren Züchter bei: KLEIN, J.: Transplantation **15** (1973), 137

Kokken

↗ Staphylokokken
↗ Streptokokken
↗ Pneumokokken

Kolibakterien ↗ E. coli

Kolibakterien-Antigen ↗ *E. coli* Antigene

Kolinearität

D Einer bestimmten Basenfolge der DNS entspricht die Sequenz von Aminosäuren in der von ihr kodierten Peptidkette (↗ genetischer Code). (15)

KOLMER-Technik

D Moderne ↗ KBR zur Serodiagnostik der Syphilis (↗ Syphilisserologie).
G Als Ag wird Cardiolipin („moderne WaR") oder Pallida-Ag (Pallida-Reaktion) benutzt. Dementsprechend werden Lipid-Ak oder Pallida-Ak im Patientenserum erfaßt. Die Ag-Ak-Bindung erfolgt bei +4 °C (Kältebindung). (19)
L PETZOLDT, D.: Therapiewoche **23** (1973), 1209

Kolonie-Inhibitions-Test

D Test zum Nachweis von Tumorantigenen bzw. Immunreaktionen gegen Tumorantigene bei Tumorträgern (auch Tumorpatienten).
G Die Tumorzellen werden kultiviert und bilden nach Anwachsen eine bestimmte Anzahl von Tumorzellkolonien. Bei Mischung der Tumorzellen mit Immunlymphozyten kommt es zur Bildung einer signifikant reduzierten Anzahl von Tumorzellkolonien. Kolonie-Inhibition durch Lymphozyten des Tumorträgers ist ein Hinweis auf Immunreaktionen gegen den eigenen Tumor. (13)

Kolorimetrie

D Konzentrationsbestimmung einer gelösten farbigen Substanz durch Vergleich der Farbintensität mit einer Lösung, welche die gleiche Substanz in bekannter Konzentration enthält auf der Grundlage des LAMBERT-BEERschen Gesetzes.
G *3 Meßverfahren:*
Vergleichsmethode
Kompensationsmethode
Verdünnungsmethode
Einsatz von lichtelektrischen Empfängern (Fotozelle, -element) zur Messung der Farbintensität, dadurch Arbeiten im UV- und IR-Bereich möglich. (33)

Kolostrum

S Früh- oder Kolostralmilch
Vormilch
D Milchähnliche Flüssigkeit.
G K. ist viskös und gelblich. Es enthält zelluläre Elemente, ↗ Proteine sowie ↗ Ig in hoher Konzentration. Dominierendes Ig des K. ist das ↗ sekretorische IgA. Bei vielen Spezies ist K. neben der ↗ Milch die Hauptquelle der passiven Immunität des Neugeborenen. Beim Menschen ist die Bedeutung der kolostralen Ig für die ↗ „Leihimmunität" des Neugeborenen wahrscheinlich nur gering. Möglicherweise hat das sekretorische IgA, das gegenüber vielen proteolytischen Enzymen eine hohe Resistenz besitzt, lokale protektive Funktionen im Bereich der Darmschleimhaut gegenüber Mikroorganismen (↗ Infektionsabwehr).
P K. wird während der Schwangerschaft und in den ersten 4–5 d nach der Geburt von den Milchdrüsen abgesondert, ist nach der Geburt bis zum „Einschießen" der Muttermilch die erste spärliche Nahrung des Neugeborenen. Für die ersten Lebenstage ist die K.-Ernährung sehr wichtig. (9)
L HANSON, L. A., et al., in: BRATANOV, K., et al. (Edd.): Immunology of Reproduction. Academy of Sciences Press. Sofia 1973, S. 687.

Kombinationsimpfstoff

D 2 oder mehr ↗ Impfstoffe in Form eines Präparates.

G Kombinierte Impfstoffe dürfen sich nicht im negativen Sinne beeinflussen (↗ Antigenhierarchie, ↗ Impfstoffprüfung). Die Erfahrung lehrt, daß vielmehr eine gegenseitige Förderung der ↗ immunogenen Wirksamkeit der Einzelkomponenten zustande kommt, wenn es sich nicht um Lebend- ↗ Virusimpfstoffe handelt (↗ Interferenz) (13).

P Bisher wurden K. auf breiter Basis *meist nur als inaktivierte (Tot)impfstoffe* angewendet (z. B. ↗ DPT, ↗ DT u. a.). K. haben große Bedeutung für jene Länder, in denen mit einer Applikation möglichst viele Impfstoffe gleichzeitig verabreicht werden müssen. (19)

kompetitiver Assay ↗ Sättigungsanalyse

kompetitiver Protein-Bindungstest ↗ Radioimmunoassay

Komplement

Abk. C

S Alexin
α-Lysin
Zytase

D System aus mindestens 11 verschiedenen Serumproteinen (C-Faktoren), die nach einem biol. Verstärkerprinzip von einer spezifischen ↗ AAR, aber auch von unspezifischen Faktoren wie Cobra-Faktor, C'3-Proaktivator, C'3-Proaktivator-Konvertase u. a. (Bypass-Aktivierung) in einer bestimmten Reihenfolge aktiviert werden können (Abbildung).
Als C. im engeren Sinne wird häufig Meerschweinchenserum verstanden, da es wegen seines hohen Gehalts an C.faktoren in der Serologie verwendet wird.

H 1889 Buchner – zellfreies Serum tötet Bakterien. Bezeichnung als Alexin. 1895 P. Ehrlich, Morgenroth und Bordet – Alexin besteht aus dem spezifischen Ak und einem unspezifischen komplettierenden Stoff, dem Ehrlich den Namen Komplement gab. 1901 Bordet und Gengou – Entwicklung der KBR. 1907 Zerlegung des Komplements in 2 Bestandteile, eine thermolabile und eine thermostabile Komponente. Von 1911–1927 Zerlegung des Komplements in 4 Bestandteile. Nach einem von Heidelberger vorgelegten Vorschlag Bezeichnung in C1–C4. Weitere Differenzierung der Komponenten durch Müller-Eberhard.

G Das C.system hat Anteil an einer Reihe von in vivo- und in vitro-Reaktionen. Die *in vivo*-Rolle des C. kann physiologisch und pathogen sein und weist enge Beziehungen zu den ↗ Gerinnungsfaktoren auf (Abbildung S. 233).
Die Proteine des C.systems machen etwa 10% der Globulinfraktion des menschlichen

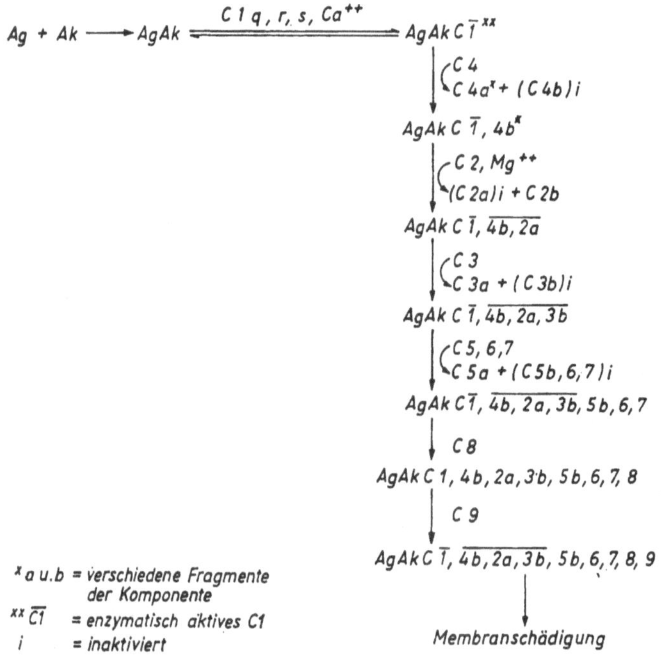

Reihenfolge der Komplementaktivierung

Eigenschaften der Komplementfaktoren

	$C1_q$	$C1_r$	$C1_s$	C2	C3	C4	C5	C6	C7	C8	C9
Serumkonz. (μg/ml)	190	–	22	22–40	1200	430	75	–	–	< 10	< 10
Sedimentations-Koeffiz. (S)	11,1	7,0	4,0	5,5	9,5	10,0	8,7	5–6	5–6	8,0	4,5
Ungefähres Mol.-Gew.	400000	–	79000	117000	185000	240000	–	–	–	150000	79000
Rel. elektrophoret. Position (Agar)	γ_2	β	α_2	β_2	β_1	β_1	β_1	β_1	β_1	γ_1	α
Kohlenhydrat (%)	15	–	–	–	2,7	14	19	–	–	–	–
Reaktive SH-Gruppen	–	–	–	2(?)	1–2	–	–	–	–	–	–

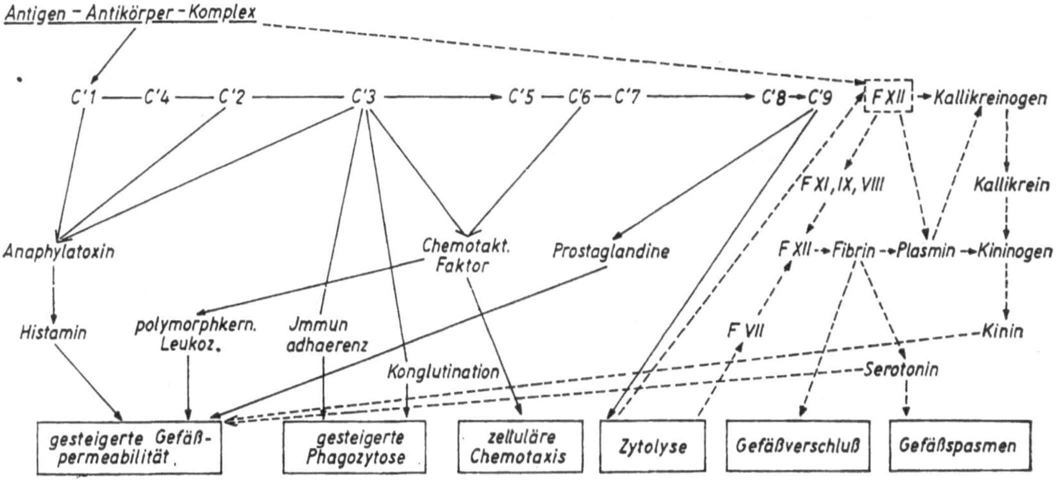

Wichtige Funktionen des Komplement-Systems. Beziehungen zwischen Komplement- und Gerinnungssystem

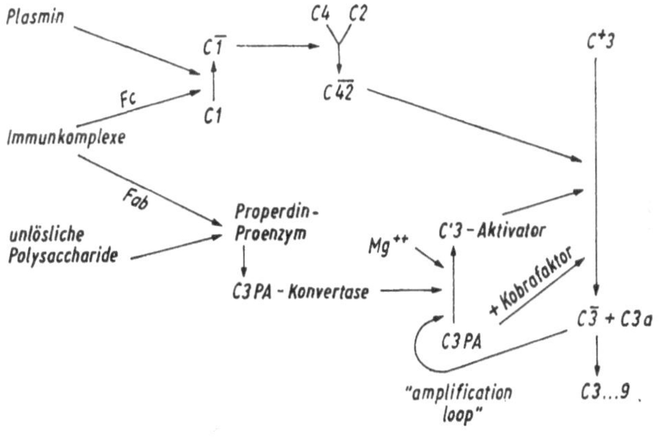

Wirkungsweise der spezifischen und unspezifischen Komplementaktivierung (nach JÄGER) C3PA= C3-Proaktivator
Fab und Fc ↗ Immunglobulin Fragmente

Serums aus. Die Eigenschaften der einzelnen C.-Komponenten sind folgende (Tabelle S. 233).
C. bindet sich sowohl an ↗ IgM als auch an ↗ IgG (2 Moleküle nötig).

P C.veränderungen sind Ausdruck eines dynamischen Geschehens und von vielen Faktoren abhängig. Erhöhungen bzw. Erniedrigungen des C. treten bei einer Vielzahl von Erkrankungen (entzündliche Erkrankungen, Autoimmunkrankheiten, Tumoren) auf. Praktische Bedeutung haben C.-*Verlaufsuntersuchungen*. Vor allem bei der akuten ↗ Glomerulonephritis und bei Transplantationen. Die Reduktion einzelner Faktoren wurde besonders beim ↗ hereditären angioneurotischen Syndrom ($C1_a$-Esterase-inhibitormangel ↗ C2 und C4-Erniedrigung), bei der ↗ Agammaglobulinänie vom BRUTON-Typ ($C1_q$), bei thymusbedingter Alymphoplasie (C1-Mangel) und bei der ↗ Makroglobulinämie WALDENSTRÖM (C1- und C3-Reduktion) gefunden. Neben den genetisch determinierten Systemen ↗ C2, ↗ C3, ↗ C4 und ↗ C6 sind genetische Variationen oder Defektzustände beschrieben worden für ↗ C1-Esterase-Inhibitor, ↗ C1r, ↗ C2, ↗ C4, ↗ C5, ↗ C6, ↗ C7 und ↗ C8. (25)

L JÄGER, L.: Klinische Immunologie und Allergologie. VEB Gustav-Fischer-Verlag, Jena 1976
MÜLLER-EBERHARD, H. J.: Ann. Rev. Biochem. 38 (1969) 389
SCHMIDT, H.: Die Konglutination – Das Komplement. D. Steinkopff-Verlag Darmstadt, 1959
KABAT, E. A., und M. M. MAYER: Experimental Immunochemistry. Ch. C. Th. Publisher, Springfield/Ill. 1964
STEFFEN, C.: Allgemeine und experimentelle Immunologie und Immunpathologie. Georg-Thieme-Verlag, Stuttgart 1968

Komplementation

D Zwei trans-konfigurierte ↗ Mutationen führen zum Auftreten eines dem Wildtyp ähnlichen ↗ Phänotyps. K. zwischen ↗ Mutanten verschiedener ↗ Cistrons werden als intercistronische K. bezeichnet. Ferner: intergenetische K., interallelische K. (15)

Komplementbindungsreaktion

Abk. KBR

D In vivo- bzw. in vitro-Bindung von Komplement an ↗ AAK und unspezifische Molekülaggregate mit hauptsächlicher Wirkung als Zytolyse, Bakteriolyse und ↗ Hämolyse.

G Empfindliche Methode zur quantitativen und qualitativen Bestimmung von Ag bzw. Ak in Serum und Gewebe. Da die Fixierung von Komplement an einen ↗ AAK in vitro ohne sichtbaren Effekt geschieht, wird ein *Indikatorsystem* (hämolytisches System) zu Hilfe genommen (Abbildung S. 234). Die KBR weist Ag löslicher und unlöslicher Natur nach.

P Durchführung ist als Makro- und Mikromethode (TAKÁTSY-Methode) im Serum sowie als Radioimmunkomplementtest und als Komplementimmunfluoreszenztest möglich. Häufige Anwendungsgebiete: ↗ Syphilisserologie, ↗ Virusserologie. (25)

L LENNETTE, E. H.: Amer. Publ. Hlth. Ass. N.Y. 3 (1964), 268
SCHNEEWEISS, U., und O. DIETZ: Die Reihenuntersuchung auf Syphilis mit modernen serologischen Methoden. J.-Ambrosius-Barth-Verlag, Leipzig 1963
TAKÁTSY, Gy.: Acta Microbiol. Hung. 3 (1955), 191

Komplementfärbung ↗ Immunfluoreszenz, Komplementdarstellung

Komplementfaktoren (-komponenten) ·
Abk. C-Faktoren ↗ Komplement

Komplementtiter

Abk. C-Titer

D Endverdünnungsstufe komplementhaltigen Serums, die sensibilisierte Erythrozyten auflöst (↗ Komplement).

P Herstellung einer Verdünnungsreihe des komplementhaltigen Serums und Bestimmung des ↗ Titers, der nach bestimmter Zeit und bei bestimmter Temperatur (meist 1 h bei +37 °C) eine definierte Menge an Hammelerythrozyten, die mit ↗ Ambozeptor sensibilisiert wurden, auflöst. (25)

komplette Antikörper ↗ Antikörper, komplette

komplexes, spontan präzipitierendes Globulin ↗ Kryoglobulin

„Kondensatorenfieber" ↗ Alveolitis, allergische

Konformationsdeterminante

D Bestimmter Bezirk eines Protein-Ag, der durch die räumliche Anordnung der Peptidkette entsteht.

G K. sind maßgeblich an der Spezifität der Immunantwort beteiligt, Denaturierung führt zur Änderung der immunol. Spezifität (↗ Antigen). (3)

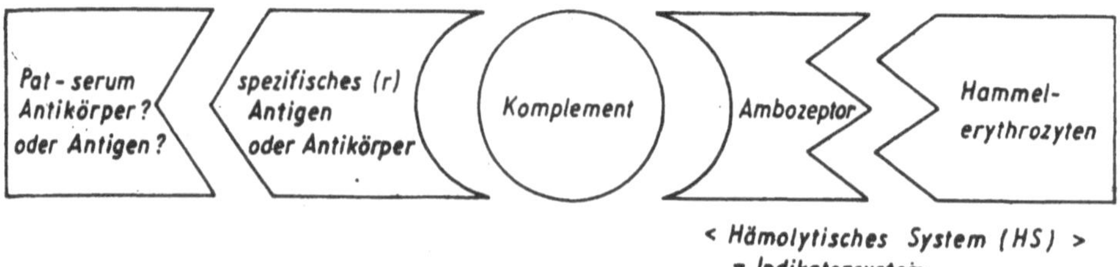

Prinzip der Komplementbindungsreaktion (KBR)

kongenital agammaglobulinämisches Syndrom der Knaben (BARANDUN) ↗ Agammaglobulinämie, kongenital ohne Lymphozytopenie

kongenital geschlechtsgebundene Agammaglobulinämie ↗ Agammaglobulinämie, kongenital ohne Lymphozytopenie

kongenital idiopathisch isoliertes AMS ohne Lymphozytopenie ↗ Agammaglobulinämie, kongenital ohne Lymphozytopenie

kongen resistente Mauslinien ↗ koisogene Mauslinien

kongen-resistenter Stamm

D Versuchstierinzuchtstamm, der sich theoretisch nur in einem Locus der bekannten Histokompatibilitätsantigene von einem anderen Inzuchtstamm unterscheidet.

G Dient zur Aufdeckung von Histokompatibilitäts-Ag durch Transplantation. (2)

L Tab. kongener Mauslinien bei:
KLEIN, J.: Transpl. 15 (1973), 137–153

Konglutinin

D Substanz, die durch besondere Eigenschaften (Herabsetzung der Hydrophilie der Zelloberfläche) die Fähigkeit besitzt, Zellen (Blutzellen, Bakt. u. a.) zu agglutinieren. K. ist kein Ak (↗ Agglutinin).

G Unter K. im strengen Sinn versteht man ein Protein (7-S-Gammaglobulin) in Tierseren. Seine agglutinierende Wirkung ist an die Anwesenheit von Ak am Erythrozyten-Ag und Komplementkomponenten (z. B. C1, 2, 4) gebunden.

P Als K. werden
1. chemisch definierte Substanzen wie Gummi arabicum, Macrodex, Dextran, Albumin, Pektin,
2. verschiedene $^1/_2$ h bei +56 °C erhitzte Tierseren, z. B. vom Rind, Pferd, Kaninchen, Meerschweinchen, benutzt. (25)

L SCHMIDT, H.: Die Konglutination – Das Komplement. D. Steinkopff-Verlag, Darmstadt, 1959

Konjugat

D Bezeichnung für (Serum-) Proteine, die über ihre Aminogruppen chemisch kovalent mit reaktionsfähigen Gruppen bestimmter anderer Verbindungen unmittelbar oder unter Vermittlung durch bi- oder multifunktionelle Reagenzien gekuppelt sind.

H MARRACK (1934) markierte erstmals Ig mit einem Farbstoff. COONS et al. (1941) führten die Ak-Markierung mit ↗ Fluorochromen ein. Für die Elektronenmikroskopie hat die Markierung von Ig mit Ferritin sowie in neuerer Zeit mit Enzymen durch NAKANE und PIERCE (1966) sowie AVRAMEAS und URIEL (1966) (↗ Immunenzymtechnik) praktische Bedeutung erlangt.

G Nur bei Einhaltung bestimmter Markierungsbedingungen werden K. erhalten, in denen die grundsätzlichen Eigenschaften der markierten Serumproteine nahezu unverändert sind. Neben optimal gekuppelten werden unter- und überkuppelte Globulinmoleküle angetroffen. Für kommerzielle Fluoreszenz-K. (↗ *Immunfluoreszenz*) gelten Richtlinien, die die obere Grenze des Verhältnisses µg Fluorochrom zu mg Protein festlegen (Molekülverhältnis etwa 6 : 1) (MARKUSE und PATZWALDT, 1971). Allerdings sind vergleichbare Ergebnisse nur dann zu erwarten, wenn Standardbedingungen bei der Bestimmung der einzelnen Komponenten eines K. eingehalten werden (PATZWALDT und GABRIEL, 1970). Ähnliches gilt auch für andere (nicht Fluoreszenz-) K. So führt z. B. auch die Enzymmarkierung (↗ *Immunenzymtechnik*) zu einer heterogenen Population enzymatisch und immunol. aktiver Komplexe im K. Das durchschnittliche Enzym-Ig-Verhältnis schwankt zwischen 1 und 2 (AVRAMEAS, 1969).

P K. dient zum licht-, fluoreszenz- oder elektronenmikroskopischen Nachweis des immunol. Reaktionspartners. Von Bedeutung für Di und Forschung ist die Konjugierung von Serumproteinen, insbes. Ig, mit einem Fluorochrom (↗ Immunfluoreszenz), Enzym (↗ Immunenzymtechnik) oder mit Ferritin. (6)

L AVRAMEAS, S.: Immunochemistry 6 (1969), 43
AVRAMEAS, S., und J. URIEL: Compt. Rend. 262 (1966), 2543
COONS, A. H., et al.: Proc. Soc. Exper. Biol. & Med. 47 (1941), 200
MARKUSE, I., und H. G. PATZWALDT: Zbl. Pharm. 110 (1971), 601
MARRACK, J. : Nature 133 (1943), 292
MOHR, J.: Zbl. Bakteriol., Parasitenkd., Infekt.-Kr. u. Hyg., Abt. I, Orig., Reihe A, 221 (1972), 106
NAKANE, P. K., und G. B. PIERCE: J. Histochem. Cytochem. 14 (1966), 929
PATZWALDT, H. G., und I. GABRIEL: Zbl. Pharm. 109 (1970), 1273

Konjunktival-Test

D Prüfung der Schleimhautreaktivität gegenüber einem Allergen vom Soforttyp (↗ Frühreaktion, ↗ Anaphylaxie).

G *Prinzip:* In den Bindehautsack wird 1 Tropfen eines 1:10 mit NaCl verdünnten Normalserums vom Pferd, Rind oder Hammel gegeben. Treten innerhalb von 10–15 min. eine starke konjunktivale Rötung, Juckreiz bzw. Lidödem auf, so ist der Test positiv.

P Klinische Bedeutung *bei Verdacht auf Tierserumüberempfindlichkeit* vor Anwendung eines Hetero-Immunserums (↗ Diphtherie-, ↗ Botulismus-, ↗ Gasbrand-, u. a. ↗ Immunserum). (19)

konkomitierende Immunität

D Mit dem Wachstum eines Primärtumors einhergehende (ihn „begleitende") ↗ Immunität gegenüber Metastasen oder Tumorzweittransplantaten derselben Spezifikation des Primärtumors.

H Begriffsprägung durch BASHFORD et al. 1908.

G Immunisierung des Tumorträgers geht vom Primärtumor aus und folgt den bekannten Gesetzen der Ag-Wirkung.
Obgleich Primärtumor und evtl. vorhandene Metastasen wirtsdifferente Ag in meßbarer Konzentration und Qualität tragen, werden sie vom Tumorträger toleriert (Toleranzinduktion ungeklärt). Im Falle transplantabler Tumoren wird ein sekundäres Tumortransplantat (gleicher Herkunft wie das Primärtransplantat) hingegen nicht toleriert, sondern abgestoßen, es unterliegt den Gesetzen der ↗ second-set-reaction. (2)

L BASHFORD, E. F., et al.: 3rd Sci. Rep. Imperial Cancer Res. Fund. (1908), 262

Konkordanz

D Übereinstimmung im Auftreten von nichtvererbbaren Krankheiten bei eineiigen und zweieiigen Zwillingen.

G Die K. ist bei eineiigen Zwillingen höher als bei zweieiigen. Gegensatz: Diskordanz. (15)

konstante Region

S C-Region

D C-terminaler Bereich von L- und H-Ketten mit relativer Konstanz in der Aminosäuresequenz.

G Die C-Region umfaßt die *Hälfte einer L-Kette* (Aminosäurepositionen 108–214) *oder drei Viertel einer γ-Kette* (Positionen 121 bis 446). Sie wird von den einander homologen Abschnitten C_L bei der L-Kette bzw. C_H1, C_H2 und C_H3 bei der γ-Kette gebildet. Die C-Regionen der H-Ketten bestimmen die Klassen- und Subklassenzugehörigkeit des jeweiligen Ig-Moleküls (IgM, IgG, IgA, IgD, IgE bzw. $IgG_{1,2,3,4}$). Ebenso zeichnen sich die C-Regionen der L-Ketten durch eine für den κ- oder λ-Typ spezifische Aminosäuresequenz aus.

P Die C-Regionen der H-Ketten (↗ Fc-Fragment) tragen die Strukturen für die Vermittlung der unterschiedlichen *biol. Funktionen* der einzelnen Ig-Klassen oder -subklassen wie *Komplementbindung, Mastzellen- und Phagozytenbindung* u. a. sowie *Plazentapassage*. (1)

L EDELMAN, G. M., und W. E. GALL: Ann. Rev. Biochem. 38 (1969), 415–466
PINK, R., et al.: Ann. Rev. Med. 22 (1971), 145–170

Kontaktinfektion

D ↗ Infektion durch Berührung mit dem Krankheitserreger. (19)

Kontaktinhibition

D Eigenschaft normaler in vitro kultivierter Zellen, bei Kontakt mit anderen Normalzellen die Teilung und damit das weitere Wachstum einzustellen.

G Der K. wird in vivo Bedeutung für ein geordnetes Zusammenfügen von Einzelzellen zu einem Zellverband beigemessen. Viele Tumorzellen oder in vitro-transformierte Zellen zeigen keine K. Sie bilden, wenn sie in vitro kultiviert werden, nicht wie Normalzellen einen gleichmäßigen einschichtigen Zellrasen (Monolayer), sondern wachsen auch bei Kontakt mit anderen Zellen übereinander weiter (*Criss-Cross-Wachstum*). Verlust der K. hat deshalb wahrscheinlich auch in vivo für ein ungehemmtes Tumorwachstum Bedeutung. (13)

Kontaminanten ↗ Kontamination

Kontamination, immunologisch

S infektiöser Kontakt

D Verunreinigung durch Mikroorganismen als Voraussetzung einer ↗ Infektion, z. B. bei Lebensmitteln, Nährmedien u. a.

G Immunol. Bedeutung hat die K. von Mensch und Tier in frühester Kindheit durch ↗ Bakt. (*physiologische Bakt.flora*). Außerdem spielt die K. durch Fremdkeime und ihre Verhütung bei der Impfstoffproduktion eine Rolle.

P Als Kontaminanten (Fremderreger) bei der Impfstoffherstellung werden alle Mikroorganismen verstanden, die im ↗ Impfstoff oder seinen Vorstufen auftreten, mit einziger Ausnahme des erwünschten ↗ immunogenen Agens. Bei ↗ Virusimpfstoffen ist dieses Problem schwierig zu lösen. Die entscheidenden Voraussetzungen für einen *k.freien Impfstoff* ist die Kenntnis und Ausschaltung folgender zwei K.quellen: 1. Personal, Produktionsanlage, Produktionsvorgang, Ingredienzien (Serum); 2. Substrat für die Impferregervermehrung (Versuchstiere, Zellkulturen, Eikulturen usw.) (↗ SPF). (19)

L FURMINGER, J. G. S., et al.: Progr. Immunbiol. Stand. 3 (1969), 215
PILLE, E., et al.: Mh. Vet. Med. 25 (1970), 264
STARKE, G.: Z. ärztl. Fortb. 65 (1970), 495

Konversion

D Umkehrung von negativ zu positiv, bzw. von fehlendem zu vorhandenem Befund.

1. **bakt. Ag-K.:** Wandlung der bakt. Ag-Struktur durch Milieueinflüsse zu zellwandfreie (zellwandarme) Protoplasten, vegetative Stäbchen zu Sporen.
2. **Hauttest-K.:** ↗ Tuberkulinkonversion
3. **serologische K.:** ↗ Serokonversion. (19)
4. **virologisch bedingte Ag-K.:**

S artifizielle Heterogenisierung

D Auftreten von virusinduzierten Ag in Tumoren nach Virusinfektion, ohne daß das entsprechende Virus Beziehung zur Tumorentstehung hat.

G Unter experimentellen Bedingungen kann a. K. durch Transplantieren von Tumoren auf virusinfizierte Tiere erreicht werden. In den transplantierten Tumorzellen können die gleichen virusinduzierten Ag nachgewiesen werden wie in den durch das entsprechende Virus hervorgerufenen Tumoren (im Falle eines onkogenen Virus). Da a. K. auch unter normalen Bedingungen anzunehmen ist, kann der Nachweis eines Virus bzw. virusinduzierter Ag in einem Tumor nicht als direkter Beweis für die Beziehung dieses Virus zur Ätiologie des Tumors gewertet werden. (13)

L Pasternak, G., et al.: In RNA viruses and host genome on oncogenesis (Eds. P. Emmelot und P. Bentvelzen), North-Holland Publ. Comp., Amsterdam–London 1972, S. 155–169

Kopro-Antikörper

D Antikörper, die im Darmlumen gefunden werden, unabhängig davon, welchen Ursprungs sie sind und welchen Ig-Klassen sie zugehören.

G K. wurden zuerst bei lokalen Darminfektionen, z. B. Ruhr, Cholera, nachgewiesen. Herkunft, Ausmaß, Wirkungsmechanismus und Dauer der Bildung wurden unterschiedlich interpretiert. In neuerer Zeit ließen sich sowohl Ak nachweisen, die *lokal von der Darmwand gebildet* wurden, wie auch solche, die *aus dem Serum in den Darminhalt abgegeben* wurden. Erstere vom ↗ IgA-Typ weisen eine größere Stabilität gegenüber den Darmenzymen auf als letztere, die der ↗ IgG- und ↗ IgM-Fraktion zugehören.

P Mit Ausnahme eines Tests zum Nachweis von Kopro-Agglutininen in Stuhlemulsionen von Ruhrkranken, der auch nur sehr selten für diese Zwecke benutzt wird, werden K. bis jetzt *nicht routinemäßig nachgewiesen.* Ihr genaueres Studium ist aber für das Verständnis der Darmimmunität von Bedeutung. Als Methoden stehen zur Verfügung: Der Bakterizidietest zum Nachweis von IgM-Ak, der Farr-Test zum Nachweis der Antigenbindungsfähigkeit für IgA- oder IgG-Ak, Agglutinationsreaktion, Hämagglutinationsreaktionen u. a. m.
Eine abschließende Bewertung der Verfahren kann z. Z. noch nicht gegeben werden. (14)

L Fubara, E. S., and R. Freter: Am. J. Clin. Nutr. 25 (1972), 1357–1363

Kornea ↗ Cornea

Kortisol

S Hydrocortison

D Nebennierenrindenhormon, Glukokortikoid mit antiphlogistischer, lymphozytolytischer und immunsuppressiver Wirkung.
chem.: $11\beta,17\alpha,21$-Trihydroxy-Δ^4-pregnen-3,20-dion auch als 17-Hydroxycorticosteroid (17-OHCS) bzw. als 11-Hydroxycorticosteroid(11-OHCS) bezeichnet.

G Unter dem Einfluß von ↗ Adrenokortikotropin (ACTH) *in der Nebennierenrinde produziert und sezerniert* bei negativer Rückkopplung innerhalb eines geschlossenen Regelkreises. Ausgeprägter Tagesrhythmus, Höchstwert in den frühen Morgenstunden, kontinuierlich bis Mitternacht absinkend, im Plasma zu 90% an ↗ „Transkortin" (corticosteroid-binding globulin (CBG)) als weitgehend inaktive Transportform gebunden. 0,5% als freies Kortisol im Urin ausgeschieden.
Biologische Wirkungen: Steigerung des Glukoseumsatzes, Erhöhung des Blutzuckers, Förderung der Glukoneogenese, Senkung der Glukosetoleranz, katabole Wirkung auf Eiweißstoffwechsel, Förderung der glomerulären Filtration, abgeschwächte Wirkungen auf den Elektrolytstoffwechsel (Natriumretention, Förderung der Kalium-, Kalzium- und Phosphatausscheidung).
Wirkungen auf Gewebe: 1. *Bindegewebe:* Beeinflussung wenig differenzierter mesenchymaler Gewebe. Erhöhter Kollagenabbau, Hemmung der Kollagenproduktion (verminderte Keloidbildung bei Wundheilung), Hemmung des Fibroblastenwachstums, Abrunden der Fibroblasten, Hemmung der ↗ Pinozytose von Polysacchariden durch Fibroblasten, Hemmung der ↗ Phagozytose (Kurzzeiteffekt), Hemmung der Aufnahme von Hexosen, Aminosäuren und damit der Synthese von Mukopolysacchariden, Verringerung von Grundsubstanz,
2. *Lymphatisches Gewebe und Thymus:* Erniedrigung der RNS-, DNS- und Eiweißsynthese, gehemmter Transport von Nukleinsäuren und Eiweiß-Vorläufern in ↗ Lymphozyten bzw. ↗ Thymozyten, Erniedrigung der DNS-abhängigen RNS-Polymerase, wahrscheinlich über Hemmung der zellulären Energieproduktion. Absterben der

kleinen Lymphozyten in ↗ Lymphknoten und ↗ Thymus, Schrumpfung des retikulären Gewebes, Aufsplitterung des Retikulumfasernetzes, Störung der Lymphozytenbildung und -reifung, ebenso Verminderung der ↗ Mastzellen, Stabilisierung der Lysosomenmembran.
3. *Blutzellen:* Gesamtzunahme der Leukozyten (myeloische Hyperplasie im Knochenmark), Abnahme der ↗ Eosinophilen und der ↗ Lymphozyten, Zunahme der Thrombozyten. Wirkungsweise ungeklärt.
4. *Im entzündeten Gewebe:* Neben den unter 1. und 2. beschriebenen Wirkungen Hemmung der ↗ Histaminbildung und -freisetzung, Hemmung der Aktivierung des Kininogens zu ↗ Kinin durch Kallikrein, neben Hemmung proliferativer Vorgänge Exsudation durch Hemmung der Vaskularisation und Erniedrigung der Kapillardurchlässigkeit vermindert. Hemmung der Leukozyten- und ↗ Phagozyteninfiltration, Erhaltung der elastischen Strukturfasern durch Stabilisierung der zellulären und lysosomalen Membranen.
1.—4. bedingen *antiphlogistische Wirkung von Kortisol.* Effekte in der Regel auf die Dauer der Medikation beschränkt.
Immunsuppressive Wirkung: Hemmung der Proliferation der ↗ Keimzentren in Milz und Lymphknoten bei primärer Reaktion auf Ag, insbesondere bei Applikation von Kortisol vor Ag-Eintritt. ↗ Anamnestische und sekundäre Immunreaktion nur teilweise oder nicht durch alle antiphlogistischen Steroide unterdrückt. Bei „*Kortisol-sensitiven*“ *Spezies* (Ratte, Maus, Kaninchen) reduzierte Gammaglobulin-Synthese und Unterdrückung der humoralen Ak, bei „*Kortisol-resistenten*“ *Spezies* (Mensch, Meerschweinchen) ist dieser Effekt nicht nachweisbar. Ohne Einfluß auf Bindung von Ag an Ak bei ↗ Präzipitationsreaktion oder ↗ Komplementbindungsreaktion, wohl aber Hemmung der Bindung der Ak an zellständige Ag bzw. Abschwächung der Invasion sensibilisierter Zellen in antigenhaltiges Gewebe.
Anwendungen und Nebenwirkungen (↗ antiphlogistische Steroide). (18)

L DOUGHERTY, T. F., et al.: Recent. Progr. Horm. Res. 29 (1973), 287
LABHART, A.: Klinik der inneren Sekretion, 2. Aufl. Springer, Berlin—Heidelberg—New York 1971
MAKMAN, M. H., et al.: Recent Progr. Horm. Res. 23 (1967), 195

Kp^a, Kp^b ↗ Kell-Blutgruppen

Krebsdiagnostik, immunologische

D Anwendung immunol. Methoden zur Erkennung des Krebses.

G Nachweis von durch Tumoren freigesetzte Ag, Ak oder Immunzellen bei Tumorpatienten. Die Nachweismethoden schließen eine Lokalisierbarkeit und die Bestimmung der Größe des Tumors meist aus. Sie haben in erster Linie dd Bedeutung und sind weiterhin geeignet, den Behandlungsverlauf zu kontrollieren (Kontrolle der Metastasenentstehung und Rezidivgefährdung). Die Möglichkeit der Bestimmung der Lokalisierung und der Größe eines Tumors wird von der Anwendung radioaktiv markierter, spezifisch mit Tumor-Ag reagierender Ak erwartet.

P Bisher haben nur wenige Verfahren Anwendung in der Klinik gefunden. Folgende *embryonale Ag* kamen zum Einsatz:
CEA (carcinoembryonic antigen (engl.) ↗ karzinoembryonales Ag), das in Tumoren des Magen-Darm-Trakts vorkommt,
↗ *Alpha-Fetoprotein*, das für primäre Leberkarzinome und Teratoblastome charakteristisch ist,
Regan-Isoenzym (Plazenta-Isoenzym) der alkalischen Phosphatase, das im Serum von etwa 20% der Patienten mit verschiedenen malignen Erkrankungen gefunden wurde.
Weiterhin wurde ein *fetales Sulfoglukoprotein* beschrieben, das im Magensaft von 90% der Patienten mit Magentumoren auftreten soll. Zwei andere fetale Ag, das α_2-H-Ferroprotein und ein γ-Fetoprotein, sollen in Verbindung mit verschiedenen menschlichen Tumoren im Serum zu finden sein.
Immunol. Verfahren, die generell auf die Anwesenheit eines Tumors hindeuten, sind der ↗ Makrophagen-Elektrophorese-Mobilitäts-Test, bei dem die Sensibilisierung von Lymphozyten gegen ein offensichtlich *universelles Tumor-Ag* angezeigt wird, sowie der Nachweis eines ↗ T-Globulins, bei dem es sich möglicherweise um einen mit den verschiedensten Tumorzellen reagierenden Ak handelt.
Für die *Zukunft* ist die Entwicklung weiterer immunol. Nachweisverfahren zu erwarten, die entweder für einzelne Tumorformen spezifisch oder als allgemeine Krebstests geeignet sind. Für klin. Untersuchungen sind Testbestecke erforderlich, die verhältnismäßig einfach in jedem Routinelabor zu handhaben sind. Auch immunol. Verlaufsuntersuchungen an Tumorpatienten, die zum Nachweis des Immunstatus der Tumorpatienten dienen, sowie Untersuchungen zur Virusätiologie der Tumoren (z. B. gruppenspezifische Ag der ↗ RNS-Tumorviren) können als immundiagnostische Verfahren gewertet werden. (13)

Krebsentstehung ↗ Onkogen-Hypothese

Krebsprophylaxe, immunologische

D Immunisierung gegen Krebs, bisher beim Menschen nicht realisierbar.

G *Voraussetzung* für eine i. K. ist, daß Tumorgruppen existieren, die identische Ag besitzen. Bei menschlichen Tumoren identischer Organherkunft sind teilweise *kreuzreagierende Ag* gefunden worden. Da die Bedeutung dieser Ag für eine immunol. Zerstörung der Tumorzellen in vivo noch nicht geklärt ist und auch noch keine einheitliche Methodik für ihre Isolierung erarbeitet wurde, ist eine *Impfung gegen diese Ag im Augenblick nicht praktikabel.*
Das Auffinden von Tumorviren, die eine größere Anzahl von Tumoren beim Menschen hervorrufen, würde die günstigsten Möglichkeiten für die Herstellung eines Impfstoffs bieten. Die erfolgreiche Impfung gegen die durch ein Herpes-ähnliches Virus hervorgerufene lymphoproliferative MAREK-Erkrankung der Hühner hat gezeigt, daß derartige Immunisierungen möglich sind. Allerdings ist eine erfolgreiche immunol. K. bei den meisten Tumoren des Menschen kaum beweisbar, da die Tumorhäufigkeit gering ist und der Beobachtungszeitraum zur Überprüfung der Effektivität sehr lang sein müßte. (13)

Krebstherapie, immunologische

D Therapiekomponente, die darauf abzielt, Immunreaktionen gegen Tumoren zu induzieren oder zu verstärken, mit dem Ziel, alle Tumorzellen zu vernichten.

G Voraussetzung für eine immunol. K. ist das Vorhandensein von an der Oberfläche der Tumorzellen lokalisierten ↗ Tumor-Ag.
Diese Voraussetzung ist auch für Tumoren des Menschen gegeben.
Aus Untersuchungen an experimentellen Tumoren ist ersichtlich, daß die K. *nur als zusätzliche Th-Komponente* neben den konventionellen Th-Formen Anwendung finden kann. Ein intaktes Immunsystem kann nur eine begrenzte Zahl von Tumorzellen zerstören, so daß K.-Schritte in erster Linie nach chirurgischer Entfernung des Tumors, nach Bestrahlung oder nach Chemotherapie Aussicht auf Erfolg haben können. Die K. *soll dann das Auftreten von Metastasen bzw. Rezidiven verhindern.* Da die Immunabwehr Schwankungen unterliegt und auch durch die konventionelle Tumor-Th beeinflußt werden kann, wäre die Anwendung der immunol. K. auch vom jeweiligen Immunstatus des Tumorpatienten abhängig zu machen.

P Folgende Möglichkeiten einer K. werden erprobt, befinden sich aber zum größten Teil *im experimentellen Stadium:*
1. **Passive K.** basiert auf der *Gabe von Tumor-Ak bzw. von Lymphozyten,* die spezifisch gegen Tumor-Ag sensibilisiert sind (adoptive Immunität). Ak und auch Immunzellen können autologen, allogenen oder xenogenen Ursprungs sein, wobei die Injektion von gereinigten Ak und separierten spezifisch sensibilisierten Immunzellen (oder spezifisch wirksamen Mediatoren wie z. B. ↗ Transfer-Faktor) angestrebt wird. Erfolgversprechend und ungefährlich erscheint eine K. mit gereinigten autologen Immunlymphozyten nach Restimulation, da Immunreaktionen gegen die injizierten Zellen ausgeschlossen sind. Bei der passiven K. mit Ak ist das Risiko eines immunol. ↗ Enhancement in Betracht zu ziehen.
2. **Aktive K.** beruht auf der *Induktion einer Immunantwort* bzw. der Steigerung einer schon vorhandenen Immunität gegen Tumor-Ag. Eine *unspezifische* K. wird mit Adjuvantien (z. B. BCG) erprobt, die die allg. Abwehrlage erhöhen. Die *tumorspezifische* K. beruht auf der Impfung mit devitalisierten Tumorzellen, Tumorextrakten oder gereinigten Tumor-Ag. Durch kombinierte K. mit Adjuvantien (BCG, Corynebacterium parvum) und devitalisierten Leukämiezellen nach konventioneller Chemo- und Strahlen-Th wurden *erste Erfolge bei der Leukämiebehandlung* erzielt.
3. Immunol. K. durch **Eliminierung tumorwachstumsfördernder Faktoren:** Zahlreiche Ergebnisse sprechen für die Förderung des Tumorwachstums trotz Vorhandensein einer zellulären Immunabwehr durch *humorale ↗ blockierende Faktoren* (↗ Enhancement, immunol.). Eine Eliminierung dieser Faktoren sollte deshalb ebenfalls th Wirkung besitzen. Erste Versuche, ↗ *deblockierende Faktoren einzusetzen,* haben zu gewissen Erfolgen geführt und zeigen, daß dieser Weg prinzipiell gangbar ist. (13)

Kreuz-

reaktive Antigene
reagierende Ag
reaktive Haptene
reagierende Haptene
reaktive Antikörper
reagierende Ak
} —reaktanten
reaktion
immunität

S cross
reactive antigens
reacting material
reactive antibodies
reaction
immunity

D spezifische Bindung bzw. Reaktion zwischen unterschiedlichen Antigenen und Antikörpern, deren Bildung durch andere Antigene ausgelöst wurde, auf Grund ähnlicher oder gemeinsamer ↗ determinanter Gruppen.

G K.Ag (bzw. K.Haptene) besitzen (partiell) *identische Strukturen.* Infolge dieser Strukturgemeinsamkeit zweier (sonst unterschiedlicher) Ag (*Ag-Gemeinschaften* der K-Ag) bilden sich Ak, die gegen diese gemeinsame Ag-Determinante spezifisch gerichtet sind (K.Ak). Die AAR beider Reaktanten bezeichnet man als K.reaktion. Die identischen Teilstrukturen der Ag lösen evtl. eine Immunität aus, die K.-Immunität genannt wird.

P Beispiele:

1. **K. im autologen System** (*Modifikation körpereigener Struktur*): Durch innere (Spontanmutationen) oder äußere (Viren, Strahlen) Einflüsse können (geringe) *Veränderungen eines körpereigenen Ag* auftreten. Verändert sich ein Ag A zu A', so wird es vom Immunsystem nicht als „völlig eigen", sondern als „teilweise fremd" (↗ not self) erkannt und kann auf diese Weise *als Immunogen wirken*. Die Ak gegen A' reagieren auf Grund der Strukturgemeinsamkeit der Ag nicht nur mit A', sondern auch mit A. Patienten mit *Ovarialzysten* können in diesen große Mengen *Blutgruppensubstanz* enthalten. Ak gegen diese Substanz zeigen K.reaktionen mit den Blutgruppen-Ag auf den Erythrozyten. Die Folge ist eine *autoimmunhämolytische Anämie*. Nach operativer Entfernung der Ovarialzysten verschwinden die k.reaktiven Ak spontan, die Anämie heilt aus (↗ Autosensibilisierung, ↗ Autoimmunkrankheiten, ↗ Postmyokardinfarkt-Syndrom, ↗ Postkardiotomie-Syndrom, ↗ Tumorantigene).
2. **K. im heterologen System** (Ag-Gemeinschaft *zwischen teilweise sehr unterschiedlichen Spezies*): Natürliche K.Ag gibt es zwischen einer großen Zahl Mikroorganismen (Streptokokken, Enterobakteriaceen u. a.) und tierischem bzw. menschlichem Gewebe. Sogar Nahrungsbestandteile, Arzneimittel u. a. organische Substanzen können teilidentische Konfigurationen mit Organismen aufweisen.
In der Zellwand und in der Zytoplasmamembran von *Streptococcus pyogenes* sind z. B. mehrere Ag enthalten, die K.reaktionen mit dem *Sarkolemm-Subsarkolemm der menschlichen Herzmuskelzelle*, mit den Glanzstreifen und mit der glatten Muskulatur der Gefäße ergeben. Außerdem bestehen Ag-Beziehungen zwischen dem Polysaccharid von A-Streptokokken und dem Glykoprotein der Herzklappen und der Aorta (*rheumatisches Fieber*). Von klinischer Bedeutung ist ferner die Ag-Gemeinschaft zwischen einem Glykoprotein der *Streptokokkenzellmembran und dem Glykoprotein der Glomerulumbasalmembran* (↗ *Glomerulonephritis*). Auch die ↗ heterophilen Ag (z. B. FORSSMAN) sind als kreuzreaktire Ag artfremder Individuen aufzufassen.
3. **Im Stoffwechsel** können teilidentische Strukturen entstehen (z. B. Vertreter der Para-Gruppe), deren gemeinsame Determinante das Chlorimin ist. Es entsteht aus einer *Reihe von Arzneimitteln* (Sulfonamide, Prokain, PAS) und industriellen Produkten (Azofarbstoffe, Süßstoff, Ursol, Kosmetika, Pikrinsäure, p-Aminobenzoesäure). Aus dieser Para-Gruppe gibt es weitere potentielle kreuzreaktive Haptene bzw. Ag:
in der Thiazin-Gruppe:
Phenothiazine, Antihistaminika –
in der Terpen-Gruppe:
Gummiprodukte, Duftstoffe –
in der Antibiotika-Gruppe:
Neomyzin, Bazitrazin, Streptomyzin, Kanamyzin –
in der Pilz-Gruppe:
Penizillin, Trichophytin –
in der Hydantoin-Barbiturat-Gruppe:
(↗ Sensibilisierung, ↗ Allergie). (5 + 10 + 15)

L WAGNER, M., et al.: Z. Immunforschg. **138** (1969), ZABRISKIE, L. J., in F. J. DIXON und H. G. KUNKEL: Advances in Immunology. Academic Press, Vol. 7 (1967), 147

Kreuzprobe

S Kreuztest
Crossmatch

D Prüfung der serologischen Verträglichkeit von Spender- und Empfängerblut vor Bluttransfusionen und Organtransplantation.

G Zur Kreuzprobe vor **Bluttransfusion** gehören:
Majortest: Empfängerserum und Spendererythrozyten
Minortest: Spenderserum und Empfängererythrozyten
„Eigener Tropfen": Empfängererythrozyten und Empfängerserum zur Prüfung auf Autoagglutination
Zur Erfassung kompletter und inkompletter Ak Anwendung von Kochsalz- und Supplement-Test (für erfahrene Untersucher evtl. Ferment-Test).
Sichere Vermeidung von hämolytischen ↗ Transfusionszwischenfällen oder beschleunigtem Abbau des zu transfundierenden Blutes durch Ergänzung der Kreuzprobe mit indirektem COOMBS-Test (Empfänger-Serum, Spendererythrozyten).
Kreuzprobe gesetzlich gefordert (Richtlinie Nr. 1 zur Anordnung über den Blutspende- und Transfusionsdienst vom 5. Dezember 1967 § 10, Abs. 2 der Anordnung, Verfg. u. Mittlg. des MfG (DDR) Nr. 1, 1968).
Mit dem **Crossmatch vor Organtransplantation** sollen evtl. vorhandene Ak beim Empfänger gegen Ag des Spender erfaßt werden, die ↗ Transfusionszwischenfälle bzw. akute ↗ Rejektion bedingen können.
Durchführung: Empfängerserum gegen

Spenderlymphozyten im ↗ Zytotoxizitätstest. Der Test fällt positiv aus, wenn im Empfängerserum zytotoxische Ak gegen Transplantations-Ag (↗ HLA-System) des Spenders vorhanden sind. Hauptursachen für diese Sensibilisierung des Empfängers sind vorangegangene Schwangerschaften, Bluttransfusionen, frühere Transplantationen. Pat. mit mehreren Bluttransfusionen und negativem Crossmatchergebnis weisen bessere Transplantationserfolge als Pat. ohne vorangegangene Bluttransfusionen. Bereits Auftreten wenig vermehrter toter Lymphozyten gegenüber der negativen Kontrolle im Zytotoxtest ist als positives Ergebnis zu werten. Methodische Varianten zur Empfindlichkeitssteigerung sind zu empfehlen, aber technisch und zeitlich im Rahmen der Spender-Empfänger-Auswahl oft nicht realisierbar.
Bei positivem Testergebnis ist die Transplantation generell kontraindiziert, da eine schnelle Transplantatabstoßung zu erwarten wäre. (26 + 32)

L Transfusions- und Infusionsordnung, Ministerium für Gesundheitswesen der DDR 1969
DAB 7, Diagnostische Laboratoriumsmethoden
BOORMAN, K. E., und B. E. DOOD: Blutgruppenserologie. VEB Gustav-Fischer-Verlag, Jena 1964
MOLLISON, P. L.: Blood Transfusion in Clinical Medicine, 4th ed., Blackwell Scientific Publication, Oxford and Edinburgh 1967
KECK, A., u. a. (Edd.): Schriftenreihe der Akademie für Ärztl. Fortb. der DDR, Nr. 45: Leitfaden des Transfusionswesens, bearb. von FÜNFHAUSEN, G., u. a. Verlag Volk und Gesundheit, Berlin 1974

Kristallin ↗ Antigene der Linse

Krotin ↗ Toxin

Kryoglobulin

S Kältefällbares Globulin
Spontan präzipitierendes Globulin
Kryoprotein
Komplexes, spontan präzipitierendes Globulin

H Zuerst von WINTROGE und BUELL 1933 beschrieben.

D Ig oder deren Fragmente, die bei Zimmertemperatur ein Gel bilden, bei +4 °C aber komplett vom Sol- zum Gelzustand übergehen. Dieser Zustand ist beim Erwärmen wieder reversibel.

G Die eigentlichen K. werden von den „gemischten" kryopräzipitierenden Proteinen unterschieden, die aus einem Komplex von IgM und IgG bestehen. Hierbei fungiert das IgM zumeist als Anti-Ak gegen das ↗ autologe oder auch ↗ homologe IgG. Es bestehen somit enge Beziehungen zu den Rheumafaktoren.

P Zum Nachweis eines K. genügt es, das *Serum für 24* h *in den Kühlschrank zu stellen.* Es muß aber bei der Entnahme und vor allem beim Zentrifugieren darauf geachtet werden, daß die Körpertemperatur nicht über längere Zeit wesentlich unterschritten wird. K. geben eindeutige klin. Erscheinungen, wenn bei Unterkühlung peripherer Körperregionen in der Blutbahn eine Ausfällung mit nachfolgender Zirkulationsstörung im Kapillarbereich eintritt. (11)

L WUHRMANN, F., und H. H. MÄRKI: Dysproteinämien und Paraproteinämien. Verlag Schwabe & Co., Basel – Stuttgart 1963

Kryolysieren

D Substanzzerstörung durch wiederholtes Einfrieren und Auftauen. (19)

Kryopräzipitat ↗ Human-Plasmafraktion-K.

Kryoprotein ↗ Kryoglobulin

Kryptagglutinoide ↗ Kryptantigen ↗ Antikörper

Kryptantigene

D Durch *glykosidische* Enzyme freigelegte Antigene, die vorher unter dem terminalen Zucker verborgen waren.

G Klassisches Beispiel sind die ↗ FRIEDENREICH-Antigene, insbesondere das T-Antigen (↗ T-Agglutinin).
Im Gegensatz zu den Kryptantigenen werden durch *proteolytische* Enzyme Pseudokryptantigene erster und zweiter Ordnung freigelegt (Einteilung nach UHLENBRUCK). Pseudokryptantigene 1. Ordnung liegen tief in der Zellmembran, sind jedoch auch ohne Protease-Behandlung für Ak zugänglich, während Pseudokryptantigene 2. Ordnung erst nach Protease-Behandlung zugänglich werden. (21)

Kümmerwuchskrankheit ↗ graft versus host reaction

KURLOFF-Zelle

D Zelle mit einem runden eosinophilen, metachromatischen Zytoplasmaeinschluß, der ein sulfatiertes Mukopolysaccharid sowie ein Protein enthält.

G Vorkommen im Kreislauf und in den lymphatischen Geweben von Meerschweinchen. Am häufigsten bei Weibchen, besonders während der letzten Schwangerschaftsperiode. (47)

Kuru ↗ „Slow"-Virusinfektion

KURZROCK-MILLER ↗ Sterilität, immunologisch bedingt

Kutantest ↗ Hauttest

KVEIM-Antigen

D Aus menschlicher sarkoidöser Milz und sarkoidösen Lymphknoten extrahierbares ↗ Antigen.

G Ag-Struktur ungenügend bekannt. Wasserunlöslich, hitzebeständig, säurestabil, alkalienempfindlich. Möglicherweise ist aktive Komponente ein *Lipoprotein*, gebunden an lysosomale Strukturen.

P K. als Test-Ag im ↗ KVEIM-Test anzuwenden; desgleichen im ↗ Lymphozytentransformationstest und ↗ Makrophageninhibitionstest möglich. (36)

L CHASE, M. W.: Amer. Rev. Resp. Dis. 84 (1961), 86

KVEIM-Test

D Intrakutantest mit ↗ KVEIM-Antigen.

H Erster Bericht von KVEIM 1941 in Oslo.

G 3–4 Wochen nach i.c. Injektion von KVEIM-Ag entwickelt sich am Injektionsort eine Papel. Histologisch: epitheloidzelliges Granulom.

P Diagnostischer Wert: *Früherkennung der Sarkoidose.* Mit zunehmender Krankheitsdauer und regredientem Krankheitsverlauf mehr negative Resultate (Stadium I ca. 80% positiv, II ca. 65% positiv, III ca. 50% positiv). Damit ist der K.-Test Index von Aktivität und Verlauf. Bei rein extrathorakalen Sarkoidosen nur in 30–50% positiv. Reaktion durch Kortikosteroide abgeschwächt. *Spezifität:* hoch, falsch positive Reaktionen bei Gesunden selten (1–3%), gelegentlich aber auch bei M. CROHN, Lepra, Zöliakie und Brucellose Entstehung von Granulomen. Von ↗ Tuberkulinreaktion unabhängig. (36)

L KVEIM, A.: Nord. Med. 2 (1941), 169
SILTZBACH, L. E.: In: La sarcoidose. Masson u. Cie., Paris 1967

K-Zellen ↗ killer cells

K_2 ↗ Kell-Blutgruppe

Labyrinthflüssigkeiten ↗ Innenohrflüssigkeiten

Labyrinthliquor ↗ Innenohrflüssigkeiten

L-Agglutination (Rheumafaktorennachweis)

D Agglutination eines lebenden (L) Stammes von Streptococcus pyogenes zum Nachweis von ↗ Rheumafaktoren.

H DAWSON, OLMSTEAD und BOOTS (1932) fanden bei Pat. mit Rheumatoid Arthritis in erhöhtem Maße Agglutinationsreaktionen mit Streptokokken der Gruppe A. WINBLAD und EDSTRÖM führten den Begriff Lebend-(L)-Agglutination ein.

G Der für die Reaktion benutzte Stamm (meist Streptococcus pyogenes, Typ 1, Stamm SF 130) darf nicht spontan agglutinieren; das Oberflächen-Ag soll nach 14 h Kultivierungsdauer verschwinden. Die ursprünglichen Untersuchungen gingen von der Annahme einer spezifischen AAR aus, womit die Rheumatoid-Arthritis als Folge einer Infektion durch A-Streptokokken anzusehen wäre. Später wurde angenommen, daß die L-Aggl. ausschl. Rheumafaktoren anzeigt. Eingehende Untersuchungen von P. KNÖLL legen nahe, daß der bei rheumatoider Arthritis gebildete *Ak enge Beziehungen zum T1-Ag der Streptokokken* besitzt. L-Aggl. mit Stämmen anderer Typen sind wesentlich seltener positiv als Typ 1-Stämme. Eine rein typenspezifische Reaktion als Folge einer Infektion mit Typ 1-Streptokokken ist nicht anzunehmen, da die Kontrollen in gleicher Häufigkeit positiv reagieren müßten.

P Der Test gilt als positiv, wenn das Pat.-Serum in Verdünnungen von 1 : 40 oder höher A-Streptokokken des Typ 1 agglutiniert. Wegen unklarer Beziehungen zwischen L-Aggl. und Rheumafaktorennachweis wird die L-Aggl. *nicht mehr als Routinereaktion* durchgeführt. (10)

L KÖHLER, W.: Die Serologie des Rheumatismus und der Streptokokkeninfektionen. 3. Aufl. Verlag J. A. Barth, Leipzig 1963

Laktalbumin

S α-Laktalbumin

D Zur Gruppe der ↗ Albumine gezählte milchspezifische Eiweißkomponente der Säugetiermilch.

G In der Albumin-Fraktion der ↗ Milch oder des Kolostrums von Mensch oder Rind, die mittels halbgesättigter Ammoniumsulfatlösung gewonnen wird, findet sich α-Laktalbumin neben ↗ Laktoferrin und ↗ Serumalbumin. Zwischen Laktalbumin und Serumalbumin bestehen keine strukturellen Beziehungen.

Molekulargewicht = 23000.
Sedimentationskonstante S = 1,7.

P Bei Säuglingen, die mit Kuhmilch ernährt werden, können mitunter im Serum ↗ Ak gegen Laktalbumin nachgewiesen werden, die wahrscheinlich eine Rolle bei der Kuhmilch-↗Allergie spielen. Ein Polymorphismus des Rinder-Laktalbumins läßt sich für genetische Studien einsetzen. (4)

L HANSON, L. A.: Int. Arch. Allergy 15 (1959), 245
HANSON, L. A. et al.: Int. Arch. Allergy 15 (1959), 257
SCHULTZE, H. E., und J. F. HEREMANS: Molecular biology of human proteins. Elsevier Publishing Company, Amsterdam – London – New York 1966

Laktoferrin

S Laktotransferrin
Laktosiderophilin
Eisenbindendes Milchprotein
Rotes Milchprotein
red protein (engl.)

D Eisenbindendes, milchspezifisches, rotgefärbtes Eiweiß der Säugetiermilch.

G In der ↗ Albumin-Fraktion der Milch von Mensch oder Rind, die mittels halbgesättigter Ammoniumsulfatlösung gewonnen wird, findet sich Laktoferrin neben ↗ α-Laktalbumin und ↗ Serumalbumin. Pro Molekül Laktoferrin können 2 bis 6 Atome Eisen gebunden werden. Elektrophoretische Mobilität und MG ähneln dem ↗ Transferrin des Serums, es bestehen aber *keine Struktur- oder Antigenbeziehungen zwischen den beiden eisenbindenden Eiweißen* von Milch und Serum. (4)

L SCHULTZE, H. E., und J. F. HEREMANS: Molecular biology of human proteins. Elsevier Publishing Company, Amsterdam – London – New York 1966

Laktosiderophilin ↗ Laktoferrin

Laktotransferrin ↗ Laktoferrin

LA-Locus ↗ HLA

λ-Kette

D Definierte Form einer ↗ L-Peptidkette.

G L-Ketten liegen als kappa (κ) oder lambda (λ) vor. Die beiden Typen differieren hinsichtlich ihrer Antigenität und Aminosäuresequenz. Ein Ig-Molekül enthält stets nur ↗ L-Ketten eines Typs (kappa oder lambda). 40% der IgG-Moleküle des Menschen enthalten λ., die C-terminale Hälfte oder C-Region der λ. trägt das genetische Merkmal Oz. Bei der Vλ-Region unterscheidet man 5 Subgruppen, die sich jeweils nur mit einer Cλ-Region verbinden. Die N-terminale Aminogruppe ist meist blockiert (Pyrrolidoncarbonsäure). (1)

L PINK, R., et al.: Ann. Rev. Med. 22 (1971), 145

Lan ↗ Antigen, ubiquitäres

LANDRY-Paralyse ↗ Polyneuritis

Larynx-Ödem ↗ Glottis-Ödem

lat antibody ↗ Antikörper

Latex

D Suspension von Polystyrolpartikeln.
P Anwendung in der Serodiagnostik als *Adsorbens*. Durch ↗ Adsorption von Ag oder Ak an genormte L.partikel lassen sich ↗ Agglutinationsreaktionen besser standardisieren (↗ Rheumaserologie). (3 + 10)

LATS

Abk. für „long acting thyroid stimulator"
S thyroid stimulating globulin (TSG) thyroid-stimulating antibodies (TSAb)
D Pathologisches, im Plasma zirkulierendes ↗ 7S-IgG mit ↗ Ak-Charakter, bei ca. 85% der BASEDOW-Patienten im Plasma, zuweilen aber auch bei euthyreoter Ophthalmopathie und Hypothyreosen nachweisbar. Stimuliert die Schilddrüse bei Tier und Mensch.
H Erstmalig beschrieben von ADAMS, D.D., und D. D. PURVES 1956.
G Aktives Zentrum in der ↗ H-Kette gelegen, wirkt ähnlich dem thyreoid-stimulierenden Hormon (TSH) über zyklisches Adenosin-5-Phosphat (AMP) in der Plasmamembran der Schilddrüsenfollikelzellen. Beteiligung von LATS an der *Pathogenese des Morbus* BASEDOW *sehr wahrscheinlich*, Bildungsort im lymphatischen Gewebe. Ak sind gegen den TSH-Rezeptor des Schilddrüsengewebes gerichtet.
Kürzlich weiterer Faktor, LATS-P (Protector), nachgewiesen, der ebenfalls die Schilddrüse stimuliert. (18)
L Übersicht bei:
ADAMS, D. D., et al.: Proc. Univ. Otago Med. School **34** (1956), 11
MCKENZIE, J. M.: Recent progr. Hormon Res. **23** (1967), 1

lattice hypothesis (engl.) ↗ Netzwerktheorie

LAURELL antigen-antibody crossed electrophoresis ad modum CLARKE and FREEMAN (engl.) ↗ Zweidimensionale Immunelektrophorese

LAURELL-Elektrophorese

Unter dem Begriff werden zwei verschiedene immunol. Elektrophorese-Methoden geführt.

1. Quantitative ↗ Immunelektrophorese (Elektrophorese nach RESSLER).
2. ↗ Elektrophorese in antikörperhaltigem Gel, ↗ zweidimensionale Immunoelektrophorese. (4)

lazy-leucocyte syndrome

S Syndrom der „faulen" Leukozyten
D Angeborene Infektabwehrschwäche mit rezidivierenden Infekten (Stomatitis, Otitis und Gingivitis u. ä.), die durch abnorm träge Leukozytenfunktion bedingt ist.
H Von MILLER et al. 1971 bei zwei Kindern mit rezidivierenden Infekten beschrieben.
G Zu beob. ist eine erhebliche Verminderung der Leukozytenchemotaxis. Die bakterizide Eigenschaft der Neutrophilen ist erhalten, die ↗ Phagozytosefunktion normal. Im ↗ Hautfenstertest lassen sich kaum migrierende Neutrophile nachweisen. Ebenso zeigen die Neutrophilen aus Blut und Knochenmark eine auffallend *mangelhafte Reaktion auf chemotaktische Reize*. Auch die allg. (nicht zielgerichtete) Beweglichkeit ist mit 2—3 mm/4 h (Norm: 17—18 mm/4 h) erheblich vermindert. Die periphere Neutrozytopenie ist das Resultat der stark reduzierten Knochenmarkneutrophilen-Mobilisation. Die humorale und zelluläre (Lymphozytenstimulation mit ↗ PHA) Immunität ist normal. Der Defekt, der zu dieser Funktionsstörung führt, ist unbekannt. (7)
L MILLER, M. E., F. A. OSKI und M. B. HARRIS: Lancet 1971/I, 665.
DEUBELBEISS, K. A., et al.: Schweiz. med. Wschr. **105** (1975) 1591.

L-chain ↗ L-Kette

LD

D Ursprünglich definiert als serologisch nicht faßbare Lymphozyten-**d**ifferenz, Ak neuerdings jedoch nachgewiesen. Neue Bezeichnung ↗ HLA-DRw, Tabelle S. 183). (2)

Lebendvakzine ↗ Impfstoff

Lebertransplantation

D Operative Übertragung einer funktionstüchtigen Spenderleber ortho- oder heterotop auf einen Empfänger.
H Erste tierexperimentelle L. heterotop als auxiliäres Organ am Hund durch WELCH 1955. Nachfolgend experimentelle Leberallotransplantationen vorwiegend bei Hund und Schwein (WELCH; STARZL et al.; MOORE et al.; GARNIER et al.; TERBLANCHE et al.; CALNE et al.; MIKAELOFF et al.; GOODRICH et al.) mit erfolgreichen Ergebnissen am Schwein. Erste L. beim Menschen (orthotop) 1963 durch STARZL. Bis 1976 international 277 Lebern auf 263 Empfänger transplantiert, vorwiegend in 2 Zentren (STARZL, Denver, USA und CALNE, Cambridge, England). Bisher längste Überlebenszeit nach L. 6,9 Jahre.

G Da die Leber als unpaares Organ vorliegt, kommen als Spender nur Hirntote mit intaktem Kreislauf in Betracht. Fehlende technische Ersatzmöglichkeit für eine erkrankte Leber schließen bei akut eintretendem leberbedingten Terminalstadium des prospektiven Empfängers eine langfristige klinische Konditionierung aus. Die geringe vertretbare Ischämiezeit des Lebertransplantates (warm 15 min, kalt bis zu 6 h) sowie komplizierte anatomische Verhältnisse erschweren den technischen Ablauf einer L., die nach den Erfahrungen der letzten Jahre zu einer möglichen und gerechtfertigten, wenn auch noch unzulänglichen Form der Behandlung geworden ist.
Als Indikation zur L. gelten:

1. angeborene intrahepatische Gallenwegsatresie und -aginesie
2. Malignome der Leber (mesenchymal, epithelial) und das zentrale Gallenwegskarzinome
3. Terminalstadium einer Leberzirrhose
4. Lebertraumen und Intoxikationen
5. Stoffwechselerkrankungen

L. erfolgt in der Regel ohne HLA-Typisierung (für den technischen Ablauf der Typisierung zu kurze Ischämiezeit, zu geringe Spender-Empfänger-Auswahl). AB0-Kompatibilität muß gefordert werden.
Nach den bisherigen, vor allem aus dem Tierexperiment am Schwein stammenden Erfahrungen, verläuft die Abstoßung von Lebertransplantaten wesentlich schwächer als die von ↗ Nierentransplantaten. Empfängertiere mit Leberallotransplantaten überlebten sogar Monate und Jahre ohne ↗ Immunsuppression. Die Ursachen sind unklar. In der Diskussion werden u. a. eine mögliche ↗ Immuntoleranz im Sinne der "high dose tolerance" oder eine Überladungsparalyse (MEDAWAR, 1961) genannt. Die Annahme, daß die Schweineleber eine spezies-bedingte Ausnahme darstellt, scheint sich nicht zu bewahrheiten. Eine geringere Reaktion des Immunsystems nach L. ist auch bei Affe und Mensch beschrieben.

P Die operationstechnischen Fragen haben einen gewissen Standard erreicht. L. erfolgt meist als ↗ orthotope Übertragung einer Spenderleber (Leichenspender) auf einen genetisch differenten ↗ Allotransplantat-Empfänger. (Eine ↗ heterotop transplantierte Leber wird meist als zusätzliches „Hilfs"organ in die Bauchhöhle transplantiert — auxilläre Transplantation —).
Durch 4 Gefäßanastomosen (untere Hohlvene ober- und unterhalb der Leber, arterielle Anastomose, Pfortaderanastomose) sind die Blutzirkulation und durch die Verbindung von Gallenblase (oder Gallengang) mit dem Dünndarm der Galleabfluß zu gewährleisten. Dabei sind seitens der 4 Gefäßanastomosen selten Schwierigkeiten festzustellen. Bei etwa 50% der Pat. treten jedoch postoperative Komplikationen im Bereich der biliodigestiven Anastomose auf. Kontrollen klinischer, laborchemischer, röntgenologischer und immunologischer Parameter in der postoperativen Phase dienen der Erkennung operationstechnischer Komplikationen, Abstoßungsreaktionen und Infektionen.
Die D einer ↗ Rejektion ist mehr durch Ausschluß als durch direkte Hinweise zu stellen, da es für die Leber nur begrenzte Reaktionsmöglichkeiten auf eine Vielfalt unterschiedlicher Schädigungen gibt. Eine bereits ischämisch geschädigte Spenderleber, primäre oder chronische Gefäßverschlüsse, gestörte Gallenwegsdrainage, pyogene Infektionen, Virushepatitis und Arzneimitteltoxizität können der Rejektion ähnliche Bilder mit verwirrenden histologischen Befunden liefern. (55)

L CALNE, R. Y.: Liver transplantation. Transpl. Rev. 2 (1969-b), 69
NAJARIAN, J. S., und R. L. SIMMONS: Transplantation. Urban & Schwarzenberg. München—Berlin—Wien 1972
SCHWARZER, R.: Die orthotope Allotransplantation der Leber beim Schwein. Dissertation zur Promotion B, Leipzig 1977
STARZL, T. E., und C. W. PUTNAM: Experience in hepatic transplantation. Philadelphia—London—Toronto Saunders & Co., 1969-a
WELCH, C. S.: Transplant. Bull. 2 (1955), 54

LE-bodies ↗ hematoxylin stained bodies

leichte Kette ↗ L-Kette

leicht fällbares α-Glykoprotein

S α_1-easily-precipitable glycoprotein
Postalbumin I
α_1B-Glykoprotein
α_1D-Glykoprotein
α_1-I-Glykoprotein

D Menschliches Serumprotein, das durch seine leichte Ausfällbarkeit charakterisiert ist.

G Das ↗ Glykoprotein (Kohlenhydratgehalt 13,3%) wandert ↗ stärkegelelektrophoretisch in der ↗ Postalbuminregion, ↗ immunelektrophoretische Lage ähnlich dem ↗ α_1-Antitrypsin. Die biol. Funktion ist unbekannt.
MG 50000
Durchschnittliche Serumkonzentration:
22 mg/100 ml
Sedimentationskonstante S: 3,8 (4)

L SCHULTZE, H. E., und J. F. HEREMANS: Molecular biology of human proteins. Elsevier Publishing Company, Amsterdam—London—New York 1966

Leihimmunität

S Perinatale Immunität
Natürliche passive Immunität

D Durch diaplazentar übertragene mütterliche Ig bedingte passive Immunität des Feten, Neugeborenen und jungen Säuglings.

G L. geht zeitlich der eigenen Immunität des Kindes voraus und stellt bis zur völligen Ausreifung der Fähigkeit einer eigenen Immunantwort einen vorübergehenden Schutz dar. Bei vielen Spezies ist der paraplazentare (Dottersack) sowie der kolostrointestinale Ak-Transfer (↗ Kolostrum) die Hauptquelle der L. des Neugeborenen. Für die Ausbildung einer *L. des Menschen* hat der *diaplazentare Transfer von IgG,* insbes. der Subklasse IgG 3, die größte Bedeutung (↗ Plazentapassage). Trotz sehr geringer eigener Ig-Synthese (↗ Ontogenese des Immunsystems) ist der IgG-Spiegel des reifen Neugeborenen annähernd so hoch wie bei der Mutter. Ohne L. besäße jedes Neugeborene eine Agammaglobulinämie (s. Abbildung).

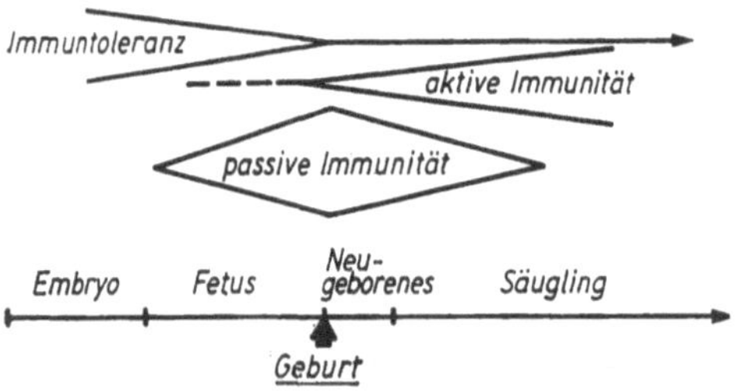

Ontogenetische Entwicklung von Immunitätsformen

P Nach Verstoffwechselung bzw. Ausscheidung der passiv übertragenen Ak kann ein Säugling in den Zustand eines passageren AMS (↗ Agammaglobulinämie, transitorische) kommen. Das trifft in bes. Maße für Frühgeborene zu. Bei erniedrigtem Ig-Spiegel prophylaktische und th Substitution von Ig. (9 + 19)

L GITLIN, D.: Immunologic Incompetence, Year Book Med. Publ., New York 1973
SOLOMON, J. B.: Fetal and neonatal immunology. North-Holland Publ. Comp., Amsterdam—London 1971

Leishmanien ↗ Infektionsabwehr (↗ Referenzlab. WHO siehe Tab. b, Ziffer 5)

Lektine

S Phythämagglutinine
Phytagglutinine
Phasine (weniger exakte Bezeichnungen)
RSP = Rezeptor-spezifische Proteine

D Zellagglutinierende und zuckerspezifische Proteine aus Pflanzen. (Inwieweit die in Wirbellosen nachgewiesenen Agglutinine den Lektinen zuzurechnen sind, ist nicht entschieden.)

H Begriff „Lektin" von BOYD eingeführt (Vox Sang. 8 (1963), 1).

G L. wurden bei mehr als 800 Pflanzenarten gefunden, davon die meisten „unspezifisch", d. h. ohne Blutgruppenaktivität. Einige blutgruppenaktive Lektine sind in der Tabelle aufgeführt. Die biologische Funktion der L. ist unklar. L. wurden überwiegend in Samen gefunden, aber auch in anderen Pflanzenteilen. Reinigung der L. mit den Methoden der Proteinchemie bzw. zunehmend über ↗ Affinitätschromatografie. Mit wenigen Ausnahmen (↗ Concanavalin A) handelt es sich um *Glykoproteine,* die meist reich an Asparaginsäure, Serin und Threonin sind und wenig oder keine S-haltigen Aminosäuren aufweisen. Oft enthalten sie Metall-Ionen. Molekulargewichte streuen zwischen 26000 (WGA) und 269000 (Limabohnen-Lektin). Die Moleküle sind oft aus Untereinheiten aufgebaut (Isolektine). Weitere Einzelheiten in der Tabelle S. 245. Die Bindungsstellen aller bekannten L. sind homogen und bei verschiedenen Molekülen eines Lektins identisch. Assoziationskonstanten $K_a = 10^3$ bis 10^4. *Spezifität* ist gegen Kohlenhydratreste gerichtet (meist Monosaccharide) und streut in großem Rahmen. Die blutgruppenspezifischen L. sind in der Regel durch die entspr. Blutgruppensubstanzen bzw. deren

Blutgruppenspezifische Lektine

Blutgruppe	Ursprung des Lektins
A	*Vicia cracca* L.
	Phaseolus lunatus limensis
	Dolichos biflorus Belgaum
	Hyptis suaveolens Poit.
	Crotalaria aegyptiaca Benth.
B	*Bandeiraea simplicifolia*
	Streptomyces s.p.
A + B	*Crotalaria striata* DC
	Calpurnia aurea E. Mey.
	Sophora japonica L.
	Coronilla varia L.
B + H	*Evonymus (Euonymus) europaea* L.
	Marasmius oreades (Bolt.) Fr.
H	*Cytisus sessilifolius* L.
	Laburnum alpinum (Mill.) Bercht. et Presl.
	Laburnum alp. var. Watereri
	Ulex europaeus L.
	Tetragonolobus purpureus Moench. (Syn. Lotus tetragonolobus)
M	*Iberis amara*
N	*Vicia graminea*
	Bauhinia purpurea L.
	Molucella laevis

Chemische und biologische Eigenschaften gereinigter Lektine (nach SHARON und LIS 1972, verändert)
Abkürzungen: D-Galaktose (D-Gal), D-Galaktosamin (D-GalN), D-Mannose (D-Man), D-Glukosamin (D-GlcN), L-Fukose (L-Fuc), Xylose (Xyl), Acetyl- (Ac)

Art	Molekulargewicht	Untereinheiten	Kohlenhydrate %	Hauptbestandteile	Mitogenität	Spezifität menschl. Blutgr.	Zucker	Zahl der Bindungsstellen	Metall erforderl.
Abrus precatorius	134000	2			(+)	keine	D-Gal, D-Laktose	2	
Agaricus campestis	64000	4	4		+				
Bandeiraea simplicifolia	114000	4	6,7	D-Man, GlcN, Fuc, Xyl		B	α-D-Gal		+
Canavalia ensiformis	55000	2	0		+	keine	α-D-Man	2	+
Cytisus sessilifolius	110000					H	$(D\text{-}GlcNAc)_2$		
Dolichos biflorus	140000		3,8	GlcN, Man	–	A	α-D-GalNac		
Glycine max	110000	4	5	D-GlcNAc, D-Man	–	keine	D-GalNAc	2	+
Lens culinaris	42000–69000	2	2	GlcN, Glukose	+	keine	α-D-Man	2	+
Lotus tetragonolobus I	120000		9,4	GlcN, Hexose		H	α-L-Fuc	4	
II	58000		4,8	GlcN, Hexose		H	α-L-Fuc	2	
III	117000		9,2	GlcN, Hexose		H	α-L-Fuc	4	
Phaseolus lunatus I	269000	8	4	GlcN, Man, Fuc		A			+
(lima bean) II	138000	4	4	GlcN, Man, Fuc		A			+
Phaseolus vulgaris (black kidney bean)	128000		5,7	Hexosamin, Man, Xyl					
Phaseolus vulgaris I*)	138000	8	8,9	GlcN, Man	+				
(red kidney bean) II	98000–138000	4	4,1	GlcN, Man	+		D-GalNAc		
Phaseolus vulgaris (yellow wax bean)			10,4	GlcN, Man, Glukose, Arabinose					
Pisum sativum	53000		(0,3)	(Glc)		keine	D-Man		+
Ricinus communis	98000					keine	D-Gal	2	
	120000				(+)	keine	D-Gal, α-Laktose	2	
Robinia pseudoacacia	90000		10,7	GlcN, Man, Fuc, Xyl					
Solanum tuberosum	(20000)		5,2	Arabinose			$(D\text{-}GlcNAc)_2$		
Sophora japonica	132000		7,8	GlcNAc, Man, Xyl		B, A	β-GalNAc, Gal		
Streptomyces s.p.	11000		1,8	Hexose		B	D-Gal, L-Raminose		
Triticum vulgare	26000		4,5			keine	$(D\text{-}GlcNAc)_2$		
Ulex europaeus I	170000		21,7	GlcN, Man, Gal, Arabinose		H	$(D\text{-}GlcNAc)_2$		

*) Diese Bohne enthält offenbar 2 oder mehr Lektine mit unterschiedlicher Aktivität (ein Erythro-Agglutinin – I und ein Leuko-Agglutinin – II).

„immundeterminante" Zucker hemmbar. Viele sog. unspezifische L. reagieren hochspezifisch mit bestimmten Zuckerresten, die auf nicht-blutgruppenspezifischen Glykoproteinen verschiedener Zellen vorkommen,

P (Siehe Tabelle) ↗ Phythämagglutinin. ↗ Concanavalin A. (21)

L KRÜPE, M.: Blutgruppenspezifische pflanzliche Eiweißkörper (Phytagglutinine). Enke-Verl., Stuttgart 1956
MÄKELÄ, O.: Ann. Med. Exp. Biol. Fenn. **35**, Suppl. 11 (1957)
TOBIŠKA, J.: Die Phytohämagglutinine. Akademie-Verlag, Berlin 1964
PROKOP, O., und G. UHLENBRUCK: Lehrbuch der menschlichen Blut- und Serumgruppen. Thieme-Verlag, Leipzig 1966, 2. Aufl.
SHARON, N., et al.: Science **177** (1972), 949
LIS, H., et al.: Ann. Rev. Biochem. **42** (1973), 541

Lens induced uveitis ↗ Enophthalmitis phakoanaphylaktika

Lepromin ↗ Spätreaktion ↗ Mykobakterium

Leptospirenserologie

D Einteilung der Leptospiren in Serogruppen und Serotypen.

G Leptospireninfektionen führen zur Ak-Bildung, die mit dem sog. ↗ Agglutinations-Lysis-Versuch nachweisbar ist. Hierauf beruht die Serodiagnostik der Leptospiren (MARTIN-PETTIT-Reaktion).

SCHÜFFNER und BOHLANDER führten den gekreuzten Absorptionsversuch in die L. ein, mit dem WOLFF und BROOM das erste anerkannte serologische Einteilungsschema der Leptospiren ausarbeiteten, das mit Ergänzungen und Veränderungen heute noch zur Differenzierung der Leptospiren benutzt wird.

Gekreuzter Absorptionsversuch nach CASTELLANI (*Prinzip*): Gegen den unbekannten Leptospirenstamm wird ein Immunserum hergestellt, und dieser Stamm gegen bekannte Immunseren, sowie sein Serum mit bekannten Leptospirenstämmen angesetzt. Kommt es zu positiven Reaktionen, werden die Immunseren mit den betreffenden Stämmen absorbiert und nochmals gegenseitig und kreuzweise getestet. Zwei Leptospirenstämme gelten dabei als zu verschiedenen Serotypen gehörig, „wenn nach Kreuzabsorption mit adäquaten Mengen heterologen Antigens in wiederholten Testungen 10% oder mehr des homologen Titers in jedem der beiden Antiseren erhalten bleiben."

P Zur Zeit werden mit diesem Verfahren *mehr als 130 verschiedene Leptospirenserotypen* unterschieden, die auf Grund von Ag-Verwandtschaften *14 verschiedenen Serogruppen* zuzuordnen sind. Für jeden Serotyp gibt es einen internationalen Referenzstamm. Ein neuer Serotyp kann erst dann international anerkannt werden, wenn er in zwei Referenzlaboratorien der WHO mit allen Standardstämmen verglichen wurde und seine Eigenständigkeit dadurch belegt ist. (14)

L Bull. Wld. Hlth. Org.: Classification of Leptospires and recent Advances in Leptospiroses. **32** (1965), 881

letales Toxin ↗ Toxin, letales

Leukämie

S Leukose

D Bösartige Vermehrung atypischer Leukozyten.

G Neben gesicherter Virusätiologie bei Mäuseleukämie werden als Ursache Autosensibilisierungsvorgänge gegen leukozytenspezifische ↗ Oberflächenantigene angegeben (↗ Kreuzreaktionen). Es handelt sich dabei meist um sehr schwache Ag. Die von ihnen ausgelösten Immunreaktionen sind meist nur wenig wirksam und häufig schwer nachweisbar. Kontakt des Immunsystems mit diesen (kreuzreaktiven) Ag während der ↗ ontogenetischen Entwicklung oder Behandlung mit Immunsuppressiva führt zu ↗ Immuntoleranz gegenüber diesem Ag.

P L. kann einen immunsuppressiven Effekt besonders auf B-Lymphozyten ausüben. Zum Beispiel kann sich dies in sehr niedrigen oder fehlenden Isoagglutinin-Titern ausdrücken. (25)

Eigenschaften und Anwendungsmöglichkeiten von Lektinen
(nach SHARON und LIS 1972)

Eigenschaft	Anwendung
Spezifität für menschliche Blutgruppen	Blutgruppenbestimmung; Struktur-Studien über Blutgruppensubstanzen; Identifikation neuer Blut-Typen; Sekretor-Diagnose
Toxizität bei Tieren	Studien über den Futterwert bei Tiernahrung
Induktion von Mitosen bei Lymphozyten	Studien der Chromosomen und Entdeckung von Chromosomen-Abnormalitäten
Agglutination von malignen Zellen	Untersuchung der Architektur von Zelloberflächen und ihrer Änderung bei Transformation
Präzipitation von Polysacchariden und Glykoproteinen	Isolierung, Reinigung und Struktur-Studien von kohlenhydrathaltigen Polymeren; Modell für Antigen-Antikörper-Reaktionen
Bindung von Zuckern	Studien über spezifische Bindungsstellen auf Proteinen

L PASTERNAK, G., und U. SCHNEEWEISS: Transplantations- und Tumorimmunologie. G.-Fischer-Verlag, Jena 1973

Leukämie, akute lymphatische

S Akute Lymphoblastenleukämie

D Vorwiegend im Kindesalter, aber auch bei Erwachsenen, auftretende, zum Formenkreis der malignen Lymphome mit hoher Malignität gehörende sehr bösartige Erkrankung.

G Das lymphoblastisch ↗ maligne Lymphom stellt das entsprechende histomorphologische Substrat dar. (↗ Lymphome, maligne).

P Die im peripheren Blut angetroffenen Zellen sind zytochemisch von denen anderer akuter Leukämieformen differenzierbar. Da ihnen weitere Enzyme fehlen, erfolgt lediglich granuläre Reaktion mit der β-Glukoronidase und positive PAS-Reaktion. Das klin. Bild entspricht dem aller akuter Leukämien. Im Kindesalter häufige Beteiligung der Meningen. Frühdiagnose ist vor allem bei Kindern wichtig, da unter entsprechender Behandlung über 80% eine volle Remission erreichen und durch entsprechende Intervall-Th bis zu 60% der Erkrankten 2 bis 3 Jahre rezidivfrei bleiben. (11)

Leukämie-Virus ↗ COFAL-Test ↗ GRAFFI-Leukämievirus

Leukapherese ↗ Zellapherese

Leukenzephalitis (VAN BOGAERT), subakute, sklerosierende ↗ Panenzephalitis

leukocyte inhibitory factor

Abk. LIF

D Aus Ag- oder Phytomitogen-stimulierten Lymphozyten freigesetzter Faktor, der selektiv die Migration polymorphkerniger Granulozyten hemmt.

G LIF hat ein MG von 68000, besitzt die Eigenschaften eines Proteins, ist hitzestabil (56 °C, 30 min), resistent gegenüber Neuraminidase, jedoch sensitiv gegenüber Chymotrypsin und Diisofluorophosphat. LIF hemmt selektiv die Migration polymorphkerniger Leukozyten, hat jedoch keinen Einfluß auf die Wanderung anderer Indikatorzellen (z. B. Meerschweinchenmakrophagen, Humanmonozyten).
Der Nachweis des LIF erfolgt mit der Kapillar- bzw. Agarosemigrationsmethode.
Der *migration inhibition factor* (↗ macrophage inhibition factor) hat dagegen ein geringes MG (ca. 23000), ist resistent gegen den alkylierenden Effekt von Diisofluorophosphat und hemmt die Wanderung von Makrophagen und Monozyten. (7)

L ROCKLIN, R. E.: J. Immunol. 114 (1975), 1161
ROCKLIN, R. E.: Inhibition of cell migration as a correlate of cell-mediated immunity.
In: VYAS, G. N., D. P. STITES u. G. BRECHES (Eds.): Laboratory Diagnosis of Immunologic Disorders. Grune & Stratton, Inc. New York, 1975
ROCKLIN, R. E.: J. Immunol. 114 (1975), 1161

Leukokinase ↗ Tuftsin

Leukokinin

D Im Serum vorhandene, für die physiologische Funktion polymorphkerniger Leukozyten erforderliche Proteinfraktion (↗ Tuftsin).

G L. ist Gamma-Globulin und besitzt Ig-Natur (Fraktion IV bei Zellulose-Phosphat-Chromatographie von Gammaglobulin aus normalem Serum) mit leukophiler Eigenschaft. Ein Teil davon bindet sich an polymorphkernige Leukozyten und ist für ihre normale Phagozytosefunktionsfähigkeit notwendig. Wird deshalb als physiologisches Erfordernis der Zellen angesehen. (22)

L FIDALGO, B. V., und V. A. NAJJER: Biochemistry 6 (1967), 3386

Leukolysin ↗ Staphylokokken-Leukozidin

Leukopenie ↗ Leukozytopenie

Leukotoxin ↗ Anti-Nikotinamid-adenin-dinukleotidase-Reaktion ↗ Streptokokken-Antigen

Leukozidin ↗ Staphylokokken-Leukozidin

Leukozyten

D Weiße (farblose) kernhaltige Blutzellen, die im Knochenmark gebildet werden und unterschiedliche Funktionen im Rahmen der unspezifischen und spezifischen Immunabwehr und Entzündung im Blut und Gewebe ausüben.

G Im ungerinnbar gemachten Blut finden sich L. nach Zentrifugation oder längerem Stehen als schmale „weiße" Schicht zwischen den Erythrozyten und dem Plasma als sog. „buffy coat". Sie lassen sich nach ihrer morphologischen Kernbeschaffenheit in die polymorphkernigen L. und die mononukleären L. trennen. Zu den ersteren gehören die neutrophilen, eosinophilen und basophilen Granulozyten; zu den letzteren die Lymphozyten einschließlich Lymphoidzellen und Plasmazellen sowie die Mono-

zyten. Basophile im Gewebe = Mastzellen; Monozyten im Gewebe = Histiozyten, Makrophagen. Alle Zellen haben Migrationsfähigkeit, können das Blutgefäßsystem verlassen und im Gewebe wirksam sein. Die Granulozyten gehen danach zugrunde, die Lymphozyten rezirkulieren (Lymphozytenkreislauf).
Neutrophile Granulozyten („Mikrophagen") und Monozyten („Makrophagen") haben in erster Linie phagozytierende Aufgaben, während die lymphatischen Zellen, deren funktionelle Vielfalt weit größer ist als ihre morphologische, die Träger der spezifischen zellulären und humoralen Immunität sind. Näheres zu Funktion und Verhalten der einzelnen L. ↗ Granulozyten; eosinophiler Granulozyt; ↗ Mastzelle; ↗ Lymphozyt; ↗ Lymphoidzelle; ↗ Plasmazelle; ↗ Makrophag.

P Normalerweise sind im Blut 4000 bis 10000 L./µl (bei Kindern bis 12000, bei Säuglingen bis 15000) vorhanden. Verminderung (↗ Leukozytopenie) oder Vermehrung (Leukozytose) der L.zahl sowie die prozentuale Verteilung der einzelnen L.-arten im sog. Differentialblutbild, die durch Auszählung von 100 L. im gefärbten Blutausstrich ermittelt wird, erlauben dem Kliniker gewisse Rückschlüsse auf das Ausmaß von Störungen im Gesamtorganismus.
Quantitative Veränderungen (L.zahl): Physiologische Altersabhängigkeit, Tagesrhythmik und Beeinflussung durch körperliche Belastung, Menstruation und Schwangerschaft sind zu berücksichtigen. Leukozytosen — meist als Granulozytosen — bei akuten bakteriellen und mykotischen Infektionen, Intoxikationen, endokrinen Störungen, zentral-nervösen Erkrankungen, Stress-Situationen, Leukosen, Tumoren u.a. Lymphozytosen bei Kindern physiologisch bis 7000 Lymphozyten/µl, pathologischerweise bei Keuchhusten, Masern, Röteln, Mumps, Morbus Bang, Virusinfekten, chronischen Infektionen (Tb.), nach Impfungen, bei chronischer Lymphadenose u. a. (↗ Leukozytopenien).
Qualitative Veränderungen (Differentialblutbild): Die biologische L.kurve von Schilling ist der Idealfall des Verhaltens der einzelnen L.arten im Verlauf einer Infektion: 1. Neutrophile „Kampfphase" mit Vermehrung der neutrophilen Granulozyten und Auftreten unreifer Formen im Blut = „Linksverschiebung". 2. Monozytäre „Überwindungsphase" mit Rückgang der Neutrophilen und Vermehrung der Monozyten. 3. Lymphozytäre „Heilphase" und postinfektiöse Eosinophilie mit Anstieg von Lymphozyten und eosinophilen Granulozyten. In dieser voll ausgeprägten Form selten zu beobachten. Generell gilt jedoch: Neutrophile Granulozytose bei akuten Infekten, Lymphozytose bei chronisch fortbestehender Entzündung, Eosinophilie bei allergischen Vorgängen. Das Ausmaß der Linksverschiebung korreliert in gewisser Weise mit der Schwere des jeweils vorliegenden Krankheitszustandes. (22)

L Stobbe, H., in: Schulz, F. H., und H. Stobbe: Grundlagen und Klinik innerer Erkrankungen, 2. Aufl. Thieme Verlag, Leipzig, 1973
Sundermann, A., und D. Schreiber: in: A. Sundermann: Lehrbuch der Inneren Medizin, 3. Aufl., Bd. II, VEB G. Fischer Verlag, Jena 1970.

Leukozytenaggregations-Test

D Aggregatbildung immuner peripherer Blutleukozyten von Transplantatempfängern um Nierenzellen- oder Hautfibroblasten des Transplantat-Spenders in vitro.

G Anlegen primärer Zellkulturen (Hautfibroblasten und Nierenzellen vom Spendertyp) und serienweise Passagierung. Anlegen von Monolayern und Zugabe der zu testenden Leukozyten vom Transplantatempfänger. Inkubationsdauer: 5 h. Danach werden die nicht-adhärenten Zellen abgespült, die von mehr als 10 aggregierten Leukozyten umgebenen Targetzellen ausgezählt und das Ergebnis durch die Bestimmung der Spontanaggregation in Kontrollkulturen korrigiert.

P Leukozytenaggregation wird *mehrere Tage vor dem klinischen Nachweis einer Rejektion* nachweisbar. Wird die Rejektion nicht beherrscht, zeigen die Leukozyten über Monate eine spezifische Reaktivität. Die Möglichkeit der Testung peripherer Blutleukozyten gegen ein panel von Nieren- und Hautzellkulturen gibt Aufschluß über die Reaktivität gegenüber einem breiten Spektrum von Transplantationsantigenen. Neben der Erfassung von Präsensibilisierungen auf zellulärer Ebene sollen mit diesem Test Rejektionen sowohl zeitig nachweisbar als auch von Transplantatinsuffizienzen anderer Ursache unterscheidbar sein. Damit gibt das Testergebnis auch Hinweise für die Handhabung der immunosuppressiven Therapie. (7)

L Kahan, B. D., et al.: Lancet 1974/I, 37

Leukozytenantikörper

D Gegen Leukozyten-Antigen gerichtete Antikörper.

G Leukozytäre Merkmale werden unterteilt in:
1. *Antigene, die an Leukozyten und anderen Zellen* nachweisbar sind. Dazu gehören die AB0-Blutgruppen, das HLA-System und das 5a—5b-System.
2. *Antigene, die nur an Leukozyten* nachzuweisen sind. Granulozytenspezifische antigene Strukturen (nur mit der Agglutinationstechnik erfaßbar):
NA1—NA2, NB1, NC Vaz, 9G-A-G-Ca.

Lymphozytäres Merkmal ist als Ly D1 bekannt. Die Merkmale werden autosomal dominant vererbt.

P Leukozytenantigene stehen ursächlich im Zusammenhang mit immunol. Problemen der Transplantation, febrilen Transfusionsreaktionen (↗ HLA-System, ↗ AB0-Blutgruppen), neonatalen Neutrozytopenien, ↗ Autoimmunerkrankungen). (32)

L LALEZARI, P.: Histocompatibility Testing 1970, 319
MAYR, W. R.: Leukozytäre Isoantigene des Menschen mit ausführlicher Beschreibung des HLA-Systems. In: PERLICK, E., W. PLENERT, O. PROKOP und H. STOBBE (Edd.): Fortschritte der Hämatologie, Bd. 3. Ambrosius-Barth-Verlag, Leipzig 1974

Leukozytenkonzentrat

D Blutpräparate, die aus frischen Vollblutkonserven mit dem Ziel der Isolierung von Leukozyten in ausreichender Zahl zur Substitutionsbehandlung hergestellt werden.

P Auf Grund des relativ geringen Anteils der Leukozyten an der Gesamtzellzahl des Blutes, der relativ niedrigen Überlebensrate in vivo sowie der Gefahr einer Immunisierung hinsichtlich der Gewebstypen meist nicht realisierbar. Ebenso problematisch ist die Gewinnung und Applikation von entsprechenden ↗ Buffy coat-Präparaten. Ein brauchbares Verfahren zur Gewinnung größerer Leukozytenmengen ist die *Zellapherese* mittels Einsatz von Zellseparatoren. (37)

Leukozyten-Migrations-Hemmtest ↗ Makrophagen-Migrations-Hemmtest

Leukozytenmischkultur ↗ mixed lymphocyte reaction

Leukozyten-Resistenztest

D In vitro-Test zur Bestimmung der antilymphozytären Wirksamkeit des ↗ ALS.

H SCHRÖDER und SCHRÖDER 1969

G *Prinzip:*

Steigende ALS-Verdünnungen (0,5 ml pro Röhrchen) werden mit je 1 ml Vetren-Vollblut (8 ml Blut zu 2 ml Vetren, mischen, portionieren) versetzt und 2 Stunden bei +37 °C inkubiert (= Phase der AAR). Daran schließt sich die Phase der hypotonen osmotischen Zellschädigung für 2 Stunden bei +20 °C an (in jedes Röhrchen 4,5 ml Aqua bidest.). Nach Zentrifugation (3 min bei ca. 1500 U/min) wird ein Tropfen des Bodensatzes ausgestrichen, luftgetrocknet und nach PAPPENHEIM gefärbt.

Auswertung:

Erfolgt durch Differenzierung von 400 Leukozyten. Neutrophile und Lymphozyten werden in 4 Klassen unterschiedlichen Erhaltungszustandes eingeteilt (sog. Leukozytolyse-Blutbild). Als Maß der Resistenz dient der Anteil der intakten kleinen rundkernigen Lymphozyten an der Gesamtzahl der Lymphozyten. Die lymphozytotoxische Wirksamkeit des ALS wird mit der „Toxischen Konzentration 50" charakterisiert = ALS-Konzentration, die 50% der kleinen rundkernigen Lymphozyten schädigt. Damit ergibt sich die Möglichkeit des Vergleiches der Wirksamkeit verschiedener ALS. Die Ergebnisse des L. R. stimmen mit denen des üblichen ↗ Zytotoxizitätstestes überein, nicht jedoch mit denen des Agglutinationstestes. Neben der antilymphozytären Wirkung läßt sich auch die antigranulozytäre Wirkung getrennt erfassen. (7)

L SCHRÖDER, J., und H. SCHRÖDER: Klin. Wschr. 47 (1969), 277
SCHRÖDER, J.: Klin. Wschr. 48 (1970), 806

Leukozytopenie

S Leukopenie (unrichtig werden Granulozytopenie und Neutropenie häufig synonym gebraucht; korrekt stellt die L. den Überbegriff dar.)

D Verminderung der weißen Blutkörperchen unter 4000/µl.

G Die Verminderung der ↗ Leukozyten kann auf eine Zellart beschränkt sein (Granulozytopenie, Neutropenie, Lymphozytopenie) oder alle Arten gleichermaßen betreffen. Am häufigsten handelt es sich bei der L. um eine Granulozytopenie, da die Granulozyten zahlenmäßig den größten Anteil ausmachen und sich deren Verminderung am ehesten als L. auswirkt.
Ursachen: Grundsätzlich ist entweder eine Bildungsstörung im Knochenmark oder ein vermehrter Verlust in der Peripherie verantwortlich. Vorübergehende L. kann durch eine Umverteilung mit vermehrter Abwanderung von phagozytierenden Leukozyten ins Gewebe zustande kommen. Weitere Ursachen: Chemische Substanzen einschl. Medikamente auf toxischer oder allergischer Basis (meist Granulozytopenien), Röntgenstrahlen (ein Teil der Lymphozyten bes. strahlensensibel), Milzvergrößerung unterschiedlicher Ursache entweder durch gesteigerte Zytoklasie der vergrößerten Milz oder durch Auto-Ak-Bildung bzw. kombiniert, Mangel an Kernreifungsstoffen wie Vitamin B_{12}, Iso- und Auto-Ak-Bildung gegen Leukozyten. Iso-Ak (Allo-Ak) sind gegen die Histokompatibilitäts-Ag an der Oberfläche von Leukozyten (und Thrombozyten) gerichtet und kommen durch Transfusion genetisch unterschiedlicher Zellen bzw. in der Schwangerschaft durch Einschwemmung fetaler Leukozyten zustande. (Isolierte ↗ Lymphozytopenie).

P L. bewirkt gewöhnlich eine Störung der unspezifischen (Granulozytopenie) und spezifischen (Lymphozytopenie) zellulären Reaktion. Je nach Effektivität von Kompensationen mehr oder weniger ausgeprägte Infektanfälligkeit. *Vorkommen:* Vom Kliniker als *reaktiv* bezeichnete L. tritt als vorübergehendes Begleitsymptom bei manchen Infektionskrankheiten wie Typhus abdominalis, Paratyphus, Brucellosen, Tularämie, Viruserkrankungen (hierbei häufig zugleich leichte absolute Lymphozytose), Rickettsiosen und parasitären Erkrankungen auf; weiterhin bei primärem und sekundärem Hypersplenismus, bes. Erkrankungen mit portaler Hypertension, als Folge der Therapie mit Röntgenstrahlen und Zytostatika (L. als Gradmesser für Dosierung), bei perniziöser Anämie und durch sekundäre Autoimmunvorgänge bei Kollagenkrankheiten und Hämoblastosen. Antileukozytäre Iso-Ak können Ursache febriler, nicht AB0-bedingter Transfusionsreaktionen sein. L. als *dominierendes Krankheitssymptom* ist bei allergischer ↗ Agranulozytose, zyklischer ↗ Neutropenie, sonstigen Formen der ↗ Granulozytopenie, bei passagerer Neugeborenen-L. durch diaplazentare Übertragung von Ak der Mutter auf den Feten und im Rahmen einer allgemeinen Knochenmarkinsuffizienz gemeinsam mit Anämie und Thrombozytopenie (Panmyelopathie) vorhanden sowie bei sub- oder aleukämischen Leukosen. (22)

L MÜLLER, W., in: L. HEILMEYER: Handbuch der Inneren Medizin, V. Aufl., Bd. II. Springer-Verlag Berlin, 1969

Leukozyt, polymorphkerniger ↗ Granulozyt

Levay ↗ Antigen, privates

Lewis-Blutgruppe

Symbol: Le

D Wahrscheinlich sekundär an Erythrozyten angelagerte Blutgruppensubstanz.

H Le-Ak wurden 1946 durch MOURANT (Anti-Le^{a}) und 1948 durch ANDRESEN (Anti-Le^{b}) entdeckt.

G Vererbungsmodus im Le-System ist ungeklärt. Le^{a} und Le^{b} sind keine Allele. Le-Blutgruppensubstanzen sind lösliche Mukoide im Serum und Speichel. Le^{a} und Le^{b} sind nie gleichzeitig vorhanden.
Es bestehen Beziehungen zwischen dem Lewis-, dem ↗ Sekretor- und dem ↗ AB0-System. Menschen des Phänotyps Le (a+b−) (18%) scheiden Le^{a}- aber keine ABH-Substanzen aus, der Phänotyp Le (a−b+) (72%) scheidet immer ABH- und Le^{a}- und Le^{b}-Substanzen aus. Zu der Gruppe Le(a−b−) (10%) gehören AB0-Sekretoren und auch Non-Sekretoren.
Nach MORGAN und WATKINS kontrollieren Le/le-(Lewis) und Se/Se-(Sekretor) Gene das Vorhandensein von Lewis- und ABH-Substanzen (Zusammenhänge siehe Tabelle).

P Le-Substanzen sind bei Geburt noch nicht vorhanden. Danach entwickelt sich Le^{a} schneller und stärker als Le^{b}. Kinder sind im 3. Lebensmonat zu 88% Le(a+), Kinder sind im 2. Lebensjahr zu 22% Le(a+) (wie Erwachsene). Le^{b} ist bei kleinen Kindern selten nachweisbar. Erst mit dem 6. Lebensjahr sind Kinder bis zu 72% Le^{b} (wie Erwachsene). *Le-Ak* kommen relativ häufig vor, Anti-Le^{a} häufiger als Anti-Le^{b}. Anti-Le^{b} ist oft Begleit-Ak von Anti-Le^{a} oder Anti-H. Viele Le-Ak wirken nach ↗ Komplementbindung als Hämolysine. Sie *können* Transfusionsreaktionen hervorrufen. Le-Ak sind meist Kälteagglutinine (IgM).
Im Serum Schwangerer werden Le-Ak häufig nachgewiesen, verursachen jedoch extrem selten (oder nie) einen Morbus haemolyticus neonatorum. Anti-Le^{a} und Anti-Le^{b} reagieren im Kochsalzmilieu, Supplement-, Enzym- oder COOMBS-Test. (16)

L ANDRESEN, P. H.: Acta path. microbiol. scand. 25 (1948), 728
MOURANT, A. E.: Nature (Lond.) 158 (1946), 237
WATKINS, W. M.: Proc. 10. Congr. Soc. Blood Transf., Stockholm 1064 (1965), 443

Lf

Abk. für Flockungseinheit

D Diejenige Menge eines ↗ Toxins oder ↗ Toxoids, die von 1 internationalen Einheit ↗ Antitoxin (Standardserum) zur Flockung gebracht wird.

H Begriff wurde 1923 von RAMON eingeführt. (19)

L-Formen ↗ Bakterium

Lichen scrofulosorum

S tuberculosis cutis lichenoides ↗ Tuberkulid

Lichen trichophyticus ↗ Trichophytid

Ligand-Binding-Assay ↗ Sättigungsanalyse

light-chain ↗ L-Kette

Line-Immunelektrophorese

D Elektrophoretisches Untersuchungsverfahren zum immunologischen Vergleich verschiedener Proteine mittels Ak-haltiger Gele.

Lewis-System und Ausscheidung von ABH-Substanzen

Genotypen	Speichel ABH Substanz	Le^a	Le^b	Serum (Lewis-Substanz)	Erythrozyten (Lewis-Phänotypen)	Häufigkeit in % der Bevölkerung: England	Österreich	Italien
Se/Se Le/Le *Se/Se Le/le* *Se/se Le/Le* *Se/se Le/le*	+	+	+	Le^b	Le(a−b+)	68,6	80,37	72
se/se Le/Le *se/se Le/le*	−	+	−	Le^a	Le(a+b−)	26,6	17,46	16
Se/Se le/le *Se/se le/le*	+	−	−	−	−	4,8		9
se/se le/le	−	−	−	−	Le(a−b−)		2,17	2

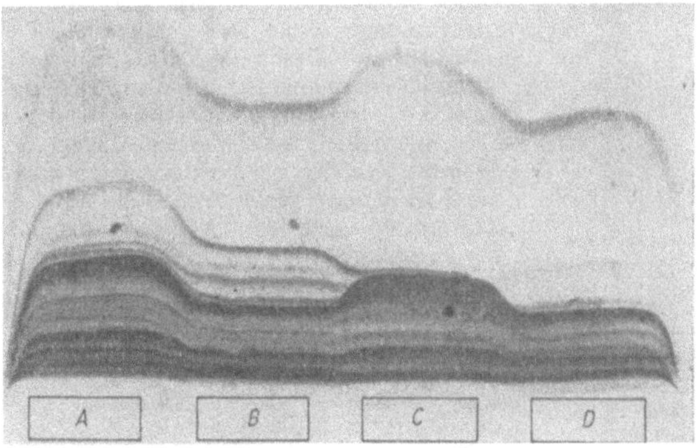

A − D = Sample-Gel = Rattenvollserum unterschiedlicher Versuchsgruppen enthaltend
Referenzgel = enthält polyspezifisches Antirattenserum
Deutlich zu erkennen sind größere Schwankungen in den Serumprofilen der einzelnen Gruppen

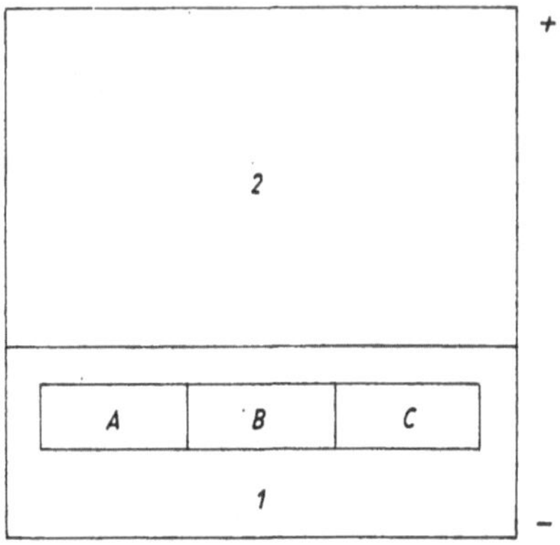

1 = Kontaktgel
2 = Referenzgel (oligo- oder polyspezifisches Antiserum enthaltend)
A, B, C = Sample-Gel mit den zu vergleichenden Ag bzw. Ag-Gemischen

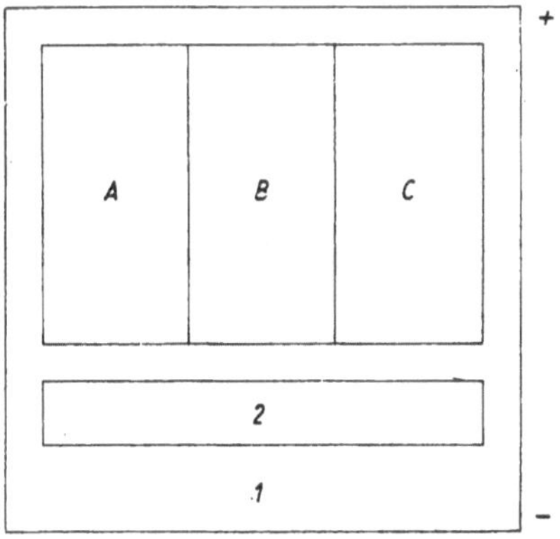

1 = Kontaktgel
2 = Ag-Gemisch oder Ag enthaltender Sample-Gel-streifen
A, B, C = Gele (oligo- oder polyspezifisches Antiserum unterschiedlicher Herkunft enthaltend)

H Beschrieben von KRÖLL 1968.

G Das Ag-Gemisch bzw. Ag ist hierbei in sog. Proben-Gelen enthalten, kleinen Gelplättchen, aus denen das Ag elektrophoretisch in ein Referenzgel wandert (Sample-Gel: A, B, C in Abbildungen). Es kommt zur Ausprägung durchgehender Präzipitatlinien (s. Abb. S. 283).
Zum Anfertigen der Ag-haltigen Agarosegelplättchen existieren verschiedene Verfahren. Stehen nur geringe Ag-Mengen zur Verfügung, so lassen sich die Sample-Gele (A, B, C usw.) auf Deckgläschen entsprechender Größe gießen. Die Sample-Gele werden auf eine Platte übertragen, die mit einem Referenzgel beschichtet ist, das je nach Vorhaben spezielles Antiserum enthält. Die Verbindung zwischen Sample- und Referenzgel wird durch ein Kontaktgel hergestellt. Die Ag wandern elektrophoretisch in das Referenzgel, wobei es zur Ausbildung von Präzipitatlinien kommt. Die Quantität einer Fraktion läßt sich (durch Vergleich mit Standards) durch alle Ag-Proben hinweg am Aufsteigen oder Absinken der Präzipitatlinie verfolgen.

P Verfahren ist zur qualitativen und quantitativen Verlaufskontrolle einzelner Serumproteinfraktionen bzw. komplexer Gemische unterschiedlicher Proben geeignet. Möglich sind Vergleiche unterschiedlicher Ag-Proben und unterschiedlicher Antiseren. Methode wird auch zur Identitätsprüfung von Ag eingesetzt. (53)

L KRÖLL, J.: Scand. J. clin. Lab. Invest. 22 (1968), 112
KRÖLL, J.: Scand. J. clin. Lab. Invest. 23 (1969), 227
KRÖLL, J.: Line-Immunoelectrophoresis. In: N. H. AXELSEN, J. KRÖLL, B. WEEKE (eds.): A Manual of Quantitative Immunoelectrophoresis – Methods and Applications. Universitetsforlaget, Oslo 1973

Linse, Antigene der

D Aus verschiedenen Proteinkomponenten (sog. Kristallinen) bestehender bikonvexer, leicht verformbarer, durchsichtiger Teil des Auges (↗ organspezifische Ag).

H Die Gewebsspezifität der Linsen-Ag des Menschen und anderer Säugetiere wurde bereits Anfang dieses Jahrhunderts durch UHLENHUTH untersucht. Zusammenfassung der Ergebnisse bei SHULMAN.

G Bisher wurden 3 Linsenproteine beschrieben, Alpha- (ursprünglich Albuminoid benannt), Beta- und Gamma-Kristallin mit unterschiedlich antigenen Eigenschaften (HEKTOEN und SCHULHOF). In neuerer Zeit wurden mit modernen Charakterisierungsmethoden (Immun- und Hochspannungsagarelektrophorese) bis zu 16 Ag-Komponenten bei verschiedenen Säugern in der L. nachgewiesen.

	MG	Sedimentationskonstante
Alpha-Kristallin	12.000.000	S 19
Beta-Kristallin	60–80.000	S 6–10
Gamma-Kristallin	20.000	S 2

Die Messungen der Löslichkeit, der Lichtabsorption, des isoelektrischen Punktes und die Ultrazentrifugationsdaten ermöglichen eine weitere Klassifizierung von L.-Ag.
Beobachtungen von SPECTOR und KATZ lassen vermuten, daß das Kristallin mit dem höchsten MG unter bestimmten Bedingungen (pH) bei zugesetzten Reagenzien in kleinere Subeinheiten zerfällt. Danach ist das hochmolekulare Alpha-Kristallin aus Untereinheiten mit einem MG von 20000 zusammengesetzt. Der strukturelle Zusammenhalt dieses Molekular-Komplexes ist möglicherweise für die Durchsichtigkeit bzw. Trübung der L.-Substanz verantwortlich. Mit dem Grad der molekularen Aggregation sollen sich auch die Ag-Eigenschaften der L.-Proteine verändern.
Der unterschiedliche Aggregationszustand wird auch während der Embryonalentwicklung beobachtet. So ist Alpha-Kristallin das erste nachweisbare Protein der L. Beta- und Gamma-Anteile entstehen später. Im Alter und bei Katarakten steigt der Anteil an unlöslichen Proteinen. Dieser Anteil wird dabei mit der Alpha-Kristallin-Komponente in Zusammenhang gebracht.
Der Kohlenhydratanteil der L. ist u. a. in der L.-Kapsel konzentriert; es bestehen Ähnlichkeiten zwischen L.-Kapsel und Basalmembran der Nierenglomerula (SPIRO und FUKUSKI). L.-„spezifische" Proteine sind nicht nur in der L., sondern auch in der Cornea, der Uvea, der Retina, dem Kammerwasser, im Gehirn und in der Haut nachgewiesen worden. Detaillierte Untersuchungen von MAISEL weisen im Vergleich zur L. auf eine unterschiedliche Verteilung dieser Ag in den genannten Organen hin.

P Da L.-Ag auch im Kammerwasser vorkommt, ist die Frage der Autoimmunität gegen L.-Ag bedeutsam. Eine kritische Wertung der Ergebnisse über das Vorkommen von L.-Ag in anderen Organen auf der Grundlage mangelnder Spezifität der verwendeten Antiseren gibt BOURS. Es wird vermutet, daß autoimmune Erkrankungen der L. (↗ Panophthalmie, ↗ Uveitis), die zur Entstehung einer ↗ Enophthalmitis phacoanaphylactica führen können, von einer Alpha-Kristallin-Freisetzung der L. in das Kammerwasser begleitet sind. (51)

L BOURS, J., und W. J. v. DOORENMALEN: Exp. Eye Res. 13 (1972), 236
HEKTOEN, L., und K. SCHULHOF: J. Infect. Diseases 35 (1924), 433

SHULMAN, S.: Tissue Specifity and Autoimmunity. Springer-Verlag Berlin-Heidelberg-New York 1974
UHLENHUTH, P. T.: Gustav Fischer Verlag Jena, 1903

Lipid-Antikörper

S Reagin
Autolipid-Ak

D Antikörper, der gegen Gewebsbestandteile von Lipidcharakter gerichtet ist und bes. häufig bei Treponemen-Infektionen auftritt (↗ Syphilisserologie). (19)

Lipid-Reaktion

Lipid-Antigen
Lipid-Antikörper (↗ Reagin)
Lipid-KBR

S WASSERMANN-Reaktion
WASSERMANN-KBR

Abk. WaR

D Lipidabhängige Phänomene bei der Serodiagnostik der Syphilis (↗ Syphilisserologie).

G Als Ag-wirksamer Bestandteil erwies sich ein stickstoffhaltiges *Phospholipid* (↗ Cardiolipin). Durch Cholesterin- und Lezithinzusatz läßt sich die AAR verstärken. Wahrscheinlich beruht die weitgehende Spezifität der WaR auf Ag-Gemeinschaften zwischen dem Lipidhapten der Treponemen und den Lipiden des Cardiolipins.

P Lipid-Ak-Nachweis mittels ↗ Flockungsreaktion und ↗ KBR (z. B. KOLMER-Technik).
Neigung zu „*unspezifisch-positiven*" *Befunden* bei Lebererkrankungen (Hepatitis infectiosa, infektiöse Mononukleose in 5 bis 10%), Hyper- und Paraglobulinämien (5 bis 20%), Tuberkulose und Lepra (10%), Malaria (20%), Pinta (20%), Krebs (5 bis 10%) u. ä. (19)

L PETZOLDT, D.: Therapiewoche 23 (1973), 1209
SCHNEEWEISS, U.: Med. Habilitationsschrift, Berlin 1958

Lipopolysaccharid (LPS)

S B-Lymphozytenstimulans
Endotoxin

D LPS sind Zellbestandteile vor allem aus ↗ Enterobacteriaceae. Es ist ein heterogenes Gemisch von Molekülen unterschiedlicher Größe mit z. T. toxischer Wirkung.

H LPS wird nach WESTPHAL und LÜDERITZ (1954) zumeist aus *E. coli* gewonnen und in vivo nur sehr langsam abgebaut.

G LPS gehört zu den sog. thymusunabhängigen Ag mit vorwiegender Induktion von IgM-Ak. Wie alle Ag dieses Typs ist auch LPS vor allem für Mäuse ein starkes B-Zellstimulans. Vermutlich beruht auf dieser Fähigkeit der immunologische Adjuvanseffekt für B-Lymphozyten. (50)

L ANDERSSON, J., et al.: Eur. J. Immunol. 2 (1972), 349
SJÖBERG, O.: Eur. J. Immunol. 2 (1972), 326
WESTPHAL, O., und O. LÜDERITZ: Angew. Chem. 66 (1954), 407

Liquor cerebrospinalis

Abk. CSF

S Zerebrospinalflüssigkeit
Nervenwasser
Liquor
cerebrospinal fluid (engl.)

D Flüssigkeit im Ventrikelsystem des Gehirns und im zerebralen und spinalen Subarachnoidalraum, deren Zusammensetzung zum Blutplasma und anderen Körperflüssigkeiten konstante Unterschiede aufweist.

G *Sekretion des „Urliquors"* durch Plexus chorioideus, Veränderung seiner Zusammensetzung durch Austauschvorgänge in inneren und äußeren L.räumen. *Resorption* durch Arachnoidalzotten in das Venensystem sowie perineurolymphatisch. Hydromechanische Funktion, Diffusionsvorgänge von Bedeutung, begrenzt durch System der ↗ Bluthirnschranke. Physiologische *Unterschiede zum Plasma:* Bestandteile im L. in quantitativ geringerer Menge nachweisbar, daneben qualitative Unterschiede, wie V- und τ-Fraktion (bei Fehlen Hinweise auf Permeabilitätsstörung) sowie β- und γ-trace; kaum vorhanden IgA, IgM, IgD und IgE (ihr Auftreten spricht für ↗ *neuroimmunol. Erkrankungen* und ist stets mit einer IgG-Vermehrung verbunden). Bei verschiedenen *Infektionskrankheiten* gelingt der Nachweis von Ak in Abhängigkeit der Permeabilitätsstörung der Bluthirnschranke und der Empfindlichkeit der Methodik (↗ Syphilis-, ↗ WIDAL-, ↗ Virus-, ↗ Toxoplasmose-Ak u. a.). Vermehrung der Granulozyten in akuten Phasen von bakt., evtl. auch in sehr frühen Stadien viraler Krankheitsbilder, Vermehrung von Lymphozyten, Lymphoid- und Plasmazellen weisen auf virusbedingte oder neuroimmunol. bzw. chron.-entzündliche Erkrankungen des Nervensystems hin.

P Großen di Aussagewert hat die *Kombination* verschiedener Untersuchungsverfahren der *L.-Eiweiße* und *L.-Zellen* (SAYK 1954) (siehe Tabelle S. 286).
Als immunol. bedeutsame L.-Syndrome können unterschieden werden:

1. akutes Reizsyndrom,
2. subakutes Reizsyndrom,
3. Enzephalitis- bzw. Enzephalomyelitis-Syndrom, jeweils mit (a) unspezifischen, (b) inkompletten und (c) kompletten immunreaktiven Veränderungen,
4. polyneuritisches Dissoziationssyndrom; des weiteren sind für die erregerbedingten

entzündlichen Erkrankungen von Bedeutung die
5. abakt. (virusbedingten), mononukleären Meningoenzephalitis-Syndrome,
6. bakt., granulozytären Meningoenzephalitis-Syndrome, jeweils mit (a) akuten, (b) subakuten, (c) chron. Reaktionsphasen. (12)

L LOWENTHAL, A., in: LAJTHA, A. (Ed.): Handbook of Neurochemistry. Vol. 7. Plenum Press, New York, London 1972
SCHMIDT, R. M. (Hrsg.): Der Liquor cerebrospinalis. Volk u. Gesundheit, Berlin 1968

Listerioseserologie

D Lehre von den Serumeigenschaften bei Listeriose-Patienten, die sich mit einer Antigen-Antikörper-Reaktion nachweisen lassen.

H 1924 Erstbeschreibung des Erregers durch MURRAY et al. Seit 1939 gültige Bezeichnung als *Listeria monocytogenes.*

G Eine sichere Di ist nur durch den Erregernachweis möglich (GRAM-positive Stäbchen aus der Familie der Corynebacteriaceae). Der serologische Nachweis von Ak (O- und H-Agglutinine, Präzipitine bzw. komplementbindende Ak) ist allein nicht beweisend.

P *Normaltiter:* Listeria-O-Agglutinine bei gesunden Erwachsenen bis 1 : 200. Titererhöhungen, insbes. *Titeranstiege* der Agglutinine und positive KBR lassen frische Infektion vermuten. Sie gestatten eine *Beurteilung des Infektionsverlaufs* und Therapieerfolgs. Auf Grund von Ag-Beziehungen zwischen Listeria-O-Ag und Staphylokokken sowie Enterokokken besitzen Listeria-H-Ag eine „krankheitsspezifischere" Aussagekraft. (19)

L SEELIGER, H. P. R.: Listeria monocytogenes. In: H. REPLOH und H. J. OTTE: Lehrbuch der med. Mikrobiologie. Verl. G. Fischer, Stuttgart 1968
WEINGÄRTNER, L., et al.: Dtsch. med. Wschr. 92 (1967), 1098

L-Kette

Abk.: L für light

S L-chain
light-chain
leichte Kette

D Definierte Peptidkette der Immunglobuline.

G Die Grundstruktur eines Ig-Moleküls enthält neben 2 ↗ H-Ketten 2 identische L-Ketten mit einem MG von 22.500 und einer Kettenlänge von etwa 214 Aminosäuren. Beim Menschen treten die L. in 2 antigen verschiedenen Typen, dem $\varkappa$- und dem λ-Typ, in allen Ig-Klassen auf. Die L. wird in eine N-terminale variable Hälfte, die V-Region V_L (Aminosäuren 1—107) und eine C-terminale konstante, die C-Region C_L (Aminosäuren 108—214), unterteilt, die einen geringen Homologiegrad zeigen. Die variable Region ist an der Bindungsstelle für das Ag beteiligt. In diesem Bereich gibt es Aminosäurepositionen, die sehr stark variieren, die hypervariablen Regionen, gegenüber weniger variierenden. Die letzteren sind über die ganze Länge der V-Region verteilt und gestatten eine Unterteilung derselben in ↗ Subgruppen (↗ variable Region). Der konstante Bereich enthält das Cystein für die Ausbildung der Disulfidbrücke zur ↗ H-Kette. Die C-Region einer Kette vom $\varkappa$-Typ verbindet sich nur mit einem V-Teil der $\varkappa$-Gruppe (↗ $\varkappa$-Kette, ↗ λ-Kette). (1)

L EDELMAN, G. M., and W. E. GALL: Ann. Rev. Biochem. 38 (1969), 415

LKM-antibodies ↗ Antimikrosomale Antikörper

LÖFGREN-Syndrom (akute Form) ↗ Sarkoidose

lokales SHWARTZMAN-Phänomen ↗ SANARELLI-SHWARTZMAN-Phänomen

long-chain-Reaktion

D Reaktion zum Nachweis typenspezifischer M-Protein-Ak von *Streptococcus pyogenes.*

Untersuchungsverfahren am Liquor.

	Zellen	Eiweiß
Grundmethoden		
quantitativ:	Zellzahl	Gesamteiweiß
qualitativ:	Differentialzellbild	Elektrophorese Kolloidreaktion
Spezielle Verfahren		
allg. differenziert:	zytochemische Reaktionen	elektrophoretische Subfraktionierung
qualitativ-immunol.:		Immunelektrophorese
quantitativ-immunol.:	direkter Zytokin-Nachweis	radiale Immundiffusion

G In Gegenwart von typenspezifischen M-Protein-Ak bilden die homologen Stämme lange Ketten. Die normale Kettenlänge liegt bei Kultivierung im Nährmedium bei 6–10 Kokken/Kette. Sind typenspezifische Ak vorhanden, bleibt die Kettenteilung aus und es werden Ketten gefunden, deren Kokkenzahl das Mehrfache beträgt. Aus dem Quotienten Normalkultur: Kettenlänge in Gegenwart von Antiserum wird der *Long-chain-Index* berechnet.

P Ein Long-chain-Index über 2,0 zeigt das Vorhandensein typenspezifischer (= protektiver) Ak an. Der Test ist empfindlicher als der indirekte Bakterizidie-Test. (10)

L KÖHLER, W., und O. KÜHNEMUND: Zbl. Bakt. I Orig. A **223** (1973), 286
STOLLERMAN, G. H., et al.: J. exper. Med. **110** (1959), 887

LOUIS-BAR-Syndrom ↗ Ataxia teleangiectasia

low-grade sensitivity ↗ Mykobakterien

LP-X

S Abnormal human serum lipoprotein
Abnormales β-Lipoprotein

D Abnormes Low-density-Lipoprotein (LDL), dessen Apolipoproteinanteil sich von Apo-A und Apo-B unterscheidet (zunächst Apo-X genannt) und bei Pat. mit cholestatischen Erkrankungen im Serum auftritt.

H 1969 von SEIDEL und ALAUPOVIC isoliert und charakterisiert.

G Bei Verschlußikterus wird ein charakteristischer Anstieg der Plasma-LDL-Fraktion beobachtet. Er besteht aus drei in ihrem Proteinanteil voneinander *verschiedenen Lipoproteinen:*
1. α-Lipoprotein mit Apo-A,
2. β-Lipoprotein mit Apo-B,
3. Lipoprotein, dessen Apolipoproteinanteil sich von Apo-A und Apo-B unterscheidet (= Apo-X).
Flotation erfolgt bei einer Dichte: 1,006 bis 1,063 g/ml; Sf 16–17;
Proteinlipidzusammensetzung: 6% Protein, 55% Phospholipid, 32% freies Cholesterin, 2% verestertes Cholesterin, 3% Triglyzeride und 2–3% des Makromolekülgewichtes sind gebundene Gallensäuren.
Der Proteinanteil des LP-X besteht aus 40% Albumin und 60% Apo-C-Protein, dem Hauptproteinanteil der Chylomikronen und der Prä-β-Lipoproteine.
Elektronenmikroskopisch: 300–700 Å große, rundliche Partikel mit Tendenz zur Aggregation und Geldrollenbildung, im Kern Albumin mit Triglyzeriden, Mittelschicht Phospholipid und Cholesterin und Apo-C als Mantel. Wandert *elektrophoretisch* (im Stärkegel, in Papier und Agarose) wie β-Lipoprotein, im Agargel wie Gammaglobulin (immunol. jedoch kein Gammaglobulin!). 1973 gelang NEURATH et al. mittels Immunelektronenmikroskopie und Immunadsorbentien der Nachweis von Apolipoprotein-C auf der Oberfläche von ↗ Australia-Antigen-Partikeln. Weiterhin werden Beziehungen zwischen dem von HAMILTON 1971 elektronenmikroskopisch dargestellten und mit dem LP-X offenbar identischen „abnormen β-Lipoprotein" und dem ↗ Milan-Ag (DEL PRETE) angenommen.

P Der Konzentrationsanstieg der LDL bei Verschlußikterus ist weitgehend durch das Auftreten von LP-X bedingt; daraus ergibt sich eine dd Unterscheidungsmöglichkeit von cholestatischem und nicht cholestatisch bedingtem Ikterus. LP-X-Spiegel sinkt 10 bis 12 d post operationem unter die immunol. Nachweisgrenze. Durch LP-X keine Unterscheidung zwischen intra- und extrahepatisch bedingter Cholestase möglich; etwa 15% der Hepatitisfälle reagieren ebenfalls LP-X-positiv.
Nachweismethoden: Immunelektropherese, OUCHTERLONY-Test, Heparin-Kalzium-Präzipitation. (30)

L HAMILTON, R. L.: Science **172** (1971), 475
NEURATH, A. R., et al.: Lancet 7842 (1973), 1394
SEIDEL, D.: Münch. med. Wschr. **115**, 15 (1973), 613

Luetin ↗ Spätreaktion

Lungen-Anti-Serum ↗ Anti-Lungen-Serum

Lungenhämosiderose mit Glomerulonephritis ↗ GOODPASTURE-Syndrom

lung purpura with (glomerulo-) nephritis ↗ GOODPASTURE-Syndrom

Lupus pernio ↗ Sarkoidose

Lutheran-Blutgruppe

Symbol: Lu
Allele: Lu^a(*Lu1*), Lu^b(*Lu2*), *Lu3* bis *Lu13*.

D Blutgruppen-Ag an menschlichen Erythrozyten.

H Lu^a 1946 durch CALLENDER und RACE, Lu^b 1956 durch CUTBUSH und CHANARIN entdeckt, spätere Bezeichnung Lu1 bzw. Lu2. Seit 1971 zahlreiche Veröffentlichungen über weitere Merkmale der Lu-Blutgruppe: Lu3, Lu4 bis Lu13.

G Lu-Ak sind selten Ursache von Transfusionsreaktionen, positiven Kreuzproben oder Mhn. Anti-Lu^a selten meist kompletter Ak, reagiert im NaCl-Test. Anti-Lu^b noch seltener (Häufigkeit des Genotyps Lu^aLu^a in Europa 0,15%). Anti-Lu^b reagiert im Supplementtest.

Vererbung der Merkmale Lu^a und Lu^b erfolgt durch zwei kodominante Allele an einem autosomalen Locus (siehe Tabelle).

Häufigkeit der Lu-Merkmale in Mitteleuropa

Reaktion mit Anti-Lu^a	Anti-Lu^b	Phänotyp	Genotyp	Häufigkeit in %
+	–	Lu(a+b–)	*Lu^a Lu^a*	0,15
+	+	Lu(a+b+)	*Lu^a Lu^b*	7,50
–	+	Lu(a–b+)	*Lu^b Lu^b*	92,35
–	–	Lu(a–b–)	sehr selten, 1961 beschrieben	

Merkmal Lu^a hat in Europa eine Häufigkeit von 4% (Italien) bis zu 10% (Polen), bei der afrikanischen Bevölkerung von 5% (Bantu) bis zu 10% (Nigerianer). Lu^a wurde bisher nicht nachgewiesen bei: Indern, Chinesen, Japanern, Eskimos und australischen Eingeborenen.
Ag-Ausprägung Lu^a und Lu^b kann unterschiedliche Stärkegrade aufweisen. Phänotypen tragen dann die Bezeichnungen Lu(aw b+), Lu(aw bw) bzw. Lu(a+ bw), w = weak.
Phänotyp Lu(a–b–) äußerst selten, wurde bei einigen Familien in dominanter, in anderen in rezessiver Ausprägung nachgewiesen. Die Entstehung wird auf dominant wirksames Gen zurückgeführt, das die Synthese von Lu-Genen aus einer Grundsubstanz verhindert.
Zwischen den Phänotypen Lu(a–b–) und ↗ Au(–) werden Beziehungen vermutet, beide Typen wurden in über 90% gleichzeitig nachgewiesen.
Auf Grund von Familienuntersuchungen werden Kopplungen zwischen dem Lutheran- und dem ↗ Sekretor-System vermutet.

P Lu^a und Lu^b lassen sich bereits an fetalen Erythrozyten nachweisen. Prüfung der Lu-Ag mit menschlichen Immunseren im NaCl Test.
Transfundierte Lu(b+)-Erythrozyten werden schneller durch Anti-Lu^b eliminiert.
Anti-Lu^a+Anti-Lu^b (Anti-Lu3) wurde bei dem seltenen Phänotyp Lu(a–b–) nachgewiesen. Beide Komponenten Anti-Lu^a und Anti-Lu^b ließen sich nicht voneinander trennen. (16)

L CALLENDER, S. T., et al.: Ann. Eugen. (Lond.) **13** (1946), 102
CRAWFORD, M. N. et al.: Transfusion (Philad.) **1** (1961), 228
CUTBUSH, M., et al.: Nature (Lond.) **178** (1956), 855

LUTIT-Anämie ↗ Anämie, autoimmunhämolytische

LW-Antigen

S LW

D Antigen an menschlichen Erythrozyten.

G Von LEVINE wurde zur Diskussion gestellt, daß die Gene für Rh und für LW – obwohl sie unabhängig voneinander vererbt werden – auf die gleiche Grundsubstanz einwirken. Fehlt diese Grundsubstanz, oder ist sie abnorm, werden auf den Erythrozyten weder Rh-Antigene noch LW-Antigene ausgebildet. Alle bisher geprüften Rh_{null}-Individuen sind ebenfalls LW-negativ. Anti-LW wurde auf Vorschlag LEVINS zu Ehren von LANDSTEINER und WIENER der Antikörper genannt, den sie bei Meerschweinchen und Kaninchen nach Injektion von Rhesusaffenblut erzeugt hatten.
Anti-LW ist nicht mit Anti-Rh identisch, es wird auch nach Injektion Rh-negativer menschlicher Erythrozyten gebildet, lagert sich auch an Rh-negative Erythrozyten an, wie durch Elution gezeigt werden konnte, und reagiert mit Rh-positiven und Rh-negativen Neugeborenen-Erythrozyten.

P LW-negative Personen können Anti-LW nach Transfusion von LW-positivem Blut bilden. Sie müssen dann bei weiteren Transfusionen LW-negatives Blut erhalten. Anti-LW wird *häufig als Auto-Antikörper bei Patienten mit erworbener hämolytischer Anämie* gefunden. (26)

L RACE, R. R., und R. SANGER: Blood Groups in Man. Blackwell Scientific Publications, Oxford and Edinburgh 1968

Ly-Antigene

Abk. für Lymphozytenantigene

D ↗ Differenzierungs-Antigene von Thymus-abgeleiteten Lymphozyten der Maus.

G Es existieren wenigstens 3 verschiedene Ag (Ly A, B, C bzw. Ly 1, 2, 3), die durch Allele vererbt werden. Ein viertes Ly-Antigen (Ly D bzw. Ly 4) soll ein Differenzierungs-Ag von Knochenmark-abgeleiteten Lymphozyten sein. (13)

Ly D1 ↗ Leukozytenagglutination

Lymphadenose, chronische ↗ chronische Lymphadenose

Lymphadenosis benigna cutis ↗ SPIEGLER-FENDT-Sarkoid

lymphämoides Drüsenfieber (GLANZMANN) ↗ mononucleosis infectiosa

Lymphdialyse

D Methode zur Verminderung der Lymphozytenzahl in der Peripherie (Blut, Lymphe).

Wirkungsprinzip:

Extrakorporale hypotone Lyse der in der durch ↗ Ductus thoracicus-Drainage gewonnenen Lymphe befindlichen Lymphozyten.
Immunsuppressive Maßnahme. Ihr Vorteil liegt in der rasch einsetzenden Wirkung (Lymphozytopenie) und der Vermeidung der Nebenwirkungen der ↗ Immunsuppressiva. Wegen der individuellen Schwankungsbreite des Lymphflusses ist jedoch die Effektivität einer Langzeitlymphdialyse, auch in Anbetracht des großen Aufwandes, für den einzelnen Patienten nicht voraussagbar. (7)

Lymphe

D Eiweiß- und zellhaltige, farblos bis gelblichweiße, klebrige Flüssigkeit, die aus dem Lymphgefäßsystem über den Ductus thoracicus in das Blut einströmt.

H Entdeckung des Ductus thoracicus – Einströmen chylushaltiger Lymphe in die Vena subclavia am lebenden Hund – 1674 durch J. PECQUET.

G Lymphplasma (Darmlymphe wird als Chylus bezeichnet) enthält neben ↗ Lymphozyten (↗ Lymphdialyse) vereinzelt Erythroblasten sowie insbesondere Serumproteine und Enzyme, daneben Stoffwechselprodukte.
Proteingehalt: 3,4–5,1 g/100 ml (BERGSTRÖM). Die Konzentrationen einzelner getesteter Fraktionen schwanken erheblich, liegen jedoch in der L. klinisch gesunder Probanden unter jener der korrespondierenden Serumfraktionen. Ausnahme stellt das ↗ Albumin dar, das im Mittel höher liegt als im Serum: 64,5 realtiv % (mit gleicher Technik im Serum 51,0%). Einströmen von in der Leber gebildeten Proteinen in die L. gilt nach SCHUMACHER als gesichert. Angaben über Proteinkonzentrationen in der L. bei Leberzirrhose-Pat. und Literaturübersicht s. SCHUMACHER, K., et al.
L. hat wesentlichen Anteil am regulären Ablauf einer ↗ Immunantwort sowie an der beschleunigt ablaufenden Sekundärantwort, ↗ Rezirkulation. Fehlende Lymphdrainage eines Gewebeareals bedingt ↗ immunologische Privilegierung eines Ortes. Über L. erfolgt Rezirkulation der Lymphozyten (↗ T-Lymphozyt, ↗ thymusabhängige Gebiete). (2)

L BERGSTRÖM, K., und B. WERNER: Acta chir. scand. **131** (1966), 413
SCHUMACHER, K., et al.: Klin. Wschr. **50**, 2 (1972), 86

Lymphknoten ↗ regionaler Lymphknoten

lymphocyte inhibiting factor ↗ Chalone

lymphocyte transforming factor

Abk. LTF

D Ein ↗ Lymphokin, das aus stimulierten ↗ Lymphozyten freigesetzt wird und die Transformation und Proliferation der Lymphozyten anregt.

G Kultivierung sensibilisierter Lymphozyten mit dem entsprechenden Ag führt zur Freisetzung einer nicht-dialysierbaren, hitzelabilen (+56 °C) Komponente in das Medium, die nach Kontakt mit nicht-sensibilisierten Lymphozyten in Gegenwart des Ag deren Transformation und klonale Proliferation bewirkt (VALENTIN und LAWRENCE). Die LTF-Produktion ist immunol. spezifisch, seine Aktivität Ag-dosis-abhängig. Er ist wahrscheinlich identisch mit dem „mitogenic factor".
Ein weiterer LTF kann von den polymorphkernigen Leukozyten gebildet werden, wobei der stimulatorische Effekt auf Lymphozytenkulturen durch lysosomales Materia- der Neutrophilen bewirkt wird. Die Transformation soll jedoch nicht durch eine Enzymaktivität hervorgerufen werden. In vivo könnte die Reaktion der Lymphozyten durch Freisetzung des LTF aus den Lysosomen der Neutrophilen während der Phagozytose unspezifisch intensiviert werden. Möglicherweise beruht darauf die Wirksamkeit vieler ↗ Adjuvantien, die eine Aktivierung des Lysosomeninhaltes durch die von ihnen ausgelöste Labilisation der Lysosomenmembran bewirken (TCHÓRZEWSKI et al.). (7)

L TCHÓRZEWSKI, H., et al.: Experientia **29** (1973) 481
VALENTIN, F. T., und H. S. LAWRENCE: Science **165** (1969), 1014; J. clin. Invest. **47** (1968), 98

lymphocyte trapping

D Lymphozytenakkumulation im lymphoiden Gewebe nach Antigenstimulation.

G Die normalerweise im Gleichgewicht befindliche Lymphozytenzirkulation durch die lymphoiden Organe wird durch Antigengaben, Adjuvantien, ↗ „graft-versus-host"-Reaktionen, solide Tumoren und Hautallotransplantate bei normalen, jedoch nicht toleranten Mäusen beträchtlich beeinflußt. Es kommt zu einer zeitig beginnenden, jedoch zeitlich begrenzten Zunahme des Lymphozytengehaltes in den stimulierten lymphoiden Organen (↗ regionaler Lymphknoten, ↗ Milz). Dieser Nettozufluß an Zellen wird als „lymphocyte trapping" bezeichnet.

Experimenteller Nachweis:

I.v. Injektion ^{51}Cr-markierter syngener lymphoider Zellen in antigen-stimulierte und unbehandelte Mäuse. Erfolgt der

Nachweis des „trapping" in der Milz, so wird das Ag i.v. oder i.p. appliziert (Kontrolltiere erhalten PBS), beim Nachweis eines Lymphknoten-„trapping" wird s.c. immunisiert (Kontrolle: Lymphknoten an der gegenüberliegenden Körperseite oder PBS-Kontrolle). Nach der 24 h später erfolgenden Tötung der Versuchstiere wird der Prozentsatz der in den entsprechenden lymphoiden Organen befindlichen markierten Zellen ermittelt. Der Umfang des „trapping" wird nach folgender Formel berechnet:

$$\frac{\text{Experiment} - \text{Kontrolle}}{\text{Kontrolle}} \times 100$$

P Konzentrierung spezifisch reaktiver Zellen zur Erhöhung der Immunantwort hat prakt. Bedeutung. Ein unspezifisches „trapping" spielt eine Rolle bei der Wirkung von ↗ Adjuvantien und ist wahrscheinlich ein Faktor bei der Ag-Kompetition. Ein defektives „lymphocyte trapping" kann bei Mäusen mit Aszitestumoren beobachtet werden. Die Übertragung zellfreier Aszitesflüssigkeit vermindert sowohl im allogenen (Frost und Lance, 1973) als auch im syngenen System (Mongini und Rosenberg, 1975) das „trapping"-Phänomen nach Ag-Stimulation. Diese Alteration der Lymphozytenkinetik durch Aszitestumor-Flüssigkeit zeigt einen weiteren Mechanismus, der die Wirtsabwehr ineffektiv gestalten kann.

Da allgemeine oder selektive Lymphozytenverminderungen (Bestrahlung, Antilymphozytenserum, Zyklophosphamid, Hydrokortison) das „trapping" nicht effektiv beeinflussen, halten Frost u. Lance (1974) den *Makrophagen für die zentrale Zelle* bei der Auslösung des „lymphocyte trapping" nach Ag-Stimulierung. Dafür spricht auch die Beobachtung, daß nur mit partikulären bzw. hochmolekularen Substanzen ein „trapping" induziert werden kann, nicht dagegen mit löslichen Proteinen. Letztere bewirken nur dann ein „trapping", wenn die Versuchstiere vorher sensibilisiert werden.

Nach Zatz u. Gershon (1974) ist das „lymphocyte trapping" ein *thymus-abhängiges Phänomen*, an dessen Manifestation T-Lymphozyten teilnehmen; es ist abhängig von der T-Zelldosis und geht der DNS-Synthese in den T-Zellen voran. Auf welchem Weg die antigen-stimulierten T-Zellen die Lymphozytenzirkulation verändern ist noch unklar. Möglich wären die Aktivierung der bestrahlungs-resistenten Makrophagen oder die Freisetzung humoraler Faktoren („trapping factor").

Während das maximale „lymphocyte trapping" dem DNS-Synthese-Gipfel in der Milz vorangeht, kommt es mit dem Abfall der DNS-Synthese-Kurve zu einer Verminderung in der Lokalisation der syngenen ^{51}Cr-markierten Zellen unter das normale Niveau in der Milz. Diese Depression wird als *„negative trapping"* bezeichnet. Somit verlieren die antigen-aktivierten T-Zellen beim Übergang in das DNS-Synthesestadium die Aktivitäten, die zum „trapping" führen. Eine Auslösung dieses Ereignisses ist möglicherweise durch Suppressor-T-Zellen bedingt, die zu dieser Zeit in der Milz dominieren. (7)

L Emeson, E. E., et al.: J. exp. Med. **137** (1973), 1293
Frost, P., et al.: Immunology **26** (1974), 175
Mongini, P. K. A., et al.: J. Immunol. **114** (1975), 650
Zatz, M. M., et al.: J. Immunol. **112** (1974), 101

lymphocytose-promoting-factor

↗ Bordetella-Antigene

Lymphogranuloma inguinale ↗ Frei-Reaktion

Lymphogranulomatose

S Hodgkin-Erkrankung
Sternberg-Paltauf-Erkrankung
Pel-Ebstein-Krankheit
Malignes Granulom, Lymphogranulom

D Regional beginnende, aber stark zur Generalisation neigende granulomatöse Proliferation verschiedener Zelltypen des lympho-retikulären Systems.

G Die L. ist heute histologisch in Subtypen zu klassifizieren (lymphozytenreicher Typ, noduläre Sklerose, Mischtyp, lymphozytenarme Form), wobei im Verlauf der Erkrankung ein Wandel des histologischen Untertyps von der relativ gutartigen lymphozytenreichen Form bis zur hochmalignen lymphozytenarmen Endform mit Sarkomcharakter führt.

Die lokoregionale Ausbreitung ist bei den einzelnen Subtypen unterschiedlich; im wesentlichen aber schreitet das Krankheitsbild von anfänglich regionaler Begrenzung (vor allem bei den lymphozytenreichen und nodulär-sklerosierenden Formen) zur Generalisierung fort. Mischtyp frühzeitig generalisiert.

Der Beginn vor allem im Kopf-Hals-Nacken-Bereich mit derben, nicht schmerzhaften Lymphknotenschwellungen überwiegt. Primär mediastinale und noch mehr primär abdominale Formen treten weit zurück. Die Milz wird als Zentrum im Rahmen der Generalisierung angesehen; Befall von Leber und Knochenmark erst in Spät- und Endstadien (Stadieneinteilung I—IV, und durch Zusatz von a bzw. b wird die klin. Begleitsymptomatik — bes. von Fieber, Gewichtsverlust, Schweißausbrüchen — angezeigt). Für Ätiologie und Pathogenese wurden zellgebundene Immunreaktionen der T-, aber auch der B-Lymphozyten innerhalb des lymphatischen Systems diskutiert („Bürgerkrieg der Lymphozyten", DE VITA). Das könnte auch die Ausfallserscheinungen von zellulärer Seite der Immunreaktion bei gleichzeitiger kräftiger Ak-Produktion erklären.

P Die genaue Ermittlung des histologischen Typs und des Umfangs der Ausbreitung (neben einem klin. ist jetzt auch ein pathologisch-anatomisches „staging" erforderlich) sind die unerläßlichen Voraussetzungen für eine optimale Th. Dabei kommt auch die explorative Laparotomie mit Splenektomie, die Mediastinoskopie und die Knochenmarkhistologie zum Einsatz. Im Frühstadium (I und II) ist eine Heilung durchaus möglich. (11)

L LÖFFLER, H. (Ed.): Maligne Lymphome und monoklonale Gammopathien. J. F. Lehmann, München 1976
MUSSHOFF, K. (Ed.): Diagnosis and therapie of malignant lymphome. Springer-Verlag, Berlin—Heidelberg—New York 1974
STACHER, A. (Ed.): Leukämien und maligne Lymphome. Urban & Schwarzenberg, München—Berlin—Wien 1972

Lymphogranulomatosis benigna (SCHAUMANN) ↗ Sarkoidose

lymphoide Organe ↗ primäre, ↗ sekundäre l. O.

Lymphoidzellen

S Atypische Lymphozyten
lymphatische Reaktionsformen
Monozytoide
Stresslymphozyten
lymphoide Monozyten
atypische Mononukleäre u. v. a.

D Zu einem geringen Prozentsatz (3—5%) bei Gesunden, vermehrt bei Virusinfektionen, bestimmten bakt. Erkrankungen und allergischen Zuständen im peripheren Blut nachweisbare, funktionell aktive Zellen unterschiedlicher Größe (< 10,5 µm bis > 17 µm) und Plasmabasophilie mit lockerem Kern, breiterem Zytoplasma und polarisierter Bewegungsform, die besondere Funktionsformen der Lymphozyten darstellen.

H Im wesentlichen durch Arbeiten über die ↗ Mononucleosis infectiosa (M. i.) und die lymphatische Reaktion (TÜRK) erkannte Zellen mit fließenden Übergängen zwischen kleinen und großen sowie hellen und basophilen Formen (KLIMA). Verbreitet war die Einteilung dieser atypischen Lymphozyten nach DOWNEY in drei Typen. Versuche, die Lymphoidzellen als eigenständiges Zellsystem abzugrenzen (JORKE), können durch neuere Ergebnisse nicht gestützt werden.

G Einteilung der Lymphozyten in ↗ T- und ↗ B-Lymphozyten sowie der Nachweis ihrer morphologischen Wandelbarkeit unter Ag-Einfluß (↗ Lymphozytentransformation, ↗ pyroninophile Zelle), ergaben neue Hinweise zur *Genese der Lymphoidzellen.* Die Stimulierung der kleinen Lymphozyten geht mit Zellvergrößerung und RNS-Synthesesteigerung einher, wodurch eine basophile Reihe entsteht. Ein Teil der großen basophilen Zellen tritt in die DNS-Synthese ein, um dann z. T. in Mitose und z. T. zugrunde zu gehen. Die auftretenden azurgranulierten Zellen mit nur geringer RNS-Syntheseaktivität sollen unter Abnahme von Plasmabasophilie und RNS-Syntheseaktivität aus basophilen Zellen derselben Größe entstehen, die, bevor sie das DNS-Synthesestadium erreichen, vom Weg der Transformation abschwenken, wobei gleichzeitig vermehrt Azurgranula auftreten (DRESCHER). Unter Benutzung von T- und B-Zellmarkern zeigte sich, daß die atypischen Lymphozyten bei der Mononucleosis infectiosa *Charakteristika von T-Lymphozyten* haben, während die in vitro züchtbaren lymphoblastoiden Zell-Linien dieser Patienten vom B-Typ und somit nicht die Nachkommen der atypischen Lymphozyten sind (YATA et al.).

P Das vermehrte Auftreten von Lymphoidzellen im peripheren Blut ist Ausdruck der *Mitbeteiligung lymphatischer Organe am Krankheitsgeschehen* und gibt wertvolle Hinweise für die Di und Verlaufsbeurteilung vieler Infektionskrankheiten (z. B. Mononucleosis infectiosa, Röteln, Hepatitis infectiosa, Viruspneumonie). (7)

L DOWNEY, H., und C. A. MCKINLAY: Arch. Int. Med. **32** (1923), 82
DRESCHER, J.: Med. Welt **24** (N. F.) (1973), 806
DRESCHER, J., et al.: Blut **27** (1973), 384
JORKE, D.: Die Lymphoidzellen des Blutes. Akademie-Verlag, Berlin 1963
KLIMA, R.: Wien. Zschr. inn. Med. **33** (1952), 125
TÜRK, W.: Zbl. inn. Med. 1909, 445
YATA, J., et al.: Biomedicine **19** (1973), 479

Lymphokine

S Mediatoren zellvermittelter Immunität

D Von Lymphozyten nach spezifischer oder unspezifischer Aktivierung gebildete und freigesetzte lösliche Faktoren, die auf unterschiedlichste Zellsysteme wirken und so zur Verstärkung der Abwehrleistung eines Organismus gegenüber Ag verschiedenster Art führen.

G Die Synthese und Sekretion einer Vielzahl differenter Mediatoren wird durch den Kontakt sensibilisierter Lymphozyten mit dem entsprechenden Ag stimuliert, obwohl ihre Bildung auch durch die unspezifische Aktivierung nicht-sensibilisierter Lymphozyten induziert werden kann. Als Mediator-Produzenten wirken sowohl die ↗ thymus-abhängigen (T)-Lymphozyten als auch die nicht-thymus-abhängigen ↗ (B)-Lymphozyten (MACKLER et al., 1974).

Ein alternatives Modell postuliert die Notwendigkeit spezialisierter auxiliärer (nicht Ag-spezifischer) Zellen (A-Zellen), die vorprogrammiert sind und nach Aktivierung durch eine T-Zelle einen einzigen Mediator synthetisieren und freisetzen (TALMAGE et al., 1973).
Die Abhängigkeit der L.-Produktion in T-Lymphozyten von Makrophagen bei Stimulierung mit thymusabhängigen Ag scheint erwiesen (WAHL et al., 1975).
Die bisher beschriebenen L. sind nur teilweise biochemisch charakterisiert, so daß Identitäten zwischen einzelnen Faktoren nicht ausgeschlossen werden können. Bisher wurde ihre Abgrenzung vielfach nur auf Grund differenter Wirkungen in verschiedenen experimentellen Systemen vorgenommen.
Die gelungene Herstellung von Ak gegen L. (GECZY et al., 1975; YOSHIDA et al., 1975) könnte neue Möglichkeiten zur in vivo-Unterdrückung unerwünschter Reaktionen eröffnen.
Eine Neuorientierung auf dem Gebiet der L.-Forschung scheinen die Untersuchungen über die Freisetzung von „*lymphokine-like factors*" aus Virus-infizierten nicht-lymphoiden Zellen zu bedeuten, für die COHEN et al. (1974) den Namen *Cytokine* prägten. Diese Substanzen verändern die Eigenschaften anderer Zellen hinsichtlich einer Verbesserung der Wirtsabwehr. In diesem Sinne stellen die L. nur jenen Teil der Cytokine dar, die von Lymphozyten nach spezifischer bzw. unspezifischer Aktivierung gebildet werden. Aus diesen Befunden schlußfolgern BIGAZZI et al. (1975), daß die Cytokin-Bildung das primitivste zelluläre Abwehrsystem ("self-defense system") darstellt. (7)

L BIGAZZI, P. E., et al.: Am. J. Pathol. **80** (1975), 69
COHEN, S., et al.: Cell. Immunol. **12** (1974), 150
GECZY, C. L., et al.: Cell. Immunol. **19** (1975), 65
MACKLER, B. F., et al.: Nature **249** (1974), 834
TALMAGE, D. W., et al.: Ann. N.Y. Acad. Sci. **207** (1973), 29
WAHL, S. M., et al.: J. Immunol. **114** (1975), 1296
YOSHIDA, T., et al.: J. Immunol. **114** (1975), 688

Zusammenstellung wesentlicher Lymphokine

1. Auf Makrophagen wirkende Mediatoren

1.1. Makrophagenwanderungshemmfaktor (↗ macrophage inhibition factor)
1.2. Makrophagen-aktivierender Faktor (↗ macrophage activating factor)
1.3. Makrophagenzytotoxizitätsfaktor (↗ macrophage cytotoxicity factor)
1.4. Makrophagen-aggregierender Faktor (↗ macrophage aggregation factor)
1.5. Makrophagen-chemotaktischer Faktor (↗ macrophage chemotactic factor)

2. Auf Lymphozyten wirkende Mediatoren

2.1. Mitogener Faktor (↗ mitogenic factor)
2.2. lymphozyten-transformierender Faktor (↗ Lymphocyte transforming factor)
2.3. Blastogener Faktor (↗ blastogenic factor)
2.4. Potenzierender Faktor (↗ potentiating factor)
2.5. ↗ Transfer-Faktor
2.6. ↗ T cell-replacing factor

3. Auf Granulozyten wirkende Mediatoren

3.1. ↗ Eosinophil stimulating promotor
3.2. ↗ Neutrophil immobilizing factor
3.3. ↗ Granulotaktischer Faktor
3.4. ↗ Leukocyte inhibitory factor

4. Wachstumsfaktoren

4.1. ↗ Cloning inhibitory factor
4.2. ↗ Proliferation inhibitory factor
4.3. ↗ Colony stimulating factor
4.4. ↗ Osteoclast activating factor

5. ↗ Skin reactive factor
6. ↗ Lymphotoxin
7. ↗ Interferon
8. ↗ Immunoglobulin-binding factor

lymphokine-like factors ↗ Lymphokine

Lymphome, maligne

S non-HODGKIN-Lymphome
D Vom lymphatischen Gewebe ausgehende Tumoren, die neben ihrer Gewebephase auch ein leukämisches Blutbild aufweisen können und in einzelnen Fällen ausschließlich als Leukämie erscheinen.
G Die überschießende Zellproliferation ist bei einem Großteil der L. monoklonal, dabei nicht selten mit der Synthese entsprechender monoklonaler ↗ Ig — meist IgM — verbunden, die entweder im Gewebe liegen bleiben oder ins Blut abgegeben werden.
Für die bislang gebräuchliche, rein morphologisch fundierte Einteilung, die sich in einem lymphozytischen und lymphoplastischen Lymphosarkom, einem Retikulosarkom und dem großfollikulären Lymphoblastom (BRILL-SYMMERS) erschöpfte, wird eine neue differenzierte Klassifizierung angestrebt. Sie soll histomorphologische Befunde mit zytologischen, immunologischen und immunchemischen Kriterien nach Möglichkeit korrelieren (RAPPOPORT, 1963; LUKES und COLLINS, 1967; „Kiel-Klassifikation" LENNERT, 1974). Wesentliche Kriterien der „Kiel-Klassifikation" sind die Unterscheidung in ein m. L. von niedrigem oder hohem Malignitätsgrad; nach der weiteren Charakterisierung anhand der normalen Lymphknotenzytologie (zentrobla-

stisch-zentrozytisch, lymphoblastisch-lymphozytisch, lymphoplasmozytoid-plasmozytisch) der Versuch einer Zuordnung zu den Zellen der ↗ T- und B-Lymphozytenreihe sowie zu den monozytären Neoplasien. Neben der Klassifizierung nach immunologischen Markern (Ig- und Komplement-Rezeptoren) bildet die funktionelle Klassifizierung (Ig-Synthese) ein Kriterium der Zuordnung (Immunoblastom, Immunozytom). Als letzte Gruppe bleiben die L. vom histiozytären Typ und die HODGKIN-Lymphome, die eine Sonderstellung einnehmen (Subtypen, Ausbreitung, Stadien).

P Die kombinierte morphologisch-immunol. Betrachtungsweise ermöglicht Zusammenfassung klin. heterogener Krankheitsbilder mit unterschiedlicher Prognose unter gemeinsame d und th Kriterien. Die Gruppe der m. L. von niedriger Malignität bildet im wesentlichen 3 Untergruppen:

1. lymphozytische Neoplasien (chron. Lymphadenose, ↗ Haarzell-Leukämie, SEZARY-Syndrom, Mykosis fungoides),
2. immunozytische Neoplasien (Immunozytome mit der bekanntesten Form des ↗ Morbus WALDENSTRÖM),
3. Lymphome der Keimzentrumszellen (follikuläre Lymphome, früher Morbus BRILL-SYMMERS).

Die m. L. hoher Malignität setzen sich aus den entsprechenden Sarkomtypen (lymphoblastische Lymphome mit den akuten Formen der ↗ lymphatischen Leukämie, Immunoblastome und Blastome der Keimzentrumszellen (Sonderform des BURKITT-Lymphom)) zusammen.

Klin. stehen Lymphombildung und Splenomegalie, Befunde im Knochenmark und peripherem Blut im Vordergrund, m. L. überschreiten gern und frühzeitig die Systemgrenzen. Bevorzugte Lokalisationen sind Haut, Gastrointestinaltrakt, Lungen. DD und Th sind nur in Gemeinschaftsarbeit von Hämatologen, Immunologen, Radiologen und Pathologen u. a. zu bewältigen, optimal interdisziplinäre Lymphomsprechstunde.

Die ungehemmte Proliferation bedingt ↗ Immuninsuffizienz und Störungen der Immunhomöostase. Die primären Veränderungen im Immunsystem können durch Bruch der ↗ Immuntoleranz zu Erscheinungen der Autoimmunopathie (z. B. Autoimmunzytopenien) führen.

(↗ T-Lymphozyten, ↗ B-Lymphozyten, ↗ Plasmazelle, ↗ Germinoblast, ↗ primäre lymphoide Organe, ↗ sekundäre lymphoide Organe, ↗ thymusabhängige Gebiete, ↗ monoklonale Ig, ↗ Autoimmunkrankheit, ↗ Autosensibilisierung). (11)

L LÖFFLER, H. (Ed.): Maligne Lymphome und monoklonale Gammopathien. J. F. Lehmann, München 1976

MUSSHOFF, K. (Ed.): Diagnosis and therapie of malignant lymphome. Springer-Verlag, Berlin—Heidelberg—New York 1974

STACHER, A. (Ed.): Leukämien und maligne Lymphome. Urban & Schwarzenberg, München—Berlin—Wien 1972

Lymphopenie ↗ Lymphozytopenie

lymphoplasmozytisches Immunozytom mit Makroglobulinämie ↗ Makroglobulinämie WALDENSTRÖM

lymphoplasmozytisches malignes Lymphom ↗ Immunozytom

lymphoplasmozytisches malignes Lymphom mit Dysproteinämie von RAPPOPORT ↗ Immunozytom

lymphoplasmozytoides malignes Lymphom ↗ Immunozytom

Lymphosarkom, afrikanisches ↗ BURKITT-Lymphom

Lymphotoxin

Abk. LT

D Ein ↗ Lymphokin, das aus stimulierten Lymphozyten freigesetzt wird und eine zytolytische Wirkung auf andere Zellen ausübt.

G Das LT ist ein Protein mit einem MG von 80000. Seine Bildung korreliert weder mit der Blastentransformation noch der DNS-Synthesesteigerung in den Lymphozyten, sondern ist Teil der frühen Proteinsynthese. Sowohl primäre Zellkulturen (embryonale Fibroblastenmonolayer, Mäusemakrophagen) als auch Permanentstämme (HeLa, L) sind sensitiv gegenüber seiner zytolytischen Wirkung, die wahrscheinlich auf einer Desintegration der Zellmembran beruht. Seine Wirkung ist unspezifisch. Nachgewiesen werden kann sie durch die ^{14}C- oder ^{51}Cr-Freisetzung aus vorher markierten Zielzellen, durch die Bestimmung der zahlenmäßigen Abnahme der Monolayerzellen, durch die Hemmung der ^{14}C-Aminosäureinkorporation in die Zielzellen und durch die Bestimmung der verbleibenden Zielzellen mittels ^{86}Rb-Inkorporation.

Eine reversible Hemmung der LT-Bildung ist mit Cytochalasin B möglich. Eine Behandlung der Zielzellen (L-Zellen z. B.) mit Mitomycin C oder Colchicin hemmt zwar deren Proliferation, verändert jedoch nicht ihre Empfindlichkeit gegenüber LT. Dagegen läßt sich mit Chloroquin, Hydrochloroquin, Prednisolon und Triamcinolon die LT-induzierte Zell-Lyse partiell oder komplett hemmen. In vivo könnte das LT in all jenen Systemen als Mediator der Zelldestruktion Bedeutung haben, an denen T-Lymphozyten beteiligt sind.

P Lymphozyten von Pat. mit Polymyositis, Morbus CROHN und Colitis ulcerosa bilden in vitro nach Kultivierung mit dem entsprechenden Ag ein LT, das auf die jeweiligen Zielzellen (Muskelzellmonolayer, Kolonepithel) zytotoxisch wirkt. (7)

L JOHNSON, R. L., et al.: J. clin. Invest. **51** (1972), 2435
KNAPP, W., et al.: Z. Immun.-Forsch. **144** (1972), 329
PETER, J. B., et al.: J. Immunol. **111** (1973), 770
PETER, J. B., et al.: Cell. Immunol. **9** (1973), 328
SHORTER, R. G., et al.: Am. J. Digest. Dis. **18** (1973), 79
WILLIAMS, T. W., et al.: J. Immunol. **102** (1969), 911

Lymphozyt

D Kleine, runde, 6–10 μm messende, chromatinreiche, mit geringem Plasmasaum versehene, zur ↗ Pinozytose befähigte, weiße Blutzelle mit aktiver Bewegungsmöglichkeit (↗ Emperipolesis).

H Zentrale Rolle des L. in der Immunität durch GOWANS et al. in den 60er Jahren erkannt.

G Heterogene Zellpopulation mit differenten Funktionen; im peripheren Blutausstrich hauptsächlich als sog. kleine L. vorliegend, die einen kompakten runden (oder bohnenförmigen) Kern und wenig Zytoplasma haben; nach Art ihrer Herkunft und Entwicklung werden *zwei Hauptpopulationen* unterschieden: *thymus-abgeleitete* (*T*) und *knochenmark-abgeleitete* (*B*) Lymphozyten. – Daneben bezeichnet man jene Zellen, die zwar als Lymphozyten isoliert werden, jedoch mit den bisherigen Methoden nicht als B- (F_C, keine IgD-Rezeptoren) oder T- (keine Rezeptoren für Schaferythrozyten) Zellen einstufbar sind als *0* (*Null*)-*Lymphozyten*. Funktion und Bedeutung sind weitgehend unklar. Normalwerte nach JØNSSON: 11,9% bzw. 206/μl Blut. – Differenzierung s. u. Nach Ag-Kontakt erfolgt unter charakteristischen morphologischen und biochemischen Veränderungen die Differenzierung zu funktionell unterschiedlichen Zellen. Verantwortlich für zellvermittelte Immunreaktionen und die Produktion spezifischer Ig (↗ Plasmazelle).

Lymphozytenanzahl bei gesunden Erwachsenen zwischen 1000 und 5000/μl = 21–55% der weißen Blutzellen des Differentialblutbildes.
Schwere chron. Erkrankungen sowie erhebliche psychische Traumen bedingen ↗ Lymphozytopenie. Alymphozytose (GLANZMANN und RINEKER) stellt ein seltenes, durch Aplasie des lymphatischen Systems bedingtes, mit Ak-Mangelsyndrom einhergehendes schweres Krankheitsbild dar.
↗ Lymphozytose tritt bei NNR-Insuffizienz (Hypophyseninsuffizenz) auf. Lymphozytose = lymphatische Reaktion im Gegensatz zur Lymphoidzellreaktion = Vermehrung von ↗ Lymphoidzellen (↗ Stresslymphozyten) bei gleichzeitiger Verminderung der kleinen Lymphozyten.
Morphologische und hämatologische Kriterien des L. siehe: STOBBE 1970, UNDRITZ 1972.

Die Umwandlungsfähigkeit (↗ Lymphozytentransformation) von L. in große proliferierende Zellen durch Ag-Stimulus nach vorangegangener Sensibilisierung erbrachte wesentliche Erkenntnisse zur L.-Funktion (↗ PHA).

L.-Entwicklung:

Die Entwicklung der immunkompetenten kleinen L. aus hämatopoetischen ↗ Stammzellen erfolgt unter dem differenzierenden und reifungsfördernden Einfluß der ↗ primären lymphoiden Organe. Die im ↗ Thymus erfolgende Differenzierung führt zu ↗ T-Lymphozyten (Abbildung S. 260). Diese verlassen den Thymus, bilden den größten Teil des Pools langlebiger L., besiedeln die ↗ thymusabhängigen Gewebe der ↗ sekundären lymphoiden Organe (Intermediärzone des Lymphknotens, periarterioläre Lymphscheiden der Milz, interfollikuläre Areale des darmassoziierten Lymphoidgewebes) und rezirkulieren zwischen thymusabhängigen lymphoiden Geweben über Lymphe, Hauptlymphgänge und Blutstrom. Im peripheren Blut sind ca. 70–80% der kleinen Lymphozyten T-L.
Die unter dem differenzierenden Einfluß eines ↗ Bursa-Äquivalentes entstehenden *B-L.* besiedeln die thymusunabhängigen lymphoiden Organe oder erscheinen im Blut, keine oder geringe Rezirkulation.
Zur Differenzierungsmöglichkeit von B- und T-Lymphozyten siehe Tabelle S. 297.

Funktion

Unter Ag-Einfluß bilden B- und T-L. zunächst Blastzellen aus (↗ pyroninophile Zellen), multiplizieren sich mitotisch und differenzieren sich zu den Effektorzellen. Beide L.-Populationen bilden sogenannte „memory cells" aus, nachweisbar durch den früher einsetzenden und auch stärkeren Ak-Anstieg nach ↗ booster-Injektion gegenüber Erstimmunisierungen bzw. die schnellere Abstoßung von Zweittransplantaten (↗ second-set-reaction) gegenüber Ersttransplantaten. Die B-L. und die sich nicht mehr teilenden ↗ Plasmazellen bilden mit ihrer Fähigkeit, spezifische Ak zu produzieren, die Basis der *humoralen Immunität*. Grundlage der *zellulären Immunität* sind die T-L., die im Körper im wesentlichen 5 Funktionen erfüllen:

1. Schaffung eines langdauernden immunol. Gedächtnisses,

2. Kooperation mit den B-L. bei der Auslösung der Ak-Bildung (↗ helper cells) gegen ↗ thymusabhängige Ag,

3. Ausübung zellvermittelter Immunreaktionen (↗ killer cells),

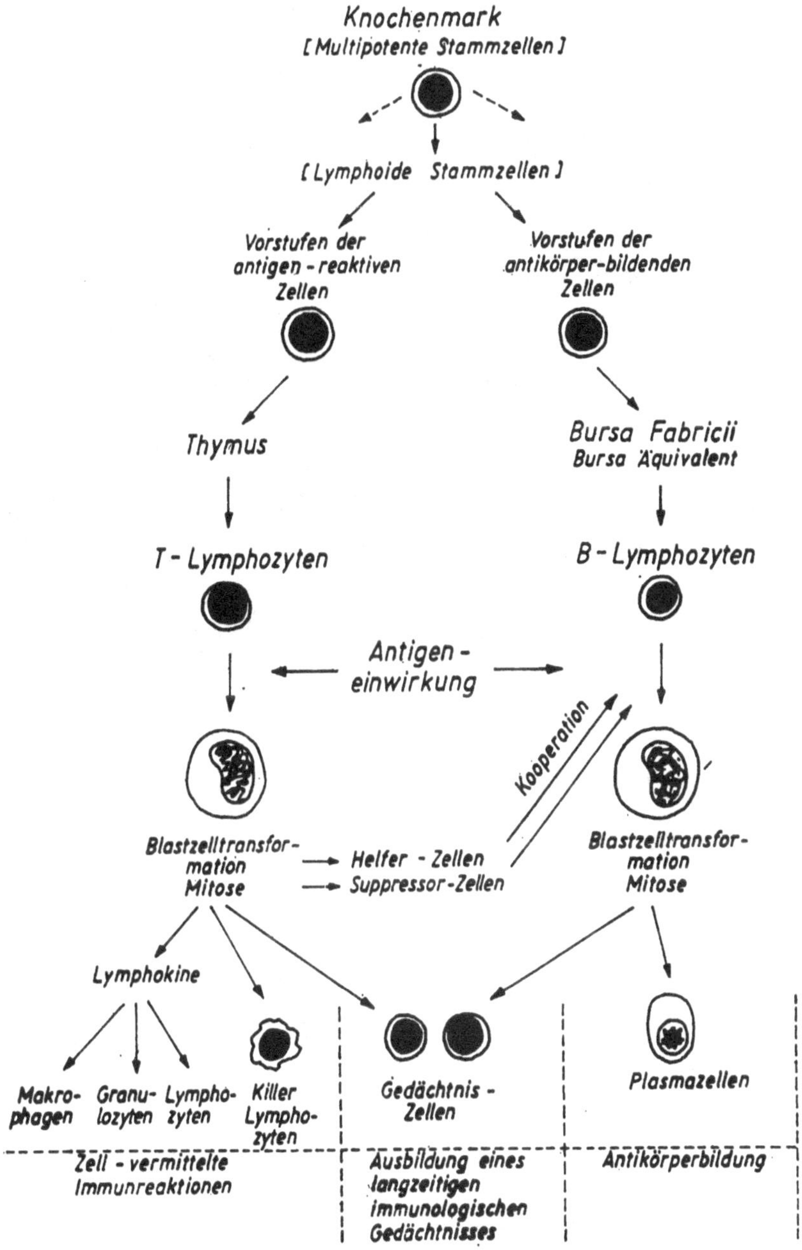

Schematische Darstellung der Immunzellenentwicklung

4. Regulierender bzw. supprimierender Einfluß auf die Immunantwort anderer immunkompetenter Zellen (↗ suppressor cells).
5. Freisetzung löslicher Faktoren (Mediatoren der zellulären Immunität, ↗ Lymphokine.

Differenzierungsschema des B-L. (bei Vögeln unter Einschaltung der ↗ Bursa FABRICII, bei Mammaliern wird ein Analog-Organ diskutiert)

Hämatopoetische Stammzelle

Dottersack, Knochenmark
fetale Leber, neonatal nur Knochenmark
Differenzierung durch Bursa FABRICII-Einfluß oder Analog-Organ

B-Lymphozyt

morphologische Merkmale kleiner Lymphozyten, durch Ag-Stimulus und ↗ helper cell-Funktion Differenzierung zur

Plasmazelle

Ak-Produktion

Differenzierungsschema der ↗ T-Lymphozyten

Hämatopoetische Stammzelle

Dottersack, fetale Leber, Knochenmark; neonatal nur Knochenmark
Differenzierung durch Thymuspassage und Thymosineinwirkung (Entwicklung der ↗ suppressor T-cells scheint auch unter ↗ Bursa F.-Einfluß zu stehen)

Kortexlymphozyt

(↗ Hydrokortison-sensitive Thymozyten), T_0L., Thymozyt = Thymuslymphozyt
ca. 90% zeigen morphologische Merkmale des kleinen Lymphozyten, die anderen sind mittelgroße bis große Zellen. Mitotische Vermehrung. Noch nicht immunkompetent, geringe elektrophoretische Beweglichkeit, TL (+), Θ (++)

Medullalymphozyt

(↗ Hydrokortison-resistente Thymozyten), T_1L., Thymozyt = Thymuslymphozyt
Immunkompetente, den Thymus verlassende Zellen, elektrophoretisch schnell wandernd, TL (−), Θ (+), H-2 (+)
(weitere Differenzierung s. Abb. S. 261)

T-Lymphozyt

Zellvermittelte Immunität

(2+7)

L ECKERT, R.: Acta biol. med. germ. **34** (1975), 1105
ELVES, M. W.: The Lymphocytes. Lloyd-Luke, Ltd. edit. Lond. 1972
MARCHALONIS, J. J., et al.: Nature New Biol. **235** (1972), 240
MARCHALONIS, J. J., et al.: J. exp. Med. **135** (1972), 956
MÖLLER, L. G.: Transpl. Proc. **3** (1971), 15
POLLACK et al.: J. exp. Med. **138** (1973), 607
STOBBE, H.: Hämatolog. Atlas. Akademie-Verlag, Berlin 1970, II. Aufl.
UHLENBRUCK, G., et al.: Klin. Wschr. **51** (1973), 1210
UNDRITZ, E.: Hämatolog. Tafeln. Sandoz AG, Basel, 1972, II. Aufl.
WHITTINGHAM, S., et al.: Cell. Immunol. **6** (1973), 362
ZEILLER, R.: Mittlg. Max-Planck-Ges. **1** (1972), 29

lymphozytäre Aplasie (FREYCORN) ↗ Agammaglobulinämie, kongenital mit Lymphozytopenie

Lymphozytenangina ↗ mononucleosis infectiosa

Lymphozyten-Anti-Serum ↗ Anti-Lymphozyten-Serum

Lymphozytenmischkultur

Abk. MLR, MLC
S Leukozytenmischkultur
mixed lymphocyte reaction
D Methode zur immunol. Spenderauswahl vor der Transplantation.
G Die MLR kann als **Zwei- und Einwegreaktion** ausgeführt werden. Bei der ersteren reagieren *beide* Lymphozytenpopulationen (Spender und Empfänger) unter Ausbildung von Blastzellen (↗ Lymphozytentransformation), wobei sich die Zellen auf Grund antigener Unterschiede gegenseitig stimulieren. Eine Einwegreaktion (BACH und VOYNOW) wird durch künstliche Teilungshemmung *einer* der beiden Populationen mittels Bestrahlung oder ↗ Mitomyzin C erhalten. Die so behandelten Zellen („stimulating cells") können sich zwar nicht mehr teilen, wirken aber noch als Stimulans für die unbehandelte zweite Population („responding cells"). Die Inkubationsdauer beträgt 3–5 d. Die *Quantifizierung der Reaktion* besteht entweder in der Auszählung des prozentualen Blastenanteils (Nachteil: zeitaufwendig, ungenau) oder in der Messung der Einbaurate von ^{3}H-Thymidin in die DNS. Als Kontrollen für die homologe MLR dienen „responding cells", die mit autologen Mitomyzin C-behandelten „stimulating cells" inkubiert werden. Eine in wesentlich kürzerer Zeit durchführbare MLC wurde als ↗ primed lymphocyte typing beschrieben.
Die Brauchbarkeit der MLC-Anwendung für eine Spender-Empfänger-Auswahl vor der Transplantation wird durch JONES et al. angezweifelt.
Stammen die Zellen von den F_1-Hybriden, die aus der Kreuzung von Inzuchtstämmen entstehen, und einem elterlichen Inzuchtstamm, so erfolgt einseitige Blastzelltransformation. Nur die Zellen des elterlichen Stammes transformieren, da sie in den Partnerzellen der Kultur (F_1-Hybridzellen) den Anteil an differenten Histokompatibilitätsgenprodukten erkennen, die vom anderen elterlichen Inzuchtstamm herrühren. Ein gleiches Prinzip liegt einer bestimmten Form der ↗ graft versus host reaction zugrunde, der ↗ homologous disease oder F_1-Hybrid-Krankheit.
P Wegen des großen *Zeitaufwandes* eignet sich

Methoden zur Differenzierung von B- und T-L[1])

Methode	B-L.	T-L.
Raster-Elektronenmikroskopie: (POLLACK et al. 1973)	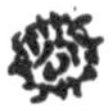 Oberfläche: „medusenhauptähnlich" von Mikrovilli besetzt	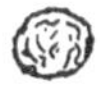 Oberfläche: „seidenkokonartig", relativ glatt strukturiert[2])
Durchmesser:	5,1 bis 6,4 µm	4 bis 5 µm
Quantität im peripheren Blut	ca. 20%	ca. 80%
Mikrovilli (Anzahl)	im Mittel 250/L. etwa 900 nm lang 70–230 nm dick	vereinzelt kleine Mikrovilli vorhanden
Zytophorese: ZEILLER 1973	deutlich geringere elektrophoretische Mobilität als T-L. kleine B-Zellfraktionen mit höherer Mobilität beobachtet	deutlich schnellere elektrophoretische Mobilität als B-L. (höhere Neuraminsäurekonzentration als B-L.)
Immunchemische und immunologische Methoden:		
Neuraminidasebehandlung und nachfolgende Agglutination durch ↗ *Helix pomatia* (UHLENBRUCK u. a. 1973)	keine Agglutination	Agglutination
↗ Rosettentest:	EAC-Rosetten zu Nachweis Komplement-Rezeptor-tragender Lymphozyten, EA-Rosetten zum Nachweis F_c-Rezeptor-tragender Lymphozyten	Spontanrosetten mit Schafserythrozyten bei 90–100% der T-L. WHITTINGHAM u. a. 1973
Nachweis membrangebundener Immunglobuline durch fluoreszenzmarkierte Ak	40000 bis 500000 Immunglobulinmoleküle je Zelle (IgG, IgM, IgA, IgD, IgE)	geringe Anzahl IgM- und IgG-Moleküle
Funktionelles Verhalten nach Übertragung in letal bestrahlte Tiere:	Rehabilitation der Tiere	T-L. = ↗ Gvh-reaktive Zelle, Ausbildung einer ↗ Sekundärkrankheit

[1]) Raster-Elektronenmikroskopie ist zur B-T-Zelldifferenzierung ungeeignet, Mikrovilli stellen offenbar Artefakte oder Funktionszustand dar.
[2]) Nach LEIF, R. C., et al. (in: SCHULTZ, J., and R. C. LEIF (Edd.), Critical Factors in Cancer Immunology, Academic Press N.Y. 1975) tragen sämtliche Lymphozyten, also auch T-Zellen, Mikrovilli.

(Methoden zur Differenzierung von B- und T-L. modifiziert nach ECKERT, 1975)

die MLR nur zur Auswahl von Lebendspendern. In solchen Fällen findet sich auch eine gute Übereinstimmung zwischen Nicht-Stimulation in der MLR und Transplantatfunktion. Negativ macht sich die nicht immer sehr gute Reproduzierbarkeit, die starke Anfälligkeit gegenüber technischen Variationen und die Notwendigkeit relativ großer Blutmengen bemerkbar. Trotz dieser Nachteile wird die MLR allg. als sinnvolle Ergänzung der serol. Methode zur Bestimmung der H-Ag angesehen. Eine wesentliche Reduzierung des Zeitaufwandes scheint durch die Kombination von MLR und ↗ Makrophagenelektrophorese-Mobilitätstest gegeben zu sein.
Die *„responding cell"* ist nach den Untersuchungen von ANDERSSON et al. ein ↗ *T-Lymphozyt.* B-Zellen reagieren allein nicht auf allogene Zellen. Die Reaktion in der gemischten Lymphozytenkultur (MLC) wird durch antigene Unterschiede ausgelöst, die durch den HLA-DRw-Locus determiniert werden, der beim Menschen eng mit dem zweiten HLA-Locus gekoppelt ist. Die Ergebnisse nach experimenteller Nierentransplantation (Hund) bzw. Hautallotransplantation (Maus) korrelieren gut mit den Ergebnissen der MLR. Neben der immunol. Spenderauswahl kann die MLR nach SCHWARZ et al. auch als in vitro-Test zur Bestimmung der Aktivität von ↗ ALS angewendet werden. ALS-behandelte Spenderzellen zeigen eine verminderte Transformationskapazität gegen blastogene Stimuli im allg. und speziell gegenüber fremden lymphoiden Zellen. Nach Papain-Spaltung antilymphozytären Globulins erhaltene Fab-Fragmente bewirken ebenfalls eine Hemmung der MLR. (7)

L ANDERSSON, L. C., et al.: J. exp. Med. **138** (1973), 324
BACH, F. H., et al.: Science **153** (1966), 545
JONES, A. R., M. BEWICK, R. W. VAUGHAN and J. R. BATCHELOR: Lancet **7985** (1976), 529–531
MEMPEL, W.: Klin. Wschr. **50** (1972), 287
SCHWARZ, M. R., et al.: Science **160** (1968), 1014

Lymphozytenmischkultur, sekundäre

↗ primed lymphocyte typing

Lymphozytentransformation

Abk. LT

S Blasttransformation

D Durch Mitogene experimentell induzierte Strukturwandlung (Transformation) von Kulturlymphozyten zu Lymphoblasten.

G Von der Strukturwandlung werden in Abhängigkeit von der Art der Stimulantien (Mitogene) ↗ T- und/oder ↗ B-Lymphozyten betroffen. Es wird zwischen spezifischer (Lymphozyten eines sensibilisierten Spenders) und unspezifischer LT (Lymphozyten eines nicht-sensibilisierten Spenders) differenziert.
Morphologisches Substrat der Transformation: Zunahme des Kern- und Plasmavolumens, Plasmabasophilie durch gesteigerte Ribonukleinsäuresynthese (Beginn bereits nach 60–120 min), Vermehrung der Kernnukleolen, histochemisch sowie phasen- und elektronenoptisch weitere Veränderungen sichtbar. Wirkungsweise der Mitogene (am Beispiel des ↗ Phythämagglutinins): Nach Bindung an Rezeptoren der Lymphozytenmembran kommt es innerhalb weniger Minuten zum Ansteigen des selektiven Membrantransportes, zur Stimulierung des Membranphospholipidumsatzes und zu einer Aktivitätserhöhung membranassoziierter Enzyme (Adenylcyclase). Als Folge der sich an der Membran abspielenden Prozesse kommt es zur Erhöhung des intrazellulären Spiegels an ↗ zyklischem AMP und einer Redistribution der lysosomalen sauren Hydrolasen. Im Kern sind Azetylierung argininreicher Histone, Phosphorylierung der Kernproteine und ansteigende Akridinorangebindung der DNS in den Prozeß der Genaktivierung eingeschlossen. Die Folge davon ist eine Zunahme der RNS-Synthese und ein Ansteigen der Proteinsynthese. Kurz darauf ist eine Aktivitätssteigerung mehrerer Enzyme (Uridinkinase, Ornithinkarboxylase, RNS- und DNS-abhängige DNS-Polymerase) zu beobachten (LEVY u. ROSENBERG, 1973). Die Interpretation einzelner Vorgänge hinsichtlich ihrer Bedeutung für die LT stößt jedoch auf Schwierigkeiten. Eine Steigerung der DNS-Syntheserate beginnt erst nach 24 h.

P **Anwendungsgebiete des LT-Testes:**
1. Diagnostik zellulärer Immundefekte,
2. Differentialdiagnostik des myeloproliferativen Syndroms,
3. Therapiekontrolle bei Anwendung von Zytostatika bzw. Immunsuppressiva und ionisierenden Strahlen,
4. Chromosomenanalysen,
5. Verlaufsuntersuchungen bei Tumoren,
6. Allergietestung,
7. Histokompatibilitätstestung vor Organtransplantation (↗ mixed lymphocyte reaction),
8. Medikamentenprüfung (SCHWARTZ et al., 1969),
9. Sensibilisierungsnachweis bei Autoaggressionskrankheiten.

Palette einzusetzender Stimulantien für klinische Untersuchungen:

1. unspezifische LT	**LT-Rate**
Phythämagglutinin	80% (65–90%)
Concanavalin A	40% (35–45%)
Pokeweed mitogen	50% (35–65%)
Lipopolysaccharid	6% (2–10%)

2. spezifische LT

Tuberkulin(?) Candidin Tetatoxoid u. a. je nach Fragestellung	LT-Rate zeigt große Variationsbreite, daher Vergleichskulturen mit abgestuften Ag-Verdünnungen anlegen

Anlegen der Lymphozytenkurzzeitkulturen (AURICH, 1972): Zellzüchtungsmedium nach EAGLE mit Zusatz von Streptomycin, Penizillin, autologem oder homologem (AB; D) Serum bzw. fetalem Kälberserum. Mediumzusatz oft erst nach ausreichendem Kontakt zwischen Lymphozyten und Ag. Optimale Ergebnisse bei $1-2 \times 10^6$ Lymphozyten pro ml Kulturflüssigkeit. 5–10 ml-Kulturen gut geeignet. Über dem Medium sollte der ca. 10fache Gasraum belassen werden, um eine zusätzliche Begasung umgehen zu können. Bebrütung erfolgt bei +37 °C. Kulturauswertung bei unspezifischer LT nach 3 d, bei spezifischer LT nach 5 (–7) d.

1. Unspezifische Transformation

I. Möglichkeit: häufigster Fall, siehe Abbildung S. 263 oben.
Aussagewert für klin. Immunol.: Normale oder verminderte Stimulierbarkeit der T- und/oder B-Lymphozyten. Verminderte Reaktionen bzw. negative Ergebnisse weisen auf eine Störung hin.
II. Möglichkeit: siehe Abbildung S. 263 Mitte.
Aussage: Nachweis verschiedener Determinanten an der Lymphozytenmembran. Beitrag zur Klärung der Wirkungsweise antilymphozytärer Sera; die Transformationsquote ist abhängig von der ALS-Dosierung und Kultivierungsdauer; lymphoide Zellen verschiedener Herkunft lassen sich unterschiedlich stark stimulieren.

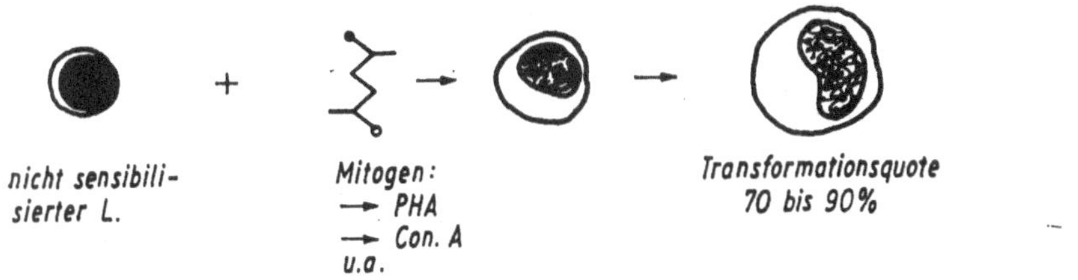

Unspezifische Lymphozytentransformation, Lymphozyten sind nicht sensibilisiert, Transformation durch unspezifische Mitogene (PHA, Con A, PWM, LPS)

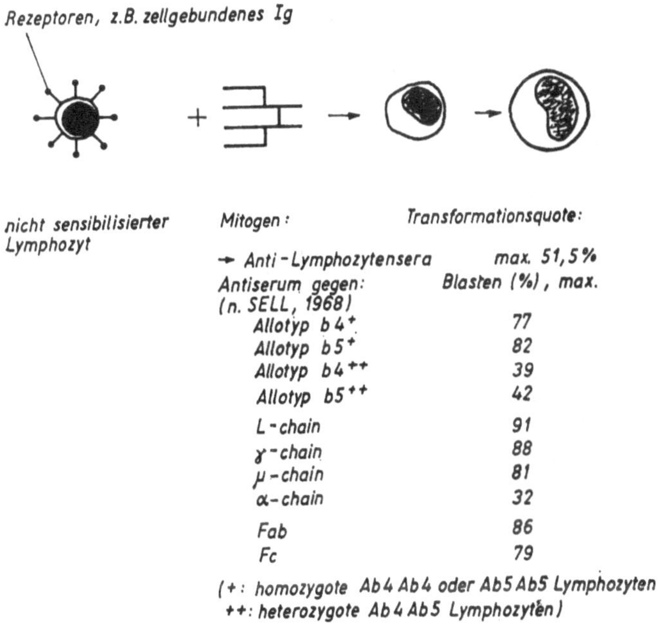

Unspezifische Transformation, Lymphozyten sind nicht sensibilisiert, als Mitogene fungieren Ig mit Antikörperfunktion

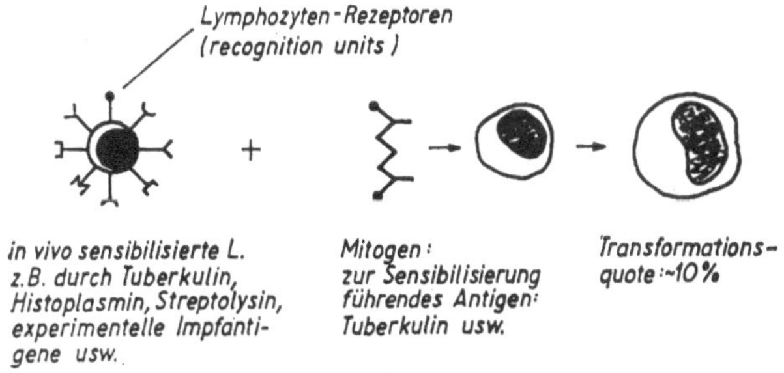

Spezifische Lymphozytentransformation: Lymphozyten tragen als Rezeptoren Ig (mit Antikörperfunktion gegen das sensibilisierende Antigen)

2. Spezifische Transformation (siehe Abbildung S. 263 unten)
Aussage: im positiven Fall — T-Lymphozyten des Spenders sind gegen getestetes Ag sensibilisiert. Beitrag zur Erkennung des individuellen Immunstatus.
Anhand des Ausfalles der LT ergeben sich Hinweise auf den Anteil der Spätreaktion bei der Abwehr bestimmter Infektionskrankheiten. Die auf das spezifische Ag (Mitogen) in vitro während der ersten Kulturtage reagierenden sensibilisierten Lymphozyten sind nach Ansicht einiger Autoren hauptsächlich ↗ T-Lymphozyten. Es ist jedoch wahrscheinlich, daß ebenso wie in vivo eine Aktivierung der ↗ B-Lymphozyten erfolgt, deren relative Anteile allerdings von der Immunisierungsmethode, vom Umfang der Thymusabhängigkeit des eingesetzten Ag und der Überlebensrate der zwei Populationen von den in vitro-Bedingungen abhängen (KNIGHT et al., 1973). Neben den morphologisch faßbaren Zellveränderungen ist der Nachweis der von den spezifisch stimulierten T-Zellen freigesetzten ↗ Lymphokine immunol. bedeutungsvoll.
Die Gruppe der Induktoren (Mitogene) einer LT umfaßt sowohl Stimulantien, die selektiv auf B-Zellen (↗ B-Lymphozytenstimulation) oder T-Zellen wirken, als auch solche, die beide Lymphozytenpopulationen stimulieren.
Die Stimulierung von T-Lymphozyten durch allogene Zellen wird bei der immunol. Spenderauswahl (↗ Transplantation) benutzt (↗ mixed lymphocyte reaction).
Schließlich können auch durch Bestandteile des Kulturmediums selbst (Penicillin, Streptomycin, fetales Kälberserum) sowie anorganische Stoffe (Hg^2, Zn^2) Transformationen ausgelöst werden. Nach SCHWARTZ et al. 1969 spielt diese Technik eine wesentliche Rolle bei der Charakterisierung bestimmter Medikamente. Der Umfang der durch sie induzierten Hemmung der durch PHA ausgelösten RNS-, Protein- oder DNS-Synthese (Isotopenmethode) eignet sich sowohl für Vergleichs- als auch kinetische Untersuchungen. (7)

L AURICH, G.: In: PERLICK, E., W. PLENERT und O. PROKOP: Fortschritte der Hämatologie, Bd. 2, J. Ambrosius Barth, Leipzig 1972, S. 153–191
KADEN, K., und J. KADEN: Folia Haematol., Leipzig, **100** (1973), 321
KNIGHT, S. C., et al.: Cytobios **7** (1973), 35
SCHWARTZ, G. H., et al.: Transplantation **8** (1969), 704
SELL, S.: J. exp. Med. **127** (1968), 1139
ZABEL, R.: Chromosomenstudium. VEB Gustav-Fischer-Verlag, Jena 1966

Lymphozytophthise ↗ Lymphozytopenie

Lymphozytopenie

D Absolute Verminderung der Lymphozyten im Blut unter 1000/µl.
G Der größte Teil der menschlichen Blutlymphozyten besteht aus rezirkulierenden T_2-Lymphozyten und T_4-memory-Zellen, während B-Zellen nur 5–15% ausmachen. Demzufolge betrifft die L. vorwiegend T-Zellen und stellt eine Störung des thymusabhängigen Immunsystems dar.
Primäre L. oder Lymphozytophthise: Neonatale ↗ Thymektomie oder kongenitale Thymusaplasie bzw. -hypoplasie bei Tier (↗ nude mice) und Mensch (DIGEORGE-Syndrom; lymphozytopenische Agammaglobulinämie vom Schweizer Typ) hat völlige bzw. weitgehende Verarmung an Lymphozyten auch im Gewebe und Unfähigkeit zur zellvermittelten spezifischen Immunantwort zur Folge. Letzteres ist z. B. meßbar an verlängerten Abstoßungszeiten nach allogenen Hauttransplantaten. Die Betroffenen sterben in den ersten Lebensmonaten bis -jahren. Auch einige andere Formen von ↗ Immundefektkrankheiten sind mit L. verbunden.
Erworbene oder induzierte L.: Ursachen: mechanisch: Ductus-thoracicus-Drainage; immunologisch: ↗ Antilymphozytenglobulin; radiologisch: extrakorporale Bestrahlung; im Rahmen verschiedener Erkrankungen: Lymphogranulomatose, chronische Urämie, akute Verbrennung u. a. Entstehung der L. bei den zuletzt genannten Erkrankungen ist unklar. Für passagere L. wird die enzymatische (Neuraminidase) Zerstörung komplementärer Glukoprotein-Rezeptoren an Lymphozyten und den Endothelzellen der postkapillaren Venolen im Lymphknoten verantwortlich gemacht. Diese Venolen sollen als spezifische Lymphozytenfilter dienen und deren Wanderungsverhalten kontrollieren. Durch Störung dieses Prozesses kommt es zum vorzeitigen Untergang der sonst langlebigen Lymphozyten (RITZMANN et al.).
P Die Stärke der Blut-L. bei den meisten erworbenen L. korreliert nicht mit dem Grad der gestörten zellulären Immunität. Aussagefähiger soll dagegen der Nachweis einer gesteigerten RNS- und DNS-Synthese nicht PHA-stimulierter Lymphozyten im ↗ Lymphozytentransformationstest sein (RITZMANN et al.). Dieses erklärt sich durch Verschiebung der Lymphozytenpopulation im Blut zugunsten einer kurzlebigen Zellform mit höherer Stoffwechselaktivität. (22)

L RITZMANN, S. E., et al.: Ann. Allergy **31** (1973), 109

Lyophilisierung

S Gefriertrocknung
D Methode zur Trocknung wärmelabiler Stoffe bei tiefen Temperaturen.

G *Prinzip:* Wasser wird aus dem zu trocknenden gefrorenen Präparat durch Sublimation (Übergang vom festen in den gasförmigen Zustand) im Vakuum entfernt.

P *Anwendungsgebiet:* Herstellung von Trokkenpräparaten, z. B. Trockenplasma und -serum, Serumproteine, Frauenmilch, Enzyme, Impfstoffe, Antibiotika u. a. Arzneimittel, Gewebe und Zellen.
Resolvation der Präparate bei löslichen Proben ist möglich. Während zahlreiche Proteine durch L. lagerungsstabil werden, tritt bei einigen durch Wasserentzug Denaturation auf (z. B. Lipoprotein, teilweise Immunglobulin). (33)

Lysogenie ↗ Bakteriophage

Lysolezithin

D Zytotoxisch wirkender Stoff, der am Ende einer Ag-Ak-Komplement-Reaktion die eigentliche Schädigung der Zellmembran bewirken soll.

G L. entsteht durch Enzymeinwirkung (Lezithinase) aus Lezithin. Nur ↗ Immunkomplexe, die Komplement fixieren, führen zur Vermehrung der Lysolezithinaktivität. (25)

Lysozym ↗ Phylogenese des Immunsystems

Lyssa ↗ Tollwutvirus-Impfstoff

macrophage activating factor

Abk. MAF

D Ein ↗ Lymphokin, das aus stimulierten Lymphozyten freigesetzt wird und die Makrophagen aktiviert.

G Spezifisch sensibilisierte Lymphknotenzellen von Meerschweinchen setzen in vitro nach Reaktion mit einem entsprechenden Ag einen löslichen Faktor frei, der normale Makrophagen aktiviert, wobei u. a. Phagozytose, Glukoseoxidation, Ausbreitung und Adhärenzvermögen gesteigert werden. Mittels Sephadex-G-100-Gelfiltration, Dichtegradientenzentrifugation und Neuraminidasebehandlung konnte der MAF vom ↗ Lymphotoxin und dem chemotaktischen Faktor für Makrophagen abgegrenzt werden. Eine Unterscheidung vom ↗ migration inhibition factor gelingt mit diesen Methoden nicht. Da die Makrophagen in den ersten beiden Kultivierungstagen refraktär gegenüber dem aktivierenden Faktor sind und erst anschließend darauf reagieren, könnte — bei Identität von aktivierendem und inhibierendem Faktor — die Wirkung darin bestehen, daß die Makrophagen in einer ersten Phase durch den Faktor eine Migrationshemmung erfahren, um in der folgenden zweiten Phase aktiviert zu werden. (7)

L NATHAN, C. F., et al.: J. exp. Med. **137** (1973), 275

macrophage aggregation factor

Abk. MAF

D Ein ↗ Lymphokin, das aus stimulierten Lymphozyten freigesetzt wird und zu einer Makrophagenaggregation führt.

G Die Kultivierung von peripheren Blutleukozyten, Lymphknotenzellen, Milzzellen und partiell gereinigten Peritonealexsudat-Lymphozyten BCG-sensibilisierter Meerschweinchen in Gegenwart von PPD führt zur Freisetzung eines löslichen Faktors in das Medium, der nach Inkubation mit Peritonealexsudatzellen nichtsensibilisierter Meerschweinchen zu deren Aggregation führt. Die Aggregation wird nur dann beobachtet, wenn der Kulturüberstand von sensitiven lymphoiden Zellen stammt, die mit dem spezifischen Ag inkubiert wurden. Die Aggregation ist zeitlich begrenzt, beginnt nach 3—4stündiger Inkubation und hört nach 18 h auf. Eine zweiwöchige Aufbewahrung des Überstandes bei —70°C vermindert die Aktivität des MAF nicht. Die Zellen im Aggregat sind zu über 95% lebend (Trypanblautest), womit eine zytotoxische Wirkung ausgeschlossen ist. In vivo könnte eine Hautreaktion vom Spättyp aus der Fähigkeit der lymphoiden Zellen, auf Ag-Erkennung mit MAF-Freisetzung zu reagieren, resultieren, wodurch es zur Akkumulation und Aggregation von Makrophagen kommt.
Es ist wahrscheinlich, daß der von LOLEKHA et al. beschriebene MAF *mit dem ↗ „macrophage inhibition factor" identisch* ist. Jedoch scheint der relativ einfache Makrophagenaggregationstest für die routinemäßige Faktortitration nicht so aufwendig wie sein Nachweis mit dem ↗ Makrophagenmigrationshemmtest. (7)

L LOLEKHA, S., et al.: J. Immunol. **104** (1970), 296

macrophage cytotoxicity factor

Abk. MCF

D Ein ↗ Lymphokin, das aus stimulierten ↗ T-Lymphozyten freigesetzt wird und Makrophagen gegenüber Zielzellen zytotoxisch macht.

G In vivo sezernieren sensibilisierte Mäusemilzzellen nach in vitro-Kultivierung mit dem entsprechenden Ag einen Faktor in das Kulturmedium, der nach Bindung an Peritonealmakrophagen von Mäusen diese spezifisch zytotoxisch gegenüber allogenen Zielzellen macht. Er ist ein *Produkt der T-Lymphozyten,* da eine Vorbehandlung der Milzzellen mit Anti-Θ-Serum und Komplement seine Bildung vollständig verhindert. Ebenso kann seine Freisetzung durch in vitro-Sensibilisierung von Mäusemilzzellen oder ↗ hydrokortison-resistenten Thymozyten induziert werden. Er läßt sich auf iso- und allogene Makrophagen ohne Aktivitätsverlust übertragen. Da Makrophagen bei den zellvermittelten Immunreaktionen neben den Lymphozyten der prädominierende Zelltyp sind, resultiert aus der Übertragung des zytotoxischen Faktors auf die Makrophagen eine bedeutsame Steigerung und Erweiterung der zytotoxischen Wirkung. (7)

L LOHMANN-MATTHES, M.-L., et al.: Eur. J. Immunol., **3** (1973), 56

macrophage inhibition factor

Abk. MIF

D Ein ↗ Lymphokin, das aus stimulierten Lymphozyten freigesetzt wird und die Makrophagenmigration hemmt. ↗ Makrophagen-Migrations-Hemmtest.

G Die Inkubation sensibilisierter Lymphozyten mit dem entsprechenden Ag (z. B. ↗ PPD, Histoplasmin, Kokzidioidin, Candida albicans-Ag) führt zur Bildung von MIF. MIF ist ein saures Glykoprotein mit kleinem Polysaccharidanteil, MG 17000 bis 25000 (23000), hitzestabil (+56°C/30 min), resistent gegenüber einer Behandlung mit RNAse, DNAse, Neuraminidase und Diisofluorophosphat, wird durch Chymotrypsin zerstört, ist nicht dialysierbar und wirkt unspezifisch. Seine Bildung kann durch

Pharmaka, die RNS- und Proteinsynthese blockieren, gehemmt werden. MIF-Bildung erfolgt jedoch nicht nur durch Lymphozyten. Auch virustransformierte Tierzell-Linien und humane Tumorzell-Linien setzen einen substantiell ähnlichen MIF frei, der als Serinesterase charakterisiert werden konnte (POSTE). Der einzige Unterschied zu dem von Lymphozyten gebildeten MIF besteht in einer größeren Hitzestabilität (80°C, 30 min). Die funktionelle Bedeutung des von Tumorzellen gebildeten MIF ist noch unklar. Diskutiert werden eine proteolytische Modifikation der Tumorzelloberfläche sowie die Beeinflussung der zellvermittelten Immunantwort.

P Nachweis erfolgt mit dem *Makrophagenmigrationshemmtest.* Die Migrationshemmtechnik gilt als in vitro-Korrelat der verzögerten Überempfindlichkeit. Lymphozyten von anergischen Patienten (negativer Hauttest) mit chron. mukokutaner Candidiasis produzieren dementsprechend nach Stimulation mit *Candida*-Ag keinen MIF. Ebenso läßt sich eine Allotransplantatimmunität in vitro mit dem Migrationshemmtest nachweisen. Die primäre oder „mediating" Zelle ist in diesem Prozeß der sensibilisierte kleine Lymphozyt mit seinen Oberflächenrezeptoren für das spezifische Ag. Die sekundäre oder Effektorzelle ist der Makrophage. Damit ist die Makrophagenwanderungshemmung der unspezifische Indikator für die spezifische Lymphozytenreaktion. Die Alteration der Makrophagen geschieht durch eine Bindung des MIF an deren spezifische Rezeptoren und einem folgenden temperaturabhängigen „Aktivierungs"-Schritt, der möglicherweise mit einem intrazellulären Anstieg von zyklischem AMP verbunden ist, da letzteres in vitro ebenfalls eine Migrationshemmung verursacht.

Da es nach i.d. Injektion zellfreien Überstandes von in vitro mit PPD kultivierten tuberkulin-sensibilisierten Lymphozyten zu starken Hautreaktionen kommt, kann eine *Identität mit dem ↗ „skin reactive factor" nicht ausgeschlossen* werden. (7)

L DAVID, J. R., und R. A. DAVID: Progr. Allergy **16** (1972), 300

PAPAGEORGIOU, P. S., et al.: J. Immunol. **112** (1974), 675

POSTE, G.: Cancer Res. **35** (1975), 2558

macrophage chemotactic factor

Abk. MCF, MLF für leucotactic

S ‚Lymphocyte-derived chemotactic factor' ‚Mononuclear cell chemotactic factor'

D Durch spezifische und unspezifische Stimulierung kultivierter Lymphozyten freigesetzter löslicher Faktor (↗ Lymphokin) mit chemotaktischer Wirkung auf mononukleäre Leukozyten bzw. Makrophagen.

G Nach WARD et al. (1969) setzen spezifisch sensibilisierte Lymphozyten nach in vitro-Stimulierung mit dem entsprechenden Antigen einen löslichen Faktor frei, der chemotaktisch auf Makrophagen wirkt. Der MCF ist relativ hitzestabil (56°C, 30 min) und nicht dialysierbar. MACKLER et al. (1974) fanden, daß sowohl ↗ T- als auch ↗ B-Lymphozyten nach Aktivierung durch Mitogene (↗ PHA, ↗ Concanavalin A) einen Faktor produzieren, der chemotaktisch auf Mononukleäre wirkt. Die Mediatorproduktion durch B-Lymphozyten ist auch nach Anlagerung eines EAC-Komplexes (‚erythrocyte-antibody(19S)-complement'; ↗Rosetten-Phänomen) nachzuweisen. Während jedoch die durch Bindung von EAC(19S) und EA(7S) an B-Lymphozyten induzierte Faktorsynthese ohne gleichzeitige Blastenbildung erfolgt, kommt es nach PHA- und Concanavalin A-Stimulierung sowohl zur Proliferation als auch zur Synthese.

Gewinnung des MCF:

Kultivierung peripherer Blutlymphozyten von gesunden Personen mit PHA bzw. von tuberkulin-positiven Personen mit PPD für 72 Stunden, danach Zentrifugation (1500 × G, 10–15 min bei 5 °C). Aufbewahren des sterilen Überstandes bei 4 °C.

Quantitativer Chemotaxis-Test: (modif. Methode n. BOYDEN):

Prinzip: Ein 5 μ-Filter trennt eine Kammer in zwei Teile. Getrennte Füllung mit den Testzellen (Mononukleäre) und dem auf chemotaktische Aktivität zu prüfendem Material. Nach Inkubation (90 min, 37 °C) wird das Filter fixiert, gefärbt, luftgetrocknet und auf einem Objektträger fixiert.

Auswertung: Auszählung der mononukleären Zellen, die komplett durch das Filter migriert sind.

Bedeutung: Beitrag zur Klärung der Mechanismen, die zur Akkumulation mononukleärer Zellen im Gewebe bei der Wundheilung und bei Immunreaktionen führen.

P Quantitative Testung der Monozytenfunktion bei bestimmten Krankheiten. (7)

L BOYDEN, S.: J. exp. Med. **115** (1962), 453

SNYDERMAN, R., et al.: J. Immunol. **108** (1972), 857

WARD, P. A., et al.: Science **163** (1969), 1079

MACKLER, B. F., et al.: Nature **249** (1974), 834

macrophage slowing factor

Abk. MSF

D Ein Lymphokin, das aus stimulierten Lymphozyten freigesetzt wird und die elektrophoretische Beweglichkeit (Oberflächenladung) von Makrophagen reduziert. ↗ Makrophagen-Elektrophorese-Mobilitäts-Test.

G Die kurzzeitige in-vitro-Inkubation (1 bis 2 Stunden) sensibilisierter Lymphozyten mit einem entsprechenden reaktiven Antigen (auch unspezifisch mit Mitogenen) führt zur Bildung von MSF. Das Molekulargewicht beträgt 10000–15000, seine Aktivität wird weder durch RNAse noch Chymotrypsin reduziert. Der Faktor ist hitzestabil (+56°C/30 min) und nicht dialysierbar (JENSSEN et al.). Seine Wirkung auf Makrophagen scheint nicht ausschließlich an spezielle Rezeptorstrukturen gebunden zu sein, da der Effekt auch von anderen Indikatorsystemen nachgewiesen werden kann (tannierte stabilisierte Schaferythrozyten; Liposomen; SCHÜTT et al.). Der Wirkungsmechanismus des MSF an der Makrophagenmembran ist ebenfalls mit einer Veränderung des Transmembranpotentials der Zelle verknüpft (JENSSEN et al.). Eine Beziehung zwischen MSF zu anderen Lymphokinen, insbesondere MiF, MAF, ist über den zellphysiologischen Zusammenhang von Oberflächenladung, Adhäsion, Migration, Aggregation wahrscheinlich. (60)

L FIELD, E. J.: J. Roy. Coll. Phycis 6 (1972), 104
PREECE, A. W., et al.: Clin. exp. Immunol. 18 (1974), 543
JENSSEN, H. L., et al.: Acta biol. med. germ. 35 (1976), 1499
JENSSEN, H. L., et al.: Acta biol. med. germ. 34 (1975), 1907
SCHÜTT, W., et al.: Acta biol. med. germ. 36 (1977), 281

Madenwurm ↗ Parasiten-Antigen

Maedi ↗ „Slow"-Virusinfektion

Mäuse, keimfreie

D Mäuse, die unter keimfreien Bedingungen gezüchtet werden und demzufolge weder Bakt. noch andere nicht virale Infektionserreger besitzen.

G Abwesenheit von Viren kann mit dieser Methodik nicht erzielt werden. Bezieht sich die Keimfreiheit nur auf die häufigsten Erreger, so wird von spezifischer Pathogenfreiheit (↗ SPF) oder spf-Bedingung gesprochen. (13)

Mäuseschutzversuch

D In vivo-Neutralisationstest (↗ Schutzversuch) zum Nachweis von (schützenden) ↗ Antikörpern (z. B. ↗ Tetanus-Antitoxin) an der Maus.

G *Prinzip:* Ein Standardserum wird auf einen gewünschten Antitoxingehalt eingestellt (z. B. 0,01 IE/ml) und in verschiedene Röhrchen (Fläschchen) aus lichtschützendem Glas abgefüllt. Hinzu kommen steigende Dosen einer Tetanus-Toxinlösung, deren gewünschte Konzentration in einem Mäusevorversuch ermittelt werden muß. Diese Standardreihe dient als Vergleich zur Versuchsreihe, in der das zu testende Serum mit den gleichen Dosen der Tetanus-Toxinlösung versetzt worden ist. Nach Inkubation 30 Minuten bei Zimmertemperatur wird eine bestimmte Menge Toxin-Antitoxin-Gemisches einer weißen Maus s.c. injiziert (0.1 ml pro 4 g Maus). Toxinwirkung läßt sich durch unterschiedliche Lähmungserscheinungen der Tiere abstufen. Bewertung der Antitoxinmenge erfolgt durch *Vergleich der Versuchsergebnisse mit der Standardserumreihe.* Bei annähernd gleichem Ergebnis handelt es sich um einen näherungsweise gleichen Antitoxingehalt von Standard- und Versuchsseren. Abweichungen der Ergebnisse machen eine Wiederholung des Versuchs mit einer anderen Serumverdünnung notwendig (↗ DANYSZ-Phänomen). (19)

L STARKE, G., A. ZILLMANN: Z. med. Labortechn. 1 (1960), 38

Mailänder Hepatitis-Antigen ↗ Milan-Antigen

major histocompatibility complex ↗ HLA

major histocompatibility system ↗ HLA

Majortest ↗ Kreuzprobe

Makroglobulinämie WALDENSTRÖM

S lymphoplasmozytisches Immunozytom mit Makroglobulinämie
Morbus WALDENSTRÖM

D Schwere Allgemeinerkrankung des immunproliferativen Formenkreises mit generalisierter Lymphknotenschwellung, Hepatosplenomegalie, hämorrhagischer Diathese und sehr charakteristischem Serumeiweißbefund in Form eines abnormen Makroglobulins.

G Der M. WALDENSTRÖM ist nur noch eine nosologische, aber nicht mehr eine morphologische Entität; er ist ein Krankheitsbild aus der Gruppe der ↗ malignen Lymphome. Er tritt jenseits des 30. Lebensjahres auf und befällt nahezu ausschließlich Männer. Im Gewebe entsteht durch die Proliferation lymphoplasmozytoider und lymphoplasmozytischer Zellen ein „buntes Bild", das für die Di wertvoll ist. Ursache unbekannt, genetische Faktoren naheliegend, abnorme Chromosomenbefunde beschrieben. Die Proliferation entwickelt sich im späteren Verlauf nicht selten in Richtung eines immunoblastischen oder lymphoblastischen Sarkoms. Die Synthese des monoklonalen IgM weist auf einen hohen Differenzierungsgrad hin.

Afrikanische M. ist offenbar eine reaktiv ausgelöste Form, die als Infektionskrankheit imponiert und auf dem Boden von Parasitenbefall wie Trypanosomen und Plasmodien beruht (↗ Immunproliferationskrankheiten).

P Für die Di ist neben dem histologischen Befund von Knochenmark und Lymphknoten der Nachweis des Makroglobulins (↗ *SIA-Probe*), für das eine hohe Sedimentationskonstante gefordert wird, erforderlich. Der „Para"proteincharakter zeigt sich in abnormer, spontaner Auto-Ak-Aktivität und häufig als ↗ Kryoglobulin. Hyperviskositätssyndrom bedingt durch große Mengen hochmolekularer Plasmaproteine, ↗ M-Komponente. (11)

L WUHRMANN, F., und H. H. MÄRKI: Dysproteinämien und Paraproteinämien. Verlag Schwabe & Co., Basel—Stuttgart 1963

Makrophage

S Histiozyt
Monozyt
Mononukleäre phagozytierende Zelle
A-Zelle
Überbegriff: ↗ Phagozyt

D Differenzierte, aus dem Knochenmark stammende, spezifische Oberflächenrezeptoren tragende, im Blut und in allen Organen vorkommende und zur ↗ Phagozytose befähigte langlebige Zelle.

G *Herkunft:* Entsteht aus Präkursorzelle über Promonozyt (Monoblast) im Knochenmark, gelangt über den Blutweg als Monozyt ins Gewebe (als Histiozyt im Bindegewebe aller Organe, als freier bzw. gewebsgebundener M. in Lymphknoten, Milz, Lunge, Knochenmark, Pleura, Peritoneum, als KUPFFERsche Sternzelle in der Leber); wahrscheinlich ebenfalls zugehörig Osteoklast (Knochen). Zugehörigkeit der dentritischen Follikelzelle in Lymphknoten und Milz zu den M. wird neuerdings negiert.

Morphologie variiert mit dem Aufenthaltsort (s. Tabelle S. 307).

Kinetik: Langsame Proliferation. Vermehrung auch am Ort des Bedarfs im Gewebe möglich.

Funktion: Migrationsfähigkeit, ↗ Phagozytose, ↗ Pinozytose und Adhäsivität an Glas und Nylon- oder Baumwollfasern („adherent cell", A-Zelle) sowie extrazelluläre Zytotoxizität. Erst im Gewebe voll funktionstüchtig.

Rezeptoren: M. kann durch Besitz spezifischer Rezeptoren für IgG_1, IgG_3, IgM und Komplement (C3) Ak binden (HUBER), beim Phagozytoseprozeß wird der Kontakt zwischen Zellen und Ak- bzw. Komplement-umhülltem Partikel wesentlich erleichtert (immunol. Phagozytose).

Beziehung zwischen M. und Lymphozyten: M. werden durch spezifisch stimulierte Lymphozyten bzw. von diesen abgegebene lösliche Faktoren (↗ Lymphokin) maßgeblich beeinflußt und in die spezifische Immunantwort einbezogen: z. B. Migrationshemmfaktor (MIF), M.-aktivierender Faktor, M.-aggregationsfördernder Faktor, M.-leukotaktischer Faktor, M.-zytotoxizitäts-Faktor. Wirkungsweise noch ungeklärt, lediglich wahrscheinlich, daß Alpha-L-Fruktose am Aufbau der Rezeptoren für den MIF an der M.-Oberfläche beteiligt ist (REMOLD). Umgekehrt produzieren in vivo aktivierte M. ebenfalls lösliche Faktoren, die unspezifisch die Funktion von Lymphozyten verändern: einerseits normalisieren sie die gehemmte Immunantwort hochgereinigter Lymphozytensuspensionen in vitro, verbessern die Thymozytenantwort auf ↗ PHA, andererseits unterdrücken sie die Lymphozytentransformation auf verschiedene unspezifische Mitogene (NELSON).

Ag-Aufnahme: M. steigern die stimulierende Wirkung schwacher Immunogene, indem sie nach Phagozytose einen nicht abbaufähigen Anteil bewahren und in irgendeiner Form aufbereiten (Ag-processing). Das morphologische Phänomen der Anhäufung von Lymphozyten um einen zentralen M. („clustering") korreliert mit erhöhter Ak-Produktion solcher Lymphozyten gegenüber frei suspendierten Zellen.

M.-Zytotoxizität: Aktivierte M. erkennen und zerstören unspezifisch in vitro Tumor-Targetzellen durch einen nichtphagozytären Vorgang. Die Zytotoxizität scheint durch veränderte Wachstumseigenschaften, insbes. durch für Tumorgenese typischen Verlust der Kontakthemmung der Zellen, ausgelöst zu werden (HIBBS). Andererseits besteht Hinweis auf Mitwirkung eines M.-Zytotoxizitäts-Faktors aus Lymphozyten.

Aktivierung von M.: durch chronische Infektion in Mäusen mit Corynebacterium parvum, BCG, Toxoplasma gondii, durch Injektion von Endotoxin oder lokale intraperitoneale Reizwirkung von Öl, Kasein, Thioglykolat u. ä. sowie durch virale Transformation und M. growth factor.

Gewinnung: Durch Injektion von Paraffinöl (steril) in die Bauchhöhle von Versuchstieren (z. B. Meerschweinchen).

Hemmung von M.: Concanavalin A hemmt die Migration, Rifamycin die extrazelluläre Zytotoxizität, Glukose die Adhäsivität und Antimakrophagenserum die Phagozytose.

Heterogenität von M.: Die einzelnen Funk-

tionen sind bei den verschiedenen M. im Körper unterschiedlich ausgeprägt. Durch Dichtegradiententrennung wurden in vitro verschiedene Subklassen mit differenter Ag-Bindungsfähigkeit gewonnen.
Laboratoriumsmethoden: Verschiedene Methoden zum Erfassen der zellvermittelten Immunität in vitro beziehen M. ein, z. B. ↗ M.-Migrationshemmtest, M.ausbreitungstest, M. aggregationstest, ↗ M.-Elektrophorese-Mobilitätstest (MEM). (22)

L FURTH, R. VAN, et al.: Bull. Wld. Hlth. Org. 46 (1972). 845
HIBBS, J. B.: Science 180 (1973), 868
HUBER, H., und H. H. FUDENBERG: Int. Arch. Allergy 34 (1968), 18
NELSON, D. S.: Nature 246 (1973), 306

Makrophagen-Antiserum ↗ Anti-Makrophagen-Serum

Makrophagen-Elektrophorese-Mobilitäts-Test

Abk. MEM-Test, auch EM-Test (Elektrophorese-Mobilitäts-Test).

D Methode zum Nachweis sensibilisierter Lymphozyten (zellulärer Immunreaktionen)

H Einführung des Tests durch FIELD und CASPARY 1970. Modifiziert durch: PRITCHARD, J. A. V., et al. 1972 PORZSOLT, F., et al. 1975; JENSSEN, H. L., et al. 1975

G Werden sensibilisierte Lymphozyten aus dem peripheren Blut in vitro mit dem Antigen inkubiert, das zu ihrer Sensibilisierung geführt hat, so sezernieren sie einen Faktor (↗ Lymphokin), den sog. ↗ macrophage slowing factor (MSF), der die elektrophoretische Mobilität von Meerschweinchenmakrophagen oder auch von anderen Indikatorpartikeln, vorzugsweise tannierte Schaferythrozyten, vermindert.
Die Abgabe des Faktors erfolgt in dem Zeitraum von 1–2 Stunden nach Antigenkontakt. MSF besitzt ein MG von 10000 bis 15000 Dalton und ist mit dem MIF (↗ macrophage inhibition factor) nicht identisch (JENSSEN et al.).
Nach Inkubationszeiten bis zu 24 Stunden entstehen auch höhermolekulare Faktoren (MG-Bereich des MiF), die ebenfalls ladungsreduzierende Eigenschaften auf die verwendeten Indikatorzellen besitzen.
Die Bestimmung der Wanderungsgeschwindigkeit der Indikatorzellen des Kontroll- und Hauptansatzes erfolgt in einer Mikro-Zellelektrophorese-Apparatur (Abbildung).

P *Aussagewert:* Eine Verminderung der elektrophoretischen Indikatormobilität im Hauptansatz gegenüber dem Kontrollansatz läßt auf eine Sensibilisierung der verwendeten Lymphozyten schließen.
Der Test gilt als sehr empfindlich und gut reproduzierbar, aber als technisch aufwendig.
Klinische Erfahrungen liegen bei Malignomträgern, MS-Patienten, bei Patienten mit verschiedenen Immunopathien und bei Transplantierten vor.
Als Testantigene werden in der Originalmethode basisches Myelinprotein (BP; auch

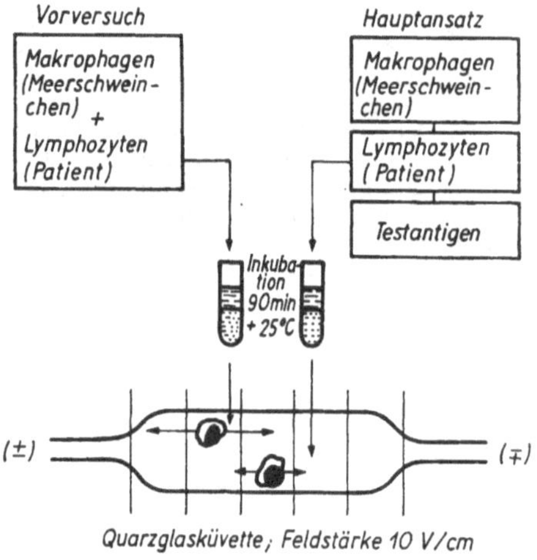

Schematische Anordnung des MEM-Tests. Angabe der Mobilitätsverzögerung (unten nach MSF-Einwirkung) erfolgt in % gegenüber dem Ausgangswert (oben)

human encephalitogenes Protein, HEP) verwendet. Dieses Antigen dient dem Nachweis der Lymphozytensensibilisierung bei Tumorträgern und bei neurologischen Erkrankungen. Es führt bei einer Reihe von Immunopathien im Sinne eines universellen Krebstestes zu „falsch positiven" Ergebnissen. Mit HEP stimulierte Lymphozyten gesunder Versuchspersonen ergeben keine Retardierung von Indikatorzellen. Die Rolle des HEP als allgemein stimulierendes Antigen im EM-Test bei den getesteten Krankheitsgruppen ist ungeklärt. Mit der Verwendung anderer Antigene (Transplantationsantigene, Tumorassoziierte Antigene, Normalgewebsantigene, Candidin, PPD) sind weitere Anwendungsbereiche beschrieben worden. (60)

FIELD, E, J., und E. A. CASPARY: Lancet II (1970), 1337
PRITCHARD, J. A. V., et al.: Br. J. Cancer 28 (1973), Suppl. I, 229
MEYER-RIENECKER, H., et al.: Kl n. Wschr. 52 (1974), 288
PORZSOLT, F., et al.: Behr ng Inst. M tt. 57 (1975), 135
JENSSEN, H. L., et al.: Acta b ol. med. germ. 34 (1975), K29

Charakteristika normaler Makrophagen und ihrer Vorstufen
nach VAN FURTH

	Knochenmark Promonozyt	Blut Monozyt	Freier Makrophag	Gewebe gewebsgebundener Makrophag
Zelldurchmesser	14–20 μm	10–14 μm	10–25 μm	
Kern/Zytoplasma-Relation	> 1	~ 1	< 1	< 1
Kern				
Form	gebuchtet oder gelappt	nierenförmig	nierenförmig oder oval	nierenförmig oder oval
Nukleolus	+	+	+	+
DNS-Synthese	50–70%	0–1%	0,5–3%	1,5–2,5%
Zytoplasma				
Polyribosomen	+++	+	±	±
endoplasmatisches Retikulum	+	+	++	++
GOLGI-apparat	groß	klein	unterschiedliche Größe	
Mitochondrien	++	++	++ bis +++	++ bis +++
Lysosomen	+	+	++ bis ++++	++ bis ++++
intrazelluläre Vakuolen	+	+	++ bis ++++	++ bis ++++
Funktion				
Adhäsivität an Glas	+++	+++	+++ bis ++++	+++ bis ++++
Pinozytose	+	++	+++	+++
Immunphagozytose	++	+++	++++	++++

Steigende Häufigkeit von +... charakterisiert die Ausprägung des angegebenen Merkmals.

JENSSEN, H. L., et al.: Acta biol. med. germ. **35** (1976), 1499
SHENTON, B., et al.: Tissue Antigens **5** (1975), 246
FRIEMEL, H., et al.: Z. exper. Chirurg. **8** (1975), 350
MÜLLER, M., et al.: Dt. Gesundh.-Wesen **30** (1975), 1836
SEYFARTH, M., et al.: Dt. Gesundh.-Wesen **31** (1976), 1258

Makrophagen-Migrations-Hemmtest

D Methode zum Nachweis zellulärer Immunreaktionen.

G Bei dem Test werden peritoneale Makrophagen (in erster Linie von Meerschweinchen) in eine Kapillare gefüllt, und diese wird in eine Petrischale mit Kulturflüssigkeit gegeben. Normalerweise wandern die Makrophagen aus der Kapillare zu einem Hof aus (Abbildung a). Wird der Kulturflüssigkeit eine Mischung aus Immunlymphozyten und dem entsprechenden Ag zugefügt, so wird das *Auswandern der Makrophagen gehemmt* (Abbildung b). Die Reaktion des Ag mit den Immunlymphozyten führt zur Freisetzung des ↗ macrophage inhibition factor (MIF). In der Modifikation als Leukozyten-Migrations-Hemmtests, bei der eine Präparation menschlicher peripherer Leukozyten, die u. a. Monozyten und Lymphozyten enthält, in die Kapillaren gefüllt wird, ist der Test zum Nachweis zellulärer Immunreaktionen bei Tumoren des Menschen verwendbar. In letzter Zeit wird das Auswandern der Makrophagen bzw. Leuko-

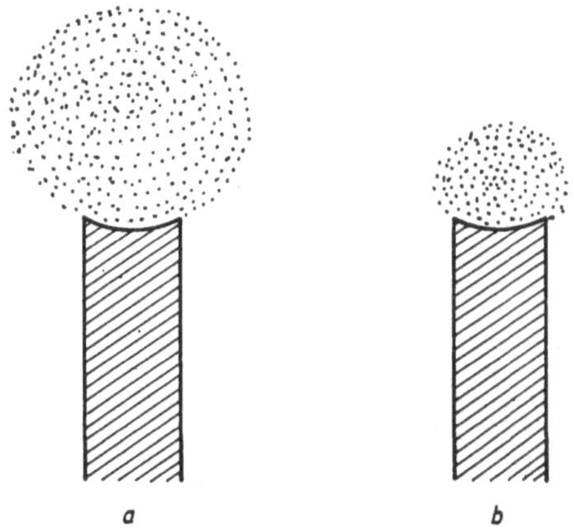

Auswandern der Makrophagen bei Abwesenheit von Antigen oder Immunlymphozyten a
Hemmung des Auswanderns der Makrophagen bei Anwesenheit von Antigen und Immunlymphozyten infolge der Freisetzung des Makrophagen-Migrations-Inhibitions-Faktors (MIF) durch die Lymphozyten nach Reaktion mit dem Antigen b

zyten aus einem Agartropfen als verbesserte Nachweismethode empfohlen. (13)

L GEORGE, M., und VAUGHAN, J. M.: Proc. Soc. exp. Biol. (N.Y.) 111 (1962) 514
SØBORG, M., und G. BENDIXEN: Acta med. scand. 181 (1967), 147
CLAUSEN, J. C.: J. Immunol. 110 (1973), 546

Maladie de BENCE-JONES ↗ Plasmozytom

Malaria ↗ Protozoen-Antigen

maligne retikulämische Erythrodermie ↗ SÉZARY-Syndrom

malignes Granulom (BENDA) ↗ Lymphogranulomatose

malignes Lymphogranulom ↗ Lymphogranulomatose

malignes Plasmom (HOFFMANN) ↗ Plasmozytom

MANCINI-Technik

S Immundiffusion nach MANCINI
Einfache radiale Immundiffusion
D Radiale Immundiffusion im antiserumhaltigen (monospezifischem) Agar- oder Agarosegel.

H 1964 von MANCINI et al. beschrieben und zur quantitativen Bestimmung von Serumproteinen angewandt; später in zahlreichen Modifikationen verwendet (FAHEY, AUGENER).

G Die quantitativ eingefüllte Ag-Probe diffundiert radial von einem Startloch in eine gleichmäßig dicke, monospezifisches Antiserum enthaltende Agar- oder Agarosegelschicht unter Bildung kreisförmiger Präzipitationshöfe. Zwischen der vom Präzipitat bedeckten Fläche und der Ag-Konzentration besteht eine lineare Beziehung; gemessen wird der Durchmesser des Präzipitationshofes mit Hilfe einer Meßschablone oder eines Meßmikroskopes; vereinzelt erfolgen komplizierte Flächenbestimmungen mittels programmierter Computer. Durch Mitführen von Standard-Ag-Proben (bekannte Ag-Konzentrationen) kann eine Eichkurve angefertigt werden. Die Ag-Konzentrationen der verimpften Proben werden über die Durchmesser der Präzipitathöfe auf der Eichkurve abgelesen, durch Multiplikation mit dem Verdünnungsfaktor ergibt sich die Ag-Konzentration. Der mittlere Fehler (= Standardabweichung in %) wird je nach Ag und Modifikationsverfahren mit 8–20% angegeben. Zusätzliche Inkubation der Platten in Anti-Globulinserum steigert die Empfindlichkeit der Methode.

P Häufig angewandtes und technisch einfaches Verfahren zur quantitativen Ig-Bestimmung, aber auch zur quantitativen Bestimmung anderer Serumproteine. Teilweise im Handel erhältliche fertige Diffusionsplatten können zusammen mit einem Standard erworben werden und ersparen die zeitaufwendige Selbstherstellung. (3 + 30)

L LAMERS, R., et al.: Bull. Wld. Hlth. Org. 45 (1971), 255
MANCINI, G., et al.: A single-radial-diffusion method for the immunological quantitation of proteins. In: Protides of the biological fluids, H. PEETERS, Elsevier Publishing Co., Amsterdam – London – New York 1964

M. antibodies mitochondrial antibodies ↗ Mitochondrien-Antikörper

M-Antigen ↗ Influenzaviren

M-Antikörper ↗ PAUL-BUNNELL

MANTOUX

D Intrakutane Anwendung von ↗ Tuberkulin. (19)

MAP

Abk. für **M** associated protein
S non type-specific M protein
D MAP ist ein mit dem typenspezifischen M-Protein (↗ Streptokokken-Ag) verbundenes, nicht-typenspezifisches Ag.
G M-Proteine der A-Streptokokken sind auch nach der Isolierung häufig mit Protein-Ag verbunden, die keine Typenspezifität besitzen. Wahrscheinlich handelt es sich um mehrere Ag, von denen eines mit Teichonsäure identisch oder ihr weitgehend ähnlich ist.
P Bei rheumatischem Fieber werden gehäuft Ak gegen MAP gefunden. Als Routineverfahren (KBR) nicht eingeführt. (10)

L WIDDOWSON, J. P., et al.: J. Hyg. 69 (1971), 553
BEACHEY, E. H., et al.: J. Immunol. 111 (1973), 1361

map-length

S Karteneinheit
D Maßeinheit für die Einteilung des Chromosoms. ↗ MORGAN-Einheit. (15)

MAREK-Krankheit

D Virale lymphoproliferative Erkrankung der Hühner.
G Erreger ist ein ↗ Herpes-ähnliches Virus.
P Erfolgreiche Impfversuche gelten als erstes Modell einer immunologischen ↗ Krebsprophylaxe. (19)

Marker

S Markierungsmerkmal
D (Konstante) Eigenschaft, durch die eine biologische Substanz oder ein Lebewesen erkannt werden kann.
P Populationsgenetische M. für Mensch und Tier sind z. B. Blutgruppen, Serumgruppen, M. einiger Bakt. sind z. B. bestimmte Enzyme.
Exper. M. für Viren sind z. B. Hybrid-Ak, M. für Ig z. B. Ferritin oder radioaktive Isotope. (13 + 19)

Martin (Mt^a) ↗ MNSs-Blutgruppen, Varianten

Masernvirus-Impfstoff

S Masernvirus-Vakzine
D Vermehrungsfähige, abgeschwächte (attenuierte) bzw. inaktivierte Masernviren bzw. ihre immunogen wirkenden Spaltprodukte.

H Erste Versuche von „Masern-Impfungen" durch Francis HOME (1758 in Edinburgh): Skarifikation der Haut Gesunder und Auftragen von Blut Masernkranker („Morbillisation"). Erster sicherer Masernvirusnachweis durch ENDERS und PEEBLES (1954). Masernvirusanzüchtung und -attenuierung auf Primatennierenzellkulturen durch ENDERS (1962).

G Als Ausgangsmaterial der Lebendimpfstoffe dienen in westeuropäischen Ländern (ENDERS) der *Edmonston-Stamm* und in osteuropäischen Ländern (SMORODINTSEV) die *Leningrader Stämme* (L4 und später L16). Sie sind durch zahlreiche Passagen auf humanen Nieren- und Amnionzellen und teilweise auch auf Hühnerembryonalzellen (Edmonston A), embryonierten Hühnereiern (Edmonston B) bzw. Meerschweinchen- oder Hundenierenzellen (L16) attenuiert worden. Sämtliche Schritte der Impfstoffproduktion unterliegen einer Kontrolle durch (nationale) Prüfinstitutionen. Die Prüfbedingungen sind in den Minimalrequirements der WHO-Reports festgelegt.
Als Ausgangsmaterial der Inaktivimpfstoffe dienen virulente oder attenuierte Masernviren. Die *Inaktivierung* erfolgt in der Regel mit Quecksilberverbindungen. Ihre Wirksamkeit tritt gegenüber den modernen Lebendimpfstoffen in den Hintergrund.
Masernspaltimpfstoffe (WATERSON et al. 1961), insbesondere das Hämagglutinin (NORBY; ENDERS-RUCKLE 1965) werden durch Behandlung der Masernviren mit Äther und Tween 80 gewonnen und bewirken eine zufriedenstellende ↗ Serokonversion, die allerdings nur über kurze Zeit (wenige Monate) stabil ist, also wiederholter Auffrischimpfungen bedarf, die jedoch mit hoher Reaktogenitätsrate verbunden sein können.
P In der DDR konnte seit Einführung der *Masernimpfpflicht* mit vermehrungsfähigem, attenuiertem Impfstoff (↗ Impfkalender der DDR) die Masernmorbidität erheblich gesenkt werden (1973 nur etwa 400 Erkrankungen in der DDR).
Die bisherigen Erfahrungen sprechen für einen mindestens 5—10jährigen *Impfschutz.*
Von speziellem, immunol. Interesse ist die Frage nach dem Zusammenhang zwischen Masernvirus und der subakuten sklerosierenden ↗ Panenzephalitis (SSPE), insbesondere ihr Morbiditätsrückgang unter erfolgreicher Masernimpfung (↗ Referenzlab. WHO siehe Tabelle b, Ziffer 1). (19)

L BOLOTOVSKY, V. M.: Pan. Am. Hlth. Organ. Scient Publ. 147 (1967), 325
ENDERS, J. F., et al.: Pan. Am. Hlth. Organg. Scient. Publ.
POLLEX, G.: Z. ärztl. Fortb. 68 (1974), 460
STARKE, G., et al.: Dtsch. Ges.wesen 15 (1970), 2384
WHO-Techn. Rep. Ser. No. 325 (1966)

Massenimpfung

D ↗ Impfung großer Bevölkerungsteile (↗ Eradikation). (19)

Mastzellen

D Vor allem im Gefäßbindegewebe vorhandene Zellen, die durch ihren Reichtum an basophilen Granula gekennzeichnet sind und die eine zentrale Rolle in der Pathogenese der ↗atopischen Reaktionen spielen.

H Name geht auf EHRLICH zurück, der sie vermehrt bei Entzündungen fand und mit einer gesteigerten lokalen Ernährung in Verbindung brachte.

G Sie sind etwa 10—15 μ groß und enthalten 100—500 Granula, die sich kräftig mit basischen Farbstoffen anfärben. Der Fibroblasten-Typ ist langgestreckt mit blassem Kern und blau-roten Granula. Die Körnchen sind elektronenoptisch homogen und von einer deutlichen Membran umschlossen. Sie zeigen chromaffine Reaktionen. Der charakteristischere ovaläre Typ enthält gröbere Granula mit eigenartig geschichteter oder granulärer Struktur.

P M. finden sich *ubiquitär im Bindegewebe,* bevorzugt in der Umgebung kleinerer Gefäße. Es wird vermutet, daß sie eine Rolle im Bindegewebsstoffwechsel spielen. Ihre bes. Bedeutung besteht darin, daß *in ihnen eine Reihe biol. aktiver Substanzen* (↗ Mediatoren) *gebildet, gespeichert und auf entsprechende Reize freigesetzt* wird, so z. B. Histamin, Heparin, Serotonin (bei Ratte und Maus, nicht bei Mensch, Meerschweinchen, Hund) sowie Enzyme. Die Degranulation mit Freisetzung dieser Substanzen kann durch die zellständige Reaktion zwischen ↗ Reagin und ↗ Allergenen (↗ atopische Reaktion), aber auch unspezifisch durch ↗ Histaminliberatoren oder toxische Effekte ausgelöst werden. Mastzellen finden sich vermehrt im Bereich allergischer (atopischer) Reaktionen z. B. der Haut (Urtikaria) oder Schleimhäute. (5)

MASUGI-Nephritis

S Nephrotoxin-Nephritis
nephrotoxische (Glomerulo-)·Nephritis
nephrotoxic serum nephritis
inverse Anaphylaxie der Niere

D Experimentelle Glomerulonephritis (GN) nach i.v. Applikation heterologer Basalmembran (BM)-Ak.

H Erste Untersuchungen über die nephrotoxische Wirkung heterologer Antiseren gegen Nierengewebe führte LINDEMANN bereits 1900 durch. MASUGI (1933) wies an der Nephrotoxin-Nephritis von Ratte und Kaninchen nach, daß die Glomerulumkapillare primärer immunol. Schädigungsort ist und daß diese experimentelle Nierenläsion in jeder Hinsicht mit den Gewebsveränderungen der menschlichen GN übereinstimmt.

G Werden einem Tier (A) Ak injiziert, die durch Immunisierung eines Tieres einer anderen Spezies (B) mit basalmembranhaltigem Material (aus Niere, Lunge, Plazenta und anderen gefäßreichen Geweben) der Spezies des Tieres A gewonnen werden, entwickelt sich bei dem Tier (A) in Abhängigkeit von Menge, Spezifität und biol. Eigenschaften der Ak nach wenigen h oder einer Latenz von mehreren d das klin. und morphologische Bild einer GN. Als Versuchstiere für die Nephritis werden meist Ratten oder Kaninchen, seltener Hunde, Mäuse, Schafe oder Affen verwendet, zur Antiserumgewinnung vorwiegend Kaninchen bzw. Enten.

Die M.-N. verläuft gewöhnlich in **zwei Phasen:**

Die erste oder *heterologe Phase* entsteht kurz nach der Injektion einer ausreichenden Menge nephrotoxischer Ak, die zweite oder *autologe Phase* entwickelt sich in der Regel eine Woche danach als Folge einer Immunantwort des Wirtstieres gegen das heterologe Ig (nephrotoxische Ak). Das sofortige Auftreten und der Schweregrad einer GN in der heterologen Phase hängt im wesentlichen von der Anzahl der Ak-Moleküle ab, die sich an der Glomerulum-BM spezifisch binden, also von der injizierten Menge und ihrer Spezifität bzw. der Anzahl entsprechender Ag-Determinanten an der BM. Für verschiedene Spezies ergibt sich dabei eine unterschiedliche Empfindlichkeit. Bei Schafen können mit wesentlich geringeren Mengen nephrotoxischer Ak bereits Läsionen ausgelöst werden als bei Ratten oder Kaninchen. Eine akute Proteinurie wird bei Ratten beobachtet, wenn ein BM-Ak-Molekül/20 nm^2 Kapillaroberfläche gebunden ist. Das entspricht einer 45%igen Bedeckung der Filtrationsoberfläche durch Ak-Moleküle.

Heterologer, nephrotoxischer Ak, Komplementkomponenten des Wirtstieres und in der autologen Phase zusätzlich dessen Ig lassen sich mittels ↗ Autoradiographie, Immunhistologie und ↗ Immunelektronenmikroskopie in den Nierenglomerula nachweisen. Charakteristisch ist die subendotheliale Lokalisation dieser Substanzen an der BM-Innenseite der Glomerulumkapillaren mit einem typischen gleichförmigen, kontinuierlichen, linear-schleierförmigen Muster in der Immunfluoreszenz (↗ Glomerulonephritis).

Bei der *Schädigung der BM* spielt das ↗ Komplementsystem (↗ zytotoxische Reaktionen) eine wichtige Rolle, insbes. über die leukotaktische Wirkung einiger aktivierter Komponenten, die an einer Ansammlung von Leukozyten in den Glomerulumkapillaren erkennbar ist. Die Leukozyten treten in unmittelbaren Kontakt mit der BM und schädigen diese durch Freisetzen lyosomaler Enzyme. Auch andere Mediatoren sind von Bedeutung. Das geht u. a. daraus hervor, daß nicht-Kb nephrotoxische Enten-Ak in großen Mengen ebenfalls eine GN bereits in der heterologen Phase auslösen können.

P Heterologe *BM-Ak werden gelegentlich in ↗ ALS angetroffen,* wenn für die Antiserumgewinnung Lymphozytenpräparationen aus Geweben verwendet werden, die in ihren Bindegewebsanteilen BM oder mit BM *kreuzreagierende Ag* enthalten. (20)

L MASUGI, M.: Beitr. pathol. Anat. u. allg. Pathol. 91 (1933), 82; 92 (1933/34), 429
THIEL, G., et al.: Behring Inst. Mitt. 51 (1972), 242
UNANUE, E. R., und F. J. DIXON: Advanc. Immunol. 6 (1967), 1

maternofetaler Antikörper-Transfer

↗ Leihimmunität

Matrizentheorie ↗ Instruktionstheorie

MATSANIOTIS-Erkrankung ↗ Agammaglobulinämie, kongenital mit Lymphozytopenie

MATTHEWS ↗ Kell-Blutgruppe

mature antibody ↗ Antikörper

MBLA

Abk. für mouse-specific bone marrow-derived lymphocyte antigen (engl.), mausspezifisches B-Lymphozytenantigen

D ↗ Differenzierungs-Ag von knochenmarkabgeleiteten Lymphozyten der Maus.

G MBLA ist speziesspezifisch und wird mit heterologen Antiseren nachgewiesen. Es ist charakteristisch für frühe Reifungsstadien von B-Lymphozyten im Gegensatz zum ↗ MPCA und ↗ PC-Ag. (13)

median survival time

Abk. MST

S Mittlere Überlebenszeit

D Zeitangabe, die 50% der Transplantate oder der Empfänger nicht überleben. (2)

Mediatoren ↗ Lymphokine

Mediatoren der humoralen Immunität

D Substanzen, deren Abgabe direkt oder indirekt durch eine immunol. Reaktion bewirkt wird und die für eine oder mehrere Manifestationen der (allergischen) Folgereaktionen verantwortlich sind.
(Mediatoren der *zellvermittelten* Immunität ↗ Lymphokine)

G Die bei der Ak-vermittelten allergischen Reaktion (insbesondere durch zytotrope Antikörper wie IgE) abgegebenen Mediatoren sind in *zwei Klassen* zu teilen: *M. mit niedrigem Molekulargewicht:* ↗ Histamin, ↗ Serotonin, ↗ Kinine, ↗ SRS-A, ECF-A (Eosinophilen-chemotaktischer Faktor der Anaphylaxie) und *M. mit hohem Molekulargewicht*: Lysosomale Enzyme, kationische Proteine der polymorphkernigen Leukozyten, Heparin, komplementabhängige Faktoren wie ↗ Anaphylatoxin und der chemotaktische Faktor C $\overline{567}$. M. Freisetzung unterdrückt durch ↗ Dinatriumcromoglykat.
M. stammen entweder *aus einem humoralen Enzymsystem* (Kinine, Komplement-System) *oder aus Mediator-Zellen* wie Mastzellen, basophile und neutrophile Leukozyten, Thrombozyten, Monozyten, Makrophagen. Die *Abgabe der M. aus Zellen kann zytotoxisch* (z. B. durch Wirkung des Komplementsystems oder nicht-immunologisch z. B. durch hohe Dosen von Compound 48/80 bei Ratten-Mastzellen) *oder nicht-zytotoxisch* (selektive Abgabe eines Mediators oder mehrerer) bedingt sein. Einige M. liegen in Granula gespeichert vor (z. B. Histamin), andere werden erst als Folge der Immunreaktion gebildet (SRS-A). Die nicht-zytotoxische Abgabe von Histamin oder Serotonin aus Mastzellen besteht aus einem *Energie-verbrauchenden ersten Schritt*, bei dem die den Mediator enthaltenden Granula in Kontakt mit extrazellulärer Flüssigkeit gebracht werden, und einem zweiten Schritt, der in einem Ionenaustausch besteht (Histamin oder Serotonin werden gegen Na^+ getauscht). ↗ cAMP hemmt die Sekretion, ebenso Kolchizin u. a. an den Mikrotubuli angreifende Substanzen. Für die Sekretion ist externes Ca^{++} erforderlich, für eine Reihe von Reaktionen auch eine aktivierbare Serin-Esterase.
Gemeinsame Wirkungen von Histamin, Serotonin und Bradykinin sind Kontraktion glatter Muskulatur, Steigerung der vaskulären Permeabilität und Stimulierung der exokrinen Sekretion. *Von Spezies zu Spezies* gibt es große *Unterschiede* in der Suszeptibilität verschiedener Organe und Gewebe gegenüber verschiedenen Mediatoren. Die makromolekularen M., insbesondere die Aktivierung verschiedener Enzym-Systeme wie Komplement, Kinin-bildendes System, Gerinnungs-System, Esterasen von Mastzellen, sind z. T. eng miteinander verbunden. So kann eine AAR z. B. das Komplement-System aktivieren, welches bei Thrombozyten die Abgabe des Faktors 3 der Blutgerinnung bewirkt. Das Gerinnungs- und das Kinin-bildende System haben als gemeinsame Start-Komponente den HAGEMAN-Faktor. Einwirkung von Thrombin auf Thrombozyten führt zur Abgabe von vasoaktiven Aminen, Enzymen, Gerinnungs- und Permeabilitätsfaktoren usw.
Die durch M. bestimmten Reaktionen lassen sich einteilen in Antikörper-adhärierende, Antigen-adhärierende und Aggregat-Reaktionen (Übersicht bei BECKER 1971). (21)

L BECKER, E. L.: Adv. Immunol. 13 (1971), 267
BECKER, E. L., und P. M. HENSON: Adv. Immunol. 17 (1973), 93

Mehr-Gen-Theorie

D Vorstellung, daß der Rh-Faktorenkomplex durch drei einzelne Gene gesteuert wird, die sehr eng gekoppelt sind.

H Von FISHER (1946) und RACE (1948, 1954) entwickelt.

G Daraus abgeleitet die CDE-Nomenklatur für die Rh-Faktoren. Die M. wird von WIENER abgelehnt. (15)

Membranantigen

D An Zellmembranen lokalisiertes Ag, ↗ Oberflächen-Ag. (13)

Membranfolien

D Trägermaterial für ↗ Elektrophoresen und ↗ Immunpräzipitationstechniken.
G Celluloseazetat mit bestimmter Porengröße als Sonderform der Membranfilter (↗ Ultrafiltration) dient in Streifenform als Trägermaterial. Vorteile in Elektrophorese gegenüber Papier durch geringe Probenmenge, fehlende Proteinadsorption an den Träger, besseres Trennvermögen, Transparenzverfahren und Archivierungsmöglichkeit.
P Kommerziell hergestellte M. sind speziell für Eiweiß-Elektrophoresen vielerorts routinemäßig im Einsatz. (4)
L CONSDEN, R., und J. KOHN: Nature **183** (1959), 1512
KOHN, J.: Clin. Chim. Acta **2** (1957), 297
KOHN, J.: Ärztl. Lab. **10** (1964), 223, 269

memory cell (engl.)

S Immunol. Gedächtniszelle
D Langlebiger (Monate bis Jahre lebend) kleiner Lymphozyt der B- und T-Zellpopulation (↗ Lymphozyt).
G M. sterben nach Ag-Kontakt nicht ab, sondern überleben, sind immunol. auf das bestimmte Ag geprägt, mit dem sie als ungeprägte Zelle Kontakt hatten. Auf Grund erfolgter spezifischer immunol. Prägung sind sie für den schnelleren Ablauf einer *anamnestischen Reaktion* (↗ booster-Effekt) bzw. ↗ second set reaction für das immunol. Gedächtnis verantwortlich, ↗ Rezirkulation. (2)

MENDEL-Gesetze

D Von MENDEL (1865) formulierte Vererbungsgesetze.
G 1. M. G. **(Gleichartigkeits- oder Uniformitätsgesetz):** Alle Bastarde zweier in einem Merkmal verschiedener Eltern sind in der ersten Generation (F_1) unter sich gleich. Sie zeigen meist nur das Merkmal des einen Elters, das dominant über das entsprechende des anderen Elters ist.
2. M. G. **(Spaltungsgesetz):** In den Nachkommen der Bastarde tritt eine Trennung der elterlichen Merkmale nach bestimmten Zahlenverhältnissen auf.
3. M. G. **(Neukombination der Gene):** Bei der Kreuzung von ↗ homozygoten Sippen, die sich in 2 oder mehreren ↗ Allelen voneinander unterscheiden, wird jedes Allel unabhängig von den anderen entsprechend dem 1. bzw. 2. M. G. vererbt. (15)

MENDEL-MANTOUX

D Intrakutane Anwendung von ↗ Tuberkulin. (19)

Merkaptopurin ↗ 6-Merkaptopurin

MERSKEY-Test

Abk. engl. TRCHII (tanned red cell haemagglutination inhibition immunoassay)
S Hämagglutinationsinhibitionstest mit stabilisierten Ag-haltigen Erythrozyten
Fibrinogenbestimmung mit dem Hämagglutinationshemmtest
D Empfindlicher immunol. Test zum Nachweis von ↗ Fibrinogen und ↗ Fibrin(ogen)-Spaltprodukten im Plasma, Serum sowie im Urin.
H 1969 von MERSKEY et al. angegeben.
G Nachweisgrenze für Fibrinogen liegt mit diesem Test bei 0,5—1 µg/ml, für Fibrin(ogen)-Spaltprodukt D bei 2 µg/ml und für Spaltprodukt E bei 100—1 000 µg/ml.
Prinzip:
Verdünntes Fibrinogenantiserum (Anti-Humanfibrinogen) wird in der ersten Phase durch Fibrinogen oder Fibrin(ogen)-Spaltprodukte des Untersuchungsmaterials absorbiert, und in der zweiten Phase die verbliebene Restaktivität des Antiserums mit tannierten, fibrinogen-beladenen Erythrozyten festgestellt. Erforderlich ist ein hochwertiges Antiserum, das in einer Verdünnung von 1 : 15000 bis 1 : 25000 noch eine Agglutination der fibrinogen-beladenen Erythrozyten ergibt.
Bei der *Durchführung* werden 0,1 ml Testmaterial mit 0,1 ml verdünntem Antiserum für die Dauer von 30 min bei 4 °C inkubiert und anschließend 0,05 ml einer 4%igen Suspension von tannierten, fibrinogen-beladenen Erythrozyten zugefügt. Agglutination wird nach einer Inkubationszeit von 30 min bei 25 °C beurteilt. (17)
L MERSKEY, C., et al.: Proc. Soc. exper. Biol. N.Y. **131** (1969), 871

Mesenchym

D Vom Mesoderm stammendes Bindegewebe mit embryonalen Potenzen auch im postnatalen Leben.
P Das retikulohistiozytäre System (RHS) ist Bestandteil des M. Es wird neuerdings auch mononuclear phagocyt system (MPS) genannt (↗ Phagozyt). (19)

Métalloséromucoide α ↗ Coeruloplasmin

Métalloséromucoide β_2 ↗ Transferrin

Methionyl-Lysyl-Bradykinin ↗ Kinine

M-Gradient ↗ M-Komponente

MHA-Hamster

D Goldhamster-Inzuchtstamm

H 1930 wurde von AHARONI (Zoolog. Inst. d. Hebräischen Universität, Jerusalem) in Syrien ein Wurf von 8 Hamstern ausgegraben. Von diesen gelang 4 Tieren die Flucht, ein weiteres Weibchen wurde von einem Bruder umgebracht; es verblieben 2 Weibchen und 1 Männchen. Durch dieses geringe Ausgangsmaterial, von dem alle weltweit domestizierten Goldhamsterstämme abstammen, ergibt sich eine gewisse Sonderstellung in ihrer Genetik, die ihren Ausdruck in einer weitgehenden Histokompatibilität auch innerhalb verschiedener Kolonien findet. Eine Ausnahme bilden die histoinkompatiblen Stämme MHA, CB und LSH, die 1957 von BILLINGHAM aus England, wo sie unabhängig voneinander und nicht ingezüchtet gehalten, nach Philadelphia importiert wurden. Dort erfolgte die Inzüchtung durch eine strenge Bruder-Schwester-Paarung.

G Die drei Hamster-Inzuchtstämme *MHA*, *CB* und *LSH* sind Vertreter der Spezies *Mesocricetus auratus* (Goldhamster).
MHA hat Albinocharakter, CB und LSH sind wildfarben. Die mittlere Überlebenszeit der Hautallotransplantate von 11,9 $\pm$ 0,7 d (MHA $\rightarrow$ CB), 13,5 $\pm$ 1,0 (LSH $\rightarrow$ CB) bzw. 11,5 $\pm$ 0,4 D (CB $\rightarrow$ LSH) spricht für Differenzen im starken Histokompatibilitätslocus. Dagegen scheinen sich die Stämme MHA und LSH auf Grund der Hautallotransplantat-Überlebenszeiten bis zu 100 d nur durch sehr schwache H-loci zu unterscheiden. (7)

L RAMSEIER, H.: Die Transplantationsreaktion als zelluläre Immunität. S. Karger, Basel (Schweiz), New York, 1969

Mi^a (Miltenberger) ↗ MNSs-Blutgruppen, Varianten

middle ear effusion (engl.) ↗ Mittelohrerguß

Migration inhibitory factor(MIF) ↗ macrophage inhibition factor

Mikroben

S Mikroorganismen
↗ Virus, ↗ Bakterium, ↗ Pilze, ↗ Protozoon.

Mikrophage (METSCHNIKOFF) ↗ Granulozyt

mikrosomale Antikörper ↗ antimikrosomale Antikörper

Mikrotitrator nach TAKATSY

D Gerät zur serol. Mikrotitration, wie z. B. bei der ↗ Hämagglutination.

G Der M. besteht aus einer Titrierplatte (Plexiglas), Geräten zum Verdünnen der Analysenproben und einer Tropfpipette von 0,025 ml. Die Titrierplatten enthalten je 96 Vertiefungen in U- bzw. V-Form. *Titrierplatten vom V-Typ* werden vorzugsweise für die Hämagglutination verwendet, während *Titrierplatten vom U-Typ* sich insbesondere bei der ↗ KBR bewährt haben. Die Hilfsvorrichtungen zum Verdünnen (Titriervorrichtungen) gestatten ein schnelles und quantitatives Übertragen von 0,025 bzw. 0,050 ml Lösung. Die Spaltöffnungen der *aus temperaturbeständigem Material bestehenden Titratoren* füllen sich auf Grund ihrer Kapillarität mit einer definierten Flüssigkeitsmenge. Durch diese Technik ist gewährleistet, daß in kurzer Zeit eine große Anzahl von Verdünnungsreihen hergestellt werden kann. (3)

Milan-Antigen

S Mailänder Hepatitis-Antigen
EHAA (epidemic hepatitis-associated antigen)

D Vom ↗ Australia-Antigen zu unterscheidendes Serum-Ag, hauptsächlich nachgewiesen bei Hepatitis mit kurzer Inkubationszeit; wahrscheinlich abnormales Serumlipoprotein, assoziiert auch mit anderen Formen von Lebererkrankungen.

H 1970 von DEL PRETE et al. beschrieben, 1972 von TAYLOR et al. elektronenmikroskopisch dargestellt. M. besitzt große Ähnlichkeiten zu den abnormalen Serumlipoproteinen (β-Lipoprotein, ↗ LP-X).

G Präparative Darstellung bei Flotationsdichte: 1,05—1,08 g/ml; Präzipitationslinien färbbar mit Fat red 7B und Naphthalene black, nicht mit Sudanschwarz; elektronenmikroskopisch rundliche (400—500 Å) pleomorphe, diskusartige Scheiben und stabartige (100—130 Å $\times$ 400—500 Å) Gebilde. M. verschwindet zwischen 23. und 50. d nach Auftreten von Krankheitssymptomen bei Hepatitis A, verträgt kein längeres Einfrieren bei $-20\,°C$.
Nachweisverfahren: Immundiffusion, (Überwanderungselektrophorese), Immunelektronenmikroskopie.

P Nachweisbar in 65% frischer Hepatitisseren mit kurzer Inkubationszeit; bei 90% in den beiden ersten Wochen der Erkrankung; weiterhin bei Halothanhepatitis und vereinzelten Normalseren.

Antigenfrequenz: 0,8—0,9% Antikörperfrequenz: 0	untersucht wurden 6000 Normalpersonen und 3000 Blutspender

Auftreten von EHAA soll bei scheinbar Gesunden Ausdruck einer subklin. Erkrankungsform sein. Bisherige Haupt-Ak-Spender sind polytransfundierte Pat. mit aplastischer Anämie ohne nachweisbare klin. Hepatitis (gleichzeitig auch Anti-Au-Träger). (30)

L DEL PRETE, S., et al.: Lancet II, **19** (1970), 579
TAYLOR, E., et al.: Amer. J. Dis. Child. **123** (1972), 329

Milch (Muttermilch)

D Produkt aktiver Sekretionsleistung der Brustdrüse weiblicher Säugetiere und der Frau.

G Zu Beginn der Laktation wird ↗ *Kolostrum* (bis zum 5. Laktationstag), danach *transitorische oder Zwischenmilch* (6. bis 14. Laktationstag) und schließlich die *reife oder Spätmilch* (ab 15. Laktationstag) abgesondert. M. enthält gelöst bzw. fein dispergiert die für Erhaltung und Wachstum der Jungen bzw. des Säuglings erforderlichen Nähr- und Aufbaustoffe.

Immunol. Aspekte der M.:

1. Transfer von mütterlichen Ig in den Neugeborenenorganismus.
2. Ag-Charakter der M.

(1) M. enthält wie ↗ Kolostrum *große Mengen an Ig*, bes. sekretorisches IgA. Bei vielen Spezies, z. B. bei der Kuh, werden diese Ak durch den Darm resorbiert und spielen bei der allg. ↗ Immunabwehr des Jungen eine wichtige Rolle. Beim Menschen ist die Bedeutung der Ig der M. für die ↗ Leihimmunität des Säuglings gering. Im Bereich der Darmschleimhaut können das sekretorische IgA einen lokalen protektiven Faktor gegenüber pathogenen Mikroorganismen darstellen. Übertritt von Isoagglutininen in die M. erfolgt physiologisch bis etwa zum 8. Tag post partum.

(2) Unter den Eiweißbestandteilen der M. wird zwischen *M.-spezifischen Proteinen* (Kasein, β-Laktoglobulin, α-Laktalbumin, Laktoferrin, Milchspurenproteinen) und *Plasmaproteinen* in der M. unterschieden. Bei Mastitis ist die Anzahl der nachweisbaren Ag erhöht. Human-M. wird durch Phytopräzipitine aus Soph. jap. H. präzipitiert, Kuh-M. nicht, Unterscheidungsmöglichkeit beim Sammeln von Ammen-M.

P Innerhalb einer Spezies sind die in der M. enthaltenen Nähr- und Aufbaustoffe für einen best. Zeitraum optimal auf den Bedarf des Säuglings abgestimmt.
Bei Säuglingen, die mit *artfremder M.* ernährt werden, besteht die *Möglichkeit einer Immunisierung durch Milcheiweiß* eher als bei artgleicher M.-Nahrung. Es wird diskutiert, daß hierin die Ursache für *plötzliche Todesfälle* (sudden unexpected death) zu suchen ist: Geringste M.-Mengen können (im Schlaf) aus dem Magen hochgebracht und inhaliert werden. Eine anaphylaktische Reaktion (des Atemsystems) kann den Tod zur Folge haben.
Bei mit Hämolyse einhergehenden Erkrankungen des Säuglings (suspekt bei familiärer Häufung) muß ferner an irreguläre Ak in der M. gegen Rezeptoren der kindlichen Erythrozyten gedacht werden; Wechsel der Nahrung. (9+19)

L HANSON, L. A., et al.: In: BRATANOV, K., et al. (Edd.), Immunology of Reproduction, Bulgarian Academy of Sciences Press, Sofia 1973, S. 687
HRISTOVA-KOLEVA, M.: In: BRATANOV, K., et al. (Edd.), Immunology of Reproduction, Bulgarian Academy of Sciences Press, Sofia 1973, S. 699
PROKOP, O., et al.: Lehrbuch der menschlichen Blut- und Serumgruppen. Verlag Georg Thieme, Leipzig 1966
REIMANN, W., et al.: Z. ärztl. Fortb. **56** (1962), 777
SCHULTZE, H. E., J. F. HEREMANS: Molecular biology of human proteins. Elsevier Publishing Company. Amsterdam—London—New York 1966

Millipore Kammer

D Versuchsanordnung, bei der eine Zellsuspension von der Umgebung durch eine semipermeable Membran abgetrennt ist.

G Membran ist für Zellen undurchlässig, *molekulare Stoffe können die Membran passieren.* Diese M. K. werden z. B. angewendet zur Klärung der Frage, ob ein direkter Kontakt von B- und T-Lymphozyten bei der Ak-Synthese notwendig ist oder lediglich permeable Faktoren der Lymphozyten, desweiteren auch bei Untersuchungen der Ak-Synthese in vitro nach Transplantation der M. K. in Versuchstiere zur automatischen Fütterung der Zellen und Entfernung der Stoffwechselprodukte. (3)

Milz

S lien (lat.), splen (griech.)

D Größtes lymphoides Organ mit erheblicher Funktionsbreite.

G Die menschliche Milz befindet sich im linken Hypochondrium in Höhe der 9. bis 11. Rippe, wiegt ca. 150 g, ist mesodermaler Herkunft und liegt intraperitoneal. Gewicht und Größe unterliegen intra vitam beträchtlichen Schwankungen.

Histologie:

Unter einer derben, von Serosa überzogenen Kapsel und von ihr ausgehend befindet sich ein das ganze Organ durchziehendes bindegewebiges Gerüst (Trabekel, Trabeculae lienalis), in das elastische Fasern und glatte Muskelfasern (bei Fleischfressern) eingelassen sind. Dieses Balkenwerk umschließt die mit dem eigentlichen Milzgewebe, der Pulpa, ausgefüllten Hohlräume. *Rote Pulpa:* zwischen den Trabekeln und

weißer Pulpa befindliches retikulokapilläres Maschenwerk; rote Farbe infolge starker Einlagerung von Erythrozyten. In der roten Pulpa befinden sich die Milzsinus. *Weiße Pulpa:* Gesamtheit des lymphatischen Gewebes der Milz; besteht aus den MALPIGHIschen Körperchen (Lymphonoduli lienales) und lymphatischen Scheiden um die arteriellen Gefäße. Die Milzknötchen haben meist ein von einem dunklen Lymphozytenwall umgebenes Keimzentrum. Nach dem Austritt der Trabekel- (oder Balken-)arterie aus dem Bindegewebe der Milztrabekel umgibt sie sich mit einer lymphatischen Scheide und durchbohrt als sog. Zentralarterie (Follikelarterie) die MALPIGHIschen Körperchen, um sich danach pinselartig (Pinselarterien) aufzuzweigen. Vor der Einmündung in die Milzsinus bzw. das Maschenwerk des Retikulums umgibt sich jeder Zweig mit einer hülsenartigen Verdichtung des Retikulums (SCHWEIGGER-SEIDELsche Hülsen, Hülsenarterie). Der Abfluß des Blutes aus den Milzsinus erfolgt über die Pulpavenen und Balkenvenen zur Vena lienalis.
Sinusendothelien und Retikulumzellen bilden die Gesamtheit des retikulo-endothelialen Systems der Milz.

Funktion:

1. *Phagozytose, Speicherung* u. a. (Funktionen des MPS, ältere Bezeichnung RHS).
2. *Hämatologie:* a) Erythrozytenabbau bzw. Erythrozytenqualitätskontrolle, b) Embryonal ein myelopoetisch, postembryonal ein lymphopoetisch tätiges Organ, c) splenogene Markhemmung (noch immer umstritten).
3. *Immunologie*

Milz gehört zu den ↗ *sekundären* lymphoiden Organen. Ihre Besiedelung mit ↗ T-Lymphozyten und ↗ B-Lymphozyten durch die ↗ primären lymphoiden Organe erfolgt in Abhängigkeit von der Spezies prä- oder unmittelbar postnatal. Während die T-Zellen in den sog. ↗ thymus-abhängigen Gebieten (periarterioläre Lymphscheiden) lokalisiert sind (↗ Thymektomie), finden sich die B-Zellen in den thymusunabhängigen Arealen (vorzugsweise Follikel). Unter Antigeneinfluß transformieren beide Zellarten in große ↗ pyroninophile Zellen, aus denen sich nach Multiplikation durch Mitose neben den Gedächtniszellen (↗ „memory cells", anamnestische Reaktion) sowohl die ↗ Effektorzellen der zellulären Immunität als auch die für die Produktion und Sekretion von ↗ Immunglobulinen verantwortlichen ↗ Plasmazellen entwickeln. Die bei der ↗ Follikelzentrumsreaktion vermehrt auftretenden ↗ Germinoblasten sind wahrscheinlich als unreife antikörper-produzierende Zellen anzusehen. Die Bedeutung der Milz als Abwehrorgan ergibt sich bereits daraus, daß sie ein Drittel des lymphoretikulären Gesamtbestandes des menschlichen Organismus enthält.

P Die Milz in experimentellen immunologischen Modellen:

a) ↗ *graft-versus-host-Reaktion:* Nach Injektion immunkompetenter Lymphozyten in einen Wirt mit verminderter Immunreaktivität kommt es infolge eines „homing"-Effektes zur Akkumulation dieser Zellen in der Milz. Die als Folge der Reaktion gegen den Wirt (sowie Proliferation wirtseigener Zellen) entstehende Splenomegalie dient als Maß der Reaktivität und Histokompatibilität dieser Zellen (SIMONSEN-Assay). Die graft versus host-Reaktion stellt eine gefürchtete Komplikation nach ↗ Knochenmarktransplantation dar.
b) ↗ *Milzkoloniebildungstest:* Messung der Proliferationskapazität multipotenter ↗ Stammzellen.

Milz und Transplantation:

Die Splenektomie als therapeutische Maßnahme nach ↗ Allotransplantationen ist nicht indiziert. Neben einer höheren Infektanfälligkeit ohne Effekt auf die Transplantatüberlebenszeit kann möglicherweise dadurch sogar die Ausbildung eines ↗ „autoenhancement"-Phänomens, d. h. die Bildung blockierender, transplantatschützender Antikörper durch den Wirtsorganismus selbst, verhindert werden. Die Milztransplantation selbst, obwohl technisch gelöst, ist mit erheblichen immunologischen Problemen belastet. Angewandt wurde sie bisher u. a. bei Morbus GAUCHER, und Hämophilie A. Neben möglichen ↗ „graft-versus-host"-Reaktionen ist die Handhabung der Immuntherapie dadurch kompliziert, daß die Rejektionsdiagnostik nicht durch eine einfache Funktionsanalyse des Organs möglich ist (GROTH et al., 1971). Zur weiteren Erforschung der Rejektion und Immunosuppression wird ein Milztransplantationsmodell an Inzuchtratten empfohlen (COBURN, 1969).
Demgegenüber verfügt die Milz über ein geeignetes Mikromilieu für die Differenzierung hämatopoetischer ↗ Stammzellen. Die intraorganische Injektion von Knochenmarkzellen zum Zweck einer ↗ Toleranz- oder Enhancementinduktion ist im Tierexperiment erfolgreich gehandhabt worden (MONACO et al., 1971). Neuere Arbeiten von MONACO et al. (1976) bestätigen die Bedeutung spenderspezifischen Knochenmarks für die Erzeugung eines aktiven Enhancements auch im humanen Bereich (Nierenallotransplantation). Die Applikation zellfreier Antigenpräparationen aus der Milz in Verbindung mit immunosuppressiven Maßnahmen stellt einen ebenfalls gangbaren

Weg zur experimentellen Toleranzinduktion dar (antigeninduzierte ↗ Immunosuppression, ↗ „enhancement“).

Splenektomie

Neben traumatischen Milzverletzungen, lokalen Milzerkrankungen und Systemerkrankungen mit krankheitsdominierender Milz zählen die hämatologischen Erkrankungen eindeutig zu den Hauptindikationen (MAPPES u. FISCHER, 1969; WEINREICH, 1970; HOFMANN et al., 1970). Wichtige Voraussetzungen sind bei letzteren die Bestimmung der Lebensdauer der Blutzellen (radioaktive Markierung) sowie die Organaktivitätsmessung.
Neben splenektomie-bedingten subjektiven Beschwerden (Reizbarkeit, Schlafstörungen, Kreislaufdysregulation, Schwitzen, Obstipation, Anfälligkeit gegenüber Allgemeininfektionen) zeichnen sich die Spätveränderungen nach LENNERT et al. (1969) durch folgende Laborbefunde aus: Blutbild: JOLLY-Körperchen, mehr oder weniger stark ausgeprägte Lymphozytose bei mäßiger Neutropenie und pathologischer Ausfall des Plättchenaggregationstests (vermehrte Thromboseneigung). Die anfänglich zu beobachtende Granulozytose soll durch den Wegfall eines die Granulozytose hemmenden und in der Milz gebildeten Stoffes entstehen, der danach kompensatorisch von anderen Organen produziert wird. Signifikante Erniedrigung der IgM-Ak und Erhöhung des IgG- und IgA-Spiegels auch nach länger zurückliegender, traumatisch bedingter Entfernung weisen auf die Bedeutung in der humoralen Immunität hin. Erniedrigung des IgM und Verminderung der Phagozytoseleistung gelten als Erklärung für die gesteigerte Infektionsanfälligkeit nach Splenektomie, bes. bei Kindern. (7)

L BLASZCZYK, N., P. MEIER ZU EISSEN, G. M. MÜLLER: Dtsch. Ges.wesen **30** (1975) 2039
COBURN, R. J.: Transplantation **8** (1969), 87
GROTH, C. G., et al.: Lancet 1971, 1260
HITTMAIR, A. M.: Folia Haematol. Leipzig, **100** (1973) 1
HOFMANN, K., H.-C. HEMPEL und J. GRIMM: Dtsch. Ges.wesen **25** (1970), 1236
LENNERT, K. A., M. D. SAENGER und W. MONDORF: Münch. med. Wschr. **111** (1969), 190
MAPPES, G., u. J. FISCHER: Dtsch. med. Wschr. **94** (1969), 584
MONACO, A. P., et al.: Transplant. Proc. **3** (1971), 680
MONACO, A. P., et al.: Surgery **79** (1976), 384
WEINREICH, J.: Dtsch. med. Wschr. **95** (1970), 348

Milz-Koloniebildungstest

D Durch klonale Proliferation hämatopoetischer Stammzellen in der Milz bestrahlter Mäuse makroskopisch sichtbare Kolonie-(Knötchen-)formation; Maß für die Proliferationskapazität multipotenter Stammzellen.

G **Endogene Kolonieformation**

10 Tage nach erfolgter ^{60}Co-Bestrahlung werden die Versuchstiere (Mäuse) getötet, nachdem ihnen 6 h vorher ^{59}Fe-Zitrat und/oder ^{125}J-UdR s.c. appliziert wurde. Die entfernten Milzen werden fixiert, gewogen, makroskopisch sichtbare Knötchen gezählt, die Radioaktivität gemessen und die Organe histologisch untersucht.
Die Anzahl der Kolonien nimmt exponential mit steigender Bestrahlung ab, unter 500 R konfluieren sie. Koloniebildung ist eine Funktion überlebender pluripotenter ↗ Stammzellen. Der Umsatz radioaktiven Eisens ist ein Maß für die Erythrozytopoese in den Kolonien, das ^{125}J-UdR dient zur Messung der DNS-Synthese.
Vorteil der Methode: relativ einfach, schnell, Vermeidung von in vitro-Zellmanipulationen.

Exogene Kolonieformation

Nach i.v.-Injektion einer genügend großen Anzahl von Knochenmarkzellen (10^4 bis 10^5 kernhaltige Zellen) in eine supraletal bestrahlte syngene Maus kommt es zur Bildung von Kolonien proliferierender Zellen in der Milz. Histologisch sind am 10. Tag Erythroblasten, Myeloblasten, Metamyelozyten und undifferenzierte Zellen zu sehen. Am 11. Tag sind Granulo- und Erythrozytopoese bereits gut entwickelt, Megakaryozyten können identifiziert werden. Die Anzahl der gebildeten Kolonien ist der Zahl der injizierten Zellen direkt proportional. Jede Kolonie ist das Resultat der klonalen Proliferation einer einzigen Stammzelle. (7)

L MARSH, J. C., et al.: J. exp. Med. **126** (1967), 833
TILL, J. E., et al.: Radiat. Res. **14** (1961), 213

Milzzellen

S Splenozyten

D Morphologisch und funktionell heterogen zusammengesetzte zelluläre Bestandteile der ↗ Milz, vorwiegend ↗ Lymphozyten, ↗ Makrophagen und Sinusendothelzellen.

G In der immunologischen Forschung werden häufig Milzzell-Kulturen, vor allem von der Maus, für funktionelle Untersuchungen (in vitro-Immunisierungen) benutzt. M. finden außerdem für die quantitative Bestimmung von Ak-bildenden (Plaquetest bzw. PFC = plaque forming cells) und Ag-bindenden Zellen (Immunzytoadhärenz- oder Rosettentest bzw. RFC = rosette forming cells) Verwendung.

P Bei der Herstellung einer Milzzellsuspension ist mit 60 bis 80% Lymphozyten und 20 bis 40% nicht-lymphoiden Zellen (Makrophagen, Granulozyten, Retikulum- und Endothelzellen) zu rechnen. Milzlymphozyten bestehen aus ca. 40% B- und 60% T-Zellen. (50)

minimal requirements

D Mindestanforderungen, z. B. an ↗ Impfstoffe, wie sie von WHO-Experten aufgestellt und in den WHO-Techn. Reports veröffentlicht worden sind. (↗ Impfstoffprüfung). (19)

Minortest ↗ Kreuzprobe

Mischimpfstoff ↗ Kombinationsimpfstoff

Mischinfektion

D Gleichzeitige ↗ Infektion mit verschiedenen Mikrobenarten. (19)

Mischkultur ↗ mixed ...

Mischzellagglutination

D Methode zur Testung von Gewebs-Ag, Sonderform der ↗ Agglutination.

G *Prinzip:* Gewebezellen werden mit einem Antiserum inkubiert, anschließend gewaschen. Zugabe von Indikatorzellen führt bei vollzogener Bindung des Antiserums an die Gewebezellen zur M. Empfindliche Methode. Kontrollversuche erforderlich. Mehrere Modifikationen. (21)

Mitochondrien-Antikörper

S mitochondrial antibodies

D Antikörper gegen Teile der Mitochondrienmembran.

H 1965 von WALKER et al. erstmals bei primärer biliärer Zirrhose beschrieben.

G Ag = Lipoprotein der inneren Mitochondrienmembran (Membrantransportprotein?); unter Komplementverbrauch reagiert es mit den entsprechenden Ak (BERG et al.). Die Ak reagieren vorwiegend mit Mitochondrien, die an Vorgängen mit hohem Energiebedarf beteiligt sind und Fettsäuren den Kohlenhydraten als Substrate vorziehen; sie gehören zu allen drei Haupt-Ig-Klassen, sind über viele Jahre ohne größere Titerschwankungen konstant, zeigen *keine Abhängigkeit vom Stadium der Krankheit oder von immunsuppressiver Th.* Von M. abzugrenzen sind ↗ Antimikrosomale Ak.

P **Nachweisverfahren:**

↗ Immunfluoreszenz
↗ KBR
passive Hämagglutination ↗ Agglutination

Nachweisbar in:

83–98% bei primärer biliärer Zirrhose
20–28% bei chronisch aktiver Hepatitis
25% bei kryptogener Zirrhose
5–8% bei SJÖGREN-Syndrom
5% bei Lupus erythematodes
1–3% bei Thyreotoxikose, Struma HASHIMOTO, perniziöser Anämie, Morbus ADDISON, Myasthenia gravis, rheumatoider Arthritis

Niedrige Titer bei: Virushepatitis, cholestatischen Drogenerkrankungen

Wird *zur DD der Ak-negativen cholestatischen Erkrankungen angewandt, die chirurgische Eingriffe erfordern.* Häufig mit Kollagenosen und mit Ak gegen Zellkerne (↗ antinukleäre Faktoren) und gegen glatte Muskulatur (↗ Muskel-Ak) vergesellschaftet. (30)

L DONIACH, D.: Triangel 11 (1972), 1, 29

Mitogene ↗ B-Lymphozyten-Stimulation

Mitogenic factor

Abk. MF

S Lymphocyte mitogenic factor

D Von kultivierten Lymphozyten nach spezifischer und unspezifischer Aktivierung freigesetzter Faktor (↗ Lymphokin), der sowohl die DNS-Synthese in nicht-sensibilisierten Lymphozyten als auch deren Blastentransformation stimuliert.

G MAINI et al. (1969) fanden, daß antigenaktivierte sensibilisierte menschliche Lymphozyten einen MF freisetzen, der sowohl die DNS-Synthese allogener und autogener nicht-sensibilisierter Lymphozyten als auch ihre Blastentransformation stimuliert. Untersuchungen an Sarkoidose-Patienten sprechen für eine antigen-spezifische Bildung des MF, wohingegen sein Effekt auf die Lymphozyten unspezifisch ist (GIRARD et al., 1971). Demgegenüber stehen Beobachtungen, daß auch ↗ Concanavalin A als unspezifisches Mitogen humane Lymphozyten zur MF-Bildung stimuliert (SMITH u. BARKER, 1972). Auch nach Kultivierung peripherer Blutlymphozyten von Patienten mit Graspollenallergie mit Graspollen-Ag konnte im Überstand MF nachgewiesen werden (MAINI et al., 1971). Damit scheint der MF sowohl bei der „immediate" als auch „delayed hypersensitivity" zu wirken, wobei im Fall der Pollenallergie solche Mediatoren möglicherweise die Bildung von ↗ Reaginen fördern. Versuche mit antigenstimulierten Lymphozyten von Meerschweinchen ergaben, daß die MF-Aktivität nicht von der Präsenz des Ag abhängt, die Lymphozytenstimulation in Abwesenheit anderer Zelltypen erfolgt und sowohl DNS-Synthese als auch Mitosen nur in einer Subfraktion der Lymphozytenpopulation induziert wird, die einer Blastentransformation unterliegt (HART, JONES u. NISONOFF, 1973). Nach den Untersuchungen von MACKLER et al. (1974) produzieren aktivierte (EAC = erythrocyte-antibody(19S)-complement) menschliche ↗ B-Lymphozyten ebenfalls einen MF, der in gleicher Weise ↗ T- und ↗ B-Lymphozyten aktiviert wie ein aus Concanavalin A-stimulierten T-Lymphozyten freigesetzter MF. (7)

L GIRARD, J.-P., et al.: Int. Arch. Allergy 41 (1971), 604
HART, D. A., et al.: Cell. Immunol. 9 (1973), 173
MACKLER, B. F., et al.: Nature 249 (1974), 834
MAINI, R. N., et al.: Nature (Lond.) 224 (1969), 43
MAINI, R. N., et al.: Clin. Exp. Immunol. 9 (1971), 449
SMITH, J. L., et al.: Clin. Exp. Immunol. 12 (1972), 507

Mitomycin C

D Von Streptomyces caespitosus gebildetes, durch einen Äthyleniminring alkylierend wirkendes Antibiotikum, das hauptsächlich in der Krebschemotherapie eingesetzt wird.

H Isolierung des Stammes 1955 durch HATA et al. in Tokio. Reinigung des Mitomycin C (MC) durch WAKAKI et al. vom Forschungslabor der Kyowa Hakko Kogyo Co., Ltd.

G Struktur:

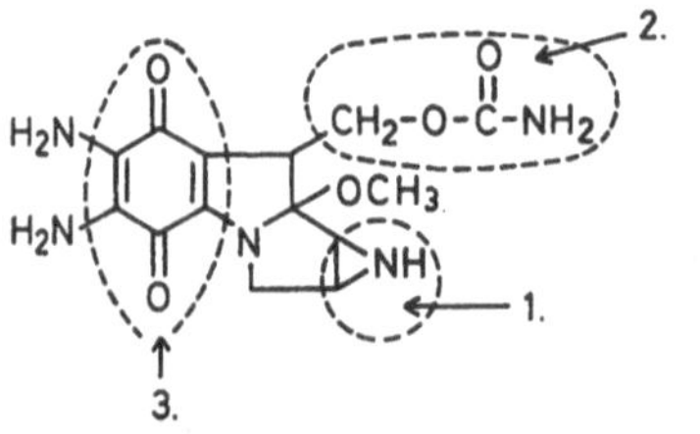

Wirkungsweise: Das Reaktionsprodukt von enzymatisch reduziertem MC (und Verlust der $-OCH_3$-Gruppe) mit DNS hemmt die DNS-Polymerase, wodurch es im weiteren zur Hemmung der DNS-Synthese kommt (Mitosehemmung).

P In der Klinik meist in Kombination mit anderen Zytostatika (wie 5-Fluorurazil, Zytosinarabinosid) verwendet. Limitierung des kl. Einsatzes durch die sehr hohe Toxizität. Hämatologische Nebeneffekte: Leukozytopenie, Thrombozytopenie. Sonstige Nebenwirkungen: Anorexie, Nausea, Diarrhoe, Erbrechen.
Im Experiment Hemmung der Bildung zytotoxischer Ak, wenn MC in kleinen Dosen zum Zeitpunkt der Ag-Stimulation appliziert wird (SAKAUCHI u. DEWITT, 1967).
Das Entstehen maligner Tumoren (Mamma, Lunge, Leber u. a.) bei 34% M.C-behandelter (i.v.) Ratten beschrieben SCHMÄHL und OSSWALD (1967).
Anwendung von MC in der ↗ Lymphozytenmischkultur: BACH und VOYNOW inaugurierten 1966 eine methodische Verbesserung der Lymphozytenmischkultur, wobei eine der beiden Populationen für 20 min bei 37 °C mit 25 µg MC/ml Suspension inkubiert wird. Durch die damit erzielte DNS-Hemmung reagieren die Zellen selbst nicht mehr auf einen Ag-Stimulus (keine 3H-Thymidininkorporation), wirken aber noch als Stimulans (stimulating cells) für die unbehandelte 2. Lymphozytenpopulation (responding cells). Da 25 µg MC/ml zu keiner kompletten Lymphozyteninaktivierung führen (↗ potentiating factor), empfehlen ETHEREDGE et al. die Anwendung von 50 µg MC/ml. Die notwendigen Kontrollkulturen sollten in ihrem zahlenmäßigen Gehalt an „responding" und „stimulating cells" den eigentlichen Versuchskulturen entsprechen, da MC-behandelte autologe Zellen häufig einen überadditiven ^{3}H-Thymidineinbau in den unbehandelten autologen Zellen bewirken. (7)

L BACH, F. H., und N. K. VOYNOW: Science 153 (1966), 545
CLARK, R. L:, und R. W. CUMLEY: The Year Book of Cancer 1974. Year Book Meidcal Publishers Inc., Chicago, pp. 388
ETHEREDGE, E. E., et al.: Transplantation 15 (1974), 331
GRUNDMANN, E. (Hrsg.): Geschwülste · Tumors II, Handbuch der allgemeinen Pathologie, 6. Band, 6. Teil. Springer-Verlag, Berlin—Heidelberg—New York 1975
IYER, V. N., und W. SZYBALSKI: Science 145 (1964), 55
LEBRUN, A., und B. BAIN: Transplantation 11 (1971), 567
SAKAUCHI, G., und C. W. DEWITT: Transplantation 5 (1967), 248

Mitosegifte

S Antimitotika
Mitosehemmer

D Gruppe von Substanzen, die eine Mitose hemmen.

G In der Regel wird der Mitosevorgang durch M. in der Metaphase durch Insuffizientwerden des Spindelapparates arretiert. Dadurch erfolgt Behinderung und Unterdrückung von Zellteilung (Proliferationshemmung, auch der Immunozyten).

P M. haben in der Th von Immunerkrankungen keine Anwendung gefunden. Sie werden in erster Linie bei malignen Erkrankungen des hämatopoetischen Systems eingesetzt. Die beiden für die Th bedeutsamsten Gruppen sind das Kolchizin und seine Derivate sowie die Alkaloide der *Vinca rosea.* (23)

L HAUSCHILD, F.: Pharmakologie und Grundlagen der Toxikologie. VEB Georg-Thieme-Verlag, Leipzig 1972
RICKEN, D., und K. SCHUMACHER: Medikamentöse Immunsuppression. I. Arbeitstagung in Bad Tölz, Okt. 1970. Georg-Thieme-Verlag, Stuttgart 1971

Mitosehemmer ↗ Mitosegifte

Mittelohrerguß

S Paukenhöhlenerguß
Mittelohrsekret
Mittelohrflüssigkeit
middle ear effusion (engl.)

D Pathologische Ansammlung von Flüssigkeit unterschiedlicher Zusammensetzung und Konsistenz in der Paukenhöhle.

G Erkrankungen der Mittelohrschleimhaut, des benachbarten Mastoids sowie der Tuba pharyngo-tympanica sind in den meisten Fällen von einem serösen, schleimigen (bis gallertigen) bzw. eitrigen Paukenhöhlenerguß begleitet. Die meisten biochemischen, immunologischen und morphologischen Untersuchungen beziehen sich auf seröse oder schleimige Ergüsse bei nicht-eitriger Otitis media (O. m.). Die Angaben über Gesamtprotein variieren teilweise erheblich; folien- und immunelektrophoretisch würden weitgehend serumähnliche Proteinverteilungen gefunden. Immunologische und chemische Befunde, Sekret- ↗ IgA, IgG-IgA-Verhältnis, virale Ak-Aktivität, ↗ immunkompetente Zellen) weisen auf einen sekretorischen Anteil der Ergüsse und auf ein lokales immunologisches Abwehrsystem in der Mittelohrschleimhaut hin. ↗ IgE-Angaben lassen in den meisten Fällen keinen Zusammenhang zwischen atopischer Allergie (↗ atopische Erkrankungen) und O.m. erkennen.
Aus der Bestimmung von Proteinasen, Proteinaseninhibitoren und Ig in eitrigen Ergüssen wird geschlossen, daß die chron. eitrige O. m. Folge einer Schwächung des immunologischen Abwehrsystems infolge erhöhter proteolytischer Spaltung der Ig (↗ IgG-Fragmente) ist. Nach operativer Behandlung der erkrankten Ohren wurde ein lokaler Inhibitor- und Ig-Anstieg festgestellt, der als wesentlicher Faktor für die Ausheilung angesehen wird.

P Besondere klin. Bedeutung wird heute der nicht-eitrigen chron. exsudativen O. m. beigemessen, die vorwiegend im Kindesalter auftritt. Trotz Vielzahl von Untersuchungen besteht noch wenig Klarheit über die Ätiologie, Genese und besonders spezifische Bedeutung lokaler Immunvorgänge. (56)

L BERNSTEIN, J. M., et al.: Arch. Otolaryngol. 99 (1974), 320
HUSSL, B.: Mschr. Ohr.hk., Wien 107 (1973), 97 und 141
KASTENBAUER, E. R., et al.: Laryng. Rhinol. 55 (1976), 36 und 804
LIM, D. J., et al. (eds.): Recent advances in middle ear effusions. Ann. Otol. Rhinol. Laryngol. 85 (1976), Suppl. 25 und 26
MOGI, G., et al.: Ann. Otol. Rhinol. Laryngol. 83 (1974), 92, 239 und 393

mixed haemadsorption

D Gemischte Antiglobulinreaktion zum Nachweis von Antigenen oder Antikörpern unter Verwendung von ambozeptorsensibilisierten Erythrozyten als Indikatorsystem.

G **Prinzip** ist von der indirekten ↗ Immunfluoreszenz abgeleitet. *Reaktion verläuft in 2 Schritten.* 1. Ag wird mit dem homologen Ak überschichtet. Dadurch bildet sich ein AAK. 2. Indikatorsystem wird aufgebraucht. Es besteht aus genau eingestellten ambozeptorsensibilisierten Erythrozyten, denen eine bestimmte Menge Antiglobulin zugefügt ist, das gegen die Spezies gerichtet ist, von der die Ak stammen.
Im positiven Falle bilden sich makroskopisch ablesbare Hämadsorptionszonen.

P Reaktion ist sehr empfindlich und zum Nachweis von Virus-Ag, zellulären Ag und zur Titration von Ak einsetzbar. (14)

L COOMBS, R. R. A., et al.: Brit. J. Haemat. 2 (1956), 84
FAGRAEUS, A., et al.: J. Immunol. 9 (1965), 61
FAGRAEUS, A., et al.: J. Nature 190 (1961), 370
JOHNSON, J., et al.: Int. Arch. Allergy 29 (1966), 329

mixed lymphocyte reaction ↗ Lymphozytenmischkultur

M-Komponente

S M-Gradient

D Myelom- oder Makroglobulin-Komponente.

H Von RIVA eingeführter Begriff zur Kennzeichnung einer Paraproteinkomponente. (2)

L RIVA, G.: Serumeiweißbild des Menschen. Verlag Hans Huber, Bern—Stuttgart 1957

M_K-Zellen ↗ killer cells

MNSs-Blutgruppen

Antigene: MNSs und zahlreiche Varianten (s. Tabelle S. 320)

D Blutgruppen-Ag an Erythrozyten und Thrombozyten (Leukozyten) des Menschen (Affen).

H LANDSTEINER und LEVINE entdeckten 1927 die Ag und Ak M und N durch Immunisierung von Kaninchen mit menschlichen Erythrozyten. S und Anti-S beschrieben WALSH und MONTGOMERY 1947, s und Anti-s LEVINE et al. 1951.

G Merkmale M, N, S und s werden kombinant nach den MENDEL-Regeln vererbt, wobei *M* und *N*, *S* und *s* Allele darstellen (RACE und SANGER). Nach WIENER steuern vier Allele die Synthese der Agglutinogene MS, Ms, NS und Ns, die je aus zwei Faktoren bestehen. Mit vier Antiseren lassen sich 9 Phänotypen nachweisen, denen 10 Genotypen entsprechen.

Häufigkeit der MNSs-Typen in Europa
(nach CLEGHORN 1960)

Reaktion mit Anti- M	N	S	s	Phänotyp	Genotyp	Häufigkeit in %
+	−	+	−	MS	*MS/MS*	5,7
+	−	−	+	Ms	*Ms/Ms*	10,1
+	−	+	+	MSs	*MS/Ms*	14,0
+	+	+	−	MNS	*MS/MS*	3,9
+	+	+	+	MNSs	*MS/Ns* oder *Ms/NS*	22,4
+	+	−	+	MNs	*Ms/Ns*	22,6
−	+	+	−	NS	*NS/NS*	0,3
−	+	−	+	Ns	*Ns/Ns*	15,6
−	+	+	+	NSs	*NS/Ns*	5,4

Häufigkeit des Merkmals M:

50—60% in Europa, Afrika und Asien,
90—95% bei Indianern,
30% bei Eingeborenen Australiens.

Bei Europäern sind M und S bis zu 50%, N und s bis zu 56% gemeinsam vorhanden. Ag S ist häufiger in Indien als in Europa, in Afrika selten und fehlt den australischen Eingeborenen. Blutgruppensubstanzen M, N, S und s sind chemisch Mukoide, d. h. Glykoproteide mit hohem Kohlenhydratanteil. Sie enthalten außerdem N-Azetylneuraminsäure.
MNSs-Blutgruppe stellt durch zahlreiche Varianten der M-, N-, S- und s-Ag ein kompliziertes System dar. Einige der Allele werden als Varianten, andere als Untergruppen-, als Satelliten- oder als Mosaik-Ag beschrieben. Einige der bisher bekannten Varianten werden tabellarisch aufgeführt (s. Tabelle).

P *Ag* M, N, S und s sind bei Geburt voll ausgebildet. Sie zeigen *‚Dosiseffekt‘*. MNSs-Blutgruppen haben für gerichtsmedizinischen Vaterschaftsausschluß große Bedeutung.

Varianten der MNSs-Antigene

Antigen	Besonderheiten	Häufigkeiten	Entdecker
M_1		häufiger bei Schwarzen als bei Weißen	JACK et al. (1960)
M_2		häufiger bei Weißen als bei Schwarzen	FRIEDENREICH u. LAURIDSEN (1938)
M^c	Intermediärtyp von M und N		DUNSFORD et al. (1953)
M^G	Gilfather durch Anti-M^g	zu 0,15% bei Schweizern	ALLEN et al. (1958)
M^k			METAXAS et al. (1964)
M^a	inkomplette Ausbildung von M		KONUGRES et al. (1966)
M^v	(variant)	zu 0,25% bei Weißen	GERSHOWITZ u. FRIED (1966)
M^z, M^r	kodominante Allele		
M', M^A, M^e	Partialantigene		
N_2			CROME (1935)
S^u		bei Negern	WIENER et al. (1953)
S_2	schwache S-Variante		HURD et al. (1964)
U^a, U^b	Partialantigene		
Hu	Hunter	bis 7% bei Negern (USA) bis 22% bei Negern (Afrika)	LANDSTEINER et al. (1936)
He	Henshew	bis 2% bei Negern (Afrika)	IKIN u. MOURANT (1951)
Ri^a	Ridley gehäuft mit MS	Engländer 0,1%, Japaner 10%	GLEGHORN (1962)
St^a	Stones mit Ns		
Mt^a	Martin mit Ns		SWANSON u. MATSON (1962)
Ny^a	Nyberg mit Ns	Norwegen 0,3%	ÖRJASAETER et al. (1964)
Sul	Sullivan mit Ns		KONUGRES u. WINTER (1967)
Cl^a	Caldwell mit Ms	sehr selten	WALLACE u. IZATT (1963)
Ve	Ve mit Ms		V. D. HART et al. (1958)
Tm		25% bei Weißen, 31% bei Negern	ISSITT et al. (1968)
Sj		2% bei Weißen, 4% bei Negern	
Mi^a	Miltenberger		LEVINE et al. (1951)
Vw	Verweyst		V. D. HART et al. (1954)
Mu	Murell	Antigene des Miltenberger-Systems	CLEGHORN (1961)
Hil	Hill		GLEGHORN (1966)
Hut	Hutchinson		CLEGHORN (1966)

M-Substanz wird durch Enzymteste zerstört (Abbau von Glykoproteinanteilen), N-spezifische Grundsubstanz bleibt erhalten. Nachweis der Ag M und N mit Heteroimmunseren von Kaninchen, der Ag S und s mit menschlichen Immunseren.
Ak Anti-M, -N, -S und -s sind seltene menschliche Ak. Anti-M häufiger als Anti-N, beide sind meist Kälteagglutinine (IgM), reagieren optimal bei +4°C. Sie können Transfusionsreaktionen auslösen. Anti-N wurde auch als Auto-Ak beobachtet. Anti-S kann als Kälte-Ak vorkommen, als Immunisierungsfolge kann Anti-S ebenso wie Anti-s Transfusionsreaktionen und Schwangerschaftsunverträglichkeiten verursachen. Anti-s reagiert im COOMBS-Test. (16)

L LANDSTEINER, K., und Ph. LEVINE: Proc. Soc. exp. Biol. (N.Y.) **24** (1927), 600
LEVINE, Ph., et al.: Proc. Soc. exp. Biol. (N.Y.) **78** (1951), 218
WALSH, R. J., und C. MONTGOMERY: Nature (Lond.) **160** (1947), 504

modifiziertes β_2B-Globulin ↗ C3c

Modulation

D Unterschiedliche Syntheserate verschiedener Peptidketten an einem Messenger, kodiert durch spezifische Nukleotidtripletts. Regulationsmöglichkeit der Proteinsynthese auf der Translationsstufe. (15)

Modulation, antigene

D Verschwinden von Oberflächenantigenen in Anwesenheit von Antikörpern.
G M. tritt in vivo und in vitro nach Reaktion zwischen Ak und oberflächenlokalisierten Ag auf. Das Phänomen ist auf die AAR zurückzuführen, da auch ↗ Fab-Fragmente antigene M. hervorrufen können. M. ist ein aktiver Stoffwechselprozeß, sie wird durch niedrige Temperatur und Stoffwechselinhibitoren gehemmt. Es handelt sich um ein reversibles Phänomen, bei Abwesenheit der Ak treten die Ag wieder auf. M. wurde zuerst für ↗ TL-Ag beschrieben, trifft aber auch für ↗ H-2-Ag und ↗ Ig an der Lymphozytenoberfläche zu. M. von ↗ Tumor-Ag an der Zelloberfläche kann das Wachstum von Tumorzellen trotz vorhandener Immunabwehr ermöglichen. (13)

Molekularbiologie

D Lehre von den molekularen Grundlagen der Steuerung und Regulation (*Molekulargenetik*) der Stoffwechselprozesse (*Biochemie*) in Lebewesen. (19)

L GEISSLER, E. (Hrsg.): Meyers Taschenlexikon Molekularbiologie. Verl. Bibliographisches Institut, Leipzig 1970
OLD, L. J., et al.: J. Exp. Med. **127** (1968), 523

monogen

D Durch einen einzigen ↗ Genort bedingtes Merkmal. (15)

monoklonale Gammopathie ↗ Gammopathie

monoklonales Immunglobulin (moderne Bezeichnung) ↗ Paraprotein(e)

mononucleosis infectiosa

S PFEIFFER-Drüsenfieber
Lymphozytenangina
Monozytenangina
Akute benigne Lymphoblastose
TÜRK-Lymphomatose
Lymphämoides Drüsenfieber (GLANZMANN)
D Fieberhafte, gutartige Infektionskrankheit (durch ↗ EPSTEIN-BARR-Virus) mit nekrotisierender Angina, generalisierten Lymphknotenschwellungen, Milztumor und oft massenhaftem Auftreten lymphoider und/oder monozytoider Zellen im peripheren Blut.
G Das EBV ist auch aus dem Gewebe von Kranken mit einem ↗ BURKITT-Lymphom isoliert worden und verweist die m.i. in den Formenkreis der ↗ Immunproliferationskrankheiten. Immunol. Situation zeigt als Besonderheit das Auftreten ↗ heterogenetischer Ak gegen Erythrozyten und eine passagere Störung der ↗ zellvermittelten Immunreaktion. Erkrankung befällt vor allem junge Menschen und kommt in Gemeinschaften nicht selten epidemisch vor.
P Bei klin. Verdacht und entsprechendem Blutbild wird nach heterogenetischen Ak gefahndet (↗ PAUL-BUNNELL-Reaktion). (11)

L OCKLITZ, H. W., et al.: Infektologie. Verlag Volk und Gesundheit 1974

mononukleäres phagozytäres System (MPS) ↗ Phagozyt

monovalent

D Eine reaktive Gruppe enthaltend.
G Ein monovalentes Ak-Molekül hat nur eine oder zumindest nur eine aktive Bindungsstelle. Es kann Ag binden, aber keine sekundären Phänomene, wie Präzipitation oder Agglutination einleiten. M. sind die durch Papainspaltung gewonnenen ↗ Fab-Frag-

mente. Ein m. Ag-Molekül besitzt nur eine Determinante für die Reaktion mit einem Ak. (1)

Monozyt ↗ Makrophag

Monozytenangina ↗ mononucleosis infectiosa

Montenegro-Test ↗ Spätreaktion

Morbillisation ↗ Masernvirus-Impfstoff

Morbus BRILL-SYMMERS ↗ Zentroblastom — Zentrozytom

Morbus DOWN

S Morbus Langdon DOWN
Mongolismus
Mongoloide Idiotie

D Krankheitsbild infolge einer autosomalen Chromosomenaberration (Trisomie 21).

H Erstbeschreibung des Krankheitsbildes durch Langdon DOWN 1866.

G *Abnorme immunologische Reaktivität:*

1. Funktionsminderung der ↗ Lymphozyten,
2. ↗ zelluläre Immunreaktivität herabgesetzt, nachweisbar durch ↗ Intrakutantest und andere zelluläre Methoden (in vivo und in vitro),
3. Neigung zu exzessiver IgG-Antwort (↗ humorale Immunität),
4. absolute Vermehrung der Basophilenzahl (Mastzellen),
5. Neigung zu überdurchschnittlicher Granulozytose.

P Erhöhte Empfänglichkeit für *Infektionskrankheiten* mit Neigung zu schweren Verläufen. Überdurchschnittlich häufiges Auftreten von *Tumoren* (einschließlich ↗ Leukämie). (25)

L KOBAYASHI, N., et al.: Paediat. Univ. Tokyo 17/1 (1970), 10
SUTNICK, A. J., et al.: J. Nat. Cancer Inst. 47/5 (1971), 923

Morbus haemolyticus

— fetalis
— neonatorum

Abk. M. h. f. bzw. M. h. n. (Mhn)

S Erythroblastosis fetalis
hämolytische Neugeborenenkrankheit

D Immunhämolyse bei Neugeborenen infolge diaplazentar von der Mutter übergetretener Antikörper.

H 1940 Entdeckung des ↗ Rh-Faktors durch LANDSTEINER und WIENER. 1941 Erklärung der Rhesusbedingten Neugeborenenkrankheit durch LEVINE.

G Kindliche (fetale) ↗ Blutgruppen-Ag können durch diaplazentaren Transfer in den mütterlichen Organismus während der Schwangerschaft und bes. unter der Geburt eine ↗ Immunisierung in Gang setzen. Voraussetzung ist eine entsprechende Blutgruppenkonstellation Mutter/Kind mit Fehlen des Blutgruppen-Ag bei der Mutter.

Häufigste M. h. n.-Konstellationen:

Mutter d — Kind D } ↗ *Rhesus-*
Mutter c — Kind C } *Inkompatibilität*
Mutter 0 — Kind A oder B ↗ *ABO-Inkompatibilität*

Im Laufe der nächsten blutgruppenunverträglichen Schwangerschaften wirken die fetalen Blutgruppen-Ag im Sinne eines ↗ booster-Effekts mit beschleunigter mütterlicher Ak-Produktion und ↗ Plazentapassage des Ig G.

P Nicht jede unverträgliche Blutgruppenkonstellation führt zur Ak-Bildung der Mutter, nicht jede mütterliche Ak-Bildung führt zu einer kindlichen Erkrankung.
Bei *jeder* Schwangeren erfolgt in der 12. bis 16. und 21. bis 28. Schwangerschaftswoche die (in der DDR gesetzlich vorgeschriebene) ↗ Blutgruppenbestimmung und zweimalige Untersuchung des Serums auf irreguläre Ak (z. B. gegen Ag des ↗ Rh-Blutgruppensystems, ↗ Duffy- und Kell-Blutgruppensystems).
Bei der Erkrankung des Kindes (M.h.n.) werden *3 Verlaufsformen* (Schweregrade) unterschieden:

Anaemia neonatorum,
Icterus gravis mit Gefahr eines Kernikterus (Bilirubinenzephalopathie) und
Hydrops universalis fetus.

Es besteht ein *Unterschied zwischen fetalem und neonatalem Krankheitsbild des M.h.* Gehen bereits in der Schwangerschaft große Mengen an Ak zum Fetus über, so steht die Hämolyse-bedingte schwere Anämie im Mittelpunkt, die zur hypoxischen Kapillarschädigung mit universellem Ödem (Hydrops fetus et placentae, Hydrops congenitus universalis) und zum intrauterinen Fruchttod bzw. Tod unmittelbar nach der Geburt führen kann. Im Mittelpunkt des Morbus haemolyticus neonatorum steht dagegen die Hyperbilirubinämie (Icterus gravis neonatorum).

P Durch die ↗ *Anti-D-Immunprophylaxe* ist in den letzten Jahren ein deutlicher Rückgang der Häufigkeit des M.h.n. zu verzeichnen. (9 + 19)

L LANDSTEINER, K., A. S. WIENER: Proc. Soc. exp. Biol. (N.Y.) 43 (1940), 223
LEVINE, P., et al.: Amer. J. Obstet. Gynec. 42 (1941), 925
WILKEN, H., J. ROEWER, H. EGGERS: Morbus haemolyticus beim Fetus und Neugeborenen. Verl. Joh. Ambr. Barth, Leipzig 1971

Morbus lympholyticus neonatorum ↗ Ataxia teleangiectasia

Morbus maculosus haemorrhagicus ↗ Immunthrombozytopenie

Morbus maculosus WERLHOFI ↗ Immunthrombozytopenie

Morbus WALDENSTRÖM ↗ Makroglobulinämie WALDENSTRÖM

Morbus WERLHOF ↗ Immunthrombozytopenie

MORGAN-Einheit

S genetic unit
D Genetische Maßeinheit.
G 1 Prozent ↗ Rekombinationsfrequenz (= Austauschhäufigkeit) entspricht 1 MORGAN-Einheit auf der Chromosomenkarte. (15)

MORO

D Perkutane Anwendung von ↗ Tuberkulin. (19)

MPCA

Abk. für mouse-specific plasma cell antigen (engl.)
mausspezifisches Plasmazellantigen
D Differenzierungs-Ag von Plasmazellen der Maus.
G Das MPCA wird mit heterologen Antiseren nachgewiesen und ist speziesspezifsch. Im Gegensatz zum MBLA ist das MPCA charakteristisch für späte Reifungsstadien von B-Lymphozyten. (13)

M-Präzipitation (Streptococcus pyogenes) ↗ Streptokokkenantigene, zelluläre

M-Protein ↗ Streptokokken-Antigen

MSLA

Abk. für mouse-specific lymphocyte antigen (engl.)
mausspezifisches Lymphozytenantigen
D ↗ Differenzierungs-Ag von thymus-abgeleiteten Lymphozyten der Maus.
G Das MSLA wird mit heterologen Antiseren nachgewiesen und ist in allen Mäusen enthalten. Ähnliche speziesspezifische, durch heterologe Antiseren nachweisbare T-Zell-Ag wurden auch bei Hühnern, Ratten, Kaninchen und Menschen gefunden. (13)

Mt^a (Martin) ↗ MNSs-Blutgruppen, Varianten

Mu (Murell) ↗ MNSs-Blutgruppen, Varianten

mucin clot prevention test ↗ Anti-Hyaluronidase-Reaktion

Mukoide ↗ Glykoproteine

Mukoproteine ↗ Glykoproteine

Multimer

D Aus Untereinheiten (Polypeptidketten) aufgebautes Proteinmolekül (Quarternärstruktur). (15)

multiple Allelie

D Vorkommen von mehr als zwei allelen Zuständen auf einem ↗ Genort. (15)

multiple Blutdrüsensklerose ↗ Autoimmun-Poly-endokrinopathie

„Multiple intradermal injection"-Immunisierung

S „multiple-site" Technik
D Methode zur Gewinnung von Antiseren unter Einsatz kleinster Ag- bzw. Hapten-Eiweiß-Konjugatmengen.
G Einmalige Applikation von 20–500 µg Ag bzw. Hapten-Eiweiß-Konjugat und ↗ FREUNDschem Adjuvans, wobei 40–50 intradermale Quaddeln auf einem rasierten Hautareal eines Kaninchens oder anderen Versuchstieres gesetzt werden und zusätzlich s.c. ↗ Pertussisvaccine verabreicht wird. Antiserumgewinnung nach 6–8 Wochen. Bei schwachem ↗ Immunogen Wiederholung der multiplen intradermalen Injektionen nach 6 bzw. 12 Wochen (Abbildung).

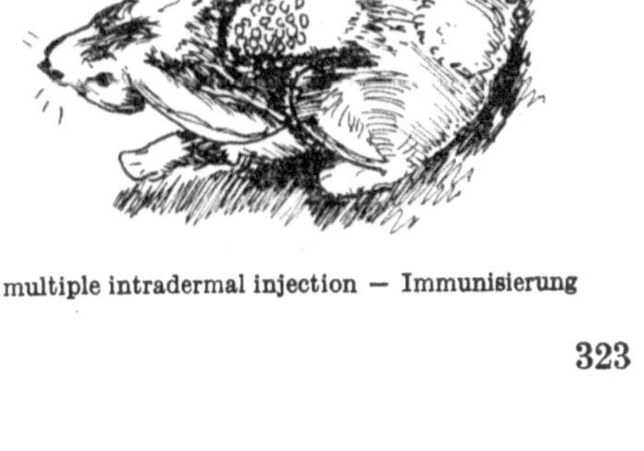

multiple intradermal injection – Immunisierung

P Insbesondere zur Gewinnung von Antiseren gegen Hormone (Steroide, Peptidhormone usw.) verwandt, die im ↗ Radioimmunassay eingesetzt werden. (18)

L VAITUKAITIS, J., et al.: J. clin. Endocr. Metab. 33 (1971) 988

multiple puncture

S Vielfachstiche
D kutane Impftechnik, bei der der Impfstoff durch kleine Stiche in die Haut gebracht wird.
↗ Vakzinevirus-Impfstoff. (19)

„multiple-site"-Technik ↗ „Multiple intradermal injection"-Immunisierung

multiple Sklerose

Abk. MS
S Encephalomyelitis disseminata
Chronische disseminierte Enzephalomyelitis
Demyelinisierende Enzephalomyelitis
Entmarkungsenzephalomyelitis
Polysklerose
sclerosis multiplex
sclérose en plaque disséminées (frz.)
Morbus CHARCOT
D Primär selbständige und organtypische entzündliche Erkrankung der weißen Substanz des Hirns und Rückenmarks disseminierter, multi-lokulärer Topik und unterschiedlicher Krankheitsdynamik auf der Grundlage exogen-(virus-)induzierter und endogener, autoantigener, neuroimmunol. Vorgänge mit der Folge selektiver Entmarkung.
G Ätiopathogenetisch nicht eindeutig geklärt. Kombination von exogen induzierten, virusbedingten mit endo-antigenen, auto-immunol. Faktoren: (a) *Virustheorie* = latente oder slow-virus-Infektion, Persistenz von Paramyxoviren; virusinduzierte Immunreaktion. (b) *Neuroallergische Theorie* = postnatale Entwicklung des Myelins; Entstehung eines alterierten, pathologischen Myelinproteins; Adjuvans- oder Haptenwirkung (Viren), Störung des Immunsystems; Brechung der ↗ Immuntoleranz gegenüber dem ↗ enzephalitogenen Protein; genetische Determination (HLA, A3, B7, DRw2), Membrandefekt (ungesättigte Fettsäuren). Unter autoimmunol. Aspekt lassen sich nach SEITELBERGER **drei pathogenetische Stadien** unterscheiden:

1. Übertritt des Ag (EP) in das extrazerebrale Milieu (Bluthirnschrankenstörung), dadurch Möglichkeit einer Immunisierung.

2. Erneute Ag-Wirkung mit mononukleärer Proliferation und entzündliche Infiltration, Eindringen von Mediatoren sowie Ak durch die Bluthirnschranke mit der Möglichkeit einer intraneuralen Sensibilisierung.

3. Infolge der spezifischen Sensibilisierung Auftreten von Gewebsläsionen mit den Merkmalen des ↗ Spätreaktionstyps und den membranolytischen Reaktionen an der Markscheide (Lysokephalin); es resultiert die herdförmig-diskontinuierliche Demyelinisation mit Gliazellproliferation.

Als *tierexperimentelles Modell* der MS gilt die ↗ experimentelle allergische Enzephalomyelitis.

Bes. *Erkrankungsformen der MS*: akute disseminierte Enzephalomyelitis, Neuromyelitis optica, die para- oder postinfektiös sowie postvakzinal ausgelöste Encephalomyelitis disseminata, Übergangsformen zu speziellen Entmarkungsenzephalomyelitiden: diffuse Sklerose (SCHILDER), konzentrische Sklerose (BALÓ), sklerosierende Entzündung des Hemisphärenmark (SPIELMEYER).

P Überwiegend im jüngeren Lebensalter und in den nördlichen Breiten. Klin. multilokuläre, wechselnde *Symptomatologie großer Variation* mit Beteiligung der Hirnnerven (Neuritis retrobulbaris) und des Hirnstammes, des pyramidal-motorischen, sensiblen und zerebellaren Systems, psychopathologische Abweichungen. Typisch ist die schubförmig-remittierende Verlaufsform, auch chron. protrahierte Krankheitsformen, selten latent und benigne; allgemein fortschreitendes Krankheitsbild (spastische Para- oder Tetraparese, Demenz), ungünstige Prognose für die primär chron.-progredienten Verläufe und die maligne Form. Verlaufsbeobachtung als di Sicherheitskriterium. *Methoden zum Nachweis der zellulären Immunität* (↗ Makrophagenmigrationshemmfaktor, macrophage slowing factor, LAD-Reduktion) *Liquorsyndrom* mit lymphoplasmozytärer Zellvermehrung sowie Eiweiß- und Gammaglobulinvermehrung (oligoklonales IgG, hohe kappa-lambda-Ketten-Relation) di bedeutsam, bes. zur Früh-Di und Früh-Th mit Schubprophylaxe. *Th Konzeption* mit ↗ Immunsuppressiva; perspektivisch Induktion der Ag-spezifischen ↗ Immuntoleranz. (12)

L CAZZULLO, C. L., et al. (Edd.): Internat. Meeting Immunopath. Immunogenet. of MS. Boll. Ist. Sieroter. Milan. 56, 504 (1977)
FIELD, E. J. (Ed.): Multiple sclerosis. MTP Press Ltd., Lancaster (Engl.) 1977
MCALPINE, D., et al.: Multiple sclerosis, 2. ed. Livingstone, Edinburgh 1972
VINKEN, P. J., and G. W. BRUYN (Edd.): Handbook of clinical Neurology. Vol. 9. North-Holland Publ. Co., Amsterdam 1970
WOLFGRAM, F., et al. (Edd.): Multiple Sclerosis. Academic Press, New York—London 1972

multiples Myelom ↗ Plasmozytom

Mumps-Antigen ↗ Spätreaktion

Mumpsvirus-Impfstoff

S Mumpsvirus-Vakzine, Ziegenpeter-Impfstoff
D Vermehrungsfähige, attenuierte oder inaktivierte Mumpsviren.

H Voraussetzung für die Mumps-Impfung war die Präparation von Mumpsvirussuspensionen durch ENDERS et al. 1946 sowie HENLE et al. 1951. Seit 1965 wird über Lebendmumpsvirus-Impfungen berichtet.

G Als Ausgangsmaterial dienen in westeuropäischen Ländern sowie Amerika der *Jeryl-Lynn-Stamm* (HILLEMAN, USA) und in osteuropäischen Ländern der Mumpsvirus-Stamm L 3 (SMORODINTSEV, SU). Beide sind über Hühnerembryonen bzw. Hühnerembryofibroblasten passagiert und bei ↗ Feldversuchen erfolgreich eingesetzt worden. Totimpfstoffe hinterlassen eine wesentlich kürzere (ca. 1 Jahr) ↗ Immunität als Lebendimpfstoff. Eine Adaptierung von Mumpsviren an Organzellkulturen (Affe, Hund, Meerschweinchen u. a.) ist möglich. Wichtige Voraussetzungen für die Gewinnung unschädlicher Impfstoffe sind kontaminationsfreies Virusvermehrungssubstrat sowie Abschwächung bzw. Beseitigung neurovirulenter Eigenschaften des M.
P Die Mumpsmorbidität ist im Kindesalter, insbes. im Vorschulalter, relativ hoch (20–50/10000). Mumpserkrankungen verlaufen nicht selten (mindestens 10%) mit Beteiligung des ZNS (Meningoenzephalitis). Deshalb besteht die Notwendigkeit einer Mumpsimpfung ähnlich wie bei Masern. *Erste erfolgversprechende Bemühungen* in verschiedenen Ländern (USA, SU, DDR u. a.) mit Lebendimpfstoffen sind im Gange. (19)

L SMORODINTSEV, A. A., et al.: Pan. Am. Hlth. Organ. Scient. Publ. 147 (1967), 430
STARKE, G., et al.: Dtsch. Ges.wesen 27 (1972), 1703
WEIBEL, R. E., et al.: Pan. Am. Hlth. Organ. Scient. Publ. 147 (1967), 430

MUNOZ-Technik

D Verfahren zur Gewinnung zellfreien Aszites (bei Fehlen eines EHRLICH-Aszites Tumors) als Vergleichsflüssigkeit.
P Von einer Emulsion, bestehend aus gleichen Teilen kompletten FREUND-Adjuvans und 0,9%iger NaCl-Lösung, werden Mäusen 0,1 ml zweimal wöchentlich i.p. über 6 Wochen appliziert. Danach Gewinnung des Aszites und Einstellen der Proteinkonzentration durch Verdünnen. (2)

L MUNOZ, J.: Proc. Soc. exp. Biol. Med. 95 (1957), 757

Muskelantikörper (gegen glatte Muskulatur)

Abk. SMA
S smooth muscel antibodies
S.M. antibodies
D Meist (heterologe) Ak, die gegen das Zytoplasma-Ag glatter Muskelzellen gerichtet sind.

H 1965 von JOHNSON et al. erstmals bei Fällen „lupoider" Hepatitis beschrieben.

G SMA sind *nicht organ- und speziesspezifisch*; Ag bisher nicht näher charakterisiert (aktomyosinartiges Protein). Ak gehören zur IgM- und IgG-Gruppe.
P Nachweisverfahren: ↗ Immunfluoreszenz.
Nachweisbar in:

50–80% der Fälle: chron. aggressive Hepatitis (80% lupoide Hepatitis)
80% der Fälle: infektiöse Mononukleose
30–50% der Fälle: primäre biliäre Zirrhose
25% der Fälle: kryptogene Zirrhose

Als passager auftretende, niedrig titrige Ak im Serum bei akutem Stadium der Virushepatitis (in 80% der Fälle) nachweisbar. (30)

L SHERLOCK, S.: Amer. J. Med. 49 (1970), 693

Mutagene

D Genmutation auslösende Substanzen.
G Es werden Substanzen unterschieden, die

a) eine nicht im Replikationsprozeß befindliche DNS verändern,
b) eine sich im Replikationsprozeß befindende DNS verändern,
c) die Nukleotidzahl verändern und
d) alkylierend wirken.
Mutationsauslösende Substanz z. B.: HNO_2, Bromuracil, Proflavin, Äthylenimin und Strahlen (UV, γ-Strahlen).
P Eine große Rolle spielt die Mutagenität eines Pharmakons bei der Einschätzung der Nebenwirkungen einer immunsuppressiven Therapie, die vornehmlich mit Substanzen erfolgt, deren direkter oder indirekter Angriffspunkt die Nukleinsäuren sind. (15+23)

L VOGEL, F., und G. ROHRBORN: Chemical mutagenesis in mammals and man. Springer-Verlag, Berlin–Heidelberg–New York 1970
ZIMMERMAN, A. M., G. M. PADILLA und L. L. CAMERON: Drugs and the cell cycle. Academic Press, New York–London 1973

Mutante

D Organismus mit verändertem Genom (↗ Gen-Mutation).
G Die M. weist an Stelle der Normalfunktion dieses Gens eine andere (oder keine Leistung) auf. (15)

Mutation

D Sprunghafte Veränderungen des normalen ↗ Gens.

H Von DARWIN bereits als „spots" bezeichnet, DE VRIES (1900).

G M. kann spontan, d. h. ohne erkennbare Ursache auftreten, sie läßt sich aber auch durch ↗ Mutagene erzeugen. Es entstehen ↗ Mutanten. Eine M. kann sich auf ein Gen erstrecken (↗ Gen-M.) oder auf einen Chromosomenanteil (*Chromosomen-M.*). Wird die Anzahl der Chromosomen durch M. verändert, so liegt eine ↗ *Genommutation* vor. — Die durch M. hervorgerufenen Veränderungen sind ungerichtet, vererben sich als Gene und zeigen zu den individuellen Variationen keine auffällige Beziehung. Die M. wird als *Ausgangsmaterial der Artbildung* betrachtet (Entstehung neuer Rassen und Arten). Die M.-Rate ist für Tiere, Pflanzen und Mikroorganismen unterschiedlich. — Ist ein ↗ rezessives Gen mutiert, so kann es sich nach seinem Entstehen stark vermehren oder auch wieder verlorengehen, unabhängig davon, ob die M. für den Gesamtorganismus vorteilhaft oder nachteilig war. M. dominanter Gene, die eine ungünstige Eigenschaft bestimmen, sind in der natürlichen Umwelt für den Gesamtorganismus stets nachteilig und führen schließlich zum Untergang der genetisch veränderten Individuen.

P *Somatische M.* erstrecken sich nur auf die Körperzellen; sie werden bei Tieren selten gefunden, treten jedoch bei Pflanzen häufig auf und können zum Ausgangspunkt neuer Pflanzenrassen werden. — Wenn ein Organismus durch eine somatische M. nur in einem bestimmten Gewebe verändert wird und dadurch aus genetisch verschiedenen Geweben zusammengesetzt ist, wird er als ↗ Chimäre bezeichnet. — Ist die *Zahl der Nukleotide* in einem Gen verändert, tritt eine Störung bei der Transkription ein. Vom Ort der veränderten Basensequenz (M.-Ort) beginnend, wird die Basenfolge falsch abgelesen, und von dieser Stelle an wird die Primärstruktur des Proteins verändert oder es kommt zum Kettenabbruch. Eine derartige M. wird als Frame-shift-M. bezeichnet (↗ Deletion). Treten bei verwandten Arten ähnliche M. auf, so liegt Parallel-M. vor. (15)

L GÜNTHER, E.: Grundriß der Genetik. VEB Fischer-Verlag, Jena 1978.
RIEGER, R.: Die Genmutationen. VEB Fischer-Verlag, Jena 1963

Mutationsdruck

D Zahlenmäßige Zunahme der einzelnen ↗ Mutationen in einer Population. (15)

Mutationsrate

D Mutationshäufigkeit eines ↗ Gens pro Generation.

G Die M. liegt bei höheren Pflanzen und bei Tieren bei 10^{-5}; z. B. beträgt die M. normal bei Hämophilie 3×10^{-5}. Bei niederen Organismen und Phagen liegt die M. bei 10^{-8}. (15)

Muton

S Subgen
sites

D Mutationsort eines ↗ Cistrons.

H BENZER (1957) (15)

Mutterkuchen ↗ Plazenta

Myasthenie

S Myasthenia gravis pseudoparalytica

D Funktionelles Myopathie-Syndrom mit krankhaft gesteigerter Ermüdbarkeit der Skelettmuskulatur als Folge einer Störung der neuromuskulären Erregungsübermittlung verschiedener Ätiologie.

G *Pathophysiologisch* besteht eine Umsatzstörung für den Neurotransmitter Azetylcholin im Bereich der motorischen Endplatte infolge einer (a) verminderten Synthese oder Freisetzung von Azetylcholin oder (b) erhöhten Cholinesteraseaktivität oder (c) Funktionsstörung der postsynaptischen Membran durch gegen das Membranprotein gerichteten Ak (kurareartige Wirkung). Mehrere Typen *histopathologischer Muskelveränderungen:* entzündliche Gewebsreaktion mit perivaskulärer Lymphozyteninfiltration, schwere Degeneration der Muskelfasern (bis zur Nekrose) und einfache Muskelfaseratrophie. Ak-Bildung gegen Ag aus quergestreifter Muskulatur beschrieben. Vielfältige, in den Einzelheiten **oft nicht geklärte Ursachen des Syndroms:**

1. *Eigenständige Autoimmunerkrankung* infolge einer durch Zellen der Thymusdrüse (Thymusdysplasie oder Thymom) produzierten, bisher nicht identifizierten Substanz, die eine Blockade des neuromuskulären Transmissionsmechanismus bedingt.
2. Direkter *Zusammenhang mit* ↗ *Autoimmunreaktionen* unterschiedlicher primärer Organlokalisation wie beim ↗ Lupus erythematodes, der Polymyositis und chron. Polyneuritis.
3. Auftreten *in Verbindung mit bösartigen Neoplasmen* verschiedener Organe sowie Schilddrüsenerkrankungen (Thyreotoxikose).
4. *Koinzidenz mit Krankheiten der motorischen Vorderhornzellen* und myotonen Syndromen.

5. *Toxisch* bei Botulismus, Vergiftung mit Anticholinesterase-Verbindungen und depolarisierenden Substanzen.
6. *Genetisch* als infantile Form und beim Pseudocholinesterase-Mangel (Suxamethonium-Lähmung).

P **Klin. verschiedene Manifestations- und Verlaufsformen,** wie lokalisierte M., generalisierte, langsam verlaufende Form mit guter Prognose, auch Remissionen; generalisierte schwere Erkrankung mit stärkerer Krisengefährdung; subakute und progressive M. mit bulbären Störungen (Atemlähmung) und schließlich eine spätmanifestierende, prognostisch ungünstige Form (häufig Thymom).
Di durch Amplituden- und Frequenzabnahme im Elektromyogramm und pharmakologische Tests (Tensilon). Behandlung als vitale Indikation mit Cholinesterasehemmern (Pyridostigmin), ferner ↗ Immunsuppressiva; Thymektomie günstig bei jüngeren Frauen kurzer Krankheitsdauer. (12)

L Hertel, G., et al. (Edd.): Myasthenia gravis: G. Thieme, Stuttgart 1977
Walton, J. N.: Nervenarzt 40 (1969), 232

Mycosis fungoides

S fungoides Granulom
Alibert-Bazin-Krankheit

D Malignes Lymphom mit charakteristischen Hautmanifestationen.

H Wurde früher dem Formenkreis der Poikilodermie-Syndrome zugerechnet.

G ↗ Lymphome, maligne, ↗ granulomatöse Retikulose ↗ Sézary-Syndrom. Immunologisch gehört die Erkrankung in die Gruppe der T-Zell-Formen.

P Beginn der Erkrankung mit einer pruriginösen Erythrodermie und einem bullösen Ekzem. Dann Entwicklung prominenter und ulzerierender Knoten sowie Ausbildung generalisierter Lymphome. Verlauf über viele Jahre, in Spätstadien durch leukämische Bilder kompliziert. (11)

Myelin

D Lipid des ZNS.
↗ basisches Myelinprotein
↗ enzephalitogenes Protein
↗ Enzephalomyelitis
↗ Tollwutvirus-Impfstoff

Myelom ↗ Plasmozytom

μ-Kette

D H-Kette des IgM. (1)

μ-Typ ↗ H-Ketten-Krankheit

Mykobakterien

Abk. M. für Mykobakterium (-ien)

D Gram-positive, säurefeste, unbewegliche (geißellose) Stäbchen ohne Sporenbildung, von 2000–5000 nm Länge und 200 bis 500 nm Breite, mit gegenwärtig ca. 50 verschiedenen Arten (Spezies). (Auswahl u. Übersicht siehe Tabelle.)

H *M. leprae* 1873 von G. A. Hansen mikroskopisch nachgewiesen, aber bis heute noch nicht mit Sicherheit angezüchtet. *M. tuberculosis* 1882 durch R. Koch entdeckt und reingezüchtet. 1885 Abgrenzung des *M. avium*, 1896 Abgrenzung des *M. bovis* von *M. tuberculosis*.

G **Chemie** der M.bestandteile: M. zeichnen sich durch hohen Lipidgehalt aus (20–35% des Trockengewichts). Lipide sind überwiegend in der Zellwand lokalisiert, sie sind der am ausgiebigsten untersuchte Bestandteil der M. Eine Extraktion der Bakt.masse mit neutralen organischen Lösungsmitteln ergibt die freien Lipide, weitere Extraktion nach Behandlung der Bakt.masse mit Säure oder Alkali die an Eiweiß gebundenen Lipide.
Die *freien Lipide* bestehen aus Fetten (Neutralfette und freie Fettsäuren), Phosphatiden und den Wachsfraktionen A bis D. *Neutralfette* (Triglyzeride) vorwiegend der Palmitinsäure, aber auch der Mycocerosinsäure (verzweigtkettig). Charakteristischer Bestandteil der M. sind die *Phosphatide*; sie enthalten Tuberkulostearinsäuren (verzweigtkettig) und Phthiensäuren (ungesättigt, verzweigtkettig). Phthiensäuren wurden nur in virulenten Stämmen von *M. tuberculosis* und *M. bovis* gefunden und führen beim normergischen Versuchstier nach s.c. Injektion zur Ansammlung von Leukozyten und Monozyten sowie zur Bildung von Epitheloid- und Riesenzellen. *Wachsfraktion A* von *M. tuberculosis* und *M. bovis* enthält Mycocerosinsäuren, die mit dem zweiwertigen höheren Alkohol (Glykol) Phthiocerol verestert sind. Bei virulenten Stämmen finden sich in der Wachsfraktion A auch Phthiensäuren. Bei anderen M.spezies enthält Wachsfraktion A anstelle von Phthiocerol einwertige sekundäre Alkohole. *Wachsfraktion B* ist nicht eingehend untersucht. *Wachsfraktion C* besteht vorwiegend aus Mykolsäureestern des Phthiocerols. Die Mykolsäuren (verzweigtkettige Beta-Hydroxysäuren) des *M. tuberculosis* und *M. bovis* unterscheiden sich von denen anderer M.spezies. Fraktion C ist Hauptquelle des Cord-Faktors („Virulenzfaktor") = Trehalose-Dimykolat. Cord-Faktor findet sich auch in apathogenen M., aber die am Aufbau beteiligten Mykolsäuren sind unterschiedlich. *Wachs D* von *M. tuberculosis* und *M. kansasii* besteht aus Peptidglyko-

lipiden. Bei den übrigen M.-arten enthält Fraktion D fast nur peptidfreie Glykolipide. Verseifung ergibt ein Gemisch von Mykolsäuren und ein Polysaccharid, welches bei *M. tuberculosis* und *M. kansasii* mit einem Heptapeptid verbunden ist. Dieses ist Voraussetzung für die ↗ Adjuvans-Wirkung der Wachsfraktion D.
Die *gebundenen Lipide* weisen Ähnlichkeit mit Wachs D auf.
Kohlenhydrate der M. liegen meist als Polysaccharide vor. Ihre Reindarstellung aus der Zellsubstanz ist schwierig. Von einigen Untersuchern wird Polysaccharidfraktionen Tuberkulin-Wirksamkeit, von anderen Eignung zur Impfung zugeschrieben. Beides gilt nicht als erwiesen.
Auch die Untersuchung der *Proteine* erfolgte vorwiegend am Kulturfiltrat. Durch Ausfällung oder mittels Ultrazentrifuge erhält man mindestens 3 hochmolekulare Proteinfraktionen. Hochgereinigte Präparate enthalten noch Nukleinsäuren und Polysaccharide. Proteinfraktionen des *M. tuberculosis* und *M. bovis* führen bereits in Spuren (0,02 µg) bei tuberkulös infizierten zu einer positiven Hautreaktion (↗ *Tuberkulin*, ↗ Spätreaktion). Proteine aus Kulturfiltrat anderer M. zeigen mehr oder weniger starke ↗ Kreuzreaktionen. Synchronteste mit Tuberkulin und analogen Präparaten aus anderen M. (sog. *Sensitine*) sind u. U. differentialdiagnostisch wertvoll. *Lepromin* stellt eine an Leprabakt. reiche Emulsion dar, die aus Läsionen der Lepra lepromatosa nach Kochen oder Autoklavieren gewonnen wird.

P Von den zahlreichen M.arten haben folgende eine **medizinische Bedeutung:** (Tabelle)
Die *Pathogenität* der M. für den Menschen ist unterschiedlich. Wichtigste Krankheitserreger: *M. tuberculosis*, vor Tilgung der Rindertuberkulose auch *M. bovis*. Selten *M. kansasii*, *M. avium*, *M. intracellulare*, *M. marinum*. In Tropen und Subtropen *M. leprae* häufig.
Infektion mit menschenpathogenen M. führt nicht in allen Fällen und wenn, dann auch nicht immer gleich im Anschluß an die Infektion zur Erkrankung, aber in fast allen Fällen zur Ausbildung einer ↗ Allergie vom ↗ Spättyp gegen ↗ Tuberkulin. Nach erfolgter Infektion und Ausbildung der Allergie besteht relative Immunität (↗ *Infektionsimmunität* mit Superinfektionsschutz). Allergie und Immunität sind nicht mit Serum übertragbar, aber mittels ↗ Lymphozyten immunisierter Spender (immunologically committed cells, ↗ Transfer-Faktor). Weitere Untersuchungsergebnisse (↗ Lymphozyten-Transformationstest, Nachweis verschiedener ↗ Lymphokine aus sensibilisierten Lymphozyten) haben gezeigt, daß Allergie und Immunität gegen M. ↗ zelluläre Immunreaktionen sind. Zahlreiche humorale Ak gegen M. und M.fraktionen (Agglutinine, Präzipitine, komplementbindende Ak, Hämagglutinine und Hämolysine für sensibilisierte Erythrozyten) haben offenbar keine Bedeutung für die Immunität, können aber, wie der Tuberkulintest, eine erfolgte Infektion anzeigen. Unterscheidung zwischen Infektion und Erkrankung ist mit keiner Reaktion (einschließlich Tuberkulintest) möglich. Größere Bedeutung haben humorale Ak für die M.taxonomie.
Der *Lepromin*-Hauttest (MITSUDA-Reaktion) hat keinen Wert für die Diagnose der Lepra, sondern nur prognostische Bedeu-

Auswahl der medizinisch bedeutsamen Mykobakterien-Arten

	Bezeichnung	Synonyma	Bedeutung
„typische" M.	*M. tuberculosis*	Tuberkelbakt. Tuberkulosebakt. Typus humanus Bacillus KOCH (B. K.)	Erreger der Tuberkulose
	M. bovis	Rindertuberkelbakt. Perlsucht-Bazillus Typus bovinus	Erreger der Rindertuberkulose
	M. leprae	Leprabakt. HANSEN's Bazillus	Erreger der Lepra
„atypische" M.	*M. avium*	Geflügeltuberkelbakt. Typus gallinaceus	Erreger der Geflügeltuberkulose
	M. kansasii	*M. luciflavum*	
	M. intracellulare	*M. battey*	
	M. marinum	*M. balnei* *M. platypoecilus*	
(atypische) saprophytäre M.	*M. phlei*	Thimotheebazillus Grasbazillus	
	M. smegmatis	*M. lacticola* *M. butyricum*	

tung bei bestehender Lepra: Unterscheidung zwischen tuberkuloider Lepra (Test positiv) und Lepra lepromatosa (negativ).
In subtropischen und tropischen Gebieten gehäuft auftretende *schwache Reaktionen auf Tuberkulin* (sog. low-grade sensitivity) werden auf Infektionen mit atypischen M. zurückgeführt, die infolge geringer Pathogenität nur selten zur Erkrankung führen. Abklärung mit Synchrontesten möglich. In der Veterinärmedizin dienen Synchrontestungen bei der Überwachung der Rinderbestände zur Unterscheidung von Infektionen mit *M. bovis* und *M. avium*. Betr. Tuberkulose-Impfung ↗ Bacillus CALMETTE-GUERIN-Impfstoff. (28)

L BIELING, R., et al. (Hrsg.): Infektionskrankheiten und ihre Erreger. Bd. 4 (9 Teile): Mykobakterien und mykobakterielle Krankheiten. VEB G. Fischer, Jena ab 1967.
Internationales Kolloquium Okt. 1967 in Borstel über immunologisch bedeutsame Mycobakterien-Fraktionen Z. Immun.forschg. 137 (1969), 1
GOOD, R. A., et al. (Ed.): Immunobiology, March 1973. Sinauer Associates, Inc., Stamford, Conn. USA
MIDDLEBROOK, G. (Ed.): Biology of mycobacterioses. Annals of the New York Academy of Sciences. Vol. 154, Art. 1 (1968)

Mykologie

D Lehre von den ↗ Pilzen.

Mykoplasmen-Antigene

S Für Mycoplasma: Acholeplasma; in älterer Literatur auch: Asterococcus, Coccobacillus, Micromyces, Sapromyces, Bovimyces, Pleuropneumonia oder Erreger der PPLO-Gruppe (Pleuro-pneumonia-like-Organisms)

D Antigene der Spezies Mycoplasma.

G Unter dem neuen Klassenbegriff Molicutes werden in der Familie der Mykoplasmatales auf Grund des Fehlens einer rigiden Zellwand sich pleomorph (d. h. kokkoid, fadenförmig oder sich verzweigend) verhaltende, zu den Bakt. gehörende Mikroorganismen zusammengefaßt, deren Größe ca. 120 ∅ µm beträgt und die damit — ergänzt durch ihre Plastizität — bakteriendichte Filter passieren und sich in zellfreien Medien unter Zusatz von Serum und Cholesterin vermehren können sowie penizillinresistent sind.
Beim Menschen wurden bisher mit unklarer pathogener Bedeutung *Mycoplasma hominis*; *Mycoplasma orale* 1, 2, 3; *Mycoplasma salivarium*; *Mycoplasma fermentans*; T-Stamm Mykoplasmen (*Ureaplasma urealyticum*) und als einzig gesichert humanpathogene Art *Mycoplasma pneumoniae* isoliert.

Antigenaufbau: 40—60% des Trockengewichts der Mykoplasmen bestehen aus Protein (17 verschiedene Aminosäuren enthaltend). Entsprechend dem *Fehlen der Zellwand* der normalen Bakt. wird in Mykoplasmen auch nie Diaminopimelinsäure nachgewiesen. Abhängig von der jeweiligen Mykoplasmenart schwankt der Kohlenhydratanteil. Glukose, Ribose, Galaktose und Mannose werden in vielen Mykoplasmenarten gefunden. 10% des Trockengewichts von *Mycoplasma mycoides* bilden ein *Galaktan*. Zu 20—30% des Trockengewichts sind in Mykoplasmen *Lipide* enthalten. Die im wesentlichen in der zytoplasmatischen Membran lokalisierten Lipide werden ohne deutliche Strukturänderungen aus dem Nährmedium eingebaut, wobei die exakte Abscheidung von Mycoplasma-Antigen und Medium auf Grund der geringen Größe der kleinsten vermehrungsfähigen Einheiten methodisch schwierig ist. Die Trennung des mit Chloroform-Methanol extrahierten Lipid-Roh-Antigens ergab, daß die serologisch reaktiven Komponenten nicht in einer einzelnen Lipidfraktion enthalten sind. Da eine Perjodatbehandlung die komplementbindende Aktivität reduziert, wird angenommen, daß der Lipidanteil *Kohlenhydrat als determinante Gruppe* enthält. Durch chromatographische Trennung des Azetonextraktes sind Lipoprotein-Antigen-Komplexe abtrennbar, die im Gegensatz zu den serologisch spezifisch wirkenden, reinen Lipidfraktionen immunogen bei Kaninchen und Meerschweinchen sind und die komplementbindende, wachstumshemmende und indirekte Hämagglutinations-Antikörper erzeugen.
Eine Glukolipidkomponente — das Diglukosyldiglyzerid — aus Streptococcus MG (↗ Streptokokken-Antigen) reagiert mit *Mycoplasma pneumoniae*-Antiseren und ist verantwortlich für die serologische ↗ *Kreuzreaktion zwischen Streptococcus MG und Mycoplasma pneumoniae*. Während bei *Mycoplasma mycoides* der Hauptanteil der serologischen Aktivität in dem Polysaccharidbestandteil liegt, ist bei *Mycoplasma pneumoniae* die serologische Aktivität und Spezifität an die lipidhaltigen Komponenten gebunden. Chloroform-Methanolextrakte lassen in der Dünnschichtchromatografie charakteristische Lipidmuster erkennen, die in der Anordnung der stickstoffhaltigen Lipide und der Phospholipide eine Möglichkeit zur chemischen Differenzierung der Antigenstrukturen von verschiedenen Mykoplasmenarten bieten.

P Zur *Identifizierung von M. und Ak* dienen:
1. *Wachstumshemmungsteste:* Analog dem ↗ Neutralisationstest der Viren wird das Wachstum durch spezifisches Antiserum gehemmt. Wachstumshemmung kann auch

durch Indikatoren für bestimmte gehemmte Stoffwechselleistungen wie Glukose-, Harnstoff-, Argininspaltung in Reihenverdünnungstesten besser sichtbar gemacht werden.
2. *KBR:* Sie ist für die Belange der klinischen Praxis zum Nachweis einer mykoplasmabedingten akuten respiratorischen Infektion bes. mit einem hochspezifisch reagierenden *Mycoplasma pneumoniae*-Lipid-Ag das meistangewendete Verfahren.
3. Die verschiedenen *Immunfluoreszenz*-Techniken haben sich allgemein weder zum Erregernachweis noch zum Ak-Nachweis bei Mykoplasmainfektionen durchsetzen können.

Im Serum von an *Mycoplasma pneumoniae*-Infektionen erkrankten Personen lassen sich etwa ab 10. Krankheitstag Ak, über einen Zeitraum von 3–4 Monaten komplementbindende Ak und über einen noch längeren Zeitabschnitt wachstumshemmende Ak nachweisen.
Serologische Diagnose einer Mycoplasma pneumoniae-Infektion ist durch den 4fachen Titerunterschied in einem Abstand von 14 Tagen — Serumpaar — abzusichern.
Auf Grund des Verhaltens der Ak in der Rekonvaleszenz und durch das Ausbleiben einer Zweitinfektion für die Dauer von 4–5 Jahren ist eine *Schutzimpfung* prinzipiell möglich.
Die Immunprophylaxe von Mycoplasma-Infektionen wird in der Veterinärmedizin, bes. gegen die *Mycoplasma mycoides*-Infektionen des Großviehs mittels einer Lebendvakzine angewendet.
Seit dem Bekanntwerden der Rolle von *Mycoplasma pneumoniae* bei Erkrankungen des Respirationstraktes des Menschen sind Versuche zur Schaffung eines Impfschutzes gegen *Mycoplasma pneumoniae* durchgeführt worden. Danach erscheint ein Impfschutz sowohl mit einer lebenden *Mycoplasma pneumoniae*-Vakzine als auch mit inaktiviertem *Mycoplasma pneumoniae*-Komplex-Ag eine der natürlichen Erkrankung ähnliche Serokonversion zu erzeugen. (40)

Myozyt

D Zelle, die der Morphologie nach einer Muskelzelle sehr ähnlich ist.

P Vorkommen im Mark des Thymus des Menschen sowie anderer Spezies. (47)

Myxoma-Virus ↗ Pockenviren

Nacktmäuse

S nu-nu-Mäuse
D Unbehaarte Mäuse mit angeborenem Defekt bei der Thymusreifung.
G N. besitzen keine thymus-abhängigen Lymphozyten und sind daher defizient in der zellulären Immunantwort. Dadurch bedingte Infektanfälligkeit, keimfreie Aufzucht erforderlich, Lebensfähigkeit eingeschränkt. Thymusvorläuferzellen sind vorhanden, werden jedoch nicht ausdifferenziert. N. sind homozygot im Gen „nude" (engl. nackt, Abk. nu, homozygot demzufolge nu-nu). Mäuse mit anderen Haarbildungsdefekten (z. B. hairless (engl.) = haarlos, Abk. hr) besitzen einen normalen Thymus. (13)
L NOMURA, T., et al. (Edd.): Proceedings of the second international workshop on Nude mouse, Tokyo 1976. Gustav Fischer Verlag Stuttgart, 1977

NA$_1$ ↗ Leukozytenagglutination

Na-Salz von 1,3-bis-(2-Carboxychromon-5-yloxy)-2-Hydroxpropan ↗ Dinatriumchromoglykat

natürliche Antikörper ↗ Antikörper

natürliche passive Immunität ↗ Leihimmunität

NA$_2$ ↗ Leukozytenagglutination

natürliche Zytotoxizität ↗ killer cells

NB$_1$ ↗ Leukozytenagglutination

NBT-Reduktionstest ↗ Nitroblau-Tetrazolium-Reduktionstest

NCA (= non specific crossreacting antigen)

S NCA$_2$ (HIRSCH-MARIE et al.)
D Mit Ak gegen ↗ karzinoembryonales Ag (= CEA) unspezifisch kreuzreagierendes Ag (↗ CEA-like substances).
H 1972 von S. VON KLEIST beschrieben.
G Bei der Isolation von CEA anfallendes Glukoprotein; kleiner als CEA-Molekül; Sedimentationskonstante (nach L.-Angabe) S 3–4, MG ∼ 45000; hat aber mit CEA gemeinsame Ag-Determinanten; kein Fragment von CEA; fluoreszenzmikroskopisch in der Zellmembran (Tumorzellen) darstellbar. Zunächst in Gewebe von Kolontumoren, mittels empfindlicher Techniken auch in normalem Gewebe (Lunge, Milz), ferner im Plasma von Patienten mit Kolontumoren und pathologischen Prozessen außerhalb des Kolons sowie in den Faeces von Patienten mit und ohne Kolontumoren nachgewiesen. (NCA$_2$ soll sich von NCA geringfügig unterscheiden).
P Der verschiedentlich mittels Radioimmunoassay nachgewiesene CEA-Gehalt in Seren von Patienten mit pathologischen Prozessen außerhalb des Kolons wird von den Erstbeschreibern auf die Anwesenheit von NCA zurückgeführt. (30)
L KLEIST, S. VON, et al.: Proc. nat. Acad. Sci. (Wash. 69 (1972) 2492–2494
KLEIST, S. VON: Ann. Immunol. 124 C (1973), 589

Nebenniereninsuffizienz, idiopathische

S Sog. primäre zytotoxische Nebennierenatrophie
Autoimmun-Adrenalitis
D Nebennierenatrophie mit ausgedehnten lymphozytären Infiltraten nebst meist hochgradiger Bindegewebsatrophie.
G Fast ausschließlich sind Frauen betroffen, häufig familiär, bei über 50% der Patienten zirkulierende organspezifische Ak gegen Mikrosomen und Mitochondrien menschlicher Nebennieren nachweisbar. Bei Mehrzahl der Patienten auch Ak gegen Schilddrüse, Magenschleimhaut und intrinsic factor, seltener gegen Parathyreoidea nachweisbar. Endgültiger Beweis für ↗ Autoimmunerkrankung steht aus. (18)

necrotic type

D Nekrotische Pustelreaktion nach Pockenwiederimpfung. ↗ Vakzinevirus-Impfstoff. (19)

NEISSER-WECHSBERG-Leukozidin ↗ Staphylokokken-Leukozidine

NELSON-Test ↗ *Treponema pallidum*-Immobilisations-Test

Neo-Antigen ↗ T-Antigen

Neosom

D Vorstufen (30 S, 43 S) der ↗ Ribosomen. (↗ Eosom). (15)

Nephelometrie

S Tyndallometrie
Streulichtmessung
D 1. Messung des Lichtes, das von Teilchen einer trüben Lösung gestreut wird. Abhängigkeit der Streulichtintensität von der Größe und Anzahl der Teilchen, der Wellenlänge und Intensität des eingestrahlten Lichtes. (Abbildung S. 330)
2. Messung der durch Streuung verursachten Schwächung des hindurchtretenden Lichtes (*Trübungsmessung*). Analogien zum

LAMBERT-BEERschen Gesetz (scheinbare Extinktion ist der Konzentration der Lösung und der Schichtdicke proportional).

P Messungen erfolgen fotometrisch oder kolorimetrisch unter Verwendung eines Trübungsmeßansatzes. (33)

nephrotoxic serum nephritis
↗ MASUGI-Nephritis

Nephrotoxin-Nephritis ↗ MASUGI-Nephritis

nephrotoxische (Glomerulo-)Nephritis
↗ MASUGI-Nephritis

Nessel ↗ Quaddel

Nesselsucht ↗ Urtikaria
L ↗ Immundefekt

net histocompatibility ratio ↗ Neto-Histokompatibilitäts-Rate

Neto-Histokompatibilitäts-Rate
Abk.: NHR

S net histocompatibility ratio

D Kalkulierung des Histokompatibilitätsgrades zur Spender-Empfänger-Auswahl vor Organtransplantationen.

G Die Kalkulation der NHR-Werte erfolgt unter Berücksichtigung von HLA-A- und HLA-B-Ag nach der Formel:
NHR = 1/4 × (ID : IN).
ID = Gesamtzahl der identischen HLA-Ag,
IN = Gesamtzahl der inkompatiblen HLA-Ag. (Die Formel hat nur mathematische Gültigkeit, solange keine Größe < 0 ist.)
Wird ein theoretisch vorhandenes HLA-Ag nicht nachgewiesen, so kann entweder eine Ag-Homozygotie oder ein bisher noch unbekanntes HLA-Ag vorliegen. Bei Berechnung des NHR-Wertes wird berücksichtigt, daß in diesem Falle das beim Spender nicht nachgewiesene, aber theoretisch vorhandene HLA-Ag mit den Empfänger-Ag kompatibel oder inkompatibel sein kann (potential relation = PR). PR geht in die Formel zusätzlich zu ID oder IN ein, NHR wird dann als Mittelwert gebildet (s. Tabelle).

ID	IN	PR	NHR
4	0	0	1,0
3	0	1	0,88
3	1	0	0,75
2	0	2	0,66
1	0	3	0,53
2	1	1	0,50
1	1	2	0,36
0	1	3	0,27
2	2	0	0,25
1	2	1	0,17
0	2	2	0,11
1	3	0	0,08
0	3	1	0,04
0	4	0	0

P Die ermittelten NHR-Werte dienen als Grundlage für die immunologische Spender-Empfänger-Auswahl zur Nierentransplantation. ↗ Nierentransplantationen bei einem NHR-Wert kleiner als 0,25 (bis 0,36) zeigen ein signifikant schlechteres Langzeittransplantationsergebnis als Transplantationen mit einem größeren NHR-Wert. (32)

L RAPOPORT, F. T., und J. DAUSSET: Science **167** (1970), 1260

Netzwerk ↗ Immunsystem

Netzwerktheorie
S Einphasentheorie
lattice theory
framework theory

D Durch experimentelle Untersuchungen gestützte Vorstellung der Bildung eines Netzwerkes zwischen Antigenen und korrespondierenden Antikörpern.

H Entwickelt durch MARRACK et al. 1932, unterstützt durch HEIDELBERGER sowie PAULING.

G Voraussetzung sind mehr als drei Antigendeterminanten je Molekül Ag und mindestens zwei combining sites je Molekül Ak. *Ag-Moleküle stellen die „Knotenpunkte"* des Netzes dar, die *Ak-Moleküle die Verbindungsglieder.* Vom extremen Ak-Überschuß (A) über die ↗ Äquivalenzzone (C) zum Ag-Überschuß (E) hin verändert sich das Molverhältnis im Immunaggregat (Abbildung). Die Bindung erfolgt bei Apposition der polaren Gruppen von Ag-Determinante und combining sites (↗ Präzipitationskurve; Bindungskräfte ↗ AAR).
Im Gegensatz zur N. existiert eine Zweiphasentheorie (BORDET), die zunächst eine Umhüllung des Ag durch Ak-Moleküle annimmt (1. Phase), in der primäre Ag-Ak-Komplexe entstehen, und anschließend durch Elektrolyte eine Reduzierung der Ladungen vermutet (2. Phase), die bei kritischem Potential (Kohäsion > Abstoßung) eine endgültige Agglomeration ermöglicht. (2 + 3)

L MARRACK, J. R., and F. C. SMITH: Brit. J. exp. Pathol. **13** (1932), 394
BOYD, W. C.: Fundamentals of Immunology, 3th Ed. Interscience, New York–London 1956

9a ↗ Leukozytenagglutination

Neuraminidase ↗ Neuraminsäure

Neuraminsäure

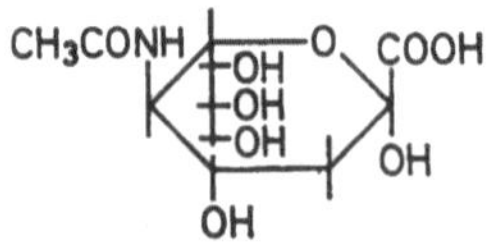

N-Azetyl-Neuraminsäure (Pyranoseform, HAWORTH-Darstellung, α-Anomer)

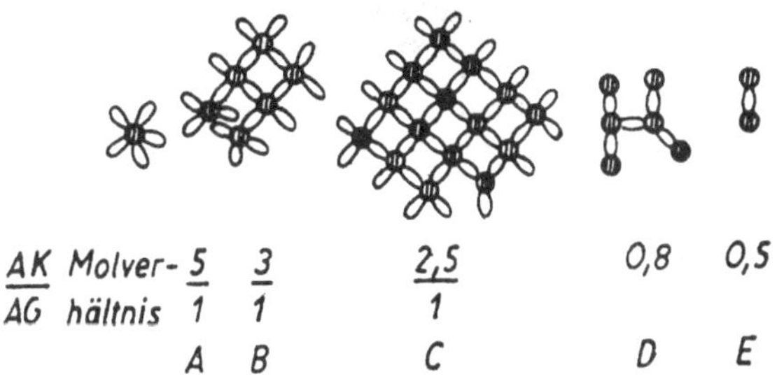

Netzwerktheorie nach HUMPHREY, J. H., und R. G. WHITE

D Polyhydroxy-Amino-Ketosäure, die die Eigenschaft eines Kohlenhydrates besitzt und zur glykosidischen Bindung fähig ist (KLENK 1941). Ihre Azetylderivate werden *Sialinsäuren* genannt.

G Zur Chemie s. SCHAUER (1973), zu Nachweismethoden KRÜGER (1972). Praktisch wichtig besonders *N-Azetyl-Neuraminsäure* (NANA, vgl. Formel) und *N-Glykolyl-Neuraminsäure*. Azetylneuraminsäuren kommen in tierischem Material und einigen Bakterien, nicht in Pflanzen vor. Neuraminsäuren beenden im allgemeinen das nicht-reduzierende Ende von Heterooligosaccharid-Ketten in Glykoproteinen und Gangliosiden. Sie sind glykosidisch an Hydroxygruppen der Galaktose, des N-Azetyl-Galaktosamins oder eines zweiten N-Azetyl-Neuraminsäuremoleküls gebunden und durch Neuraminidasen (RDE = Receptor destroying encyme, Azylneuraminid-Azylneuraminosyl-Hydrolase, E.C. 3.2.1.18) aus ihrer alpha-ketosidischen Bindung zu lösen. Bei Invertebraten kommen spontan gegen N-Azetyl-Neuraminsäure gerichtete Agglutinine vor (*C. nemoralis*, *C. hortensis*, *Limulus polyphemus*) Azylneuraminsäuren haben große biologische Bedeutung (siehe Tabelle). (21)

Biologische Bedeutung der Neuraminsäure

I. Als Ladungsträger
- a) Normalkörperzelle
- b) Blutzellen
- c) Tumorzelle (Erhöhung)
- d) im ZNS (Ganglioside)
- e) Glykoproteine (Struktur, Polymorphismus)

II. Maskierung von Antigenen (FRIEDENREICH-Antigene und Pseudo-FRIEDENREICH-Antigene):
- a) Erythrozytenantigene
- b) Transplantationsantigene
- c) Tumorantigene
- d) Normalzellantigene

III. Als „Rezeptor":
- a) Myxoviren
- b) Serotonin
- c) für basische Polymere
- d) für Tetanustoxin (Ganglioside des ZNS)

IV. Als Bestandteil von Antigenen:
- a) Blutgruppen
- b) Bakterien

V. Für die biologische Aktivität von Hormonen:
- a) Intrinsic Factor
- b) Choriogonadotropin
- c) Erythropoetin

Aus UHLENBRUCK und GIELEN (1970)

L DRZENIEK, R.: Histochem. J. 5 (1973), 271
GOTTSCHALK, A.: Glycoproteins. Their composition, structure and function. 2. Aufl., Amsterdam 1972
KLENK, E.: Hoppe-Seyler's Z. Physiol. Chem. 268 (1941), 50
KRÜGER, W.: Z. med. Labortechn. 13 (1972), 40
SCHAUER, R.: Angew. Chem. 85 (1973), 128
UHLENBRUCK, G., und W. GIELEN: Fortschr. Neurol. Psych. 38 (1970), 202

Neuritis multiplex ↗ Polyneuritis

Neur(o)allergie

D Klin. gebräuchlicher Begriff für immunol. Reaktionen am zentralen und/oder peripheren Nervensystem, speziell bei autoallergischen Vorgängen mit dem vom Nervengewebe stammenden Ag, und Ak gegen Anteile des Nervenparenchyms.
Im weiteren Sinne wird dieser Begriff auch für die Reaktion des ZNS auf verschiedene exogene Ag angewandt. Die Bezeichnung ↗ *Neuroimmunologie* ist umfassender als N. (12)

Neur(o)immunchemie

D Teilgebiet der Immunchemie, das sich mit der Differenzierung der Ag und Ak bei ↗ neuroimmunol. Vorgängen befaßt.

G Wesentliche Schwerpunktaufgaben sind
1. Immunchemische Charakterisierung von Hirngewebe (Proteine, Glykoproteine, Glykolipide, Lipide u. ä.),
2. Erforschung der Wirkung von spezifischen (Ak, Immunzellen) und unspezifischen Faktoren (Mediatoren, Komplement, Lysokephalin) bei neuroimmunol. Vorgängen im Tierexperiment und beim Menschen. (12)

Neur(o)immunologie

D Spezialgebiet der Immunol.; spezifische Reaktionsweise des Organismus gegenüber körperfremden und körpereigenen immunogenen Substanzen mit dem zentralen und peripheren Nervensystem sowie seinen Hüllen als Erfolgsorgan pathodynamischer (morphologischer und funktioneller) Immunvorgänge. Teilgebiete sind u. a. ↗ Neuroimmunpathologie und ↗ Neuroimmunchemie.

G Je nach der Form der Immunabwehr liegen Reaktionen vom Soforttyp (Anaphylaxie, ARTHUS-Phänomen, Serumkrankheit) oder verzögerten Typ (Spätreaktion) vor. Im Vordergrund stehen organtypische Abläufe, bei denen Anteile des zentralen oder peripheren Nervenparenchyms (↗ enzephalitogenes Protein) als Immunogen wirken = *endoantigene* (*autoantigene*) neuroimmunol. Erkrankungen (1. Ordnung). Bei der *Interferenz zwischen endogenen und exogenen antigenen Ursachen* treten Übergangs- bzw. Kombinationsformen neuroimmunol. Erkrankungen (2. Ordnung) auf. Ausschließlich *exoantigen* bedingte Immunreaktionen am Nervensystem zeigen von der Neurotropie des Erregertyps abhängige und den allg.-entzündlichen Vorgängen überdeckte neuroimmunol. Reaktionen (3. Ordnung) (Abbildung).
Hierbei ist eine graduelle Abstufung notwendig: gemäß der *organtypischen* (1. Grad), ausschließlich *am Nervensystem* und seinen Hüllen ablaufenden Immunprozesse, der *organspezifischen* (2. Grad), auch *mit Organmanifestationen anderer Topik* einhergehenden Prozessen und der *unspezifischen* (3. Grad) Abläufe, bei denen die neuroimmunol. Vorgänge lediglich eine Form der Begleit- oder Mitreaktion sind.

P *Beispiele* für 1. Ordnung, 1. Grad: ↗ experimentelle allergische Enzephalomyelitis oder Neuritis, ↗ Enzephalomyelitis nach xenogenen Hirntrockenzell-Injektionen und nach Tollwutimpfung.
2.–3. Grad: ↗ Lupus erythematodes, ↗ Myasthenie, ↗ Ataxia teleangiectasia.
Beispiele für 2. Ordnung, 1. Grad: ↗ Multiple Sklerose mit ihren Sonderformen.
2. Grad: virusbedingte para- und postinfektiöse ↗ Enzephalomyelitis, ↗ Polyneuritis.
3. Grad: ↗ Anaphylaxie, ↗ ARTHUS-Phänomen, ↗ Serumkrankheit.
Beispiele für 3. Ordnung, 1. Grad: ↗ slow-virus-Erkrankungen, ↗ Panenzephalitis.
2. Grad: neurotrope Virusinfektionen aus der Gruppe der Herpes-, Arbo- und Picorna-Viren.
3. Grad: zahlreiche virale und bakt. Allgemeininfektionen. (12)

L FIELD, E. J.: In: GELL, P. G. H., R. R. A. COOMBS and P. J. LACHMANN (Edd.): Clinical aspects of immunology. 3. ed. Blackwell, Oxford–London–Edinburgh–Melbourne 1975
FRICK, E.: In: BRENDEL, W., und U. HOPF (Hrsg.), Autoimmunerkrankungen. Schattauer, Stuttgart–New York 1969
RIDLEY, A.: Clin. Allergy 1 (1971) 311
ROWLAND, L. P. (Ed.): Immunological disorders of the nervous system. Williams & Wilkins, Baltimore 1971

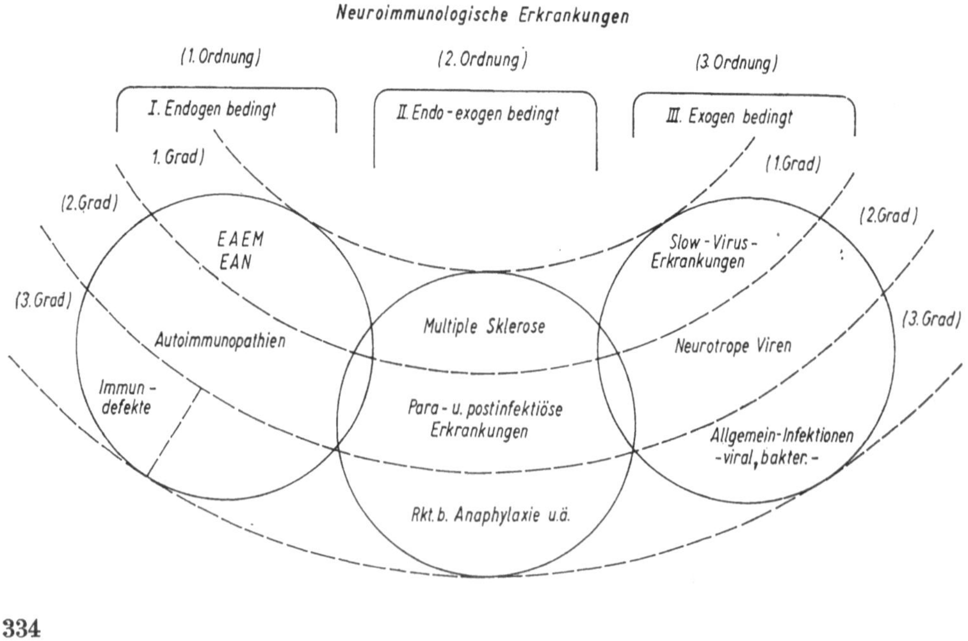

Neur(o)immunpathologie

D Teilgebiet der ↗ Neuroimmunologie, das sich mit den morphologischen Veränderungen durch die Immunreaktionen am zentralen und peripheren Nervensystem befaßt.

G Grundlegend sind neben dem Ausbreitungsmuster der neuroimmunol. Reaktionen und Parenchymläsionen, der Qualität der Veränderungen und ihrer Topik die ätiologischen, endo- bis exo-antigenen Aspekte. Bes. Wert kommt der Chronologie, Dynamik, der qualitativen und quantitativen Intensität sowie speziellen immunpathohistologischen Befunden für die organtypischen und organspezifischen Vorgänge am nervalen Parenchym zu. Es sind dies bes.
1. die anfänglichen *Veränderungen an der ↗ Bluthirnschranke,*
2. die immunpathologischen Reaktionen bei der zellulären, *perivaskulären* Proliferation und Infiltration mit immunol. Potenz,
3. die Reaktionen am *Organparenchym,* an den Markscheiden sowie den Oligodendrogliazellen.
Beim Entmarkungsvorgang neuroimmunolog. Prozesse stehen der Einfluß immunkompetenter Zellen, humoraler Ak und unspezifischer Substanzen (↗ Mediatoren) im Vordergrund.

P Entsprechende Befunde sind von Bedeutung für die ↗ Enzephalomyelitis, ↗ Polyneuritis unterschiedlicher Genese sowie ↗ Panenzephalitis, ↗ Multiple Sklerose. (12)

L LUMSDEN, C. E.: In: VINKEN, P. J., and G. W. BRUYN (Ed.): Handbook of clinical Neurology. Vol. 9. North-Holland Publ. Co., Amsterdam 1970
PETERS, G.: Klinische Neuropathologie. 2. Aufl. Thieme, Stuttgart 1970
SEITELBERGER, F.: Ann. Clin. Res. 5 (1973), 337

Neutralisationstest

Abk. NT
S Virusneutralisationstest
D Methode der ↗ Virusserologie: Aufhebung der Viruswirkung durch virusspezifische neutralisierende Antikörper.

H Bereits STERNBERG (1838–1915) mischte Serum eines gegen Kuhpockenvirus vakzinierten Kalbes mit einem Serum, das vollvirulentes Kuhpockenvirus enthielt, und injizierte dieses Gemisch einem empfänglichen Kalb, das nicht erkrankte.

G *Prinzip:* Nach Mischung und Inkubation von Virus und spezifischem Ak wird die spezifische biologische Aktivität des Virus (Vermehrung, Infektiosität, Zellschädigung) „neutralisiert". Als Indikator zum Nachweis der spezifischen biologischen Aktivität dient ein geeignetes Wirtssystem wie Zellkultur, Hühnerembryo oder Versuchstier.

P Für die quantitative Bestimmung werden fallende Serummengen mit konstanten Virusmengen bekannter Konzentration (oder umgekehrt) gemischt. Anwendung und Besonderheiten:
– Identifizierung und Typisierung unbekannter Viren.
– Mit bekannten Viren Nachweis von neutralisierenden Ak.
– Die hohe Spezifität läßt den NT als bes. geeignete Methode zur Feinanalyse von Ag-Beziehungen erscheinen.
– Im Gegensatz zu ↗ KBR, ↗ HHT u. a. Methoden ist der NT bei allen Viren, einschließlich Bakteriophagen, durchführbar. (6 + 24)

Neutropenie, maligne ↗ Agranulozytose, allergische

Neutropenie, periodische ↗ Neutropenie, zyklische

Neutropenie, zyklische

S Agranulozytose, zyklische
Agranulozytose, periodische
Neutropenie, periodische

D In periodischen Zeitintervallen auftretende starke Verminderung der neutrophilen Granulozyten, verbunden mit fieberhaften entzündlichen Krankheitserscheinungen.

G Ursache unbekannt. Genetische Disposition, da familiäres Vorkommen. Vermutet wird eine Verstärkung einer physiologischerweise vorhandenen Schwankung der Granulozytenzahl durch genetische und/oder sekundäre Faktoren (Sexualhormonspiegel). Die physiologische Schwankung soll durch einen hypothetischen feed-back zwischen Granulozytenbildung auf dem Stammzellniveau und der Freisetzung reifer Granulozyten durch humorale Regulationsfaktoren zustandekommen. Periodische Störung anderer Blutzellsysteme ist ebenfalls bekannt. Gelegentlich Kombination mit periodischer Polyserositis, Arthralgie, Pankreasinsuffizienz usw., deshalb Immunpathogenese möglich.

P Selten vorkommendes Krankheitsbild. Neutropenische Zyklen meist in drei (2–4)-wöchigen Abständen, gelegentlich bei Frauen parallel zum Menstruationszyklus. Manifestation meist schon in der Kindheit. Oft auch bei „gesunden" Familienmitgliedern. Meist kompensatorische Lymphozytose und Monozytose. Während der zytopenischen Schübe Fieber, Angina, Entzündungen der Haut und Schleimhäute leichterer Art, manchmal Lymphknotenschwellungen.
Therapie: Meist ineffektiv. Leichte Besserung durch Kortikosteroide oder Splenektomie.
Prognose: Günstig; gelegentlich jedoch Komplikationen. (22)

L REIMANN, H. A.: Postgraduate Med. J. 47 (1971), 504

neutrophil-immobilizing factor

Abk. NIF

D Aus menschlichen polymorphkernigen und mononukleären Leukozyten freigesetzter Faktor.

G *NIF hemmt* irreversibel sowohl die allgemeine als auch die *chemotaktische Beweglichkeit neutrophiler und eosinophiler menschlicher Granulozyten*, ohne die Phagozytoseaktivität der Neutrophilen zu vermindern. Ein Einfluß auf die Monozytenmigration besteht nicht. Der NIF wirkt nicht zytolytisch und ist funktionell spezifisch. In vivo könnte seine Bedeutung in der Immobilisierung und damit Konzentrierung von Neutrophilen im Entzündungsgebiet liegen, wobei die unbeeinflußte Phagozytoseaktivität ihre funktionelle Wirksamkeit garantiert. Bei größeren NIF-Konzentrationen würde nach Diffusion in das umgebende Gewebe ein weiterer Neutrophileneinfluß gehemmt und damit das spätere Überwiegen mononukleärer Zellen begünstigt. (7)

L GOETZL, E. J., et al.: J. Immunol. **111** (1973), 938

NEZELOF-Syndrom

S Thymusdysplasie
Alymphozytose

D Sehr seltener Prototyp eines rein zellulären ↗ Immundefekts.

H Seit 1964 bekannt

G Patienten besitzen Plasmazellen und Ig, haben auch die Möglichkeit zur Bildung spezifischer humoraler Ak nach Ag-Stimulation. Sie zeigen aber einen kompletten *Ausfall der ↗ zellulären Immunreaktion.* Genaue Einordnung ist schwierig. Familiäres Vorkommen nachgewiesen.

P Klin. Symptome sind durch Ausfallserscheinungen der zellvermittelten Immunleistungen zu erklären und nur durch entsprechende in vitro und in vivo-Testmethoden nachzuweisen (↗ Immundefekt). (11)

NGP ↗ CEA-like substances

NICHOLS ↗ *Treponema pallidum* ↗ Syphilisserologie

nichtmendelnde Vererbung

D Erbliche, nicht-chromosomale Veränderungen, die nicht den ↗ MENDEL-Gesetzen zugeordnet werden können.

G Hierzu gehören u. a. die Plasmonmutationen bei Hefe (EPHRUSSI, 1951). (15)

Nierentransplantation

S Nierenverpflanzung
Nierenübertragung

D Operative Übertragung einer aus ihrer natürlichen Umgebung herausgelösten Niere eines Spenders (Donor) auf einen Empfänger (Rezipient) oder auf eine andere Körperstelle des gleichen Spenders.

H 1902 führte ULLMANN die ersten Auto-, Homo- und Heterotransplantationen von Nieren im Tierversuch durch. Zu Beginn dieses Jahrhunderts waren erste Versuche, Nieren von Tieren, von Verstorbenen und auch von lebenden Spendern auf Menschen zu übertragen, erfolglos geblieben. 1954 gelang es MERRILL und seinen Mitarbeitern, die erste Nierentransplantation zwischen monozygoten Zwillingen erfolgreich durchzuführen. 1958 schufen SCHWARTZ und Mitarbeiter die Grundlagen einer effektiven immunsuppressiven Therapie. 1959 erzielten MURRAY (Boston) und HAMBURGER (Paris) gute Ergebnisse nach Nierentransplantation zwischen dizygoten Zwillingen. Bis Januar 1976 wurden im internationalen Maßstab 23 919 Nieren auf 21 437 Rezipienten transplantiert.

G Durch eine Gefäßanastomose zwischen den arteriellen und venösen Gefäßen der Niere und des Wirtsorganismus werden die Blutzirkulation, und durch die operative Versorgung des Harnleiters die Harnableitung gewährleistet.
Die N. stellt eine heterotope Übertragung einer Spenderniere von einem Lebend- oder Leichenspender auf einen genetisch identischen (Isotransplantation) oder genetisch differenten (↗ Allotransplantation) Empfänger dar. Bei der Allotransplantation kommt es zu einer immunologisch bedingten *Abwehrreaktion des Empfängers.* Die vorwiegend an den Zellmembranen fast aller Körperzellen lokalisierten Histokompatibilitäts-Antigene (H-Antigene) gelangen mit einer übertragenen Niere in den Wirtsorganismus und induzieren dort eine Abwehrreaktion, die gegen die im eigenen Organismus nicht vorhandenen Antigene gerichtet ist. Diese vorwiegend zelluläre immunologische Abwehrreaktion läßt zwei Hauptphasen erkennen: *1. Die Induktions- oder Sensibilisierungsphase* (afferenter Teil) beginnt mit der Antigenerkennung durch die immunkompetenten Zellen, die ↗ T-Lymphozyten. Nach Antigenerkennung erfolgt die Transformation der Lymphozyten zu großen, ↗ pyroninophilen Zellen, den Lymphoblasten. Diese bilden durch Proliferation multiple kleine, spezifisch sensibilisierte Lymphozyten. *2.* In der sich anschließenden *Reaktionsphase* (efferenter Teil) wandern diese sensibilisierten Lymphozyten zum Transplantat und bewirken dort neben einer direkten Zellzerstörung eine lokale Anhäufung von mononukleären Zellen und Makrophagen, die damit in das Abwehrgeschehen aktiv einbezogen werden. Die primäre zelluläre Immunantwort kann durch kooperative Verbindungen zwischen T-Lymphozyten und ↗ B-Lymphozyten das humorale Immungeschehen einschließen. Damit werden u. a. das ↗ Komple-

ment- und ↗ Gerinnungssystem zu wirkungsvollen Verstärkungsmechanismen dieses komplexen Abwehrgeschehens, das ohne therapeutische Beeinflussung (↗ Immunsuppressiva) bis zur völligen Zerstörung des Transplantats führen kann. (↗ Rejektion)

P Die N. ist gegenwärtig neben der Hämodialyse eine anerkannte Therapiemaßnahme in der Behandlung der terminalen Niereninsuffizienz. Die bisher längste Überlebenszeit mit funktionierendem Transplantat beträgt 18 Jahre.

In der DDR wurden im Leitzentrum für N. Berlin bis Jan. 1976 insges. 202 N. an 190 Empfängern durchgeführt. 7 der transplantierten Nieren stammten von Lebendspendern, 195 waren Leichennieren. Bei 12 Patienten wurden Zweittransplantationen nötig. Sorgfältige Empfängervorbereitung, zuverlässige Spendernierenkonditionierung und geeignete Spender-Empfänger-Auswahl (↗ Transplantation) stellen wichtige Voraussetzungen für eine erfolgreiche N. dar.

Die *operationstechnischen Fragen* haben eine gewisse Standardisierung erreicht. Die Transplantation der Nieren erfolgt heterotop in die gegenseitige Fossa ilica, die Nierengefäße werden an die Iliakalgefäße angeschlossen und der Harnleiter durch eine Ureterozystoneostomie und Antirefluxplastik versorgt. *In der postoperativen Phase* dient eine sorgfältige Überwachung des Patienten der frühzeitigen Erkennung von Infektionen, urologischen Komplikationen und immunologisch bedingten Abstoßungsreaktionen.

Nach Abschluß des stationären Aufenthaltes schließt sich eine engmaschige *Dispensairebetreuung* des Patienten an. Da es sich bei übertragenen Nieren im wesentlichen um allogene Transplantationen handelt und infolge der Gewebsinkompatibilität mit Abstoßungskrisen gerechnet werden muß, erhalten die Patienten während der gesamten postoperativen Phase immunsuppressive Pharmaka. Die unter ↗ Immunsuppressiva maskiert verlaufenden Rejektionskrisen können nur durch sorgfältige Überwachung multipler klinischer, laborchemischer und immunologischer Parameter erkannt und beherrscht werden.

Als *Rejektionsparameter* können ein dolentes, vergrößertes Transplantat, Temperatur- und Blutdruckanstieg sowie ein ausgeprägtes Krankheitsgefühl hinweisend sein. Absinken des Harnvolumens und der Natriumausscheidung, Ansteigen der Enzymausscheidung, das Auftreten einer Proteinurie sind wertvolle Rejektionszeichen. Im Blut kommt es zum Ansteigen der harnpflichtigen Substanzen (Kreatinin, Harnstoff-N) und damit zum Absinken der Kreatinin-Clearance sowie zu Verschiebungen des Blutbildes. Wertvolle diagnostische Verfahren zur Abgrenzung von akutem Nierenversagen, stenosierenden Gefäßprozessen, Rejektionskrisen, Abflußbehinderungen sind Isotopennephrographie, Angiographie, Biopsie.

Immunologische Reaktion des zellulären Typs (↗ Lymphozytenmischkultur, ↗ Rosetten-Test, ↗ Makrophagen-Migrations-Hemm-Test usw.) und des humoralen Typs (heterogenetische Antikörper, ↗ Fibrinogenspaltprodukte, fraktionierte ↗ Komplementbestimmung) besitzen gewisse Aussagekraft und werden auf ihre klinische Einsatzfähigkeit als Rejektionsparameter überprüft.

Eine weitere Verbesserung der klinischen N. ist von günstigen Forschungsergebnissen über die Aspekte des Immunstatus, der Toleranzinduktion, des ↗ Enhancement-Phänomens sowie von der Entwicklung optimaler Immunsuppressiva mit reduzierten Nebenwirkungen zu erwarten (46)

L DUTZ, H., und M. MEBEL: Die chronische Niereninsuffizienz. Thieme-Verlag 1973

HAMBURGER, J., G. RICHET, J. CROSNIER und J. FUNCK-BRENTANO: L'insuffisance rénale. Springer-Verlag, 1962

MEBEL, M., und T. ERDMANN: Nierentransplantation — Urologische Operationslehre. Thieme-Verlag, 1970

MEBEL, M.: Dtsch. Ges.wesen 28 (1973), 2434

NAJARIAN, J. S., und R. L. SIMMONS: Transplantation. Verlag Urban und Schwarzenberg, 1972

PASTERNAK, G., und U. SCHNEEWEISS: Transplantations- und Tumorimmunologie. Verlag G. Fischer, 1973

Ninhydrin

S Triketohydrindenhydrat

D Reagens zum Nachweis und zur quantitativen kolorimetrischen Bestimmung von Aminosäuren.

G Es entsteht eine blaue bis violette Färbung. Prolin und Hydroxyprolin ergeben Gelb- bis Orangefärbung. Eine Farbreaktion tritt auch mit Peptiden und Proteinen ein, wenn freie NH_2-Gruppen vorhanden sind. Ebenfalls reagieren die Ester der Aminosäuren, Aminozucker, primäre aliphatische Amine, N-Alkylaminosäuren, Ammoniak. Die Reaktion ist aber schwächer als mit Aminosäuren. Amide, Kreatinin und Anilin reagieren nicht. (3)

Nitroblau-Tetrazolium-Reduktionstest

Abk.: NBT-Reduktionstest

D Test zur Quantifizierung der Phagozytoseaktivität.

G Vorbereitete lebende Zellen (Blutleukozyten) werden zusammen mit Latexpartikeln in einer 0,1%igen Lösung von NTB 20 min bei +37°C inkubiert. Das phagozytierte NTB wird enzymatisch über den Hexosemonophosphat-Shunt zu blaugefärbtem unlöslichen Formazan reduziert und mit Pyridin aus den Zellen extrahiert, anschließend spektrophotometrische Bestimmung der Farbreaktion. Weniger exakt ist die mikroskopische Auszählung der farbstoffenthaltenden polymorph-kernigen Phagozyten aus einem Ausstrichpräparat (Normbereich zwischen 5—15% Phagozytose-aktiver Zellen).

P Test wird zur DD bei Infektionen unbekannten bakteriellen Ursprungs empfohlen, besonders bei chron. Leiden (Mukoviszidose) oder bei Pat., die unter Kortikoid-Th. stehen (maskierte Infektion); in solchen Fällen liegt die Anzahl Phagozytose-aktiver Zellen über 20%. Bei Granulomatose keine erhöhte NTB-Aktivität. Bei dem seltenen Krankheitsbild der progressiv septischen Granulomatose, die mit einem Defekt des Phagozytose-assoziierten oxydativen Stoffwechsels (Hexosemonophosphat-Shunt) einhergeht, ist die nicht erhöhte NTB-Aktivität di. beweisend. Die Erkrankung zeichnet sich durch rezidivierende, meist schwer verlaufende bakterielle Infektionen und Pilzinfektionen aus. Die Pat., überwiegend männlichen Geschlechts, sterben meist vor dem Schulalter. (2 + 19)

L BÖHME, B.: Dt. Ges.wes. 29 (1974), 1699
DAVIS, S. D., et al.: J. Pediat. 76 (1970), 159
JOHNSTON, R. B., et al.: New Engl. J. Med. 288 (1973), 803
RODEY, G. E., et al.: Amer. J. Med. 49 (1970), 322

non-HODGKIN-Lymphome ↗ Lymphome, maligne

non-organspecific cytoplasmatic antibodies ↗ Mitochondrien-Antikörper

non secretor ↗ Sekretor

Normalantikörper

S regulärer Ak
early immune antibody

D Ohne nachweisbare vorangegangene Immunisierung aufgetretener Antikörper.

G N. weisen keine sicheren immunol. Unterschiede zu sog. ↗ Immun-Ak auf, sondern besitzen die bekannten Eigenschaften eines ↗ Antikörpers.
Als Entstehungsursache werden hauptsächlich Mikroorganismen diskutiert, die die verschiedenen Körperregionen seit frühester Kindheit besiedeln (↗ Kontamination). Dadurch kommt es zu einer frühen Immunisierung mit überwiegender Bildung von IgM (early immune antibody).

P Das bekannteste Beispiel für N. sind ↗ Blutgruppen-Isoagglutinine (Anti-A, Anti-B, jedoch verschiedene Entstehungstheorien). Es kann vermutet werden, daß N. einen Bestandteil der natürlich erworbenen Immunität darstellen. (19)

normal lymphocyte transfer test

Abk. NLT-Test

D In vivo-Methode zur Histokompatibilitätstestung.

G Blutlymphozyten (normale = nichtsensibilisierte) des potentiellen Transplantatempfängers werden einer Reihe zur Auswahl stehenden möglichen Spendern i.d. injiziert. Die Intensität der *Hautreaktion*, die zwischen 24 und 48 h ihre größte Stärke erreicht, ist ein Maßstab für den Grad der Gewebeverträglichkeit zwischen Spender und Empfänger. Zur Kontrolle werden Lymphozyten nicht-verwandter Personen injiziert. Die Hautreaktion ist Folge einer Zweiphasenreaktion, wobei die Initialreaktion eine ↗ graft versus host-Reaktion zu sein scheint, die von einer sekundären Reaktion, die wahrscheinlich eine host versus graft-Reaktion darstellt, gefolgt ist. Die geringste Hautreaktion bei den getesteten Kombinationen spricht für die beste Verträglichkeit.

P Nachteilig wirkt sich aus, daß der *Test am Menschen* ausgeführt wird. Damit sind sowohl Sensibilisierungen als auch die Übertragung infektiöser Krankheiten (Hepatitis) möglich. Außerdem sind die Lymphozyten urämischer Patienten reaktionsgemindert. Die individuelle Hautreaktion ist variabel. Beachtung erfordert auch die Beziehung zwischen Reaktionsintensität und Zelldosis. Der Test weist eine geringe Empfindlichkeit auf. (7)

L BRENT, L., und P. B. MEDAWAR: Brit. Med. J. 1963/II, 269

Normaltiter

D Durchschnittliche Konzentration einer bestimmten Antikörperspezifität im Serum gesunder Personen. (19)

Normergie

D Normale Reaktionslage eines Organismus (im Unterschied zu ↗ Allergie). (19)

"not self"

S immunologisch akzeptabel
körperfremd

D Charakterisierung einer antigenen Substanz als fähig, beim Empfänger eine Immunreaktion auszulösen.

H Begriff wurde von BURNET und FENNER 1949 eingeführt.

G Anwendung des Begriffes geht von der Annahme aus, daß ein ↗ Immunsystem Ag-Differenzen erkennen und demzufolge zwischen körperfremd („not self“) und körpereigen („self“) differenzieren kann (↗ self). Auslösung einer Immunreaktion normalerweise nur durch „not self“-Ag (in vivo). Wirkungsweise ungeklärt. (2)

L BURNET, F. M., and F. FENNER: The production of antibodies. Macmillan, Melbourne 1949.

NOVYJ ↗ Gasbrand-Immunserum

N-terminal

D Aminoterminales Ende einer Peptidkette.
G Im Ig-Molekül liegt N-terminal die ↗ variable Region der H- und L-Ketten. (1)

Nukleinsäuren, immunol. Bedeutung

Abk. NS
G Reine NS sind im allg. nicht immunogen. Doch können Ak gegen NS erzeugt werden, wenn die NS als Komplex an methyliertes Serumalbumin gebunden injiziert werden. Diese Ak reagieren besser mit denaturierten NS als mit nativen. Die Speziesspezifität ist gering. Ak gegen einzelne Purin- bzw. Pyrimidinbasen oder Nukleoside werden erhalten, wenn die ↗ Haptene z. B. an synthetische Polypeptide gekuppelt appliziert werden. Beim ↗ Lupus erythematodes sind Serum-Ak gegen DNS u. a. Ag nachweisbar. (3)

Nullisom

D Organismus, dem ein ganzes Chromosomenpaar fehlt. Die Chromosomenformel lautet 2n — 2. (15)

Null-Lymphozyt ↗ Lymphozyt

nu-nu-Mäuse ↗ Nacktmäuse

Ny^a (Nyberg) ↗ MNSs-Blutgruppen

NZB-Mäuse

Abk. für New Zealand black (engl.), Neuseeland schwarz
D Schwarze Mausinzuchtlinie, die spontan Autoimmunerkrankungen entwickelt (hämolytische Anämie, Nierenerkrankungen). An der Entstehung der Autoimmunerkrankungen ist möglicherweise das ↗ GROSS-Leukämievirus beteiligt. (13)

N-Zellen ↗ killer cells

NZW-Mäuse

Abk. für New Zealand white (engl.), Neuseeland weiß
D Weiße Mausinzuchtlinie. ↗ F_1-Hybriden zwischen NZW- und ↗ NZB-Mäusen entwickeln Autoimmunerkrankungen. (13)

O-Antigen

Abk. o für: ohne Hauch (Bakt. mit Geißeln sind beweglich und wachsen über Nährböden wie ein Hauch, Bakt. ohne Geißeln sind nicht beweglich und wachsen auf Nährböden ohne Hauch).

S Körper-Ag von Bakt.
Somatische Ag von Bakt.

D Strukturgebundenes ↗ Bakterienantigen.

G ↗ Antigenformel

P ↗ Bakterienagglutination (8 + 19)

Oberflächen-Antigene

S Membran-Ag

D An Zelloberflächen lokalisierte Antigene.

G Hierzu zählen verschiedene bakt. Ag (↗ Bakterien-Ag), die bei diagnostischen, therapeutischen und prophylaktischen Fragen der Infektionserkrankungen von Bedeutung sind.
Bei Wirbeltieren zählen in diese Kategorie Histokompatibilitäts-Ag, ↗ Differenzierungs-Ag und ↗ Tumor-Ag. Indirekte immunelektronenmikroskopische Untersuchungen haben gezeigt, daß die O.-Ag von Säugerzellen in diskreten Arealen angeordnet sind. Experimente mit anderen Methoden, wie z. B. mit direkten immunelektronenmikroskopischen Testen, sprechen jedoch dafür, daß diese Anordnung nicht unbedingt den tatsächlichen Verhältnissen entspricht, und daß die Verteilung der Ag an der Zelloberfläche in Abhängigkeit von verschiedenen auf die Zelle einwirkenden Faktoren Veränderungen erfahren kann (↗ Kappenbildung, ↗ Modulation, antigene). (13)

OEHLECKER-Probe

S Biologische Vorprobe

D Verträglichkeitskontrolle während der Übertragung der ersten ml des transfundierten Blutes.

H 1921 von OEHLECKER eingeführt.

P Nach rascher Transfusion der ersten 20 bis 40 ml Konservenblutes darf Transfusion nur fortgesetzt werden, wenn 15 min. nach Beginn keine Symptome auf Unverträglichkeit hinweisen. O. nur sinnvoll, wenn Empfänger bei vollem Bewußtsein und zur Angabe subjektiver Empfindung in der Lage ist. O. kann bei schwachen oder langsam reagierenden Ak des Empfängerserums versagen. In der DDR gesetzlich gefordert (Richtlinie Nr. 1 zur Anordnung über den Blutspende- und Transfusionsdienst vom 5. 12. 1967 § 10, Abs. 2 der Anordnung). (26)

L OEHLECKER, F.: Arch. klin. Chir. 116 (1931), 705
Transfusions- und Infusionsordnung, Ministerium für Gesundheitswesen der DDR 1969
WIENER, A. S.: Blood Groups and Transfusion. Third Ed. 1943, p. 71

Ökologie

D Lehre von den Wechselbeziehungen zwischen Lebewesen und Umwelt. (19)

L TISCHLER, W.: Ökologie mit besonderer Berücksichtigung der Parasitologie. VEB Gustav Fischer Verlag, Jena 1975

Östrogene

D Steroidhormone, die beim kastrierten Nagetier Zeichen des Östrus hervorrufen.

G Beim Menschen beeinflussen Ö. Entwicklung und physiologische Aktivität der meisten Teile des weiblichen Genitalsystems (Wachstum der Mammae und Ausbildung der sekundären Geschlechtsmerkmale).
Unterscheidung:

1. natürliche Ö.,
2. Ö.-wirksame Naturstoffe (Pflanzenreich),
3. synthetische Ö.

Chemisch sind Ö. als Östranderivate C_{18}-Steroide. Die klassischen natürlichen ö. Wirkstoffe sind Östradiol, Östron und Östriol. Von diesen ist Östradiol biologisch am wirksamsten. Bildungsorte: Eierstöcke, NNR, Hoden, Plazenta und darüber hinaus in der Körperperipherie außerhalb dieser Drüsen durch Umsetzung von nichtöstrogenen Steroiden.
Die *Beziehungen der Ö. zu den Immunvorgängen* sind gekennzeichnet durch:

1. Wirkungen auf lymphoide Gewebe des sich entwickelnden und adulten Organismus.
2. Wirkungen auf das MPS.
3. Wirkungen auf die humorale und zelluläre Immunantwort.
4. Wirkungen auf die Infektionsabwehr.

(1) Im Tierversuch führt Ö.-Applikation zur *Thymusinvolution* sowie zur Verminderung der Lymphozytenzahl in Thymus, Milz und Lymphknoten. Während der Schwangerschaft läßt sich beim Menschen ein deutlicher Mangel an germinativen Zentren in den iliakalen Lymphknoten sowie eine Verminderung der kleinen Lymphozyten feststellen (↗ Schwangerschaft).
(2) Ö. *stimulieren die phagozytäre Aktivität der ↗ Makrophagen.*
(3) Die größere *Reaktivität der humoralen und zellulären Immunvorgänge* bei Frauen und weiblichen Versuchstieren — gegenüber männlichen Vergleichspersonen oder -tieren — soll mit dem erhöhten Ö.-Spiegel in Zusammenhang stehen. Andererseits werden den Ö. auch immunsuppressive Eigenschaften zugeschrieben. Die fehlende Abstoßungs-

reaktion des mütterlichen Organismus gegenüber dem allogenen Schwangerschaftsprodukt (Fetus und Plazenta) wird z. T. auf Ö.-Wirkung zurückgeführt (↗ Schwangerschaft).

(4) *Weibliche Organismen* scheinen gegenüber vielen pathogenen Agenzien *resistenter* zu sein als männliche. Im Tierversuch läßt sich eine gesteigerte Infektionsabwehr gegenüber bestimmten Krankheitserregern durch Verabreichung natürlicher und synthetischer Ö. erzielen.

P Eine Bedeutung für die Praxis ergibt sich aus (3) und (4). Ö. als unspezifische Antiphlogistika bes. in der Frauenheilkunde angewandt. (9)

L SLJIVIC, V. S., and G. W. WARR: Period. biol. **75** (1973), 231
STOPPELLI, I.: Münch. Med. Wschr. **114** (1972), 1190
TAUSK, M.: Pharmakologie der Hormone. 2. Aufl., Georg Thieme Verlag, Stuttgart 1973

Oncorna

Abk. für **onco**genic RNA (ribo**n**ucleic **a**cid) ↗ RNS-Tumorviren

Onkofetales Antigen (OFA)

D OFA wird von einigen Autoren als Synonym für carcinofetales Antigen verwendet. (2)

Onkogen-Hypothese

D Hypothese zur Krebsentstehung.

H HUEBNER und TODARO, 1969

G Nach der O.-H. besitzt jeder Vertebratenorganismus schon in den Keimzellen die genetische Information, die die maligne Entartung von Zellen bewirken kann. Die Information ist die in eine DNS transkribierte RNS der jeweiligen ↗ Typ-C-Viren der entsprechenden Spezies. Diese DNS wird durch vertikale Übertragung mit dem Zellgenom auf die Nachkommen weitergegeben. Die Information, die für die Synthese von Typ-C-Viren benötigt wird, wird als **Virogen**, der Teil des Genoms, der für die Malignisierung verantwortlich ist, als **Onkogen** bezeichnet.

Ausgangspunkt für die Hypothese war das *Auffinden von Typ-C-Viren in fast allen Wirbeltierklassen und -spezies.* Beweise für die Beteiligung von Typ-C-Viren an der Tumorentstehung existieren für folgende Spezies: Huhn, Maus, Ratte, Hamster, Katze, Rind, Wollaffe, Gibbon. Typ-C-Viren sind die *umfangreichste Gruppe von Tumorviren,* die in ihren natürlichen Wirten zahlreiche Tumoren induzieren. Ein weiterer Befund, der als Beweis für die Richtigkeit der O.-H. gewertet wird, war das Auffinden der gs-Ag der Typ-C-Viren (gruppenspezifische Ag der ↗ RNS-Tumorviren) auch in Versuchstierlinien mit niedriger Spontantumorrate in hoher Konzentration während der Embryogenese. Es wurde daraus geschlußfolgert, daß das Typ-C-Virusgenom eine Funktion bei der normalen Embryonalentwicklung haben könnte. Eine Derepression des Genoms während einer späteren ontogenetischen Entwicklungsstufe könnte zur malignen Entartung von Zellen führen. Eine *Derepression* des im Zellgenom inkorporierten Typ-C-Virusgenoms und damit eine *maligne Transformation* kann durch verschiedene endogene und exogene Faktoren (Altern, Hormone, genetische Prädisposition, Strahlen, chemische Kanzerogene, Tumorviren) bewirkt werden.

Die O.-H. hat die Suche nach Typ-C-Viren in Tumoren des Menschen aktiviert, jedoch konnte *bisher kein endgültiger Beweis für ihre Richtigkeit* erbracht werden. (13)

L HUEBNER, R. J., und G. J. TODARO: Proc. Nat. Acad. Sci. **64** (1969), 1087

Ontogenese des Immunsystems (beim Menschen)

D Ausbildung immunologischer Erkennungs- und Abwehrvorgänge im Verlauf der embryonalen und fetalen Entwicklung.

G O. des menschlichen ↗ Immunsystems ist durch eine abnehmende ↗ Immuntoleranz bei zunehmender fetal-neonataler Immunreifung und vorübergehender perinataler (passiver) ↗ Leihimmunität gekennzeichnet. Eine entscheidende Rolle kommt hier-

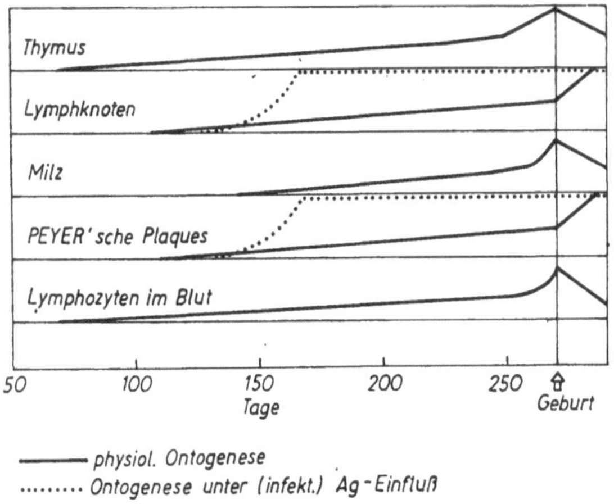

Immunsystem-Ontogenese nach v. MURALT

bei dem *Thymus* zu, der bei 20–22 Wochen alten Feten bereits Ag-bindende Lymphozyten enthält. Zelluläre Reaktionen gegen Leukozyten von Erwachsenen sind bei Lebergewebe und Thymuszellen schon in der 10.–12. Embryonalwoche nachweisbar. *Blut- und Milzzellen* reagieren später (15. bis 16. Fetalwoche). Die Anzahl der Ag-bindenden Lymphozyten ist im fetalen Thymus höher als im neonatalen oder Erwachsenenorganismus. Im fetalen Thymus sind auch mehr Lymphozyten enthalten als in der Milz und im peripheren Blut des Feten. Das deutet darauf hin, daß ontogenetisch dem Thymus eine Hauptrolle bei der Entwicklung des Immunsystems zukommt. Ab 2.–3. Embryonalmonat sind *Granulozyten* und *Lymphozyten* nachweisbar. *Monozyten* und *Plasmazellen* sollen beim Feten nur nach Ag-Kontakt (z. B. intrauterine Infektion) auftreten. (Abbildung S. 300)
Synthese von Ig beim Feten ist von der Reifung des Immunsystems und vom Zeitpunkt und der Stärke des Ag-Kontaktes abhängig. Die Syntheserate beträgt am Ende der Fetalperiode im Vergleich zum Erwachsenen nur ca. 1%. *IgM* wird intrauterin bereits ab 10.–11. Woche gebildet und steht als ontogenetisch ältestes Ig bei pränatalen Infektionen dem Fetus zuerst zur Verfügung. *IgG* wird nur nach längerer Einwirkung kräftiger Ag-Stimuli etwa ab 11. Schwangerschaftswoche vermehrt gebildet. *IgA* konnte beim Feten bis zur 31. Woche nicht nachgewiesen werden, während *IgE* ab 12. Woche gefunden wurde. *IgD* konnte in Spuren im Nabelschnurserum nachgewiesen werden.
Transplantations-Ag (Oberflächen-Ag, Histokompatibilitäts-Ag, ↗ Differenzierungs-Ag) sind ab 21. Schwangerschaftswoche beim Feten nachweisbar, mit Hilfe der Zellkultur bereits ab 6. Woche. Ihnen kommt eine zentrale Bedeutung für die Entwicklung des Immunsystems zu.

P *Erhöhter IgM-Gehalt* im Nabelschnurblut (> 300 μg/ml) spricht für intrauterine Infektion des Feten (Röteln, Zytomegalie, Toxoplasmose, Syphilis, Enterovirusinfektion), der Nachweis spezifischer neutralisierender Antikörper der Klasse IgM (↗ Fluoreszenz-Ak-Test) beweist sie. (9)

L GITLIN, D.: Excerpta med. **281** (1973), 27
MIGGIANO, V. C., et al.: Excerpta med. **281** (1973), 15
MURALT, G. VON: Pädiat. Fortb. Kurse Pràxis **35** (1972), 24

Oozyt ↗ Protozoen-Antigen

Operon

D Funktionelle Einheit eines ↗ Gens (bzw. ↗ Genortes) zur Regulation der Genaktivität.

H JACOB und MONOD (1961)

G Das O. besteht aus Operator, Promotor und Strukturgen(en). Die Regelfunktion des O. ist abhängig vom Regulatorgen i (= Gen R), das seinerseits die Synthese eines ↗ Repressors (Protein) steuert. (15)

Ophthalmia phacogenetica ↗ Enophthalmitis phakoanaphylaktika

Ophthalmoreaktion ↗ Konjunktival-Test

Opsonine

S Bakteriotropine

D Serumbestandteile von Mensch und Tier, die die Phagozytose fördern, ohne auf die phagozytierten Partikel direkt Einfluß zu nehmen.

H Bezeichnung wurde 1898 von A. WRIGHT geprägt.

G Es lassen sich *thermolabile* (30 min. +56 °C) und *thermostabile* O. unterscheiden. Zu ersteren wird das ↗ Komplement, zu letzteren werden die ↗ Ig gezählt. Bei allen Erstinfektionen hat außerdem das Properdin mit Magnesium durch Aktivierung des Komplementfaktors 3 eine phagozytosefördernde Bedeutung.
Zur Wirkungsweise der Ig (= Immunphagozytose): IgG steigert die Phagozytose auch ohne Komplement, mit IgM tritt dagegen keine Phagozytose ohne Komplement (C 1423) auf (PONDMAN) (s. Abbildung).

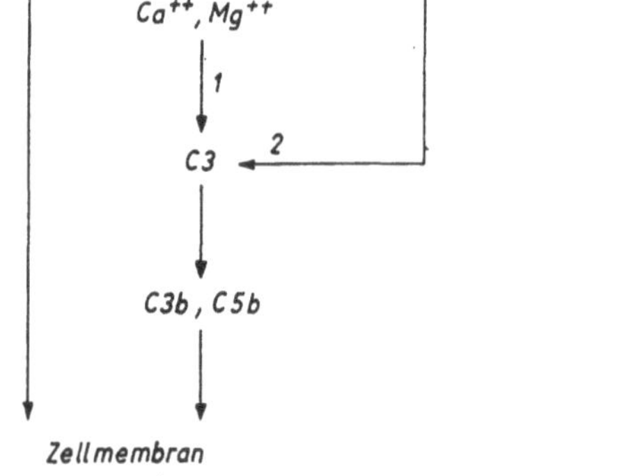

Wirkungszusammenhänge der Opsonine

P Eine spezifisch gesteigerte ↗ Infektionsabwehr (Immunabwehr) beruht ganz wesentlich auf dem beschriebenen Vorgang einer Immunphagozytose. (19)

L PONDMAN, K. W.: In: G. E. WOLSTENHOLME, J. KNIGHT (ed.): Complement. Ciba Foundation Symposium, London 1965.

Opsonin-Index

D Verhältnis der Phagozytose-Aktivität von Blut eines Patienten für ein Bakterium verglichen zur Aktivität des Blutes eines gesunden Menschen. (47)

Opsonisationstest

D Kombinierter in vitro- und in vivo-Test zur Ermittlung der immunsuppressiven Kapazität ↗ antilymphozytärer Seren (MARTIN).

G Mäusethymozyten werden in vitro mit ^{51}Cr markiert und in einer Konzentration von 10^8 Zellen/ml mit 1 : 1000 verdünntem Antimäusethymozytenserum (ATS) bzw. Kaninchennormalserum (KNS) 30 min. inkubiert. Nach dem Waschen der Zellen werden sie (2×10^7 markierte Zellen pro Tier) den Testmäusen i.v. appliziert. Vier Stunden später werden Leber und Milz entfernt und die Radioaktivität gemessen.

Auswertung:

Die mit KNS inkubierten Zellen sind zu 50% in der Leber und zu 27% in der Milz lokalisiert. Nach Inkubation der Zellen mit ATS kommt es zu einer deutlichen Verschiebung dieses Verhältnisses (77% in der Leber, 8% in der Milz). Daraus errechnet sich für KNS ein *relatives Leber/Milz-Umsatzverhältnis* von 1,86 und für ATS von 10,03. Der *Lokalisationsindex* ergibt durch Teilung der beiden Verhältniszahlen einen Wert von 5,39. Der Index soll direkt mit der Kapazität des Immunserums korrelieren, die Allotransplantatüberlebenszeit zu verlängern und die Immunantwort gegen Schaferythrozyten zu unterdrücken. Die Vergrößerung des Leberumsatzes beruht auf der Phagozytose eines Teiles der injizierten Zellen durch die Lebermakrophagen. Die in der Milz lokalisierten Zellen erweisen sich trotz ATS-Inkubation bei Reinjektion in andere Empfänger als „normale" Zellen. Daraus wird geschlossen, daß das ATS einen Teil der Thymozyten opsoniert (leichter phagozytierbar macht). Diese opsonierten Zellen werden in der Leber phagozytiert, wohingegen die in der Milz befindlichen Zellen nicht opsoniert worden sind.

P Dieses Modell kann ebenso zur Testung anderer ALS (einschließlich antihumaner) unter Verwendung entsprechender Testzellen und Mäuse verwendet werden. Das Testergebnis zeigt nach KELLY et al. eine gute Übereinstimmung mit der immunsuppressiven Potenz, jedoch sollen Reproduzierbarkeit und Empfindlichkeit nicht ausreichend sein. (7)

L KELLY, G. E., et al.: Transplantation **12** (1971), 443
MARTIN, W. J.: J. Immunol. **103** (1969), 979, 990. 1000

Oralimmunisierung

S Schluckimpfung
↗ Darmbakterien-Impfstoffe
↗ Poliomyelitisvirus-Impfstoff
↗ Immunglobulin A

Orchitis, experimentelle allergische

↗ Sterilität, immunologisch bedingt

organspezifische Antigene

D Ag, die nur in bestimmten Organen vorkommen, in anderen Organen dagegen nicht, wie z. B. Thyreoglobulin in der Schilddrüse (HASHIMOTO), Myelin-Protein des ZNS.

G Organspezifische Ag können bei bestimmten ↗ Autoimmunkrankheiten beteiligt sein. Ein organspezifisches Antigen ist z. B. die Augenlinse. Der im Kaninchen nach Injektion von Rinderlinsensubstanz gebildete Ak präzipitiert mit Extrakten aus Rinderlinse, aber auch mit Linsenextrakten aus vielen anderen Säugetierspezies. Ähnliche organspezifische Ag finden sich in Gehirn, Schilddrüse, Magen, Nebennierenrinde und Hoden. Die meisten organspezifischen Ag sind bisher nicht eindeutig charakterisiert, sie sind selten speziesspezifisch. (3 + 47)

Orosomukoid ↗ saures α_1-Glykoprotein

orthotopisch

D Übertragung eines Transplantates an denselben topografischen Ort seiner anatomischen Herkunft. (2)

osteoclast activating factor

Abk. OAF

D Nach Aktivierung humaner peripherer Blutleukozyten mit Ag oder Phytomitogenen wird ein Faktor (↗ Lymphokin) freigesetzt, der die Knochenresorption in der Organkultur stimuliert.

G Anlegen von Leukozytenkulturen (buffy coat cells) und Zusatz von ↗ Phythämagglutinin, ↗ Pokeweed mitogen oder ↗ Concanavalin A. Die stärkste OAF-Aktivität kann während der ersten 24 Kulturstunden nachgewiesen werden, nach 3 d fällt sie stark ab.

Der OAF-Nachweis erfolgt durch seine Fähigkeit, die Resorption fetaler Rattenknochen in der Organkultur zu stimulieren. (7)

L HORTON, J. E., et al.: Science 177 (1972), 793
TRUMMEL, C. L., et al.: J. Lab. Clin. Med. 85 (1975), 1001

Ot ↗ Antigene, private

OUCHTERLONY-Test ↗ Immundiffusion

Ovalbumin

S Eialbumin

D Zur Gruppe der tierischen ↗ Albumine gehörende Hauptkomponente der Eiweiße des Eiklars von Vogeleiern (vgl. Conalbumin).

G Am besten erforscht ist das Ovalbumin des Hühnereies. Es besteht aus einer einzigen ↗ Peptidkette mit Kohlenhydratanteil (↗ Glykopeptide).

P O. läßt sich in hoher Reinheit und großer Menge gewinnen, ist deshalb gut geeignet zur ↗ Immunisierung von Versuchstieren. Mit den erzeugten ↗ Antikörpern (Anti-Ovalbumin) wird es als Modell der ↗ präzipitierenden ↗ Antigen-Antikörperreaktion verwendet. (4)

L BACKHAUSZ, R.: Immunodiffusion und Immunoelektrophorese. VEB Gustav Fischer, Jena 1967
KAMINSKI, M.: J. Immunol. 75 (1955), 167

Overlapping-Syndrom

D Kombination von ↗ Autoimmunkrankheiten.

G Gemeinsames Auftreten zweier oder mehrerer Autoimmunkrankheiten bei demselben Patienten spricht für eine abnorme immunol. Reaktionsfähigkeit (↗ Autosensibilisierung).
Die wichtigsten Overlapping-Syndrome sind:

Progressiv-chronische Polyarthritis + Sicca-Syndrom (= SJÖGREN-Syndrom)
Chronisch-aggressive Hepatitis + Colitis ulcerosa + Systemmanifestationen
Immunhämolytische Anämie + Immunthrombozytopenie (= EVANS-Syndrom)
Immunthyreoiditis + Perniziosa
Immunthyreoiditis + Immunthrombozytopenie
Immunthyreoiditis + Immunadrenalitis (= SCHMIDT-Syndrom)
Immunthyreoiditis + Immunadrenalitis + Hypoparathyreoidismus
Immunthyreoiditis + Vitiligo (5)

Oz ↗ Immunglobulinsubtyp

Pachytän

D Endstadium der Chromosomenpaarung. (15)

Pa 1 ↗ pregnancy associated α_2-Glycoprotein

Pallida-Reaktion

Pallida-Antigen
Pallida-Antikörper

D Proteinabhängige Phänomene bei der Serodiagnostik der Syphilis (↗ Syphilisserologie).

G Die Ag-wirksamen Bestandteile sind *Proteine* der Bakt.-Gattung Treponema, die nicht zur Spezies T. pallidum gehören. Sie sind lediglich gruppenspezifisch und nicht erregerspezifisch. Die enge Ag-Verwandtschaft begünstigt die Benutzung der P.-Ag für die Serodiagnostik der T. pallidum-Infektion.

P Beispiel: REITER-Stamm. Methode: KBR in der KOLMER-Technik (Kältebindung). (19)

L PETZOLDT, D.: Therapiewoche **23** (1973), 1209

Panagglutinabilität ↗ Polyagglutinabilität

Panarteriitis nodosa

S Periarteriitis nodosa KUSSMAUL-MAIER
Polyarteriitis idiopathica

D Allergisch-hyperergische, nekrotisierende Arteriitis mit knotenförmigen Granulomen durch alle Wandschichten der großen (selten) oder mittleren und kleinen Arterien.

H 1866 von A. KUSSMAUL und R. MAIER als Periarteriitis nodosa beschrieben, weil histologisch die knotenförmige Infiltration der Adventitia besonders auffällig war, obwohl alle Gefäßschichten befallen sind. Beteiligung der Venen beschrieb J. HARKAWAY.

G Fibrinoide Nekrosen und granulomatöse Entzündungen an den mittleren und kleinen, selten den großen Arterien (Intima, Media, Neutrophile, Eosinophile, Makrophagen und Lymphozyten) führen zu den verschiedenartigsten Ausfallerscheinungen, meist jedoch zu Fieber, Allgemeinreaktionen, Leukozytose, Eosinophilie, abdominellen Krisen, Nephritis, Hypertonie. Es finden sich gehäuft ↗ antinukleäre Faktoren, antimitochondrale- und Gefäß-Antikörper, Rheumafaktoren usw. Es wird eine allergisch-hyperergische Arteriitis bei *Allergie gegen ↗ Australia-Antigen* durch lösliche *Antigen-Antikörper-Komplexe* in Analogie zur ↗ ARTHUS-Reaktion vermutet. P. n. ist ein polyätiologisches Syndrom. Symptomatische P. n. wurde bei Serumkrankheit und Medikamentenallergie beobachtet und hat eine bessere Prognose.

Regionale Sonderformen sind die ↗ Arteriitis temporalis, ↗ P. n. cutanea benigna, ↗ WEGENER-Granulomatose und Arteriitis rheumatica.

L. ARKIN unterscheidet 4 Stadien: degenerative, fibrinoide Medianekrose; Knötchenbildung (Granulozyten, Lymphozyten, Eosinophile, Plasmazellen); Granulombildung (Histio- und Retikulozyten); Intimaverdickung (Thrombose), periarterielle Fibrose.

P Das klinische Krankheitsbild mit Befall der großen Arterien und der Trias maligne Hypertonie, Eosinophilie, unklare Bauchbeschwerden ist selten und verläuft meist letal. Hepatitis, Karditis, Pneumonie, Neuritis, Arthritis u. a. m. können hinzukommen. Wenn vorhanden (20—30%), so helfen die Hauterscheinungen bei der Diagnostik: Livedo racemosa und knotenförmige Infiltrate der Kutis (Papeln) oder Subkutis.

Therapie: Kortikosteroide und Immunsuppressiva. Abgrenzung von ↗ P. n. cutanea benigna und ↗ Vasculitis (Arteriitis) allergica RUITER nötig. (49)

L ARKIN, A.: Amer. J. Path. **6** (1930), 401
HARKAWAY, J.: J. Allergy **14** (1942/43), 50
KUSSMAUL, A., und R. MAIER: Dtsch. Arch. klin. Med. **1** (1866), 484
VORLAENDER, K.-O.: Derm. Mschr. **158** (1972), 697
WIGLEY, R. D.: New Zeal. Med. J. **71** (1970), 151

Panarteriitis nodosa cutanea benigna

S Polyarteriitis/Periarteriitis n. c. b.

D Gutartige, auf das Integument beschränkte Variante der ↗ Panarteriitis nodosa.

H Erstbeschreibung 1931 durch LINDBERG.

G Histologie, Ätiologie und Pathogenese wie bei ↗ Panarteriitis nodosa. Anti-Gefäßwand-Antikörper wurden nachgewiesen, können aber sekundär sein.

P Die Hauterscheinungen entwickeln sich chronisch-rezidivierend über Jahre hin in Form knotiger Infiltrate und entzündlicher Papeln an den unteren, seltener auch oberen Extremitäten, Nekrotisierungsneigung, Livedo racemosa, selten Exantheme, Petechien und ↗ Suffusionen.

Therapie: Kortikosteroide. (49)

L COPEMAN, P. W. M., und T. J. RYAN: Brit. J. Derm. **82**, Suppl. 5 (1970), 2
KORTING, G. W.: Arch. klin. exp. Derm. **199** (1955), 317
MIESCHER, G.: Dermatologica (Basel) **91** (1946), 225
NICOLAU, St. G., et al.: Hautarzt **20** (1969), 456

pancreatic islet cell antibodies ↗ Inselzell-Antikörper

Panel (von Testerythrozyten)

S Testblutpanel
Serie von Testblutkörperchen

D Zusammenstellung ausgewählter Blute mit bekannten (Erythrozyten)-Antigenen zur Identifizierung unbekannter (Blutgruppen)-Antikörper. (26)

Panenzephalitis

S subakute sklerosierende Panenzephalitis (GREENFIELD), SSPE
subakute progressive Panenzephalitis
einheimische Panenzephalitis (PETTE)
Panenzephalomyelitis (PETTE-DÖRING)
subakute sklerosierende Leukenzephalitis (VAN BOGAERT), SSLE
subakute Einschlußkörperchenenzephalitis (DAWSON)

D Diffus ausgebreitete entzündliche Erkrankung des Hirns, bevorzugt in der grauen Substanz, bes. gearteter viraler Ursache.

G *Morphologisch* lympho-plasmozytäre, perivaskuläre Infiltrate und diffuse knötchenförmige gliöse Reaktion, Gliafaservermehrung und unterschiedliche Demyelinisation sowie Nervenzelldystrophien und -untergänge; kortiko-thalamo-pontine Akzentuierung. *Virusgenese* in den Einzelheiten nicht vollständig geklärt. Angenommen wird eine (a) abnorme Immunreaktion auf eine Masernvirus-Infektion, eine (b) endogene Reinfektion nach Latenz eines Masernvirus, ein (c) ungewöhnliches Virus im Sinne einer ↗ slow-virus-Infektion oder eine (d) Doppelinfektion mit Papova- und Paramyxoviren. Eine Vielzahl von *Ak-Befunden* (Masern) im Serum und Liquor cerebrospinalis sowie immunfluoreszenzoptische Befunde, auch über das Masern-Ag im Hirn, liegen vor. Ferner Nachweis einer (oligoklonalen) IgG-Vermehrung im Liquor und Hirn. Ätiopathogenetisch und neuropathologisch einige *Sonderformen* (z. B. Encephalitis japonica, St.-Louis-Enzephalitis, Marburger Krankheit); Unterschiede im klin. Verlauf mit differenten Immunreaktionen und Erkrankungsalter.

P *Progrediente Erkrankung des Kindes- und Jugendalters* mit extrapyramidalen Hyperkinesen, dienzephalen Dysregulationen, Demenz und Enthirnungsstarre. Di Liquor-IgG-Vermehrung und -Abweichungen, rhythmische bioelektrische Gruppen im EEG. Th: evtl. antivirale Substanzen wie Amantadin. (12)

L PETERS, G.: Klinische Neuropathologie. 2. Aufl. Thieme, Stuttgart 1970
TER MEULEN, V., et al.: Curr. Top. Microbiol. Immunol. 57 (1972), 1–38
THORMAR, H.: Z. Neurol. 199 (1971), 1–23, 151–166

Panenzephalomyelitis (PETTE-DÖRING)

↗ Panenzephalitis

Pankreastransplantation

D Operative Übertragung eines funktionstüchtigen Pankreas (oder Gewebe) heterotop auf einen Empfänger.

H Erste Beschreibung einer P. (Gewebe) in die Bauchdecke 1892 durch MINKOWSKI, Beziehungen zwischen Pankreas und Diabetes mellitus wurden erkannt. Dünne Gewebsscheiben ließen sich ohne Gefäßanschluß allogen transplantieren. Erste P. mit Gefäßanschluß 1927 durch DELEZZENNE et al. Erste klin. P. in Form einer Duodeno-Pankreas-Allotransplantation 1966 durch LILLEHEI et al., 51 P. am Menschen (bis 1976) bei 49 Empfängern durchgeführt, maximale Überlebenszeit in einem Fall 4,2 Jahre.

G Indikation für P. aus gegenwärtiger Sicht besteht bei juvenilem, schwer einstellbaren ↗ Diabetes mellitus mit terminaler Niereninsuffizienz infolge diabetischer Angiopathie. Exo- und endogene pathophysiologische Pankreasfunktionen sind langzeitig medikamentös zu substituieren. Gleichzeitige ↗ Nierentransplantation und P. günstig, da Niere und Pankreas vom selben Spender übertragen werden können und eine ↗ Immunantwort somit nur auf Transplantations-Ag eines Spenders erfolgt. Im Gegensatz zur Insulin-Th. scheint durch P. die Progredienz der vasculären Komplikationen des Diabetes mellitus gebremst zu werden.
Transplantationsfähiges Pankreas bis zu 24 h konservierbar.

P P. mit und ohne Duodenalanteil möglich, Verpflanzung heterotop (pancreatico-duodenale P.) mit iliacaler retroperitonealer Plazierung bewährt. Die Blutversorgung erfolgt arteriell durch Anastomosierung der A. coeliaca des Spenderorgans mit einer Iliacalarterie des Empfängers und venös zwischen der V. portae des Spenderorgans und der V. iliaca communis des Empfängers. Der Duodenumanteil wird zur Ableitung der exokrinen Sekretion mit einer ausgeschalteten Dünndarmschlinge anastomosiert. Trotz intakter Ableitung des Pankreasganges sind autolytische Vorgänge und Infektionen möglich und auf ischämisch bedingte Schäden des Spenderorgans zurückzuführen. Optimale Spenderkonditionierung und Organkonservierung sind von größter Wichtigkeit.
Die gleichzeitig zu transplantierende Niere wird in die kontralaterale Fossa iliaca plaziert. Die erkrankte Bauchspeicheldrüse des Empfängers wird belassen.
Abstoßungsreaktionen werden sowohl am Pankreas- als auch am Nierentransplantat beobachtet. Die immunsuppressive Th. bedarf bei gleichzeitiger Transplantation von Niere und Pankreas keiner Erhöhung. Die postop. Nachsorge pankreastransplantierter Pat. dient der Überwachung der in- und

exkretorischen Funktion des Organes sowie der rechtzeitigen Erkennung von Störungen dieser Funktionen, Abstoßungsreaktionen und Komplikationen (Pankreatitis, Infektion).
Als Entwicklungstrend zeichnet sich die Transplantation isolierter Inselzellen ab. (55)

L LARGIADER, L.: Organ-Transplantation. Georg-Thieme Verlag, Stuttgart 1970
LARGIADER, L.: Med. Klinik 72 (1977), 112
LILLEHEI, R. S.: Pancreas. In: NAJARIAN, J. S., und R. L. SIMMONS, Transplantation. Urban & Schwarzenberg, München – Berlin – Wien 1972
ZIMMERMANN, G.: BRUNS Beitr. f. klin. Chir. 220, April 1973, Sonderheft

Panniculitis ↗ PFEIFER-WEBER-CHRISTIAN

PANTON-VALENTINE-Leukozidin ↗ Staphylokokken-Leukozidin

Papain

D Proteolytisches Enzym aus dem Milchsaft des Melonenbaumes (*Carica papaya*).
G P. gehört zu den Endopeptidasen und wird zur ↗ Fragmentierung der Ig eingesetzt. Es kann durch SH-Gruppen enthaltende Substanzen (Zystein) aktiviert werden. (1)

Papainfragmente (des IgG)

D Durch Einwirkung von Papain auf IgG erhaltene Fragmente: 2 Fab- und 1 Fc-Fragment (Fragmente I, II und III nach PORTER ↗ Immunglobulin-Fragmente).
G Papain greift die H-Ketten in der ↗ hinge-Region N-terminal von den die H-Ketten verbindenden Disulfidbrücken an. So entstehen 2 identische Fab-Fragmente aus jeweils einer L-Kette und dem Fd-Teil der H-Kette, die über eine Disulfidbrücke gebunden sind und die Ag-Bindungsstellen tragen. Die Disulfidbrücken zwischen den H-Ketten verbinden die C-terminalen Abschnitte der H-Ketten zum Fc-Fragment, an das die biologischen Funktionen der Ig wie Komplementbindung und Hautfixation geknüpft sind. Das MG eines Fab-Fragmentes vom IgG beträgt etwa 45000, das eines Fc-Fragmentes etwa 50000. Nicht alle IgG-Moleküle werden gleichermaßen von Papain angegriffen. Von den vier Subklassen des IgG des Menschen werden IgG_1 und IgG_3 in der angegebenen Weise gespalten, IgG_2 und IgG_4 sind papainresistent.
Bei der Einwirkung von Papain auf IgM-Moleküle entstehen analog Fab_μ-Fragmente mit einem MG von 48000. Unter bestimmten Bedingungen wird ein $F(c)_{5\mu}$-Fragment mit einem MG von 320000 erhalten, das vermutlich die zentrale Ringstruktur des polymeren IgM darstellt. (1)

L PORTER, R. R.: Biochem. J. 73 (1959), 119–126
GERGELY, J., et al.: Immunochemistry 7 (1970), 1–6

Papovaviren

D ↗ DNS-Tumorviren in der Größenordnung von 40–60 μm.
G Bekannteste Vertreter sind das Polyomavirus, das Tumoren unterschiedlicher Histologie bei der Maus hervorruft, und das SV 40 (simian virus 40, Affenvirus 40), das Tumoren in Hamstern induziert. Die Tumorzellen produzieren in der Regel kein infektiöses Virus, enthalten jedoch virusinduzierte neue zelluläre Antigene an der Oberfläche und intranukleäre ↗ T-Antigene.
Wegen des verhältnismäßig kleinen Genoms (die virale DNS kann wahrscheinlich weniger als 10 Proteine kodieren) werden P. für molekulargenetische Untersuchungen zu Fragen der viralen Kanzerogenese herangezogen. (13)

L BUTEL, J. S., et al.: Adv. Cancer Res. 15 (1972), 1
SAMBROOK, J.: Adv. Cancer Res. 16 (1972), 141

Parabiose

D Zusammenleben miteinander verwachsener oder künstlich vereinigter Tiere. (15)

Parafibrinogen

S Pathologische Fibrinogenvariante
D Genetische Variante mit Strukturanomalie des ↗ Fibrinogens.
G Bisher sind *18 Fibrinogenvarianten* beschrieben, von denen 10 mit klin. Symptomen einer Blutungsneigung oder Thrombose bzw. Kombination von Blutung und Thrombose einhergehen. Die Bezeichnung erfolgt in Anlehnung an die Benennung der Hämoglobinopathien nach dem Namen des Ortes der Entdeckung (Tabelle).
P Bei den meisten P.ämien (Fibrinogenopathien) besteht eine verlängerte Thrombin-Gerinnungszeit des Plasmas oder der gereinigten Fibrinogenpräparationen infolge einer Polymerisationsstörung. Struktur des Fibringerinnsels ist nach dem Thrombelastogramm im Sinne einer *herabgesetzten Thrombus-Elastizität* verändert. In einigen Fällen wurden *Änderungen in der Aminosäure- und Kohlenhydratzusammensetzung* der abnormen Fibrinogene gefunden. Fibrinogenkonzentration liegt aber mit immunol. Methoden immer im Normbereich, obwohl in der Immunelektrophorese die Beweglichkeit abnormer Fibri-

Parafibrinogenbezeichnungen

	Jahr der Entdeckung	Bezeichnung	Klinisches Bild
1.	1963	Paris I	asymptomatisch
2.	1964	Baltimore	Blutungen und Thrombosen
3	1965	Zürich	asymptomatisch
4.	1966	Vancouver	Blutungen
5.	1967	Cleveland	asymptomatisch
6.	1967	Oslo	Thrombose
7.	1968	Detroit	Blutungen
8.	1968	Leuven	Blutungen
9.	1968	Oklahoma	Blutungen
10.	1968	Paris II	asymptomatisch
11.	1968	St. Louis	Blutungen
12.	1970	Bethesda	Blutungen
13.	1970	Los Angeles	asymptomatisch
14.	1971	Amsterdam	asymptomatisch
15.	1971	Metz	Blutungen
16.	1971	Nancy	asymptomatisch
17.	1971	Troyes	asymptomatisch
18.	1971	Wiesbaden	Blutungen und Thrombosen

nogene größer ist und in der zweidimensionalen Immunelektrophorese die Präzipitationslinien langsamer erscheinen und breiter sowie undeutlicher sind als diejenigen von Normalfibrinogen. Beim Fibrinogen Detroit ist der molekulare Defekt bekannt, er besteht in einem Austausch der Argininngruppe durch Serin in Stellung 19 des N-terminalen Endes der Alpha (A)-Kette. (17)

L Beck, E. A.: Congenital variants of human fibrinogen. In: Laki, K.: Fibrinogen. Decker, New York 1968

Paralbumin ↗ Bisalbuminämie

Paraprotein(e)

S Abartiges Protein
Abnormes Globulin
Abnormes Protein
Extragradientprotein
Monoklonales Ig (moderne Bezeichnung)

D Sammelbegriff für Globuline des menschlichen Blutes von heterogener Struktur, die meist in der Gammafraktion des Elektropherogramms wandern, hier überwiegend eine scharf begrenzte Bande zeichnen und im Bauplan mit dem der normalen menschlichen Ig entweder weitgehend übereinstimmen oder diesen zumindest teilweise nachbilden. Ak-Natur ist bislang nur in den seltensten Fällen nachgeweisen.

H Einführung des Begriffs durch Apitz 1940.

G Wie die menschlichen ↗ Ig werden auch ihre monoklonalen Komponenten von bestimmten Zellen des ↗ Immunsystems (↗ Plasmazellen) synthetisiert, Synthese erfolgt zumeist in starkem Überschuß, aber von einem ↗ Zellklon, der auf nur *eine* Immunzelle zurückgeht, es entsteht ein sog. *Ag-Exzeß*. Monoklonale Proteine sind deshalb homogen, weisen ↗ Leichtketten nur eines Typs auf und geben in der ↗ Immunelektrophorese charakteristische Phänomene. Je mehr sie den Bauplan der Ig verlassen — Halbmoleküle, freie Ketten, Synthesebruchstücke — oder Fragmente der Ig darstellen (↗ Fab- oder ↗ Fc-Fragment), um so mehr sind sie als wirkliche „P." anzusprechen und dann auch *funktionell minderwertig*. Werden sie nur in geringer Menge synthetisiert oder verlassen sie infolge eines sehr kleinen MG die Blutbahn (rudimentäre P., mikromolekulare P., ↗ Bence-Jones-Protein, so zeichnen sie sich bei der Zonenelektrophorese (ohne Einsatz von Immunserum) nicht mehr ab. *In jeder ↗ Ig-Klasse sind monoklonale Vertreter bekannt.*
Deutung des Phänomens ist noch nicht möglich. Erscheinen eines P. reicht vom Ergebnis einer fundamentalen, zumeist malignen Störung im Immunsystem mit autonomem Verhalten über ein reaktiv gebildetes, passageres Produkt eines homogenen Ig mit erwiesener Ak-Aktivität bis hin zur Entstehung bei einem Versehen des immunol. Erkennungsvorgangs im Sinne einer Auto-Ak-Aktivität monoklonaler Natur.

P Zu *unterscheiden* sind:

1. Die obligate, maligne oder auch primär maligne P.ämie bei Systemerkrankungen des Immunsystems wie ↗ Plasmozytom, ↗ Makroglobulinämie Waldenström, ↗ H-Ketten-Krankheit, chron. Kälteagglutinin-Krankheit.
2. Die nicht obligate, sekundäre P.ämie bei malignen Systemerkrankungen mit inkonstanter P.ämie (maligne Systemerkrankungen des lymphoproliferativen Systems), bei anderweitigen Neoplasien, bei chron. Infektionskrankheiten, bei Autoimmunerkrankungen, bei der Leberzirrhose.
3. Die primär benigne P.-ämie, auch benigne, essentielle, monoklonale Hypergammaglobulinämie.

Nachweis eines P. bedeutet keine Di.
Methode der Wahl zum *Nachweis eines P.* ist die ↗ Immunelektrophorese. Hierbei gelingt es in vielen Fällen bereits mit den polyspezifischen und monospezifischen Antiseren gegen die normalen menschlichen Ig ein charakteristisches Präzipitationsphänomen zu erzielen. In manchen Fällen werden allerdings Spezialseren für die Darstellung unvollständiger Proteinmoleküle oder seltener Klassen (↗ IgD und ↗ IgE) benötigt. Sehr viel schwerer ist es, mögliche Ak-Funktionen nachzuweisen. Hierzu dienen Testmethoden wie die Bestimmung der

lymphozytotoxischen Aktivität, der ↗ OUCHTERLONY-Test, die passive ↗ Hämagglutination und die ↗ KBR. (11)

L HUBER, H., et al.: Laboratoriumsdiagnose hämatologischer und immunologischer Krankheiten. Springer-Verlag, Berlin – Heidelberg – New York 1972
KÜHN, R. A.: Immunelektrophoresefibel. VEB Gustav Fischer, Jena 1974

Paraproteinose

S monoklonale ↗ Gammopathie (moderne Bezeichnung)
D Ansammlung von ↗ Paraproteinen im Blut (Paraproteinämie) und/oder in anderen biologischen Flüssigkeiten wie vor allem Harn, Liquor cerebrospinalis oder Ödem.
G Dem Paraprotein kommt nur der Rang eines Befundes zu, P. bildet keine klin. Krankheitseinheit. (11)

Paraproteinurie

S Uroparaproteinurie
↗ BENCE-JONES-Proteinurie
D Vorkommen von Paraproteinen im Harn.
G Für das Erscheinen im Urin ist in erster Linie die Molekülgröße des Proteins maßgeblich. Proteine mit einem MG von 30000 und darunter passieren die Basalmembran bes. gut und erscheinen nahezu quantitativ im Harn. Im Serum wird bei der Zonenelektrophorese in diesen Fällen der charakteristische M-Gradient vermißt (↗ M-Komponente). Mittels der Immunelektrophorese ist aber auch das kleinmolekulare Paraprotein im Serum zu fassen. Es kommt entweder zu einer exzessiven Bildung freier ↗ L-Ketten, die nicht mit H-Ketten verbunden werden, oder es wird von vornherein ein meist inkomplettes, sehr kleines Molekül synthetisiert.
P Auch die P. bedeutet keine klin. Di, sie ist ein Befund, dem allerdings im Rahmen anderer klin. Befunde eine zuweilen hohe Bedeutung zukommen kann. (11)

L WUHRMANN, F., und H. H. MÄRKI: Dysproteinämien und Paraproteinämien. Verlag Schwabe & Co., Basel – Stuttgart 1963

Parasiten-Antigene

D Strukturgebundene oder freigesetzte ↗ Antigene von Parasiten.
G Chemie: Proteine, Polysaccharide bzw. Lipide. Freigesetzte Ag wirken teilweise als ↗ Toxine.
P Ag von Darmparasiten (↗ Helminthen-Ag von *Askaris* = Spulwurm, *Taenien* = Bandwürmer, *Enterobius* = Madenwurm) bewirken allergische ↗ Frühreaktionen. Ag von Gewebsparasiten wie *Toxoplasma*, *Echinokokkus*, *Zystizerkus*, *Trichinella* und *Filarien* verursachen häufig allergische ↗ Spätreaktionen. Nicht selten rufen P.-Allergene heftige Reaktionen hervor (↗ anaphylaktischer Schock). (35)

Paratop

D Bereich auf einem Molekül des Antikörpers, der zum ↗ Epitop des Antigens übereinstimmt, ↗ combining site. (47)

Paravaccinia ↗ Pockenviren

Parenchym

D Summe der Gewebsanteile eines Organs, die seine Funktion bedingen. (19)

Parotitis epidemica ↗ Mumps

Partialantigene

S Teilantigene
D Teilkomponenten der komplex gebauten ↗ Antigene.
H KAUFFMANN, F., 1935
G ↗ Antigene sind Komplexe mit einer Vielzahl von Spezifitäten, welche bei den ↗ Serotypen unterschiedliche chemische Strukturen (↗ Salmonella-Ag) aufweisen. Bei einigen Ag-Faktoren sind kleinere Einheiten nachweisbar, welche als P-Ag bezeichnet werden. So besitzt z. B. das Salmonella-Ag 06 zwei Teilkomponenten (06_1 und 06_2), das Salmonella-Ag 012 drei (012_1, 012_2 und 012_3) usw. Der besseren Übersicht halber wurden diese Partial-Ag nicht in das ↗ KAUFFMANN-WHITE-Schema aufgenommen, so daß dort lediglich summarische und gekürzte Formeln angegeben sind. Enterobacteriaceae weisen identische P-Ag auch außerhalb der Gattungen und sogar zu anderen Familien der Bakterien auf (↗ Kreuzreaktionen).
P Durch kreuzreagierende P-Ag können spezifische Anti-Seren mit nicht homologen Stämmen agglutinieren, so daß sie die *serologische Diagnostik erschweren*, weshalb bei der Typisierung prinzipiell neben der serologischen Differenzierung auch eine biochemische erfolgen muß. Bei der Herstellung, staatlichen Prüfung auf Spezifität und Anwendung ist das Vorliegen derartiger kreuzreagierender P-Ag zu berücksichtigen und gegebenenfalls durch Verdünnung oder Absättigung zu beseitigen. Aus diesem Grund werden ↗ agglutinierende Testseren nur gebrauchsverdünnt an den Handel abgegeben. (8)

L KAUFFMANN, F.: Die Bakteriologie der Salmonella-Gruppe. Einar Munksgaard, Kopenhagen 1941
SEDLÁK, J. T., und H. RISCHE: Enterobacteriaceae-Infektionen. VEB G. Thieme, Leipzig 1968

PAS-Reaktion

Abk. für **P**eriodic **A**cid-**S**CHIFF

S Perjodsäure-SCHIFF-Technik

D Chemische Farbreaktion, bei der die Hydroxylgruppen an benachbarten Kohlenstoffatomen von Polysacchariden von Perjodsäure durch Spaltung der C—C-Bindung zu Aldehyden oxidiert werden, die sich mit fuchsinschwefliger Säure (SCHIFF-Reagens) sichtbar machen lassen, da fuchsinschweflige Säure mit Aldehyden eine Rotfärbung ergibt.

G Der enzymatische Abbau der PAS-positiven Substanzen aus den Zellen durch Amylase wird als beweisend für Glykogen angesehen.

P Die PAS-Reaktion dient zum Nachweis von Glykogen, sauren und neutralen Mukopolysacchariden, Mukoproteinen, Lipopolysacchariden und Glykoproteinen in den Blutzellen.
Alle *Kohlenhydrat-Proteinkomplexe* färben sich burgunderrot an. Bei den Zellen der Granulozytopoese nimmt die Reaktion vom Promyelozyten zum reifen neutrophilen Granulozyten an Stärke zu. Eine starke PAS-Reaktion zeigen die Granula der basophilen Granulozyten. Die eosinophilen Granulozyten lassen eine schwach positive Reaktion erkennen. Lymphozyten enthalten ebenfalls Glykogen. Während jedoch nur ein Teil der Lymphozyten Glykogen enthält, ist die PAS-Reaktion in den Lymphozyten bei reifzelliger lymphatischer Leukose erhöht. Bei Gesunden findet man selten PAS-positiv reagierende Erythroblasten, während bei der Erythroleukose und der Thalassaemia major der Prozentsatz dieser Zellen erhöht ist. (47)

passageres Antikörpermangelsyndrom ↗ Agammaglobulinämie, transitorische Form

„passenger" Leukozyten

D Donor-spezifische Leukozyten, die mit einem Allotransplantat übertragen werden.

G SNELL schreibt diesen Spenderleukozyten im Transplantat eine wesentliche *Rolle bei der Entwicklung der Transplantationsimmunität* zu. Zumindest für die induktive Phase der Allotransplantatimmunität könnten sie die *primäre Ag-Quelle* darstellen. Nach Vorbehandlung der Transplantatspender mit ↗ antiphlogistischen Steroiden, ↗ ALS, ↗ ATS, ↗ Zyklophosphamid oder Bestrahlung kommt es zur signifikanten Verlängerung der Transplantatüberlebenszeit. Diese Befunde unterstützen die Hypothese, daß die Vorbehandlung zu einer Eliminierung der „passenger leucocytes" mit dem Erfolg einer reduzierten Transplantatimmunogenität führt. Allerdings läßt sich nicht ausschließen, daß letztere auch durch Blockade oder Denaturierung von Histokompatibilitäts-Ag bedingt sein kann. Für die immunoge Wirksamkeit der „passenger" L. sprechen die Ergebnisse der Isotransplantation nach vorheriger ↗ Chimärismus-Induktion. Während komplette Isotransplantate zu keiner nachweisbaren Immunität führen, zeigen Isotransplantate (Mäusehaut, Rattennieren) mit allogenen „passenger" L. eine starke immunogene Wirksamkeit (Sensibilisierung des Hautrezipienten mit akzelerierter Rejektion eines folgenden Hautallotransplantates von dem Mäusestamm, der zur Chimärismus-Induktion benutzt wurde; Rejektion von Nierenisotransplantaten mit allogenen „passenger" L.). Die unterschiedlich starken Reaktionen sind wahrscheinlich durch differente Sensibilisierungsvorgänge bei diesen zwei Transplantattypen bedingt (↗ Transplantation). (7)

L KYGER, E. R., and K. E. SALYER: Transplantation 16 (1973) 537
SNELL, A. D.: Ann. Rev. Microbiol. 11 (1957), 439

passive Hämagglutination ↗ Agglutination

Pathogenität

D Summe der qualitativen Eigenschaften einer Mikrobenspezies, eine bestimmte Wirtspezies krank zu machen.
↗ Virulenz (19)

Paukenhöhlenerguß ↗ Mittelohrerguß

PAUL-BUNNELL-Reaktion

D Nachweis von vermehrten Heteroagglutininen gegen Schaferythrozyten im Serum von Patienten mit infektiöser ↗ Mononukleose.

H HAGANATZIU wies 1924 nach, daß Pferdeseruminjektionen zu einer Bildung von Agglutininen gegen Schaferythrozyten führen. PAUL und BUNNELL beobachteten 1932 das gleiche Phänomen bei Patienten mit einer infektiösen Mononukleose.

G In den Schaferythrozyten befindet sich ein ↗ heterogenetisches Ag (FORSSMAN-Ag), das dem Menschen fehlt. Im Laufe der ersten Lebensjahre bildet jeder Mensch gegen dieses in der Natur sehr verbreitete Ag heterophile Ak (= FORSSMAN-Ak = F-Ak). Der Normaltiter bei gesunden Erwachsenen liegt bei 1 : 64.
Auf Grund von *Ag-Gemeinschaften* (↗ kreuzreaktive Ag) zwischen Schaferythrozyten, Meerschweinchennierenzellen, Pferdeserum, Mononukleose und Rindererythro-

Übersicht artfremder Kreuzreaktionen

Kreuzreaktive Hetero-Ag:	Schaf-Erys FORSSMAN	Meerschweinnierenzellen FORSSMAN	Pferdeserum	inf. Mononukl.	Rindererythrozyten
Situation bei Menschen	gesunde Kindheit		Pferdeserum-Injektion	Mononukl. Erkrankung	
Bildung von Hetero-Ak bei Menschen	F-Ak	F-Ak	S-Ak	M-Ak	

zyten sind verschiedene Immunisierungsphänomene möglich (Tabelle).
Normalerweise hat ein gesunder Erwachsener nur F-Ak, die sich mit Meerschweinchennierenbrei absorbieren lassen.

P Bei Kindern im Vorschulalter sind keine (erhöhten) Heteroagglutinine zu erwarten. Bei älteren Kindern und Erwachsenen ist eine diagnostische Aussage auf Grund der beschriebenen Ag-Gemeinschaften nur nach verschiedenen *Absorptionsschritten* mit unterschiedlichen Ag (Differential-Absorption) möglich (Tabelle). (19)

Typisches Ergebnis einer DD-Absorption des Serums eines Patienten mit infektlöser Mononukleose

	F-Ak-Titer	S-Ak-Titer	M-Ak-Titer
Nicht absorbiert	1 : 256	1 : 256	1 : 256
Nach Absorption mit Meerschweinchennierenbrei	[–]	[1 : 2]	1 : 128
Nach Absorption mit Rindererythrozyten	1 : 128	1 : 128	[1 : 2]

□ = Absorptionseffekt +

L PAUL, und BUNNELL: Amer. J. med. Sci. 183 (1932)

p-azophenyl-β-lactosid

Abk. Lac

D Biologisch bedeutsames Hapten.

H KARUSH (1957)

G Immunologischer Nachweis durch Anti-Lac. Das von KLINMAN et al. (1965) hergestellte Anti-Lac (Pferd) enthält mindestens 6 verschiedene Ig, von denen jedes Anti-Lac-Spezifität besitzt: IgM, Ig 105, IgA, IgG-a, IgG-b und IgG-c. (15)

P-Blutgruppen

Symbol: P, (Synonym Q, Japan)
Allele: P_1, P_2, P_1^k, P_2^k, p

D Blutgruppen-Ag an menschlichen Erythrozyten und Thrombozyten.

H Von LANDSTEINER und LEVINE 1927 durch Immunisierungsversuche an Kaninchen entdeckt, heute als P_1 bezeichnet.
1951 beschrieben LEVINE et al. einen Ak als Anti-Tj^a (Tj^a Bezeichnung nach einem Tumor-Pat. names Jay), der nach SANGER (1955) gleichzeitig mit mehreren Ag des P-Systems reagiert (P_1, P_2, P_1^k, P_2^k).
Anti-Tj^a ist Anti-P + Anti-P_1 + Anti-P^k. P_1^k und P_2^k sind weitere, sehr selten vorkommende P-Merkmale (MATSON et al., 1959). Ein weiteres Merkmal Luke (Luke(+), Luke(w), Luke(−)) hat wahrscheinlich ebenfalls Beziehungen zum P-System. Das 1935 in Japan entdeckte Merkmal Q ist mit P_1 identisch.

G Vererbungsmodus der P-Merkmale nicht vollständig geklärt. Nach MATSON et al. (1959) wird die Ausbildung der P-Merkmale durch dominant bzw. rezessiv wirksame P-Allele gesteuert (Tab. S. 352). P_1-Gene sind dominant wirksam gegenüber P_2, P^k- und p-Genen. P_2-Gene sind dominant gegenüber P^k- und p-Genen, rezessiv jedoch gegenüber P_1. Das Allel P^k ist nur p gegenüber dominant. In der Tabelle sind den bisher gefundenen 5 verschiedenen P-Phänotypen die zahlreichen möglichen P-Genotypen gegenübergestellt.
Das Merkmal P_1 ist bei allen Völkern nachweisbar. RACE und SANGER geben folgende *Häufigkeit* an:

Bevölkerung von Westafrika	95–97%
Bevölkerung von Mitteleuropa	70–80%
Schwedische Lappen	62%
Japaner	41%
Australische Eingeborene	23%

Der Typ p ist bei Japanern selten, bei Europäern extrem selten.

P P-Substanz wird nicht im Speichel ausgeschieden. Das Ag P_1 ist *bei Geburt noch nicht vollständig ausgereift*. Der Anteil der P_1-negativen ist deshalb bei Neugeborenen höher als bei 1–2jährigen Kindern. An Erythrozyten Erwachsener sind unterschiedliche Agglutinationsstärkegrade der P_1-Merkmale nachweisbar: P_s, P_m und P_w (strong, medium, weak). Die homozygoten P_1P_1-Erythrozyten reagieren stärker als die heterozygoten P_1P_2- bzw. P_1p-Erythrozyten. Andererseits ließ sich nachweisen, daß die P_1-Agglutinationsstärkegrade durch

Genotypen, Phänotypen und Ak des P-Systems
(nach MATSON et al. (1959) sowie MOLLISON (1967))

Genotypen	Phänotypen		enthalten Ak	durch Reaktion mit 3 Ak nachweisbar		
	Häufigkeit in %		im Serum	$Anti\text{-}P_1$ [1]	$Anti\text{-}P +$ $Anti\text{-}P_1 +$ $Anti\text{-}P^k$ [2]	Anti-P [3]
P_1/P_1 P_1/P_2 P_1/P^{k}_1 P_1/P^{k}_2 P_1/p	P_1	78	keine	+	+	+
P_2/P_2 P_2/P^{k}_1 P_2/P^{k}_2 P_2/p	P_2	21	oft $Anti\text{-}P_1$ oder $Anti\text{-}P_1 +$ $Anti\text{-}p^k$	–	+	+
P^{k}_1/P^{k}_1 P^{k}_1/P^{k}_2 P^{k}_1/p	P^{k}_1	sehr selten	Anti-P	+	+	–
P^{k}_2/P^{k}_2 P^{k2}/p	P^{k}_2			–	+	–
p/p	p	extrem selten	Anti-P $+ Anti\text{-}P_1$ $+ Anti\text{-}P^k$	–	–	–

[1]) $Anti\text{-}P_1$ wurde bei P_2-Spendern gefunden.
[2]) $Anti\text{-}P + Anti\text{-}P_1 + Anti\text{-}P^k$ wurde bei allen Spendern des extrem seltenen Typs p gefunden.
[3]) Anti-P wurde bei P^k-Spendern gefunden. Der DONATH-LANDSTEINER-Auto-Ak (DL-Ak) besitzt die gleiche Spezifität.

Wirksamkeit der verwendeten Testseren, Alter der Blutproben und Nachweismethoden zu beeinflussen sind.
Anti-P_1 kommt relativ häufig als Kälteagglutinin bei Menschen des Typs P_2 vor. Als Immun-Ak führt $Anti\text{-}P_1$ zu einer Verkürzung der Lebensdauer transfundierter P_1-Erythrozyten. Hämolytische Transfusionsreaktionen und Schwangerschaftsunverträglichkeiten werden extrem selten durch Immun-$Anti\text{-}P_1$ verursacht. In vitro reagiert Immun-$Anti\text{-}P_1$ unter Komplementverbrauch.
Anti-P + Anti-P_1 + Anti-P^k ($Anti\text{-}Tj^a$) wurde nur bei Menschen des extrem seltenen Typs p gefunden. $Anti\text{-}Tj^a$ ist ein hochwirksamer hämolytischer Ak, der Transfusionsstörungen und Fehlgeburten verursachen kann.
Anti-P-Hämolysine sind als Auto-Ak bei der paroxysmalen Kältehämoglobinurie nachweisbar. Sie werden nach ihren Entdeckern als DONATH-LANDSTEINER-Hämolysine (DL-Hämolysine) bezeichnet (↗ Antikörper). Tierische Seren, z. B. Seren von Schwein, Rind und Pferd enthalten normalerweise $Anti\text{-}P_1$.
Anti-P_1-Testseren-Gewinnung durch Immunisierung von Versuchstieren (Ziegen, Kaninchen) mit menschlichen P_1-Erythrozyten bzw. mit P_1-Substanz.
P_1-Substanz wird aus der Echinokokkenzystenflüssigkeit isoliert (*Echinococcus granulosus* = Hundebandwurm). – Regenwurm (*Lumbricus terrestris*) und Spulwurm (*Ascaris suum*) enthalten ebenfalls P_1-Substanz. Eine Infektion mit dem Hundebandwurm verursacht bei Menschen des Typs P_2 eine $Anti\text{-}P_1$-Ak-Bildung. (16)

L LANDSTEINER, K., und P. LEVINE: Proc. Soc. exp. Biol. (N.Y.) **24** (1927), 941
LEVINE, P., et al.: Proc. Soc. exp. Biol. N. Y. **77** (1951), 403
MATSON, G. A., et al.: Amer. J. hum. Genet. **11** (1959), 26
SANGER, R.: Nature (London) **176** (1955), 1163

PC-Antigen

Abk. für plasma cell antigen (engl.), Plasmazell-Antigen
D Durch Allele codiertes ↗ Differenzierungs-Ag von Plasmazellen der Maus.
G Das PC-Ag ist charakteristisch für späte Reifungsstadien von B-Lymphozyten, tritt aber auch im Gehirn und in der Niere auf. Möglicherweise wird das PC-Ag von einem natürlicherweise in Mäusen vorkommenden ↗ Typ-C-Virus kodiert. (13)

PEL-EBSTEIN-Krankheit ↗ Lymphogranulomatose

Peliosis rheumatica ↗ Purpura SCHÖNLEIN-HENOCH

PELTZ ↗ Kell-Blutgruppe

Penetranz

D Durchschlagskraft eines ↗ Gens.
G Weisen sämtliche Träger eines dominanten ↗ Allels auch phänotypisch das Merkmal auf, so ist die P. 100%. Unvollständige P. liegt vor, wenn nur 90% dieser Anlagenträger auch im ↗ Phänotyp dieses Merkmal besitzen. (15)

PENNEY ↗ Kell-Blutgruppe

pentavalent

D Fünf reaktive Gruppen enthaltend.
G Ein pentavalentes Ak-Molekül ist durch fünf aktive Bindungsstellen gekennzeichnet (IgM). Es kann daher Ag durch Vernetzung agglutinieren oder präzipitieren. Ein multivalentes (pentavalentes) Ag-Molekül besitzt mehrere (fünf) Determinanten für die AAR. (1)

Pepsin

D Proteolytisches Enzym des Magensaftes.
G P. gehört zu den Endopeptidasen und wird zur ↗ Fragmentierung der Ig eingesetzt. P. spaltet zwischen Leuzin und Glutaminsäure sowie an den Aminogruppen von Phenylalanyl- und Tyrosylbindungen. (1)

Pepsinfragmente (des IgG)

D Durch die Einwirkung von ↗ Pepsin auf IgG erhaltene $F(ab')_2$-Fragmente.
G P. greift die H-Ketten in der ↗ hinge-Region C-terminal der die H-Ketten verbindenden Disulfidbrücken an, so daß ein $F(ab')_2$-Fragment aus den beiden L-Ketten und den N-terminalen Hälften (den Fd'-Fragmenten) beider H-Ketten mit zwei Ag-Bindungsstellen entsteht. Das $F(ab')_2$-Fragment mit einem MG von etwa 100000 kann Ag-Determinanten binden und sekundäre Phänomene der AAR wie Agglutination und Präzipitation einleiten. Der dem Fc-Teil nach Papainspaltung (↗ Papainfragmente) entsprechende Teil wird in Peptide zerlegt. Bei der Einwirkung von Pepsin auf IgM-Moleküle entstehen analoge $F(ab')_{2\mu}$-Fragmente mit einem MG von etwa 120000 und zwei Ag-Bindungsstellen. (1)

L NISONOFF, A., et al.: Arch. Biochem. Biophys. 89 (1960), 230
TURNER, M. W., et al.: Clin. exp. Immunol. 7 (1970), 603

Peptid-Immunologie

D Immunologische Forschung mit Peptid-Antigenen in Form von Polypeptidyl-Proteinen, synthetischen oder natürlichen Peptiden.
G Der Einsatz natürlicher und insbesondere synthetischer Polypeptide sowie von Polypeptidyl-Proteinen erbrachte wichtige Informationen über Zusammensetzung, Form, Größe, elektrische Ladung, optische Konfiguration und sterische Konformation eines Immunogens bezüglich seiner antigenen Spezifität. Mit Polypeptiden wurden grundlegende immunogene Eigenschaften von Antigenen ausgetestet.
Das Mindest-MG für eine Immunogenität liegt bei 5000—10000 Dalton. In Einzelfällen wirkten kleinere Moleküle immunogen (z. B. p-Azobenzenarsonat-N-Azetyl-L-Tyrosin, MG 451; α-Dinitrophenyl-Hepta-L-Lysin, MG 1080; Angiotensin, MG 1031). Die Ak können zwischen optischen Isomeren unterscheiden. Antikörper gegen D-Aminosäuren sind oft schlecht oder nicht zu erzeugen. Der Erfolg einer Immunisierung mit D-Aminosäuren ist dosisabhängig. Ag mit außengelegenen L-Aminosäure-Resten führten zur Produktion von Ak gegen diese Peptide, Ag mit außengelegenen D-Peptiden bewirkten die Bildung stereospezifischer Ak gegen das verwendete Poly-Prolin-Grundgerüst. Mit Peptiden konnte auch gezeigt werden, daß Ak gegen native Proteine mehr gegen ↗ Konformations- als gegen ↗ Sequenz-Determinanten gerichtet sind. So wurde das Tripeptid Tyr-Ala-Glu a) an ein Alanin-Polymer gehängt oder b) polymerisiert. Das angehängte Polymer a) ist ein Beispiel für ein Immunogen mit Sequenz-Determinanten. Das polymerisierte Tripeptid b) liegt als α-Helix vor. Beide sind gute Immunogene. Zwischen beiden Systemen gibt es aber keine ↗ Kreuzreaktion. Das Tripeptid Tyr-Ala-Glu war im Fall a) ein guter, im Fall b) ein schlechter Inhibitor. Die Ag-Spezifität des polymerisierten Tripeptids scheint in einem Bezirk zu liegen, der durch die α-Helixstruktur des Polypeptidgerüstes bestimmt ist. Mit Polypeptiden konnte auch die Größe der Ag-Determinante erkannt werden: Penta- und Hexapeptide hemmten die Reaktion mit dem korrespondierenden Ak nicht besser als Tetrapeptide. Die Bindungsstelle des Ig umfaßt 4 Aminosäure-Reste. Das Träger-Protein partizipiert an den antigenen Determinanten nur, wenn das angeheftete Peptid kleiner als ein Tetramer ist. Die Ursachen einer genetisch bedingten Unfähigkeit mancher Versuchstiere zur immunologischen Reaktion mit bestimmten Peptiden sind nicht endgültig geklärt.
P Neben dem geschilderten großen Beitrag

zur Grundlagenforschung sind Ak gegen Peptide (insbes. gegen Peptidhormone) von zunehmender Bedeutung für radioimmunologische Hormonbestimmungen. (21)

L SELA, M.: Adv. Immunol. 5 (1966), 29
SELA, M.: Ann. N.Y. Acad. Sci. 169 (1970), 23

Peptidoglykan ↗ Streptokokken-Antigen

Peptone

D Spaltprodukte (Polypeptide) von Proteinen.
P Wichtiger Bestandteil vieler Nährmedien für Mikroorganismen.
↗ Impfstoffe müssen weitgehend peptonfrei sein, da sonst die Gefahr einer ↗ Sensibilisierung besteht. (19)

Periarteriitis ↗ Panarteriitis

perinatale Immunität ↗ Leihimmunität

Peroxidase

D Enzym, das Substrate mit H_2O_2 als Oxidationsmittel oxidiert.
G Reaktionsprodukt der P.-Reaktion mit Diaminobenzidin ist sowohl im Licht- als auch im Elektronenmikroskop gut sichtbar. P. wird deshalb als ↗ Marker für die ↗ Immunelektronenmikroskopie benutzt (↗ Immunenzymtechnik). (13)

Peroxidasetechnik ↗ Immunenzymtechnik

Pertussisbakterien ↗ Bordetella-Antigene

Pertussisbakterien-Impfstoff

S Pertussis-Vakzine
Keuchhusten-Impfstoff
Bordetella-Impfstoff
D Inaktivierte Bakterien der Spezies ↗ *Bordetella pertussis*.
H 1906 Entdeckung des Keuchhustenerregers durch BORDET und GENGOU. 1933 erster Impfversuch mit einem P. (MADSEN).
G Als Ausgangsmaterial des P. dienen mehrere, von Keuchhustenpatienten frisch isolierte Stämme in der frühen Wachstumsphase I von *Bordetella pertussis*. Keimanreicherung gelingt gut in einem flüssigen Nährmedium mit großer Oberfläche. Nach Abtötung der Bakt. durch Zusatz von Formalin oder Merthiolat und Fällung der Bakt.suspension durch Salzsäure (pH 3,6) wird zentrifugiert und das Sediment mit gepufferter Kochsalzlösung auf die gewünschte Dichte (z. B. 20 Milliarden Keime pro ml) verdünnt. Sämtliche Schritte der Impfstoffproduktion unterliegen einer Kontrolle durch (nationale) Prüfinstitutionen. Die Prüfbedingungen sind in den minimal requirements der WHO-Reports festgelegt.
P Impfung hinterläßt eine antibakterielle Immunität, mildert den Krankheitsverlauf, senkt die Letalität, bietet aber keinen Schutz vor einer Infektion. Von großer Bedeutung ist die Impfung in den ersten Lebensmonaten, weil junge Säuglinge durch die Husten- bzw. Atemstillstandsattacken bedroht sind (↗ Impfkalender der DDR). Vollbakt.impfstoff enthält pyrogen und möglicherweise auch neurotoxisch wirksame (↗ Endotoxin)bestandteile. (19)

L BILLAUDELLE, H.: Behringwerk-Mitt. 42 (1962), 98
MEBEL, S., et al.: Dtsch. Ges.wesen 24 (1970), 548
OCKLITZ, H. W.: Der Keuchhusten. Verl. G. Fischer, Jena 1967
WHO Techn. Rep. Ser. No. 61 (1953)
WHO Techn. Rep. Ser. No. 274 (1964)

PESENDORFER Elektrophorese ↗ Überwanderungselektrophorese

PFEIFFER-Drüsenfieber ↗ mononucleosis infectiosa

PFEIFFER-Versuch

D Nachweis von Krankheitserregern (oder deren homologe Ak) im Tierversuch.
H Mit diesem Versuch hat PFEIFFER 1896 die Bakteriolysine entdeckt und die ↗ Spezifität der Antikörper gesichert.
G Wird auf Choleravibrionen verdächtiges Material mit hitzeinaktiviertem Anti-Cholera-Tierserum (= Ak) einem Meerschweinchen in die Bauchhöhle injiziert, so werden Vibrionen in Anwesenheit des Komplements im Bauchhöhlensaft aufgelöst. Die Lyse kann mikroskopisch in einem Tröpfchen, das man nach 10—20 min. mit einer Kapillare aus der Bauchhöhle entnimmt, abgelesen werden. Dieser Versuch läßt sich auch mit sicheren Choleravibrionen zur Diagnose von fraglichen Cholera-Ak durchführen.
P Der P. hat nur noch historische Bedeutung. Erreger- und Ak-Diagnose sind gegenwärtig in vitro möglich (↗ Serodiagnostik). (19)

L MÜLLER, R.: Medizinische Mikrobiologie. 4. Aufl. Verl. Urban & Schwarzenberg, München—Berlin 1950

PFEIFER-WEBER-CHRISTIAN-Krankheit

S Panniculitis nodularis non suppurativa febrilis et recidivans
D Pannikulitis — nichteitrige Entzündung des subkutanen Fettgewebes, mit knotigen Infiltraten, akutem Beginn, Fieber und Allgemeinbeschwerden.

H Von V. PFEIFER 1892 beschrieben, von P. WEBER 1925 definiert und von H. A. CHRISTIAN (1928) ergänzt. Wird von der Lipogranulomatosis subcutanea ROTHMANN–MAKAI, einer ähnlichen Pannikulitis ohne Allgemeinsymptome, abgetrennt.

G Neben nicht beweisbaren Fettstoffwechsel- und Pankreasstörungen wird vor allem eine ursächliche *hyperergische* ↗ *Vaskulitis* als auslösende Ursache diskutiert. Es finden sich Zeichen einer nodösen Vaskulitis mit Immunphänomenen (Ig-Ablagerung), BKS-Erhöhung, Leukopenie und Anämie. Histologischer Beginn mit Entzündung (Neutrophile!) oder Nekrose des Fettgewebes, es folgt Histiolyse – Lipolyse, danach Lipophagie, Fibroblastenwucherung und Sklerosierung.
Ähnliche Prozesse findet man bei Vasculitis nodularis, Sarkoid DARIER-ROUSSY, ↗ Panarteriitis nodosa cutanea benigna, Tuberculosis cutis nodosa (↗ Tuberkulid).

P Unter Fieber und Störung des Allgemeinbefindens kommt es plötzlich und schubweise zu multiplen, disseminierten, entzündlichen, schmerzhaften, livid-roten Knoten in der Subkutis. Spontanperforation ist selten, traumatische Provokation einzelner Knoten möglich. Abheilung mit dellenartig atrophischer Narbenbildung. Rezidive nach Wochen oder Monaten über Jahre.
Therapie: Kortikosteroide und Immunsuppressiva. (49)

L CHRISTIAN, H. A.: Arch. int. Med. 42 (1928), 338
GOTTRON, H., et al.: Hautarzt 3 (1953), 530
PETRY, R., et al.: Med. Welt (NF) 19 (1968), 2658
PFEIFER, V.: Dtsch. Arch. klin. Med. 50 (1892), 438
WEBER, F. P.: Brit. J. Derm. 37 (1925), 301

PFU

Abk. für plaque-forming unit

D Kleinste Menge einer Virussuspension, die eine einzige primäre „Plaque" in einer Einschichtzellkultur produziert.

P Für Bestimmung von Viruskonzentrationen, z. B. bei ↗ Virusimpfstoffen. (19)

Phänotyp

D „Erscheinungsbild" eines Organismus.

G Der Ph. umfaßt die Gesamtheit der durch den ↗ Genotyp und durch die Umwelt bedingten Eigenschaften. (15)

PHA

↗ Phythämagglutinin ↗ Lektine

Phage ↗ Bakteriophage

Phagosom ↗ Phagozytose

Phagozyt

D Zelle mit der Fähigkeit zur Phagozytose (Tabelle).

H METSCHNIKOFF (russ. Biologe) erkannte 1892 die Bedeutung phagozytierender Zellen (phylogenetische Kontinuität von den Protozoen bis zu den mesenchymalen Ph. hochentwickelter Organismen). ASCHOFF faßte 1924 unter dem Begriff „retikuloendotheliales System" eine Gruppe von Zellen zusammen, deren wichtigstes Merkmal die Phagozytose ist. Später Erweiterung zum „retikulo-histiozytären System" (VOLTERRA 1927, CAZAL 1942, ROHR 1960, LENNERT 1961). 1969 wurde in Leyden eine neue Klassifikation, das „mononukleäre phagozytäre System" vorgeschlagen (VAN FURTH).

G Nach METSCHNIKOFF werden Mikrophagen (↗ Granulozyt) und ↗ Makrophagen unterschieden und ihnen als sog. „Straßenkehrerzellen" nicht nur einfache Abräumfunktionen, sondern entscheidende Fähigkeiten zur Abwehr gegen Krankheitserreger zugesprochen. Große Bedeutung für die unspezifische (natürliche) Resistenz des Körpers und Frühvorgänge der zellulären spezifischen Immunantwort. Ph. eliminieren aus Blut, Lymphe und Gewebe Partikel, Mikroorganismen, andere Fremd- und Schmutzstoffe sowie kurzlebige, absterbende Zellen des eigenen Organismus (Erythrozyten, Leukozyten) und töten bzw. verdauen sie. Starke virulente Bakterien können sich auch im Innern von Ph. vermehren und damit zugleich dem Angriff humoraler Ab-

Zellen des Körpers mit hoher Phagozytosepotenz
(nach HUMPHREY und WHITE; VAN FURTH)

	Mikrophagen = polymorphkernige Ph.	Makrophagen = mononukleäre Ph. = mononukleäres phagozytäres System				
Lokalisation:	Blut (Gewebe)	Blut	Bindegewebe in allen Organen	Leber	Milz, Lymphknoten, Lunge, Knochenmark, Pleura, Peritoneum	Knochen
Bezeichnung:	neutrophile Granulozyten	Monozyten	Histiozyten	Kupffer-Sternzellen	freie und im Gewebe fixierte Makrophagen	Osteoklasten

wehrmaßnahmen entzogen werden (chronische Infektionen, z. B. Tuberkulose). Der Phagozytoseprozeß ist unspezifisch und wird von intra- und extrazellulären Faktoren beeinflußt (↗ Phagozytose).
Mikrophagen: Neutrophile Granulozyten zirkulieren und haben Klärfunktion im Blut, sind extravasal maßgeblich an den Entzündungsvorgängen im Gewebe beteiligt, verstärken die Filterwirkung im Lymphknoten und die Eliminationsfunktion der Lunge (↗ Granulozyt).
Makrophagen: unterschiedlich lokalisierte Zellen gleicher Herkunft, Funktion und Kinetik („mononukleäres phagozytäres System", VAN FURTH, ↗ Makrophagen).
Beziehung zwischen Ph. und Erregerart: Exotoxin des Staphylococcus aureus bewirkt durch Chemotaxis ständige Emigration von Mikrophagen. Folge: eitergefüllter Abszeß. Dagegen bei Infektion durch Mycobacterium tuberculosis sind nur anfangs Mikrophagen, später vorwiegend Makrophagen mit intrazellulärer Bakterienvermehrung vorhanden. (22)

L FURTH, R. VAN, et al.: Bull. Wold. Hlth. Org. **46** (1972), 845
HUMPHREY, J. H., and R. G. WHITE: Immunology for Students of Medicine, 3. Aufl. Blackwell Scientific Publications, Oxford 1970
METSCHNIKOFF, E.: Lecons sur la pathologie comparée de l'inflammation. Masson, Paris 1892
RABINOVITCH, M., in: R. VAN FURTH: Mononuklear phagocytes. Blackwell Scientific Publications, Oxford 1970

Phagozytin

D Ein aus Leukozyten gewonnenes basisches Protein, das GRAM-negative Bakt. abtötet.
G P. spielt beim intrazellulären Abbau phagozytierter Bakt. eine wichtige Rolle. (47)

Phagozytose

S „eating by cells"
D Ingestion von korpuskulärem Material durch Phagozyten.

H Bedeutung der P. für die Infektabwehr sowie die Mikro- und Makrophagen wurden von METSCHNIKOFF (1892) entdeckt. WRIGHT und DOUGLAS (1903) erkannten die phagozytosefördernde Wirkung von Ak und damit die Beziehungen zwischen humoralen und zellulären Abwehrfaktoren. Die Bedeutung der Makrophagenaktivierung für die intrazelluläre Abtötung von Mikroorganismen wurde besonders von MACKANESS (1967) untersucht.

G Die P. (im weiteren Sinne) beginnt mit der Anheftung der aufzunehmenden Partikel an die Zytoplasmamembran der Phagozyten (*Adhärenz*) und endet mit ihrer intrazellulären *Digestion* (Verdauung) bzw. bei unverdaulichem Material mit der intrazellulären *Sequestrierung* (Abkapselung). Bei denjenigen Bakt., die hydrophober sind als Phagozyten, ist die Anheftung ohne ↗ Opsonine möglich. Der ingestionsstimulierende Kontakt zwischen Phagozyten und Mikroorganismen wird durch Phagozytenmembranrezeptoren für IgG, C3b und C5b vermittelt (*Immunadhärenz*). Die durch Ak und/oder Komplement vermittelte Phagozytose wird Immunphagozytose genannt. Die dazu fähigen („professionellen") Phagozyten sind neutrophile Granulozyten (Mikrophagen) und Makrophagen. Nach der Anheftung folgt die *Ingestion* durch Invagination der Zellmembran. Die Mikroorganismen befinden sich schließlich in einer Vakuole, die von eingestülpter Zytoplasmamembran begrenzt ist. Mit diesen Phagozytosevakuolen (*Phagosomen*) verschmelzen vom GOLGI-Apparat abgeschnürte Granula (*Lysosomen* u. a.), die dadurch ihren Inhalt an antimikrobiellen Substanzen und Verdauungsenzymen in die Vakuolen entleeren (Degranulation). In den Phagolysosomen werden die Mikroorganismen durch die Granulainhaltsstoffe zusammen mit Stoffwechselprodukten aus dem Zytoplasma abgetötet (*intrazelluläre Mikrobizidie*) und anschließend verdaut (Digestion). Pneumokokken, Streptokokken u. a. Eitererreger werden durch Granulozyten und nichtaktivierte Makrophagen prompt abgetötet. Der Verlauf der Infektion hängt hier im wesentlichen von der Wirksamkeit der Opsonierung ab. Tuberkelbakt., Brucellen u. a. Erreger granulomatöser Infektionen können sich jedoch in Granulozyten und Makrophagen vermehren. Zur Abtötung dieser Mikroorganismen sind nur *aktivierte Makrophagen* fähig. Aktivierte Makrophagen sind Makrophagen, deren intrazelluläre Abtötungskapazität durch ↗ Lymphokine der zellulären Immunität verstärkt ist. Mikrophagen sind nicht aktivierbar. Die physiologische Bedeutung der Phagozytose besteht in der Entfernung von Fremd- und abgenutzten körpereigenen Materialien. Die Antigenverarbeitung durch Makrophagen ist für die Auslösung der ↗ Immunantwort im Regelfall erforderlich. (Schematische Darstellung der P. s. Abbildung S. 357.)
P *Phagozytoseteste* dienen zur In-vitro-Diagnose von Infektabwehrschwächen, die auf Defekten der Opsonierung, der Adhärenz, der Ingestion oder der intrazellulären Mikrobizidie beruhen können. (39)

L DOUGLAS, S. D.: Blood **35** (1970), 851
FURTH, R. VAN, et al.: Bull. Wld. Hlth. Org. **46** (1972), 845
HIRSCH, J. G.: The phagocytic defense system. In SMITH, H., und J. H. PEARCE: Microbial pathogenicity in man and animals. S. 59. University Press, Cambridge 1972
MACKANESS, G. B.: J. Inf. Dis. **123** (1971), 439

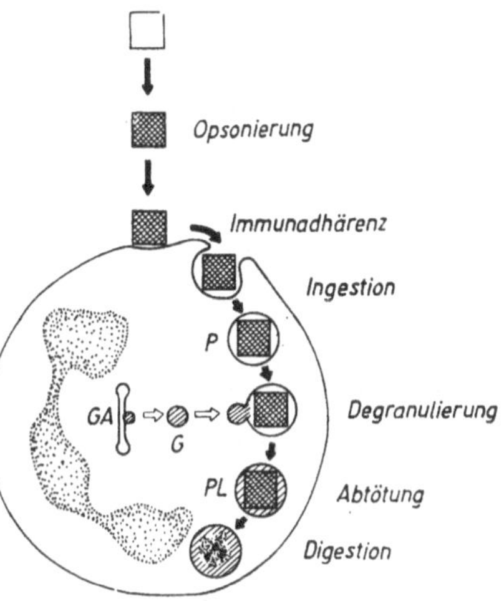

Phagozytose von Bakterien durch neutrophile Granulozyten
G = Granula
GA = Golgi-Apparat
P = Phagozytosevakuole (Phagosom)
PL = Phagolysosom
(aus MORENZ, Allergie und Immunologie 20 (1974), 146)

Phag-Type ↗ Bakteriophage

Phakoantigene Uveitis ↗ Enophthalmitis phakoanaphylaktika

Phakotoxic uveitis ↗ Enophthalmitis phakoanaphylaktika

Phalloidin ↗ Toxin

„pharyngeal pouch syndrome“ ↗ DI GEORGE-Syndrom

Phase, sensible

D Bestimmtes, charakteristisches Stadium der Zellentwicklung (Nukleinsäuresynthese, Mitose), in dem ein zytostatisches Pharmakon sein Wirkungsmaximum entfaltet (für Antimetabolite frühes Stadium der Nukleinsäuresynthese, für Alkylantien spätes Stadium der Nukleinsäuresynthese, für Mitosegifte Prä- bzw. Metaphase).

P Eine immunsuppressive Therapie gemäß der sensiblen Phasen ist in der Humanmedizin nicht durchführbar, als einzige Möglichkeit ist eine Medikation nach dem 24-Stunden-Zyklus der Mitoseaktivität denkbar. (23)

L RICKEN, D., und K. SCHUMACHER: Medikamentöse Immunsuppression. I. Arbeitstagung Bad Tölz, Okt. 1970. Georg-Thieme-Verlag, Stuttgart 1971
ZIMMERMAN, A. M., G. M. PADILLA und L. L. CAMERON: Drugs and the cell cycle. Academic Press, New York und London 1973

Phasenwechsel

S Phasenvariation, engl. phase-variation

D Qualitative Veränderungen der H-Antigene, sprunghafter Übergang von einer Phase in die andere.

H F. W. ANDREWES 1922, 1925, F. KAUFFMANN 1930, EDWARDS und BRUNNER 1938.

G Salmonella Bakt. besitzen in ihrem Geißelapparat meist 2 verschiedene Phasen (1 und 2, früher: spezifische und unspezifische). Innerhalb dieser Phasen kann es zu Übergängen kommen.
Wir unterscheiden verschiedene Formen:

1. *S-Phasenwechsel* innerhalb der S-Formen (S = glatt), das sind qualitative Antigenveränderungen, und zwar
— spezifisch-unspezifischer Phasenwechsel (z. B. von b nach 1, 2),
— alpha-beta-Phasenwechsel (an Stelle der 2. Phase kann die erste Phase mit dem e-, n-, ...-Komplex verbunden sein), z. B.: b : e, n, x,
— l-, w-Phasenwechsel, z. B.: b : l, w, ...
2. *S-R-Phasenwechsel* = Wechsel zwischen den S- und R-Phasen. (R-Phasen wurden früher auch als 3. Phase, künstliche oder induzierte, bezeichnet.)

P Praktische Bedeutung dieser Phasenvariationen liegt in der Möglichkeit der *Bestimmung der Geißelantigene der Salmonellaspezies*. Durch die Erkennung dieses Phänomens wurde die Unterteilung der einzelnen Phasen (erste und zweite) möglich. Dadurch kam es zur Entdeckung der ↗ Antigenformeln und zur Identifizierung monophasischer und diphasischer Spezies. (8)

L ANDREWES, F. W.: J. Path. u. Bact. 25 (1922), 505 bzw. 28 (1925), 345
EDWARDS und BRUNER: J. Hyg. 38 (1938), 716
KAUFFMANN, F.: Die Bakteriologie der Salmonellagruppe. Einar Munksgaard, Kopenhagen 1941
KAUFFMANN, F.: Die Bakteriologie der Salmonellaspecies. Einar Munksgaard, Kopenhagen 1961

Phenylbutazon

S Butazolidin; chem. 3,5-Dioxid-1,2-diphenyl-4-n-Butyl-Pyrazolidin

D Analgetikum und Antipyretikum aus der Pyrazol-Reihe.

G Neben mannigfaltigen pharmakologischen Effekten bzw. in deren enger Kooperation kann P. als Therapeutikum bei Immunerkrankungen eingesetzt werden. Dabei beruht ein Teil der Wirkung auf der antiinflammatorischen (membranabdichtenden) Komponente, ein anderer Teil auf der Eigenschaft des Pharmakons, als Proliferationshemmer agieren zu können und somit die Proliferation ↗ immunkompetenter Zellen zu inhibieren.

P Indikationsgebiete sind vor allem chronische Entzündungen (z. B. Kollagenosen) aber auch akut entzündliche Erkrankungen. (23)

L GOODMAN, L. S.: The pharmacological basis of therapeutics. McMillan, New York 1955
HAUSCHILD, F.: Pharmakologie und Grundlagen der Toxikologie. VEB Georg-Thieme-Verlag, Leipzig 1972

Phylogenese des Immunsystems

D Stammesgeschichtliche Entwicklung von Immunreaktionen.

G unspezifische Abwehrreaktionen, die auch im spezifischen Immunsystem noch als Effektoren wirksam sein können, sind bei allen vielzelligen Tieren anzutreffen. Hierzu gehört insbesondere die ↗ *Phagozytose*, außerdem das *Lysozym*.
Alle vielzelligen Tiere besitzen die Fähigkeit, körperfremdes von körpereigenem Material zu unterscheiden und gegen fremdes Material mit entsprechenden Abwehrmechanismen zu reagieren. So werden bereits bei *Hohltieren* (Coelenteraten) Allotransplantate abgestoßen. Während die *niederen Wirbellosen* noch keine spezifischen Immunreaktionen mit der Ausbildung des immunologischen Gedächtnisses (memory) aufweisen, gilt dies z. B. für Stachelhäuter (Echinodermen). Bei Seesternen ist z. B. die Überlebenszeit primärer Hautallotransplantate deutlich länger als bei Sekundär- oder Tertiärtransplantaten. Diese Abwehrmechanismen, die als Vorstufe des hochentwickelten Immunsystems der Wirbeltiere gelten können, betreffen nahezu ausschließlich *zelluläre Reaktionen*. Die bei Wirbellosen vorhandenen agglutinierenden oder hämolysierenden Faktoren sind dagegen mit den Antikörpern der Wirbeltiere weder strukturell noch funktionell vergleichbar, da sie nicht die dem Immunglobulinsystem innewohnende Heterogenität im Zusammenhang mit dem immonologischen Gedächtnis aufweisen. Das ↗ *Immunsystem der Wirbeltiere* besitzt einen relativ einheitlichen Aufbau. Es ist stets in das funktionelle Teilsystem für zellvermittelte Reaktionen und dasjenige für humorale Reaktionen gegliedert. *Zellvermittelte* Immunreaktionen wie verzögerte Hypersensibilität gegen Tuberkulin oder Allotransplantatrejektion treten von den niedersten Wirbeltieren (Rundmäuler, Cyclostomen) bis zum Menschen auf. Demgegenüber nimmt die funktionelle Differenzierung des *humoralen Immunsystems* von den primitiven Wirbeltieren bis zu den Säugetieren deutlich zu. Dies ist besonders augenfällig in der *Evolution der* ↗ *Immunglobuline*. So besitzen Rundmäuler und *Fische* nur das IgM, teils als Pentamer, teils als Tetra- oder Monomer. Bei den *Froschlurchen* tritt erstmals eine eigene Klasse niedermolekularer Antikörper auf. Dieses 7S-Immunglobulin ist auch bei *Reptilien* und *Vögeln* anzutreffen. Es entspricht wahrscheinlich nicht dem IgG der Säugetiere sondern muß als eigenständige Immunglobulinklasse (IgY) angesehen werden. Vögel verfügen neben IgM und IgY offensichtlich auch über das IgA, während bei *Säugetieren* die 5 Immunglobulinklassen IgM, IgA, IgG, IgD und IgE festgestellt worden sind. Inwieweit IgD und IgE bei allen Säugetierordnungen auftreten, kann z. Z. noch nicht mit Sicherheit gesagt werden, es ist aber für die Auswahl kliniknaher Tiermodelle von großer Bedeutung. (1)

L MARCHALONIS, J. (Hrsg.): Comperative Immunology Blackwell Sci. Publ., London 1976

Phythämagglutinin, Phytohämagglutinin

Abk. PHA

D Oberbegriff für globulinähnliche, aus Pflanzen extrahierbare Eiweißkörper (PHA sind keine Ak).

H Entdeckung durch KOBERT und seiner Schule (STILLMARK 1888); PHA wurden als giftig angesehen. 1907 fanden LANDSTEINER und RAUBITSCHEK erstmalig auch im Samen nichtgiftiger Pflanzen Agglutinine. Die Beobachtung, daß PHA neben der Erythrozytenagglutination eine blastoide Transformation kleiner Lymphozyten in vitro bewirkt, erfolgte durch HUNGERFORD et al. (1959) und NOWELL (1960).

G Nach ihrer Wirkung werden PHA in
1. ↗ Lektine (agglutinierende, präzipitierende Eigenschaft),
2. ↗ Phytomitogene (Mitosestimulierung)
unterschieden, teilweise erfolgt übergreifender Sprachgebrauch.
Während die agglutinierende (präzipitierende) Eigenschaft von PHA durch Erfassen bestimmter Kohlenhydratreste auf der Partikel- oder Zelloberfläche erfolgt, ist die Ursache der Mitosestimulierung durch PHA weitgehend unerforscht. Häufigstes, zur Mitosestimulierung angewendetes PHA ist ein Glykoprotein aus Phaseolus vulgaris (Gartenbohnenextrakt), wirkt selektiv stimulierend auf T-Lymphozyten, Ausnahme: ↗ B-Lymphozytenstimulation. Bei Mitosestimulierung ablaufende Prozesse Blastzelltransformation. (7, 26)

L HUNGERFORD, D. A., et al.: Amer. J. Human Genet. **11** (1959), 21
NOWELL, P. C.: Cancer Res. **20** (1960), 462

Phytomitogen

D Aus Pflanzen extrahierbare Substanz, die durch ihre transformierende bzw. mitogene Wirkung auf Lymphozyten charakterisiert ist.

G Nachweis dieser Eigenschaften erfolgt in der Lymphozytenkultur (↗ Lymphozytentransformation). Verschiedene P. können zur selektiven Stimulierung der Lymphozytenpopulationen (↗ T-Lymphozyten, ↗ B-Lymphozyten) verwendet werden (SCHUMANN et al.).

P *1. Stimulation von T-Lymphozyten:*

Agglutininpräparate aus *Phaseolus vulgaris* (↗ Phythämagglutinin, ↗ Lymphozytentransformation).
Während die mitogene Wirkung nur auf T-Lymphozyten beschränkt ist, agglutinieren alle Präparate sowohl T- als auch B-Lymphozyten.
↗ Concanavalin A (aus *Canavalia ensiformis*)

2. Stimulation von B-Lymphozyten:

Ulex europaeus-Agglutinin I (eine zusätzliche lymphagglutinierende Wirkung besteht nicht).

3. Stimulation von T- und B-Lymphozyten:

↗ Pokeweed-Mitogen (aus *Phytolacca americana*)
Robinia pseudoacacia-Agglutinin
Eine Lymphagglutination wird durch beide Mitogene nicht bewirkt. (7)

L SCHUMANN, G., et al.: Int. Arch. Allergy 45 (1973), 331

Phytopräzipitine

Entbehrliche Bezeichnung für einige präzipitierende ↗ Lektine.

Phytotoxin

S Pflanzengift ↗ Toxin

Pilzserologie

D Zusammenfassung serolog. Reaktionen bei Mykosen.

G Im Gegensatz zu den Dermatomykosen kann *bei Schleimhaut- und Organmykosen* (Endomykosen) wegen des intensiveren Kontaktes des pilzlichen Erregers mit dem retikulohistiozytären System MPS eine Serodiagnostik mit mehr Erfolg zum Einsatz gebracht werden (Tabelle). Besondere Bedeutung erlangen die Ak-Nachweismethoden in den Fällen, in denen bewährte Erregernachweise versagen oder unsichere Ergebnisse bringen. Als konventionelle serologische Verfahren sind die Agglutination, die KBR und die Präzipitation zu betrachten. In den letzten Jahren wurden weitere Methoden in die mykologische Serodiagnostik eingeführt: Immunfluoreszenz, Immundiffusion und Immunelektrophorese, indirekter Hämagglutinations-Test (MÜLLER 1972).

Einsatz serologischer Methoden bei einigen wichtigen Pilzerkrankungen des Menschen

Pilzart	Agglutination	KBR	Weitere Methoden
Coccidioides immitis		++	Präzipitation, Immundiffusion
Histoplasma capsulatum		++	Präzipitation, Immundiffusion
Aspergillus-Arten			Immunelektrophorese, Immundiffusion
Candida albicans	+	+	Immunfluoreszenz, indirekter Hämagglutinationstest
Cryptococcus neoformans	(+)		
Sporothrichum schenckii	(+)		

Nach SEELIGER (1967) lassen sich die Mykosen hinsichtlich des Einsatzes der *Serodiagnostik* in 3 Gruppen einteilen:

1. Mykosen, für die relativ *zuverlässige Methoden* zur Verfügung stehen:
Coccidioidomykose und Histoplasmose durch Präzipitation und KBR, Aspergillose durch Immunelektrophorese und Immundiffusion. Mit Einschränkung werden auch die tiefen Candida-Mykosen zu dieser Gruppe gerechnet (GEMEINHARDT). Nachweis erfolgt meist durch Agglutination.
2. Mykosen, bei denen die ausgearbeiteten Methoden weniger zuverlässig sind: Cryptococcose, Sporotrichose.
3. Mykosen, bei denen *kaum Erfahrungen über Serodiagnostik* vorliegen:
Pilzinfektionen durch seltene Erreger, Myzetome. (38)

L GEMEINHARDT, H.: Endomykosen des Menschen. VEB Gustav-Fischer-Verlag, Jena 1976
MÜLLER, H. L.: Klin. Wschr. 50 (1972), 809
SEELIGER, H. P. R.: Arch. Hyg. u. Bakt. 151 (1967), 509

Pinozytose

D Aufnahme von Flüssigkeit durch Zellen.

G Vorgang, der bei mikroskopischer Betrachtung lebender Zellen beobachtet werden kann und die Einstülpung der Zelloberfläche durch flüssige Kügelchen, deren Aufnahme in das Zellinnere sowie den Transport durch das Zytoplasma beinhaltet. Es kommt dabei zur Vesikelbildung und unter Energieverbrauch zur Verschmelzung mit Lysosomen.
Die P. als eine Aufnahme von Flüssigkeit durch Zellen („drinking by cells") steht im Gegensatz zur ↗ Phagozytose, bei der es sich um eine Aufnahme von geformten Fremdstoffen („eating by cells") handelt. P. wird im Organismus z. B. wirksam beim

kontinuierlichen Abbau der Ig durch phagozytierende Zellen. (22)

L RUSTAD, R. C.: Sci. Amer. 204 (1961), 120

Pi-System

Abk. für **Proteaseinhibitor-System**

S alpha$_1$-Antitrypsin-Polymorphismus
Pr-System (alte Bezeichnung)

D Menschliche ↗ Serumgruppe mit elektrophoretisch darstellbarem genetischem Polymorphismus des ↗ α_1-Antitrypsins (α_1ATr).

H Die von FAGERHOL und BRAEND entdeckte Serumgruppe wurde ursprünglich Pr-System genannt, da sich das polymorphe Protein im Bereich der ↗ Präalbumine darstellte.

G Der Erbgang wurde als kodominant erkannt, wobei neben 3 häufigeren Genen (*Pi*^{M}, *Pi*^{S} und *Pi*^{F}) 14 weitere postuliert wurden. Bei bestimmten Pi-Typen bestehen erniedrigte α_1ATr-Serumkonzentrationen, und der *seltene homozygote Defektzustand* (Pi-Typ ZZ) ist mit *chronischen bronchopulmonalen Erkrankungen* kombiniert.

P Nachweistechniken schwierig (Stärkegel-, Immunfixationselektrophorese, Isoelektrofokussierung). Die Häufigkeitsverteilung ist ungünstig (etwa 95% der Angehörigen europäischer Populationen tragen einen einheitlichen Typ).
Beachtung verdienen die Beziehungen zwischen Pi-Typ und Lungenerkrankungen. (4)

L FAGERHOL, M. K., und M. BRAEND: Science 149 (1965), 986
MARTIN, J.-P.: Nouv. Presse Med. 2 (1973), 2375

Pl^{A}1 ↗ Thrombozytenagglutination

Plaque

S Fleck

D Bezeichnung für herdförmige Wirkungen, die bei verschiedenen biologischen und immunologischen Untersuchungsverfahren beobachtet werden können.

P 1. ↗ Hämolyse-P.-Technik nach JERNE et al.
2. ↗ P.-Test, virologisch. (24)

plaque forming cells (PFC) ↗ antikörperbildende Zelle

Plaque-Test, virologisch

D Methode zum quantitativen Virusnachweis.

G Viren können in einer Zellkultur unter gewissen Voraussetzungen herdförmige Läsionen (= Plaques) erzeugen und anhand dieser quantitativ bestimmt werden.
Eine Vorinkubation der Viren mit spezifischen Ak führt zur Reduktion der Plaque-Zahl (= Plaque-Reduktionstest zum Nachweis virusneutralisierender Ak). (24)

Plasmafaktoren I–XIII ↗ Gerinnungsfaktoren

Plasmafraktion(en)

S Human-Plasmafraktionen
Plasmaderivate
(Blut-) Plasmabestandteilkonserven
↗ Blutpräparat(e)
↗ Human-Albumin
↗ Plasmaproteinlösung
↗ Human-Gammaglobulin
↗ Humane Immunglobuline Anti-(x)
↗ Human-Plasmafraktion COHN I
↗ Human-Plasmafraktion-Kryopräzipitat
↗ Human-Plasmafraktion-PPSB

Plasmakoagulase-Test

S Pathogenitätstest für Staphylokokken

D Spezifischer Enzymnachweis (Plasmakoagulase, Staphylokinase) bei Staphylokokken (Mikrokokken), welcher im positiven Fall die Fähigkeit aufweist, Blutplasma zur Gerinnung zu bringen.

H MUCH 1908

G Die P. ist eine Proteinase (also ein Gerinnungsenzym). Sie wird als Pathogenitätstest für Staphylokokken (Mikrokokken) angesprochen. Ihr Nachweis aus Mikrokokken, in Verbindung mit der Spaltung von Mannit (Säurebildung), der Hämolyse (alpha-H., am besten aus menschl. Blutkörperchen der Gruppe O), der Farbstoffbildung (goldgelbe Färbung, daher früher als Staph. aureus bezeichnet) und dem Tierversuch an der Maus (Tod 24 h nach i.p. Injektion der Kultur und anschließendem kulturellem Nachweis aus dem Herzblut des verendeten Tieres), gilt als Beweis für die Virulenz des gezüchteten Erregers. Durch diese Teste können pathogene von apathogenen Kokken (Haut-, Luft-Keime) unterschieden werden. Diese Teste, ergänzt durch die Prüfung auf Antibiotika-Resistenz (vor allem Penizillin) und ↗ Toxinnachweis, gewinnen zum Nachweis eines Hospitalismuskeimes in Einrichtungen des Gesundheitswesens seit Jahren ständig an Bedeutung.
Methodik: Entweder als orientierende Methode durch Mischung von Kaninchen-Zitratblut mit der fraglichen Kultur, oder als Röhrchentest.
Die Mischungen werden mindestens 24 bis zu 72 h bebrütet und als positiv bewertet, wenn die untersuchte Kultur in mindestens einem der Röhrchen eine vollständige Plasmagerinnung verursacht hat.

P Nachweis der Plasmakoagulase in Verbindung mit der Spaltung von Mannit, der Hämolyse, der Farbstoffbildung und dem Tierversuch, als Ausdruck einer Virulenz der fraglichen Kultur und damit der Abgrenzung von pathogenen zu apathogenen Mikrokokken. (8)

L HALLMANN, L.: Bakteriologie und Serologie, G. Thieme, Stuttgart 1974, 4. Aufl., S. 63 u. 576

Plasmakonserve(n)

↗ Blutpräparat(e)
↗ Human-Zitratplasma
↗ Human-Heparinplasma
↗ Human-Trockenplasma
↗ Gerinnungsaktives Human-Zitratplasma

Plasmapherese

S Plasmophorese
D Blutentnahme und Rücktransfusion der Spendererythrozyten nach Entfernung des Plasmas.
P Dient zur Plasma- und Testserumgewinnung. Therapeutische Plasmapheresen bei Paraproteinämien, bei Coma hepaticum und Erythrodermie. (26)

L Bibliographie Blutspende- und Transfusionswesen, Berlin, 2. Bd. 1, Sachgebiet 1, S. 85 (1971)
MOLLISON, P. L.: Blood Transfusion in Clinical Medicine. Blackwell Scientific Publications, Oxford and Edinburgh, 4th ed. 1967
KECK, A., u. a. (Edd.): Schriftenreihe der Akademie für Ärztl. Fortb. der DDR, Nr. 45: Leitfaden des Transfusionswesens, bearb. von FÜNFHAUSEN, G., u.a. Verlag Volk und Gesundheit Berlin 1974

Plasmaproteinlösung

Abk. PPL, SPPS
S „stabile plasma protein solution“
D Pasteurisierbare, hepatitissichere Plasmaproteinlösung mit einem Albumin-Gehalt bis zu 80% sowie 20% α- u. β-Globulinen. Proteingehalt 4—5 g-%.
P Anwendung wie ↗ Human-Albumin. (37)

Plasmatische Vererbung

S Nichtchromosomale Vererbung. Nichtmendelnde ↗ Vererbung.

Plasmazelle

D Antikörperproduzierende Differenzierungsstufe des ↗ B-Lymphozyten.
G In vitro- (↗ B-Lymphozytenstimulation) und in vivo-Untersuchungen (↗ Bursektomie) haben die Frage nach der Genese der P. dahingehend beantwortet, daß P. Differenzierungsprodukte der B-Lymphozyten sind. Ihre funktionelle Bedeutung liegt in der *Bildung und Sezernierung von spezifischen ↗ Ak (Ig)*. Es wird angenommen, daß sich die an den B-Lymphozyten befindlichen Ig-Rezeptoren mit Determinanten des fremden Ag verbinden (evtl. unter Mitwirkung von ↗ helper cells), wodurch eine Reaktionsfolge ausgelöst wird, die zur *Differenzierung dieser Lymphozyten* führt. Die P. sind ein Produkt dieses Prozesses. Sie produzieren Ig-Moleküle mit Antideterminanten (↗ „combining sites“ = Ag-bindende Bezirke) für die Ag-Determinanten, die wahrscheinlich von der gleichen Spezifität wie die Rezeptor-Ig an den Vorstufen der P. sind. Nach dieser Rezeptor-Hypothese besteht eine Verwandtschaft zwischen der Rezeptor-Ig-Bildung und der Ig-Sekretion durch die P. (KNOPF). Es ist jedoch noch nicht erwiesen, wie die Zelle dieses unterschiedliche Verbleiben der Ig reguliert.
Durch elektronenmikroskopische Untersuchungen Ak bildender Zellen aus Milz und Lymphknoten unter Verwendung elektronendichter Antigene (Peroxidase) konnten einzelne Stufen der Ak-Bildung morphologisch verfolgt werden. AVRAMEAS und LEDUC (1970) fanden Ak-Bildung in drei morphologisch differenten Zelltypen: a) typische Plasmazellen, b) große Lymphozyten oder Lymphoblasten, c) spezialisierte kleine Lymphozyten mit einigen Plasmazellcharakteristika („lympho-plasmacyte“).
P Die Untersuchung des Nabelschnurblutes reifer *Neugeborener* mittels Immunfluoreszenztechnik zeigt, daß bereits bei der Geburt beträchtliche Mengen an B-Lymphozyten (im Mittel 14,3% Ig-positive Lymphozyten) vorliegen (FRÖLAND und NATVIG). Das steht scheinbar im Widerspruch zu der sehr geringen Ig-Menge, die normalerweise vom Feten produziert wird. Ursächlich kann das Fehlen von P. bei der Geburt durch das Fehlen der Ag-Stimuli erklärt werden. Eine intrauterine Infektion führt demgegenüber sowohl zur verstärkten Bildung spezifischer Ak als auch zu einem zahlenmäßigen Ansteigen von P. SHOHAT et al. konnten durch Inkubation von Milzzellen mit LPS, einem typischen B-Zellmitogen (↗ B-Zellstimulation), nach $4^1/_2$ d P. in vitro nachweisen.
Untersuchungen an *Mäusen* ergaben das Vorhandensein von zwei Allo ↗-Ag an den P. Neben den nachweisbaren H-2-Ag tragen die P. auch die für Ak-bildende Zellen charakteristischen PC-Ag (TAKAHASHI). Das kodierende Gen heißt Pca (plasma cell antigen), das bisher nachgewiesene Ag PC 1. Es gilt als klassisches ↗ Differenzierungs-Ag.
Morphologisch sind die P. durch ihren exzentrisch liegenden Kern mit einer sog. Radspeichenstruktur, die RUSSEL-Körperchen, einen GOLGI-Apparat, Mitochondrien und ein stark entwickeltes endoplasmatisches Retikulum gekennzeichnet. P. können sich nicht teilen. (7)

L AVRAMEAS, S., und E. H. LEDUC: J. exp. Med. 131 (1970), 1137
KNOPF, P. M.: Transplant. Rev. 14 (1973), 145
FRÖLAND, S. S., und J. B. NATVIG: Clin. exp. Immunol. 11 (1972), 495
SHOHAT, M., et al.: Eur. J. Immunol. 3 (1973), 680
TAKAHASHI, T., et al.: J. exp. Med. 131 (1970), 1325

Plasmin(ogen)

S (Pro)fibrinolysin

D P. (Profibrinolysin) ist die inaktive Vorstufe der Proteinase Plasmin (Fibrinolysin), die Fibrinogen und andere Gerinnungsfaktoren hydrolytisch aufspaltet.

G P. gehört wie Thrombin und Trypsin zu den *Serinesterasen.* Die elektrophoretische Wanderung erfolgt in der β-Globulinfraktion, MG für P. 81000, für Plasmin 75000, Konzentration im Plasma 10—15 mg/100 ml. *Synthese* erfolgt in der Leber, Halbwertszeit im Plasma 2—3 d. *Nachweis* ist mit gerinnungsanalytischen oder immunol. Methoden unter Verwendung eines spezifischen Antiserums (↗ Antifaktorenserum) möglich. Gegenüber injiziertem oder in vivo entstehendem P. besitzt der Organismus eine Anzahl von Inhibitoren, die in ihrer Gesamtaktivität diejenige des aktivierbaren Plasminogens übertreffen. Zu ihnen gehören vor allem α_2-Makroglobulin und α_1-Antitrypsin. (17)

L MARX, R., et al.: Med. Welt 19 (1968), 1134
SCHWICK, H. G., et al.: Internist 14 (1973), 160

Plasmodium ↗ Protozoen-Antigen

plasmozytisches malignes Lymphom

S primäres Lymphknotenplasmozytom

D Sehr seltener Lymphknotentumor aus reinen Plasmazellen, oft von Amyloidablagerungen begleitet.

G Im Gegensatz zum generalisierten ↗ Plasmozytom keine monoklonalen Ig im Blut, keine Nierenbeteiligung, keine Skelettlokalisation. Wesentlich bessere Prognose, wenn Entfernung im Frühstadium gelingt.

P ↗ Lymphome, maligne, ↗ Plasmozytom. (11)

Plasmozytom

S KAHLER-Krankheit
KAHLER-BOZZOLO-Krankheit
HUPPERT-Krankheit
Myelom
Multiples Myelom
Diffuse multiple Myelomatose
Malignes Plasmom (HOFFMANN)
Retikulosarkom mit plasmazellulärer Differenzierung (ALBERTINI)
Maladie de BENCE-JONES

D Generalisierte neoplastische Proliferation von ↗ Plasmazellen, pathologisch gesteigerter Bildung monoklonaler Ig (oder ihrer Bauteile), schwerer Schädigung wichtiger Parenchymorgane wie Niere und Zerstörung des Skeletts.

G Die Erkrankung gipfelt jenseits des 50. Lebensjahres, häufig betroffen sind Männer. Prognose infaust. Seltene Form sind das nicht sekretorische und das solitäre P.

P *Morphologisch* steht die tumoröse Zerstörung vor allem des Skeletts im Vordergrund, führend ist der Knochenschmerz. Di wird aus der Summe aller zytologischen (Markuntersuchungen), röntgenologischen (Knochenzerstörung, Spontanfraktur) und eiweißserol. Befunde (Immunelektrophorese) gestellt. Funktionell imponieren die monoklonale Gammopathie (↗ Paraproteinose) und die Immundefektsituation.
Einteilung der P. nach betroffener Ig-Klasse bzw. Subklasse. Unter den vermehrt gebildeten Ketten (H und L) kann die L-Kettensynthese unausbalanciert überwiegen, freie L-Ketten werden als ↗ BENCE-JONES Proteinurie bei etwa $^1/_3$ der P.-Patienten ausgeschieden und führen häufig zur Amyloidose, BENCE-JONES-Proteinurie bei etwa $^1/_3$ der P.-Pat. P.-Protein nach gegenwärtiger Auffassung pathologisch vermehrt, jedoch qualitativ physiologisches Protein. Pathologische Proteinvermehrung erstreckt sich in der Regel nur auf eine Ig-Klasse. Meist betroffen ist das IgG (über 60% aller Fälle), seltener das IgA (etwa 20%), sehr selten IgD (bis etwa 3%), extrem selten IgE (bisher 4 Fälle im Schrifttum). (IgM-Vermehrung ↗ Makroglobulinämie.) Patienten mit P. sind allgemein schlechte Ak-Bildner (rezidivierende Infektionen), Ak-Bildung in Plasmozytomzellen möglich, wenn der Klon zuvor stimuliert war. Serologisch stummes P. ↗ plasmozytisches malignes Lymphom.

IgG-Plasmozytom

Konzentrationserhöhung auf eine der vier Subklassen beschränkt; da jede Subklasse als kappa oder lambda entsprechend ihrer L-Kettenstruktur existiert, sind 8 verschiedene P.-Untergruppen dieser Klasse möglich (s. Tabelle S. 363). (Entdeckung der Subklassen (↗ IgG) erfolgte durch Absorption von Immunseren mit P.-Proteinen verschiedener Patienten.)
Die von der Proteinvermehrung nicht betroffenen Klassen und Subklassen liegen in normaler, oft jedoch verminderter Konzentration vor (verminderte Synthese, beschleunigter Abbau), dennoch erscheint im Elektropherogramm pathologisch vermehrtes Protein (↗ M-Gradient; Verdünnung des Serums!) neben regulärem Ig (s. Abbildung). Die Befunde der konventionellen

Untergruppen der IgG-Plasmozytome und deren Häufigkeiten

Subklasse	γG1		γG2		γG3		γG4	
Untergruppe	γG1−K	γG1−L	γG2−K	γG2−L	γG3−K	γG3−L	γG4−K	γG4−L
Kettenformel	${\gamma^1}_2\varkappa_2$	${\gamma^1}_2\lambda_2$	${\gamma^2}_2\varkappa_2$	${\gamma^2}_2\lambda_2$	${\gamma^3}_2\varkappa_2$	${\gamma^3}_2\lambda_2$	${\gamma^4}_2\varkappa_2$	${\gamma^4}_2\lambda_2$
Häufigkeit als P.	70−80%		13−18%		6−8%		3%	
Verhältnis betroffener Untergruppen	Kappa : Lambda = 2 : 1							

Abk.: γ — Bezeichnung der Schwerekette
G1−4 — Untergruppen der Schwereketten
K — Kappa
L — Lambda

Elektrophorese (Papier, Zelluloseazetatfolie) (peak-Bildung als Folge erhöhter homogener Proteinkonzentration) korrelieren nicht mit der Klassifizierung von P. durch Immunelektrophorese. M-Gradienten bei IgG-P. in β_1, β_2 und γ-Position möglich. Ermittlung zur Zugehörigkeit zu einer der 8 Untergruppen durch spezifische Antiseren (Anti-kappa, Anti-lambda, Anti-γG1, γG2, γG3 und γG4).

IgA-Plasmozytom

Zweithäufigst betroffene Ig-Klasse, entsprechend den Untergruppen sind vier verschiedene P.-Typen möglich = differente Schwerketten) (siehe nachfolgende Tabelle).

Untergruppen der IgA-Plasmozytome

Untergruppen und Kettenformel	${\alpha^1}_2\varkappa_2$	${\alpha^1}_2\lambda_2$	${\alpha^2}_2\varkappa_2$	${\alpha^2}_2\lambda_2$
Verhältnis betroffener Untergruppen	Kappa : Lambda = 2 : 1			

Elektrophoretische Position des M-Gradienten s. Abb.

IgD-Plasmozytom

Entdeckung der Ig-Klasse durch Rowe et al. am P. (elektrophoretische Position: siehe Tabelle). Bence-Jones-Proteinurie meist vorhanden.

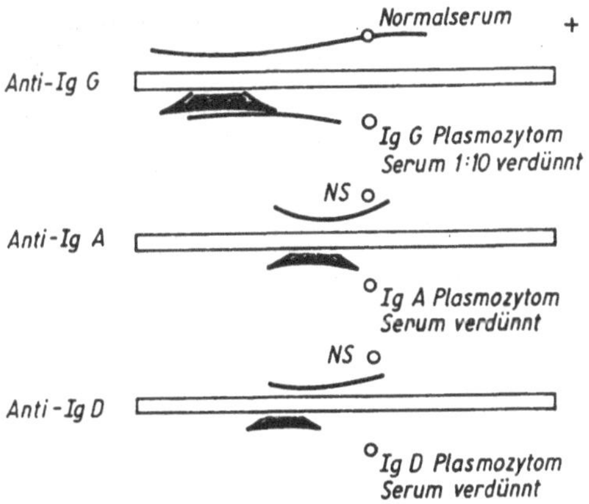

Schematisch dargestellte Immunelektropherogramme von Plasmozytomseren IgA, IgD und IgG. Bei IgA-Plasmozytomen M-Gradient in β_2-Stellung, Verschiebung zur Kathode (γ-Stellung) oder Anode (β_1-Stellung) möglich

Untergruppen der IgD-Plasmozytome

Untergruppen und Kettenformel: $\delta_2\varkappa_2$ $\delta_2\lambda_2$
Verhältnis betroffener Untergruppen: überwiegend Lambda

IgE-Plasmozytom

Erste IgE-Myelombeschreibung durch Johansson et al. 1967 (Patienten-Bezeichnung N.D.). Myelomprotein trug L-Ketten vom Lambda-Typ, die daraus kultivierte Myelomzellinie IgE-L (Lambda). Kultivierte Zellen produzieren IgE (lambda); 3 weitere IgE-P. beschrieben, Übersicht bei Lamerz et al. M-Gradient in γ -Stellung. (2 + 11)

L Johansson, G. O., et al.: Immunology **13** (1967), 381
Killander, J.: Nobel Symposium 3, Gamma-Globulins. Almqvist & Visell, Stockholm 1967
Lamerz, et al.: Klin. Wschr. **51** (1974), 1
Rowe, D. S., et al.: J. exp. Med. **121** (1965), 171

Plazenta

S Mutterkuchen
Nachgeburt

D Aus ↗ Trophoblast (fetal) und Dezidua (mütterlich) entstandenes komplexes Organ. Ist für Stoffaustausch zwischen Mutter und Fetus verantwortlich und gleichzeitig endokrines Organ. Wird nach der Geburt des Kindes ausgestoßen.

G **Plazenta-Typen** nach GROSSER:
1. Schwein, Pferd, Esel: *Epitheliochorial*
Mutter und Frucht werden durch 6 Hüllen getrennt.
Mütterlich: Endothel, Bindegewebe, Uterusepithel, fetal: Chorionepithel, Bindegewebe, Endothel.
2. Wiederkäuer: *Syndesmochorial*
Fehlen des Uterusepithels.
3. Hund, Katze: *Endotheliochorial*
Uterusschleimhaut wird erodiert, Chorionepithel tritt in Verbindung mit mütterlichen Kapillaren.
4. Affe, Mensch: *Hämochorial*
Kein mütterliches Endothel mehr, das *mütterliche Blut zirkuliert durch mit Trophoblasten ausgekleidete Zwischenräume.*
5. Kaninchen, Meerschweinchen, Ratte: *Hämoendothelial*
Trophoblastschicht zwischen den fetalen Gefäßen und dem mütterlichen Blut ist sehr dünn oder fehlt in den letzten Wochen vollständig.

P.-Strukturen spielen bes. Rolle bei der feto-maternalen Immunisierung. Von immunol. Bedeutung sind nur Typ 4 und 5: fast direkter Kontakt zwischen Wirt und Ag, scheinbare „Vaskularisierung" des Transplantates – (Fet) –. Vergleichbar sind Volltransplantate, die nur durch Diffusion ernährt werden (Augenkammer), praktisch unbegrenztes Überleben.
Fetaler Anteil der menschlichen P. enthält zu je 50% mütterliches und väterliches Erbgut. P. ist daher zusammen mit dem Fetus per definitionem als ↗ *Allotransplantat* aufzufassen. P., Fetus und mütterlicher Organismus befinden sich im Zustand einer immunol. Homöostase und stellen eine parabiotische Verbindung genetisch differenter Organismen dar.

Immunol. Bedeutung der P. durch folgende Aspekte gekennzeichnet: Immunogenität der P., immunol. Kompetenz der P., P. als immunol. Barriere (↗ P.-Passage), Immunol. der Trophoblastumoren (↗ Chorionkarzinom).
Der *fetale Anteil der menschlichen P.* (↗ Trophoblast) enthält ↗ Transplantations-Ag sowie lösliche organspezifische und nichtorganspezifische Ag, einige mit Ag aus Leber- und Nierengewebe kreuzreagierend. Außerdem enthält P. reichlich Serumeiweiße, darunter ↗ Schwangerschaftsproteine, die teilweise plazentaren Ursprungs sind. P.-Ag sollen durch blockierende Enhancement-Ak sowie durch ein sog. „Fibrinoid" (↗ Trophoblast) „maskiert" werden. Die Fibrinoidschichten der menschlichen P. (ROHR-, LANGHANS-, NITABUCH-Fibrinoid), teilweise aus reinem Fibrin bestehend, könnten als Reaktionsprodukt immunol. Vorgänge entstanden sein, worauf ihre Anordnung in der Basalplatte, die als immunol. feto-maternales Durchdringungsfeld aufzufassen ist, hinweist. Indirekte Hinweise auf immunogene Substanzen plazentaren Ursprungs sind P.-Ak bei Schwangeren und Wöchnerinnen, Sensibilisierung mütterlicher Lymphozyten gegenüber P.-Ag und im Tierversuch nachgewiesene abortive Wirkung von Anti-P.-Serum.
Für eine *Ig-Synthese seitens der P.*, die normalerweise keine oder nur sehr wenige Plasmazellen enthält, gibt es bisher keine sicheren Hinweise.
Die in der P. gebildeten ↗ Östrogene und das menschliche ↗ Choriongonadotropin (HCG) haben eine immunsuppressive Wirkung. Von immunol. Bedeutung scheint außerdem zu sein, daß Trophoblastriesenzellen Eigenschaften von ↗ Makrophagen besitzen sollen. (2 + 9)

L HOFMANN, R., et al.: Arch. Gynäk. **208** (1970), 255
KRIEG, H.: Internat. J. Gynec. Obstet. **10** (1972), 144
SOLOMON, J. B.: Fetal and neonatal immunology. North-Holland Publ. Comp. Amsterdam – London. 1971
STRAUBE, W., et al.: Z. Ärztl. Fortbild. **69** (1975), 491

Plazentapassage

S Plazentapermeabilität
Diaplazentarer Transfer
Transplazentare Passage

D Diaplazentarer materno-fetaler bzw. fetomaternaler Transport nieder- und hochmolekularer Substanzen (Ag und Ak), korpuskulärer Bestandteile sowie Zellen und Mikroorganismen.

G P. hat Funktion einer Barriere. Sie trennt die Kreisläufe genetisch differenter Individuen, ermöglicht aber einen intensiven Stoffaustausch zwischen beiden. Phylogenetisch nimmt die Anzahl der Schichten zwischen mütterlichem und fetalem Organismus ab und damit die Möglichkeit des Übertritts immunol. relevanter Elemente zu (↗ Plazenta). Wichtigste diaplazentare Passagemöglichkeit ist *Diffusion* entsprechend einem Konzentrationsgefälle, wobei zwischen einfacher Diffusion (z. B. O_2, CO_2, H_2O, Harnstoff) und erleichterter Diffusion mit Trägersystem (z. B. Glukose) unterschieden wird, beide ohne Energieverbrauch. *Aktiver Transport* erfolgt durch spezielle Trägersysteme unter Energieverbrauch (z. B. Aminosäuren, Vitamine, Hormone). Dieser Vorgang unterliegt kompetitiver Hemmung und zeigt keine Proportionen zu Konzentrationsgradienten. Spezielle Vorgänge sind Tröpfchentransport durch ↗ Pinozytose und Passage durch Poren in der Chorionmembran, beide ohne große Bedeutung.

Ag, Ig, Ag-tragende und immunkompetente Zellen dürften Plazenta prinzipiell in beiden Richtungen passieren, Transfermodus häufig unklar. Für den diaplazentaren *Transfer von IgG* wird zusätzlich ein aktiver, energieverbrauchender Transportvorgang angenommen. Durch Kupplung des ↗ Fc-Fragments an spezifische Rezeptoren der Zellmembran (Mikrovilli) werden die IgG-Moleküle im Gegensatz zu Ig anderer Klassen vor dem Abbau durch lysosomale Enzyme geschützt. Fc-Fragment ebenso plazentagängig wie vollständiges IgG-Molekül, $F(ab')_2$-Fragment dagegen nicht. Dieser selektive Transportvorgang ist in der 20. bis 22. Woche ausgereift. Von den Subklassen des IgG soll *IgG3* die Hauptquelle der ↗ Leihimmunität des Feten und Neugeborenen sein. Die diaplazentare Passage von *Zellen* umfaßt die Einschwemmung von Sprößlingen des ↗ Trophoblasten in den mütterlichen Kreislauf sowie den Transfer von Erythrozyten, Leukozyten und Thrombozyten. Der Kontakt des mütterlichen Immunapparates mit ↗ Trophoblast-Ag soll die Bildung von ↗ Enhancement-Ak stimulieren, die den Fetus vor einer Abstoßungsreaktion schützen (etwa 1 g Trophoblastgewebe werden täglich eingeschwemmt ↗ Trophoblast).

P Der Übertritt fetaler Erythrozyten in den mütterlichen Kreislauf kann bei entsprechender Blutgruppenkonstellation zum ↗ *Morbus haemolyticus* des Fetus und Neugeborenen führen. Der feto-maternale Leukozytentransfer induziert bei der Mutter häufig Bildung von ↗ Leukozyten-Iso-Ak, die aber nur selten zu einer neonatalen Leukopenie führen (*M. lympholyticus*, Ataxia teleangiectatica). Ebenso führt der Transfer mütterlicher Thrombozyten-Ak nur gelegentlich zur *neonatalen Thrombozytopenie*. Ein Übertritt mütterlicher immunkompetenter weißer Blutzellen in die fetale Zirkulation kann in sehr seltenen Fällen zu einer ↗ *runt disease* führen. Der diaplazentare Transfer maligner Tumorzellen ist bisher lediglich bei vier Melanomen und einem Sarkom beschrieben worden.
Zu den *plazentagängigen Mikroorganismen* gehören Viren, Bakt., Protozoen und Treponemen. Ungeklärt ist, warum die einen die Plazentaschranke passieren und die anderen nicht. Das Ausmaß der Fruchtschädigung ist vom Erreger und dem gegebenen intrauterinen Entwicklungsstadium der Frucht abhängig.
Immunpräparate, die lediglich aus $F(ab')_2$-Fragmenten bestehen, können bei Verabfolgung an Mutter nicht auf Fetus übergehen (z. B. Gamma-Venin®, Behringwerke AG, BRD). (9)

L KUEMMERLE, H. P., und H. STAMM: Spezielle klinische Pharmakologie in der Schwangerschaft. In: Klinische Pharmakologie und Pharmakotherapie (Hrsg.: H. P. KUEMMERLE, E. R. GARRETT, K. H. SPITZY). Urban & Schwarzenberg, München–Berlin–Wien, 3. Aufl. 1976
KÄSER, O., V. FRIEDBERG, K. G. OBER, K. THOMSEN und J. ZANDER: Gynäkologie und Geburtshilfe, Bd. II. Georg-Thieme-Verlag, Stuttgart 1967

Plazentapermeabilität ↗ Plazentapassage

Pl^A2 ↗ Thrombozytenagglutination

Pl^E1 ↗ Thrombozytenagglutination

Pleomyzin ↗ Antibiotika, immunsuppressive

pleuro-perikardiales Syndrom ↗ Postmyokardinfarkt-Syndrom

Pleuro-pneumonia-like-organisms

Abk. PPLO
↗ Mykoplasmen

Pl^E2 ↗ Thrombozytenagglutination

pluriglanduläre Insuffizienz ↗ Autoimmun-Polyendokrinopathie

pneumogene Granulomatose
↗ WEGENER

Pneumokokken

S *Diplococcus pneumoniae*
Streptococcus pneumoniae

D GRAM-positive Diplokokken.

H Entdeckung 1886 durch FRAENKEL und WEICHSELBAUM. Die Fähigkeit der P. zur Kapselsynthese diente als Modell, an dem GRIFFITH 1928 den genetischen Übertragungsmodus der Transformation entdeckte. Bei weiterer Bearbeitung dieses Phänomens gelang AVERY et al. 1944 die Aufklärung der chem. Natur des genetischen Materials (DNS). Diese Erkenntnis erwies sich als richtungweisend für die weitere Entwicklung von Genetik und Molekularbiologie.

G **Ag-Bestandteile:** *Kapsel:* Polysaccharide der P.-Kapsel stellen das weitaus wichtigste Ag dieser Spezies dar (↗ Kohlenhydrat-Ag). Es handelt sich um relativ einfache Strukturen, die die Typenzugehörigkeit eines Stammes festlegen. Chemische Zusammensetzung der Kapsel-Polysaccharide konnte für eine Reihe von Typen aufgeklärt werden. Es existieren nicht nur vielfältige Partial-Ag-Gemeinschaften zwischen den Kapsel-Ag einzelner P.-Typen, sondern auch Ag-Beziehungen zu Staphylokokken, Klebsiellen, Salmonellen, Escherichien und Blutgruppensubstanzen. P.-Kapsel-Polysaccharide wirken bei Mensch und Maus als Voll-Ag. Bei Kaninchen und Meerschweinchen führt nur die Gabe intakter kapseltragender P. zur Ak-Bildung; die gleichen Polysaccharide wirken hier als ↗ Hapten. Die besondere Rolle der P.-Kapselstrukturen als Virulenzfaktoren wurden in zahlreichen Experimenten belegt: kapsellose P. erweisen sich als apathogen. *Zellwand:* C-Ag-Fraktion (analog ↗ Streptokokken-Ag): spezies-spezifisches Polysaccharid. M-Ag: typen-spezifisches Protein; immunbiologisch von geringer Bedeutung, ermöglicht jedoch die Typisierung kapselloser P. *Freigesetzte Ag:* Hämolysin (Pneumolysin; nicht bei allen Stämmen vorhanden).

Serologische Klassifizierung: Bisher sind mehr als 80 P.-Typen identifiziert. Durch Angabe der jeweils bei einem Typ vorhandenen Partial-Ag wurde ein diagnostisches Ag-Schema der P. aufgestellt. Die exakte Typenbestimmung eines P.-Stammes erfolgt durch Identifizierung der Partial-Ag mittels monospezifischer Faktorenseren. Als Methoden kommen die NEUFELD-Kapselquellungsreaktion oder Agglutinations-, Präzipitationsreaktion bzw. Mäuseschutzversuch zur Anwendung. Routinediagnostik wird erleichtert durch Anwendung polyspezifischer P.-Gruppenseren sowie Berücksichtigung der epidemiologischen Häufigkeit des Vorkommens einzelner P.-Typen.

P **Infektionsverlauf:** Typische, heute seltene P.erkrankung ist die Lobärpneumonie. Für die vielfältigen klinischen Manifestationsformen sind die unterschiedliche Virulenz einzelner Stämme und Typen sowie die Resistenzlage des Makroorganismus verantwortlich.

Immunitätsmerkmale: P.-Immunität ist streng typenspezifisch.

Serologische Epidemiologie: Erfassung der gegen P. gerichteten Serum-Ak spielt für Di und Epidemiologie keine Rolle. Bis zu 50% Gesunder beherbergen P. in ihren Atemwegen. Vorkommen einzelner Typen bei Patienten mit best. P.erkrankungen bei best. Altersgruppen sowie bei Gesunden zeigt jeweils charakteristische Häufigkeitsverteilungen. Dagegen bestehen in verschiedenen geographischen Regionen nur geringe Unterschiede in der Häufigkeit des Auftretens einzelner Typen. (24)

L MACLEOD, C. M.: The pneumococci. In: Bacterial and Mycotic Infections of Man. 4. Ed. 1965, J. B. Lippincott & Co., Philadelphia

Pocken-Impfstoff ↗ Vakzinevirus-Impfstoff

Pockenviren

S PASCHEN-Körperchen

D DNS-haltige Viren (↗ Virus) in der Größenordnung von 230–300 nm, die als Erreger der Pockenerkrankung bekannt sind.

H Entdeckung 1906 durch PASCHEN

G **Antigenbestandteile**

Die Pockenviren umfassen eine große Gruppe an viele Vertebratenspezies adaptierter, biologisch sehr unterschiedlicher, antigenisch sehr verwandter Viren. Zugleich handelt es sich um die größten (echten) Viren: Kodierungskapazität der *Poxvirus-DNS* etwa 400 Gene, der Poliomyelitisvirus-RNS etwa 12 Gene. Die Ag-Struktur dieser kompliziert aufgebauten P. ist bisher nur zu einem Teil aufgeklärt. Die Zahl der Poxvirus-Ag wird auf 20 bis 25 geschätzt.

Komplexes LS-Ag

Lokalisation: Envelope, MG etwa 140000, präzipitierbar, komplementbindend, besteht aus zwei Ag-Aktivitäten, L-Ag thermolabil und S-Ag thermostabil; beide wirken antigen, jedoch nicht protektiv (gegen LS-Ag gebildete Ak neutralisieren nicht die Infektiosität).

Nukleoprotein-Ag (NP-Ag)

nachweisbar durch ↗ KBR oder ↗ Präzipitation; das NP-Ag aller Poxviren ist identisch.

Neutralisierendes Ag

Lokalisation und Eigenschaften unbekannt.

↗ *Hämagglutinin*

Löslich, nicht infektiös; wird nicht von allen Stämmen gebildet. In Zellmembranen infizierter Wirtszellen in hoher Konzentration vorliegend (Phänomen ↗ Hämadsorption). Bei Virusfreisetzung Entstehung einer Hülle.

host antigen

Aus Wirtszell-Ag und Hämagglutinin.

Intra- und extrazelluläre P. besitzen eine sehr unterschiedliche Ag-Struktur. In vivo werden maximal 10% der synthetisierten Viren aus der Zelle freigesetzt. Neutralisierende Ak wirken jedoch fast nur auf extrazelluläres Virus. Demgegenüber werden für in vitro-Methoden zum Nachweis von Pockenvirus-Ak fast ausschließlich als Ag, Präparationen von intrazellulärem Virus eingesetzt.

Serologische Klassifizierung

Gemeinsames Gruppen-Ag aller P. ist das NP-Ag, das üblicherweise in der KBR nachgewiesen wird. Auf Grund von morphologischen, biologischen und antigenen Eigenschaften *5 Untergruppen der P.*:

A Vaccinia-Virus
B Orf-Virus
C Schafpocken-Virus
D Geflügelpocken-Virus
E Myxoma-Virus

Ferner gibt es bisher nicht klassifizierte P. Virusstämme von *Variola major* und *Variola minor* sind biologisch verschieden, antigenisch jedoch identisch.

P **Infektionsvorgang**

Variola major: Bei Infektion nicht immuner Personen entstehende zyklische Infektions-

krankheit mit Hauteffloreszenzen und hoher Sterblichkeit (10—40%).
Variola minor (*Alastrim*): weniger virulente Erreger, relativ leichter Verlauf, Letalität unter 2%.
Variolois: mitigierte Pockenerkrankung bei Personen, die durch Überstehen einer natürlichen Erkrankung oder aktive Immunisierung partiell immun sind.
Pockenviren erzeugen bei Affen und Kaninchen *proliferative Erkrankungen.* Das Yaba-Affen-Poxvirus induziert Histiozytome bei Affen und ähnliche Erkrankungen beim Menschen.

Immunitätsmerkmale

Die ↗ Immunität nach Pockenerkrankung besteht lebenslang, zumindest jedoch über Jahrzehnte. Es besteht Kreuzimmunität innerhalb einer Untergruppe (daher kann das ↗ Vakzinevirus als Impfstoff zur Erzeugung einer Immunität gegen Variola-virus-Erkrankung dienen).
Zelluläre Immunvorgänge sind bei der Pockenvirus-Immunität offenbar beteiligt: Kinder mit einer ↗ Agammaglobulinämie Typ BRUTON zeigen normale Impfreaktion, Kinder mit Immunzellstörungen dagegen schwerste Pockenimpfkomplikationen (ALLISON und BURNS 1972).

Serologische Epidemiologie

Es existiert beim Menschen keine natürliche Resistenz gegen die Pockenerkrankung. Die quantitative Erfassung der Immunität gegen Pockenviren gelingt am zuverlässigsten durch den Nachweis neutralisierender Ak gegen extrazelluläres Virus. (24)

L ALLISON, A. C., et al.: Immunogenicity of animal viruses in BOREK, F. (Ed.): Immunogenicity. N. Holland Publ. Comp., Amsterdam and London 1972, 155—203
JOKLIK, W. K.: The Poxviruses. Ann. Rev. o. Microbiol. 22 (1968), 359
WOODSON, B.: Bact. Rev. 32 (1968), 127

PODLIACHOUK-HARBOE-Test

D Serol. Testverfahren zum Nachweis von ↗ Rheumafaktoren.

H Die Hämagglutinationsreaktion zum Nachweis von Rheumafaktoren ist eine Kombination der zwei von den genannten Autoren angegebenen Testverfahren.

G Menschliche Erythrozyten der Gruppe 0 werden mit dem relevanten Ak (vom Kaninchen) sensibilisiert und mit Verdünnungen des Pat.-Serums vermischt. Die Ablosung der Reaktion erfolgt bei Lupenvergrößerung.

P Die Empfindlichkeit des Testes wird durch Untersuchung der Seren Gesunder so eingestellt, daß nicht mehr als 4% der Probanden erhöhte Titer (ab 1 : 64) zeigen. Positive Reaktionen sind bei 60—70% der Pat. mit rheumatoider Arthritis zu erwarten. (10)

L OTTO, R., et al.: Z. Rheumaforsch. 29 (1970), 1

Pokeweed-Mitogen

Abk. PWM

D Lymphozyten-stimulierender Extrakt aus der Kermesbeere (*Phytolacca americana* L.)

H Lymphozytenstimulierende Eigenschaften 1964 durch FARNES et al. beschrieben.

G Extrakte enthalten weiterhin erythrozyten- und leukozytenagglutinierende Aktivitäten. Durch verschiedene Verfahren läßt sich die mitogene Aktivität auf ein Vielfaches anreichern. Die in vitro-Untersuchungen der PWM-Wirkung auf menschliche Blutlymphozyten durch BÖRJESON, DOUGLAS, CHESSIN et al. ergab bei einem Stimulierungsmaximum nach 66—78 h das Vorliegen von *zwei unterschiedlich transformierten Zelltypen.* Der eine (*PWM* I, 30—35%) entsprach den in Phythämagglutinin-Kulturen beobachteten Blasten mit kaum entwickeltem endoplasmatischem Retikulum, seltenem Auftreten von Makronukleolen, hohem Euchromatin- und geringem Heterochromatingehalt sowie Plasmabasophilie und deutlicher Vakuolisierung. Der andere (*PWM* II, 25—30%) war charakterisiert durch einen exzentrischen Kern mit deutlicher perinukleärer Aufhellungszone, einen hohen Heterochromatingehalt, gehäuftes Auftreten von Makronukleolen, gut entwickelten GOLGI-Apparat, keine Zytoplasmavakuolen, deutliches endoplasmatisches Retikulum. Damit zeigten diese Zellen eine große strukturelle Ähnlichkeit mit Plasmablasten. Nach i.v. Injektion von PWM konnte in der Milz von Mäusen ebenfalls ein Anstieg von Lymphoblasten und Plasmazellen beobachtet werden. In PWM-stimulierten Kulturen synthetisieren des weiteren mehr Zellen Ig als in PHA-Kulturen. Während nach 24 h über 50% der Zellen eine Steigerung der RNS-Synthese aufweisen, hat die Erhöhung der DNS-Synthese nach 72 h ihr Maximum. Das Auftreten der zwei unterschiedlich transformierten Zellpopulationen wird durch Ergebnisse aus letzter Zeit erklärt, die belegen, daß *PWM sowohl T- als auch B-Lymphozyten stimuliert,* wohingegen PHA nur als T-Zellmitogen angesehen wird (↗ Phytomitogene). (7)

L BÖRJESON, J., et al.: J. exp. Med. 124 (1966), 859
BRITTINGER, G., und E. KÖNIG: Klin. Wschr. 47 (1969), 1307
FARNES, P., et al.: Lancet 2 (1964), 1100
WEBER, W. T.: Cell. Immunol. 9 (1973), 482

Poliomyelitisviren

S Legio debilitans

D RNS-haltige Viren (↗ Virus) in der Größenordnung von 25—30 nm, die zu den Enteroviren (Picorna-Gruppe) gezählt werden und die Erreger der Poliomyelitis (Kinderlähmung) sind.

H Entdeckung 1908 durch LANDSTEINER und POPPER. Einteilung in drei immunologische Typen 1 („Brunhilde"), 2 („Lansing"), 3 („Leon") gelang BODIAN durch umfangreiche Neutralisations- und Reinfektionsexperimente an Affen.

G **Ag-Bestandteile:** *D-Ag* ist RNS-haltig, infektiös, komplementbindend, induziert die Bildung neutralisierender Ak. *C-Ag* ist RNS-frei, nicht infektiös, leichter als D, komplementbindend. Seren der akuten Krankheitsphase reagieren stärker mit dem C-Ag, Seren der Rekonvaleszenz vorwiegend mit D-Ag.
Serologische Klassifizierung: Typenzuordnung eines unbekannten Stammes gelingt mittels ↗ Neutralisation, ↗ KBR, ↗ Präzipitation und ↗ Immunfluoreszenz. Bei den Typen 1 und 2 tritt eine typische Ag-Variation auf, die jedoch die Immunitätsvorgänge nicht beeinträchtigt.

P Wesentliche Elemente der **Poliomyelitis-Pathogenese** sind orale Aufnahme der Viren, primäre Virusvermehrung in Oropharynx und Darm, Virusvermehrung in extraneuralen Geweben, zweite Virämie, ZNS-Befall. Der überwiegende Anteil aller Poliomyelitis*infektionen* verläuft inapparent oder allenfalls als „minor illness". Die Virusvermehrung bleibt hierbei auf Epithel und Lymphgewebe des Darmes begrenzt. Vor Einführung der ↗ Poliomyelitisimpfung betrug der Anteil paralytischer Poliomyelitisverlaufsformen etwa 0,1—1% aller Infektionen.
Immunitätsmerkmale: Langanhaltende Immunität, in der Regel typengebunden, jedoch auch geringgradige Kreuzimmunität. Der Immunität liegt in erster Linie die lokale, topische Schleimhautimmunität (Kopro-Ak, ↗ Ig A) zugrunde. Die „Darmimmunität" ist epidemiologisch bedeutend, da sie die Durchseuchung der Bevölkerung reduziert und die ↗ Eradikation des Erregers begünstigt. Neutralisierende Ak im Serum dagegen behindern die Virusvermehrung und Virusausscheidung kaum und führen damit nicht zur Unterbrechung von Infektketten, scheinen jedoch einer Beteiligung des ZNS entgegenzuwirken.
Serologisch-epidemiologische Untersuchungen sind bei der Poliomyelitis, meist unter Anwendung des ↗ Neutralisationstests, in großem Umfang durchgeführt worden. Es gelang, die Gesetzmäßigkeiten zwischen Individual- und Populationsimmunität — entstanden durch natürliche Infektionen oder Impfung — und der Zirkulation von Wildtyp-Virus in der Population aufzuklären. Periodische serologische ↗ Surveillance-Untersuchungen ermöglichen es, durch Impfung einen ausreichenden Schutz von Individuum und Population aufrechtzuerhalten, um Einbrüche virulenter Wildtyp-Virusstämme auszuschließen. (24)

L DEBRÉ, R., et al.: Poliomyelitis. Thieme, Stuttgart 1956
OGRA, P. L., und D. T. KARZON: Progr. med. Virol. 13 (1971), 156—193

Poliomyelitisvirus-Impfstoff

S Kinderlähmungs-Impfstoff
Poliomyelitis-Vakzine
Vaccinum poliomyelitidis (WHO-Nomenklatur)

D Vermehrungsfähige, abgeschwächte (attenuierte) oder inaktivierte Poliomyelitisviren monovalent (Typ 1 oder 2 oder 3) bzw. trivalent (Typ 1 + 2 + 3).

H Übertragung von ↗ Poliomyelitisviren auf Affen gelang erstmals LANDSTEINER und POPPER (1908). 1935 erster Feldversuch mit Formalin-inaktiviertem Poliomyelitis-Impfstoff (BEDIE). Seit 1934 wurde intensiv an einem Lebendpoliomyelitis-Impfstoff gearbeitet, jedoch ohne wesentliche Erfolge, bis es gelang, die „wilden" Viren in Zellkulturen (Affennieren) zu attenuieren (1949/50 durch ENDERS, ROBBINS, WELLER).

G Vermehrungsfähige, attenuierte Poliomyelitisviren werden als Impfstoff für die orale Applikation (*Schluckimpfung nach* SABIN 1953) benutzt (WHO-Nomenklatur: Vaccinum poliomyelitidis perorale). Primäre und sekundäre Saatviren (primary and secondary seed lot) leiten sich über maximal 5 Passagen von den Referenzstämmen ab. Impfviren werden auf Nierengewebe (Affe) gezüchtet. Die Tiere müssen frei von Begleitviren (z. B. SV 40) sein. Sämtliche Schritte der Impfstoffproduktion unterliegen einer Kontrolle durch (nationale) Prüfinstitutionen. Die Prüfbedingungen sind in den minimal requirements der WHO-Reports festgelegt (Untersuchung der Zellkulturen; Einstellung und Testung der Saatvirusernte; Sterilitätstest, Neutralisationstest, Test auf Kaninchenzellkulturen; Untersuchung der Impfvirussuspensionen vor und nach Filtration: Kaninchenversuch, Mäuseversuch, Meerschweinchenversuch, Identitätstest, Testung der Viruskonzentration, Testung der Impfstoffqualität und -haltbarkeit usw.).
Abgetötete (= Formalin-inaktivierte) Poliomyelitisviren werden als Impfstoff für die *parenterale Applikation* (*nach* SALK 1953) benutzt (WHO-Nomenklatur: Vaccinum poliomyelitidis inactivatum). Herstellung und Prüfung erfolgen nach den gleichen Prinzipien wie beim Lebendimpfstoff.

P Die Poliomyelitis-Schluckimpfung (↗ Impfkalender der DDR) bewirkt eine (*Darmschleimhaut*)*immunität* (↗ Ig A). Sie hat in den Ländern, in denen sie systematisch durchgeführt wird, zu einer ↗ Eradikation der Poliomyelitis geführt.

Die SALK-Impfung bewirkt eine ↗ Immunität jenseits des Darmes. Sie verhindert nicht das Eindringen der Erreger durch die Darmwand, vermindert aber die Gefahr einer ZNS-Beteiligung. (19)

L SABIN, A. B.: Amer. J. Dis. Child. 86 (1953), 301
SALK, J. E.: Pediatrics 12 (1953), 471
WHO-Technical Report No. 323, 1966 u. No. 486, 1972

Pollenallergie

S Pollinose

D Allergie als Folge einer Sensibilisierung durch Bestandteile von Pflanzenpollen.

G Pathogenetisch wirkt hauptsächlich ↗ IgE (↗ atopische Reaktion), obwohl nicht selten auch andere Ak und Immunozyten nachgewiesen werden können. Verantwortlich sind vor allem jene Pollenarten, die die THOMMEN-*Postulate* erfüllen:

1. Sehr große Pollenproduktion.
2. Sehr leichte Pollen oder Strukturen, die eine Verbreitung über größere Entfernungen ermöglichen (anemophile Pflanzen).
3. Ausreichende Verbreitung der Pflanzen.
4. Immunogenität der Pollenbestandteile.

In Mitteleuropa stehen Gramineen im Vordergrund, im Mittelmeergebiet Parietaria und in Nordamerika Ambrosiazeen (*ragweed*). Die einzelnen Pollenarten enthalten sowohl gattungs- als auch -familienspezifische Allergene. Sie weisen vorwiegend Protein- bzw. Glykoproteinstruktur auf. In keinem Fall sind sie bisher eindeutig chemisch identifiziert.

P Die P. ist die *verbreitetste ↗ atopische Erkrankung* (Europa 0,4–2%, USA 5–10%). Klin. stehen die Reaktionen der Schleimhäute der oberen Luftwege (Heuschnupfen) und der Konjunktiven im Vordergrund. Bei einem Teil der Patienten (ca. 20%) entwickelt sich im weiteren Verlauf ein Pollenasthma. Vereinzelt geht die allergische Reaktion auch mit Temperatursteigerungen einher (Heufieber). Seltenere Manifestationen sind Dermatitiden, Magen-Darm-Beschwerden und Rheumatoide. Die Di ist auf Grund der typischen saisonalen Beschwerden (in Mitteleuropa Mai bis August) meist ohne weiteres zu stellen. Die *Intrakutan-Testung* ist sehr zuverlässig. Allergenkarenz meist unmöglich; Th der Wahl deshalb ↗ *Desensibilisierung*. Sie ist in 50 bis 80% erfolgreich. (5)

Pollentoxin ↗ Toxin

Polyagglutinabilität

D Fähigkeit von Erythrozyten, in vitro bei Zimmertemperatur von allen 'Normalseren der gleichen Spezies agglutiniert zu werden.

G Das gleiche Phänomen in vivo heißt ↗ Panagglutination. Die für die P. verantwortlichen bekannten Ag sind das ↗ T-, das ↗ Cad- und das ↗ Tn-Ag beim Menschen und das E-Ag beim Kaninchen. (21)

L UHLENBRUCK, G., et al.: Acta biol. med. germ. 26 (1971), 405

Polyakrylamid-Gelelektrophorese

S Disk-Elektrophorese

D Elektrophoretisches Trennverfahren, bei dem P. als Träger dient. Der Trenneffekt beruht im wesentlichen auf der Molekularsiebwirkung der Gelporen.

H Erstbeschreiber ORNSTEIN und DAVIS, 1959

G *Analytische P.-G.:* Sie wird heute überwiegend in Glasröhrchen mit rundem Querschnitt oder Kunststoffplatten mit rechteckigen Aushöhlungen durchgeführt. Glasplatten, die mit P. beschichtet wurden (Plangele), sind ebenfalls beschrieben worden.

Die Röhrchen werden mit dem Polymerisationsgemisch (Akrylamid, Vernetzer, Katalysator, Trennpuffer, evtl. Detergent) gefüllt. Die Gelpolymerisation wird im ultravioletten Licht oder im Brutschrank durchgeführt. Die Gele können hinsichtlich Porengröße und Trennmilieu in ihrer Längsrichtung kontinuierlich oder diskontinuierlich gestaltet werden. Letztere methodische Variante führte zu der Bezeichnung „Diskelektrophorese".

Nach erfolgter Gelpolymerisation sind die Röhrchen verwendungsfähig. Auftragen des zu trennenden Substanzgemisches. Die Diskelektrophorese wird in senkrechter Position durchgeführt, wobei die Röhrchenenden in ein oberes bzw. unteres Puffergefäß tauchen, das mit dem Stromversorgungsgerät verbunden wird. Nach beendeter Elektrophorese werden die Gele dem Röhrchen entnommen und gefärbt. Die Auswertung erfolgt in der Regel visuell oder semiquantitativ durch Densitometrie, wobei die Intensität der gefärbten Banden nicht unmittelbar in Beziehung zur Konzentration gesetzt werden kann. Die Methode der Wahl stellt das Ausschneiden der ungefärbten Banden unter Kontrolle durch ein gefärbtes Referenzgel und nachfolgende Elution dar. Die Proteinbestimmung wird mit einer der herkömmlichen Methoden durchgeführt.

Besondere Eigenschaften der P.-G. gegenüber anderen Trägermaterialien: Chemische Stabilität, Inertheit, stark variable Porengröße, keine Absorption, geringste Elektroendosmose, Stabilität gegenüber Temperaturänderungen, Unlöslichkeit in den meisten Lösungsmitteln, gute Reproduzierbarkeit. Durch Verwendung weitporiger sog. Substanzgele über dem Trenngel ist eine maximale Konzentrierung des Trenngutes vor der Auftrennung möglich. Sie garantiert distinkte und scharfe Banden.

Probenbedarf:	1–100 µg Protein (Modifikationen im Nano- bzw. Pikogrammbereich sind beschrieben worden)
Trennbereich:	MG 10^4–10^6
Trennzeit:	30–60 min
Elektrischer Spannungsgradient:	10–30 V/cm

Präparative P.-G.: Gelbereitung und Auftragen der Proben entsprechen den o. g. Prinzipien.
Bei der präparativen P.-G. lassen sich zwei Grundmethoden unterscheiden:
1. Ausschneiden der ungefärbten Banden (s. o.) mit nachfolgender Elution. Zur Gewinnung größerer Substanzmengen sind relativ dicke Plangele entwickelt worden, die sich zwischen 2 Kunststoffplatten befinden.
2. Auffangen der nacheinander aus dem Röhrchenende austretenden Fraktionen. Damit die sich jeweils an der Trennfront befindlichen Fraktionen nicht in den Kammerpuffer übertreten, wird das Röhrchenende mit einer semipermeablen Membran gegen den Puffer abgegrenzt und die austretenden Fraktionen werden zwischen Gelende und Membran entnommen.

P Trotz der genannten Vorteile hat die P.-G. in der Routine-Di keine breite Anwendung gefunden. Ihr Hauptanwendungsgebiet liegt in der wissenschaftlich-medizinischen Forschung und biochemischen Analytik, insbes. auf den Gebieten der Dys- und Paraproteinämien sowie bei der Aufklärung von Polymorphismen von Serumproteinen. In Kombination mit histochemischen Färbeverfahren, der isoelektrischen Fokussierung, Immundiffusions- und immunelektrophoretischen Untersuchungsmethoden stellt sie ein geeignetes Verfahren insbes. für die Untersuchung von Serum- und Membranproteinen dar. (27)

L MAURER, R. H.: Disc electrophoresis. 2nd rev. and exp. edition. Verlag Walter de Gruyter, Berlin 1971
ALLEN, R. C., and H. R. MAURER: Electrophoresis and isoelectric focusing in polyacrylamide gel. Verlag Walter de Gruyter, Berlin 1974

Polyarteriitis ↗ Panarteriitis

Polyganglioradikuloneuritis ↗ Polyneuritis

Poly I, Poly C ↗ Interferon

Polymorphismus

D Vorkommen unterschiedlicher Formen desselben genetischen Merkmals.

H E. B. FORD (1940)

G Immungenetischer P. menschlicher Proteine ↗ Allotypie. (15)

Polymyositis

S Alte Bezeichnung für Dermatomyositis, heute nur bei fehlenden Hauterscheinungen verwendet.

D Disseminierte bzw. generalisierte Muskelentzündung mit starken Immunphänomenen, entspricht voll der ↗ Dermatomyositis ohne Hauterscheinungen. (49)

Polyneuritis

S Neuritis multiplex
Polyradikulitis
GUILLAIN-BARRÉ-Syndrom
LANDRYsche Paralyse
Polyganglioradikuloneuritis

D Entzündliche Erkrankung mehrerer peripherer Nerven, zumeist symmetrisch, sehr unterschiedlicher Ätiologie.

G *Morphologisch* verschieden deutliche lympho-plasmozytäre Infiltrate gefolgt von wechselnd ausgeprägten degenerativen Veränderungen an den peripheren Nerven, Nervenwurzeln und Spinalganglien. Vielfältige, zum Teil auch *komplexe Ursachen*:
1. *Exogen* bei viralen und bakt. Allgemeininfektionen, auch infektiös-toxischer Genese.
2. *Endo- und exoantigen* bei oder nach zumeist virusbedingten (teils latenten oder inapparenten) Infektionen als para- oder postinfektiöse organspezifische Erkrankung, nach Fremdserum-Injektion, aktiver und passiver Immunisierung als serogenetische oder postvakzinale Reaktion.
3. *Auto-Ag* durch organtypisches peripheres Nervengewebe in der Art des Modells ↗ experimentelle allergische Neuritis.

Häufig unvollständige ätiopathogenetische Zuordnungsmöglichkeit des Syndroms, oft gleichzeitig neuroimmunol. Vorgänge, toxische und metabolische Schädigungen, auch der Vasa nervorum.

P Je nach Sitz, Ausmaß und Intensität der Schädigung variiert das klin. Bild mit sensiblen, motorischen und vegetativ-trophischen Symptomen. Verschiedene *Verlaufsformen:* akut, subakut, chron.; Restzustand Muskelatrophie möglich. Auch Prozeßausbreitung auf das ZNS (Polyradikulomyelitis, Polyradikulomyeloenzephalitis). Bösartige Verlaufsform ist die aszendierende P. mit Atemlähmung (LANDRYsche Paralyse). *Typischer Liquor cerebrospinalis:* proteino-zytologisches Dissoziationssyndrom (GUILLAIN-BARRÉ) mit deutlicher Gesamteiweißvermehrung (Mischalbumintyp oder Gammaglobulintyp). *Th* symptomatisch, Antiphlogistika und ↗ Immunsuppressiva (Kortikosteroide). (12)

L NEUNDÖRFER, B.: Differentialtypologie der Polyneuritiden und Polyneuropathien. Springer, Berlin—Heidelberg—New York 1973

Polyradikulitis ↗ Polyneuritis

Polysom

D Vereinigung von vier (und mehr) ↗ Ribosomen durch eine mRNS während der Proteinsynthese. (15)

POSPISCHILL-FEYRTER ↗ Aphthoid

Postalbumine

S ↗ Gc (Group-specific component)
4,6 S-Postalbumin
↗ α_2-HS-Glykoprotein
leichtfällbares ↗ α_1-Glykoprotein.

D Serumproteine, die in der Trägerelektrophorese hinter dem Albumin wandern. (4)

L SCHULTZE, H. E., und J. F. HEREMANS: Molecular biology of human proteins. Elsevier Publishing Company, Amsterdam—London—New York 1966

Postalbumingruppen ↗ Gc

Postkardiotomie-Syndrom

S Postkommissurotomie-Syndrom
Postperikardiotomie-Syndrom

D Nach operativen Eingriffen am Herzen auftretende Fieberschübe mit Brustschmerzen, Perikarditis, Pleuritis und Arthralgien.

G Wie beim ↗ Postmyokardinfarkt-Syndrom treten relativ häufig *Auto-Ak gegen Gewebsbestandteile des Herzens* im Serum in Erscheinung. Pathogenese des Syndroms und pathogene Bedeutung der Auto Ak sind ebenfalls unklar bzw. zweifelhaft. (20)

L KAPLAN, M. H.: Progr. Allergy **13** (1969), 408

Postkommissurotomie-Syndrom ↗ Postkardiotomie-Syndrom

Postmyokardinfarkt-Syndrom

S DRESSLER-Syndrom
pleuro-perikardiales Syndrom

D Nach einem Myokardinfarkt auftretende, rezidivierende Fieberschübe mit Brustschmerz, Pleuritis und Perikarditis.

G Die Pathogenese des Syndroms ist unklar. Häufig treten dabei Auto-Ak gegen Gewebsbestandteile des Herzens auf. Ak-Titer korrelieren gewöhnlich mit der Symptomstärke. Die *Auto-Ak* werden wahrscheinlich *gegen nekrotische Gewebsbestandteile* gebildet (↗ Postkardiotomie-Syndrom) und können auch nach Infarkten, die nicht mit diesem Syndrom verlaufen, auftreten. Ihre pathogene Bedeutung ist zweifelhaft.

P Die nach Myokardinfarkten nachweisbaren Auto-Ak können evtl. von di Bedeutung sein, da sie länger nachweisbar sind als z. B. entsprechende Enzymveränderungen. (20)

L KAPLAN, M. H., und J. D. FRENGLEY: Amer. J. Cardiol. **24** (1969), 459

Postperikardiotomie-Syndrom ↗ Postkardiotomie-Syndrom

Posttransferrin-System ↗ Pt-System

postvakzinale ↗ Enzephalitis

↗ Vakzinevirus-Impfstoff

potentiating factor

Abk. PF

D Ein ↗ Lymphokin, das unter bestimmten Bedingungen aus Leukozyten freigesetzt wird und die Lymphozytentransformation fördert.

G Das zellfreie Medium Ag-stimulierter oder nicht-stimulierter Leukozytenkulturen potenziert zuweilen die Ag-induzierte Lymphozytentransformation. Die Potenzierung äußert sich darin, daß die beobachtete *Reaktion größer ist als die Summe der Reaktionen auf das stimulierende Ag allein* und auf das zellfreie Medium (blastogenic factor, s. oben) allein. Die bisherigen Daten sprechen für die *Unspezifität des PF*. Die PF-Bildung wird durch eine Mitomyzin C-Behandlung der Zellen nicht beeinflußt. Der PF könnte damit auch die Ergebnisse der ↗ mixed lymphocyte reaction — als in vitro-Modell der Histokompatibilitäts-Testung — beeinflussen, wo Mitomyzin C häufig verwendet wird, um eine Ein-Weg-Reaktion zu erhalten. Diese Zellen würden somit nicht nur als inerte Träger von ↗ Transplantations-Ag wirken. (7)

L JANIS, M., und F. H. BACH: Nature **225** (1970), 238

Pr

S Antigen Pr_{1h}
Antigen Pr_{1d}
Antigen Pr_2
Antigen Pr_3
HD (Heidelberg)

D Autoantigene an menschlichen und tierischen Erythrozyten.

H Pr und Anti-Pr wurden 1969 durch ROELCKE entdeckt, seitdem zahlreiche Veröffentlichungen von ROELCKE et al. über Pr-Antigenchemie und Anti-Pr-Kälteagglutinine.

G Sämtliche Pr-Ag sind Auto-Ag, chemisch Glykoproteine und tragen als Determinante N-Acetylneuraminsäure (NANA) (Tabelle).

P Pr-Ag sind schon an Erythrozyten Neugeborener voll entwickelt. Pr-negative Personen wurden bisher nicht gefunden. Pr-Ag

Kälte-Auto-Ak	Menschliche Erythrozyten	Tierische Erythrozyten		
		Hund	Katze	Schaf
Anti-Pr_{1h}	+	–	–	–
Anti-Pr_{1d}	+	±	–	–
Anti-Pr_2	+	+	+	–
Anti-Pr_3	+	–	+	+

+ = Agglutination
– = keine Agglutination

werden durch Proteasen und Neuraminidasen inaktiviert. Niedrigtitrige Anti-Pr-Seren werden neben Anti-I und Anti-T häufig übersehen (ROELCKE). Einen höheren Titer besitzen Anti-Pr-Kälte-Auto-Ak, die passager nach Röteln und Mykoplasmapneumonie-Infektionen gefunden wurden. Sie sind meist polyklonalen Ursprungs, z. B. IgM (ϰ), IgG. Hochtitrige Anti-Pr wurden als chron. Kälte-Auto-Ak bei ↗ Makroglobulinämie, ↗ Retikulose und ↗ Plasmozytom nachgewiesen. Sie sind monoklonalen Ursprungs, IgM (ϰ), IgM (λ), IgA (ϰ). Anti-Pr-Ak binden Komplement. Entstehung der Kälte-Ak noch unklar. (16)

L ROELCKE, D.: Vox Sang. 16 (1969), 76
ROELCKE, D.: Ärztl. Lab. 21 (1975), 70

Präalbumin

S Tryptophanreiches Präalbumin (TrPA)
ϱ_1-Protein
Präalbumin I
Thyroxinbindendes Präalbumin (TBPA)

D Serumprotein, das bei elektrophoretischen Serumauftrennungen vor dem Albumin wandert.

H Das Protein ist seit 1955 näher beschrieben und charakterisiert (insbesondere durch SCHULTZE et al.).

G Die elektrophoretische Präalbuminfraktion des Serums ist nicht einheitlich, sie besteht aus 2–3 Fraktionen, von denen nur die erste exakt definiert ist und als eigentliches Präalbumin bezeichnet wird. (Weitere Präalbuminfraktionen sind mit ↗ alpha$_1$-Lipoproteid und ↗ alpha$_1$-Glykoprotein = Präalbumin 2 identisch.)
Durchschnittliche Serumkonzentration: 30 mg/100 ml
MG 61000
Sedimentationskonstante S: 4,2. (4)

L SCHULTZE, H. E., und J. F. HEREMANS: Molecular biology of human proteins. Elsevier Publishing Company, Amsterdam – London – New York 1966

Präalbumin 2

↗ saures α_1-Glykoprotein

Prämunität ↗ Infektionsimmunität

Präzipitatbestimmung, quantitative nephelometrische

D Quantifizierung des Immunkomplexes durch Messung der Streustrahlung.

G Der eine Immunkomplexlösung durchdringende Primärstrahl wird infolge Brechung abgeschwächt und gestreut (Eigenfluoreszenz des Ik ist möglich).
Es kann erstens die Lichtschwächung des Primärstrahles gemessen werden sowie die (meist unter 45°) austretende Streustrahlung (siehe Abbildung) (↗ *Nephelometrie*). Die Lichtintensität der Streustrahlung ist von konstanten Größen (Intensität des eingestrahlten Lichtes, Wellenlänge) sowie von Größe und Anzahl der lichtbrechenden Teilchen (*Präzipitat*) abhängig.

P Antigenlösung und Antikörperlösung werden bei hoher Verdünnung zur Reaktion gebracht. Die Verdünnungen sind so zu wählen, daß die Immunkomplexe in der Schwebe bleiben, damit die Trübung quantitativ erfaßt werden kann. Die (scheinbare) Extinktion bei 450 nm dient als *Maß für die Menge des Antigen-Antikörper-Komplexes.* Werden die Extinktionen gegen die Proteinkonzentration im Koordinatensystem aufgetragen, so ergibt sich eine HEIDELBERGER-Kurve ↗ *Präzipitationskurve.* Für die Analyse der Untersuchungsproben ist der aufsteigende Ast der Präzipitationskurve geeignet. Es ist zweckmäßig, mit zwei verschiedenen Antigenverdünnungen zu arbeiten, da zwei unterschiedliche Antigenkonzentrationen die gleiche Extinktion ergeben können. Diese Methode stellt besonders hohe Anforderungen an die Qualität der Antiseren, hat aber den Vorteil des geringen Zeitaufwandes. (2 + 3)

Präzipitat-Impfstoff

D Mittels Aluminiumphosphat gefälltes Impfantigen. (19)

Präzipitation

D Bildung von ↗ Antigen-Antikörper-Komplexen aus löslichem Antigen und korrespondierenden Antikörpern (↗ Immunglobulin).

H Präzipitine (präzipitierende Ak) von KRAUS 1897 durch Untersuchung mit keimfreien Filtraten aus Cholera-, Typhus- und Pesterreger-Bouillonkultur und korrespondierenden Antiseren entdeckt.

G P. stellt ein Grundmodell der AAR dar. Prinzipiell besteht kein Unterschied zur Agglutination, lediglich in der Größe der Ag-tragenden Partikel. Die Verbindung beider Reaktionspartner wird durch bestimmte Bindungskräfte (↗ AAR) sowie komplementäre sterische Strukturabschnitte

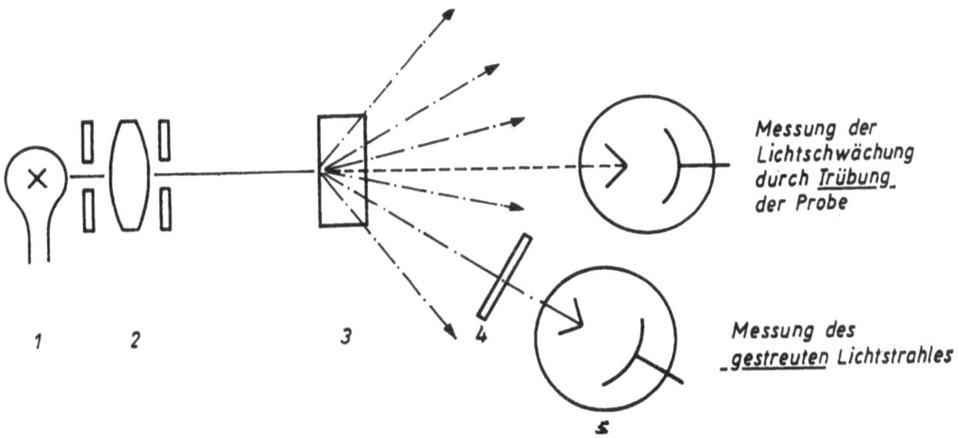

Schematische Darstellung der bei Durchdringung einer Präzipitatlösung auftretenden Lichtstrahlung

1. Lichtquelle
2. Kondensor
3. Meßprobe
4. Interferenzfilter (Absorptionsfilter für Fluoreszenzstrahlung)
5. Fotozelle

------ Primärstrahl
—·—·— Sekundärstrahl (Streustrahl)
—··—··— Fluoreszenzstrahl

des Ag (↗ Ag-Determinante) und des Ak (↗ combining site) ermöglicht. Zum Ablauf der P. siehe Netzwerktheorie.
n Moleküle Ag verbinden sich mit m Molekülen Ak zu einem Komplex Ag_nAk_m. In der ↗ Äquivalenzzone tritt im Überstand weder freies Ag noch freier Ak auf (↗ Präzipitationskurve). Der entstehende Immunkomplex ist bei stark alkalischem pH löslich, ebenso teilweise bei Ak Überschuß. Ausfällung des Immunkomplexes als Präzipitat ist abhängig von der Komplexgröße. Sichtbarwerden des P. erfolgt durch Brechung der Lichtstrahlen an den Komplexpartikeln (quantitative, nephelometrische Präzipitatbestimmung). Ak der Ig M-Klasse weisen meist starke P. auf. P.-Bildung ist unter bestimmten Bedingungen reversibel ↗ Immunkomplexsprengung.

P **Quantitative P.:** (HEIDELBERGER, KENDALL)
1. Bestimmung des N-Gehaltes im gewaschenen Präzipitat mittels Mikro-KJELDAHL. Angaben siehe KABAT/MAYER.
2. ↗ Nephelometrie, Präzipitatsbestimmung, quantitative nephelometrische.
3. Messung der Eigenfluoreszenz des Präzipitates.

Präzipitationstechniken:
1. Vermischen von Antiserum und Ag-Lösungen zur
a) Präzipitatgewinnung zwecks Ag- oder Ak-Aufarbeitung (Reinigung),
b) ↗ Absorption (↗ DANYSZ-Phänomen),
c) Methode zur biologischen Eiweißdifferenzierung nach UHLENHUTH.
2. Methode nach OUDIN, ↗ Immundiffusion.
3. Methode nach OUCHTERLONY, ↗ Doppeldiffusion.
4. In Kombination mit anderen Trennverfahren (Immunelektrophorese und Varianten).

Anwendung von P.
Identitätsprüfungen, Reinheitskontrollen, qualitative und quantitative Analyse von Ag oder Ak. (2 + 3)

L KABAT, E. A., and M. M. MAYER: Experimental Immunochemistry, 2. Ed. Charles C. Thomas Publisher, Springfield, Illinois 1964
KRAUS, R.: Wiener Klin. Wschr. 32 (1897), 736

Präzipitationselektrophorese ↗ Elektrophorese in antikörperhaltigem Gel

Präzipitationskurve

S HEIDELBERGER-Kurve
D Graphische Darstellung des Verlaufs einer spezifischen Präzipitatbildung.
G Werden bei konstanter Ak-Konzentration steigende Ag-Mengen zugegeben, so ergibt sich für die Präzipitation ein typischer Kurvenverlauf (Abb. S. 374). In der *Zone des Ak-Überschusses* (aufsteigender Ast der P.) kann im Überstand noch freier Ak nachgewiesen werden. Die Ag-Menge ist hier noch nicht ausreichend, alle Ak zu binden. Bei steigender Ag-Konzentration nimmt die Ak-Konzentration im Überstand kontinuierlich ab bis zu einem Bereich, bei dem

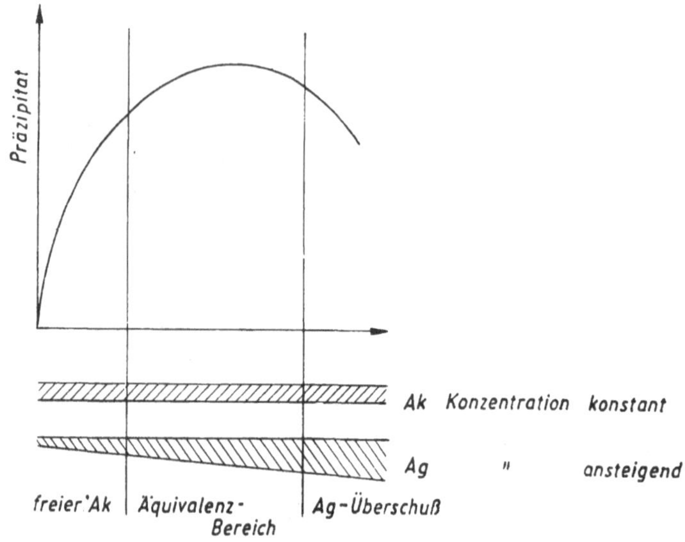

Präzipitationskurve

alle Ak auch durch das Ag quantitativ ausgefällt worden sind (*Äquivalenzzone*). Hier sind im Überstand weder Ag noch Ak nachweisbar, die Präzipitatmenge ist im Äquivalenzbereich am größten. Bei weiterer Steigerung der Ag-Konzentration nimmt die Präzipitatmenge wieder ab, und im Überstand wird zunehmend mehr freies Ag nachweisbar (*Zone des Ag-Überschusses*). Hier reicht die Ak-Konzentration nicht mehr aus, alles Ag zu präzipitieren. Es entstehen zunehmend kleinere, z. T. lösliche AAK. (3)

Präzipitin

D Antikörper, der mit molekularem Antigen ein Präzipitat bildet. (3)

Präzipitinogen ↗ Antigen

PRAUSNITZ-KÜSTNER-Reaktion

D Modifikation der passiven kutanen ↗ Anaphylaxie zum Nachweis einer ↗ Atopie.

G *Prinzip* ist die Übertragung reaginhaltigen Serums auf gesunde Probanden und die nachfolgende Auslösung einer lokalen AAR an der Haut mit typischer Quaddelbildung und Rötung. Durch die Entwicklung von in vitro-Verfahren (↗ Radioallergosorbent-Test, ↗ Histaminliberation) wird die Indikation eingeschränkt. Da die Reaktion entscheidend von der unspezifischen Reaktionsfähigkeit des Probanden abhängig ist, sind nur semiquantitative Aussagen möglich. Aus noch ungeklärten Gründen (Blockierung von IgE-Rezeptoren an Mastzellen?) sind nur etwa 20% als Rezipienten geeignet.

P Beim **direkten** Test werden je 0,1 ml Patientenserum (cave übertragbare Erkrankungen!) dem Rezipienten an 2 verschiedenen Stellen (A, B) i.c. appliziert. Nach 48 h wird der Allergenextrakt in A und einer nicht vorbehandelten Hautstelle (C) appliziert, das Extraktionsmittel in B. Im positiven Fall kommt es in A zur typischen urtikariellen Reaktion nach 20—30 min während B und C reaktionslos bleiben. Bei der **inversen** Reaktion wird zuerst das Ag appliziert. Da in diesem Fall die Bindungsfähigkeit des Ak keine Rolle spielt, ist diese Modifikation nicht reaginspezifisch. Bei der **Fernauslösung** wird nach der o.a. Hautpräparation das Allergen auf physiologischem Weg (z. B. Nahrungsmittel oral) appliziert. Nach einer entsprechenden Verzögerung kommt es im positiven Fall ebenfalls zur urtikariellen Reaktion. (5)

Prealbumin ↗ Präalbumin

"pregnancy zone" Protein ↗ pregnancy associated α_2 Glycoprotein

Pregnancy associated α^2-glycoprotein (PAG)

S Protein der „pregnancy zone“ (PZ)
Pregno-globulin
Xh-Faktor
Pa 1
SP 3
Schwangerschafts-assoziiertes alpha-2-Glykoprotein
alpha-2-AP (akute Phase)-Glykoprotein

D Mit Gravidität und Wachstum einiger maligner Tumoren assoziiertes, östrogenabhängiges Spurenprotein des menschlichen Serums.

H Bei der Untersuchung von Seren Schwangerer in der ↗ Stärkegelelektrophorese durch SMITHIES 1958 beobachtet. Unabhängig voneinander untersuchten MACLAREN et al. 1959 (Pa 1), BERG et al. 1966 (Xm) und BUNDSCHUH 1966 (Xh) ein Protein mit immunol. Methoden unter genetischem Aspekt, das sich mit PAG als offenbar identisch erwies. Seit 1975 wird als einheitliche Bezeichnung PAG (pregnancy associated α_2-glycoprotein) empfohlen (LANCET 7930 (1975, II), 367).

G PAG ist ein α_2-Neuraminoglykoprotein, stark immunogen wirksam, mit einem Schwangerschaftsprotein vom Affen und Hund kreuzreagierend. MG ca. 326000 Dalton, S_{20w} 12,0, I.P. 4,7. Kohlenhydratgehalt 9,9% (Hexose 8,5%, Hexosamin 0,5%, Sialinsäure 0,9%). Synthese östrogenabhängig. Serumkonzentration von Nichtschwangeren (altersabhängig) ca. 1 bis 100 µg/ml, erhöht bei entzündlichen und neoplastischen Erkrankungen des Organismus sowie bei hormonaler Kontrazeption, bes. aber in der Schwangerschaft (bis zu 2000 µg/ml). Halbwertszeit etwa 6 bis 7 Tage.
Anscheinend nicht plazentagängig. In immunol. veränderter Form nur bei Gestose mit schwerer Proteinurie immunchemisch im Harn nachweisbar. In vitro immunsuppressiv wirksam, nicht identisch mit IRA (↗ immunregulatorisches α-Globulin), weitere Hinweise ↗ immunologisches Paradoxon. Bedeutung möglicherweise als immunregulatorisches α_2-Globulin im Rahmen eines multifaktoriellen Systems zur Aufrechterhaltung der immunol. Homöostase zwischen Mutter und Fetus. (2+9)

L BOHN, H.: Arch. Gynäk. **213** (1972), 54
BUNDSCHUH, G., et al.: Zbl. Gynäk. **89** (1967), 1825
HOFMANN, R., et al.: Arch. Gynäk. **217** (1974) 401
v. SCHOULTZ, B., et al.: Acta Obstet. Gynec. Scand. **52** (1973), 51
SMITHIES, O.: Adv. Prot. chemistry XIV. Academic Press, New York—London 1959, 65—113
STRAUBE, W., et al.: Arch. Gynek. **218** (1975) 313

Präzipitin ↗ Ag

Pregnosticon "All in"-Test ↗ Schwangerschaftstest, immunologischer

Pregnosticon-Planotest ↗ Schwangerschaftstest, immunologischer

Presplit-Aberration

D ↗ Chromosomenaberration während des ersten Interphaseabschnittes, in dem die Chromosomen funktionell einsträngig vorliegen. (15)

Prick-Test

S Stichtest, Bohr-Test
kutaner Skarifikationstest

D Kutaner Provokationstest analog dem ↗ Scratchtest.

P Mit einer Lanzette oder Impfnadel wird durch die aufgetragene Allergenlösung hindurch in das Stratum corneum gestochen bzw. geritzt.
Die Antigenlösung wird nach 5 min. abgewischt, die Ablesung erfolgt nach 20 min. (49)

primäre lymphoide Organe

D Oberbegriff für die lymphoiden Organe: ↗ Thymus, ↗ Bursa FABRICII und ↗ Bursa-Äquivalent.

G Sie steuern die Entwicklung der beiden großen Lymphozytenpopulationen (↗ T-Lymphozyten, ↗ B-Lymphozyten). Die in ihnen ohne Ag-Einfluß stattfindende Lymphozytopoese ist ausschließlich von der Verfügbarkeit an ↗ Stammzellen abhängig. Ihnen nachgeordnet sind die ↗ sekundären lymphoiden Organe.
Zur Differenzierung von T- und B-Lymphozyten unter Ag-Einfluß: ↗ Lymphozyt und ↗ Lymphozytentransformation. (7)

primär erworbenes Antikörpermangelsyndrom (AMS) ↗ Agammaglobulinämie, primär erworben

primäres Lymphknotenplamozytom ↗ plasmozytisches malignes Lymphom

Primärstruktur der Proteine ↗ Aminosäuresequenz

primary vaccina

D Impfreaktionen bei Pockenerstimpflingen. ↗ Vakzinevirus-Impfstoff (19)

Primaten-Test

S primate assay

D In vivo-Test zur Ermittlung der immunsuppressiven Wirkung und toxischen Nebeneffekte von ↗ ALS vor ihrem klin. Einsatz.

G Kriterium der immunsuppressiven Wirkung ist die *Überlebenszeit allogener Hauttransplantate* bei Schimpansen, Makaken (*Macaca speciosa* = Rotgesicht-M., *Macaca mulatta* = Rhesusaffe) oder Pavianen (*Papio cynocephalus*). Im allg. dienen die Makaken zur Vortestung der ALS. Dabei ermittelte immunsuppressiv wirksame und nicht zu toxische Seren werden an einem (oder mehreren) Schimpansen endgültig ausgetestet. Neben allg. toxischen Nebenwirkungen in Form von Appetitverlust und Apathie sind die Auswirkungen auf das hämatopoetische System (Thrombozytopenie mit verlängerter Blutungszeit und schweren Hämorrhagien, Anämie usw.) die Hauptfaktoren bei der Dosislimitierung.

P Die Hauttransplantation erfolgt meist nach 2 oder 3 ALS-Injektionen. Postoperativ wird bei geringer oder fehlender Toxizität die Behandlung bis zur Rejektion fortgesetzt. Zur Erhöhung der Aussagekraft erhalten die Schimpansen zwei Transplantate von einem kompatiblen (oder identischen) und zwei von einem inkompatiblen Donor (Spenderauswahl durch Typisierung der Leukozyten-Ag). Die Seren werden dreimal wöchentlich in der höchsten noch tolerierten Dosis s.c. appliziert (ca. 3 × 120 mg Ig/kg für Makaken und 3 × 60 mg/kg bei Schimpansen pro Woche). Die Entwicklung einfacherer in vitro-Tests ist eine Alternative zu dem recht *aufwendigen* Primaten-Test. (7)

L BALNER, H., et al.: Transplantation 8 (1969), 281

primed lymphocyte typing

Abk.: PLT-Test
SST (secundary stimulation test)

S sekundäre Lymphozytenmischkultur

D Variante der ↗ Lymphozytenmischkultur unter Verwendung sensibilisierter (primed) Lymphozyten des prospektiven Empfängers als Responderzellen.

H Einführung durch SHEEHY et al. 1975.

G Prinzip ↗ Lymphozytenmischkultur (MLC).
PLT wird in 2 zeitlich getrennten Untersuchungsgängen durchgeführt.
1. Schritt: klassische MLC, Kultivierung jedoch über 12 Tage und Stimulierung der prospektiven Empfängerzellen durch ein panel von Stimulatorzellen (möglichst großer Spenderanzahl) mit unbekannter HLA-D-Zugehörigkeit, mit dem Ziel der Ausbildung von ↗ memory cells (primed cells) gegen eine Vielzahl von HLA-Ag während der 12tägigen Kultivierung. Aufbewahrung dieser memory-cells-enthaltenden Zellkultur unter flüssigem Stickstoff möglich.
2. Schritt: erneuter Ansatz einer 2. MLC mit dem memory-cells-enthaltendem Material aus der 1. Kultivierung als Responderzellen und den neu gewonnenen Zellen prospektiver Spender als Stimulatorzellen. Enthalten diese neuen Stimulatorzellen Ag-Strukturen, die bereits während der 1. 12-tägigen Kultivierung vorhanden waren und zur Ausbildung von memory cells geführt haben, so läuft die 2., jetzt als PLT bezeichnete MLC wesentlich schneller als ↗ secondary response ab.

P **Vorteile der Methode:** Durchführung des 2. Schrittes des PLT-Testes innerhalb 24 h, dadurch Einbeziehung der MLC-Typisierungsbefunde in die Spender-Empfänger-Auswahl bei Transplantation von Leichennieren möglich. (2 + 32)

L SHEEHY, M. J., et al.: Science 188 (1975), 1308
SONDEL, P. M., et al.: Histocompatibility Testing 1975. Munksgaard, Copenhagen

private Ag ↗ Antigene, private

privilegierte Orte ↗ immunologisch p. O.

(Pro)fibrinolysin ↗ Plasmin(ogen)

Progressiv-Antithrombin ↗ Antithrombin(e)

progressive multifokale Leukenzephalopathie ↗ „Slow"-Virusinfektion

proliferation inhibitory factor

S cloning inhibitory factor (↗ Lymphokine)

Promunität

S Depressionsimmunität
unspezifische Sofortabwehr

D Der zu Beginn einer Infektion eintretende, nicht übertragbare, *unspezifische* Schutz gegen eine Superinfektion.

G Die P. setzt bereits wenige Std. post infectionem ein, dauert nur wenige Tage und beruht in der Hauptsache auf einer *Steigerung der Phagozytoseleistung von Mikro- und Makrophagen.* Die gesteigerte ↗ Phagozytose ist nicht nur gegen die auslösenden Erreger gerichtet und ist unspezifisch. Die Bezeichnung Depressionsimmunität ist deshalb irreführend. Im Unterschied zur ↗ Infektionsimmunität werden bei der P. keine Zellen des ↗ Immunsystems einbezogen. Dadurch fehlen auch immunologische Erkennungs-, Gedächtnis-, Wiedererkennungsfunktion. (19)

L BRANDIS, H.: Ergebn. Hyg. Bakt. 28 (1954), 141

Properdin

Abk.: P

H 1954 von PILLEMER als Faktor der unspezifischen Abwehr bzw. Zytolyse entdeckt.

G P. ist ein Protein, bestehend aus 4 nicht kovalent gebundenen Untereinheiten. Es bildet mit Zymosan, Insulin u. a. unlöslichen Polysacchariden Komplexe, die zur Komplementaktivierung (C3) führen.
Sedimentations-Konstante: 5,2, elektrophoretische Wanderung in der Gamma-Globulin-Fraktion des Serums, MG 220000, Serum-Konzentration: 10—20 mg/l, Halbwertzeit: ca. 80 h.

P. spielt bedeutende Rolle bei der unspezifischen Komplementaktivierung („Bypass"-Aktivierung). (25)

L JÄGER, L.: Klinische Immunologie und Allergologie. VEB Gustav Fischer Verlag, Jena 1976
SCHMIDT, H.: Das Properdin, in: Fortschritte der Immunitätsforschung. D.-Steinkopff-Verlag, Darmstadt 1959

Prostaglandine

Abk.: PG

D Pharmakologisch aktive Derivate der Prostansäure.

G Die wichtigsten natürlich vorkommenden Verbindungen sind PGE_1, PGE_2 und $PGF_{2}\alpha$ (s. Formeln). Die Bildung erfolgt aus den

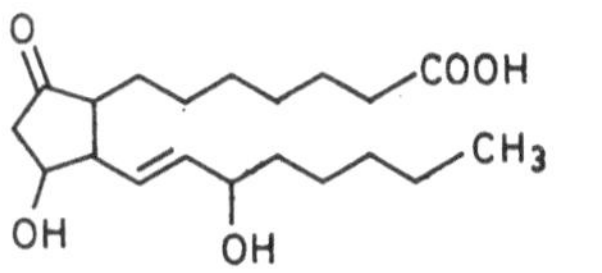

PGE_1

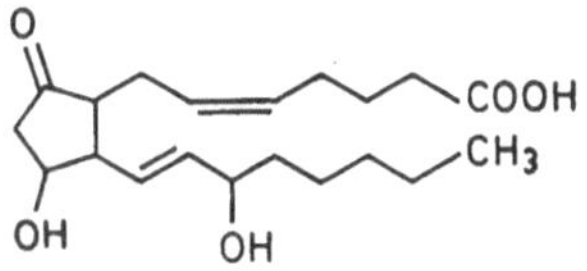

PGE_2

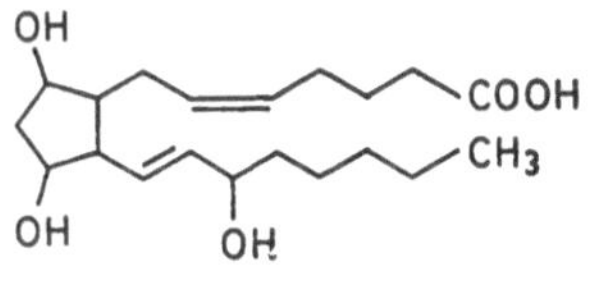

$PGF_{2\alpha}$

ungesättigten Fettsäuren durch ein mikrosomales Enzymsystem (PG-Synthetase). Synthese und Freisetzung werden durch vielfältige Einflüsse stimuliert. Die Synthese ist durch Azetylsalizylsäure, Indometazin und Phenylbutazon hemmbar. Der Abbau erfolgt außerordentlich schnell. Die einzelnen PG unterscheiden sich durch Wirkungsspektrum und Wirkungsstärke erheblich voneinander. Neben den Wirkungen auf Kreislauf und glatte Muskulatur läßt sich durch PG (PGE_1) die Thrombozytenaggregation hemmen. PG wirken über eine Beeinflussung des intrazellulären Spiegels des ↗ cAMP, der gesteigert (Thrombozyten, Mastzellen, Lymphozyten) oder gesenkt (Magenmukosa) werden kann. Einer umfangreichen therapeutischen Anwendung stehen erhebliche Nebenwirkungen und die kurze Wirkungsdauer entgegen.

Die Immunreaktionen können auf 6 verschiedenen Ebenen durch PG beeinflußt werden:

1. als Teil des Kontrollmechanismus, der bei der Dedifferenzierung und Teilung von Lymphozyten als Reaktion auf Ag gestört wird;
2. PG sind in die T-Zell-B-Zell-Wechselwirkung einbezogen. Makrophagen können über eine PGE-Sekretion die Lymphozytenaktivierung senken;
3. PG können als regionale Hormone den Grad der Differenzierung lymphoider Zellen in ihrer lokalen Umgebung beeinflussen;
4. PG modulieren die Reaktion sensibilisierter Zellen auf Ag und verändern die Abgabe verschiedener Mediatoren bei Reaktionen des Typs I, III und IV;
5. PG verändern die Antwort wandernder Leukozyten auf chemotaktische Stimuli und beeinflussen so immunol. mediierte Entzündungen;
6. Als Agonisten mediieren sie direkt die Reaktion der Zielorgane (glatte Muskulatur, Gefäße) oder modulieren die Antwort gegenüber anderen pharmakologischen Mediatoren. Während die physiologische Rolle der PG (auch bei Immunreaktionen) nicht bekannt ist, gibt es gute Hinweise für ihre Einbeziehung in Immunreaktionen auf den erwähnten Ebenen.

P Neben der großen experimentellen Bedeutung der PG (z. B. Steigerung des intrazellulären cAMP-Gehaltes ohne Einbeziehung β-adrenerger Rezeptoren) Versuche zur Asthma-Th mit E-Typ-PG (zur Bronchodilatation, dem Isoprenalin überlegen; Hemmung der Mediatorabgabe).

Einsatz der PG als Pharmaka befindet sich teils im Stadium erster klin. Versuche (bei Hypertonie), teils im Stadium größerer Feldversuche (als Menstruationsinduktoren, bei Asthma bronchiale, zur Hemmung der Magensekretion), teils im praktischen Einsatz (als Weheninduktoren, zur Geburtseinleitung oder Auslösung eines Abortes). Antiphlogistika wie Azetylsalizylsäure oder Indometazin haben sich als wirksame Blocker der PG-Synthese erwiesen. Ausgehend von der Hypothese, daß PG, die im Gewebe durch entzündungserregende Noxen entstehen, Mediatoren der entzündlichen Reaktionen sind, kann die Hemmung der PG-Synthese die antiphlogistische Wirkung dieser Pharmaka erklären. Eine reine Substitutions-Th könnte darin bestehen, eine durch Mangel an PGE im Ejakulat bedingte Unfruchtbarkeit bei Männern durch PG-Gabe zu beheben. Auf dem Gebiet der Familienplanung können PG entscheidenden Wandel bringen. Einmal monatlich z. Z. der erwarteten oder bei überfälliger Regelblutung vaginal anzuwendende PG-haltige Tampons induzieren eine Menstruation unabhängig davon, ob eine Konzeption stattgefunden hat oder nicht. Wenn es gelingt, PG zu synthetisieren, die bei verläßlicher enteraler Resorption im Organismus längere Wirkung haben als natürliche PG und wenn durch Abwandlung der Grundstruktur oder durch Substitution das Molekül so verändert wird, daß eine Wirkungsdissoziation eintritt, dürfen aus der Stoffklasse der PG in der Zukunft entscheidende Entwicklungen für die Pharmako-Th erwartet werden. (9 + 21).

L FÜLLGRAFF, G.: Prostaglandine, in: Klinische Pharmakologie und Pharmakotherapie (Hrsg.: KUEMMERLE, H. P., E. R. GARRETT, K. H. SPITZY). Urban & Schwarzenberg, München – Berlin – Wien, 3. Aufl. 1976
KAHN, R. H., und W. E. M. LANDS (Hrsg.): Prostaglandins and cyclic AMP. Academic Press, New York – London 1973
KARIM, S. M. (Hrsg.): The Prostaglandins, Progress in research. Med. Techn. Publ. Comp., Oxford, Lancaster 1972
KLAUSCH, B., und H. KYANK: Zbl. Gyn. 94 (1972), 705
RAMWELL, P. W., und B. B. PHARRISS (Hrsg.): Prostaglandins in cellular biology. Plenum press, New York – London 1972

Protein-Antigen

D ↗ Antigen, dessen immunologische Spezifität durch das Protein bedingt ist.

G Spezifität kann entweder in der Aminosäuresequenz der (Poly)peptidkette (↗ *Sequenzdeterminante*) oder in der (räumlichen) Faltung der Peptidkette (↗ *Konformationsdeterminante*) begründet sein. Eine ↗ Denaturierung von P. bedeutet Zerstörung der Konformation und damit in der Regel auch eine Änderung seiner immunol. ↗ Spezifität.

P Eiweiße sind in der Natur sehr verbreitet; sie sind Bestandteil aller Lebewesen (Strukturprotein, Enzymprotein usw.). Immunol. Bedeutung haben beispielsweise Plasmaproteine (↗ Albumin, ↗ Globulin), Gewebsproteine (Histokompatibilitäts-Ag, ↗ Hirnprotein), Milchprotein (↗ Lakt...), Eiprotein (↗ Ov...), Getreideprotein (↗ Gliadin), Bakt.protein (↗ Bakterium), Virusprotein (↗ Virus). ↗ Toxine besitzen (Ektotoxine) ebenfalls meist Proteinnatur. (2 + 3)

Protein der Schwangerschaftszone

↗ pregnancy associated α_2 Glycoprotein

Proteinmantel ↗ Virus

Proteinspaltung, chemische Methoden

D Stufenweiser Abbau von Proteinmolekülen durch Lösen der Bindungskräfte (Disulfidbrücken, Peptidbindungen, nicht kovalente Bindungen) ↗ Proteolyse.
Je nach beabsichtigten Spaltprodukten werden unterschiedliche Methoden angewendet.

G 1. *Disulfidbrückenspaltung* meist durch Einsatz reduzierender Substanzen.
2. *Totalhydrolyse* wird mit starken Säuren oder Basen durchgeführt. Bei der sauren Peptidhydrolyse wird in den meisten Fällen mit 6 N HCl 18 h bei +105 °C am Rückflußkühler erhitzt. Die alkalische Hydrolyse erfolgt meistens nur dann, wenn Tryptophan bestimmt werden soll, da Tryptophan unter diesen Bedingungen stabiler ist als in Säuren.
Partielle Säurehydrolyse: Man erhält Di- oder Tripeptide, meist unter Verwendung konzentrierter HCl bei +37 °C. Die Hydrolysedauer ist unterschiedlich.
3. *BrCN-Spaltung:* Methode zur selektiven chemischen Spaltung von Proteinen an der Carboxyl-Peptid-Bindung des Methionins (Abbildung). Ähnlich läßt sich eine selek-

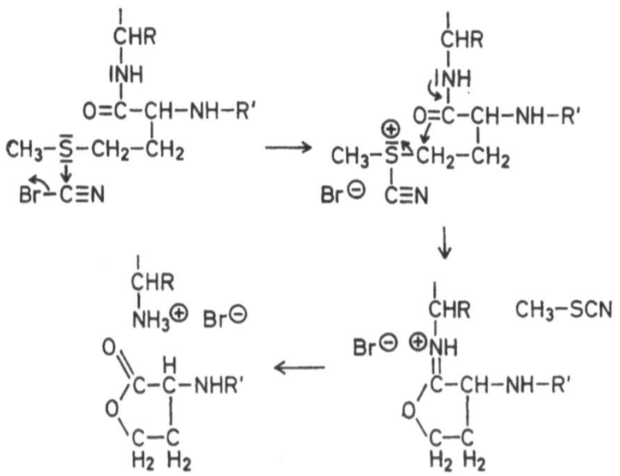

Ablauf der Proteinspaltung durch Bromcyan

tive Spaltung von Cystein-Peptiden durchführen, wenn vor der BrCN-Spaltung zu S-Methylcystein methyliert wird. Methoden zur selektiven Spaltung von Tryptophan-, Tyrosin- und Histidin-Resten sind ebenfalls entwickelt worden.
4. *N-terminaler Abbau:* Die N-terminale Aminosäure läßt sich nach EDMAN mit Phenylisothiocyanat abspalten. Die endständige NH_2-Gruppe reagiert mit Phenylisothiocyanat unter Bildung eines Phenylthiocarbamylderivates, das nach Beseitigen des überschüssigen Phenylisothiocyanats und Ansäuern in das Phenylthiohydantoin der endständigen Aminosäure und das um die N-terminale Aminosäure ärmere Peptid übergeht.
5. *C-terminaler Abbau* mit Hilfe der Thiohydantoinmethode: Die C-terminale Aminosäure reagiert mit Ammoniumrhodanid in Acetanhydrid zu einem Acylthiohydantoin, das mit Bariumhydroxid in das Thiohydantoin der C-terminalen Aminosäure und Rest der Peptidkette gespalten wird. (3)

Protektine

D Zellagglutinierende und zuckerspezifische Proteine aus dem Sexualapparat von Schnecken, Fischen und anderen Tieren.

H Beschreibung von Anti-A_{HP} (ursprüngl. Anti-A_{hel}) durch PROKOP et al. (1965).

G Protektine wurden auf Grund ihrer agglutinierenden Wirkung auf Erythrozyten oder Bakt. bei einer Reihe von *Schnecken* (Übersicht: SCHNITZLER 1976) und anderen Tierarten, insbes. *Fischen* entdeckt, in denen sie offenbar „spontan", d. h. ohne nachweisbaren antigenen Stimulus vorkommen. Nachweis im Sexualapparat sowie die Bakterien-Agglutination führten zur Aufstellung der *„Protektin-Theorie"*, wonach diese Substanzen abgelegten Eiern einen Schutz verleihen sollen (vgl. ↗ Anti-A_{HP}). P. sind von den im Serum oder der Hämolymphe vorkommenden ↗ Agglutininen aus Wirbellosen zu unterschieden. P. stellen keine einheitliche chemische Stoffklasse dar. Die in Eiweißdrüsen von Schnecken nachgewiesenen P. (als Modell wird Anti-A_{HP} genauer beschrieben) sind den ↗ Lektinen vergleichbar. Wie diese lassen sie sich durch bestimmte Zucker hemmen. Die Tabelle gibt eine Übersicht über einige P.

P Tabelle (↗ Anti-A_{HP}) gilt sinngemäß auch für andere P. (21)

L PROKOP, O., et al.: S. Afr. J. Forens. Med. 12 (1965) 108
PROKOP, O., et al.: Vox Sang. 14 (1968), 321
SCHNITZLER, S.: Fortschr. Haematol. 44 (1977), 52

protektives Antigen ↗ Bordetella-Antigene ↗ Streptokokken Antigene

Proteolyse

D Spaltung von Proteinen durch hydrolytisch wirksame Enzyme (Exo- und Endopeptidasen), saure oder alkalische Hydrolyse.

G Die Exopeptidasen spalten Peptidketten von den Enden her, die Endopeptidasen oder Proteinasen greifen Peptidbindungen innerhalb der Ketten an. Zu den Endopeptidasen gehören die Enzyme ↗ Pepsin, ↗ Trypsin, ↗ Papain.

P ↗ IgG-Spaltprodukte. (1)

Proteus-Agglutinations-Test nach OTTO

D Partikel-Agglutinationstest zum Nachweis von ↗ Rheumafaktoren.

Protektine
(aus: PROKOP et al. 1968)

Name	Art	Ort des Vorkommens	Wahrscheinliche chemische Natur des Rezeptors
Anti-A_{HP}	*Helix pomatia*	Eiweißdrüse	N-Azetyl-D-Galaktosamin, terminal, nichtreduzierend
Anti-A_{HH}	*Helix hortensis*	Eiweißdrüse	α- oder β-glykosidisch gebunden
Anti-A_{OL}	*Otala lactea*	Eiweißdrüse	
Anti-B_{SS}	*Salmo salar*	Rogen	α-O-D-Galaktosido-Reste
Anti-B_{SI}	*Salmo irideus*		
Anti-H_{LL}	*Lucioperca lucioperca* L.	Rogen	L-Fukose
Anti-H_{OL}	*Otala lactea*	Eiweißdrüse	L-Fukose
Anti-P_{RR}	*Rutilus rutilus*	Rogen	α-O-D-Galaktosid-Reste
Anti-B_{RR}			
Anti-$G_{SI}^{strept.}$	*Salmo irideus*	Rogen	L-Rhamnose
Anti-$G_{LL}^{strept.}$	*Lucioperca lucioperca* L.	Rogen	L-Rhamnose
Anti-$E_{RR}^{strept.}$	*Rutilus rutilus*	Rogen	β-D-Glukosyl-Reste
Anti-$E_{CC}^{strept.}$	*Cyprinus carpio*	Rogen	D-Glukose

G Beladung von Proteus-Bakt. mit subagglutinierenden Dosen von Proteusantiserum. Agglutination tritt ein, wenn Rheumafaktoren im Pat.-Serum enthalten sind. Es wurden auch andere Keime (z. B. Brucellen) für dieses Testverfahren eingesetzt. (10)

L OTTO, R.: Zbl. Bakt. I. Orig. **203** (1967), 491

Protovirus-Hypothese

D Hypothese über die Krebsentstehung.

H TEMIN 1971

G Ausgangspunkt für die P.-H. war die Entdeckung einer *Revertase bei RNS-Tumorviren*, mit deren Hilfe die Information einer RNS in eine DNS transkribiert werden kann. Dieser Vorgang soll nach der P.-H. auch unter Normalbedingungen im Organismus von Bedeutung sein. Er soll eine Variabilität im Genom somatischer Zellen bewirken ohne die genetische Stabilität in der Keimbahn zu beeinflussen. Die Variabilität in den somatischen Zellen soll durch folgenden Vorgang zustande kommen: An der DNS einer Zelle wird eine RNS (ein Protovirus) synthetisiert, die in eine andere somatische Zelle übertragen wird. Hier wird die RNS in eine DNS umgeschrieben, die dann ins Zellgenom inkorporiert wird. Die Informationsübertragung soll zu Genamplifikation führen und u. a. die Zelldifferenzierung beeinflussen.
Durch eine zufällige Veränderung an der übertragenen RNS (z. B. durch Mutation) kann aus dem Protovirus ein RNS-Tumorvirus entstehen, das in der Zelle eine maligne Transformation bewirken kann. Die P.-H. ähnelt in dieser Beziehung den alten Genmutationshypothesen für die Krebsentstehung. (13)

L TEMIN, H. M.: J. Nat. Cancer Inst. **46** (1971), III

Protozoen-Antigene

S Einzeller-Ag

D Strukturgebundene (oder seltener freigesetzte) ↗ Antigene von Protozoen.

G *Chemie:* Proteine (Toxoplasma-Ag), Polysaccharide (Trypanosoma-Ag).
Die *strukturgebundenen* (= zelligen = korpuskulären) Ag haben größere Bedeutung. Sie sind bei vielen Protozoen und ihren Entwicklungsstadien untersucht. Beispielsweise unterscheidet man bei *Trypanosoma* 3 Ag-Fraktionen, von denen eine als Oberflächen-Ag (= Exogen) und eine als somatisches Ag charakterisiert wurde. Das Exogen zeigt gegenüber dem somatischen Ag eine geringere immunelektrophoretische Wanderungsgeschwindigkeit, jedoch höhere Erregerspezifität (TOUSSAINT).
Genetische Bedeutung besitzen bei einigen Protozoen die Immobilisations-Ag, die in den Geißeln und der Pellikula anzutreffen sind.

P Zwischen pathogenen und apathogenen Arten (z. B. *Trypanosoma gambiense, Tr. rhodesiense* und *Tr. lewisi*; *Plasmodium vivax* und *Pl. cynomologi*) besteht (partielle) **Ag-Identität**. Das kann *diagnostisch* genutzt werden: fluoreszenzserologische Malariadiagnostik (COUDERT).
Während Blut- und Gewebsformen der Plasmodien (Malaria-Erreger) im Menschen antigen wirken, verhalten sich die in den Mücken ausgebildeten Oozysten und Sporozoiten unterschiedlich zu den Gametozyten.
Die **Immunität** bei P.infektionen kann kurzfristig (↗ Infektionsimmunität) oder lange (evtl. zeitlebens) bestehen. In letzteren Fällen erscheint eine Impfung möglich. Chronischer Eiweißmangel, häufige Infektionen u. a. Ursachen führen zu einer Beeinträchtigung der ↗ Infektionsabwehr des Organismus. Dies kann einen schweren Verlauf bei Malaria, Kala-Azar, Amöbenruhr und Schlafkrankheit nach sich ziehen (↗ Referenzlab. WHO s. Tabelle b, Ziffer 3). (35)

L COUDERT: Bull. Soc. Pathol. Exp. **61** (1965), 630
TOUSSAINT: Proc. Soc. exp. Biol. Med. **120** (1965), 783

Provirus

D Die ins Zellgenom inkorporierte, in eine DNS transkribierte Information eines ↗ RNS-Tumorvirus.

G Transkription der RNS in eine komplementäre DNS erfolgt mit Hilfe einer *Revertase* (reverse Transkriptase, RNS-abhängige DNS-Polymerase), die RNS-Tumorviren, nicht aber nicht-onkogene RNS-Viren besitzen. (13)

Provokation ↗ Expositionstest

Prozonenphänomen ↗ Agglutination

Pr-System ↗ Alpha$_1$-Antitrypsin, ↗ Pi-System

PS-3A ↗ Hämopexin

PS-1A ↗ saures α_1-Glykoprotein

PS-1B ↗ C $\bar{1}$-Inaktivator

Pseudoallele

D Eng benachbarte ↗ Gene, die als Einheit weitergegeben werden.

G P. können aus ↗ Genduplikation hervorgehen (z. B. die Gene für Hb$_\beta$- und Hb$_\delta$-Kette des Hämoglobins). P. werden auch für die Rh-Blutgruppen angenommen. (15)

Pseudoglobulin ↗ Aussalzung von Proteinen

Pseudokryptantigene ↗ Kryptantigene

Psoriasis arthropathica

S Arthropathia psoriatica
Schuppenflechte mit Gelenkbeteiligung

D Gelenkbeteiligung bei P. (Schuppenflechte), gewöhnlich mit P. exsudativa und Nagel-P. verbunden.

G Chronische, erbliche (multifaktorielle) Erkrankung mit Gelenkbeteiligung, die sich klinisch, serologisch und röntgenologisch von Polyarthritis rheumatica u. a. Gelenkerkrankungen abgrenzen läßt.
Ätiologie unbekannt. Eine *immunologische Komponente* kommt bei P. a. zur Psoriasisdisposition hinzu. Die gesteigerte Aktivität des Immunsystems zeigt sich in verstärkter humoraler Immunantwort (↗ Brucellin), Autoantikörpern gegen eigenes Gewebe und einer Begleitmyositis (Loosebody-test, AGKT). Gegenüber Polyarthritis rheumatica fehlen ↗ Rheumafaktor und ↗ Antinukleäre Faktoren.

P P. a. tritt bei 1—5% der Psoriatiker in verschiedenen Verlaufsformen auf: distaler Typ (Befall der distalen Interphalangealgelenke), deformierender Typ (Befall kleiner und großer Gelenke), rheumatoider Typ (Befall nur der großen Gelenke) und spondylotischer Typ (Befall der Wirbelsäule und Beckengelenke).
Therapie: Triamcinolon und Methotrexat. (49)

L BARTHELMES, H., et al.: Derm. Wschr. **154** (1968), 817
GRÜNBERG, Th.: Erythemato-squamöse Dermatosen. In: H. A. GOTTRON und W. SCHÖNFELD: Dermatologie und Venerologie II/1, S. 472. Thieme, Stuttgart 1958
SÖNNICHSEN, N.: Hautarzt **22** (1971), 222
SÖNNICHSEN, N., et al.: Derm. Mschr. **155** (1969), 739

Psoriasis exsudativa

S Psoriasis inversa (nur teilweise übereinstimmend)
P. e. enthält die Varianten ↗ Psoriasis pustulosa, ↗ Psoriasis arthropathica und ↗ Erythrodermia psoriatica. (49)

Psoriasis pustulosa

D Maximalvariante der P. (Schuppenflechte) mit Konfluenz der normalerweise vorhandenen MUNROEschen Mikroabzesse (Neutrophilenansammlungen im Stratum corneum) zu Pusteln infolge starken exsudativen Eruptionsdruckes.

H Die stammbetonte und generalisierte, fieberhafte P. p. wurde 1910 durch VON ZUMBUSCH beschrieben. Die auf die Handflächen und Fußsohlen beschränkte P. p. wurde 1930 von H. W. BARBER und 1917 von M. KÖNIGSBECK beschrieben. Die Acrodermatitis continua suppurativa HALLOPEAU stellt die pustulöse Variante der Psoriasis an den distalen Fingern und Zehenbezirken dar. Sie wurde 1890 von H. HALLOPEAU als eigenständiges Krankheitsbild beschrieben.

G Die P. p., besonders in ihrer Maximalvariante Typ ZUMBUSCH, stellt ein lebensbedrohliches, fieberhaftes Krankheitsbild dar. Kann mit ↗ Psoriasis arthropathica vergesellschaftet sein, in ↗ Erythrodermia psoriatica übergehen und hat wie diese eine *besondere immunologische Reaktionslage* mit erhöhter Sensibilisierbarkeit. Durch lokale Reize und interne Medikamente (Depovernil) leicht zu provozieren. Das serologische und immunologische Verhalten entspricht der ↗ P. arthropathica.

P Folgende Varianten werden unterschieden:

1. P. p. vom Typ ZUMBUSCH
2. P. p. vom Typ BARBER-KÖNIGSBECK
3. P. p. vom Typ Acrodermatitis continua suppurativa HALLOPEAU
4. Psoriasis cum pustulatione

Zu 1. Unter Fieber, Schwäche und zunehmender Kachexie kommt es zu ausgedehnten Pustelschüben auf den Psoriasisherden und neuen exsudativen, pustulösen Effloreszenzen am gesamten Körper, besonders am Stamm. Schleimhautbeteiligung. Schubweiser Verlauf. Endet oft letal.
Zu 2. Verläuft gutartiger, ohne Fieber, aber chronisch rezidivierend und mit sterilen Pusteln an Handflächen und Fußsohlen.
Zu 3. An den Endphalangen entstehen scharf begrenzte, erythematosquamöse Herde mit Pusteln und Eiterseen. Schubweiser Verlauf, zwischenzeitliches Eintrocknen zu Schuppenkrusten, Atrophie, Nageldystrophie, denen gelegentlich generalisierte Pustelschübe folgen. Es handelt sich um rückbildungsfähige Pseudoatrophie der Haut.
Zu 4. Eine P. vulgaris kann durch externe Behandlung, z. B. durch Sublimatbildung in Quecksilberpräzipitatsalbe, in ihrer Exsudation bis zur Pustelbildung gereizt werden. Bei geeigneter Pflege spontane Rückbildung.
Therapie: Methotrexat, Kortikosteroide, Antibiotika, Kalzium und Eisen, milde antiphlogistische Lokaltherapie. (49)

L GERTLER, W.: Derm. Wschr. **144** (1961), 1383
HALLOPEAU, H.: Ann. Derm. Syph. (Paris) (1890) 420
SÖNNICHSEN, N., et al.: Arch. klin. exp. Derm. **227** (1966), 247
ZUMBUSCH, L., Ritter VON: Arch. Derm. Syph. (Berlin) **99** (1910), 335

PS-2B-Globulin ↗ α_2HS-Glykoprotein

PS-2C ↗ α_1-Antitrypsin

PS-2E ↗ α_1-Antichymotrypsin

Pt-System

S C3c-System
Posttransferrin-System

D Menschliche ↗ Serumgruppe mit genetischem Polymorphismus von ↗ C3c (eines ↗ Komplementfaktors).
G Bei ↗ Gelelektrophorese menschlicher Serumproben, bei denen ↗ C3 in C3c konvertiert sein muß, um nachweisbar zu werden, stellen sich kathodisch von der ↗ Transferrinzone Proteinbanden dar, die einen genetischen Polymorphismus mit autosomalem kodominantem Erbgang bilden. Der Polymorphismus ist weitgehend mit dem ↗ C3-System identisch.
P Das System ist als genetischer Marker einsetzbar. (4)

L GESERICK, G.: Die genetischen Komplementgruppen des Menschen (C3 und C3c = Pt). In: Fortschritte der Hämatologie, Bd. IV. Johann Ambrosius Barth, Leipzig 1976
ROSE, M., und G. GESERICK: Acta biol. med. germ. 23 (1969), 351

Public-Antigene ↗ Antigen, ubiquitäres

Pulpa-Lymphozyt ↗ Sinuslymphozyt

Punktmutation

D Auf einen Punkt der genetischen Struktur (Purin oder Pyrimidin der DNS) begrenzte ↗ Mutation. ↗ Genmutation. (15)

Purinantagonisten

D Verbindungen, die Purinkörper kompetitiv oder ihre Synthese hemmen und damit den Aufbau von Nukleinsäuren verhindern.
G Es resultiert eine Proliferationshemmung und Störung der Proteinsynthese. P. sind somit Antimetabolite des Nukleinsäurestoffwechsels. Aus einer großen Zahl von Verbindungen hat sich das ↗ 6-Merkaptopurin und sein Derivat, das ↗ Azathioprin, als therapeutisch verwertbar auch in der Immunsuppression erwiesen. (23)

L LANGEN, P.: Antimetabolite des Nukleinsäure-Stoffwechsels. Akademie-Verlag, Berlin 1968

Purindeterminanten

D Purinkörper enthaltende Ag-Determinanten.
G P. lösen das Auftreten von DNS-Ak im Serum von Lupus erythematodes-Patienten aus (STALLAR u. LEVINE, 1963). (15)

Purpura anaphylactica ↗ Purpura SCHÖNLEIN-HENOCH

Purpura SCHÖNLEIN-HENOCH

S SCHÖNLEIN-HENOCH-Erkrankung
Anaphylaktoide Purpura
Purpura anaphylactica
Allergische Purpura
Peliosis rheumatica
Immunvasculäre Purpura
Kapillartoxische Purpura
Purpura urticans
D Vaskuläres Blutungsübel im Sinne eines immun-allergischen Phänomens mit hämorrhagischem Exanthem der Haut, abdominalen Beschwerden und Darmblutungen, Gelenkschwellungen sowie nephritischen Symptomen.

L Erstbeschreibung 1832 durch SCHÖNLEIN, Ergänzung 1868 durch HENOCH.

G *Ätiologie* und Pathogenese der Erkrankung sind nur teilweise geklärt. Zuordnung zu den postinfektiösen-allergischen Syndromen wird mit der für viele Fälle bewiesenen bakt.-allergischen Genese in Zusammenhang gebracht, obwohl auch Nahrungsmittel- und Arzneimittelallergien als auslösende Ursachen bekannt sind. Testungen mit Bakt.-Toxinen bei Patienten mit anaphylaktoider Purpura ergeben stark positive Reaktionen und histologisch das Bild der Vaskulitis und perivaskulären Entzündung wie beim eigentlichen Krankheitsbild. Desensibilisierungsversuche mit den entsprechenden Toxinen beeinflussen das klin. Bild günstig. Die auftretende *Vaskulitis* entspricht einer allergischen Spätreaktion ↗ die nur durch Zellen auf eine nicht-sensibilisierte Person übertragen werden kann. Für eine immunvaskuläre Affektion sprechen die im Tierversuch mit Antiseren gegen Gefäßendothelien ausgelöste vaskuläre Purpura, ferner die mit dem Antiglobulinkonsumptionstest nachgewiesenen Ak gegen Endothelien bei Patienten mit Purpura SCHÖNLEIN-HENOCH und die mit der Immunfluoreszenztechnik nachgewiesene IgG-Anreicherung in den Kapillarschlingen der Nierenglomerula. Nach diesen Befunden wird die Krankheit als *immun-allergisches Phänomen* betrachtet, das nicht nur die Purpura, sondern auch die anderen Erscheinungen im Sinne einer generalisierten Affektion der kleinen Gefäße (infekt-allergische Angiitis) auslöst. In der Pathogenese besteht Ähnlichkeit zur Periarteriitis nodosa, die aber größere Gefäße betrifft.
P Häufige Erkrankung bei *Kindern*, selten bei Erwachsenen, Prädilektionsalter 4 bis 7 Jahre, Bevorzugung des männlichen Geschlechts im Verhältnis 2 : 1, Frühjahrs- und Herbstgipfel.

Klinik:

1–2 Wochen nach einem Infekt mit und ohne antibakt. Behandlung plötzliches Aufschießen eines kleinfleckigen, symmetrisch-angeordneten Exanthems mit *Purpura*, verbunden mit Gelenkschwellungen und -schmerzen, Bauchschmerzen, *Darmblutungen* (Purpura abdominalis) sowie mit

Hämaturie und Albuminurie im Sinne einer ↗ *Glomerulonephritis.* In seltenen Fällen apoplektiforme Insulte mit Subarachnoidalblutungen bzw. Pachymeningosis haemorrhagica interna (Purpura cerebralis) oder eine Nekrotisierung großer Hautbezirke im Sinne einer Purpura necrotica.

Charakteristisch ist ein *in Schüben* über mehrere Wochen und Monate sich hinziehender Krankheitsverlauf. Thrombozyten und Blutgerinnungsuntersuchungen sind im Normbereich, Blutungszeit und Kapillarphänomene oft positiv.

Th erfolgt symptomatisch unter Beachtung der Herdsanierung bzw. unter Beseitigung des angenommenen Allergens. In schweren und rezidivierenden Fällen Glukokortikoide, Immunsuppressiva bzw. Desensibilisierung mit Bakt.-Ag. (17)

L BRÜSTER: Z. Kinderheilkd. 93 (1965), 343
WÄSSER, St., et al.: Pädiat. Praxis 9 (1970), 43

Purpura urticans ↗ Purpura Schönlein-Henoch

PV-Leukozidin

Abk. für Panton-Valentine-L. ↗ Staphylokokken-Leukozidine

Pyrimidinantagonisten

D Substanzen, die durch Substitution am Pyrimidinring in der Zelle mit physiologischen Pyrimidinverbindungen (Cytosin, Uracil und Thymin) konkurrieren.

P In der immunsuppressiven Therapie spielen sie gegenüber den Purinantagonisten ↗ 6-Merkaptopurin und ↗ Azathioprin nur eine untergeordnete Rolle. (23)

L LANGEN, P.: Antimetabolite des Nukleinsäure-Stoffwechsels. Akademie-Verlag, Berlin 1968

Pyrogene

S Endotoxin (↗ Toxin)

D Zerfallsprodukte pathogener und apathogener Bakterien, die nach Injektion bzw. Infusion Anstieg der Körpertemperatur verursachen.

H BILLROTH und CENTANNI 1894

G Chemisch noch *nicht näher definierte biologische Substanzen,* entweder Oligo- oder Polysaccharide, Lipopolysaccharide bzw. Polypeptide. Thermostabil und dialysierbar.

P P. können in Infusionslösungen, Stabilisierlösungen, Injektionslösungen und in Blutkonserven enthalten sein, wenn der Reinigungsprozeß der Flaschen, Ampullen, Spritzen o. ä. nicht intensiv genug durchgeführt wurde. Zum Beispiel können bakt. Zerfallsprodukte vor oder bei der Abfüllung der Flüssigkeiten in die Behälter gelangen. Durch die Injektion kommt es zu Temperaturanstieg, allergischen Reaktionen bzw. Transfusionszwischenfällen usw.

Nachweis: In der DDR müssen alle Lösungen zur Injektion, Infusion usw. lt. Arzneimittelgesetz staatlich geprüft werden (↗ Pyrogentest). (8)

L 2. AB DDR

Pyrogentest

D Untersuchungsmethode zur Prüfung auf Anwesenheit von ↗ Pyrogenen in Lösungen zur Injektion, Infusion oder Transfusion.

G *Prinzip:* 10 ml der zu prüfenden Lösung werden in die Ohrvene eines 1,5–2 kg schweren Kaninchens langsam injiziert. Bei einer Temperaturerhöhung von 0,6 °C bzw. wenn die Summe der Temperaturerhöhungen bei drei Versuchstieren mindestens 1,4 °C beträgt, wird der Test als positiv bewertet. Weitere Methode: Limulus-Amöbozyten-Lysat-Test.

P ↗ Pyrogen. (8)

L 2. AB DDR

Pyroglobulin

S Hitzefällbares Globulin

D Protein der Ig-Klassen, das bei +56 °C ausfällt und sich beim Abkühlen des Serums nicht wieder auflöst.

G Vorkommen eines P. ist sehr selten und die klin. Bedeutung des Befundes ist eng mit der Di eines ↗ Plasmozytoms oder einer ↗ Makroglobulinämie verknüpft. (11)

pyroninophile Zelle

S Immunoblast
Hämozytoblast

D Durch Ag-Stimulus transformierter Lymphozyt.

G (Methylgrün-Pyronin-Färbung). Im Körper sind diese Zellen hauptsächlich in den *lymphatischen Organen* lokalisiert (↗ regionaler Lymphknoten, ↗ Follikelzentrumsreaktion). P. Z. zeigen in Abhängigkeit vom Ag eine unterschiedliche Verteilung. Erfolgt die Stimulierung durch ein Allotransplantat, so finden sich p. Z. bevorzugt in den ↗ thymus-abhängigen Gebieten von Lymphknoten und Milz. Aus diesen p. Z. rekrutieren sich nach Teilung die Effektorzellen der zellulären Immunität (↗ killer cells) und die ↗ memory cells. Nach Applikation von Ag, das zur ↗ Ak-Bildung führt, entwickeln sich ebenfalls aus kleinen Lymphozyten große p. Z., die sich über Plasmablasten zu ↗ Plasmazellen differenzieren. Befinden sie sich zunächst im Mark, so sind sie später in den Keimzentren der Sekundärfollikel lokalisiert (↗ Follikelzentrumsreaktion). Das Auftreten großer p. Z. in den Keimzentren ist kausal mit der Ag-Lokalisation verbunden. In vitro läßt sich diese kontinuierliche Entwicklung durch Stimulierung von ↗ B-Lymphozyten mit Lipopolysacchariden GRAM-negativer Bakterien nachweisen (B-Lymphozytenstimulation). Während 16–28 h nach Beginn der Inkubation große Lymphoblasten erscheinen, deren reichliches Plasma mit Polyribosomen angefüllt ist, kommt es in der Folgezeit zur Entwicklung eines rauhen endoplasmatischen Retikulums, das graduell große Teile des Zytoplasmas ausfüllt. $4^1/_2$ d nach Stimulationsbeginn werden typische ↗ Plasmazellen gefunden (SHOHAT et al.). Die Stimulation mit ↗ Concanavalin A, einem typischen T-Zellmitogen (↗ Phytomitogene), führt ebenfalls zur Entwicklung von Lymphoblasten mit vergrößertem und Polyribosomen enthaltendem Zytoplasma nach $1^1/_2$ d. Eine deutliche Entwicklung des endoplasmatischen Retikulums unterbleibt jedoch. Nach $4^1/_2$ d ist das Zytoplasma der nunmehr mittelgroßen Zellen wieder kompakt und enthält meist einzelne Ribosomen. Zum Unterschied gegen stimulierte B-Zellen enthalten die T-Lymphoblasten häufig PAS-positive und diastasesensitive Einschlüsse (Glykogen). Die Heterogenität im Glykogengehalt ist die einzige Möglichkeit, die frühen Stadien der T- und B-Lymphoblasten morphologisch zu unterscheiden. (7)

Q (Japan) ↗ P-Blutgruppe

Quaddel

S Urtica, Nessel

D Primäre Hauteffloreszenz durch Ödem des Stratum papillare oder selten der Kutis-Subkutis (U. profunda) mit umschriebener plateauartiger Erhabenheit der Haut.

G Allergische, physikalische, pharmakologische (Histamin, -Liberatoren, H-Substanzen) u. a. Reize führen zu Gefäßerweiterung im oberen (tiefen) kutanen Plexus mit Exsudation und dadurch zum interzellulären Oedem.
Je nach Stadium Gefäßkompression (U. porcellanea sive anaemica) oder Gefäßerweiterung (U. rubra sive hyperaemica) sichtbar. *Prototyp der allergischen Reaktion vom Soforttyp* (↗ Frühreaktion).

P Die Größe schwankt zwischen 1 mm und mehreren cm. Dauer 4 (bis 24) h. Symptom der ↗ Urtikaria und zahlreicher anderer Dermatosen.
U. profunda hat halbkugelige, gerötete, tiefliegende Anschwellungen und Infiltrate.
U. mollis mit monströsen Anschwellungen tritt in Gebieten mit vorwiegend senkrecht in die Tiefe ausgerichteten Fasern des Stratum reticulare durch Weiterleitung des Ödems bis zur Subkutis auf (Augenlider, Lippen, Zunge, Larynx, Genitale), Symptom des Oedema angioneuroticum Quincke.
U. mechanica wird durch Druck oder Traktion auf gesunder Haut hervorgerufen („Hexenzeichen"), juckt gewöhnlich nicht und ist Symptom der Urticaria factitia. (49)

Quadrillage

D Großflächige Skarifikation zu therapeutischen Zwecken (↗ Scratch-Test). (49)

quantitative Immunelektrophorese

↗ Immunelektrophorese, zweidimensionale

QUINCKE-Ödem

S angioneurotisches Ödem
Angioödem

D Akutes umschriebenes, nicht-entzündliches Ödem der Subkutis.

G Ätiologie und Pathogenese sind nur z. T. bekannt (↗ Urtikaria). In einem Teil der Fälle bestehen Beziehungen zu ↗ atopischen Reaktionen. Wesentlich häufiger sind jedoch nicht-allergisch bedingte Formen. Eine Sonderstellung hat das ↗ hereditäre Q., welches auf einen genetisch fixierten Defekt eines Inhibitors der aktivierten ersten Komplementkomponente (↗ Komplement) beruht.

P Typisch ist das akut einsetzende umschriebene Ödem der Subkutis ohne deutliche Abgrenzung zur Umgebung und ohne Juckreiz. Meist tritt es in der Einzahl auf. Prädilektionsstellen sind Gesicht, Genitalien, Hände und Füße. Auch die Schleimhäute können betroffen sein. Besonders bedrohlich ist die Lokalisation im Glottisbereich. Ein ähnlicher Prozeß soll auch dem Hydrops articulorum intermittens zugrunde liegen. (5)

RABEAU-UKRAINCZYK ↗ Augenlid-Test

Rabies ↗ Tollwutvirus-Impfstoff

Radioallergosorbent-Test

Abk. RAST

D Nachweis einer ↗ Atopie durch Reaktion mit einem Immunosorbens (= Allergosorbens).

G Das Allergen wird an einen Träger gekoppelt (z. B. Sephadex) oder an die Oberfläche eines Plastikschlauches adsorbiert und dem zu untersuchenden Serum zugesetzt. Sind darin Ak entsprechender Spezifität vorhanden, werden sie gebunden. Nach gründlichem Waschen zum Entfernen nichtgebundener Ak wird ein radioaktiv (z. B. ^{125}J-markiertes) Anti-IgE-Serum zugesetzt. Kommt es zur Bindung von ↗ Reaginen an das Allergosorbens, wird nun in entsprechendem Maße markiertes Anti-IgE gebunden. Die *Radioaktivität* ist ein *Maß für den Reagingehalt*. Die Spezifität der Reaktion kann durch die Hemmwirkung gelösten Allergens gesichert werden. Das Ergebnis scheint zuverlässigere Aussagen über pathogene Sensibilisierungen zu erlauben als der ↗ Intrakutantest. (5)

Radioautographie ↗ Autoradiographie

Radioimmunoassay (RIA) (Abk.: RIA)

S Radioimmunologische Bestimmung
Kompetitiver Radioassay

D Bestimmung von Ag bzw. Haptenen nach dem Prinzip der Sättigungsanalyse auf der Grundlage einer AAR unter Verwendung von radioaktiv markierten Ag bzw. Haptenen.

H Erstmalig als hochempfindliches Testprinzip für die Bestimmung von Insulin von YALOW und BERSON 1960 angegeben.

G **Prinzip:** (s. Abbildung): (Kompetitive Hemmung bzw.) Verdrängung eines markierten Ag oder Haptens aus seiner Bindung an den gegen das jeweilige Agens gerichteten Ak durch Zugabe von unmarkiertem Ag oder Hapten der gleichen Spezifität (Testprobe). Reaktion folgt bei Vorliegen der Reaktionspartner in hohen Verdünnungen dem Massenwirkungsgesetz, d. h. Verdrängung des markierten Ag oder Haptens proportional der zugeführten Menge an unmarkiertem Ag oder Hapten. Bestimmung der Konzentration des Ag bzw. Haptens in der Testprobe durch Ermittlung des Verhältnisses von freiem und gebundenem markierten Reaktionspartner unter Vergleich mit entsprechendem Standard.
Markierung der Ag mit ^{125}J oder ^{131}J, der Haptene mit ^{14}C oder ^{3}H. *Antiserumgewinnung* durch ↗ Immunisierung mit entsprechendem Ag oder Hapten (Haptene an Eiweiße oder Polymere gekoppelt) unter Zusatz von komplettem FREUNDschen ↗ Adjuvans meist bei Kaninchen oder Meerschweinchen. *Trennung von freiem und gebundenem markiertem Ag oder Hapten* ↗ Doppel-Ak-Methode, Elektrophorese, ↗ Solidphasen-Ak-Methode, Adsorption (Charcoal, Talkum), Chromatografie, Ionenaustauscher, Gelfiltration, ↗ immunradiometrischer Test, Enzymproteolyse, Salz- oder Alkoholfällung usw.

P **Anwendung:** Bestimmung von Eiweiß-, Peptid-, Steroid- und Schilddrüsenhormonen, Tumor-Ag, Viren, Pharmaka (z. B. Digitoxin, LSD), Enzymen, Stoffwechselmetaboliten usw. (↗ Sättigungsanalyse).

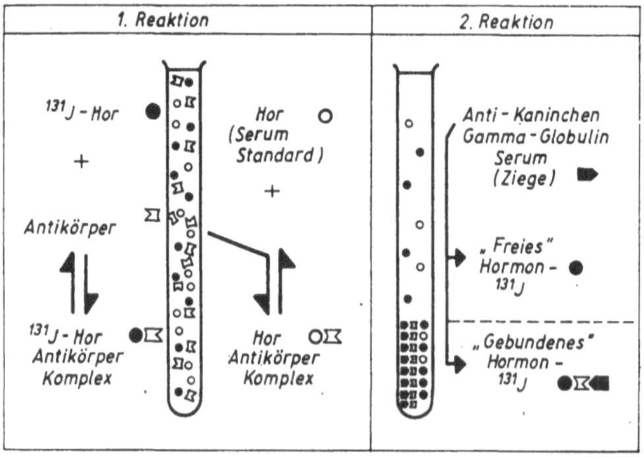

Prinzip des Radioimmunoassay unter Verwendung der Doppelantikörpermethode
Hor = Hormon

Empfindlichkeit: Nano- bzw. Pikogramm-Bereich.
Möglichkeit der Automatisierung bei großem Probenanfall. (18)

L KIRKHAM, K. E., und W. M. HUNTER: Radioimmunoassay methods. Churchill Livingstone, Edinburgh–London 1971
ODELL, W. D., und W. H. DAUGHADAY (Eds.): Principles of competitive protein-binding assays. Lippincott Company, Philadelphia 1971
SÖNKSEN, P. H.: Brit. Med. Bull. 30 (1974), 1
YALOW, R. S., and S. A. BERSON: J. clin. Invest. 39 (1960), 1157

radioimmunologische Bestimmung

↗ Radioimmunoassay

Radioimmunosorbent-Test

Abk. RIST
D Radioimmunol. Methode zum Nachweis von ↗ IgE.
G Sephadex- oder Zellulose-Partikel werden mit Anti-IgE beladen. Isotopenmarkiertes IgE und das unmarkierte IgE der zu untersuchenden Probe konkurrieren um die Bindungsstellen des Immunosorbens. Die Bindung des markierten IgE ist umgekehrt proportional der IgE-Konzentration der zu untersuchenden Probe. In analoger Weise kann die Reaktion auch zum Nachweis anderer Substanzen herangezogen werden (↗ Radioimmunoassay). (5)

Radioimmuntest ↗ Radioimmunoassay

ragweed ↗ Pollenallergie

Raketen-Elektrophorese

S rocket method
↗ Elektrophorese in antikörperhaltigem Gel

RAUTENBERG ↗ Kell-Blutgruppe

Rd (Radin) ↗ Antigen, privates

1. Reagin (↗ Antikörper, homozytotrop)

S homozytotroper Ak
↗ IgE
D ↗ Immunglobulin, das durch seine Bindung an bestimmte Zelltypen derselben Spezies charakterisiert ist und dessen zellständige AAR eine bes. Rolle im Ablauf der allergischen Reaktion vom Typ I spielt (↗ Allergie).
G Bezeichnung wurde zu einem Zeitpunkt geprägt, als die Ig-Struktur noch umstritten war. Inzwischen ist gesichert, daß es sich beim Menschen um *Ig der Klasse E* handelt. Allerdings kommen bei Tieren, möglicherweise auch beim Menschen, homozytotrope Ak der IgG-Klasse vor.

2. Reagin

S WASSERMANN-Ak
↗ Lipid-Ak
D Antikörper der IgM und IgG-Klasse, die gegen Gewebslipide (z. B. Muskelgewebe, ↗ Cardiolipin) gerichtet sind und bei Syphilis gehäuft auftreten.
G Grundlage für ihre Bildung bei Infektionen durch Treponema pallidum sind *Ag-Gemeinschaften zwischen Erreger und Gewebsbestandteilen bei Säugern* (↗ heterogenetische Ag).
P Nachweis mittels ↗ Flockungsreaktionen und KBR (↗ Syphilisserologie). (5 + 19)

Reaktogenität

S Reaktivität
D Summe von Eigenschaften einer Substanz (↗ Ag, ↗ Impfstoff), die in einem Lebewesen biologische Reaktionen (z. B. Entzündung) auslösen können.
G In der Immunologie ist die R. häufig eine unerwünschte Begleiterscheinung bei Immunisierungen, insbes. ↗ Impfungen. Sie beruht im wesentlichen auf den *reaktogen wirkenden Bestandteilen der Impfstoffe* (Erreger-, Nährmedien, Konservierungsmittel, Adjuvantien u. ä.), die toxische oder immunreaktive Veränderungen bewirken können (↗ Enzephalomyelitis), aber dadurch die erwünschte ↗ immunogene Wirkung des Impfstoffs *nicht* beeinträchtigen.
P Die R. verursacht die ↗ Impfreaktion und kann in pathologisch gesteigerten Fällen eine ↗ Impfkomplikation bzw. einen ↗ Impfschaden hervorrufen. (19)

red protein (engl.) ↗ Laktoferrin

Redundanz

D Teil einer Information, der weggelassen werden kann, ohne den Inhalt der Information zu verändern.
G Eine R. an genetischer Information liegt bei einer ↗ Genduplikation vor, wenn zwei zunächst identische Gene entstehen und eines der beiden Gene Selektionseinflüssen entzogen wird, während das andere Gen den funktionellen Bedürfnissen des Organismus genügt. (15)

Referenzlaboratorien für Immunologie (WHO)

D Internationale Zentren für wissenschaftliche Bearbeitung spezieller Aufgaben der Immunologie sowie für den Vergleich von Präparaten und Antiseren.
G Übersicht der R. und deren Aufgaben, erweitert nach WHO Techn. Rep. Nr. 496, 1972; siehe Tabelle a, b. S. 388.
R. für Gewebstypisierung ↗ Transplantation. (2 + 19)

a) Referenzlaboratorien der WHO, gegliedert nach Arbeitsthemen

Themen	Anschriften nach Schlüsselnummer in Tabelle b)
Adjuvanseffekt von Mikroorganismen	2
Amöbiasis, Immunologie der	3
Autoimmunkrankheiten, Serologie der	11, 18, 19, 20
Blutgruppen	15
BURKITT Lymphom	2
CHAGAS' disease	2, 3
Hepatitis B Virus	4
Immunantwort, Rolle der Fehlernährung bei	3, 6
Immunantwort, zellvermittelte, bei Reticulosis	5
Immunglobulin	9, 21
Immunglobulin, Genetik der	10, 16, 17
Ig E, Rolle der Milz bei (Meerschweinchen)	2
Immunsupression durch Streptococcus A	5
Malaria, Immunologie der	1
Masern, Immunologie der (measles)	1
Mitogen, Wirkungsweise von	6
Karzinom, nasopharyngeal, Immungenetik	4
Karzinom, Leber	4
Lepra, Immunologie der	2, 6
Leishmaniosen, Haut	5
Reproduktion, Immunologie der	6
Resistenzfaktoren, Untersuchung natürlicher	13
Rh-Immunprophylaxe durch Anti-D-Ig G	14
Schlangengifte (snake venoms)	2
Tuberkulose, Immunologie der	4
Tumorspezifische Antigene	12

b) Internationale und Regionale Referenzlaboratorien und Trainingszentren der Immunologie (Anschriften)

I. Referenzlaboratorien der WHO

1. WHO Immunology Research and Training Centre
University of Ibana
Ibana, Nigeria
(Leiter: Dr. B. O. OSUNKOYA)
– immunol. of: malaria, measles, BURKITT lymphoma –

2. WHO Immunology Research and Training Centre
Butantan Institute
C.P. 65
Sao Paulo, Brazil
(Leiter: Dr. I. MOTA)
– immunol. of: leprosy, snake venoms, CHAGAS' disease; adjuvant effect of micro-organisms; role of spleen in production of Ig E in guinea pigs –

3. PAHO/WHO Immunology Research and Training Centre
Hospital Infantil de Mexico
Marquez I62
Mexico City, Mexico 7
(Co-ordinator: Dr. J. KUMATE)
– immunol. of: amebiasis, CHAGAS' disease; effect of malnutrition on the immune response –

4. WHO Immunology Research and Training Centre
Faculty of Medicine, University of Singapore
Sepoy Lines, **Singapore 3**
(Leiter: Dr. M. SIMONS)
– immunol. of: hepatitis B virus, tuberculosis; immungenet. of cancer: nasopharyngeal, liver cell –

5. WHO Immunology Research and Training Centre
Faculty of Medicine, American University
Beirut, Lebanon
(Leiter: Dr. F. S. FARAH)
– cutaneous leishmaniasis; cell-mediated immunity in reticulosis; an immunosuppressant from Group A streptococci –

6. WHO Immunology Research and Training Centre
All India Institute of Medical Sciences
New Delhi, India
(Leiter: Prof. G. P. TALWAR)
– actions of mitogens; effect of malnutrition on the immune response; immunol. of: leprosy, reproduction –

7. WHO Immunology Research Centre for Advanced Training
Weizmann Institute of Science
Rehovot, Israel
(Leiter: Prof. M. SELA)
– advanced studies –

8. WHO Immunology Research Centre for Advanced Training
Basel Institute for Immunology
Grenzacher Straße 487
4058 Basel, Switzerland
(Leiter: Prof. N. K. JERNE)
– Advanced studies –

II. Internationale Referenzlaboratorien

9. International Reference Centre for **Immunoglobulins**
Institut de Biochemie
21 rue du Bugnon
1005 Lausanne, Switzerland
(Director: Dr. D. S. ROWE)

10. International Reference Centre for Genetic Factors of Human **Immunoglobulins**
Centre départemental de Transfusion Sanguine et de Génétique Humaine
609 chemin de la Bretèque
76 Bois Guillaume, France
(Director: Dr. C. ROPARTZ)

11. International Reference Centre for Serology of **Autoimmune Disorders**
Department of Immunology
Arthur Stanely House
The Middlesex Hospital Medical School
London W1P 9PG
England
(Director: Prof. I. ROITT)

12. International Reference Centre for **Tumour-Specific Antigens**
Gamaleya Institute of Epidemiology and Microbiology
ul. Gamalej 2
Moscow D-182
USSR
(Director: Dr. G. A. ABELEV)

13. International Reference Centre for **Testing of Natural Resistance Factors**
Department of Immunology
Institute of Microbiol.

Budejovicka 1083
Prague 4 KRC
Czechoslovakia
(Director: Prof. J. STERZL)

14. International Reference Centre for the **Use of Immunoglobulin anti-D in the Prevention of Rh Sensitization**
Medical Research Council Experimental Haematology
Research Unit, St. Mary's Hospital Medical School
London W.2.
England
(Director: Dr. N. C. HUGHES-JONES)

15. International **Blood Group** Reference Laboratory
Gatliff Road,
Off Ebury Bridge Road,
London, S.W.1.
England
(Leiter: Dr. K. L. G. GOLDSMITH)

III. Regionale Referenzlaboratorien

16. Regional Reference Centre for **Genetic Factors of Human Immunoglobulins**
Department of Medical Microbiology
University of Lund
Lund
Schweden
(Director: Prof. R. GRUBB)

17. Regional Reference Centre for **Genetic Factors of Human Immunoglobulins**
Department of Biology
Western Reserve University
Cleveland
Ohio 44106 (USA)
(Director: Prof. A. G. STEINBERG)

18. Regional Reference Centre for **Serology of Autoimmune Disorders**
The Centre for Immunology
State University of New York at Buffalo
Medical School
Buffalo
N.Y. 14214
(Director: Dr. K. WICHER)

19. Regional Reference Centre for **Serology of Autoimmune Disorders**
Dept. of Immunol. and Microbiol.
Wayne State University School of Medicine
540 East Canfield Avenue
Detroit
Michigan 14214 (USA)
(Director: Prof. N. R. ROSE)

20. Regional Reference Centre for **Serology of Autoimmune Disorders**
Clinical Research Unit
Walter and Eliza Hall Institute of Medical Research
Royal Melbourne Hospital
Parkville N.2
Victoria (Australia)
(Director: Dr. I. MACKAY)

21. Regional Reference Centre for **Immunoglobulins**
National Cancer Institute
National Institute of Health
Bethesda, Md. 20014
USA
(Director: Dr. W. TERRY)

Referenzpräparat

S Bezugspräparat
Vergleichspräparat

D Biologische Substanz (Ag, Ak u. a.) mit gleichbleibenden Eigenschaften.

G Die R. werden in einer (internationalen) Zentrale aufbewahrt. Es wird angestrebt, daß ein R. Standardbedingungen erfüllt (↗ Standard) wie es bei den meisten international verfügbaren R. bereits der Fall ist. (19)

Regan-Isoenzym

D Isoenzym der Orthophosphor-Monoester Phosphohydrolase (E.C. 3.1.3.1.), benannt nach einem Bronchialkarzinom-Patienten REGAN, in dessen Serum erstmals der Nachweis erfolgte.

G Das Enzym wird von Krebszellen abgegeben. Ag-Gemeinschaft mit alkalischer Phosphatase aus Plazenta. Dem Auftreten im Serum von Krebspatienten soll (ähnlich wie beim CEA) eine Derepression des Genoms der Krebszelle zugrunde liegen.

P Positive Reaktion bei etwa 1 von 7 Karzinom-Patienten, als diagnostische Methode in Aussicht genommen. (21)

L FISHMAN, W. H., et al.: Cancer Res. **28** (1968), 150
FISHMAN, W. H., et al.: Nature (London) **219** (1968), 697

regionaler Lymphknoten

D Immunol. funktioneller Begriff, beinhaltet denjenigen Lymphknoten, der ein Ag-belastetes Gewebeareal (Ag-Injektion s.c., i.d.; Allotransplantat, Tumorimplantat) drainiert.

G Als Folge dieser drainage-bedingten Ag-Zufuhr kommt es im r. L. zu histologischen und immunol. Veränderungen. Letztere bedingen seine Einordnung an zentraler Stelle der Immunantwort. Die Bildung spezifisch sensibilisierter Lymphozyten konnte durch die adoptive Übertragung der Tumor- und Transplantationsimmunität bewiesen werden.
Auf *zelluläre Veränderungen* in Allotransplantate drainierende r. L. wiesen 1955 SCOTHORNE und MCGREGOR hin, wobei das Erscheinen der damals noch „großen lymphoiden Zellen" genannten ↗ pyroninophilen Zellen im Kortex bes. betont wurde. Diese können nach BURWELL zuerst 42–54 h post transplantationem im r. L. beobachtet werden und finden sich in enger Verbindung mit postkapillären Venolen. Die Induktion einer *zellulären Immunität* ist, wie die Resultate nach neonataler ↗ Thymektomie bei Mäusen zeigen, an die kleinen Lymphozyten (↗ T-Lymphozyten) gebunden, die sich in der *parakortikalen*

Zone des Lymphknotens (↗ thymus-abhängige Gebiete) befinden. Die *Bildung von Keimzentren* mit nachfolgendem Auftreten von ↗ Plasmazellen sind dagegen Vorgänge, die der Entwicklung der *humoralen Immunität* vorausgehen und haben keine Beziehung zur zellulären ↗ Immunität. Der Unterschied zwischen beiden Formen wird auch durch eine differente zeitliche Entwicklung (↗ Follikelzentrumsreaktion) deutlich.
Ein statistisch signifikantes Ansteigen großer pyroninophiler Zellen läßt sich auch im r. L. nachweisen, der ein syngenes Tumortransplantat drainiert. Ultrastrukturell zeigen diese Immunoblasten Charakteristika, wie sie auch nach Hauttransplantationen beobachtet werden. Nichtregionale Lymphknoten lassen ein Ansteigen solcher Zellen vermissen (FISHER et al.).
Der r. L. (nach Injektionen in die Fußsohle = Popliteallymphknoten) wird bei Inzuchtratten und -mäusen auch zum Studium der Transplantationsreaktion erfolgreich benutzt (HAŠKOVÁ et al.).
Neben diesen morphologisch faßbaren Veränderungen kommt es im immunol. stimulierten Lymphknoten zu einer selektiven Retention langlebiger Lymphozyten, unter denen sich spezifische ↗ „memory cells" befinden (EMESON und THURSH). (7)

L BURWELL, R. G.: Ann. N. Y. Acad. Sci. **99** (1962), 821
FISHER, E. R., et al.: Lab. Invest. **28** (1973), 126
EMESON, E. E., und D. R. THURSH: J. Immunol. **106** (1971), 635
HAŠKOVÁ, V., et al.: Lymphology **8** (1975), 61
SOOTHORNE, R. J., und I.A. MCGREGOR: J. Anat. **89** (1955), 283

Regression

D Langsame Destruktion eines Transplantates mit Verschwinden von Zellen. Erscheinungsform chron. ablaufender Immunreaktion, ↗ Rejektion, chron. (2)

reguläre Antikörper ↗ Antikörper

regulator T cells ↗ suppressor cells

REITER

↗ Pallida-Antigen
↗ Syphilisserologie

REITER-Krankheit

S REITER-Syndrom
D Syndrom, welches durch die Trias Urethritis, Arthritis und Konjunktivitis gekennzeichnet ist, außerdem Balanitis circinata und Hauterscheinungen aufweisen kann.

H 1916 von H. REITER beschriebener Triassymptomenkomplex, der sich als eigenständiges, vermutlich polyätiologisches Syndrom mit wechselnder Symptomatik und Abortivformen herausgestellt hat.

G Beginn mit akuter Diarrhoe (früher als Nachkrankheit der Dysenterie aufgefaßt), akuter eitriger Urethritis, hohem Fieber und Oligoarthritis. Psoriasiforme Haut- und Schleimhautveränderungen sind möglich: papulopustulöse, hyperkeratotisch-squamöse oder exanthematische Hautveränderungen, Episkleritis, Keratitis. Das Allgemeinbefinden ist meist schwer beeinträchtigt, Serositis, Enteritis, Karditis, Pleuritis, Nephritis, Epididymitis, Muskelschwund, Kachexie, Knochenatrophie folgen. Ätiologisch wurden Spirochaeta forans REITER, Mykoplasmen, Bedsonien und Viren angeschuldigt.
Endemische Häufung kommt vor. Ausgeprägte Androtropie mit Bevorzugung des mittleren Lebensalters.
Unspezifische *hyperergische Reaktionsbereitschaft* ähnlich wie bei Morbus BEHÇET, evtl. Allergie gegen Streptokokken (Enterokokken). Familiäre Häufung, Koinzidenz mit ↗ Polyarthritis rheumatica usw.

P Seltener, meist schwer verlaufendes Krankheitsbild mit Rezidivneigung, Verlauf über Monate bis zu zwei Jahren.
Th Kortikosteroide, Immunsuppressiva und Antiphlogistika (kombiniert). (49)

L CSONKA, G.: Brit. J. vener. Dis. **45** (1969), 157
REITER, H.: Dtsch. med. Wschr. **42** (1916), 1535 und **82** (1957), 1336
SCHUERMANN, H., et al.: Med. Klin. **44** (1949), 1269

Rejektion

S Host-versus-graft reaction
Transplantatabstoßung
D Zerstörung eines Transplantates durch Immunreaktionen (↗ Transplantation, ↗ Nierentransplantation).
G Einheilung oder Abstoßung eines Transplantates sind vom Grad der *histogenetischen Differenz* zwischen Spender und Empfänger abhängig (Histokompatibilität). Der immunol. Reaktionsform nach handelt es sich bei der R. um eine Überempfindlichkeit vom verzögerten Typ, obgleich nach Nierentransplantationen auch Ak gefunden wurden (humorale Immunität), MILGROM et al. in HEYMER/RICKEN (Ausnahme: perakute R.). Auch bei sorgfältiger Spender-Empfänger-Auswahl (Spender-Empfänger-match) stimmen die Transplantations-Ag praktisch nie völlig überein. Ausnahme: eineiige Zwillinge, (weitgehende Übereinstimmung bei) Inzuchtlinien.
Bei histogenetischer Differenz zwischen Spender und Empfänger kommt es zur Einwanderung kleiner ↗ Lymphozyten, sog. Transplantatverwerfungszellen, sowie von Granulozyten und Makrophagen mit nachfolgenden Gefäßveränderungen. Die *akute*

Abstoßung ist an eine vorhandene Lymphdrainage sowie an das Freiwerden eines ↗ MIF gebunden, die *chron. Abstoßung* wird dagegen durch die gestörte Blutzirkulation begünstigt (Fibrinausscheidungen in den Transplantatkapillaren als Folge chron. AAR). Bedingt durch den sich erst mit der Transplantateinheilung herausbildenden spezifischen Immunstatus des Empfängers wird ein Ersttransplantat langsamer abgestoßen als ein Zweittransplantat, sofern dies nicht von einem dritten, histogenetisch unterschiedlichen Individuum stammt.

P Nach der *klin. Verlaufsform* unterteilt man die R. in perakute, akute und chron. Bei der perakuten und akuten R. steht die Funktionseinbuße des Transplantates zeitlich vor den morphologisch faßbaren Veränderungen (Bohle: „Der Pathologe kommt mit seinen di Möglichkeiten bereits zu spät"). Die morphologischen Veränderungen des vom Empfänger nicht akzeptierten Transplantates finden sich vorwiegend an der Strombahn.

Perakut verlaufende R.: (am Beispiel eines Nierentransplantates): Meist *innerhalb weniger* min. nach Gefäßeröffnung bis wenige h nach Operation eintretende hyperakut und irreversibel verlaufende Immunantwort. Schwellung und Zyanose des Transplantates, Nekrose der Hauptstückepithelien, Stauung, Leukozyten- und Monozyteninfiltration in die tubulären Kapillaren, Fibrinpräzipitate und Thrombozytenanreicherungen in den Vasa afferentia und Glomerula. Beeinflussung durch Heparin möglich.

Häufiger bei Zweittransplantaten infolge Sensibilisierung durch Ersttransplantat (↗ second set reaction). Die korrespondierende Form bei Abstoßung von Hauttransplantaten wird als ↗ „weiße Abstoßung" bezeichnet.

Akut verlaufende R.:

Reversible Funktionsstörung, wahrscheinlich bedingt durch Ischämie der Rindenabschnitte (Gefäßspasmen) infolge der Immunantwort. Morphologie: In der Intima präglomerulärer Gefäße Schwellung und Vakuolisierung, Ablösung des Endothels von der Basalmembran, Übertritt plasmatischer und zellulärer Bestandteile in die Intima, häufig interstitielles Ödem und Rundzellinfiltrate in der Gefäßadventitia. Eine transplantierte Niere, die 30 d überlebt hat, ist durch akute Abstoßung nur noch geringgradig gefährdet.

Chron. verlaufende R.:

Kontinuierlicher Funktionsverlust des Transplantates, verursacht durch meist *irreversible vaskuläre Veränderungen* am arteriellen Nierengefäßsystem: Schwellung, Ablösung des Endothels von der Basalmembran, Insudation plasmatischer und zellulärer Elemente in die Intima, Obliteration der Gefäßlichtung, „Schaumzellbeete" (offenbar umgewandelte Monozyten des Empfängers) an der Intima-Media-Grenze, proliferierende entzündliche Veränderungen (Fibrinabscheidungen) sind Folge einer stetig ablaufenden „unterschwelligen" Immunantwort (↗ Regression). Weiterhin finden sich Glomerulumveränderungen (Atrophie, Basalmembranverdickung, Mesangiumverbreiterung, Ablagerung von Ig und Komplement). Bei Spätbefunden sind oft immunhistologisch keine Immunprozesse an den Gefäßen mehr nachweisbar (sekundär autonomer progredienter Gefäßprozeß). Zunehmende Interstitiumfibrose und -hyalinose sowie Tubulusatrophie können (wenigstens teilweise) als Folge der obliterierenden Gefäßveränderungen aufgefaßt werden.

Nierentransplantationen stellen offenbar als Folge der sofortigen postoperativen Durchblutung eine gewisse Ausnahme dar, da sie ihren Träger in Abwesenheit lymphatischer Drainage immunisieren können.

P **R.-Symptome** (Niere):

Schwellung des Transplantates, Verlust des Transplantatgeräusches, Blutdruckanstieg, akute Gewichtszunahme, Diureserückgang, Temperaturanstieg.

Da der individuelle Immunstatus bisher experimentell nicht erfaßbar ist, erfolgt die erforderliche Immunsuppression empirisch. (2)

L Balch, C. M., und A. G. Diethelm: J. surg. Res. 12 (1972), 350–377
Bohle, A.: Klin. Wschr. 50 (1972), 636–647
Heymer, A., und D. Ricken (Edd.): Organtransplantation. Schattauer, Stuttgart 1969
Seifert, G. (Ed.): Verhandlungen der Dt. Gesellschaft für Pathologie, Hauptthema: Immunpathologie und Transplantation. VEB Gustav-Fischer-Verlag, Jena 1970

Rekombination

D Durch Verteilung der ↗ Allele nach Kreuzung entstandene Neukombination von Erbanlagen.

G R. erfolgt durch (a) sexuelle Prozesse oder (b) parasexuelle Prozesse. Grundlage für (a) ist die Kernverschmelzung mit nachfolgendem phasenförmigen Ablauf der Mitose. Bei (b) spielt der intrachromosomale Genaustausch durch ↗ crossing over die wesentliche Rolle. (15)

Rekombinationsfrequenz

D Häufigkeit des Austausches von genetischem Material im Chromosom.

G Die R. der in einem Chromosom enthaltenen Gene liegt zwischen 0 und 50. (15)

Rekon

D Nach BENZER (1957) kleinste durch genetische Rekombination austauschbare, aber nicht teilbare Rekombinationseinheit. ↗ Muton. (15)

Replikon

D Abschnitt des DNS-Moleküls, das eine Replikation an seinem einen Ende beginnen und am anderen Ende beenden kann.
G Nach CAIRNS (1966) besitzt ein menschliches Chromosom mindestens 100 R. Beziehung zwischen ↗ Cistron und R. ist noch nicht völlig geklärt. (15)

Repressor

D Vom Regulatorgen (i; R) synthesegesteuertes Protein (GILBERT u. MÜLLER-HILL, 1966), das mit bestimmten Metaboliten des Zellstoffwechsels im Zytoplasma reagiert und eine Vermittlerfunktion zwischen Zytoplasma und ↗ Genom ausübt.
G Der R. kann sich an die DNS des Operators im ↗ Operon anlegen, aber auch mit einem Induktor oder einem Korepressor eine Verbindung eingehen. Durch diese zweiseitige Spezifität des R. werden die Strukturgene aktiviert oder inaktiviert. (15)

Reproduktion

↗ Sterilität, immunologisch bedingt
↗ Sperma-Antigene

Resolvatation

D Wiederlösung eines gefällten Proteins.
P R. besitzt allg. Bedeutung für Eiweißpräparation. Häufig wird mit R. die Fähigkeit des *Uroproteins* beschrieben, nach Ausfällung mit 5%iger Sulfosalizylsäure oder durch stufenweises Erwärmen auf +56 °C und nachfolgendem weiteren Erhitzen wieder in Lösung zu gehen (↗ BENCE-JONES-Protein). Test dient zur Orientierung und muß bei positivem Ausfall durch weitere Untersuchungen (Zonen- und Immunelektrophorese) ergänzt werden. (11)

Reticulomatose cutanee ↗ SÉZARY-Syndrom

Retikulosarkom mit plasmazellulärer Differenzierung (ALBERTINI) ↗ Plasmozytom

Retina ↗ Auge

Retinol-bindendes Protein

Abk. RBP
D Menschliches Serumprotein (Spurenprotein) mit Bindungsfunktion für Retinol (Vitamin A).
H Isolierung und Charakterisierung von RBP durch die Arbeitsgruppe von GOODMAN (1968).
G MG: 21000
Durchschnittliche Serumkonzentration: 5 mg/100 ml
Elektrophoretische Beweglichkeit entspricht den α_2-Globulinen. In Serum liegt RBP zusammen mit dem ↗ Thyroxin-bindenden Präalbumin in Form eines Protein-Protein-Komplexes vor. (4)
L HAUPT, H., und K. HEIDE: Blut 24 (1972), 94

Retransplantation

S retransfer
D Entfernung des Transplantates beim Empfänger und Rückverpflanzung in den Spender. (2)

Revakzination

S Wiederimpfung
↗ Impfung
↗ Impfkalender
↗ booster-Effekt

reverse Transkriptase ↗ Revertase

reversible und irreversible Thrombozytenaggregation ↗ Thrombozytenaggregation

Revertanten

D In vitro-Linien maligne transformierter Zellen, die wieder normale Wachstumskriterien angenommen haben.
G Bei Beurteilung des transformierten Zustandes von in vitro-gezüchteten Tumorzellen oder von in vitro-transformierten Zellen wird von Wachstumskriterien oder anderen morphologischen Kriterien ausgegangen (z. B. Verlust der ↗ Kontaktinhibition). Aus solchen transformierten Zellen können in einigen Fällen durch Zellklonierung (Weiterzüchtung von Einzelzellen) wieder Zellinien erhalten werden, die Normalzellen ähnlich sind (Kontaktinhibition, keine Tumor-Ag) und die teilweise nach Transplantation in syngene Rezipienten nicht zu Tumoren auswachsen. Bei R. aus virus-transformierten Zellen ist oftmals kein genetisches Material des Tumorvirus nachweisbar, ein Hinweis dafür, daß das Virusgenom direkt für die maligne Transformation verantwortlich ist. (13)

Revertase

S RNS-abhängige DNS-Polymerase
Reverse Transkriptase

D Enzym der RNS-Tumorviren, mit dessen Hilfe die RNS dieser Viren in eine komplementäre DNS umgeschrieben werden kann. (13)

L TEMIN, H. M., und D. BALTIMORE: Adv. Virus Res. 17 (1972), 129

Rezeptor

D Bindungsort für Ag oder Ak an Zelloberflächen mit charakteristischer molekularer Struktur und chemorekognitiven Eigenschaften.
Die Anwendung des R.-Begriffes erfolgt in verschiedenen Disziplinen der Naturwissenschaften (Sinnesphysiologie, Pharmakologie, Immunologie usw.) zumeist ohne Berücksichtigung einer differenten Wortbedeutung in anderen Fachgebieten. R. wird häufig für Ag oder deren Bestandteile gebraucht, z. B. „Blutgruppenrezeptor". Hiermit vergleichbar ist die Anwendung des Begriffes in Bakteriologie und Virologie (z. B. Myxovirus-Rezeptor, Phagen-Rezeptor). Bei nicht-zellgebundenen Ag wird besser von ↗ Determinanten, bei nicht-zellgebundenen Ak von Bindungsbereich (↗ combining site) gesprochen.

H Paul EHRLICH adaptierte für seine „Seitenkettentheorie" das „Schlüssel-Schloß-Modell", das Emil FISCHER für die spezifische Wirkung der Enzyme entwickelt hatte. Danach sind R. Seitenketten von Zellproteinen, an die sich u. a. Ag anlagern können. Abgestoßene R. sind nach dieser Theorie Ak (SCHATILOFF, 1908).

G Nach dem üblichen Sprachgebrauch und der gegebenen Definition sind alle Membran-Ag (↗ Struktur-Ag, ↗ Tumor-Ag, ↗ Differenzierungs-Ag) ebenso wie zellständige ↗ Ig-Moleküle als R. anzusehen. Zur Isolierung werden die zur Zellfraktionierung üblichen Methoden eingesetzt, die Reinigung erfolgt mit den Methoden der Proteinchemie bzw. durch Affinitätschromatografie. Chemisch handelt es sich um Glykoproteine, Mukoproteine, Glykolipide, Lipoproteine oder Proteine. Oft finden sich R. für einen bestimmten Ak in mehreren Fraktionen einer Präparation. Makromoleküle können mehrere R. unterschiedlicher Spezifität tragen (z. B. ↗ Glykophorin). Für viele R. ist endständige ↗ Neuraminsäure determinierend. Die Lokalisierung von R. erfolgt mittels ↗ Immunfluoreszenz, ↗ Immunelektronenmikroskopie, ↗ Autoradiografie usw. Die Zahl der Ig-R. auf ↗ B-Lymphozyten wird mit 50000 bis 150000/Zelle angegeben (KARNOWSKY und UNANUE, 1973), die für A-Blutgruppen-R. auf A_1-Erythrozyten mit ca. 1600000 (GREENBURY et al., 1963). Zellmembran-R. sind nicht starr angeordnet, sondern können in bzw. auf der Phospholipid-Doppelschicht „diffundieren". Die Verteilung erfolgt auf der Grundlage eines thermodynamischen Gleichgewichtes, Beeinflussung dieses Gleichgewichtes bewirkt eine Umverteilung der R. („fluid mosaic model", SINGER und NICOLSON, 1972). Nach SUNDQUIST (1972) stellt die Fähigkeit zur Umverteilung eine generelle Eigenschaft tierischer Zellen dar. Umverteilungen (Ausbildung von Flecken und Kappen) erfolgen bei pH- und Temperaturänderungen, bei Protease-Behandlung sowie unter dem Einfluß verschiedener Liganden, insbes. durch ↗ Ig. Bei maligne transformierten Zellen scheinen Umverteilungen bestimmter R. begünstigt zu sein. Die Anordnung der R. steht in Beziehung zur Agglutinabilität von Zellen (NICOLSON, 1972). R. unterliegen dem üblichen Membranstoffwechsel und werden z. T. von den Zellen abgegeben. Das Auftreten bzw. Verschwinden einiger R. zeigte Korrelationen zum Zellzyklus (u. a. THOMAS, 1971). Ig-R. von Lymphozyten können kurz nach Zugabe von Ag nicht mehr nachweisbar sein, innerhalb von Stunden erfolgt eine Neusynthese. R. sind genetisch determiniert. Die ↗ selektiven Theorien der Immunantwort postulieren das Vorkommen von R. mit einer Vielzahl von Spezifitäten a priori.

P Der Reaktion eines Liganden mit seinem R. entspricht die AAR. Zu Fragen der Spezifität, des Reaktionsablaufes usw. siehe dort. Die Möglichkeiten der Effektuierung sind vielfältig: ↗ Agglutination, ↗ Präzipitation, ↗ Zytolyse, ↗ Opsonierung, ↗ Komplementaktivierung, ↗ Endozytose, ↗ „Trigger", Beeinflussung des ↗ cAMP-Adenylzyklase-Systems usw. (21)

L GREENBURY, F. L., et al.: Immunology 6 (1963), 421
KARNOVSKY, M. J., und E. R. UNANUE: Feder. Proc. 32 (1973), 55
NICOLSON, G. L.: Nature New Biol. 239 (1972), 193
SCHATILOFF, P.: Die EHRLICHsche Seitenkettentheorie. G. Fischer-Verlag, Jena 1908
SINGER, S. J., und G. L. NICOLSON: Science 175 (1972), 720
SUNDQUIST, K. G.: Nature New Biol. 239 (1972), 147
THOMAS, D. B.: Nature 233 (1971), 317

Rezessivität

D Fehlende Ausprägung eines genetischen Merkmales infolge Unterdrückung durch dominantes Allel.

G Die Wirkung eines rezessiven Gens ist neben seinem dominanten ↗ Allel nicht erkennbar. Nur im ↗ homozygoten Zustand zeigen rezessive Gene eine phänotypisch erkennbare Wirkung. Gegensatz ↗ Dominanz. (15)

Rezirkulation

D Sich ständig wiederholender Lymphozytenkreislauf zwischen Gewebe (Antigen-Kontakt) — ↗ regionalen Lymphknoten (und anderen ↗ lymphoiden Organen) — Lymphstrom — Blutkreislauf — Gewebe, an dem insbesondere ↗ memory cells und ↗ T-Lymphozyten beteiligt sind.

G Nach Untersuchung mit markierten ↗ Lymphozyten nehmen an R. etwa 80% der im Blut kreisenden Lymphozyten teil, ihre Lebensdauer wird mit mehreren 100 Tagen bis Jahren angenommen, Durch R. wird ein schnell ablaufender Immunzelltransport zwischen Gewebe und lymphoiden Organen ermöglicht (↗ homing effect) und Voraussetzung für anamnestische Reaktionen geschaffen (↗ booster effect).
In eine einfache Zirkulation können hingegen sämtliche Zellen einbezogen sein, die mit dem Lymphstrom die Lymphknoten verlassen (neugebildete Zellen proliferierender Clone, kurzlebige Zellen nach Ag-Kontakt, ↗ lymphocyte trapping). R. betrifft dagegen vorwiegend die langlebigen Zellen (u. a. memory cells), die für eine Ag-Wiedererkennung verantwortlich sind, und die danach eine beschleunigte ↗ Immunantwort auslösen, z. B. ↗ second set reaction, auf zellulärer Ebene oder beschleunigte Ak-Produktion nach erneutem Ag-Kontakt auf humoraler Ebene. (2)

L Kenning, F. J.: Organorama **3** (1966), 9
Stobbe, H.: Hämatologischer Atlas. Akademie-Verlag, Berlin 1970

Rh-Blutgruppen

S Rh-System
Rhesus-System
Rh-Faktoren
Rh-Blood-Groups
Rh-Antigene
Rh-Eigenschaften

D Blutgruppeneigenschaften an menschlichen Erythrozyten.

H Entdeckung 1939/1940 durch Landsteiner und Wiener nach Injektion von Rhesusaffen-Erythrozyten in Meerschweinchen und Kaninchen und dadurch gewonnener Ak. Levine und Stetson (1939) arbeiteten mit Ak aus dem Serum einer Frau nach zweiter Schwangerschaft und Geburt eines mazerierten Feten, der wahrscheinlich Rh-Spezifität (D, Rh_0) besaß. Anti-Rh von Mensch und Tier sind nicht identisch. Anti-Rh vom Kaninchen = Anti-LW zu Ehren von Landsteiner und Wiener auf Vorschlag von Levine. In den folgenden Jahren weitere Rh-Faktoren entdeckt, die wichtigsten: D, C, c, E, e.

G Die *Vererbung* erfolgt autosomal kodominant. Fisher geht davon aus, daß C oder c, D oder d sowie E oder e von jeweils einem Genort gesteuert werden, die drei Genorte sollen eng gekoppelt sein. Nach Wiener soll die Vererbung der Faktoren im Komplex von einem Genort aus erfolgen.
Es existieren mehrere Nomenklaturen (siehe Tabelle) des Rh-Systems. Am häufigsten wird die Nomenklatur von Fisher und Race verwendet, die von einer multiplen ↗ Allelie auf drei Chromosomenloci ausgeht.
Rh-spezifische Substanzen: wahrscheinlich Polypeptide. Das stärkste Ag, zuerst von Landsteiner und Wiener als Rh-Faktor beschrieben, bezeichnen Fisher und Race als D. Menschen mit dieser Eigenschaft sind D-positiv (Rh-positiv), ohne diese Eigenschaften D-negativ (Rh-negativ). Der Begriff Rh-positiv gibt keine Auskunft, ob die betreffende Person homozygot DD oder heterozygot Dd ist.
Die Eigenschaft D setzt sich aus mehreren *Partial-Ag* zusammen: D^A, D^B, D^C, D^D. In 1—2% ist bei Rh-positiven dieses Mosaik der Eigenschaft D unvollständig. Diese D-Typen werden als ↗ D^u bezeichnet; D^u-Erythrozyten werden schwächer durch Anti-D-Seren agglutiniert als normale D-Blute.
Rh-Eigenschaften, z. B. C, C^w, c, D, E, e, werden unter Verwendung menschlicher Antiseren im Agglutinationstest (Supplement-Test) nachgewiesen. Ca. 20—40000 „Rh-Plätze" auf der Erythrozytenoberfläche, bereits ab 3. Lebensmonat nachweisbar, Merkmal d ist hypothetisch.

Rh-Phänotypen und Genotypen

Reaktion mit:

Anti-D;	−C;	−E;	−c;	−e;	Häufigkeit	Vermutl. Genotyp		%	2. Möglichkeit		%
+	+	−	+	+	34,890	DCe/dce	R_1r	32,7	DCe/Dce	R_1R_0	2,2
+	+	−	−	+	18,508	DCe/DCe	R_1R_1	17,7	DCe/dCe	R_1r'	0,8
+	+	+	+	+	13,417	DCe/DcE	R_1R_2	12,0	DCe/dcE	R_1r''	1,0
								oder	DcE/dCe	R_2r'	0,3
+	−	+	+	+	11,751	DcE/dce	R_2r	11,0	DcE/Dce	R_2R_0	0,7
+	−	+	+	−	2,326	DcE/DcE	R_2R_2	2,0	DcE/dcE	R_2r''	0,3
+	−	−	+	+	2,061	Dce/dce	R_0r	2,0	Dce/Dce	R_0R_0	0,1
−	−	−	+	+	15,102	cde/cde	rr	15,0	—		—
−	+	−	+	+	0,764	dCe/dce	r'r	0,8	—		—
−	−	+	+	+	0,924	dcE/dce	r''r	0,9	—		—

Die relativ seltenen direkt agglutinierenden Anti-D-Seren (NaCl-Test) enthalten reichlich IgM (19 S) Ak. Sie werden traditionell als komplett bezeichnet. Die 7 S (IgG + IgA) Ak reagieren „inkomplett“.
(Merkmalverteilung siehe Tabelle.)

P Personen mit den Faktoren C, C^w, E und D^u allein gelten wegen der Immunisierungsgefahr und der Gefahr der Transfusionsreaktionen bei evtl. vorhandenen Ak des Empfängers als *Rh-positiv. Rh-Ak-Bildung* ist nach Immunisierung durch Schwangerschaft, Transfusion Rh-unverträglichen Blutes oder artifizieller ↗ Immunisierung möglich. Die Übertragung unverträglichen Blutes bei Rh-Ak kann zu schweren lebensbedrohlichen Transfusionsreaktionen führen. Rh-Ak bei Rh-negativen Frauen sind verantwortlich für eine große Anzahl aller Mhn-Fälle.
Auto-Ak der Klasse IgG stellen in der Regel Gemische gegen Rh-Faktoren dar.
Weitere Bedeutung: Abstammungsbegutachtung in der forensischen Medizin. (26)

L BOORMAN, K. E., und B. E. DODD: Blutgruppenserologie. VEB Gustav-Fischer-Verlag, Jena 1964
PROKOP, O., et al.: Lehrbuch der menschlichen Blut- und Serumgruppen. VEB Georg-Thieme-Verlag, Leipzig 1966
RACE, R. R., und R. SANGER: Blood Groups in Man. 5th Ed. Blackwell Scientific Publications, Oxford – Edinburgh 1968

Rh-System (Nomenklatur)

Antigene			Korrespondierende Antikörper	
ROSENFIELD	WIENER	FISHER-RACE	ROSENFIELD	FISHER-RACE
Rh 1	Rh_0	D	Anti-Rh 1	Anti-D
Rh 2	rh′	C	Anti-Rh 2	Anti-C
Rh 3	rh″	E	Anti-Rh 3	Anti-E
Rh 4	hr′	c	Anti-Rh 4	Anti-c
Rh 5	hr″	e	Anti-Rh 5	Anti-e
Rh 6	hr	ce(f)	Anti-Rh 6	Anti-f
Rh 7	rh_1	Ce	Anti-Rh 7	Anti-Ce
Rh 8	rh^w	C^w	Anti-Rh 8	Anti-C^w
Rh 10	hr^v	V(ce^s)	Anti-Rh 10	Anti-V
Rh 12	rh^G	G	Anti-Rh 12	Anti-G
Rh 19	hr^s	–	Anti-Rh 19	Anti-hr^s
Rh 20	–	VS	Anti-Rh 20	Anti-VS

Rh-Defekt

S -D-/-D-
Rh-Deletion

D Fehlen bestimmter Blutgruppenantigene des Rh-Systems an menschlichen Erythrozyten.

H 1950 wurde von RACE, SANGER und SELWYN ein Blut beschrieben, dessen Erythrozyten nur mit Anti-D, aber nicht mit Anti-C, Anti-c, Anti-E und Anti-e reagierten. Seit dieser Zeit noch weitere Fälle, auch DCe/-D- bekannt.

P In Kochsalz suspendierte -D- Erythrozyten werden durch inkomplettes Anti-D agglutiniert. Bei -D-/-D- Personen kann durch Schwangerschaft oder Transfusion die Bildung von Anti-C, -E, -c, -e ausgelöst werden. Verträgliches Blut wäre dann nur noch -D-/-D- oder ↗Rh_{null} (---/---). Diese Blute haben praktische Bedeutung bei der Diagnostik von Rh-Autoantikörpergemischen. (26)

L RACE, R. R., and R. SANGER: Blood Groups in Man Blackwell Scientific Publications, Oxford and Edinburgh 1968

Rhesus ↗ Rh ...

Rheumafaktoren

S rheumatoid arthritis serum factor
Anti-Gammaglobulin-Ak

D Auto-Ak gegen Immunglobulin. Ihre Spezifitäten sind gegen menschliches und tierisches Gammaglobulin gerichtet.

H Mit den Seren von Pat. mit rheumatoider Arthritis wurden die ↗ Gm-Typen ermittelt. Mit inkompletten Rh-Ak (Anti-D) beladene Erythrozyten wurden entweder agglutiniert oder die Reaktion blieb aus. Die entsprechenden R. besitzen die Eigenschaft eines Gm-Ak (Rheumatiker-Anti-Gm-Serum, rheumatoid agglutinator serum „RAGGS“ nach BROCTEUR).

G Es gibt zahlreiche R., die sich hinsichtlich ihrer Ig-Klasse (meist IgM, seltener IgG oder IgA), ihres Bindungsortes an das Immunglobulinmolekül (Fc-Stück, nach Pepsineinwirkung auch Fab-Fragment, bisweilen auch L-Ketten) und ihres Vorkommens bei menschlichen Erkrankungen (hauptsächlich bei rheumatoider Arthritis) unterscheiden lassen. Für die Entstehung der R. ist wahrscheinlich ein denaturiertes Immunglobulin Voraussetzung. Ob dieses a priori in aberranter Form gebildet wird (z. B. unter dem Einfluß verschiedener Mikroorganismen auf ein genetisch defektes Immunsystem?) oder ob es sich um eine Ak-Bildung gegen ↗ Immunkomplexe handelt, läßt sich bisher nicht beantworten.

P Im Serum der Pat. treten die R. als 22 S-Komplex auf, der aus 19 S-IgM-Rheumafaktor + 7 S-IgG besteht. Bei der sog. seronegativen rheumatoiden Arthritis kann der Komplex aus 7 S-Rheumafaktor + 7 S-IgG bestehen (10–15 S-Komplex). Der *serol. Nachweis* von R. kann durch Steigerung ihrer Bindung an Ig mittels Hitzedenaturierung (bei ↗ Latextesten), mittels IK-Bildung (bei ↗ Hämagglutinationsreaktion) verbessert werden. Dementsprechend kann man
1. *Partikel-Agglutinations-Reaktionen,* bei denen genormte Partikel als Träger für (meist menschliches) Ig benutzt werden, von

2. *indirekten Hämagglutinationsreaktionen*, die in der Regel Kaninchen-Ig als Ag benutzen,
unterscheiden.
Zu 1. zählen ↗ Latex-Agglutinations-Reaktion, Acrylamidpartikel-Agglutinations-Reaktion nach WINBLAD, ↗ Proteusbakterien-Agglutination nach OTTO, ↗ L-Agglutination.
Zu 2. zählen ↗ WAALER-ROSE-Test, ↗ SVARTZ-SCHLOSSMANN-Reaktion, ↗ SEA-Test nach HELLER, ↗ PODLIACHOUK-HARBOE-Test, ↗ Kälteglobulintest nach SVARTZ-SCHLOSSMANN, ↗ F II-Test.
Der Nachweis von R. gelingt bei *rheumatoider Arthritis* mit den Partikel-Agglutinations-Reaktionen in etwa 70–80%, mit den Hämagglutinationsreaktionen in etwa 60%. Erhöhte Titer treten frühestens nach 6–8 Wochen, in der Regel einige Monate nach den ersten klin. Erscheinungen auf, halten sich dann aber, unabhängig von der Th über Jahre. Beziehungen zwischen Aktivität des Krankheitsprozesses und dem Titer der R. bestehen nicht. Männer zeigen häufiger positive Befunde als Frauen, desgleichen Pat. mit s.c. Knötchen gegenüber solchen ohne diese. (10)

L KÖHLER, W.: Die Serologie des Rheumatismus und der Streptokokkeninfektionen. 3. Aufl. Verlag J. A. Barth, Leipzig 1963
MÜLLER, W.: Die Serologie der chronischen Polyarthritis. Springer-Verlag, Berlin – Göttingen – Heidelberg 1962
STEFFEN, C.: Allgemeine und experimentelle Immunologie und Immunpathologie. Verlag G. Thieme, Stuttgart 1968

„Rheumareaktion“ ↗ Anti-Streptolysin-Reaktion

Rheumaserologie

S Serologischer Rheumastatus
D Zusammenfassung serol. Reaktionen zur Unterstützung der Di des rheumatischen Fiebers sowie anderer Streptococcus pyogenes-Infektionen und der rheumatoiden Arthritis (= progressiv-chronische Polyarthritis).
G Die Begriffe R. und Rheumastatus werden nur beibehalten, da sie sich in der *klin. Routine* eingebürgert haben. Sämtliche Reaktionen sind ↗ AAR.
P Zu den Reaktionen der R. gehören in der Reihenfolge ihrer praktischen Bedeutung:

1. ↗ Anti-Streptolysin-Reaktion,
2. ↗ Anti-Desoxyribonuklease-B-Reaktion,
3. ↗ Anti-Hyaluronidase-Reaktion,
4. ↗ Anti-Nikotinsäureamid-adenindinukleotidase-Reaktion,
5. ↗ Anti-Proteinase-Reaktion.

Für die Di der Rheumatoid-Arthritis werden serol. Reaktionen zum Nachweis der ↗ Rheumafaktoren (IgM-Ak gegen Gammaglobuline) eingesetzt. Dazu werden vorwiegend Erythrozyten oder inerte Partikel (Latex, Acrylamid) mit humanem oder tierischem IgG beladen, die in Gegenwart der Rheumafaktoren agglutiniert werden (Hämagglutinations- bzw. Partikelagglutinations-Reaktionen). Die ↗ L-Agglutination von Streptokokken wird nicht mehr benutzt. (10)

Rheumatisches Fieber

S Akuter Gelenkrheumatismus
Akute Polyarthritis
Polyarthritis rheumatica acuta
BOUILLAUD-Erkrankung
D Folgeerscheinung wiederholter Infektionen durch A-Streptokokken (*Streptococcus pyogenes*); Allgemeinerkrankung mit vorwiegender Auswirkung am Herzen (Myo-, Endokarditis, Klappenfehler) und (früher) an den mittleren und großen Gelenken. Ohne Penizillindauerprophylaxe Rezidive, mit deren Anzahl die Lebenserwartung sinkt.
G Die Pathogenese des r. F. ist nicht in allen Einzelheiten aufgeklärt. Als Voraussetzung gelten *mehrfache Infektionen mit Streptococcus pyogenes*. Aus diesem Grund erkranken Kinder unter 6 Jahren sehr selten, ältere Kinder und Jugendliche wesentlich häufiger. Die Zahl der Erkrankungen befindet sich in den hochindustrialisierten Ländern im Rückgang, nimmt dagegen in Entwicklungsländern, bes. mit subtropischem Klima, stark zu (Folgen der Urbanisierung?). Es gibt keinen „rheumatogenen“ Streptokokkentyp; ebenfalls kein Streptokokken-Ag, das für den Krankheitsprozeß allein verantwortlich gemacht werden kann. Sämtliche (etwa 70) Serotypen des *Streptococcus pyogenes* können r. F. auslösen. Die *Reaktionslage des infizierten Organismus* hat eine große, noch nicht vollständig geklärte Bedeutung bei der Entstehung des r. F. Vermutete Beziehungen zu Blutgruppen haben sich nicht bestätigt. Direkte toxische Streptokokken-Schädigungen (↗ Streptolysin, ↗ Nikotinsäureamid-adenindinukleotidase, C-Polysaccharid u. a.) können über eine Zerstörung von (Herzmuskel)zellen zur ↗ Auto-Ak-Bildung führen. KAPLAN und MEYESERIAN lieferten mit der Entdeckung der ↗ kreuzreagierenden Ag bei A-Streptokokken einen wesentlichen Beitrag zur Pathogenese. Nach ihren Untersuchungen und denen anderer Autoren (ZABRISKIE und FREIMER; WAGNER, SCHNABEL und KÖHLER; DANILOVA u. a.) gibt es *kreuzreaktive Ag* zwischen der zytoplasmatischen Membran der Streptokokken

und dem Sarkolemm, der subsarkolemmalen Zone der Herzmuskelzelle, den Glanzstreifen der Herzmuskelzelle, der glatten Muskulatur der Gefäßwände sowie der Polysaccharidfraktion der Streptokokkenzelle und einer Glykoproteinfraktion der Herzklappen und der Aorta. Sie besitzen immunchemisch identische oder weitgehend ähn liche Strukturen und induzieren die Bildung ↗ kreuzreaktiver Ak. Die auf dieser Basis entstehenden Krankheiten kann man als „*Erkrankungen mit Autoimmuncharakter*" bezeichnen und von den ↗ Autoimmunerkrankungen, die auf Auto-Ak-Bildung gegen körpereigene Ag zurückzuführen sind, abgrenzen.

P Im Rahmen eines r. F. entstehen sehr verschiedene Ak, die mit zahlreichen di Methoden (↗ Rheumaserologie) nachgewiesen werden können. Durch Kombination wenigstens zweier Methoden läßt sich der Anteil positiver Reaktionen auf über 90% steigern. Der Titeranstieg erfolgt 1—4 Wochen nach der vorangegangenen Streptokokken-Erkrankung und bleibt über (2—6) Monate bestehen. *Krankheitsschwere und Titerhöhe korrelieren nicht. Für die Bewertung der Ergebnisse der Seroreaktionen* ist vor allem der *Titerverlauf wichtig.* Es sollten grundsätzlich wenigstens 2 Serumproben (Abstand 10—14 d) untersucht werden (↗ Anti-Streptolysin-Reaktion). In letzter Zeit wird auch dem Nachweis kreuzreaktiver Ak eine di Bedeutung beigemessen (ZABRISKIE). Sie sollen bei etwa 80% aller Streptokokkeninfektionen nachzuweisen sein und (1—5) Jahre nach der akuten Phase allmählich verschwinden. Vor Ausbruch eines Rezidivs werden sie erneut beobachtet.

Die bei sämtlichen Pat. nach Herzoperationen nachweisbaren Organ-Ak lassen sich durch Streptokokken nicht adsorbieren und sind Auto-Ak gegen Herzgewebe. (10)

L KÖHLER, W.: Die Serologie des Rheumatismus und der Streptokokkeninfektionen. 3. Aufl. Verlag J. A. Barth, Leipzig 1963

UHR, J. (Edit.): The Streptococcus, Rheumatic Fever and Glomerulonephritis. Williams & Wilkins, Baltimore 1964

ZABRISKIE, J.: Mimetic relationships between group A streptococci and mammalian tissues. Advances in Immunology (Edd. F. J. DIXON and H. G. KUNKEL), Vol. 7 (1967), 147

Rh-Immunprophylaxe ↗ Anti-D-Immunprophylaxe

Rh-Inkompatibilität

Rhesus-Inkompatibilität
Rh-Unverträglichkeit

D Unverträglichkeit eines oder mehrerer Antigene des ↗ Rh-Blutgruppensystems zwischen zwei Individuen.

H ↗ Morbus haemolyticus

G Da Ak gegen Ag des Rh-Systems natürlicherweise niemals im Serum vorhanden sind, bringt eine erstmalige Transfusion unverträglichen Rh-Blutes lediglich eine Immunisierung mit Ak-Bildung ohne Immunreaktion in Gang. Zu einer ↗ Transfusionsreaktion kommt es erst beim wiederholten Rh-Ag-Kontakt.

Eine Rh-I. zwischen einer Rh-negativen (d)-*Schwangeren* und ihrem Rh-positiven (D)-Feten kann Ursache eines ↗ Morbus haemolyticus sein (fast stets D bedingt, extrem selten andere Rh-Ag). Die Erstimmunisierung erfolgt durch Einstrom fetaler Erythrozyten unter der Geburt des 1. Rh-positiven (D)-Kindes. Mütterliche Immunisierung mit Ak-Bildung vollzieht sich allmählich nach der Geburt des Kindes. Das 2. Rh-positive (D)-Kind führt bereits während der Schwangerschaft durch diaplazentaren Erythrozytenübertritt zu einem ↗ booster-Effekt. Die Schädigung der kindlichen Erythrozyten kommt durch die mütterlichen Ak zustande (IgG), die diaplazentar auf das Kind übergehen (↗ Plazentapassage).

P Nicht jede Blutgruppenkonstellation Mutter d/Kind D führt zu einer mütterlichen Ak-Bildung; nicht jede mütterliche Ak-Bildung führt zu einem ↗ Morbus haemolyticus. Für diese Beobachtungen gibt es folgende Erklärungen:

1. Obwohl *D im Rh-System* größte antigene Wirkung besitzt, ist es ein *schwaches* ↗ *Immunogen*, das nicht in jedem Fall eine Ak-Bildung bei Rh-negativen (d)-Individuen auslöst.

2. Inkompatibilität zwischen Mutter und Kind im ↗ AB0-System gewährt einen weitgehenden Schutz gegen die Rh-Immunisierung der Rh-negativen (d)-Mutter, weil fremde kindliche Erythrozyten (z. B. A) durch mütterliche Isoagglutinine (z. B. Anti-A) eliminiert werden (sog. *AB0-Rh-Antagonismus*) (siehe Abbildung S. 398).

3. Rh-negative (d)-Mütter sollen durch materno-fetale Mikrotransfusion von Rh-positivem (D)-Blut in ihrer eigenen Fetalperiode gegen D *immuntolerant* werden können, obwohl auch eine Sensibilisierung möglich sein soll. Darüber hinaus sind nur etwa 50% der Rhesus-positiven Väter in bezug auf ihr Merkmal D homozygot (D/D). Bei *Heterozygotie* (D/d) ist die Hälfte der Kinder Rhesus-negativ, die ihre Mütter nicht immunisieren.

Die klinisch manifeste Rh-I. zeigt gegenüber einer ↗ AB0-Inkompatibilität folgende Charakteristika:

1. Schwere Schädigung bereits intrauterin möglich (M.h.f., Hydrops).
2. M.h.n. auch bei Frühgeborenen möglich.

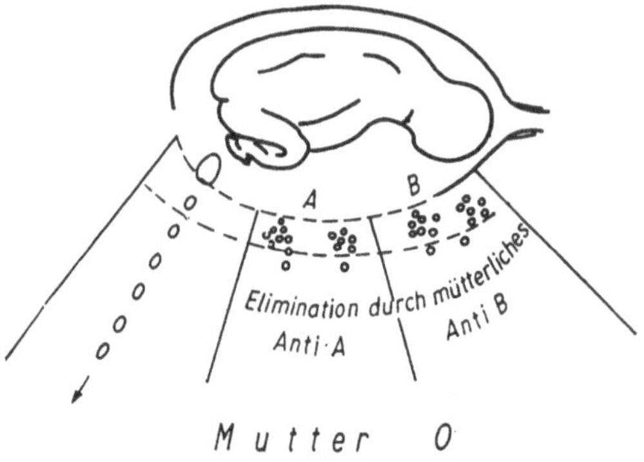

ABO-Rh-Antagonismus

3. Äußerst selten bei Erstgeborenen, wenn bei der Mutter keine Rh-Immunisierung vorausgegangen ist.
4. Zunahme des Schweregrades bei nachfolgenden Rhesus-positiven Kindern.

Serol. Diagnostik: 12. bis 16. und 21. bis 28. Schwangerschaftswoche Blutgruppenbestimmung der Schwangeren, zweimalige Untersuchung auf irreguläre Ak (im positiven Fall öfter). Nach der Geburt des Kindes: Nachweis der Erythrozyten-gebundenen Ak beim Kind mittels direktem ↗ COOMBS-Test; Nachweis der freien Ak im mütterlichen Serum mittels indirektem ↗ COOMBS-Test.
Th: Bei Verdacht auf schwere intrauterine Schädigung (M. h. f.) ↗ intrauterine Transfusion. Bei M. h. n. ↗ **Austauschtransfusion.**
Prophylaxe: ↗ Anti-D-Immunprophylaxe. (9 + 19)

L HERLYN, U., et al.: Geburtsh. u. Frauenheilk. **25** (1965), 248
v. MURALT, G.: Geburtsh. u. Frauenheilk. **32** (1972), 81
WILKEN, H., J. ROEWER, H. EGGERS: Morbus haemolyticus beim Fetus und Neugeborenen. Verl. Joh. Ambr. Barth, Leipzig 1971

Rh_{null}

S (---/---)
D Hypothetisches Blutgruppen-Ag des Rh-Systems an menschlichen Erythrozyten.
H 1961 beschrieben von VOS, VOS, KIRK und SANGER. Bezeichnung Rh_{null} von CEPPELLINI vorgeschlagen.
G Erythrozyten reagieren nicht mit Antiseren des Rh-Systems (auch nicht mit Anti-LW). Familienuntersuchungen zeigten jedoch, daß die Betreffenden Rh-Gene besaßen und weitervererben konnten, obwohl die Ausbildung der Rh-Ag auf den Erythrozyten unterblieb. *Defekte der Erythrozytenmembran* werden als Ursache diskutiert.
P Transfusionen und Schwangerschaften können bei Rh_{null}-Trägern Ak-Bildung hervorrufen. Die Bereitstellung verträglichen Transfusionsblutes ist problematisch. Diese Blute haben praktische Bedeutung bei der Di von Auto-Ak-Gemischen mit Rh-Spezifität. Gelegentlich haben Rh_{null}-Träger wegen des Membrandefektes hämolytische Anämie (↗ *Rh_{null}-disease*). Der Membrandeffekt kann sich auch in einer Abschwächung von S/s im MNS-System äußern. (26)

L RACE, R. R., und R. SANGER: Blood Groups in Man. Blackwell Scientific Publications, Oxford – Edinburgh 1968

Rh_{null}-disease

D Anämie, bedingt durch das Fehlen jeder Rh-Eigenschaft auf den Erythrozyten (---/---).
G Rh-Substanz ist ein Lipoprotein. Fehlt jede Rh-Eigenschaft auf den Erythrozyten (↗ Rh_{null}), so finden sich beim Merkmalsträger Erythrozytenmembrandefekte, die sich in einer mäßig starken hämolytischen Anämie äußern. (26)

ρ_1-Protein ↗ Präalbumin

Ri^a (Ridley) ↗ MNSs-Blutgruppen, Varianten

Ribonukleinsäure

Abk. RNS (engl. RNA)
D Aus Mononukleotiden (AMP, UMP, GMP, CMP sowie einigen „seltenen“ Basen) aufgebautes Makromolekül.
In allen Zellen wirkt RNS bei der Proteinsynthese mit. Dabei dient sie entweder als Übermittler der genetischen Information von der ↗ DNS des Zellkerns in das Zytoplasma (m-RNS, messenger-RNS), oder sie ist als transfer-RNS (t-RNS) für die Peptidsynthese bei der Translation beteiligt. Die Translation erfolgt am ↗ Ribosom, das aus ribosomaler RNS (r-RNS) und Protein besteht. Diese drei RNS-Typen unterscheiden sich in ihrer Nukleotidsequenz und in ihrer Tertiärstruktur (↗ Virus). (15)

Ribosomen

D Subzelluläre Partikel im Zytoplasma, an denen die Proteinsynthese abläuft.

G Sie bestehen etwa zu gleichen Teilen aus Protein und RNS (ribosomale RNS; rRNS). In ihrer aktiven Form (70 S bei Bakt.-R.) setzen sie sich aus zwei Untereinheiten von je 30 S und 50 S zusammen. Ihr Durchmesser beträgt 20—30 nm. R. haben als Vorstufen ↗ Eosomen und ↗ Neosomen. Im Verlauf der Proteinsynthese werden mehrere R. durch die mRNS zu einem ↗ Polysom verbunden. (15)

Rickettsien

↗ Fleckfieber-Impfung
↗ WEIL-FELIX-Reaktion

Rizin ↗ Toxin

Rm ↗ Antigen, privates

RNS-abhängige DNS-Polymerase ↗ Revertase

RNS-Tumorviren

S onkogene RNS-haltige Viren
Oncornaviren (Abk. für oncogenic RNA viruses)

D RNS-Viren, die bei einigen Spezies unter bestimmten Bedingungen tumorerzeugend wirken können.

G RNS-Tumorviren induzieren Tumoren in den natürlichen Wirten (bes. Leukämien, Sarkome und Mammatumoren). Da die transformierten Zellen in vielen Fällen infektiöses Virus durch Abschnüren von der Zellmembran produzieren, enthalten sie auch die Ag des Virus: typenspezifische Virushüll-Ag und gruppenspezifische Ag (Abk. gs-Ag).
Gruppenspezifische (gs) Ag-Determinanten sind auf den viralen Strukturproteinen lokalisiert. Sie werden in spezies-spezifische und interspezies-spezifische gs-Ag eingeteilt. *Spezies-spezifische* gs-Ag sind für die ↗ Typ C-Viren (Leukämie- und Sarkom-Viren) einer Spezies charakteristisch, z. B. sind speziesspezifische gs-Ag (auch als gs-l Ag bezeichnet) der Maus-, Ratte-, Hamster- oder Katze-Typ C-Viren bekannt. *Interspeziesspezifische* gs-Ag kommen in Typ C-Viren mehrerer Spezies vor. So enthalten die Typ C-Viren der Säuger wenigstens ein gemeinsames interspezies-spezifisches gs-Ag, das gs-3 Ag, das bisher in den Viren von Maus, Ratte, Hamster, Katze, Wollaffe und Gibbon gefunden wurde.
Die transformierten Zellen besitzen weiterhin ↗ virusinduzierte neue zelluläre Ag, die nicht als strukturelle Bestandteile ins Virus eingebaut werden.
RNS-Tumorviren besitzen eine ↗ **Revertase**, mit deren Hilfe die 70 s RNS des Virus in eine komplementäre DNS transkribiert wird. Der Einbau der DNS-Kopie ins Zellgenom wird in ursächlichem Zusammenhang mit der malignen Transformation gesehen. Auf Grund morphologischer Merkmale werden als wichtigste Gruppen der RNS-Tumorviren ↗ Typ C- und ↗ Typ B-Viren unterschieden, wobei erstere Leukämien und Sarkome, letztere Mammatumoren hervorrufen.

P *Zu den RNS-Tumorviren zählen* die Leukämie- und Sarkomviren von Huhn, Maus, Katze, Ratte, Hamster und einigen Primaten sowie das Mammatumorvirus der Maus. Neuere Befunde sprechen für das Vorhandensein ähnlicher Viren beim Menschen. (13)

L LILLY, F., und R. STEEVES: Biochem. Biophys. Acta 355 (1974), 105
TEMIN, H. M.: Adv. Cancer Res. 19 (1974), 47

Robin ↗ Toxin

rocket-electrophoresis (engl.)

„Raketenelektrophorese", Präzipitationselektrophorese
↗ Elektrophorese im antikörperhaltigen Gel

Röteln-Immunserum

S R.-Antiserum
R.-Ak
R.-Ig
R.-Hyperimmunglobulin

D Serum mit Antikörpern gegen Rötelnvirus.

G Ausgangsmaterial: Hochtitrige Humanimmunseren. Herstellung von IgG-angereicherten Präparaten.

P Praktische Anwendung fast ausschließlich zum Schutz der Frucht in der (rötelngefährdeten) Frühschwangerschaft bei dringendem Kinderwunsch.
Vorbedingungen: 1. unverzügliche Applikation (bis zum 7. Tag) nach Exposition; 2. ausreichende Dosis (0,5 ml/kg Körpergewicht); *vor* Applikation und 10—14 Tage danach Blutentnahme zur Ak-Bestimmung. (19)

L WHO: Prevention of rubella, Genf, 1973

Rötelnvirus-Impfstoff

S Rötelnvirus-Vakzine
Rubeola-Vakzine
Rubella-Vakzine

D Vermehrungsfähige, abgeschwächte (attenuierte) oder inaktivierte Rötelnviren.

H 1938 Virusnatur der Rötelninfektion erkannt (HIRO und TASAKA). 1941 Erstbeschreibung der Rötelnembryopathie (GREGG). 1962 Isolierung des Rötelnvirus. Seitdem Bemühungen um geeigneten Impfstoff.

G Alle Versuche, einen genügend ↗ immunogenen und wenig ↗ reaktogenen Inaktivimpfstoff zu produzieren, sind bisher weniger erfolgreich gewesen als beim „Lebendimpfstoff".

Ausgangsmaterial für die „Lebendimpfstoffe" sind in der Regel drei Impfstämme.

1. Der *Stamm HPV* (abk. für high passage virus) 77, der über 77 Passagen auf Nierenzellen von afrikanischen Grünen Affen gelaufen ist. Bereits auf dieser Stufe erwies er sich in Labortests und klinischen Untersuchungen als attenuiert. Er existiert auch nach Adaptation auf Entenembryonen (Duck Embryo) über 5 Passagen: HPV 77/DE 5.

2. Der *Cendehill-Stamm* wurde ursprünglich aus Nierenzellen afrikanischer Grüner Affen isoliert, nach 3 Passagen auf Kaninchennieren übertragen und über 50 Passagen geführt. Auf dieser Stufe erwies er sich als attenuiert und nicht infektiös, jedoch auch nicht immunogen gegenüber Affen, Kaninchen, Meerschweinchen, Mäusen, Frettchen u. ä.; jedoch war bei Menschen Ak-Bildung zu beobachten, somit als Impfstamm geeignet.

3. Der *Stamm RA 27/3* (Abk. für rubella abortion 27th fetus, 3. Passage) wurde von einem menschlichen Feten isoliert und auf Diploidzellen (WI-38) (Abk. für Wistar-Stamm) gezüchtet. Nach 25 Passagen war das Virus attenuiert. Wie bei allen ↗ Impfstoffen kommt der exakten Einhaltung der ↗ Impfstoffprüfung große Bedeutung zu.

P Jede primäre Rötelninfektion während der (Früh)schwangerschaft (Häufigkeit in Epidemiezeiten 1—4‰ und in Nicht-Epidemiezeiten unter 1‰) gefährdet in hohem Maße die Frucht (Embryopathierate 10—15%). Aus diesem Grund wird die Rötelnimpfung entweder im frühen Kindesalter (USA) oder nur bei rötelngefährdeten (seronegativen) Mädchen vor der Geschlechtsreife (Westeuropa) empfohlen. (19)

L WHO-Report „Prevention of Rubella" 1973

Rosacea ↗ Tuberkulid

Rosetten-Phänomen

D Rosetten im engeren Sinne sind mikroskopische Strukturen, die in vitro durch Anlagerung (Adhärenz) von Erythrozyten an die Oberfläche immunkompetenter Zellen entstehen. Im weiteren Sinn wird von Rosetten gesprochen, wenn sich Antigene genügender Größe um einzelne Zellen lagern.

G Nach MERCIER (1974) können folgende Rosetten unterschieden werden (im Text benutzte Abkürzungen: E = Erythrozyt, SE = Schaferythrozyt, R = Rosette, RFZ = Rosetten formende Zelle):

1. Nicht-antigenspezifische Rosetten

a) *Makrophagen-R* (nicht zytophil)
Menschliche Makrophagen und Monozyten bilden über Membranrezeptoren mit IgG-beladenen-Erythrozyten Rosetten.

b) *Komplement-R*
Nach Bildung eines Komplement-Antikörper-SE-Komplexes R-Bildung durch Verbindung mit Komplement-Rezeptoren. Die RFZ sind hierbei ↗ B-Lymphozyten.

2. Antigenspezifische Rosetten

R-Bildung durch direkte zelluläre Immun-Vorgänge auf der Basis aktiver Syntheseprozesse der RFZ; beinhaltet die Produktion spezifischer Antikörper, die später sezerniert werden, oder spezifischer „antigen recognition units" als Teile der Membran.

a) R-Bildung durch *animale lymphoide Zellen*

Spontane R.: Bildung erfolgt unabhängig von einer Immunisierung; wurde lange Zeit als technischer „background" betrachtet; Formation erfolgt über „recognition units" an der Oberfläche antigen-reaktiver Zellen; an der Bildung scheinen T- und B-Lymphozyten beteiligt zu sein. Eine Unterscheidung gelingt auf Grund der unterschiedlichen Sensibilität gegenüber ↗ Azathioprin: die T-Rosette zeigt eine größere Empfindlichkeit als die B-Rosette.

Immun-R.: Ihre Bildung wird nach Immunisierung der Versuchstiere beobachtet; als RFZ dienen die Antikörper-bildenden Zellen; von praktischer Bedeutung ist die Tatsache, daß die Zahl der Rosetten bereits zu einem Zeitpunkt ansteigt, wenn humorale Antikörper noch nicht nachweisbar sind.

b) R-Bildung durch *menschliche lymphoide Zellen*

Die R-Tests beim Menschen (hauptsächlich bei rheumatoider Arthritis, Thyreoiditis und Allergie angewendet) differieren von den experimentell durchgeführten auf Grund nicht exakt definierbarer Immunisierungen, möglicher Therapiemaßnahmen u. ä. Eine Unterscheidung zwischen spontanen R., immunen R. und auch nicht-antigen-spezifischen R. ist schwierig.

Direkte R.: Die E-Membran selbst repräsentiert das Antigen; sie entspricht der eigentlichen R.

„Schaf-R.": Inkubation peripherer Blutlymphozyten mit SE; die Vergleichbarkeit verschiedener Testergebnisse wird durch eine Vielzahl den Test beeinflussender Parameter (Abbildung a) erschwert.

„Rhesus-R.": gebildet durch D-Erythrozyten Rh-isoimmunisierter Schwangerer.

Passive R.: Die zur Sichtbarmachung der

Reaktion verwendeten E werden vor der Reaktion mit dem Antigen sensibilisiert.
„Rheumatoid-R.": Adhärenz zwischen Lymphozyten arthritischer Patienten und sensibilisierten (mit Kaninchen-Ig) menschlichen E.
„Thyreoglobulin-R.": Verwendung von SE, sensibilisiert mit Thyreoglobulin; spezifische R-Bildung bei 95% der Patienten mit Autoimmunthyreoiditis.
„Allergie-R.": Verwendung von SE, sensibilisiert mit Tuberkulin, Antibiotika u. a.; schwierig zu erhalten.

Reaktionsschritte bei der SE-R-Bildung (nach MERCIER)

Lymphozytenisolierung.
Mischung von Lymphozyten und SE (Reaktion):
Die Reaktion kann sofort, spät (nach Präinkubation der Lymphozyten) und verzögert (Kultivierung der Zellen vor dem Test) erfolgen.
Zellkontakt (Test):
Rasch (durch Zentrifugation des Gemisches, 200xG, 5 min).

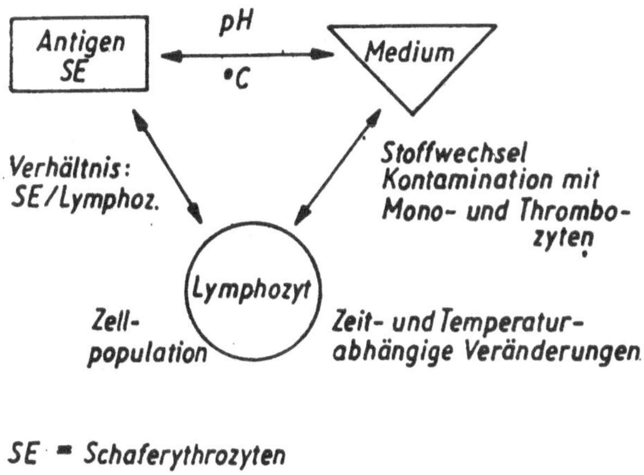

Die Bildung von Schaferythrozyten-Rosetten beeinflussende Faktoren (n. MERCIER 1974)

3. Spezielle Rosettenformationen

a) *Nicht-E-Rosetten*
Bildung durch partikuläre Antigene (anstelle der E), die die RFZ umgeben.
Bakterien-Adhärenz: aktive Bildung; wegen der geringen Bakteriengröße schwierig nachzuweisen.
Bentonite-R.: Mit bakteriellem Antigen beladene Bentonite-Partikel lagern sich spezifisch an entsprechende immunkompetente Zellen an.
Lymphozyten-Thrombozyten-Adhärenz: Modell zur Histokompatibilitätstestung.
b) *Immunologische Brücken-R.:* Brückenbildung zwischen der zentralen Zelle und den peripheren E durch passiv fixierte Antikörper.
Zytophile R.: Makrophagen und zirkulierende Monozyten adsorbieren zytophile Antikörper; R-Bildung mit SE; Nachweis zytophiler Antikörper.
Hybrid-R.: Die Ig der RFZ korrespondieren hierbei mit Globulinfragmenten, die an SE gelagert sind. Ein anderes Modell benutzt Hybrid-Antikörper mit doppelter Spezifität (Anti-Globulin und Anti-Ferritin).

Langsam (durch Sedimentation, 18 Stunden bei +4°C).
Ablesen des Testergebnisses:
sofort oder nach Stornierung.
(Die „klassische Reaktion" vereint folgende Schritte: sofortige Reaktion, rascher Zellkontakt, sofortiges Ablesen; benutzt werden über Ficoll-Triosil isolierte Lymphozyten und eine 0,5%ige SE-Suspension; eine R. ist positiv, wenn sich 3 oder mehr SE um einen Lymphozyten lagern; die Anzahl der R. wird in RFZ/100 Lymphozyten angegeben).

Anwendungsgebiete des R-Tests

1. *Differenzierung von T- und B-Lymphozyten*
a) B-Zell-Rosetten. a_1) Komplementrezeptortragende Lymphozyten (CRL; Rezeptoren für C3): Die entsprechenden Reaktionsschritte sind: Sensibilisierung der SE durch Inkubation mit Kaninchen-anti-SE-Serum (Bildung eines Antigen-Antikörper-Komplexes).
Fixieren von Komplement an diesen Komplex.
Reaktion dieses Antigen-Antikörper-Komplement-Komplexes mit B-Lymphozyten.

Bestimmung der Anzahl RFZ. Davon abzugrenzen ist die Mg^{++}-abhängige Rosettenbildung, die zum Nachweis von C3-Rezeptoren an Monozyten, Makrophagen und neutrophilen Granulozyten dient.

a_2) F_c-Rezeptor-tragende Lymphozyten (EA-Rosetten, = Erythrozyten-Antikörper-Rosetten): Präparation einer Lymphozytensuspension; Inkubation mit antikörper-beladenen (anti D-IgG) humanen Rh_0D-Erythrozyten; Resuspension und Auszählen der EA-Rosetten (Frøland et al., 1974, Scherak et al., 1976).

b) T-Zell-Rosetten. b_1) totale T-Rosetten-Zahl („kalte" SE-Rosetten): Einer 15minütigen Vorinkubation des Schaferythrozyten-Lymphozyten-Gemisches (30 zu 1 bis 50:1) schließt sich nach kurzzeitiger Zentrifugation eine 1—2stündige Lagerung bei —4° bis —8 °C an, danach wird vorsichtig resuspendiert und die Anzahl der RFZ ausgezählt. Normalwerte: 60—80%. Die Bindung der SE erfolgt über SE-Rezeptoren an den T-Lymphozyten.

b_2) „aktive" T-Rosetten („warme" SE-Rosetten): Nach Inkubation der Lymphozyten für 1 Std. bei 37 °C (Wybran und Fudenberg) und nachfolgender SE-Zugabe bzw. nach Inkubation des SE-Lymphozyten-Gemisches für 15 min bei 37 °C (Pascual et al.) erfolgt die Zählung der zentrifugierten und resuspendierten Probe ohne zusätzliche Lagerung in der Kälte.

Normalwerte: 28,4 ± 6,5% (Wybran und Fudenberg).

Die Temperaturabhängigkeit der R-Bildung weist auf eine Abstufung in der Bindungsstärke für SE innerhalb einer Lymphozytenpopulation. Nur Lymphozyten mit hoher Avidität werden deshalb bei 37 °C SE-Rosetten bilden. Die Stimulierung von Lymphozyten (Blastenbildung) in vitro geht mit einer zahlenmäßigen Erhöhung der „warmen" SE-Rosetten einher (durch Vermehrung der Rezeptoren oder ansteigende Avidität der existierenden SE-Rezeptoren).

b_3) 29 °C-SE-Rosetten (West et al., 1976): Die beste Unterscheidung zwischen Normalwerten (54,5 ± 5%) und krankheitsbedingten Verminderungen der T-Rosettenzahl soll der bei 29 °C ausgeführte Rosettentest ergeben. Erniedrigte 29°C-SE-Rosettenzahlen wurden bei Malignomen (38 ± 10%), aber auch Virusinfektionen, Leberkrankheiten, nach Myokardinfarkt und Operationen beschrieben.

2. In vitro-Testung der immunsuppressiven Aktivität antilymphozytärer Sera (*Rosettenhemm-Test*). Hemmung der spontanen R-Formation von Lymphozyten und SE nach vorheriger Inkubation der Lymphozyten mit dem zu testenden ↗ Antilymphozytenserum.

Hemmtiter: höchste ALS-Verdünnung, die eine 25%ige Reduktion der Zahl der Rosetten gegenüber den Kontrollen bewirkt (Abbildung b) (Bach et al.).

3. *Rejektionsdiagnostik*

Nierentransplantation (Mensch): Der Rosettenhemmtiter ist bei immunsuppressiv behandelten Patienten höher als bei normalen Personen. Die Rejektion geht mit einem Titerabfall in Richtung Normalwerte

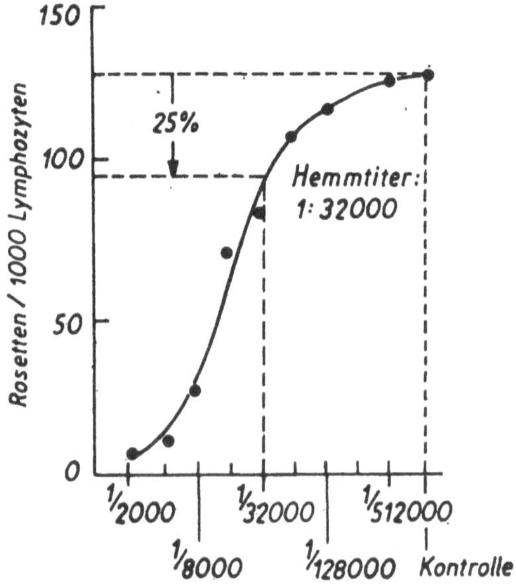

Verdünnungsstufen des zu testenden Antilymphozytenglobulins
(nach Wood u. Gray, 1973)

einher. Die Aussagekraft der Ergebnisse wird unterschiedlich bewertet (MUNRO et al., 1971; WOOD u. GRAY, 1973, CANTALUPPI et al., 1975).
Nach KERMAN u. GEIS (1976) geht die akute Rejektion sowohl mit einer prozentualen Verminderung der totalen wie auch der aktiven T-Rosettenzahl einher, wobei jedoch die „aktiven Rosetten" als empfindlicherer Indikator für die Qualität der in die Allotransplantatrejektion eingeschlossenen T-Zellen angesehen werden.
Demgegenüber ist eine Reduktion der totalen Rosettenzahl auch nach Nephrektomie, Splenektomie und anderen Operationen, bei chronischer Niereninsuffizienz und während einer immunosuppressiven Therapie (Prednison, Imuran) zu beobachten.
Experimentelle Transplantation: Normalisierung der R-Zahl während der Transplantatabstoßung (MOSEDALE u. PARKE, 1970).
4. Charakterisierung von Wirkungsdauer und Wirkungsart *immunsuppressiver Substanzen am Tiermodell*
Bestimmung der Anzahl SE-RFZ (Milzzellen) von Ratten, die mit SE immunisiert werden. Die immunsuppressive Behandlung der Ratten vor der Immunisierung reduziert die Zahl der RFZ. Der bestimmbare immunsuppressive Index dient zur Charakterisierung derartiger Pharmaka (HERMANN et al., 1970).
5. Nachweis der Sensibilisierung von T-Lymphozyten bei *Autoimmunkrankheiten* (FARID et al., 1973). (7)

L BACH, J. F.: Fed. Proc. **29** (1970), 120
BACH, J. F., et al.: Transplantation **8** (1969), 265
BACH, J. F., et al.: Transplantation **11** (1971), 97
BACH, J. F., et al.: Immunology **22** (1972), 625
CANTALUPPI, A., et al.: Transplantation **19** (1975), 166
FARID, N. R., et al.: New. Engl. J. Med. **289** (1973), 1111
FRØLAND, S. S., et al.: Int. Arch. Allergy **47** (1974), 124
HERMANN, G., et al.: Z. ges. exp. Med. **153** (1970), 59
KERMAN, R. H., und W. P. GEIS: Surgery **79** (1976), 398
MERCIER, P.: Biomedicine **20** (1974), 17 u. 131
MOSEDALE, B., und I. A. C. PARKE: Transplantation **10** (1970), 347
MUNRO, A., et al.: Brit. Med. J. **3** (1971), 271
PASCUAL, E., et al.: Allergol. Immunopathol. **4** (1976), 241
SCHERAK, O., et al.: Z. Rheumatol. **35** (1976), 103
WEST, W. H., et al.: Clin. Exp. Immunol. **5** (1976), 60
WOOD, R. F. M., und A. C. GRAY: Brit. Med. J. **4** (1973), 649
WYBRAN, J., und H. H. FUDENBERG: J. clin. Invest **52** (1973), 1026

rotes Milchprotein ↗ Laktoferrin

ROUS-Sarkomvirus

D ↗ Typ C-Virus des Huhns, das Sarkome induziert. Das R.-S. ist auch für verschiedene Säugerspezies onkogen.

H Als eines der ersten Tumorviren 1911 durch P. ROUS isoliert. (13)

L ROUS, P.: J. exp. Med. **13** (1911), 397.

R-Protein ↗ Streptokokken-Antigen

Rubella ↗ Rötelnvirus-Impfstoff

Rubeola ↗ Rötelnvirus-Impfstoff

Rückmutation

D Mutation, die eine durch vorangegangene Mutation veränderte Nukleotidsequenz rückgängig macht. (15)

Rundmäuler (Cyclostomen) ↗ Phylogenese

runt disease (engl.)

S Zwergkrankheit (Kümmerwuchskrankheit.
D Form der ↗ graft-versus-host-reaction. (2)

S-Antigen ↗ MNSs-Blutgruppen

SABIN ↗ Poliomyelitisvirus-Impfstoff

SABIN-FELDMANN-Antikörper ↗ Toxoplasmose-Serologie

SABIN-FELDMAN-Test

S Serofarbtest
↗ Toxoplasmoseserologie

saline antibody ↗ Antikörper

Salis-Antigen ↗ In^a-Blutgruppen

SALK ↗ Poliomyelitisvirus-Impfstoff

Salmonella-Antigene

D Hochmolekulare Eiweißstoffe, welche aus einem Träger (Protein, für die Bildung) und den niedermolekularen, sog. determinanten Gruppen (für die Bindung und Spezifität des Antikörpers) bestehen.

H DEUTSCH 1899. Erste Unterscheidung von Salmonella-O- und H-Ag durch SMITH und REACH 1903. Erste diagnostische Ag-Tabelle durch BRUCE WHITE 1926. Aufstellung des ↗ KAUFFMANN-WHITE-Schemas ab 1934 (durch das Salmonella-Subcomitee mit 4 Species). Erste chemische Analyse der Salmonella O-Ag durch A. M. STAUB et al. sowie durch WESTPHAL und LÜDERITZ u. a. seit 1952.

G S.Ag sind entweder in der Zellwand (*O-Ag*), in den Geißeln (*H-Ag*) oder als Kapselantigene (*K-Ag* wie O5, Vi-Ag, M-Ag) nachweisbar. *R-Ag* (Rauh-Ag) und *T-Ag* sind Sonderformen der O-Ag. O-Ag sind in der Bakterienzellwand verankert. Mit ihrer Hilfe unterscheidet man die Salmonella O-Gruppen A—Z und 51—(z.Z.) 65, bzw. in Untergruppen (z. B. $C_{1,2,3,4}$, $E_{1,2,3,4}$ usw.). *H-Ag* bzw. H-Ag-Komplexe sind thermolabil und mit großer Wahrscheinlichkeit in den Geißeln lokalisiert. Sie werden bei den Salmonellen mit kleinen Buchstaben, a—z und von z_1—(z.Z.) z_{56}, benannt. K-Ag befinden sich auf der Bakterienwand. Sie sind häufig als eine die Bakterien umgebende Schicht mikroskopisch demonstrierbar. Das bei einigen Salmonellen (*S.typhi*, *S.paratyphi C* sowie bei einigen Kolispezies) nachgewiesene *Vi-Ag* ist dem K-Ag nahe verwandt. Das gilt auch für das Salmonella-O5-Ag und das M-Ag. Letztere sind nicht typspezifisch, sondern für alle ↗ Enterobacteriacea gleich. R-Ag sind chemische Verlustmutanten der O-Ag der Wildformen (S-Formen, smooth = glatt). Der Nachweis der S.Ag geschieht mit Hilfe sog. agglutinierender ↗ Testseren.

Die **chemische Zusammensetzung** der O-Ag wurde in den vergangenen 20 Jahren weitgehend aufgeklärt. Sie bestehen aus 3 Teilen: einem *Polysaccharid*, welches die serologische Spezifität determiniert, einem *Lipid*, welches für die akuten unspezifischen Reizwirkungen der ↗ Endotoxine verantwortlich ist, und einem *Protein*, welches bei der Entfaltung der antigenen Eigenschaften mitwirkt. Polysaccharid (PS) und Lipid sind relativ fest aneinander gebunden und bilden das sog. Lipopolysaccharid (LPS). Chemisch sind das 3,6-Didesoxyhexosen, welche wiederum terminal an den stark verzweigten Polysaccharidketten verankert sind. Sie bestehen aus 5 basalen Zuckern (Heptose, 2-Keto-3-Desoxyoctonsäure-KDO, D-Glukose, D-Galaktose, D-Glukosamin). Zu diesen basalen Zuckern enthalten die LPS der Salmonella-O-Ag weitere, für den *Serotyp* der Glattform (S-Form) spezifische Zucker (siehe Abbildung). Analysen aller Salmonella-O-Gruppen-Ag ergaben eine gleiche qualitative Zuckerzusammensetzung innerhalb derselben O-Gruppe. Damit wurde die ursprünglich nach rein serologischen Kriterien erfolgende Klassifizierung in die O-Gruppen des ↗ KAUFFMANN-WHITE-Schemas durch die Befunde der chemischen Ag-Analyse bestätigt, d. h. qualitativ gleich zusammengesetzte O-Ag entsprechen gleichen Chemotypen. Eine Unterteilung der Salmonella-Gruppe nach *Chemotypen* auf Grund chromatographischer Analysen ergab 16 Chemotypen (= 16 verschiedene Zuckerkombinationen). Dabei besitzt der Chemotyp I 4 Zuckerbausteine (Glukosamin, Hapton, Galaktose, Glukose), die Chemotypen I/II, III/VI, VII/VIII, IX/X unterscheiden sich nur durch die An- bzw. Abwesenheit von Galaktosamin, die Chemotypen XII bis XVI besitzen 6—7 Zuckerbausteine.

R-Ag sind chemische Verlustvarianten von O-Ag der Wildformen (S-Formen). Beim Übergang der pathogenen S-Form in die R-Form von stark verminderter Pathogenität verschwindet die Fähigkeit zur Bildung der O-Ag. Das R-Polysaccharid unterscheidet sich aber von jenem der zugehörigen Glattform durch das Fehlen der O-Spezifität und chromatographisch rascher wandernden Zuckerbausteinen. So enthält z. B. das O-Ag von *S. minnesota* (O 21) außer den basalen Zuckern noch zusätzlich Galaktosamin, welches bei seiner R-Form fehlt. Ähnliche Ergebnisse wurden bei R-Formen anderer Salmonellen (z. B. *S. typhi murium*, *ruiru* usw.) erzielt. Im Rahmen der Untersuchungen konnten bei den aufgefundenen R-Mutanten von *S. minnesota* viele Zwischenstufen der Biosynthese seines O-Ag nachgewiesen werden (Ra — Re).

T-Ag können mit Hilfe spezifischer agglut. ↗ Testseren aus T-Formen (transient-Formen) hergestellt werden. T-Formen sind intermediäre Salmonella-Mutanten, welche genau wie die R-Formen die O-Spezifität ihrer Wildform verloren haben, auch nicht

	Hexosamine		KDO	Heptose	Hexosen			6-Desoxyhexosen		Pentosen	3,6-Didesoxyhexosen				
Chemotyp	D-Galaktosamin	D-Glucosamin	2-Keto-3desoxyoctonat	L-Glycero-D-manno-	D-Galaktose	D-Glucose	D-Mannose	L-Fucose	L-Rhamnose	Ribose	Colitose	Abequose	Paratose	Tyvelose	O-Serogruppen
I		⊘	⊘	⊘	⊘	⊘									J, V, X, Y, 58
II	○	⊘	⊘	⊘	⊘	⊘									L, P, 51, 55
III		⊘	⊘	⊘	⊘	⊘	○								C_1, C_4, H, S
IV	○	⊘	⊘	⊘	⊘	⊘	○								K, R
V		⊘	⊘	⊘	⊘	⊘		○							W
VI	○	⊘	⊘	⊘	⊘	⊘		○							G, N, U
VII		⊘	⊘	⊘	⊘	⊘			○						T, 59
VIII	○	⊘	⊘	⊘	⊘	⊘			○						M, (28_1, 28_3) 53, 57
XXV		⊘	⊘	⊘	⊘	⊘				○					52
IX	○	⊘	⊘	⊘	⊘	⊘				○					M, (28_1, 28_2) 56
X		⊘	⊘	⊘	⊘	⊘					○				O
XI	○	⊘	⊘	⊘	⊘	⊘					○				Z
XII	○	⊘	⊘	⊘	⊘	⊘	○	○							I, Q
XIII		⊘	⊘	⊘	⊘	⊘	○		○						E, F, 54
XIV		⊘	⊘	⊘	⊘	⊘	○		○			○			B, C2, C3
XV		⊘	⊘	⊘	⊘	⊘	○		○				○		A
XVI		⊘	⊘	⊘	⊘	⊘	○		○					○	D1, D2

Zuckerzusammensetzung von Salmonella-Lipopolysacchariden (Klassifizierung in Chemotypen)

mehr die spezifischen Zucker der Seitenketten enthalten, aber in deren LPS zusätzlich ein spezifischer Zucker, die Ribose, nachweisbar ist. Die Ribose konnte außerdem als Baustein spezifischer Seitenketten O-antigener LPS bei den Serogruppen 0 28, 52 und 56 nachgewiesen werden. Durch KAUFFMANN wurden 2 verschiedene T-Ag (T_1 und T_2) bestätigt (T_1 bei *S. paratyphi B, typhi murium, san diego, anatum, senftenberg, taksony, dessau, friedenau* usw., T_2 bisher nur bei *S. bareilly*).

M-Ag sind den K-Ag eng verwandt, auch serologisch durch die ↗ Kreuzreaktion ↗ Absorptionsversuch nachweisbar. M-Ag sind nicht typspezifisch, sondern für alle ↗ Enterobacteriaceae gleich. Aus LPS von M-Mutanten gelang die Biosynthese von PS. Das *Vi-Ag* besteht aus azetylierter Polyaminogalakturonsäure, deren Azetylgruppen für die Wirksamkeit des Vi-Ag als Phagenrezeptor von entscheidender Bedeutung sind.

H-Ag besitzen kein LPS, sondern Proteinnatur, d. h. ihre serologische Spezifität wird von einem Protein determiniert.

Das vielen Enterobacteriaceae gemeinsame *Common-Ag* (common = gemeinsam) konnte auch bei Salmonellen nachgewiesen werden. Es ist von den O-Ag durch seine Löslichkeit in 85%igem Äthanol unterscheidbar.

Das *Bakterienagglutinogen* wurde 1966 bei ↗ *Shigella sonnei*, Phase II, aber auch bei Salmonella-R-Mutanten nachgewiesen. Seine chemische Struktur ist noch unbekannt, es scheint ein PS enthaltendes Protein zu sein. Weitere Antigensysteme (Neurotoxin, Dysenterin) wurden im Rahmen der Untersuchungen über die Ag entdeckt, bisher aber noch nicht genauer analysiert.

P Salmonella-Ag erzeugen nach parenteraler Applikation spezifische Antikörper im menschlichen Organismus. Diese finden Anwendung als ↗ *Impfstoffe* (Typhus, Paratyphus, Enteritis) oder bei der Diagnostik mit Hilfe der *agglutinierenden Testseren* zur serologischen Bestimmung der Spezies. Durch die chemische Analyse, vor allem der O-Ag, konnten die Beziehungen zur serologischen Spezifität, zur Biosynthese der Ag, zur Veränderung der Ag-Spezifität, zur Definition der Rauh-Formen geklärt werden. Für die Praxis besitzen die Chemotypen keine Bedeutung, im ↗ Kauffmann-White-Schema nicht enthalten. (8)

L Kauffmann, F.: Die Bakteriologie der Salmonella-Species. Einar Munksgaard, Kopenhagen 1961
Sedlák, J., und H. Rische: Enterobacteriaceae-Infektionen. VEB G. Thieme, Leipzig 1968
Westphal, O., und O. Lüderitz: Z. angew. Chemie **72** (1960), 881–890; **78** (1966), 172–188

SANARELLI-SHWARTZMAN-Phänomen

Abk. SSP

S Shwartzman-Sanarelli-Phänomen
Shwartzman-Phänomen

D Tierexperimentelles Modell mit generalisierter intravaskulärer Gerinnung und Blokkierung der terminalen Strombahn durch wiederholte Endotoxininjektionen beim Kaninchen (↗ Verbrauchskoagulopathie).

H Erstbeschreiber Sanarelli (1924) und Shwartzman (1927)

G Es wird ein lokales SSP von einem generalisierten unterschieden. Wird als Modell für eine Reihe von Erkrankungen angesehen (↗ Verbrauchskoagulopathie).

Das **generalisierte SSP** wird beim Kaninchen durch zweimalige, im Abstand von 24 h aufeinanderfolgende i.v. Injektionen von ↗ Endotoxinen gramnegativer Bakt. ausgelöst. Tiere zeigen einen *protrahierten Schock* und eine *hämorrhagische Diathese*. Tod innerhalb der ersten 48 h nach der 2. Injektion. *Morphologisches Substrat* ist charakterisiert durch den Nachweis *fibrinreicher Gerinnsel ubiquitär in den Blutgefäßen* fast aller Organe, bes. in den Glomerulumkapillaren (Nierenrindennekrose). Hämorrhagische Diathese ist Folge eines kombinierten hämostatischen Defektes im Sinne einer ↗ *Verbrauchskoagulopathie* oder disseminierten intravaskulären Gerinnung mit Verminderung der Plasmafaktoren II, V, VIII, IX, XI, XIII und vor allem Fibrinogen. Außerdem tritt eine deutliche Verminderung und Funktionsstörung der Blutplättchen auf sowie eine sekundäre Aktivierung der Fibrinolyse. Dem Verbrauch der einzelnen Gerinnungsfaktoren und Thrombozyten geht immer eine Hyperkoagulabilität mit Vermehrung des endogenen Thrombins voraus, das schließlich die intravasale Gerinnung auslöst.

Das **lokale SSP** wird ebenfalls beim Kaninchen durch Endotoxin erzeugt, das bei der ersten Injektion i.c. und bei der Reinjektion nach 12–72 h i.v. verabreicht wird. An der Stelle der i.c. Injektion tritt nach wenigen h eine *hämorrhagische Nekrose* durch Thrombosierung der Hautkapillaren auf.

In der **Pathogenese** des SSP haben immunol. Vorgänge kaum eine Bedeutung. Erste Endotoxingabe im Modellversuch wird als *präparative Endotoxininjektion* bezeichnet. Sie führt zu einer *Blockierung des RHS* im Sinne einer Aufhebung der Abräumfunktion für Intermediärprodukte der Gerinnung und kann außer durch Endotoxine auch durch Glukokortikoide, Thorotrast, Trypanblau, kolloidales Eisen oder kolloidale Kohle ersetzt werden. Die *zweite Endotoxingabe* wird als auslösende Injektion bezeichnet. Aktivierung des Gerinnungspotentials wird schon durch die erste Endotoxingabe ausgelöst, ohne daß dabei das SSP bereits klin. in Erscheinung tritt. Es kommt zur Aktivierung des Hageman-Faktors (↗ Gerinnungsfaktoren), zur Auslösung der Plättchenaggregation, zum Thrombozytenabfall sowie vermutlich zu einer Freisetzung von Gewebefaktor und thromboplastischen Substanzen aus den Gefäßendothelien. Nach der zweiten Endotoxininjektion werden die *Reaktionsprodukte der intravasalen Gerinnung* durch das blockierte RHS nicht mehr abgefangen und entfalten ihre *Wirkung bes. in den Schockorganen*. Es kommt hier zu den Erscheinungen des thrombohämorrhagischen Syndroms. Diese Reaktionen werden durch den Endotoxinschock und durch die begleitende Mikrozirkulationsstörung verstärkt. In der Humanmedizin kann das SSP außer durch Endotoxin auch durch Polysaccharide, bestimmte Metallsalze, Kollagene, Heparinoide, Zellzerfallsprodukte (Karzinom, Leukose, Verbrennung, Fruchtwasserembolie) u. a. ausgelöst werden.

P Das SSP ist für eine Reihe von Krankheitsbildern trotz unterschiedlicher Ätiologie als *pathogenisches Grundprinzip* erkannt worden. Zu ihnen gehören das hämolytisch-urämische Syndrom (Gasser), Waterhouse-Friderichsen-Syndrom, die Purpura fulminans, thrombotische Mikroangiopathie, akutes Defibrinierungssyndrom bei Aborten und geburtshilflichen Komplikationen sowie Schockzustände (↗ Verbrauchskoagulopathie). (17)

L Krecke, H.-J.: Zum generalisierten Shwartzman-Phänomen (Sanarelli-Shwartzman-Phänomen) und seiner Bedeutung für die menschliche Pathologie. VEB Fischer, Jena 1964
Lasch, H. G.: Das Sanarelli-Shwartzman-Phänomen. In: Verhandlungen der dt. Arbeitsgemeinschaft für Blutgerinnungsforschung beim 8. Symposium 1964 in Tübingen. Schattauer, Stuttgart 1964
Maak, B., und G. Rogner: Thrombohämorrhagische Syndrome. In: Perlick, E., W. Plenert und O. Prokop: Fortschritte der Hämatologie, Bd. 2. Barth, Leipzig 1972

Sandwich-Technik ↗ Immunfluoreszenztest, indirekter

S-Antikörper ↗ PAUL-BUNNELL

Sarcoma idiopathicum multiplex haemorrhagicum ↗ granulomatöse Retikulosen

Sarcomatosis cutis ↗ SPIEGLER-FENDT-Sarkoid

Sarkoidose (↗ Intrakutantest ↗ KVEIM-Test)

S BESNIER-BOECK-SCHAUMANN-Erkrankung
BESNIER-TENNESSON-Syndrom
HUTCHINSON-BOECK-Granulomatose
Lymphogranulomatosis benigna (SCHAUMANN)
Lupus pernio
DARIER-ROUSSY-Sarkoid
Epitheloidzellige Granulomatose
LÖFGREN-Syndrom (akute Form)

D Überwiegend chron. auftretende, gutartige Systemerkrankung des lymphoretikulären Gewebes, Ausbildung multipler epitheloidzelliger Granulome in Lymphknoten, Milz, Speichel- und Tränendrüsen, Haut und Auge.

G Auslösendes Agens ist nicht sicher, möglicherweise handelt es sich um eine *Reaktionskrankheit* auf unterschiedliche Ag. Genetische Determinierung ist wahrscheinlich. Fehlordnung im Immunsystem läßt *Defekterscheinungen der zellulären Immunität* erkennen (negativer ↗ Intrakutantest, negativer ↗ Tuberkulintest, fehlende Kontaktallergie, verzögerte ↗ Transplantatabstoßung). Produktion humoraler Ak oft gesteigert.

P Erkrankung befällt überwiegend junge, oft klin. durchaus gesund erscheinende Personen. Bei der frappierenden Ähnlichkeit, die der Beginn zuweilen mit der ↗ Lymphogranulomatose haben kann, ist eine frühzeitige Sicherung unbedingt erforderlich. S. ist über lange Zeit als Sonderform der Tb. trotz des negativen Tuberkulintests angesehen worden, hat aber damit nichts zu tun. (11)

L STOBBE, H.: Hämatologischer Atlas. Akademie-Verlag, Berlin 1970

Sarkom

D Bösartige Geschwulst des Bindegewebes, häufig für tumorimmunol. Untersuchungen herangezogen.

G Im S. des Menschen wurden ↗ Tumor-Ag und in S.-Patienten Immunreaktionen gegen diese Ag gefunden. Die weite Verbreitung von Ak gegen S.-Ag auch in Normalpersonen läßt die Beteiligung eines Virus bei der Induktion der Ag vermuten. Die Kreuzreaktivität mit embryonalen Ag spricht jedoch für die Möglichkeit der Expression embryonaler Ag in den S.-Zellen. In Versuchstieren können S. durch verschiedene ↗ Typ-C-Viren hervorgerufen werden. (13)

Sättigungsanalyse

S kompetitiver Assay
Binding Assay
Ligand-Binding-Assay

H Erstmals 1960 von YALOW und BERGSON sowie EKINS angegeben.

D Allgemeines analytisches Prinzip von immunologischen und nichtimmunologischen Testmethoden zur Bestimmung von Substanzen im Nano- und Pikogrammbereich.

G Die zu messende Substanz (P) reagiert mit einem spezifischen Rezeptorreagenz (Q) von begrenzter Kapazität, wobei P durch Sättigung von Q als gebundener und freier Anteil vorliegt. Das Verhältnis dieser beiden Anteile ist abhängig von der Gesamtmenge von P. Läßt man eine unbekannte Menge P und eine definierte Menge von markiertem P (P^x) mit Q reagieren, so läßt sich der unbekannte Anteil aus der Änderung des Verhältnisses von freiem und gebundenem P^x bestimmen, wenn ein Vergleich mit Standardmengen von unmarkiertem P durchgeführt wird.

$$\begin{array}{l} P^x + Q \leftrightharpoons P^xQ \\ \quad\;\; + \\ \quad\;\; P \\ \quad\;\; \downharpoonleft\!\upharpoonright \\ \quad\;\; PQ \end{array}$$

Aus diesem Testprinzip leiten sich eine große Anzahl von Testmethoden her, wobei als Marker Isotopen, Enzyme, Viren, Fluoreszenzstoffe, Moleküle mit freien Radikalen, als Bindungs- oder Rezeptorreagenz spezifische Ak (Immunoassays) oder Serumbindungsproteine, Zellmembran- oder intrazelluläre Rezeptoren bzw. spezifische Enzyme (Non-Immunoassays) verwandt werden (s. Abbildung S. 408).

P Dieses Testprinzip findet für die Bestimmung von über 300 verschiedenen Substanzen, z. B. Hormonen, Stoffwechselmetaboliten, Vitaminen, Arzneimitteln, Tumor-Ag, Immunglobulinen usw. Anwendung. (18)

L Übersicht bei: SÖNKSEN, P. H.: Brit. Med. Bull. 30 (1974), 1

saures α_1-Glykoprotein

S α_1-acid glycoprotein
Orosomukoid
α_1-Seromukoid

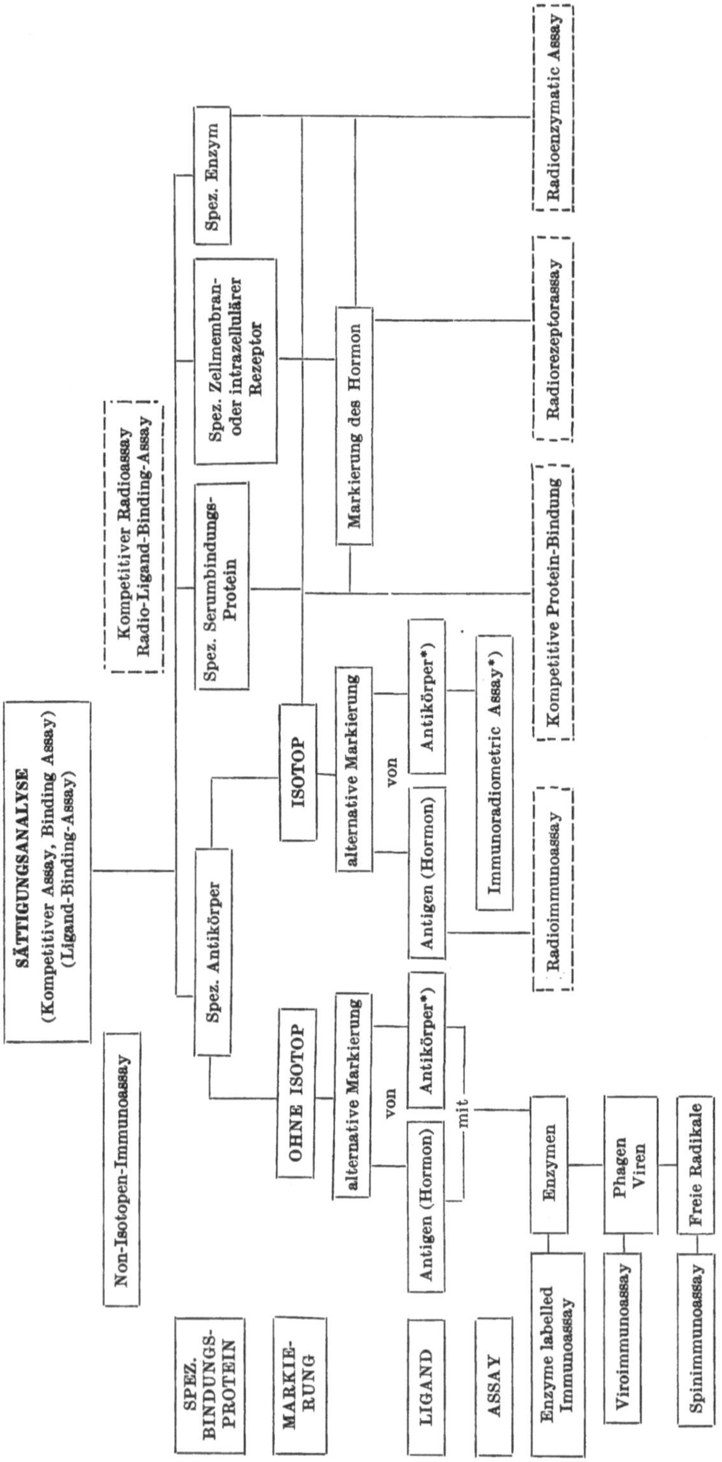

*) Im strengeren Sinne der Sättigungsanalyse nicht zuzuordnen

Seromucoide acide
α_1-niedermolekulares Säureprotein
α_0-Globulin
X-Component
Präalbumin 2
Zone b
PS-1A

D Menschliches Serumprotein, das sich durch besonders hohen Kohlenhydratanteil und extrem niedrigen isoelektrischen Punkt auszeichnet.

G Das ↗ Glykoprotein (isoliert und charakterisiert von WEIMER u. a. 1950, SCHMID 1953) besitzt 41,4% Kohlenhydratanteil. Es inaktiviert Progesteron. Bei entzündlichen Erkrankungen reagiert es als „Akute-Phase-Reaktant" mit einem Konzentrationsanstieg, ebenso bei malignen Tumoren. Durchschnittlicher Serumgehalt:
90 mg/100 ml
MG: 44100
Sedimentationskonstante S: 3,1
Das Protein zeigt einen genetischen Polymorphismus (SCHMID u. a. 1962) bei Anwendung der ↗ Stärkegelelektrophorese oder der ↗ Immunfixationselektrophorese.

P Sowohl für die klinische Diagnostik als auch für genetische Studien ist das Protein einsetzbar, seine Bestimmung hat aber in der Routinepraxis noch keine Verbreitung gefunden. (4)

L SCHULTZE, H. E., und J. F. HEREMANS: Molecular biology of human proteins. Elsevier Publishing Company, Amsterdam—London—New York 1966

saures α_2-Glykoprotein ↗ C Ī-Inaktivator

SBA

Abk. für Soybean agglutinin

D ↗ Lektin aus Glycine max. Zur Reaktion mit maligne transformierten Zellen ↗ Concanavalin A. (21)

SCA ↗ Spermaplasma-Antigene

Scharlach

↗ Streptokokken
↗ erythrogenes Toxin
↗ DICK-Test
↗ Glomerulonephritis u. a.

SCHICK-Test

S Diphtherietoxin-Hauttest
Diphtherie- ↗ Schutzversuch

H SCHICK 1913

D ↗ Hauttest mit Diphtherietoxin zur Ermittlung einer humoralen antitoxischen Diphtherie-Immunität.

G Diphtherietoxin bewirkt nach i.c. Injektion eine entzündliche Rötung (SCHICK-*positiv*). Durch Di-Antitoxin neutralisiertes Toxin verursacht diese Rötung nicht (SCHICK-*negativ*).

P 1/50 der für ein 250 g Meerschweinchen tödlichen Menge Diphtherietoxin wird einem Menschen i.c. injiziert. Anwesenheit von mindestens 0,01 (0,03) Antitoxineinheiten pro ml Körperflüssigkeit neutralisieren das Toxin und verhindern eine Rötung. Ergebnisse des S. dienen als Maßstab der Diphtheriedurchseuchung einer Bevölkerung. (19)

L HERRLICH, A. (Ed.): Handbuch der Schutzimpfungen. Springer-Verlag, Berlin—Heidelberg—New York 1965

Schlafkrankheit ↗ Protozoen-Antigen

Schlangengift-Immunserum

S Schlangengift-Antitoxin
Antivenenum (WHO-Nomenklatur)
engl. snake antivenin

D Gegen das Toxin von Giftschlangen gerichtetes Antitoxin.

G Von etwa 2500 Schlangenarten der Erde sind etwa 300 giftig. Die Giftdrüse einer Giftschlange liefert bei einer Giftentnahme etwa 50—500 mg „Rohtoxin". Bei einem Biß werden etwa 10—100 mg Toxin abgegeben, die schwere lokale (Entzündung, Nekrose) und allgemeine Störungen (Hämolyse, Blutung neurotoxische Schädigung) verursachen können.
Die *Toxine* bestehen chemisch aus (Poly)-peptiden mit geringem (Elapidae mit Kobra-, Mamba-, Korallen- u. ä. Schlangen) oder hohem (Viperidae und Crotalidae mit Russelviper, Ammodytes, Klapper- u. ä. Schlangen) Gehalt an Enzymen (Esterasen, Karbohydrasen, Proteinasen, Oxidasen usw.).

P Nach WHO-Berichten sterben jährlich auf der Erde etwa 40000 Menschen an den Folgen von Schlangenbißverletzungen. Herstellung und Kontrolle eines S. muß den Standardisierungsanforderungen der WHO entsprechen. Jedes internationale Präparat trägt die Bezeichnung Antivenenum und den zoologischen Namen der Schlangenart, gegen deren Gift das Immunserum wirkt. Es gibt auch Kombinationspräparate (↗ Referenzlab. WHO siehe Tabelle b, Ziffer 2). (19)

L Behringwerk-Mitt. „Die Giftschlangen der Erde". Sonderband 1963
WHO-Techn. Rep. Ser. Nr. 463 (1971)

Schlepper

S Träger
↗ Trägereffekt

Schluckimpfung

S Oralimmunisierung
↗ Darmbakterien-Impfstoffe
↗ Poliomyelitisvirus-Impfstoff
↗ IgA

SCHMIDT-Syndrom ↗ Autoimmun-Polyendokrinopathie

SCHÖNLEIN-HENOCH-Erkrankung ↗ Purpura SCHÖNLEIN-HENOCH

SCHULTZ-Agranulozytose ↗ Agranulozytose, allergische

SCHULTZ-CHARLTON-Auslöschphänomen

D Direktes Auslöschphänomen des Exanthems bei Scharlach durch intrakutane Injektion von Scharlach-Rekonvaleszentenserum.

G Scharlach-Rekonvaleszentenserum enthält nach der 3. Woche sicher Antikörper gegen das „Erythrotoxin" der hämolysierenden ↗ Streptokokken der Gruppe A, sog. auslöschende Antikörper. 0,2 ml dieses Serums bei Scharlachexanthem intrakutan injiziert rufen nach 6—18 h eine 1—3 cm große Aussparung des Exanthems hervor.

P Diagnostische Probe bei Scharlach.
Auch als indirektes Auslöschphänomen benutzbar, da das Serum frisch Erkrankter ab 2. Tag keine auslöschenden Faktoren enthält (Cave Serumhepatitis!). Das Serum gesunder Erwachsener enthält in den meisten Fällen auslöschende Faktoren. (49)

Schutz-Antigen ↗ Bordetella-Antigene

Schutzeinheit

Abk. SE

D Maß für die Schutzwirkung (↗ Immunität), die durch eine definierte Menge eines ↗ Impfstoffs durchschnittlich erzeugt wird.

H 1939 PRIGGE

G Die SE muß für jeden Impfstoff einzeln ermittelt werden. Grundlage bilden umfangreiche (biostatistisch aussagekräftige) Tierversuchsreihen (↗ Schutzversuch, ↗ Challenge). Seit 1951 WHO-Empfehlung: Internationale Einheit.

P Für ↗ Tetanustoxoid-Impfstoff gilt (nach PRIGGE):

$$SE = c\sqrt{Lf \cdot A}$$

c = Aktivitätskonstante, die sich auf eine best. Qualität von A bezieht,
A = Gehalt an Adjuvans
Lf = Gehalt an Flockungseinheiten.

1 IE entspricht 0,03 mg des mit Alkohol gereinigtem Tetanustoxoid. 25 mg des ↗ Standardpräparates enthalten 420 Lf. Daraus ergibt sich

$$1\ IE = \frac{420}{833}\ Lf, \text{ etwa } 0{,}5\ Lf.$$

1 IE hat also etwa den gleichen Wert wie 1 SE, exakt:
1 IE entspricht 0,03 mg internationalem Standardtoxoid,
1 SE entspricht 0,033 mg internationalem Standardtoxoid. (19)

L PRIGGE, R.: Bull. Org. mond. Santé 9 (1953), 843

Schutzimpfung ↗ Impfung

Schutzserum ↗ Immunserum

Schutzversuch, biologischer

D Prüfung der Schutzwirkung von Immunpräparaten im Tierversuch.

G Beim **aktiven S.** werden die Tiere aktiv immunisiert und ihr Schutz mittels einer nachfolgenden kontrollierten Virulenzbelastung (↗ Challenge) getestet.
Beim **passiven S.** erhalten die Versuchstiere ↗ Immunserum, das sie vor einer anschließenden Belastung (↗ Challenge) schützen soll.
Schutzwirkung beruht jeweils auf der ↗ Neutralisation der toxischen oder virulenten Komponenten des Challenge.

P Wichtiges Verfahren zur ↗ Impfstoffprüfung, kann jedoch den ↗ Feldversuch nicht ersetzen. Wird auch zum in vivo-Nachweis biologisch aktiver Stoffe (Toxine, Antitoxine u. a.) eingesetzt (↗ Mäuseschutzversuch, ↗ Kaninchenintrakutantest u. a.). (19)

Schwärmplatte nach Sven GARD

S GARD-Platte

D Nährboden mit geringer Agarkonzentration (0,9%), um die Geißeln der Salmonella-Spezies, an denen sich die H-Ag befinden, besser zur Darstellung zu bringen.

H Sven GARD 1938

G Durch eine AAR zwischen dem Antigen (Bakterien) und Antikörper (Serum im Nähragar) wird spezifisch die eine H-Phase des Geißelapparates gebunden, so daß sich die andere Phase ungehindert ausbilden kann. Dabei wird auf den *mit Anti-Serum versetzten Nähragar* die zu untersuchende Kultur punktförmig auf die Mitte des Nährbodens verimpft. Im Lauf der Bebrütung (16 h bei +37 °C) schwärmt die Kultur über den Nährboden aus. Durch die Bindung der einen H-Phase ist am darauf-

folgenden Tag vom Rand der Kultur lediglich die zweite H-Phase nachweisbar. Kommt es nicht zum Ausschwärmen der Kultur, so ist keine zweite Phase vorhanden.
Wird dem Nähragar auch noch das spezifische Serum der zweiten Phase zugesetzt, so darf die Kultur nicht mehr ausschwärmen. Diese Methodik benutzt KAUFFMANN, um eine u. U. vorhandene dritte Phase auszuschließen, die auf das Vorliegen einer zweiten Salmonella-Spezies schließen läßt. Schwärmplatten ohne Serumzusatz empfehlen sich zur Verwendung, wenn Salmonella-Spezies durch äußere Einflüsse (Umwelt, Therapie o. a.) geschädigt sind, was sich durch fehlenden Nachweis ihrer H-Ag, d. h. durch fehlende Beweglichkeit erkennen läßt. Die dem Nähragar zuzusetzenden Anti-Seren „zur Schwärmhemmung" werden im Handel angeboten und sind im ↗ Testserumsortiment enthalten.

P Die S. dient einer besseren Darstellung der Salmonella-H-Ag bzw. dem Nachweis der zweiten Phase, wenn diese durch die erste „überdeckt" ist. Die Identifizierung beider H-Phasen ist zur Bestimmung der ↗ H-Ag erforderlich, um den ↗ Serotyp zu identifizieren, vor allem, wenn es zu epi- oder endemischem Auftreten von Salmonellen gekommen ist. (8)

L Sven GARD: Z. Hyg. **120** (1938) 615
KAUFFMANN, F.: Die Bakteriologie der Salmonella-Gruppe. Einar Munksgaard, Kopenhagen 1941
SEDLÁK, J., und H. RISCHE: Enterobacteriaceae-Infektionen. VEB G. Thieme, Leipzig 1968

Schwangerschaft

S Gravidität
Trächtigkeit

D Zustand der Frau bzw. des weiblichen Tieres während der Tragzeit (von der Empfängnis bis zur Geburt der Frucht).

G Schwangerschaftsprodukt (Fet und Plazenta) wird immunol. als Allotransplantat (↗ Transplantation) aufgefaßt, da es fremdes (väterliches) Erbgut enthält. Mütterlicher Organismus und fetoplazentare Einheit bilden in der S. eine parabiotische Verbindung. Keine der bisherigen *Hypothesen der ungestörten Fruchtentwicklung* kann aus immunol. Sicht das als ↗ Immunologisches Paradoxon bezeichnete Phänomen der S. allein erklären:

1. Uterus als immunol. ↗ privilegierter Ort,
2. Immunogene Unreife des Feten,
3. Plazentabarriere,
4. Mütterliche physiologische Immunsuppression.

Immunol. Wechselbeziehungen in der S. sollen schon mit Befruchtung und Implantation beginnen. Bereits der Kontakt mit Sperma-Ag kann zur Sensibilisierung führen (↗ Sterilität durch Sperma-Ak). Die Zona pellucida soll nach der Befruchtung der Eizelle als immunol. Barriere dienen; nach der Implantation bildet sich um den ↗ Trophoblasten eine azelluläre Deckschicht („Fibrinoid") aus. Kontakt und Aufnahme mütterlicher Proteine durch den Nidationstrophoblasten sind in ihrer immunol. Bedeutung noch nicht geklärt. Der Fet ist in utero (↗ Ontogenese des Immunsystems) frühzeitig immunol. kompetent. Immunol. Wechselbeziehung zwischen Mutter und Fet werden entscheidend von der Funktion der ↗ Plazenta beeinflußt.
Seitens der Mutter sind folgende *protektive Faktoren* in der S. von Bedeutung:

1. *Spezifische blockierende Ak* (↗ Enhancement-Ak).
2. *Unspezifische blockierende und immunsuppressive Faktoren* (↗ Choriongonadotropin, ↗ Östrogene, ↗ Kortikosteroide, höhermolekulare α-2-Glyko- und Lipoproteine, ↗ Schwangerschaftsproteine).

Spezifische blockierende Enhancement-Ak konnten beim Menschen nachgewiesen und aus Plazentahomogenaten eluiert werden. Sie verhindern den Ag-Kontakt und schützen das S.-Produkt vor dem destruktiven Einfluß der mütterlichen sensibilisierten ↗ Lymphozyten.
Die Synthese von höhermolekularen α-2-Glykoproteinen, die in vitro einen immunsuppressiven Effekt zeigen, soll unter hormonaler Kontrolle stehen. Diese Substanzen sollen sich an die Oberfläche der in den mütterlichen Kreislauf eingeschwemmten Trophoblastbestandteile (↗ Trophoblast) anlagern und somit eine Barriere zwischen mütterlichem Organismus und fetalen Geweben bilden.
Die Verminderung der germinativen Zentren in den Lymphknoten und die Reduzierung der kleinen Lymphozyten bei Schwangeren lassen sich auf den Einfluß der vermehrt gebildeten Östrogene und Kortikosteroide zurückführen. ↗ Choriongonadotropin hat ebenfalls eine immunsuppressive Wirkung. Das Ausmaß der mütterlichen immunol. Reaktivität gegenüber dem S.-Produkt ist entscheidend von der Ag-Potenz des Feten und der Funktion der ↗ Plazenta (↗ Plazentapassage) abhängig. (9)

L BRATANOV, K., R. G. EDWARDS, V. H. VULCHANOV, V. DIKOV und B. SOMLEV: Immunology of Reproduction. Bulgarian Academy of Sciences Press, Sofia 1973
CENTARO, A., N. CARETTI und G. M. ADDISON: Immunology in Obstetrics and Gynaecology. Proceedings of the First International Congress on Immunology in Obstetrics and Gynaecology, Padua 1973. Excerpta Medica, Amsterdam 1974
HOFMANN, R., et al.: Zbl. Gynäk. **96** (1974), 1365

schwangerschaftsabhängige Proteine ↗ Schwangerschaftsproteine

schwangerschaftsassoziiertes α-2-Glykoprotein ↗ pregnancy associated α_2-glycoprotein

Schwangerschaftshormon ↗ Choriongonadotropin

Schwangerschaftsproteine

S Schwangerschaftstypische Proteine
Schwangerschaftsassoziierte Proteine
Schwangerschaftsspezifische Proteine

D Eiweißkörper, die ausschließlich oder vorzugsweise bei Schwangeren vorkommen. Dazu gehören alle von der Plazenta und vom Feten bzw. der Mutter gebildeten und in das mütterliche Blut abgegebenen Enzyme (HAP = hitzestabile alkalische Phosphatase, Oxytozinase), Proteohormone (↗ Choriongonadotropin, HPL = human placental lactogen) und andere Serumproteine, deren physikalisch-chemische Eigenschaften und biol. Funktionen bisher nicht völlig geklärt sind.

G Von den S. sind *einige schwangerschaftsspezifisch.* Sie sind, abgesehen von bestimmten Ausnahmen, *nur bei Schwangeren* nachweisbar (HPL, ↗ Choriongonadotropin, HAP, Oxytozinase und das „schwangerschaftsspezifische“ beta$_1$-Glykoprotein). *Andere sind schwangerschaftsassoziiert* (schwangerschaftsassoziiertes alpha$_2$-Glykoprotein (↗ pregnancy associated α_2-glycoprotein), schwangerschaftsassoziiertes beta$_1$-Glykoprotein = sex steroid binding protein und ↗ alpha$_1$-Fetoprotein). Letztere stellen Spurenproteine des menschlichen Serums dar und können *auch außerhalb der Schwangerschaft* unter bestimmten Bedingungen (z. B. Östrogenapplikation, maligne Tumoren, entzündliche Erkrankungen) vermehrt gebildet werden.

P Der Nachweis von S. ist sowohl in der geburtshilflich-gynäkologischen Di (Schwangerschaftsnachweis und -überwachung, Tragzeitbestimmung, Erkennung kindlicher Fehlbildungen) als auch in der immunol. Tumor-Di (insbes. zur Überwachung des Th-Erfolges und der Erkennung von Rezidiven) von Bedeutung. (9)

L Bohn, H.: Arch. Gynäk. **210** (1971), 440
Hofmann, R., B. Klausch und W. Straube: Promotion-B-Schrift, Wilhelm-Pieck-Universität, Rostock 1975

schwangerschaftsspezifische Proteine ↗ Schwangerschaftsproteine

Schwangerschaftstest, immunologischer

S Choriongonadotropin-Test
↗ Gravimun(R)-Test
Gestagnost „Sevac“
Pregnosticon „All-in“-Test
Pregnosticon-Planotest
Mip-Test

D Immunol. in-vitro-Test zur Feststellung oder zum Ausschluß einer Schwangerschaft.

G I. S. beruhen auf einer AAR, wobei das Vorhandensein oder Fehlen des Ag ↗ Choriongonadotropin (HCG) im Harn (bei Stuten im Serum) nachgewiesen wird.

Prinzip:

Bei Mischung eines Anti-HCG-Serums vom Kaninchen mit einem Harn ohne HCG sowie HCG-beladener tannierter Trägererythrozyten (Schaf) oder Latex-Partikel erfolgt eine durch das Indikatorsystem mit bloßem Auge wahrnehmbare Agglutination zwischen dem an das Indikatorsystem adsorbierten HCG und den Ak (Testergebnis: *Reaktion negativ: nicht schwanger*). Wird dem Antiserum ein HCG im Überschuß enthaltender Harn (Schwangerenharn) zugesetzt, dann neutralisiert das HCG aus dem Schwangerenharn die HCG-Ak, so daß eine Agglutination unterbleibt (*Reaktion positiv: schwanger*).

Bei Verwendung von HCG-beladenen Erythrozyten als Indikatorsystem führt die passive Hämagglutination bei negativer Reaktion nicht zu einer sichtbaren Verklumpung, sondern zu einer Änderung des Verhaltens der Erythrozyten in wäßriger Suspension. Sie senken sich in einer Weise (flocken), die den Eindruck erweckt, als ob sie durch ein Netz von Kräften miteinander verbunden wären, wodurch sie auf dem Boden eine Art „Matte“ bilden. Erythrozyten, die auf Grund der Agglutinationshemmung bei positiver Reaktion nicht mit Ak reagiert haben, senken sich entlang der Wand des Röhrchens. Wenn dieses einen exakt halbkreisförmigen Boden hat, bilden die Erythrozyten dort einen mit bloßem Auge gut sichtbaren Ring (s. Abb.).

P In Abhängigkeit vom minimal nachweisbaren HCG-Wert (Empfindlichkeit 1000 bis 3000 IE HCG/l) werden i. S. *zwischen dem 35. und 40. Tag nach der letzten Regel positiv.* Ein i. S. läßt sich auch für semiquantitative Bestimmungen von HCG zur Überwachung der Frühschwangerschaft, zur Di von ↗ Trophoblasttumoren bei der Frau und zur Di von Hodentumoren beim Mann verwenden. Bei Anwendung von Latex-Partikeln als Indikatorsystem wird eine erhebliche zeitliche Verkürzung des Tests erreicht. Da immunol. eine ↗ Kreuzreaktivität zwischen HCG und LH (luteinisierendes Hormon) und den entsprechenden Ak existiert, können mit i. S. auch LH-Aktivitäten erfaßt werden, die bei extrem hoher LH-Ausscheidung (z. B. Präklimakterium) *„falsch positive“* Reaktionen bedingen können.

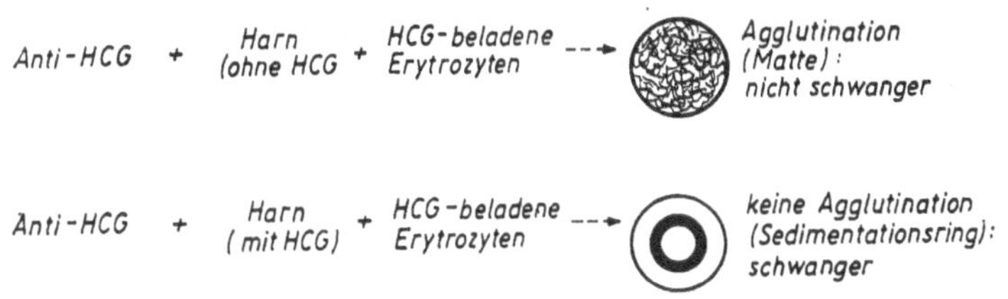

Schematische Darstellung des Testprinzips

Mütterliche HCG-Ak (Antigonadotropine) können trotz intakter Schwangerschaft einen negativen Ausfall der i. S. bewirken. (9)

L KYANK, H., K. H. SOMMER und R. SCHWARZ: Lehrbuch der Geburtshilfe. VEB Georg-Thieme-Verlag, Leipzig 1976
TAUSK, M.: Pharmakologie der Hormone. 2. Aufl. Georg-Thieme-Verlag, Stuttgart 1973

schwangerschaftstypische Proteine ↗ Schwangerschaftsproteine

Schweizer Typ der Agammaglobulinämie ↗ Agammaglobulinämie, kongenital mit Lymphozytopenie

schwere Kette ↗ H-Kette

Schwerkettenkrankheit ↗ H-Ketten-Krankheit

Schwundsyndrom ↗ graft versus host reaction

Score ↗ Titration

Scrapie ↗ „Slow"-Virusinfektion

Scratch-Test

S Skarifikationstest, Kutantest, Kratztest
Therapeutisch: Quadrillage (BLAMOUTIER)

D Kutaner Provokationstest zum Nachweis einer allergisch-hyperergischen Reaktion durch unblutige Skarifikation der Epidermis (Aufreißen des Stratum corneum mit einer Impflanzette oder Kanüle) und nachfolgende Aufbringung der Antigen-Lösung (-Suspension).

G Provokationstest zur *Auslösung allergisch-hyperergischer Sofortreaktionen* (↗ Frühreaktion) ähnlich dem ↗ PRICK-Test, wird nach 20 min abgelesen (Quaddel?, Reflexerythem?) und mit der stets distal anzulegenden Kontrolle (physiologische NaCl-Lösung und Histamin 1 : 1000) verglichen.

P Falsch negative und positive Tests häufig. Im *positiven* Falle zur Untersuchung von Sammel- und Einzelallergenen und für Kreuz- und Gruppenallergietestungen geeignet. Ausführung stets an Extremitäten Unterarminnenseite), um bei Schocksymptomen die Extremität abbinden (und umspritzen) zu können. Kontrollen immer distal anlegen. Länge der Hautschnitte ca. 0,5 cm, Abstand zur nächsten Probe 4 cm. Als Quadrillage großflächig mit zahlreichen Skarifikationen zur Desensibilisierung bei Rhinitis vasomotorica mit Pollenallergie empfohlen, aber nicht ungefährlich. (49)

L BLAMOUTIER, P., et al.: Proc. fifth. Europ. Congr. of Allergology, S. 68, Basel 1962
FILIPP, G.: Med. Klin. **65** (1970), 897

SEA-Test nach HELLER

Abk. für Schaf-Erythrozyten-Agglutination

S Differentialagglutinationstest

D Indirekte ↗ Hämagglutination zum Nachweis von ↗ Rheumafaktoren.

G Ansatz von zwei Patientenserumreihen, eine Reihe (B) mit Zusatz von Schafserum; Zugabe von sensibilisierten Schaferythrozyten.

P Liegt der Titer in der Reihe B um das vierfache höher als in Reihe A, wird der Test als positiv bezeichnet. Das Patientenserum ist vor Testansatz durch Absorption mit Schafblutkörperchen von heterophilen Ak zu befreien. (10)

L HELLER, G., et al.: J. Immunol. **69** (1952), 27
KÖHLER, W.: Die Serologie des Rheumatismus und der Streptokokkeninfektionen. Verl. J. A. Barth, Leipzig 1963, 3. Aufl.

6,6γ (ältere Bezeichnung) ↗ IgG

6-Merkaptopurin

D Antimetabolit der Purinnukleotidsynthese.

G Substanz hemmt den Einbau von Hypoxanthin und Guanin in die Nukleotide und verhindert die Purinnukleotidsynthese sowie die Umwandlung von Inosinmonophosphat zu Adenin- und Guaninnukleotiden. Ihre Wirkung ist gegen die RNS- und DNS-Synthese gerichtet.

P 6-Merkaptopurin greift in den Transformations- und Proliferationsprozeß immun-

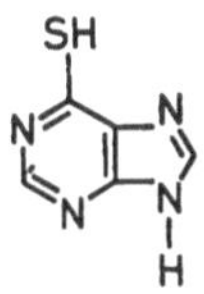

6-Merkaptopurin

kompetenter Zellen ein und wird deshalb häufig zur Immunsuppression bei Autoimmunopathien verwendet. (23)

L LANGEN, P.: Antimetabolite des Nukleinsäure-Stoffwechsels. Akademie-Verlag, Berlin 1968

6-Thioguanin

D Präparat, das vermutlich an Stelle von Guanin in die DNS eingebaut wird und dadurch proliferationshemmend wirkt; führt darüber hinaus zu einer erheblichen Strahlensensibilisierung.

P Als Immunsuppressivum besonders bei hämatologischen Immunopathien angewandt. (23)

L LANGEN, P.: Antimetabolite des Nukleinsäure-Stoffwechsels. Akademie-Verlag, Berlin 1968
SASYKIN, Iv. O.: Antibiotika als Inhibitoren biochem. Prozesse. Akademie-Verlag, Berlin 1972
ZIMMERMAN, A. M., et al.: Drugs and the cell cycle. Academic Press, New York–London 1973

secondary disease ↗ graft versus host reaction

secondary response ↗ booster-Effekt

second-set-reaction

S engl., Sekundärreaktion

D Abstoßungsmodus eines allogenen Zweittransplantates (secondset-transplantat) bei einem durch Ersttransplantat immunisierten Empfänger.

H Immunologischer Hintergrund 1944 durch MEDAWAR entdeckt.

G Die dem Abstoßungsmodus zugrunde liegende Immunisierung kann durch Zellinjektionen oder Ersttransplantation erfolgt sein. Der Abstoßungsverlauf des allogenen Zweittransplantates ist ***gegenüber dem Abstoßungsmodus des Ersttransplantates*** (Primärreaktion, first-set-reaction) ***beschleunigt.*** Abstoßungszeit bei S. nach Hauttransplantation beträgt 6–10 d gegenüber 10–14 d bei first-set-reaction. Pathomorphologie ist prinzipiell gleich wie bei einer first-set-reaction (↗ Transplantation, ↗ Rejektion) (siehe Abbildung).
Die Dauer eines durch Ersttransplantation verursachten Immunzustandes ist von der Art des Primärimplantates abhängig. Transplantierte Haut verursacht bei der Maus eine etwa einjährige Immunität gegen sämtliche Mäusegewebe und -zellen. Es werden Zusammenhänge mit der Lebenszeit kleiner ↗ Lymphozyten vermutet. Injizierte Lymphozyten verursachen dagegen eine wesentlich kürzere Sensibilisierungsdauer. Von Bedeutung ist ebenfalls der Applikationsmodus; i.v. und s.c. Ag-Gaben führen zur schwachen und kurzen Immunisierung, i.d. oder i.p. Ag-Applikation führt zur langanhaltenden und starken ↗ Immunität gegen Gewebs-Ag. Eine Sonderform der S. nach Hauttransplantation stellt die ↗ „weiße Abstoßung" dar. (2)

L MEDAWAR, P. B.: Brit. J. Exp. Pathol. 27 (1946), 15

second set transplant = Zweittransplantat ↗ second set reaction

secretor ↗ Sekretor

secretory piece ↗ Sekretionskomponente

Seitenketten-Theorie

D Theorie der Antikörperbildung.

H 1885 von EHRLICH entwickelte Vorstellung über die Ak-Bildung und Ak-Funktion.

G Ein in den Organismus gelangtes Antigen geht mit den Seitenketten (*„Rezeptoren"* nach EHRLICH) des Protoplasmas streng spezifische Bindungen ein. Durch die Bindung mit dem Antigen werden die ↗ Rezeptoren verbraucht. Auch eine toxische Wirkung des Antigens kann durch diese Bindung an den Rezeptor ausgelöst werden. Die verbrauchten Rezeptoren werden ersetzt

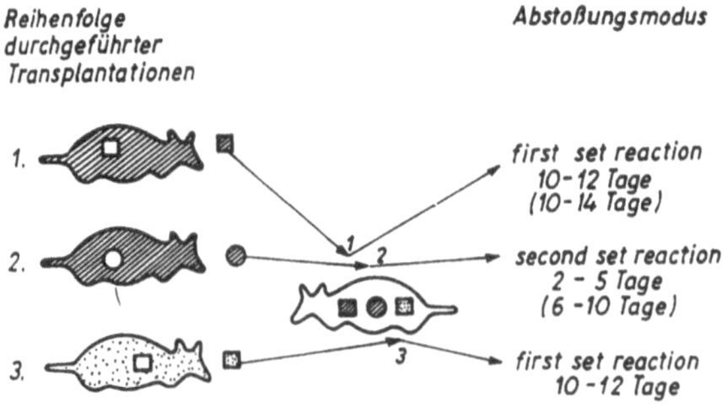

Der beschleunigte Abstoßungsmodus (second set reaction) ist Folge einer vorangegangenen Immunisierung durch die Ersttransplantation (Spender der ersten und zweiten Transplantation gehören zum selben Stamm)

und darüber hinaus noch vermehrt produziert. Die überschüssig gebildeten, spezifisch bindenden Gruppen werden abgestoßen und stellen die freien Antikörper im Blutplasma dar.
EHRLICH unterscheidet Rezeptoren 1., 2. und 3. Ordnung. *Rezeptoren 1. Ordnung* sind sehr einfach gebaut; zu ihnen zählen die Antitoxine. Bei ihnen reagiert die haptophore Gruppe des Rezeptors mit der haptophoren Gruppe des Toxinmoleküls. — *Rezeptoren 2. Ordnung* (Präzipitine, Agglutinine) besitzen neben der haptophoren Gruppe auch noch eine zymophore (enzymatisch wirkende) Gruppe, durch die ein Abbau der gebundenen Antigene erfolgt. — Den *Rezeptoren 3. Ordnung* werden die Hämolysine, Bakteriolysine und Zytolysine zugeordnet. Sie besitzen neben der haptophoren Gruppe eine zweite haptophore Gruppe für das Komplement. Durch beide haptophore Gruppen („Ambozeptor") wird das Antigen mit dem Komplement verbunden.

P Die Seitenketten-Theorie beherrschte mehrere Jahrzehnte lang die Immunitätslehre, verlor jedoch durch neue Erkenntnisse, besonders auf molekularbiologischem Gebiet, an Bedeutung. Moderne Theorien der Antikörperbildung (↗ Selektionstheorie (BURNET, JERNE)) haben Teilaspekte der Seitenketten-Theorie wieder aufgegriffen. (15)

L BURNET, F. M.: The clonal selection theory of acquired immunity. Cambridge, 1959
EHRLICH, P.: Dtsch. med. Wschr. 17 (1891), 976, 1218
GÜNTHER, O.: Dtsch. med. Wschr. 91 (1966), 1197
JERNE, N. K.: Proc. Nat. Acad. Sci. 41 (1955) 849

Sekretionskomponente

S Transportstück
T-Stück

D Im Sekret-IgA (↗ IgA) enthaltene Polypeptidkette, die den L-Ketten und H-Ketten nicht homolog ist.

G Im Gegensatz zum eigentlichen IgA-Molekül, das vorwiegend in Plasmazellen synthetisiert wird, erfolgt die Bildung der S. in Epithelzellen. Sie wird an das IgA angelagert und verknüpft 2 IgA-Moleküle miteinander zum Sekret-IgA. Verbindung und Stabilisierung erfolgt offenbar durch ↗ J-Kette.

P Sekret-IgA ist wesentlich widerstandsfähiger gegen proteinspaltende Enzyme als Serum-IgA. Da man zunächst annahm, daß die Sekretionskomponente den Transport des Sekret-IgA durch Membranen erleichtere, wurde sie auch Transportstück genannt. (1)

L TOMASI, R. B., et al.: Adv. Immun. 9 (1968), 1

Sekretor (Non-sekretor)

Symbol: Se (se)

S Ausscheider (Nichtausscheider)

D Person, die lösliche ↗ ABH-Blutgruppensubstanzen in Körperflüssigkeiten ausscheidet.

H 1930 erstmals von LEHRS und PUTKONEN beschrieben. 1932 zeigten SCHIFF und SASAKI, daß die Eigenschaft der Ausscheidung von A-, B- oder H-Substanz im Speichel als ein dominantes Merkmal vererbt wird.

G Das Auftreten der löslichen Substanzen ABH im Speichel wird durch das dominante Gen *Se* und sein Allel *se* gesteuert. Die Se/se-Gene werden unabhängig von den AB0- und H-Genen vererbt. Personen mit der Genkombination Se/se und Se/Se sondern im Speichel Blutgruppensubstanzen ab.
Die spezifischen Substanzen, die bei 80% aller Personen (Sekretoren) im Speichel (Tränen und anderen Körperflüssigkeiten) gefunden werden, sind aus der Tabelle ersichtlich.

Sezernierte Gruppensubstanzen im AB0-System

Blutgruppe	Blutgruppensubstanz im Speichel
A	A und H
B	B und H
AB	A, B und H
0	H

Personen mit dem Genotyp se/se werden Nichtsekretoren genannt, weil sich in ihrem Speichel keine ABH-Substanzen nachweisen lassen.

P Die Prüfung auf Sekretion von ABH-Substanzen kann zur Feststellung des AB0-Phänotyps von Personen beitragen, deren Erythrozyten-Ag nur schwach entwickelt sind oder fehlen. (26)

L LEHRS, H.: Z. Immun. Forsch. 66 (1930), 175—192
RACE, R. R., und R. SANGER: Blood Groups in Man. 5. Edit. Blackwell Scientific Publications, Oxford—Edinburgh 1968
SCHIFF, F., und H. SASAKI: Klin. Wschr. 11 (1932), 1426—1429

Sekundärantwort ↗ booster-Effekt

(nicht verwechseln mit Sekundärreaktion ↗ second-set-reaction)

sekundäre lymphoide Organe

Abk. SLO

D Zusammenfassende Bezeichnung für alle lymphoiden Organe, die ontogenetisch in ihrer Lymphozytenbesiedelung von primären lymphoiden Organen abhängig sind.

G Der Zeitpunkt der Besiedelung differiert bei den einzelnen Spezies erheblich. Während sie bei den meisten schon pränatal beginnt, erfolgt die Lymphozytenmigration aus dem ↗ Thymus bei Mäusen im wesentlichen erst unmittelbar postnatal, woraus sich die Wirkung einer neonatalen ↗ Thymektomie erklärt. Im Gegensatz zu den primären lymphoiden Organen, deren Lymphozytopoese allein von der Verfügbarkeit an ↗ Stammzellen abhängt, ist die Lymphozytopoese in den SLO (Milz, Lymphknoten, Tonsillen, darmassoziiertes lymphoides System (s. aber ↗ Bursa-Äquivalent), lymphoide Organe in den Schleimhäuten des Pulmonaltraktes) *Ag-abhängig.* Die Besiedelung der SLO mit ↗ T-Lymphozyten bzw. B-Lymphozyten erfolgt nach einem bestimmten Muster: ↗ thymus-abhängige und thymus-unabhängige Gebiete. Unter Ag-Einfluß kommt es zur Transformation der T- und B-Zellen in große ↗ pyroninophile Zellen, aus denen sich nach mitotischer Teilung neben den Gedächtniszellen sowohl die Effektorzellen der zellulären Immunität als auch die für die Produktion und Sekretion von ↗ Ig verantwortlichen ↗ Plasmazellen entwickeln (Schema ↗ Lymphozytenentwicklung). (7)

sekundär erworbenes Antikörpermangelsyndrom (AMS) ↗ Agammaglobulinämie, sekundär erworben

Sekundärkrankheit ↗ graft versus host reaction

Selektion

D Genetisch bedingte Fortpflanzungsbegünstigung bestimmter Genotypen in einer Population.

G Durch die natürliche S. (oder „Zuchtwahl" n. DARWIN) nehmen die besser an ihre Umwelt angepaßten Individuen einer Population zahlenmäßig zu und können die Ausgangsformen verdrängen. Nach WRIGHT (1932) besitzt jedes ↗ Gen einen Selektionskoeffizienten, der das Maß für den Vorteil oder Nachteil des betreffenden Gens im Verhältnis zu seiner Umwelt angibt. Selbst in unendlich großen Populationen führt scharfe S. nicht zur völligen Verdrängung der ungünstigen ↗ Allele, sondern ihre Häufigkeit wird nur progressiv vermindert. Auch unbedeutende S.-Vorteile oder -Nachteile führen zum Überwiegen einer ↗ Mutation über eine andere. (15)

Selektionstheorie

D Theorie der Ak-Bildung.

H Die selektiven Theorien gehen aus von EHRLICHS, Seitenkettentheorie (1885, 1904). Daraus wurde von BURNET (1959) die klonale S. ("clonal selection theory") entwickelt.

G Grundlage der S. ist die Annahme, daß nur bestimmte immunkompetente Zellen die Fähigkeit besitzen, gegen jedes mögliche Ag Ak zu bilden. Das Ag stimuliert *selektiv*, d. h. jeweils spezifisch in diesen präformierten Zellen die Synthese der ihm entsprechenden Ak nach vorangegangener Zellproliferation. Im Gegensatz dazu ↗ Instruktionstheorie. Durch die S. wird erklärt, daß sowohl die Ak-Bildung gegen Fremd-Ag stattfindet, andererseits aber auch eine Ak-Bildung gegen körpereigene Ag unterbleibt. Auch das Phänomen der Immuntoleranz wird durch die klonale S. gedeutet. Sie setzt voraus, daß *gegen jedes Ag jeweils eine geringe Zahl von spezifisch vorgeprägten Ak-bildenden Zellen existiert.* Bei dem erstmaligen Zusammentreffen mit dem Ag kommt es zur Stimulierung und Proliferation dieser Zellen. Die sich anschließende klonale Vermehrung führt zur Zunahme der Ak-bildenden Zellpopulation (Abbildung), und damit hat als Folge der Primärantwort die Zahl der für das applizierte Ag präformierten Zellen zugenommen. Nach NOSSAL (1962) werden diese Zellen als ↗ memory cells bezeichnet. Sie teilen sich im 12-Stunden-Rhythmus, sofern keine erneute Ag-Zufuhr erfolgt. Die Hälfte der Zahl nachwachsender Zellen stirbt immer ab, so daß die Gesamtzahl der „Memory-Zellen" auch über einen längeren Zeitraum konstant bleibt. Tritt ein erneuter Ag-Reiz mit demselben Ag ein, so folgt eine stärkere und schnellere Ak-Bildung, da die Zahl der präformierten Zellen bereits hoch ist.
Kommen immunkompetente Zellen schon vor der Ausreifung des Immunsystems mit ihrem für sie spezifischen Ag zusammen, so werden diese Zellklone entweder beseitigt oder blockiert. Es tritt ↗ Immuntoleranz ein.
Die grundlegenden Gedanken der S. haben sich als zutreffend erwiesen. Sie werden auch von LEDERBERG (1959) und TALMAGE (1959) vertreten sowie von ROWLEY und FITCH (1966) durch Beobachtung einer Feed-back-Regulation der Ak-produzierenden Zellen durch den Ak erweitert.
Eine andere S. wird von SERCARZ und COONS (1962) vertreten. Sie gehen von einer *X-Y-Z-Transformation der Zellen im Prozeß der Ak-Bildung* aus. Im *X-Stadium* können die primitiven Zellen entweder eine Stimulation für die Ak-Synthese oder für die Immuntoleranz erhalten. Im folgenden *Y-Stadium* proliferieren die Zellen zwar noch nicht, aber es bilden sich an ihren Oberflächen spezifische Rezeptoren für bestimmte Ag aus. Treffen jetzt die entsprechenden Ag-Moleküle mit diesen Rezeptoren zusammen, so tritt die Zelle in das

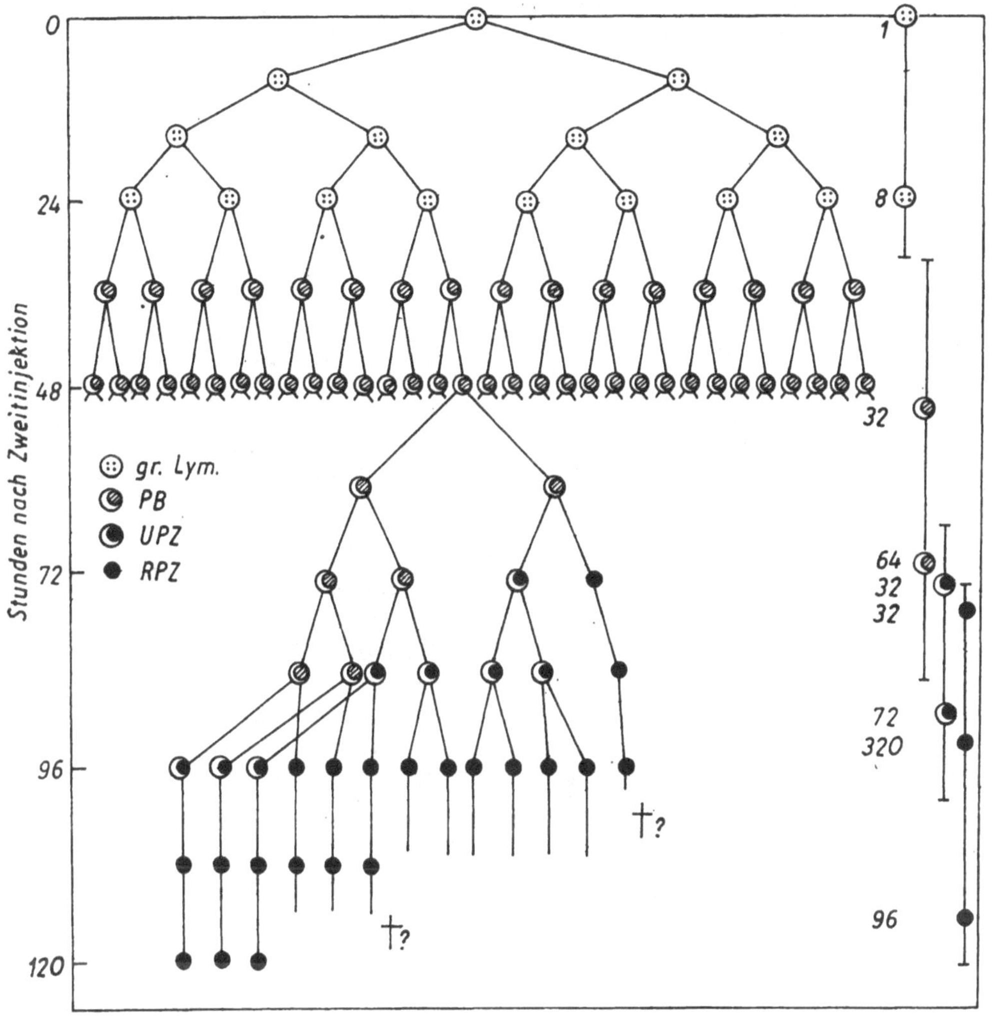

Klonale Vermehrung
gr. Lym. = große Lymphozyten; UPZ = unreife Plasmazellen;
PB = Plasmablasten (= Immunoblasten); RPZ = reife Plasmazellen
(nach STEFFEN, C.: Allgem. und exper. Immunologie u. Immunpathol. — Thieme, Stuttgart 1968)

Z-Stadium ein; damit gehen Proliferation und Ak-Bildung einher. In Abänderung dieser Theorie glaubt NOSSAL (1965), daß aus der X-Zelle entweder eine „Memory-Zelle" (Y-Zelle) oder eine Ak-produzierende Z-Zelle abstammen kann.
Einen *Übergang zur* ↗ *Instruktionstheorie* stellen BRAUN und COHLEN (1966) her. Sie nehmen an, daß der in den Makrophagen entstandene RNS-Ag-Komplex durch Vermittlung Ak-artiger Rezeptoren auf der Lymphozytenmembran in den Lymphozyten übertreten kann. Die RNS gibt dann die Information für die Ak-Bildung weiter. Dem Ag kommt dabei nur die Funktion zu, rezeptorspezifische Zellen zu finden.
Nicht mit seiner ursprünglichen S. zu vereinbarende Befunde haben BURNET 1961 veranlaßt, den Selektionsort von der äußeren Zelloberfläche in *subzelluläre* Bereiche zu verlegen. Hierbei macht er präformierte ↗ Ribosomen für die unterschiedliche Ak-Spezifität verantwortlich (↗ Immun-RNS).
Von JERNE (1955) wurde die „*natural selection theory*" als eine humorale S. vor-

gelegt. Grundlage dieser Theorie ist die Heterogenität der Globulinmoleküle. In einem heterogen zusammengesetzten Globulinpool ist die Möglichkeit vorhanden, daß auch spezifisch strukturierte Globulinoberflächen gegen jedes mögliche Ag existieren. Sie werden als *natürliche Ak* bezeichnet. Tritt ein Molekül eines natürlichen Ak mit einem spezifischen Ag zusammen, so wird dieser AAK von phagozytierenden Zellen aufgenommen. Intrazellulär zerfällt dieser Komplex und die Zelle reproduziert die Struktur des aufgenommenen Globulinmoleküls. Damit wird die Zahl der spezifisch gegen das applizierte Ag gerichteten Ak-Moleküle im zirkulierenden Blut erhöht. Bei einer nochmaligen Zufuhr desselben Ag sind bereits die spezifischen Ak-Moleküle nunmehr zahlenmäßig überwiegend vorhanden, so daß die Sekundärantwort einer rascher und stärker ablaufenden Primärantwort entspricht.
Die Schwierigkeiten für die Erklärung der Synthese der sehr großen Zahl von verschiedenen Ak-Molekülen auf Grund der Vielzahl von Ag (z. T. synthetische Ag und Haptene), die im ↗ Gen eine jeweils spezifische Nukleotidsequenz erfordern würde, glaubten SCHWEET und OWEN (1957) überwunden zu haben. Sie postulierten, daß das applizierte *Ag in einer Primärreaktion die ↗ DNS-Moleküle spezifisch verändert.* Dadurch entsteht ein induzierbares System, das die Ag-spezifische Information in der Nukleotidsequenz enthält. Bei der Sekundärantwort reagiert dieses vorgeprägte System dann schneller und stärker, erkennbar am Ak-Titer (↗ booster-Effekt). Diese Theorie, sowie auch die von MONOD (1959) und von PAPPENHEIMER (1957) entwickelten Theorien, die eine Mittelstellung von selektiver und instruktiver Theorie der Ak-Bildung einnehmen, sind nicht mehr vertretbar. (15)

„self"

S immunologisch nicht akzeptabel
körpereigen

D Charakterisierung einer antigenen Substanz als unfähig, beim jeweiligen Trägerorganismus eine Immunreaktion auszulösen.

H Von BURNET und FENNER 1949 eingeführter, häufig verwendeter, jedoch umstrittener Begriff.

G Benutzung des Begriffs geht von der Annahme aus, daß ein Immunsystem Ag-Differenzen erkennen und demzufolge zwischen körpereigen („self") und körperfremd („not self") unterscheiden kann. Auslösung einer Immunreaktion (in vivo) nur durch „not self"-Ag. Die Ag-Umschreibung „self" stimmt in seiner Wortbedeutung nicht immer mit den wirklichen Verhältnissen überein, denn körpereigene Substanzen können unter bestimmten Bedingungen eine Immunreaktion provozieren (↗ Autoimmunkrankheiten).
VON BOYDEN schlägt daher statt „self" die treffendere Bezeichnung „immunol. nicht akzeptabel" vor. (2)

L BOYDEN, S. V.: Adv. Immunol. Vol. 5 (1966). Academic Press, New York – London
BURNET, F. M., and F. FENNER: The production of antibodies. Macmillan, Melbourne 1949

„self recognition" (BURNET)

S horror autotoxicus (EHRLICH)
immunol. Selbsterkenntnis

D Ausbleiben einer Immunreaktion (in vivo) nach Einwirken jener Antigene, die normalerweise in Plasma oder Zellen eines Organismus vorhanden sind (↗ „self").

G Nach HAUROWITZ liegt diesem Phänomen eine high immune paralyse zugrunde ↗ Immuntoleranz. (2)

L HAUROWITZ, F.: Immunochemistry and the Biosynthesis of Antibodies. Interscience Publishers, New York – London – Sydney 1968

SELIGMANN-Krankheit ↗ H-Kettenkrankheit

„seltene Spender" (Misnomen)

S rare donors
Spender seltener Gruppen
Spender mit „seltenen Blutgruppen"

D Blutspender mit seltener Antigen-Kombination der Erythrozyten.

H In einigen Ländern in nationalen Karteien registriert. Seit 1966 Organisation des internationalen Panels der Spender seltener Gruppen am Lister Institut London. Seit 1969 DDR-Zentralkartei der Spender seltener Gruppen am blutgruppenserologischen Referenzlabor des Transfusionsdienstes der DDR im Bezirksinstitut für Blutspende- und Transfusionswesen Berlin.

P Spender mit seltenen Ag-Kombinationen werden zur Bereitstellung von verträglichem Transfusionsblut in blutgruppenserologischen Problemfällen benötigt (z. B. 0 cdE/cdE-Blut für Patienten mit Anti-D und Anti-e). (26)

L MOULLEC, J.: Les donneurs de groups rares. Transfusion T. VIII, 4 (1965), 363
VELHAGEN, H.: Symposium: EDV im Blutspende- und Transfusionswesen, Wismar 1970

Semantiden-Antigen

D Ag, das aus der direkten Übersetzung eines Strukturgens hervorgeht (BAUER, 1974).

G Hierzu zählen die Proteine. ↗ Episemantiden-Ag. (15)

L BAUER, K.: Einführung in die Immungenetik. Verl. Thieme, Stuttgart 1974

semial coating antigen ↗ Sperma-Antigen

SEMPLE ↗ Tollwutvirus-Impfstoff

sensibilisatorischer Index

D Maß für die Sensibilisierungshäufigkeit von ↗ Arzneimitteln oder anderer Natur- bzw. Industrieprodukte.
G Der s. I. kann theoretisch zwischen 0 und 100% liegen. Er ist abhängig von der ↗ Immunogenität, z. B. führt Phenyläthylhydantoin nahezu regelmäßig zur Sensibilisierung. Eine Rolle spielen die Art der Applikation (bes. stark sensibilisiert die Lokalanwendung) und die immunol. Reaktionsbereitschaft des Organismus (Disposition, Einfluß der Grundkrankheit). Aus diesem Grund haben sog. prophetische Testungen an Gesunden nur beschränkten Aussagewert. (5)

Sensibilisierung

S Allergisierung
D Immunisierungsvorgang, der durch ein ↗ Allergen ausgelöst wird und zu einer ↗ Allergie führt.
G Wesentliche Faktoren, die eine S. beeinflussen, sind: (chemische) Eigenschaften des ↗ Ag (Allergens), Art der Applikation, Besonderheiten der Verstoffwechselung und die immunol. Reaktionsbereitschaft des Organismus. Die S. kann streng ↗ spezifisch (bereits Isomere werden reaktionslos vertragen) oder nur gegen umschriebene Konfigurationen gerichtet sein (↗ Kreuzreaktion).
P Der Vorgang der S. führt zu dem Folgezustand einer Allergie, die eine Voraussetzung für die Entstehung pathogener Immunphänomene ist. (5)

Sensitine ↗ Mykobakterien

Seo ↗ Antigene, private

Sephadex

D Polysaccharidketten mit dreidimensionalem Netzwerk, durch Quervernetzen linearer Dextran-Makromoleküle hergestellt; durch zahlreiche Hydroxylgruppen hydrophile Eigenschaften, bei Wasseraufnahme Bildung eines Gels mit Poren, deren Größe vom Vernetzungsgrad abhängig ist.
G Verschiedene Sephadextypen: G 10—200
P Anwendung: Ionenaustauscher; zur Gelfiltration u. a. m. (33)

Sepharose

D Handelsname für Agarose in Perlform.
P Anwendungsbereich: ↗ Gelfiltration. Zur Trennung hochmolekularer Makromoleküle geeignet, da größere Porosität als Sephadex. (33)

Sequenzdeterminante

D Bestimmter Aminosäuresequenzbereich eines Antigens, mit dem ein spezifischer Antikörper reagiert (↗ Antigen), vgl. Konformationsdeterminante. (3)

Sequenzvergleich

S Alignment
D Vergleich der Aminosäuresequenzen von Peptidketten verschiedener Proteine.
G Identische Sequenzen können auf evolutionäre Zusammenhänge hinweisen. Die zwischen den identischen Sequenzen phylogenetisch verwandter Peptidketten liegenden differenten Aminosäuresequenzen lassen Basenaustausch in den DNS-Molekülen und ↗ Deletionen bzw. ↗ Insertionen erkennen. (15)

sequestriertes Ag

S Natürliches Auto-Ag
D Ag, das während der Ausbildung der natürlichen ↗ IT keinen oder einen unzureichenden Kontakt zum Immunsystem hatte.
G Zur Auslösung einer ↗ Autosensibilisierung benötigt es weder eine Veränderung seiner Struktur, noch einen Bruch der IT. Seine „Sequestration“ kann verschiedene Ursachen haben:

1. Embryonale Ursachen: Wenn es erst zu einem Zeitpunkt entsteht, in dem die Entwicklung des Immunsystems abgeschlossen ist (z. B. Sperma-Ag, I-Ag der Erythrozyten).
2. Anatomische Ursachen: Wenn es durch anatomische Barrieren von den immunkompetenten Zellen getrennt ist (z. B. immunol. privilegierte Orte).
3. Biochemische Ursachen: Wenn die betreffenden Determinanten normalerweise auf Grund der Molekülstruktur verborgen sind (z. B. bestimmte Strukturen der Ig (↗ Rheumafaktor)) oder des ↗ Komplementes (Immunkonglutinin) bzw. durch die Unlöslichkeit des Ag ein entsprechender Ko takt verhindert wird (Kollagen?).

P Die Mehrzahl der natürlichen Auto-Ag ist — im weiteren Sinne — organspezifisch. Sie zeigen mehr oder weniger deutliche Kreuzreaktionen mit analogen Ag anderer Spezies. Auf Grund der fehlenden IT reagiert der Organismus auf sie wie auf (exogene) ↗ Ag. Die entstehenden Ak haben — wegen der Sequestration — pathogene Bedeutung nur, wenn zusätzliche Vorgänge (z. B. Entzündungen) wirksam werden. (5)

Serodiagnostik

S serologische Diagnostik

D Untersuchungen, bei denen Blutserum auf das Vorhandensein bzw. die Konzentration (Titer) von Ak geprüft wird und aus dem Ergebnis diagnostische Schlußfolgerungen gezogen werden.

G Sämtliche Untersuchungsmethoden der S. beruhen auf dem Prinzip einer ↗ *AAR*. Dementsprechend können ↗ Präzipitations-, ↗ Agglutinations- und ↗ KBR, ↗ Neutralisationstests, ↗ Serumgruppenbestimmungen unterschieden werden.

P Die wichtigsten *medizinischen Anwendungsgebiete* der S. sind die Infektionskrankheiten und das Bluttransfusionswesen einschließlich gerichtsmedizinischer Fragen. Als S. bei Infektionskrankheiten kommen die Bakterienagglutination (↗ WIDAL-Reaktion), die ↗ Streptokokkenserologie (↗ Rheumaserologie), die Treponemenserologie (↗ Syphilisserologie), die serolog. Virusdiagnostik (↗ Virusserologie) in Betracht. Die Blutgruppenserologie beinhaltet die ↗ Blutgruppenbestimmung einschließlich der Serumkontrolle unter Berücksichtigung der seltenen ↗ Blutgruppen, die ↗ Kreuzprobe und einige spezielle Verfahren (↗ Absorption, Absprengung usw.). Die forensischen Fragen konzentrieren sich unter Einbeziehung auch der ↗ Serumgruppen auf Vaterschaftsausschluß und Spurenforschung und können heute zahlreiche erbliche Blut- und Serummerkmale (↗ Polymorphismus) in ihre Untersuchungen einbeziehen. (19)

Serofarbtest nach SABIN und FELDMAN

Abk. SFT
↗ Toxoplasmoseserologie

Serokonversion

D Umwandlung eines Serums von seronegativ zu seropositiv, d. h. von antikörperfrei zu antikörperhaltig.

G Die S. ist ein wichtiges Kriterium einer ↗ Impfstoffprüfung.
Die **S.rate** ist der Prozentsatz der Probanden ohne nachweisbare Antikörper vor der ↗ Impfung, bei denen nach der Impfung Ak. nachweisbar sind.

P Bei der Erprobung eines Impfstoffes wird eine möglichst hohe S.rate (über 80%) angestrebt. (19)

Serologie

D Lehre von den Eigenschaften des Serums und anderer Körperflüssigkeiten, die durch AAR bestimmbar sind.
↗ Serodiagnostik. (19)

seromucoide acide ↗ saures α_1-Glykoprotein

Seromucoide β_1A ↗ Hämopexin

Serotonin

S (5-Hydroxytryptamin, siehe Formel)

D Durch Phenylalanin-Hydroxylase und eine Dekarboxylase aus Tryptophan gebildetes biogenes Amin, ↗ Mediator der humoralen Immunität.

G S. (vgl. Formel) ist in zahlreichen Organen nachgewiesen (Organ-, Spezies-Unterschiede), bes. im Gehirn, in enterochromaffinen Zellen und in Thrombozyten, bei Nagetieren auch in den Mastzellen. Die Freisetzung erfolgt durch viele Substanzen, insbes. durch Thrombin, auch durch Antigen-Antikörper-Komplexe. Der Abbau verläuft sehr schnell über eine oxidative Desaminierung.

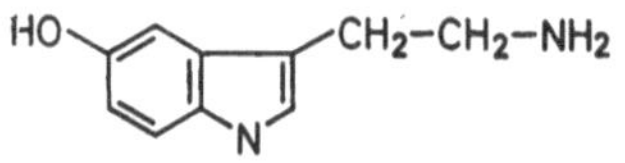

Serotonin (5-Hydroxytryptamin)

S. wirkt durch direkten Angriff an Muskelzellen und indirekt über Stimulierung von Ganglien und postganglionären Neuronen. S. bewirkt Vasokonstriktion (besonders in Nieren, Lungen, Meningen, im Bereich der Skelettmuskulatur aber auch vasodilatatorisch), Bronchokonstriktion, Steigerung der Kapillarpermeabilität (nur bei Nagern). S. hat auch zentrale Wirkungen. S.-Freisetzung wurde nach AAR in vivo und in vitro nachgewiesen. Bei den meisten Arten (außer bei Kaninchen) trägt S. nur wenig zum Allgemeinbild der ↗ Anaphylaxie bei. (21)

Serotyp

D Bakterien-Spezies, die durch Feststellung ihrer O- und H-Antigene serologisch typisiert werden kann.

H Festlegung im Salmonella Subkomitee auf Grund der Vorschläge von F. KAUFFMANN.

G Nachweis der O- und H-Ag durch ↗ Bakterienagglutination auf dem Objektträger, wobei Bakt. (Ag) mit spezifisch agglutinierenden Testseren (Ak) vermischt werden und im positiven Fall durch Agglutination der S. bestimmt wird.

P Bestimmung des S. hat diagnostische und epidemiologische Bedeutung. (8)

L ↗ Antigenformel

Serovakzination ↗ Simultanimpfung

Serumalbumin ↗ Albumin

Serum-Ferrooxidase ↗ Coeruloplasmin

Serumgruppen

S Serumprotein-Polymorphismus

D Beim Menschen und vielen Tierarten nachgewiesene, erbliche, gruppenspezifische Systeme, die durch unterschiedliche Plasmaproteinstrukturen bedingt sind.

G Im Serum (bzw. Plasma) sind für die meisten Proteine genetische Variationen bzw. Gruppierungen feststellbar. Sie sind Ausdruck *geringer molekularbiologischer Unterschiede innerhalb einer Proteinklasse,* für die ein *erkennbarer Erbgang* vorliegt. Die Strukturunterschiede führen zu Veränderungen der Molekülgröße (oder -form) und/oder elektrischen Ladung, können demzufolge mittels elektrophoretischer Methoden erfaßt werden. Bei anderen Proteinen drückt sich die genetische Heterogenität nur in immunologischen Differenzen aus, die mit immunol. Methoden dargestellt werden.
Das Vorkommen seltener genetischer Proteinvarianten (z. B. ↗ Doppelalbuminämie) berechtigt noch nicht zur Benutzung des Begriffs „Serumgruppe". Vielmehr ist dieser an die Definition eines genetischen ↗ Polymorphismus gebunden, d. h. für die seltenste der diskontinuierlichen Formen ist eine Mindesthäufigkeit zu fordern, die nicht allein durch wiederkehrende Mutation erklärt werden kann (FORD). (Tabelle)

P Von zahlreichen Serumgruppen sind Rassenunterschiede bekannt, so daß diese Merkmale als *Markierungssubstanzen* für populationsgenetische (anthropologische) Forschungen eingesetzt werden können. Ein weiteres wichtiges Anwendungsgebiet ist die gerichtliche Medizin, wo die Erbmerkmale in der *Paternitätsbegutachtung* und der kriminalistischen Analyse von Blutspuren Bedeutung haben. Daneben können Proteinpolymorphismen bei der Klärung physiologischer und immunol. Fragen helfen. (4)

L BAUER, K. D.: Einführung in die Immungenetik. VEB Gustav-Fischer-Verlag, Jena 1973
GIBLETT, E. R.: Genetic markers in human blood. Blackwell Scientific Publications, Oxford—Edinburgh 1969
PROKOP, O.: Die menschlichen Blut- und Serumgruppen. VEB Gustav-Fischer-Verlag, Jena 1971
PROKOP, O., und G. UHLENBRUCK: Lehrbuch der menschlichen Blut- und Serumgruppen. VEB Georg-Thieme-Verlag, Leipzig 1966

Serumhepatitis ↗ Australia-Antigen

Serumhepatitis-Antigen (SH-Antigen) ↗ Australia-Antigen

Serumkrankheit

D Klin. Syndrom infolge Unverträglichkeit gegenüber applizierten artfremden Serums.

Beispiele für menschliche Serumgruppen

Bezeichnung der Serumgruppe	Von der Strukturdifferenz betroffene Proteine	Nachweismethode
Ag	β-Lipoprotein	Immundiffusionstest (auch passive Hämagglutination)
C 3 (Pt)	Komplementfaktor C 3 bzw. C 3 c	Agarose- bzw. Stärkegelelektrophorese
Cp	Coeruloplasmin	Stärkegelelektrophorese
El	Lipoprotein	Diskelektrophorese
GBG (Bf)	glyzinreiches Glykoprotein (Properdin-Faktor B)	Immunfixationselektrophorese
Gc	Gc-Glykoprotein	Immun-, Immufixationselektrophorese
Gm	IgG	Hämagglutinationshemmtest
Hp	Haptoglobin	Stärkegel-, Polyacrylamidelektrophorese
InV	IgG, M, A	Hämagglutinationshemmtest
Lp	β-Lipoprotein	Immundiffusionstest
Pi	α_1-Antitrypsin	Stärkegelelektrophorese
Saures Glykoprotein	Syn.: Orosomucoid α_1-Seromucoid	Stärkegelelektrophorese
Tf	Transferrin	Stärkegelelektrophorese
Xm, Xh	Teil des α_2-Makroglobulins?	Immundiffusionstest

G Voraussetzung für die S. ist die Ag-Persistenz über jenen Zeitpunkt hinaus, in dem die Ak-Produktion einsetzt. Pathogen wirken *zirkulierende IK* bei mäßigem Ag-Überschuß. Sie lagern sich bevorzugt im Bereich der Basalmembranen ab und lösen dadurch die wichtigsten klin. Manifestationen aus. Der Titeranstieg präzipitierender Ak macht sich erst nach der klin. Manifestation bemerkbar. Sie können über Jahre nachweisbar bleiben. Bei erneuter Applikation des gleichen Serums droht die Gefahr ↗ anaphylaktischer Reaktionen. Neben präzipitierenden Ak (vor allem des IgG-Typs) spielen auch ↗ Reagine eine gewisse Rolle (z. B. für die Urtikaria). Nach Anwendung von Pferdeserum können ↗ FORSSMAN-Ak nachweisbar werden und die dd Abgrenzung von der infektiösen ↗ Mononukleose erschweren.

P Die *Häufigkeit einer S.* hängt von
1. der Serumdosis (nach 100 ml Pferdeserum in etwa 90%, nach 10 ml in etwa 10%),
2. der Art (Spendertier, Reinheitsgrad) und
3. der individuellen immunol. Reaktionsfähigkeit ab.
Die häufigsten *Ursachen* einer S. sind gegenwärtig artfremdes ↗ Immunserum und ↗ ALS-Applikationen.
Die *Symptome* treten meist 7—12 (6—21) d nach Serumgabe in Erscheinung. Charakteristisch ist die Kombination von Temperatursteigerung, Hauterscheinungen, Gelenkbeschwerden und Lymphknotenvergrößerungen. Seltener werden Vaskulitiden, Glomerulonephritiden, Neuritiden u. a. beobachtet. In der Regel kommt es zur restitutio ad integrum.
Die Th ist symptomatisch (↗ Kortikosteroide).
Prophylaxe: Beschränkung der Gaben heterologer Seren auf dringende Indikationen, Anwendung hochgereinigter Seren bzw. Humanpräparate und — in Ausnahmefällen — gleichzeitige Gabe von Immunsuppressiva. (5)

Serum-Opazitäts-Reaktion

Abk. SOR

D Reaktion zum Nachweis des Serum-Opazitäts-Faktors (OF) von *Streptococcus pyogenes*.

G Verschiedene Typen des *Strep. pyogenes* bilden einen Serum-*Opazitäts-Faktor* (OF), von dem bisher nicht sicher bekannt ist, ob es sich um eine zellgebundene β-Lipoproteinase der Streptokokkenzelle handelt oder ob er ein Bestandteil des M-Proteinmoleküls (↗ Streptokokken-Antigene) ist. Der OF ist antigenwirksam und typenspezifisch.

P In den Seren von Patienten, die Infektionen mit OF-positiven Typen überstanden, können OF-Ak nachgewiesen werden. Die SOR wird aber vor allem benutzt, um OF^+-Stämme zu erkennen, dadurch wird die Typenbestimmung von A-Strep. abgesichert. (10)

L TOP, F. H., and L. W. WANNAMAKER: J. Hyg. (Cambridge) **66** (1968), 49; J. exper. Med. **127** (1968) 1013
WIDDOWSON, Jean P., et al.: J. gen. Microbiol. **65** (1971), 69

Serumprotein-Polymorphismus

↗ Serumgruppen

Serumsortiment

D Zusammenstellung aller agglutinierenden Testseren, die zur Bestimmung des ↗ Serotyps von ↗ Enterobacteriaceen notwendig sind.

G Im Rahmen der Rationalisierung und Optimierung der Diagnostik von Darmbakt. wurde die Zusammenstellung eines S. erforderlich. Dieses wurde auf der Grundlage der epidemiologischen Situation der DDR entwickelt und den Produzenten zwecks Herstellung übermittelt. Es enthält alle diejenigen Testseren, die zur Diagnostik der bedeutsamsten Salmonellen, Shigellen und Enteritiscoli-Keime in den mikrobiologischen Instituten vorrätig sein müssen. Das S. wird ständig auf Aktualität überprüft. (8)

sessile Antikörper ↗ Antikörper

SÉZARY-BACCAREDA-Syndrom

↗ SÉZARY-Syndrom

SÉZARY-Syndrom

S SÉZARY-BACCAREDA-Syndrom
maligne retikulämische Erythrodermie
Reticulomatose cutanee

D Sehr seltene maligne erythrodermische Retikulose mit subleukämischen spezifischem Blutbild.

H 1938 beschrieben SÉZARY und BOUVRAIN einen Pat. mit chron. Erythrodermie und abartigen Zellen im Blut.

G Die Erkrankung wird in die Gruppe der T-Zellen-Lymphome mit niedriger Malignität eingereiht. Die Zellen sind denen der bei Mycosis fungoides auftretenden identisch (↗ Haarzell-Leukämie). Es sind große Lymphozyten mit einem gefaltet erscheinenden Kern (convoluted cell type).

P Das Krankheitsbild ist gekennzeichnet durch Pruritus, Ekzeme, Pyodermien, Erythrodermie, Dyspigmentation, Hautverdickung und Hyperkeratose. Generalisierte Lymphknotenschwellungen. Der Verlauf erstreckt sich über Jahre, spontane Remissionen sind möglich. Die Hautveränderungen finden sich besonders deutlich in den Frühstadien, die Vermehrung der typischen Zellen findet sich in den Spätstadien besonders ausgeprägt im Blut. (11)

Shigella-Antigene

D Antigene des Genus Shigella mit unterschiedlicher Spezifität.

H 1919 erste serologische Einteilung der FLEXNER-Gruppe durch ANDREWS und INMAN, 1929–1935 Untersuchungen über die Ag-Struktur der Shigellen durch BOYD (Typ Ag, Gruppen-Ag). 1949 Aufstellung eines Ag-Schemas durch MADSEN, seitdem Ergänzungen und weitere Vorschläge.

G Das Genus Shigella wird biochemisch als unbewegliches, größtenteils gasloses, GRAM-negatives Stäbchen in die Familie Enterobacteriaceae eingestuft, die sonst den Kriterien der Enterobacteriaceae entsprechen. Serologisch lassen sich die Sh. in *4 Subgruppen* untergliedern:
A: *Shig. dysenteriae* mit dem Serotyp 1 (*Sh. shigae*), mit dem Serotyp 2 (*Sh. schmitzii, Sh. ambigua*) und den Serotypen 3–7 (Large-Sachs-Gruppe),
B: *Sh. flexneri* mit den Serotypen 1–6 und Subtypen (2a, 2b, 3a, 3b, 4a, 4b) sowie den Varianten X und Y ↗ Ag-Variabilität, bakterielle.
C: *Shig. boydii* mit den Serotypen 1–15,
D: *Sh. sonnei* (KRUSE-SONNE-E-Ruhr, SONNE-DUVAL-Baz., *Bact. ceyloniensis*, KRUSE-Bakt. Typ E) mit nur einem spezifischen Serotyp.
Sh.-Ag sind *somatische O-Ag* aus dem Zellinnern von S-Formen. Sie sind thermostabil, alkohol- und säurefest. Vereinzelt konnten K-Ag aus Zelloberflächen nachgewiesen werden. S-R-Variabilität ↗ Ag-Variabilität, bakterielle. Formenwechsel wurde bei Sh. flexneri beobachtet. Bei der E-Ruhr sind 3 *Kolonietypen* erkennbar, die einem spezifischen Ag entsprechen: Phase I (Glattform mit eigenem Ag), Phase II und die R-Form mit gemeinsamen Ag.
BOYD unterschied: *Typen-Ag* (charakteristische Bestandteile eines Typs), welche die Grundlage für die Zuordnung zu einer der bekannten serologischen Typen bilden und gleichzeitig in mehreren Typen nachweisbar sind. Diese sind verantwortlich für die Verwandtschaft mit Typen anderer Shigella-Untergruppen bzw. mit anderen Gattungen. So konnten durch Kreuzagglutination eine Reihe von ↗ Ag-Relationen, vor allem zur Koligruppe, nachgewiesen werden.
Thermolabile Ag wurden bei Sh. flexneri (1a, 1b, 3a) in noch nicht abgeschlossenen Untersuchungen nachgewiesen. Anerkannt wurden bisher die Ag: beta, gamma, IF, C und ein Fimbrien-Ag.
K-Ag (Oberflächen-Ag) wurden bei Sh. sonnei (Gr. D) ermittelt.
R-Ag sind nach noch nicht abgeschlossenen Untersuchungen vorhanden. Die FLEXNER-Typen X und Y weisen nur noch Gruppen-Ag auf; die Typen-Ag sind ihnen verlorengegangen, möglicherweise durch Beeinflussung bestimmter Nährbodenzusätze ↗ Ag-Variabilität.
Chemie: Vergleichende Untersuchungen über die chemische Zusammensetzung der Ag (↗ Salmonella-, Koli- und Shigella-Ag) ergaben Parallelen in ihrer Basalstruktur, so daß Shigella-Ag durchaus in das Chemotypsystem ↗ Salm. Ag/Tabelle einzuordnen sind. So würde z. B. die FLEXNER-Gruppe dem Chemotyp VII zuzuordnen sein. Ähnliche Strukturen wie bei den O-Ag konnten auch bei den R-Ag beobachtet werden. So fand man z. B. bei Sh. sonnei, genau wie bei Salm. R-Formen, polysaccharidfreie Mutanten. Zwischen Salm. R-Formen, Sh. sonnei und Koli 08 waren serologische Kreuzreaktionen nachweisbar. Auch Zwischenformen (Bakterienformen zwischen S- und R-Form, bzw. Formen, die sowohl die Eigenschaften der S- als auch der R-Form aufweisen) konnten bei Sh. flexneri beobachtet werden ↗ Salm. T-Ag.

P Verwendung der Ag zur Herstellung von agglutinierenden Testseren, welche im Testserumsortiment enthalten sind. Die Fähigkeit einer Agglutininbildung im menschlichen Organismus nach Applikation (Impfung entweder oral oder parenteral bzw. als Tot-, Lebend- oder Extraktiv-Impfstoff) ist problematisch. (8)

L KAUFFMANN, F.: Enterobacteriaceae. Einar Munksgaard, Kopenhagen 1954
MADSEN, S.: On the classification of the Shigella-types. Einar Munksgaard, Kopenhagen 1949
SEDLÁK, T. J., und H. RISCHE: Enterobacteriaceae-Infektionen. VEB Thieme, Leipzig 1968

Shigella-Impfstoff

S Ruhrbakterien-Impfstoff, Shigella-Vakzine.

D Abgetötete oder abgeschwächte, lebende Bakterien der Gattung Shigella oder deren Bestandteile.

G Wirksamkeit eines parenteralen Totimpfstoffes (z. B. TAB, ↗ Typhusbakterien-Impfstoff) ist umstritten. Erfolgversprechender sind die Oralimpfstoffe, die bei ausreichender Impfstoffdosis eine Schleimhautimmunität (↗ IgA) bei Mensch und Tier hinterlassen. (19)

L WHO-Techn. Rep. Ser. Nr. 198 (1960)
WHO-Techn. Rep. Ser. Nr. 500 (1972)

SHWARTZMAN-Phänomen

↗ SANARELLI-SHWARTZMAN-Phänomen

Sialinsäure ↗ Neuraminsäure

SIA-Probe

D Suchreaktion für atypische, meist makromolekulare Ig des menschlichen Serums.
P Beim Eintropfen von Serum in *bidestilliertes* Wasser zeigen abnorme Makroglobuline (↗ Makroglobulinämie) eine grobflockige Ausfällung, die rasch zu Boden sinkt, während normale Serumproteine sich in einer schleierartigen Trübung allmählich verlieren.
Screening-Test auf das Vorkommen von atypischen Makroglobulinen, deren wirkliche Existenz aber nur durch die Kombination von Immunelektrophorese und Ultrazentrifuge gesichert werden kann. Auch diesem Befund kommt nur der Wert eines klin. Parameters und nicht der einer Di zu. (11)

Siderophilin ↗ Transferrin

SIMONSEN-Assay ↗ graft versus host reaction als Testmodell

SIMONSEN-Phänomen (assay)

D Erzeugung einer Splenomegalie bei Küken durch i.v. Injektion von Leukozyten erwachsener Hühner.
G Das S.-Phänomen stellt eine ↗ graft versus host-Reaktion dar. Der erhöhte Zellgehalt der Milz geht in der Hauptsache auf Wirtszellen zurück, obwohl die Reaktion in den Empfängerzellen ausgelöst wurde. (47)

SIMS-HUHNER ↗ Sterilität, immunol.

Simultan-Impfung

S Serovakzination
D Gleichzeitige Durchführung einer aktiven und passiven ↗ Immunisierung.
G Applikation der Ak. (↗ Immunserum = passive I.) erfolgt in der Regel i.m., die des ↗ Impfstoffs (= aktive I.) an einer anderen Körperstelle. Die gegenseitige negative Beeinflussung ist möglich.
P So kann ein Lebend- ↗ Virusimpfstoff (Pocken, Masern, Tollwut) durch gleichzeitige Anwendung genügend hochkonzentrierter spezifischer Ig-Präparate (↗ Antivakzinia-, ↗ Gammaglobulin, Hyperimmunglobulin) unwirksam gemacht werden. Durch abgestufte Mengen lassen sich abgeschwächte ↗ Impfreaktionen erzielen (↗ Tollwutimpfstoff). Bei Personen mit tetanusverdächtigen Verletzungen, die bisher nicht gegen Tetanus geimpft worden sind, besteht die Notwendigkeit einer sofort wirksamen (passiven) Prophylaxe mit gleichzeitigem Beginn einer länger wirksamen (aktiven) Immunisierung (Tetanus-S.). (19)

L ROHDE, W., U. SCHNEEWEISS und F. M. G. OTTO: Grundriß der Impfpraxis. Joh. Ambr. Barth, Leipzig 1968

Sinuslymphozyt ↗ Follikellymphozyt

sites ↗ Muton

SK-Antigen

Abk. für skin antigen (engl.), Hautantigen
D Durch Allele gesteuertes ↗ Differenzierungs-Ag von Epidermiszellen der Maus.
G Das Sk-Ag induziert Transplantationsresistenz, ist demzufolge ein von den Histokompatibilitätssystemen unabhängiges Transplantations-Ag. (13)

Skarifikation

D Kleine Hauteinschnitte.
↗ Hauttest
↗ Brucellabakterien-Impfstoff. (19)

Skarifikationstest ↗ PRICK-Test

skin reactive factor

Abk. SRF
D Ein ↗ Lymphokin, das aus stimulierten Lymphozyten freigesetzt wird und nach i.d. Injektion eine entzündliche Hautreaktion erzeugt.
G Gereinigte Peritonealexsudatlymphozyten und Lymphknotenlymphozyten spezifisch sensibilisierter (*Mycobacterium tuberculosis* $H_{37}RA$) Meerschweinchen setzen nach Kultivierung in einem serumfreien Medium nach Zugabe von 10 µg ↗ PPD/10^7 Lymphozyten einen Faktor in das Medium frei, der nach i.d. Injektion bei normalen Meerschweinchen eine intensive entzündliche Reaktion auslöst (PICK et al.). Makroskopisch ist sie durch Erythem und Induration mit einem Gipfel zwischen 3–6 h und mikroskopisch durch Infiltrate neutrophiler Granulozyten sowie mononukleärer Zellen gekennzeichnet.
SRF ist nicht dialysierbar, MG annähernd 70000, ist sehr wahrscheinlich ein Protein (α-Globulin), sensitiv gegenüber Pepsin und präzipitierbar mit Ammoniumsulfat. Puromyzin und Actinomyzin D unterdrücken die SRF-Bildung.
Die Kultivierung der sensibilisierten Lymphozyten mit Phythämagglutinin führt ebenfalls zur SRF-Freisetzung, nachweisbar an der nach Injektion typischen Hautentzündung (↗ migration inhibitory factor). (7)

L PICK, E., et al.: Immunology 17 (1969), 741

Skorpion ↗ Toxin

slow reacting substance of anaphylaxis

Abk. SRS-A

D Mischung noch nicht ausreichend charakterisierter, kleinmolekularer saurer Phosphatidylcholin-Moleküle.
SRS-A im Nanogramm-Bereich als ↗ Mediator der humoralen Immunität wirksam. Im Gegensatz zu ↗ Histamin und ↗ Serotonin wird SRS-A während einer anaphylaktischen Reaktion neu gebildet. SRS-A kontrahiert die glatte Muskulatur in einigen Geweben, insbesondere wird es für die Bronchialkonstriktion beim menschlichen ↗ Asthma mitverantwortlich gemacht. Charakteristisch ist eine prolongierte Kontraktion glatter Muskulatur mit langsamem Einsetzen. Histamin- und Serotonin-Antagonisten können die durch SRS-A-bedingte Kontraktion nicht unterdrücken. (21)

„Slow"-Virusinfektionen

D Gruppe von Viruserkrankungen bei Mensch und Tier, die durch eine sehr lange Inkubationszeit und einen chronisch progressiven, oft tödlich verlaufenden Krankheitsprozeß charakterisiert ist. Es handelt sich in vielen Fällen um ZNS-Erkrankungen (Übersicht siehe Tabelle).

H Begriff wurde 1954 von SIGURDSSON im Rahmen seiner Beschäftigung mit der Schafkrankheit Scrapie geprägt.

G Bezeichnung „slow"-Viren wird von verschiedener Seite kritisiert. Alle bisher näher untersuchten Viren dieser Gruppe konnten sich unter günstigen in vitro-Bedingungen schnell vermehren. Das bes. Kennzeichen dieser „langsam" verlaufenden Infektionen ist jedoch nicht im Virus, sondern in den Virus-Wirt-Wechselwirkungen zu suchen. Diese sind dadurch charakterisiert, daß sich die ätiologisch beteiligten Viren der Immunabwehr des Wirtsorganismus zu entziehen vermögen: keine ↗ Interferon-Bildung; Defekt der ↗ zellulären Immunität (z. B. bei der ↗ Panenzephalitits); nicht neutralisierbare Virusoberflächenstrukturen; überwiegend intrazelluläre Lokalisation und Zell-zu-Zell-Ausbreitung der Viren usw.

P Nach PORTER sind unsere Kenntnisse auf diesem Gebiet heute noch sehr unvollständig. Ein ätiologischer Zusammenhang

Wahrscheinliche „Slow"-Virusinfektionen bei Tier und Mensch

Krankheit	Wirtsspezies	Ätiologie	Klinik	Pathogenese
Scrapie	Schaf	Scrapie-Agens ca. 20 bis 30 nm ⌀. Für ein Virus ungewöhnliche Eigenschaften: („Viroid") UV-Resistenz, Temperatur-Resistenz, pH-Resistenz u. ä. Fragliche Antigenität (Ak bisher nicht nachgewiesen)	Seit 200 Jahren bekannte, natürlich auftretende subakute oder chronische ZNS-Erkrankung der Schafe Krankheitsdauer: Monate bis Jahre	Übertragung des Erregers auf andere Schafe sowie Ziege, Maus, Ratte, Hamster
Aleuten-Krankheit	Nerz		Nerz-Enzephalopathie	
Visna	Schaf		mit Demyelinisierung einhergehende ZNS-Erkrankung	
Maedi	Schaf		chronisch-progrediente Lungenerkrankung	
Lymphozytäre Choriomeningitis (Abk. LCM)	Maus Mensch u. a.	sehr geeignetes „natürliches" Modell zur Untersuchung der S.-V. und – Immuntoleranz Maus nach LCM-Infektion: – Immunkomplex-Glomerulonephritis		
Kuru	Mensch Affen (Schimpansen)	subakute, progressive ZNS-Erkrankung bei Eingeborenen im östlichen Hochland von Neuguinea	Symptom: Ataxie Befall: meist Frauen und Kinder Krankheitsdauer 5 – 10 Monate	Übertragung offenbar durch rituellen Kannibalismus
		Histologisch erster wahrscheinlicher Nachweis eines S.-V. beim Menschen		
JAKOB-CREUTZFELDT-Erkrankung	Mensch	chronisch-degenerative Erkrankung des ZNS	Demenz, Somnolenz, Ataxie, Myoklonus	
Subakute sklerosierende Panenzephalitis (Abk. SSPE)	Mensch	Masernvirus (?) (verwandt-identisch?)	geistige und motorische Ausfälle, bes. bei Kindern u. Jugendlichen	Intervall Masern – SSPE im Mittel 6 Jahre
Progressive multifokale Leukenzephalopathie (Abk. PML)	Mensch	Papovavirus (in Gliazellen von PML-Patienten wurde das sog. JC-Virus nachgewiesen)	bei Erwachsenen als benigne oder maligne lymphoproliferative Erkrankung	

zwischen Erreger und Erkrankung darf deshalb bei den in der Tabelle aufgeführten S.-V. nur als Vermutung angesehen werden. (24)

L FUCILLO, D. A., et al.: Ann. Rev. Microbiol. 28 (74) 231–264
GAJDUSEK, D. C.: Am. J. clin. Path. 56 (1971), 320
MEULEN, V. TER: Med. Klinik 67 (1972), 213
PORTER, D. D.: Progr. med. Vir. 13 (1971), 339
SIGURDSSON, B.: Brit. vet. J. 110 (1954), 341

S.M. antibodies

Abk. für smooth muscle ..., ↗ Muskelantikörper (glatte Muskulatur)

Sm-Blutgruppe ↗ Bu^a-Blutgruppe

smooth muscle antibodies ↗ Muskelantikörper (glatte Muskulatur)

„sneaking through“ (engl.) ↗ Überwachung, immunologische

Sofortreaktion ↗ Frühreaktion

Solidphase-Antikörper-Methode

G Kupplung von ↗ Ak an Polymere in fester Form (Polystyrolgefäße bzw. geformte Polystyrole) oder in Form von Suspensionen (Dextranpolymere (modifiziertes Sephadex), Agarose, Zellulose usw.).

H Erstmalig von CATT et al. 1966 angegeben.

G Methode zur Isolierung des gebundenen markierten ↗ Ag bzw. ↗ Haptens im ↗ Radioimmunoassay. Abtrennung nach Reaktion durch Dekantieren des Gefäßinhaltes bzw. Entfernung der geformten Polystyrole oder durch Zentrifugation der Suspension. (18)

L CATT, K., et al.: Biochem. J. 100 (1966), 31

Somatotroph ↗ STH AR

soluble antigen

S lösliches Antigen
↗ Virusantigene
↗ Bakt.antigene

Spätreaktion

S verzögerte Reaktion
Spättyp
zellvermittelte Reaktion
Tuberkulintyp
delayed hypersensitivity

D Reaktion zwischen Ag und sensibilisierten T-Lymphozyten in einem Organismus mit der Folge einer nach (24–48) Stunden auftretenden (allergischen) Entzündung.

H Der verzögerte Reaktionstyp wurde 1906 von PIRQUET beschrieben und 1925 von ZINSSER von den anderen allergischen Reaktionsformen wie ↗ Frühreaktion, ↗ ARTHUS-Reaktion unterschieden.

G Die S. ist die *zelluläre* (↗ Lymphozyten, ↗ T-Lymphozyten) Form der allergischen Reaktion (↗ Allergie, ↗ zelluläre Immunität). Sie hat eine vorausgegangene ↗ Sensibilisierung mit (aktiver) spezifischer Lymphozytenstimulierung oder eine (adoptive) Übertragung sensibilisierter Lymphozyten (↗ Transfer-Faktor) zur Voraussetzung.

Infektionskrankheiten bzw. Erreger, die eine zelluläre Immunität auslösen und mittels eines Hauttestes als Spätreaktionstyp diagnostiziert werden können
(nach WHO-Techn. Rep. Nr. 519, 1973)

Krankheit bzw. Erreger	Antigen bzw. Test	Ablesung nach h	diagnostische Bedeutung
Blastomykose	Blastomycin	24–48	nein
Brucellose	Brucellin	24–48	nein
Candidiasis	Candidin	24	nein
Coccidioidomykose	Coccidioidin	24–48	ja
Histoplasmose	Histoplasmin	24–48	ja
Leishmaniose	Montenegro-Test	24–48	?
Lepra	Lepromin	48 (FERNANDEZ-Reaktion)	nein
		4–5 Wochen (MITSUDA-Reaktion)	nein
Lymphogranuloma inguinale	FREI-Test	24	ja
Mycobact. tuberculosis	Tuberkulin	24–48	ja
atypische Mykobakterien	A, B, G, Y	24–48	ja
Mumps	Mumps-Ag	24	ja
Syphilis	Luetin	24–48	nein
Toxoplasmose	Toxoplasmin	24	ja
Trichophyton	Trichophytin	24–48	nein

Histologie: perivaskuläre, vorwiegend mononukleäre Infiltration (Lymphozyten, andere mononukleäre Zellen). Die Entzündung wird durch Mediatorsubstanzen hervorgerufen. Die aus immunaktiven Lymphozyten freigesetzten Mediatoren werden unter der Bezeichnung ↗ Lymphokine zusammengefaßt.

P Als *Prototyp einer S. gilt die ↗ Tuberkulinreaktion.* Darüber hinaus gibt es sehr viele (infektiöse und nichtinfektiöse) Ag, die eine S. auslösen und die mittels eines ↗ Intrakutantests vom Spättyp nachgewiesen werden können (siehe Tabelle). (5 + 19)

L STEFFEN, C.: Allgemeine und experimentelle Immunologie und Immunpathologie. Verl. G. Thieme, Stuttgart 1968
RAJKA, E. (Hrsg.): Allergie. Akademia-Verlag, Budapest 1959

Sperma-Antigene

Unterscheidung in:

↗ Spermien-Ag und
↗ Spermaplasma-Ag

H Entdeckung der Antigenität des Spermas um die Jahrhundertwende durch LANDSTEINER, METSCHNIKOFF und METALNIKOFF. (54)

L LANDSTEINER, K.: Zbl. Bakt. 25 (1899), 546
LEITHOFF, H.: Fortschr. Med. 82, 14 (1964), 493, Acta Med. Legal. et Social. XVIII, 1 (1965), 54
METSCHNIKOFF, E.: Ann. Inst. Pasteur 13 (1899), 737
UHLENHUTH, P.: Dtsch. med. Wschr. 27 (1901), 499

Spermaplasma-Antigene

D Proteine und andere antigen wirkende Strukturen der akzessorischen Genitaldrüsen und der Hoden (mit Ausnahme der ↗ Spermien-Antigene).

G Bei den Sp.-Ag handelt es sich um Eiweißkörper des Blutserums (nachgewiesen wurden: IgG, Albumin, Transferrin, in Spuren IgA, C'3, α_2- β_1-Globuline, α_1-Glykoprotein, α_1-Antitrypsin, saures Seromucoid, evtl. IgM) und mindestens 9 „echte" Sp.-Proteine (Lactoferrin, saure Phosphatase, Aminopeptidasen).
Sp.-Ag haften z. T. an der Spermienoberfläche (spermatozoa coating antigens, SCA), von denen Lactoferrin das wichtigste ist. Den Blutgruppen-Ag des Spermaplasmas und der Spermienoberfläche wird eine Bedeutung für die Fertilität abgesprochen.

P Nachweis als forensische Untersuchung auf ↗ Sperma. Nachweis der Sensibilisierung als Ursache der immunologisch bedingten ↗ Sterilität. (9 + 54)

L BREHM, G., und H. LACHNER: Klin. Wschr. 46 (1968), 902
HERRMANN, W. P., und G. HERMANN: Arch. klin. exp. Derm. 234 (1969), 100

spermatozoa coating antigens ↗ Spermaplasma-Antigene

Spermien-Antigene

D Immunogen wirkende Strukturareale der Spermien, vorwiegend der Spermienoberfläche (Ejakulat ↗ Spermaplasma-Ag).

G Humanspermien tragen sowohl Oberflächen- wie Intrinsic-Ag. Zu den ersteren gehören Ag, die teils aus dem ↗ Spermaplasma stammen und (teilweise) spermienspezifisch sind wie die Ag des Akrosoms (Akrosin, Hyaluronidase, Proteinasen, Esterasen, Glykosidasen), des sehr spezifischen Halsmittelstückes (Glukoproteine, Cytochrome), des Äquatorialsegmentes, der Postnuklearkappe (LDH-X) und des Spermienschwanzes (ATPase, Glukoprotein). Zu den endogenen Oberflächen-Ag gehört das ↗ HLA-System, wogegen Blutgruppen-Ag (↗ AB0, ↗ MN, ↗ Tja, ↗ Lewis) absorbiert sein dürften.
Als Intrinsic-Ag des Spermiums gelten die Kern-Ag (Nukleoproteide, Protamin, DNS).
Die Ag des Akrosoms reagieren mit ↗ IgM, die des Spermienschwanzes mit ↗ IgG, die übrigen mit ↗ IgM und ↗ IgG.

P Sp.-Ag können spontan und experimentell Ak gegen Spermien und Spermiogenesezellen induzieren (↗ Sterilität, ↗ Autoimmunorchitis). Spermien-Ak werden durch ihre agglutinierenden, immobilisierenden, präzipitierenden, zytolysierenden u. a. Eigenschaften nachgewiesen.
Mikrospermagglutinationstest nach FRANKLIN-DUKES.
Makrospermagglutinationstest nach KIBRICK.
Spermienimmobilisationstest nach ISOJIMA. (9 + 54)

L KEREK, G.: Int. J. Fertil. 18 (1973), 145
WHO Technical Report Series 520, Geneva 1973
HAFEZ, E. S. E.: Human semen and fertility regulation in men. Mosby St. Louis 1976.
HANSEN, K. B.: Clin. exp. Immunol. 10 (1972), 243

spezifisch biologischer Schutz ↗ Immunität, biologische

Spezifität

D Einer Antigen-Antikörper-Reaktion zugrunde liegende Selektivität (sterisches und chemisches „Erkennungsvermögen") der Reaktionspartner.

H Einführung des Begriffs durch P. EHRLICH (1900), grundlegende Versuche von LANDSTEINER (1946).

G Die Selektivität der Reaktion eines bestimmten Ag mit seinem korrespondierenden Ak geht auf einen hohen Grad komplementärer (geometrischer und chemischer) Entsprechrng zwischen dem Bindungsort des Antikörpers (combining site) und der Bindungsstelle des Antigens (Antigen-Determinante) zurück (Schlüssel-Schloß-Modell, ↗ Rezeptor). Die bei der AAR eintretende Komplexbildung erfolgt im wesentlichen über hydrophobe Bindungen, Wasserstoffbrücken-Bildung, ionische Wechselwirkungen, LONDON-Dispersionskräfte. Da dies keine starken *Bindungskräfte* sind, kommt einem *guten sterischen „Ineinanderpassen" der Bindungspartner* besondere Bedeutung zu, zumal der Bindung sterische Repulsionskräfte entgegenwirken. Ein nichthomologer Ligand kann im allgemeinen nicht die maximale Affinität für eine Antikörper-Bindungsstelle erreichen, da die sterische Repulsion einiger Abschnitte des Liganden den erforderlichen intermolekularen Kontakt (Abstände kleiner als 1 Å) verhindert. Unterschiedliche Grade sterischer Anpassung drücken sich in unterschiedlicher Affinität aus (↗ Kreuzreaktionen mit verwandten Strukturen).

P Spezifität im o.g. Sinn stellt ein *grundlegendes biologisches Phänomen* dar (vgl. Rezeptor). Sie ist u. a. Voraussetzung der Antigen-Antikörper-Reaktion und bestimmt auch ↗ Affinität und ↗ Avidität immunologischer Reaktionen (Tabelle). (19 + 21)

Reaktion verschiedener Ak gegen variierte Antigene

	L-Weinsäure	D-Weinsäure	meso-Weinsäure
Präzipitation durch Immunseren gegen:	COOH HOCH HCOH COOH	COOH HCOH HOCH COOH	COOH HCOH HCOH COOH
L-Weinsäure	++	O	+
D-Weinsäure	O	++	+
meso-Weinsäure	±	O	+++

(nach K. LANDSTEINER, 1946)

L EHRLICH, P., et al.: Berl. klin. Wschr., Nr. 21 (1900)
KABAT, E. A.: Einführung in die Immunchemie und Immunologie. Springer-Verlag, Berlin – Heidelberg – New York 1971
KARUSH, F.: Adv. Immunol. 2 (1962), 1
LANDSTEINER, K.: The specificity of serological reactions. Dover Publications, Inc., New York 1962

SPF

Abk. für spezifiziert-pathogen-frei

D Tiere, die frei von deklarierten akuten, chronischen und latenten Infektionen sind.

P Für bestimmte Versuche (z. B. ↗ Virusimpfstoffe) sind SPF-Tiere notwendig. Die Deklaration „SPF" muß durch eine Liste von Infektionserregern ausgewiesen sein. (19)

L STARKE, G., et al.: Arzneimittelstandardisierung 15 (1968), 1

SPIEGLER-FENDT-Sarkoid

S Sarcomatosis cutis, Lymphadenosis benigna cutis.

D Benigne retikuläre Hyperplasie der Haut nach Einwirkung infektiöser, allergischer, toxischer und mechanischer Reize mit Überwiegen der Retikulozyten.

H 1894 von E. SPIEGLER als Sarcomatosis cutis beschrieben, 1900 von H. FENDT als Sarkoid und 1923 von BIBERSTEIN. Mit dem 1921 von M. KAUFMANN – WOLF beschriebenen Lymphozytom, 1943 von B. BÄFVERSTEDT zur Lymphadenosis benigna cutis zusammengefaßt, als dessen Sonderform das Sarkoid SPIEGLER-FENDT heute gilt.

G Lymphoretikuläre Infiltrate nehmen oft die gesamte Kutis ein, begleiten besonders die Gefäße und enthalten auch Plasmazellen, Eosinophile und Neutrophile. Die retikulären Elemente stehen im Vordergrund und erinnern mit Kernpolymorphie und Mitosen an Sarkome. Da beim Lymphozytom 1957 die Übertragung von Mensch zu Mensch gelang, wird die infektiöse Ätiologie auch beim SP.-F.-S. diskutiert, wegen Induktion durch maligne Tumoren auch Autoimmunpathogenese.

P Ca. linsengroße, weiche, halbkugelige, blaurote oder gelbliche Tumoren sind über die Haut verstreut. Gutartig, spontane Rückbildung möglich. Muß von Sarkomen, Retikulosen und der Lymphadenosis cutis circumscripta (spezifische Hautinfiltrate bei lymphatischer Leukose) abgegrenzt werden. Therapie mit Penizillin oder Röntgenweichstrahlen (1—2000 R). (49)

L BÄFVERSTEDT, B.: Acta derm.-venereol. (Stockh.) 24 (1943), 11
GERTLER, W.: Derm. Wschr. 130 (1954), 1226
FENDT, H.: Arch. Derm. Syph. (Berlin) 53 (1900), 213
PASCHOUD, J. M.: Hautarzt 8 (1957), 197 und 9 (1958), 153, 263, 311
SPIEGLER, E.: Arch. Derm. Syph. (Berlin) 27 (1894), 163

Spin-Immunoassay

D Hochempfindliches Testprinzip zur Erfassung von Ag bzw. Haptenen im Nano- bzw. Pikogrammbereich auf der Grundlage einer AAR unter Verwendung von „spin-markierten" Ag bzw. Haptenen.

G Ag bzw. Haptene werden mit Molekülen konjugiert, die ein freies Radikal enthalten (z. B. Stickstoffoxid-Radikale). In freier Form zeigt das „spin-markierte" Ag bzw. Hapten einen scharfen Gipfel in der sogenannten Elektron-Spin-Resonanz-Spektrometrie. Demgegenüber zeigt AK-gebundenes „spin-markiertes" Ag bzw. Hapten ein Abflachen der Gipfel. Aus dem Grad der Abflachung der Spin-Resonanz läßt sich auf das Vorliegen der zu bestimmenden Ag- bzw. Hapten-Konzentration in der Testprobe schließen. (18)

L LEUTE, R., et al.: J. Am. Med. Assoc. 221 (1972) 1231

Splenozyten ↗ Milzzellen

split products (engl.) ↗ Fibrin(ogen)-Spaltprodukte

spontan präzipitierendes Globulin ↗ Kryoglobulin

Spornbildung

D Ein- oder doppelseitiges Verzweigen von aneinander grenzenden Präzipitationslinien.

G S. stellt wichtiges Hinweiszeichen zum *Ausschluß immunologischer Identität* dar. Identität von zwei Ag (oder Ak) bewirkt Konfluenz der Präzipitationslinien (Abbildung), partielle Identität verursacht Konfluenz sowie eine sich verzweigende Präzipitationslinie (Spornbildung) bei Vorhandensein entsprechender, gegen die differenten Ag-Determinanten gerichteter Ak.

P Fehlerquelle stellt einfache Überlagerung konfluierender Präzipitatbögen durch eine davon unabhängige Präzipitationslinie dar. (3)

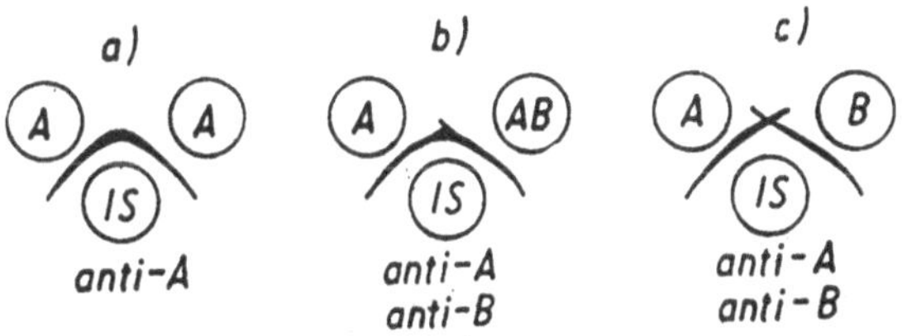

Schematische Darstellung von
a) immunologischer Identität durch Konfluenz der Präzipitationslinien
b) partielle Identität zwischen Lösung A und AB durch Konfluenz und Nachweis eines in Lösung A nicht enthaltenen Ag durch Spornbildung bei AB
c) überkreuzende Präzipitationslinien ohne Identität
(IS = Immunserum)

Sporozoit ↗ Protozoen-Antigen

Spray-Impfung

D Applikation eines ↗ Impfstoffes nasotracheal mittels Zerstäubung. (19)

Spulwurm ↗ Helminthen-Antigen

St^a (Stones) ↗ MNSs-Blutgruppen, Varianten

Stachelhäuter (Echinodermen)

↗ Phylogenese

Stärkegelelektrophorese

D Analytisches Trennverfahren (↗ Elektrophorese) für Gemische geladener Teilchen (Proteine).

H Einführung des Verfahrens 1955 durch SMITHIES.

G S. ist ein zonenelektrophoretisches Trennverfahren. Als Trägermedium dient ein Gel aus partiell hydrolysierter Kartoffelstärke. Andere Stärkesorten, z. B. Mais, Reis, sind kaum geeignet. Der Hydrolysegrad der Stärkepartikel bestimmt die Porengröße des daraus hergestellten Gels.
Das zu trennende Gemisch wird
a) nach Molekülgröße (Siebeffekt) und
b) nach Ladung der Teilchen im Verhältnis zur Molekülgröße getrennt.
Stärkegel ist nicht zur ↗ Immundiffusion geeignet.

P 10–15%ige Stärkekonzentration (Gelpuffer μ meist 0,05 bis 0,1; Phosphat-, Borat-, Trispuffer u. a. sind geeignet). Verdünnung des Puffers bewirkt schnellere Wanderung der Proteine. Stärkekörner werden in kalte Pufferlösung suspendiert und unter Rühren erhitzt (+80 °C). Wird bis zum Sieden erhitzt, so entstehen Luftblasen, die vor dem Ausgießen des fertigen Gels in die Trennform evakuiert werden können. Nach dem Erstarren des Gels Verimpfen der aufzutrennenden Proben. Kleinmolekulare Partikel wandern schneller als großmolekulare. (Verfahren nicht zu verwechseln mit der Stärkeblockelektrophorese, bei der das Trennmedium lediglich eine dickbreiige Stärkekörnersuspension (kein Gel!) darstellt). Routinemäßige Verwendung zur Di von ↗ Haptoglobin- und ↗ Transferrin-Typen sowie Fermentpolymorphismen. Methode durch ↗ Diskelektrophorese teilweise ersetzt. (2)

L NYMAN, M.: Serumhaptoglobin – Methodological and Clinical Studies. Scand. J. Clin. Lab. Invest. 11, suppl. (1959).
PROKOP, O., und G. BUNDSCHUH: Die Technik und die Bedeutung der Haptoglobine und Gm-Gruppen in Klinik und Gerichtsmedizin. Walter de Gruyter & Co., Berlin 1963
SMITHIES, O.: Biochem. J. 61 (1955), 629

Stammzellen, hämatopoetische

S Colony forming cells; CFC

D Durch Selbsterneuerung und umfassende Proliferationskapazität ausgezeichnetes Zellsystem, aus dem über mehrere Differenzierungs- und Reifungsschritte sämtliche Blutzelltypen entstehen (↗ Knochenmark).

G Während im embryonalen Leben die Blutzellbildung des Menschen im Dottersack mit dem Erscheinen primitiver Erythroblasten beginnt (Abbildung a), scheinen hämatopoetische Stammzellen erst im frühen Stadium der hepatischen Hämatopoese aufzutreten (FUKUDA). Später sind sie *im Knochenmark* lokalisiert. Demgegenüber läßt sich bei der Maus bereits mit Dottersackzellen vom 9. Gestationstag eine ↗

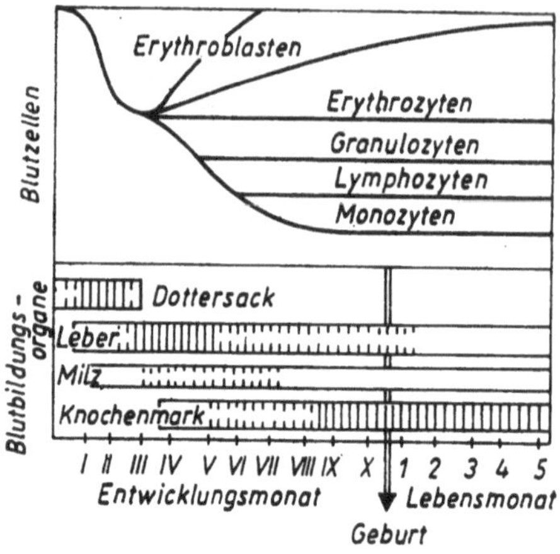

Entwicklung der embryonalen Hämatopoese (mod. nach STOBBE, 1970)

graft-versus-host-Reaktion auslösen (HOFMAN u. GLOBERSON).

Die *Zellerneuerungssysteme im postnatalen Leben* werden in sog. Zellspeicher (Abbildung b) eingeteilt, die nach Art eines Regelkreises miteinander verbunden sind. Dem Stammzellspeicher nachgeschaltet sind Produktions- („multiplicative pool"), Reifungs- („maturation pool"), Reserve- und Funktionsspeicher („functioning pool").

stadium (= G_0-Zellen) und Stadium rapider Proliferation (S-Phase = Synthesephase). Der Nachweis erfolgt mit der „^{3}H-thymidin suicid method": Zellsuspensionen werden dabei mit so hohen ^{3}H-Thymidindosen inkubiert, daß alle in der S-Phase befindlichen Zellen soviel ^{3}H-Thymidin einbauen, daß sie sich selbst zerstören. Damit wurde gefunden, daß sich bei der normalen Maus die meisten Stammzellen in der G_0-Phase be-

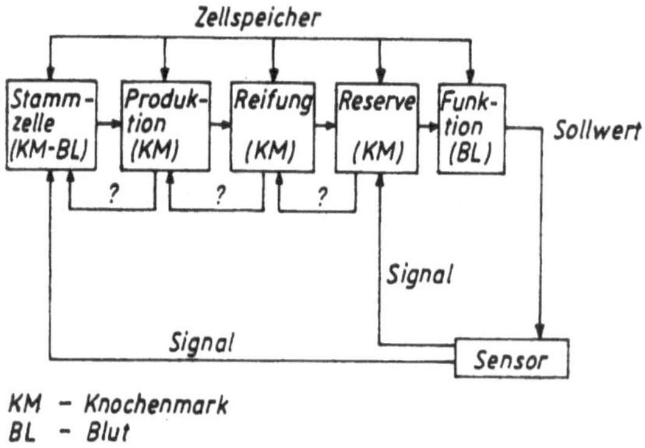

Granulozytensystem als Regelkreis (nach FLIEDNER, 1974)

Der *Stammzellspeicher* besteht aus zwei Zellgruppen („two stem cell compartments theory"). Die eine wird als Gruppe der undeterminierten („uncommitted", „multipotential", „independent"), die andere als Gruppe der determinierten („committed", „unipotential", „dependent") Stammzellen bezeichnet.

Charakteristik der multipotenten Stammzelle:

Selbsterneuerung und *umfassende Proliferationskapazität:* Diese Stammzellen existieren in zwei Proliferationszuständen: Ruhe-

finden (nur ca. 5—10% Suizidfiguren). Im Prozeß einer Regeneration (z. B. nach Bestrahlung) steigt der Anteil der Suizidfiguren auf ca. 50%, d. h. entsprechend viele Zellen haben sich in der DNS-Synthesephase befunden.

Multipotente Differenzierungskapazität:

Nachweis: ↗ *Milzkolonie-Test*; der verwendete Terminus „colony forming units" (CFU-S; S von spleen) ist der quantitative Ausdruck für die „colony forming cells". Unempfindlichkeit gegenüber den bekannten Regulatoren: z. B. Erythropoetin.

Mikroskopie:

Mit dem Lichtmikroskop nicht von den kleinen Lymphozyten zu unterscheiden. Morphologische Charakterisierung mit Hilfe des *Elektronenmikroskops* (VAN BEKKUM et al.).

Charakteristika der determinierten Stammzellen:

(= sog. „secondary stem cells" oder „committed transit population".) Durch die Eliminierung von Zellen aus dem peripheren Blut (z. B. auch infolge der physiologischen Alterung) wird der erste Differenzierungsschritt der pluripotenten Stammzelle zu der determinierten Stammzelle über bisher unbekannte Regulationsmechanismen induziert. Experimente an Mäusestämmen mit spezifischen Einzelgenmutationen erbrachten den Nachweis genetischer loci, die die normale Proliferation und Differenzierung der pluripotenten Stammzellen beeinflussen. Sie haben ein *begrenztes Proliferationspotential*, eine begrenzte Differenzierungskapazität und stehen unter dem Einfluß spezifischer Regulatoren. Sie können sich in jeweils eine der morphologisch erkennbaren Zell-Linien differenzieren. Folgende determinierte Stammzellen können unterschieden werden:

die *„erythropoietin-responsive cell"* (ERC), oder „erythroid colony forming cell (CFC-E), oder „colony forming unit — erythropoietin dependent" (CFU-E). Sie erfährt unter dem Einfluß von ↗ Erythropoetin eine Differenzierung in Richtung Blutzellvorstufen, um nach folgenden Differenzierungs- und Reifungsstufen Erythrozyten zu bilden. Nach GOLDWASSER ist die Erythrozytenentwicklung das Resultat von drei ineinandergreifenden Prozessen: In der ersten Phase — sensitization — sollen durch die Ausblidung von Erythropoetin-Rezeptoren an der äußeren Zellmembran die sog. ERC entstehen. Die zweite Phase — induction — beinhaltet die Reaktion zwischen Erythropoetin und ERC. Die dritte Phase — specialization — umfaßt alle mit der Differenzierung verbundenen molekularen Veränderungen.

Eine zahlenmäßige Reduktion der ERC's konnte bei aplastischer Anämie, akuter myeloischer Leukose und Polyzythämia vera nachgewiesen werden, wobei die Remissionen mit einer Normalisierung einhergingen. Die Applikation von Androgenen soll zur Vermehrung der ERC's führen:

die *granulozytopoetisch determinierte Stammzelle:* (granulocyte comitted cell). Sie ist die „colony forming cell in culture" (CFC-C) bzw. als deren quantitativer Ausdruck die „colony forming unit in culture" (CFU-C). Als physiologischer Regulator gilt der ↗ „colony stimulating factor" (gelegentlich auch als Granulopoetin bezeichnet). Ähnlich dem Erythropoetin-Rezeptor wird hier ein Granulopoetin-Rezeptor postuliert. Eine zahlenmäßige Verminderung der CFU's-C konnte bei aplastischer Anämie, akuter myeloischer und lymphatischer Leukose beobachtet werden:

die *thrombozytopoetisch determinierte Stammzelle* (thrombocyte committed cell). Sie soll durch ein postuliertes Thrombopoetin („thrombopoietin responsive cell" = TRC) über ebenfalls postulierte Thrombopoetin-Rezeptoren zur Differenzierung angeregt werden.

Prekursoren der Lymphozyten:

Über die Zellen dieser Population besteht keine einheitliche Auffassung, obwohl (zumindest bei der Maus) die Lymphozyten aus der gleichen pluripotenten Stammzelle entstehen. Möglicherweise sind die von EL-ARINI u. OSOBA als PT-Zellen („progenitors of T cells") und die von LAFLEUER et al. als PB-Zellen („progenitors of B cells") bezeichneten Vorstufen determinierte Stammzellen, wobei eine Identität beider Vorstufen möglich ist. Die PT-Zellen reagieren nicht auf ↗ Alloantigene, sind ↗ Θ-negativ und finden sich in einer leichteren Dichteregion als die ↗ T-Lymphozyten bei der Dichtegradientenzentrifugation, jedoch in einer dichteren als die CFU-S. Nach Transplantation in bestrahlte Mäuse entwickeln sich aus ihnen T-Lymphozyten.

Die Bedeutung der im peripheren Blut zirkulierenden Stammzellen ist noch ungeklärt. Hypothetisch werden sie für die Regulierung der Stammzellproduktion in den verschiedenen Körperabschnitten verantwortlich gemacht. Zum Problem der Knochenmark (Stammzell)-Transplantation zur Toleranz- oder Enhancementinduktion s. ↗ Milz (7).

L BECKER, A. J., et al.: Blood 26 (1965), 296
VAN BEKKUM, D. W., et al.: Blood 38 (1971), 547
EL-ARINI, M. O., und D. OSOBA: J. exp. Med. 137 (1973), 821
FLIEDNER, Th. M.: Schweiz. med. Wschr. 104 (1974), 98
FUKUDA, T.: Virchows Arch. Abt. B Zellpath. 14 (1973), 31
GOLDWASSER, E.: Fed. Proc. 34 (1975), 2285
HOFMAN, F., und A. GLOBERSON: Eur. J. Immunol. 3 (1973), 181
LAFLEUER, L., et al.: J. exp. Med. 135 (1972), 1363
LAJTHA, L. G.: Nat. Cancer Inst. Monogr. (1973) No. 38, p. 111
LAJTHA, L. G., et al.: Brit. J. Haemat. 8 (1962), 442
STOBBE, H.: Hämatologischer Atlas. Akademie-Verlag, Berlin 1970, S. 5
TAKAKU, F.: Jap. J. Med. 14 (1975), 256

Standard, biologischer

D Summe der Eigenschaften, die eine biologische Substanz (Ag oder Ak) bzw. Methode

Standard-Antigene

Präparat	Internationale Einheit (IE) (mg)	erhältlich beim internationalen Laboratorium für biol. Standardpräparate, Statens Serum-institut, Kopenhagen, in Form von	Einführungsjahr
Alttuberkulin	0,011111 µl	Ampullen zu 2 ml (90000 IE/ml)	1965 (3. Standard)
PPD von Säugetieren	–	Ampullen zu 10 mg Tuberkulin + 4 mg Salze	1951 (1. Standard)
PPD von Geflügel	0,0000726	Ampullen zu 10 mg Tuberkulin + 26,3 mg Salze (500000 IE pro Ampulle)	1954 (1. Standard)
Tetanustoxoid (Fluid-)	0,03	Ampullen zu 25 mg des Toxoids + Glykokoll (833 IE pro Ampulle)	1951 (1. Standard)
Tetanustoxoid (Adsorbat-)	0,6667	Ampullen zu 80 mg des Toxoids an Al-hydroxid adsorbiert + gleiche Menge getrocknetes Meerschweinchenserum (120 IE pro Ampulle)	1965 (1. Standard)
Diphtherietoxoid (Fluid-)	0,5	Ampullen zu 50 mg des Toxoids + Glykokoll (100 IE pro Ampulle)	1951 (1. Standard)
Diphtherietoxoid (Adsorbat)	0,75	Ampullen zu 80 mg des Toxoids an Al-hydroxid adsorbiert + gleiche Menge getrocknetes Meerschweinchenserum (107 IE pro Ampulle)	1955 (1. Standard)
Diphtherietoxin (SCHICK)	0,0042	Ampullen zu 0,005 mg des Toxins + 1 mg Rinderalbumin + 2,74 mg Phosphatpuffersalz (900 IE pro Ampulle)	1954 (1. Standard)
Pertussisvakzine	1,5	Ampullen zu 52 mg (34,7 IE pro Ampulle)	1957 (1. Standard)
Choleravakzine (Inaba)	–	Ampullen zu 5 mg (4×10^{10} Mikroben pro Ampulle)	1971 (2. Ref.präp.)
Choleravakzine (Ogawa)	–	Ampullen zu 5 mg (4×10^{10} Mikroben pro Ampulle)	1971 (2. Ref.präp.)
Cardiolipin	–	Ampullen zu 4,8 oder 16 ml einer Äthylalkohollösung des Cardiolipins (6,4 mg C. pro ml, berechnet nach dem Phosphorgehalt)	1967 (4. Ref.präp.)
Lecithin (Rinderherzpräparat)	–	Fläschchen zu 30 ml einer Äthylalkohollösung (30,3 mg L. pro ml)	1953 (2. Ref.präp.)
Lecithin (Eipräparat)	–	Ampullen zu 4 oder 16 ml einer Äthylalkohollösung (29,6 mg L. pro ml berechnet nach dem Trockengewicht)	1970 (4. Ref.präp.)
Tollwutvakzine	–	Ampullen mit 121 mg suspendiertem Kaninchengehirn, das mit Virus fixe infiziert und durch UV-Bestrahlung inaktiviert wurde	1965 (2. Ref.präp.)
Pockenvakzine	–	Ampullen zu 14 mg	1962 (1. Ref.präp.)
Typhusvakzine (azeton-inaktiviert)	–	Ampullen zu 11 mg	1962 (1. Ref.präp.)
Typhusvakzine (Hitze-Phenol-inaktiviert)	–	Ampullen zu 34 mg	1962 (1. Ref.präp.)
Poliomyelitisvakzine, trivalent (inaktiviert)	–	Ampullen zu 10 ml	1962 (1. Ref.präp.)
BCG-Vakzine	–	Ampullen zu 5,72 mg (bestehend aus 2,5 mg halbtrockener BCG-Masse und 5 mg Na-glutamat)	1965 (1. Ref.präp.)
Influenzavirus-hämagglutinin (Typ A)	0,093661	Ampullen zu 18,7322 mg getrockneten Influenzaviren (Typ A, Stamm Singapur 1/57 30338), gezüchtet auf embryonierten Hühnereiern, inaktiviert durch Formalin und gelöst in Phosphatpuffer mit 1% Rinderalbumin (200 IE pro Ampulle)	1967 (1. Ref.präp.)
Schweinerotlauf(vakzine) (Adsorbat-)	0,5	Ampullen zu 499 mg; Vakzine erhalten durch Formaldehydbehandlung von Erysipelothrix rhusiopathiae, Typ B, an Al-hydroxid adsorbiert (1000 IE pro Ampulle)	1959 (1. Ref.präp.)

Präparat	Internationale Einheit (IE) (mg)	erhältlich beim internationalen Laboratorium für biol. Standardpräparate, Statens Seruminstitut, Kopenhagen, in Form von	Einführungsjahr
Newcastle-disease-Vakzine (Adsorbat-)	1,0	Ampullen zu 525 mg; Vakzine erhalten durch Formaldehydbehandlung von Allantoisflüssigkeit von Eiern, infiziert mit Newcastle-disease-Virus, an Al-hydroxid adsorbiert (525 IE pro Ampulle)	1963 (1. Ref.präp.)
Newcastle-disease-Vakzine (vermehrungsfähig)	–	Ampullen zu 109,5 mg der getrockneten Allantoisflüssigkeit von Eiern, infiziert mit Newcastle-disease-Virus	1967 (1. Ref.präp.)
		Newcastle-disease-Virus (Stamm Hitchner B 1)	1967 (1. Ref.präp.)
Clostridium-oedematiens (alpha)-Toxoid	–	Ampullen zu 53,4 mg	1966 (1. Ref.präp.)

Standard-Antikörper

Präparat	Internationale Einheit (IE) (mg)	erhältlich beim internationalen Laboratorium für biologische Standardpräparate, Statens Seruminstitut, Kopenhagen, in Form von	Einführungsjahr des Standards
Tetanus-Antitoxin	0,03384	Ampullen zu 47 mg getrockneten Pferdehyperimmunserums (1400 IE pro Ampulle)	1969 (2. Standard)
Diphtherie-Antitoxin	0,0628	Fläschchen zu 10 ml einer Lösung getrockneten Pferdehyperimmunserums mit Salzen und Glyzerin (66%) (10 IE/ml)	1922 (1. Standard)
Anti-Dysenterie-Serum (Shiga)	0,05	Fläschchen zu 10 ml einer Lösung getrockneten Pferdehyperimmunserums mit Salzen und 66 Vol.-% Glyzerin (200 IE/ml)	1928 (1. Standard)
Gasgangrän-Antitoxin (Antitoxin von Clostridium welchii Typ A)	0,3346	Fläschchen zu 90,35 mg getrockneten Pferdehyperimmunserums (270 IE pro Ampulle)	1963 (5. Standard)
Gasgangrän-Antitoxin (Antitoxin von Clostridium septicum)	0,118	Ampullen zu 59 mg getrockneten Pferdehyperimmunserums unter Zusatz von Phosphatpuffer, 1 : 3 verdünnt (500 IE pro Ampulle)	1957 (3. Standard)
Gasgangrän-Antitoxin (Antitoxin von Clostridium oedematiens)	0,0828	Ampullen zu 91 mg getrockneten Pferdehyperimmunserums (1100 IE pro Ampulle)	1966 (3. Standard)
Gasgangrän-Antitoxin (Antitoxin von Clostridium histolyticum)	0,2	Ampullen zu 10 mg getrockneten Pferdehyperimmunserums (50 IE pro Ampulle)	1971 (3. Standard)
Gasgangrän-Antitoxin (Antitoxin von Clostridium sordelli)	0,1334	Fläschchen zu 10 ml einer Lösung getrockneten Pferdehyperimmunserums mit Salzen und 66 Vol.-% Glyzerin (20 IE/ml)	1938 (1. Standard)
Staphylokokken-Alpha-Antitoxin	0,2376	Fläschchen zu 10 ml einer Lösung getrockneten Pferdehyperimmunserums unter Zusatz von Phosphatpuffer und mit 0,01 Thiomersal (Natriumäthyl-Mercurithiosalizylat) pro 100 ml (20 IE/ml)	1938 (2. Standard)
Scharlachstreptokokken-Antitoxin	0,049	Ampullen zu 490 mg (10000 IE pro Ampulle)	1952 (1. Standard)
Antistreptolysin O	0,0213	Ampullen zu 46 mg getrockneten Humanserums (2160 IE pro Ampulle)	1959 (1. Standard)
Antipneumokokken-Serum (Typ 1)	0,0886	Fläschchen zu 10 ml einer Lösung getrockneten Pferdehyperimmunserums mit Salzen und 66 Vol.-% Glyzerin (200 IE/ml)	1934 (1. Standard)

Präparat	Internationale Einheit (IE) (mg)	erhältlich beim internationalen Laboratorium für biologische Standardpräparate, Statens Seruminstitut, Kopenhagen, in Form von	Einführungsjahr des Standards
Antipneumokokken-Serum (Typ 2)	0,0894	Fläschchen zu 10 ml einer Lösung getrockneten Pferdehyperimmunserums mit Salzen und 66 Vol.-% Glyzerin (200 IE/ml)	1934 (1. Standard)
Anti-Q-Fieber-Serum	0,1017	Ampullen zu 101,7 mg getrockneten Rinderserums (100 IE pro Ampulle)	1953 (1. Standard)
Antitollwut-Serum	1,0	Ampullen zu 86,6 mg getrockneten Pferdehyperimmunserums (86,6 IE pro Ampulle)	1955 (1. Standard)
Anti-A-Blutgruppen-Serum	0,3465	Ampullen zu 88,7 mg getrockneten Humanserums (256 IE pro Ampulle)	1950 (1. Standard)
Anti-B-Blutgruppen-Serum	0,352	Ampullen zu 90,1 mg getrockneten Humanserums (256 IE pro Ampulle)	1950 (1. Standard)
Anti-Rh_0 (Anti-D), inkomplettes Blutgruppenserum	0,95	Ampullen zu 30,4 mg getrocknetes, gepooltes Humanserum (32 IE pro Ampulle)	1966 (1. Standard)
Syphilis-Serum	3,617	Ampullen zu 177,4 mg getrockneten Humanserums (49 IE pro Ampulle)	1958 (1. Standard)
Antipoliovirus-Serum (Typ 1)	10,78	Ampullen zu 107,8 mg getrockneten Affenserums (10 IE pro Ampulle)	1962 (1. Standard)
Antipoliovirus-Serum (Typ 2)	10,46	Ampullen zu 104,6 mg getrockneten Affenserums (10 IE pro Ampulle)	1962 (1. Standard)
Antipoliovirus-Serum (Typ 3)	10,48	Ampullen zu 104,8 mg getrockneten Affenserums (10 IE pro Ampulle)	1962 (1. Standard)
Clostridium botulinum Typ A-Antitoxin	0,136	Ampullen zu 68,0 mg getrockneten Pferdehyperimmunserums (500 IE pro Ampulle)	1963 (1. Standard)
Clostridium botulinum Typ B-Antitoxin	0,174	Ampullen zu 87,0 mg getrockneten Pferdehyperimmunserums (500 IE pro Ampulle)	1963 (1. Standard)
Clostridium botulinum Typ *H*-Antitoxin	0,080	Ampullen zu 80,0 mg getrockneten Pferdehyperimmunserums (1000 IE pro Ampulle)	1963 (1. Standard)
Ceostridium botulinum Typ D-Antitoxin	0,0121	Ampullen zu 12,1 mg getrockneten Pferdehyperimmunserums (1000 IE pro Ampulle)	1963 (1. Standard)
Clostridium botulinum Typ E-Antitoxin	0,0691	Ampullen zu 69,1 mg getrockneten Pferdehyperimmunserums (1000 IE pro Ampulle)	1963 (1. Standard)
Clostridium botulinum Typ F-Antitoxin	7,44	Ampullen zu 29,32 mg getrockneten Pferdehyperimmunserums (4 IE pro Ampulle)	1965 (1. Standard)
Naja-Antivenin, polyvalent (Naja- u. Hemachatus-Spezies)	2,69	Ampullen zu 807 mg getrockneten Pferdeserums (300 IE pro Ampulle)	1964 (1. Standard)
Antipocken-Serum	0,08416	Ampullen zu 84,3 mg getrockneten Humanserums (1000 IE pro Ampulle)	1965 (1. Standard)
Antitoxoplasma-Serum	0,090967	Ampullen zu 181,934 mg getrockneten, gepoolten Humanserums (2000 IE pro Ampulle)	1967 (1. Standard)
Diphtherie-Antitoxin für Flockungstest	–	Ampullen zu 120,17 mg getrockneten Pferdehyperimmunserums (1000 Lf-Äquivalente pro Ampulle)	1971 (5. Ref.präp.)
Antityphus-Serum	–	Ampullen zu 5 ml getrockneten Pferdehyperimmunserums	1952 (1. Ref.präp.)
Antigelbfieber-Serum	0,5	Ampullen zu 71,5 mg getrockneten Affenserums (143 IE pro Ampulle)	1962 (1. Ref.präp.)
Antimasern-Serum	9,378	Ampullen zu 93,8 mg getrockneten Humanserums (10 IE pro Ampulle)	1964 (1. Ref.präp.)
Staphylokokken P-V Leukozidin-Antiserum	0,3565	Ampullen zu 53,5 mg getrocknetes Pferdeserum (150 IE pro Ampulle)	1965 (1. Ref.präp.)
Rheumafaktor-Serum	0,171	Ampullen zu 17,1 ml getrockneten, gepoolten Humanserums (100 IE pro Ampulle)	1965 (1. Ref.präp.)
Röteln-Antiserum	0,14595	Ampullen zu 145,95 mg getrockneten Humanserums (1000 IE pro Ampulle)	1970 (2. Ref.präp.)

Präparat	Internationale Einheit (IE) (mg)	erhältlich beim internationalen Laboratorium für biologische Standardpräparate, Statens Seruminstitut, Kopenhagen, in Form von	Einführungsjahr des Standards
Humanserum-Ig IgG, IgA und IgM	0,8147	Ampullen zu 81,47 mg getrocknetesn, gepoolten verdünnten Humanserums (100 IE IgG, 100 IE IgA und 100 IE IgM pro Ampulle)	1970 (1. Ref.präp.)
		erhältlich bei Div. of Biol. Stand., National Institute for Med. Res., Mill Hill, London N.W. 7, England in Form von	
Antinukleäres Faktor-Serum	0,186	Ampullen zu 18,6 mg getrockneten, gepoolten (0,2 ml) Humanserums (100 IE pro Ampulle)	1970 (1. Ref.präp.)
		erhältlich beim Internationalen Laboratorium für biologische Standardpräparate, Central Veterinary Laborytory, Weybridge, England, in Form von	
Anti-Brucella-abortus-Serum	0,09552	Ampullen zu 95,52 mg getrockneten Rinderserums (100 IE pro Ampulle)	1967 (2. Standard)
		(100 IE pro Ampulle)	1967 (2. Standard)
Clostridium welchii (perfringens) Typ B-Antitoxin	0,0137	Ampullen zu 68,5 mg getrockneten Pferdehyperimmunserums (5000 IE pro Ampulle)	1954 (1. Standard)
Clostridium welchii (perfringens) Typ D-Antitoxin	0,0657	Ampullen zu 65,7 mg getrockneten Pferdehyperimmunserums (1000 IE pro Ampulle)	1954 (1. Standard)
Schweinerotlaufserum	0,14	Ampullen zu 87,9 mg getrockneten Pferdehyperimmunserums (628 IE pro Ampulle)	1954 (1. Standard)
Anti-Schweinefieberserum	0,89	Ampullen zu 889,5 mg getrockneten Pferdehyperimmunserums (1000 IE pro Ampulle)	1963 (1. Standard)
Anti-Hundestaupeserum	0,0897	Ampullen zu 89,7 mg getrockneten Pferdehyperimmunserums (1000 IE pro Ampulle)	1967 (1. Standard)
Anti-Hunde-Hepatitisserum	0,0796	Ampullen zu 79,6 mg getrockneten Pferdehyperimmunserums (1000 IE pro Ampulle)	1967 (1. Standard)
Anti-Newcastle-disease-Serum	0,1734	Ampullen zu 55,5 mg getrockneten Hühnerserums (320 IE pro Ampulle)	1966 (1. Standard)
Anti-Mycoplasma gallisepticum-Serum	0,0556	Ampullen zu 55,6 mg getrockneten Hühnerserums (1000 IE pro Ampulle)	1969 (1. Standard)

besitzen muß, damit sie unter konstanten Bedingungen quantitativ bzw. qualitativ definierte Wirkungen bzw. Ergebnisse zeigt.

G Die Erarbeitung von Standards stößt in der Biologie auf grundsätzliche Schwierigkeiten weil sich alle biologischen Phänomene durch Variabilität auszeichnen.
Andererseits bietet der Standard die einzige Möglichkeit wissenschaftlicher Vergleiche, beispielsweise um (erwünschte) Wirkungen bzw. (unerwünschte) Nebenwirkungen einer Substanz im internationalen Rahmen zu prüfen (↗ Referenzpräparat).

P Internationale Standard- und Referenzpräparate für Antigene und Antikörper sind in den folgenden Tabellen zusammengestellt (nach WHO-Liste, Genf 1972). (19)

Staphylokokken-Alpha-Toxin-Immunserum

S Staphylokokkentoxin Alpha-Immunserum

D Antitoxin-haltiges (tierisches oder humanes) Serum gegen Alpha-Toxin der Staphylokokken.

G Neutralisationseffekt in vitro erwiesen; in vivo bei schweren, toxisch verlaufenden Staphylokokkeninfektionen wahrscheinlich.

P Erste günstige Erfahrungen liegen bei Staphylokokkentoxikosen im Säuglingsalter vor. (14)

L Grün, L.: Staphylokokken in Klinik und Praxis. Akademische Verlagsanstalt, Stuttgart 1964
Marget, W.: Staphylokokkenerkrankungen bei Kindern. Beih. Arch. Kinderheilk. 41 (1961)

Staphylokokken-Enterotoxine

D Stoffwechselprodukte der Staphylokokken, die in Nahrungsmitteln, in Kulturmedien und auch in vivo im Darm gebildet werden können.

G S.-E. sind Proteine mit einem MG um 30000. Sie sind relativ thermostabil und werden durch den üblichen Kochprozeß der Nahrungsmittel nicht zerstört. Gleichzeitig sind sie gegen (Verdauungs-) Enzyme resistent.
Bis jetzt werden nach der *Ag-Struktur* 6 verschiedene Enterotoxine (A, B, C_1, C_2, D, E) unterschieden. Ihre biologische Toxinwirkung läßt sich experimentell am besten mit dem Affenfütterungstest als Brechdosis („emetic dose") nachweisen.

P S.-E. bewirken nach oraler Aufnahme beim Menschen das Krankheitsbild einer Lebensmittelvergiftung (Intoxikation). Nach Antibiotika-Th können enterotoxinbildende Staphylokokken die schwer verlaufende Staphylokokkenenterokolitis hervorrufen.
Zum *Nachweis* der S.-E. sind aus Kulturfiltraten gereinigte Enterotoxinpräparationen zu gewinnen, wobei die Chromatographie an Ionenaustauschern oder Sephadexgelen sowie elektrophoretische Methoden bevorzugt eingesetzt werden. Mit diesen Präparationen werden spezifische Immunseren hergestellt und die Enterotoxine serologisch mit der Präzipitation oder anderen Verfahren identifiziert. (14)

Staphylokokken-Hämolysine

D ↗ Hämolysine, die von Staphylokokken freigesetzt werden.

G Es werden mindestens drei verschiedene Toxine: Alpha-, Beta- und Delta- unterschieden. Sie werden nach ihrem Verhalten gegenüber verschiedenen Blutarten, ihrer Hitzeempfindlichkeit und ihrer Neutralisierbarkeit durch Antiseren abgegrenzt (siehe obere Tabelle). (14)

Staphylokokken-Leukozidine

D Staphylokokken-Ektotoxine, die zerstörend auf Leukozyten wirken.

G Es werden 3 verschiedene L. unterschieden: Neisser-Wechsberg-Leukozidin, Panton-Valentine-Leukozidin, Leukolysin (siehe untere Tabelle). (14)

Staphylokokken-Serologie

D Einteilung der Staphylokokken nach serologischen Typen in der Agglutinationsreaktion.

G Staphylokokken lassen sich mit der Agglutinationsreaktion serologisch typisieren. Hierzu sind Faktorenseren erforderlich, die durch gekreuzte Absorptionen hergestellt werden. Zur Zeit sind *30 verschiedene Ag* bekannt. Bei der Typisierung kommen nach dem Antigenschema von Oeding und Grün 14 Faktorenseren (Anti-Seren) zum Einsatz (a—p).

Übersicht über die wichtigsten Staphylokokken-Hämolysine

	Alpha-	Beta-	Delta-
Hämolysinwirkung auf Erythrozyten folgender Spezies	Kaninchen Schaf Rind	Rind Schaf Ziege	Mensch Affe Pferd Meerschweinchen Maus Ratte Kaninchen (gering)
Keine (bzw. geringe) Hämolysinwirkung auf Erythrozyten folgender Spezies	Mensch Pferd Meerschweinchen	Mensch Affe Kaninchen Meerschweinchen	
Hitzeempfindlichkeit	Inaktivierung durch +60 °C (30 min), Reaktivierung bei +100 °C (10 min)		
Antigenität	Bildung von Alpha-Antitoxin ↗ Antistaphylolysinreaktion	Bildung von Beta-Antitoxin	
Bemerkungen	Verwandtschaft oder Identität mit Neisser-Wechsberg-Leukozidin (↗ Staphylokokken-Leukozidin)		Verwandtschaft oder Identität mit Leukolysin und weiteren ↗ Staphylokokken-Hämolysinen ($Alpha_2$-, Gamma-)

Übersicht der Staphylokokken-Leukozidine

	NEISSER-WECHSBERG-Leukozidin	PANTON-VALENTINE-Leukozidin	Leukolysin
Abk.		PV-Leukozidin	
Charakteristika	Verwandtschaft oder Identität mit ↗ Staphylokokken-alpha-Hämolysin	wird von 75% aller humanpathogenen Staphylokokkenstämme produziert	löst Leukozyten aller Tierarten ausgenommen Schafe
Antigenität		Ak-Bildung bes. bei tiefliegenden Krankheitsprozessen (Anti-Leukozidin-Titer)	
Eigenschaften		thermostabil keine Inaktivierung durch Cholesterin	thermostabil Inaktivierung durch Cholesterin

P Staphylokokken-Serotypisierung dient neben der Lysotypie der Aufklärung epidemiologischer Infektketten. Sie ist kein Routineverfahren. (14)

Staphylokokken-Toxine

D Ektotoxine der Staphylokokken (↗ Toxin).
G Proteinnatur erwiesen, präzipitierbar, funktionell durch Ak neutralisierbar, Anwesenheit in zellfreien Kulturfiltraten.
P Es gibt Hämolysine (syn. Staphylolysin), Leukozidine, das Dermonekrotoxin, das letale Toxin und die Enterotoxine. (14)

Staphylolysin ↗ Staphylokokken-Hämolysine

STEFFEN-Test ↗ Antiglobulin-Konsumptions-Test

STEINBERG-SPEISER-Phänomen

S Materno-fetale Gm-Immunisierung
D Bei Unterschiedlichkeit der ↗ Gm-Typen mütterlicher und fetaler Gammaglobuline kann es nach materno-fetalem, intrauterinem Gammaglobulintransfer zur Immunisierung des Kindes gegenüber dem mütterlichen Gm-Typ kommen.
H Beschreibung dieses Phänomens unabhängig voneinander durch STEINBERG et al. (1963) und SPEISER (1963). Benennung dieses Phänomens durch PROKOP (1966).
G Entsprechend der Gm-Verteilung in der Population kommt es bei Kindern aus heterologen Gm-Schwangerschaften überdurchschnittlich häufig zu einer Gm-Immunisierung. Nachweis von freien Gm-Antikörpern gelingt jedoch erst nach Elimination der (mütterlichen) Ig G aus dem kindlichen Blutkreislauf (Abbildung). So erklärt sich die Altersabhängigkeit des Gm-Ak-Nachweises bei Kindern aus typischen Mutter/Kind-Konstellationen (Abbildung S. 438).
P Das S.-S.-P. stellt mit seiner materno-fetalen Stimulation das immunologische Analogon zur feto-maternalen Blutgruppen-Inkompatibilität während der Schwangerschaft dar (↗ Morbus haemolyticus neonatorum). Es beweist damit die immunologische Wechselbeziehung zwischen Mutter und Kind während der ↗ Schwangerschaft.

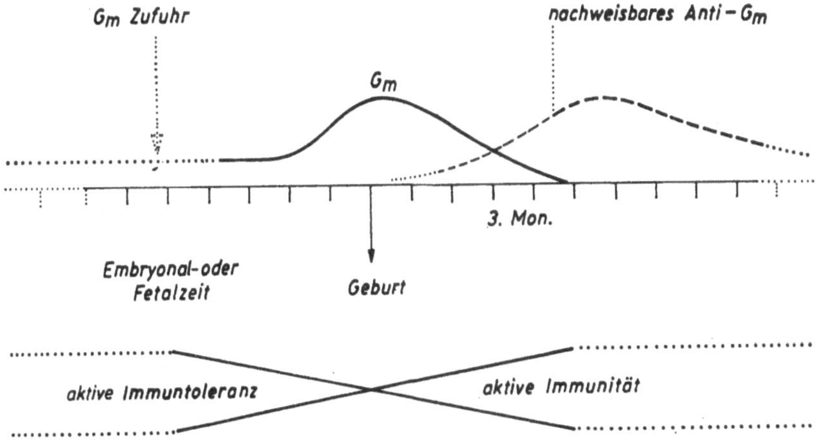

Nachweis von freiem Anti-Gm gelingt nach Elimination mütterlicher IgG

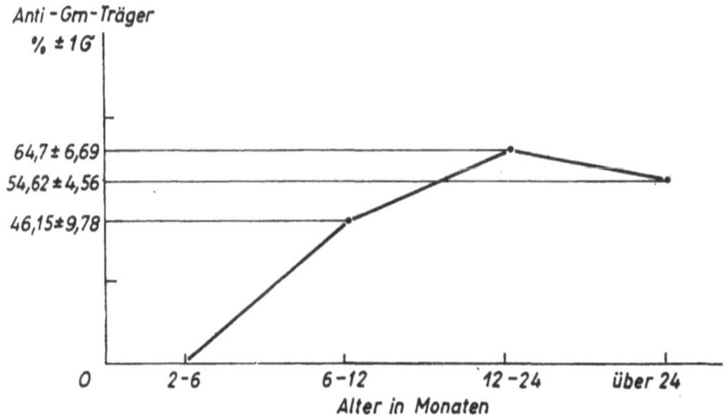

Altersabhängigkeit des Gm-Ak-Nachweises, nach SPEISER

Über schwere klinische Auswirkungen dieses Phänomens gibt es bisher keine Literaturberichte. (19)

L SPEISER, P.: Wien. klin. Wschr. **75** (1963), 902
SPEISER, P., et al.: Progr. immunobiol. Standard. **4** (1970), 156
STEINBERG, A. G., et al.: Science **140** (1963), 303

„sterile activation"-Hypothese ↗ ALS

Sterilität, immunologisch bedingt

S Unfruchtbarkeit
Infertilität (im deutschen Schrifttum nicht ganz synonym gebraucht)

D Ausbleiben einer Schwangerschaft trotz Kohabitation ohne Antikonzeptiva auf Grund immunologischer Vorgänge im weiblichen oder männlichen Organismus.

H ↗ Sperma-Antigene

G Häufigkeit: wahrscheinlich 6–12% aller ungeklärt sterilen Ehen.
Im Fortpflanzungsvorgang wirksame Ak können gerichtet sein:

1. gegen ↗ Spermien,
2. gegen ↗ Spermaplasma (↗ Kohabitationsschock),
3. gegen Hodengewebe (↗ Autoimmunorchitis),
4. gegen fetale und plazentare Ag,
5. gegen Hormone (Gonadotropine) und Enzyme der Fortpflanzung.

Die Ak hemmen die Fertilität der Frau und des Mannes; dabei haben die spontan entstandene Autoimmunität des Mannes gegen ↗ Spermien-Ag und Hoden-Ag und die Isoimmunität der Frau gegen Sperma die größte Bedeutung.
Die Fertilität der Frau wird durch humorale und zelluläre Spermien-Ak eingeschränkt, die in die Genitalsekrete übergehen und die Spermienwanderung durch Agglutination und Immobilisation, Enzym- und Zellmembranschädigung hemmen oder die Gametenverschmelzung, Implantation oder Entwicklung implantierter Feten stören.
AB0-, Rh- und andere Blutfaktoren-Inkompatibilität besitzen für die immunologisch bedingte St. offensichtlich keine Relevanz. Spermaplasma-Ak der Frau verhindern offenbar keine Konzeption (↗ Kohabitationsschock).
Eine sichere Th zur Ausschaltung der Spermien-Ak-Aktivität ist nicht bekannt: Corticosteroide versagen. Empfohlen wird eine mehrmonatige Allergenkarenz (Coitus condomatus) und nachfolgend die ungeschützte Kohabitation bzw. artifizielle Insemination zum Ovulationstermin.

P Bei idiopathischer St. der Ehe werden Spermien-Ak häufiger als in fertilen Ehen gefunden. Die üblichen Nachweismethoden sind der Mikrospermagglutinationstest nach FRANKLIN-DUKES, der Makrospermagglutinationstest nach KIBRICK, der Immobilisationstest nach ISOJIMA, der einfache und gekreuzte KURZROCK-MILLER-Invasionstest und die indirekte Immunofluoreszenztechnik.
Durch experimentelle Immunisierung der Frau gegen Ag von Spermien, Sperma, Enzymen und Hormonen werden Methoden zur immunologischen Fertilitätskontrolle erforscht, dabei wird eine Immunabwehr gegen Spermien, ihre Wanderung und Verschmelzung mit dem Ovum, die Eireifung, die Nidation oder gegen die Entwicklung des Trophoblasten angestrebt.
Gegenwärtig wurde noch keine klin. relevante Bedeutung erlangt. (9 + 54)

L BRATANOV, K., et al.: Immunology of reproduction. Proceedings IInd Internat. Symposium, Varna 1971. Bulgarian Academy of Sciences Press, Sofia 1973

CENTARO, A., et al.; Proceedings Ist Internat. Congress on Immunology on Obstetrics and Gynaecology, Padua 1973, Excerpta Medica, Amsterdam 1974
WHO Development of Vaccines for Fertility Regulation Scriptor, Copenhagen 1976

STERNBERG-PALTAUF-Erkrankung
↗ Lymphogranulomatose

Steroid-bindendes α-2-Globulin
↗ pregnancy associated α_2-Glycoprotein

STH-Antikörper

Abk. für somatotropes Hormon
S Wachstumshormon-Antikörper
D Antikörper, gerichtet gegen Wachstumshormon.
G 1. **Gegen arteigenes STH:** Ak-Bildung kann nach Applikation von bestimmten Human-STH-Präparationen zur Behandlung des hypophysären Minderwuchses bei einem Teil der Patienten induziert werden, insbes. bei Verwendung von RABEN-STH (Extraktion von Hypophysenmaterial mit heißem Eisessig). Bildung wird auf *Verunreinigung der Präparate und Veränderungen des Hormonmoleküls während der Extraktion und Aufbereitung* (ILLIG, 1970) zurückgeführt. Bildung von Ak gewöhnlich nicht mit der Hemmung eines Wachstumsschubes unter STH-Behandlung verbunden. Th-resistente Patienten können trotz hoher Ak-Titer und hoher Bindungsaffinität auf STH-Behandlung bei Wechsel zu weniger Ag-wirksamen STH-Präparaten ansprechen. Keine Erfolgsaussicht bieten STH-resistente Patienten, bei denen STH nicht als homologes Hormonmolekül erkannt wird.
In der DDR Human-STH (AWD) 1962 erstmalig angewandt, erstmalig 1967 in der Welt als Handelspräparat produziert = SOTROPIN-H (AWD). STH-Ak wurden bisher nur bei einem geringen Prozentsatz der Patienten beobachtet.
2. Experimentell erzeugte STH-Ak **gegen artfremdes STH:** ↗ Immunisierung von Kaninchen, Meerschweinchen, Affen, Pferden möglich, wobei artfremdes STH biolog. weitgehend speziesspezifisch ist. Keine Kreuzreaktion der Antisera zu STH anderer Spezies, obwohl alle Säugetier-STH eine gewisse Anzahl von gemeinsamen Ag-Determinanten enthalten. Kreuzreaktion tritt lediglich mit artgleichem Plazentalaktogen auf Grund weitgehender Übereinstimmung in der Primärstruktur ein.
P *Bestimmung von STH* im ↗ Radioimmunoassay, in tierexperimenteller Forschung, antisomatotrope Th. mit Human-STH-Ak vom Pferd als Versuch einer „biochemischen Hypophysektomie“, bei Patienten mit Akromegalie und diabetischer Retinopathie erstmals durch LAZAREV (1971) beschrieben. (18)
L ILLIG, R.: J. clin. Endocrin. **31** (1970), 679
LAZAREV, A. F.: In: GOTH, E., und J. FÖVENYI: Polypeptide Hormonens, S. 335. Akademiai Kiado, Budapest 1971
SCHÄFER, G.: Dtsch. Ges.wesen **19** (1964), 2420

Stichtest ↗ PRICK-Test

stille Feiung

D ↗ Immunität, die durch eine klinisch symptomlose Infektion hervorgerufen wird. (19)

Stobo ↗ Antigen, privates

Stoffwechselhemmstoffe ↗ Antimetabolite

Streptodornase ↗ Streptokokken-Desoxyribonuklease ↗ Streptokokken-Antigen

Streptokinaseresistenz

D Widerstand (Effektminderung) gegen die Wirkung der Streptokinase infolge vorangegangener Ak-Bildung.
G Gegenüber injizierter Streptokinase, einem körperfremden Wirkstoff, bestehen keine oder nur schwache natürliche Inhibitoren. Ältere Kinder und Erwachsene erwerben aus dem Kontakt mit β-hämolysierenden Streptokokken Ak (Antistreptokinase). Zusätzlich wird selbst durch Streptokinasezufuhr die Bildung von Antistreptokinase (ASK) verstärkt.
P Dosierung von Streptokinase oder streptokinasehaltigen Plasminpräparaten (↗ Fibrinolyse) hängt weitgehend von dem individuell sehr unterschiedlichen Gehalt an Ak gegen Streptokinase ab. Mit dem *S.-Test* wird der ASK-Gehalt des Patientenblutes ermittelt und daraus die Initialdosis für Streptokinase im Rahmen einer thrombolytischen Th berechnet. Im Gerinnungslabor erfolgt die Messung der S. mit der Bestimmung der Lysezeit eines Gerinnsels unter Verwendung abgestimmter Mengen von Streptokinase. (17)
L LEUBE, G., et al.: Med. Welt **20** (1969), 2181
SCHMUTZLER, R.: Internist **10** (1969), 21
SCHMUTZLER, R., und F. KOLLER: Die Thrombolysetherapie. In: Ergebn. inn. Med. und Kinderheilkd., Bd. 22. Springer, Berlin – Heidelberg – New York 1965

Streptokokken-Antigene

D Strukturgebundene und freigesetzte Antigene der Bakteriengattung Streptococcus.

G **Antigenbestandteile:**

Strukturgebundene Antigene

Zytoplasma: Proteine, Nukleinsäuren. *Zytoplasmamembran:* Proteine, Lipoproteine, Glykolipide. *Zellwand:* Polysaccharid C (= gruppenspezifisches Kohlenhydrat; fehlt bei einigen Arten; bei Gruppe D in der Zytoplasmamembran lokalisiert). Grundstruktur: Kohlenhydratcore mit Polysaccharidseitenketten, die eine starke immunogene Gruppe besitzen; bei A-Streptokokken ist die immunodominante Gruppe N-Azetyl-D-Glukosamin, die terminal an einer L-Rhamnose-Seitenkette sitzt. *Mukopeptid* (= Peptidoglykan, Stützskelet; Grundstruktur: alternierend verbundene Einheiten von N-Azetyl-Glukosamin und N-Azetyl-Muraminsäure; die Ketten sind über Tetrapeptide vernetzt. Antigenwirksam sind: freie Tetrapeptide, das Hexosaminpolymer und die Peptidbrücken. Biologisch wirkt das Mukopeptid der Streptokokken ähnlich dem Endotoxin GRAM-negativer Bakterien). Bei Streptokokken der Gruppe A (*Strep. pyogenes*) zusätzlich *typenspezifische Proteinantigene M, T und- oder R* (*M-Protein:* hitzestabil, trypsinempfindlich, MG etwa $3{,}5 \times 10^6$), Virulenzfaktor; beim Menschen wichtigstes protektives Ag.

Bisher bekannt 70 M-Antigene; *T-Antigene* hitzelabil, trypsinstabil. Keine Virulenzfaktoren. Mehrere Typen besitzen gemeinsame T-Ag, die zu T-Komplexen (T-patterns) zusammengefaßt sind. *R-Antigen* bei den Typen 3 und 28, ohne pathogene Bedeutung. Typenspezifische Ag auch bei anderen Strep.-Arten. Für die Humanpathologie und besonders für die Epidemiologie wesentlich: typenspezifische Antigene (M- und T-Proteine) des *Strep. pyogenes*

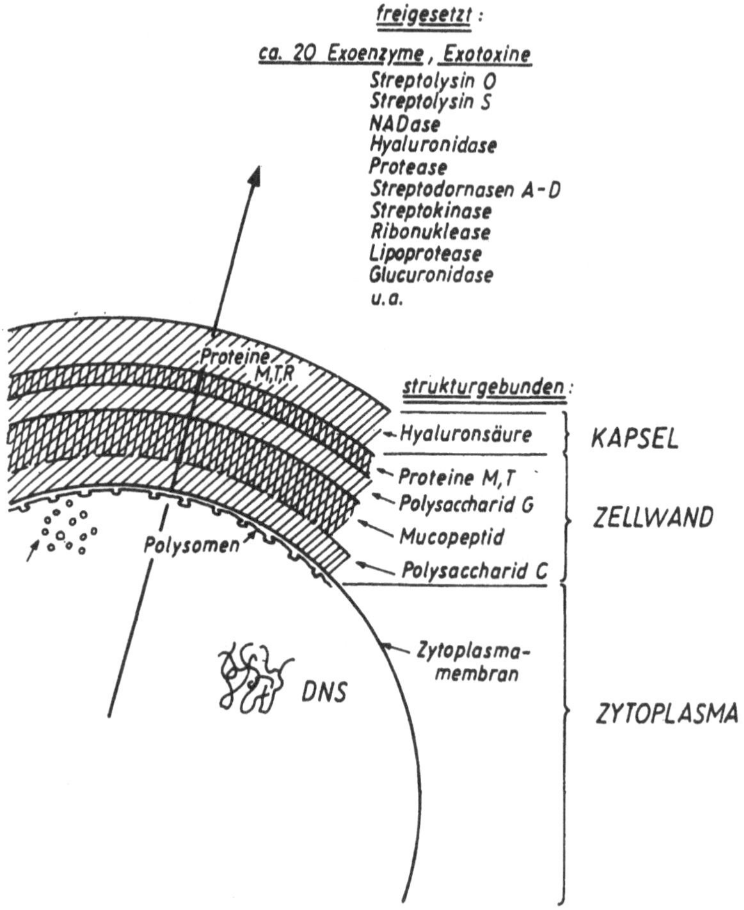

Antigenstruktur von Streptokokken der Gruppe A (mod. nach GOLDSTEIN, 1972)

(serolog. Gruppe A) und typenspezifische Polysaccharidantigene von *Strep. agalactiae* (Gruppe B) und *Strept. faecalis* (Gruppe D). *Kapsel:* Bei A-Strep. Hyaluronsäure, wichtiger Virulenzfaktor, wirkt jedoch nicht antigen (s. Abbildung).

Freigesetzte Ag

Etwa 20 Proteine (Ektotoxine bzw. Ektoenzyme); biologische Funktionen sind nur z. T. bekannt.
↗ *Streptolysin O* (SLO): O_2-empfindliches Hämolysin, durch Ak (↗ Antistreptolysin) neutralisierbar. SLO und das nichtantigene ↗ Streptolysin S schädigen neben Erythrozyten auch Leukozyten, Lymphozyten und Makrophagen. Nikotinamidadenindinukleotidase (NADase): toxische Wirkung auf Leukozyten („Leukotoxin"). *Hyaluronidase:* möglicher Virulenzfaktor (invasionsfördernd). Proteinasen. Streptodornasen: DNS-spaltende Enzyme (serologisch und elektrophoretisch unterscheidbar 4 DNasen — A, B, C und D). ↗ *Streptokinase* (Fibrinolysin): Plasminogen des Serums wird durch Streptokinase zum Enzym Plasmin aktiviert. Lipoproteinase (↗ Serum-Opazitäts-Reaktion).
↗ *Erythrogene Toxine:* Hautrötung bei Scharlach und Erysipel, serologisch mindestens 3 Toxine nachweisbar.

Serologische Klassifizierung

Streptokokken mit *Gruppen-Ag* können durch den Besitz der spezifischen Polysaccharide C in die Gruppen A—Z (ausgenommen I und J) unterteilt werden. Ag-Gewinnung durch Aufschluß mit Salzsäure (LANCEFIELD) oder Formamid (FULLER).
Arten *ohne Gruppenantigen* können nicht serologisch, sondern nur auf der Grundlage enzymatischer Leistungen durch die biochemische Prüfung („bunte Reihe") klassifiziert werden. Die *Typenzugehörigkeit* wird bei *Strep. pyogenes* durch Nachweis der Proteine M (Präzipitation) und T (Agglutination) festgelegt. Auch bei einigen anderen Arten werden Typenbestimmungen routinemäßig in Speziallaboratorien durchgeführt (z. B. Gruppen B, C, *Strep. faecalis var. faecalis* (Gruppe D), *Strep. mutans*).
Bei *Infektionen des Menschen* stehen im Vordergrund: Gruppe A (Pharyngitis, Scharlach, rheumatisches Fieber, akute Glomerulonephritis); C und G (Wundinfektionen), D (Wundinfektionen, Harnwege, Endocarditis lenta); *Strep. mitior* s. viridans (Endocarditis lenta).

P **Infektionsvorgang** bei Erkrankungen durch *Strep. pyogenes* (Gruppe A).

Weite Verbreitung, Typenreichtum, *Vielfalt* klinischer Manifestationen. Lokalisation: Haut und Schleimhäute. Organbefall nach Bakteriämie (Osteomyelitis, Meningitis, Endocarditis ulcerosa, Arthritis). *Folgekrankheiten* (rheumatisches Fieber, Glomerulonephritis).
Streptokokkeninfektionen führen in vielen Fällen zur *allergischen Reaktion* vom Spättyp. Die Sensibilisierungsquote nimmt mit dem Lebensalter zu, hierzu parallel beobachtet man eine Wandlung des typischen *klinischen Bildes:*
Streptokokkeninfektionen vor dem 3. bis 5. Lebensjahr zeigen prolongierten, milden Verlauf, häufiges Auftreten eitriger Komplikationen, selten rheumatisches Fieber, sehr selten Scharlachexanthem. Streptokokkeninfektionen nach dem 5.—10. Lebensjahr akute, fieberhafte, schmerzhafte Angina oder Pharyngitis, selten eitrige Komplikationen, schnelle Genesung, häufig in Verbindung mit Scharlachexanthem und rheumatischem Fieber.
Die rheumatische Myokarditis und Endokarditis wird heute meist als Folge einer Sensibilisierung gegen S. angesehen. ↗ Kreuzreaktive Ag sind in der zytoplasma-Membran der Streptokokken bzw. der Myofibrillen (Myokard) lokalisiert.

Immunitätsmerkmale

Immunität bei A-Streptokokkeninfektionen ist *streng typenspezifisch*. Eine bes. Rolle kommt hierbei den gegen das *M-Protein* gerichteten Ak zu.
Während die Glomerulonephritis häufiger als Folge von Infektionen durch sog. nephritogene Streptokokken-Stämme (z. B. Typen 12, 4, 1, 49 der Gruppe A) auftritt, ist die Entstehung des rheumatischen Fiebers nicht an bestimmte Streptokokkentypen gebunden.

Serologische Epidemiologie

Bei 5—60% Gesunder sind Streptokokken der Gruppe A im Nasenrachenraum nachweisbar. Erfassung der Scharlach-Durchseuchung durch den ↗ DICK-*Test*. Die ↗ Antistreptolysin-Reaktion (*ASR*) ist eine serologische Reaktion, welche überstandene Infektionen mit Strep. der Gruppen A, C und G anzeigt (↗ Rheumaserologie). (10 + 24)

L GOLDSTEIN, I.: Revue d'Immunologie (Paris) **36** (1972), 203
GRUMBACH, A., und O. BONIN: Die Infektionskrankheiten des Menschen und ihre Erreger. 2. Aufl. Verlag Thieme, Stuttgart 1969, Bd. I
KÖHLER, W.: Die Serologie des Rheumatismus und der Streptokokkeninfektionen. Barth, Leipzig 1963
LANCEFIELD, R. C.: J. gen. Microb. **55** (1969), 161
UHR, J., et al. (Ed.): The Streptococcus. Williams and Wilkins Co., Baltimore 1964
WHO Techn.-Rep. Ser. 1968, Nr. 394. Streptococcal and staphylococcal infections

Streptolysin O

S oxigenlabiles Streptokokken-Hämolysin SL

D Erythrozytenlösendes, sauerstoffempfindliches Stoffwechselprodukt von Streptokokken der Gruppen A, C (humane Stämme) und G.

G Streptokokken der vorgenannten Gruppen bilden ein Hämotoxin, das nur in reduziertem Zustand wirksam ist. Die auf Blutagarplatten auftretende β-Hämolyse wird in Oberflächenkulturen durch ↗ Streptolysin S bewirkt. S.-O-Bildung wird nur in Tiefenkulturen wirksam. Es sind A-Streptokokkenstämme bekannt, die nur S. O bilden. Auf den normalen Blutplatten (Ausstrichkulturen) verursachen sie keine β-Hämolyse. Ähnliche Proteintoxine werden auch durch andere Keime gebildet (Pneumokokken, Clostridien u. a.), die sämtlich nur nach Reduktion durch SH-Verbindungen aktiviert und durch Cholesterin inhibiert werden. MG um 60000.

Eine Streptolysin-Einheit entspricht — in der Definition von Köhler und Grimm — „der Menge S. O, die erforderlich ist, um 50% der Erythrozyten, die in 0,5 ml einer 2%igen Schafblutkörperchenaufschwemmung enthalten sind (Endvolumen 2,5 ml) nach 2 h Kühlschrankaufenthalt, 45 min Bebrütung bei +37 °C und anschließendem 2stündigen Stehen bei Zimmertemperatur aufzulösen".

Die Erythrozyten der Tierarten und des Menschen sind in unterschiedlichem Maße durch S. O lysierbar. Am *empfindlichsten* sind *menschliche Erythrozyten*, am wenigsten empfindlich die der Maus. Außer roten Blutkörperchen werden auch Granulozyten, Thrombozyten, Gewebekulturzellen, Lysosomen angegriffen. S. O bindet sich wahrscheinlich über Thiolgruppen an Cholesterin der Erythrozytenmembran. In dieser entstehen Löcher von etwa 500 Å, wobei die Lochränder durch Cholesterin-S.-O-Komplexe begrenzt sind.

S. O ist kardiotoxisch und führt zu Reizleitungsstörungen. Mit höheren Dosen treten Fibrillationen auf oder es kommt zum Herzstillstand. Histologisch zeigen die Überlebenden lokale Entzündungen. Halbert stellt das Hämotoxin in den Mittelpunkt der Pathogenese des rheumatischen Fiebers. Das nach Infektion gebildete S. O wird von Anti-Streptolysin zu zirkulierenden Komplexen gebunden. Bei der nachfolgenden Dissoziation wird langsam S. O abgegeben, das sich bes. am Herzen ablagert. Nach Erreichen eines kritischen Schwellenwertes treten die Erscheinungen des rheumatischen Fiebers auf. Symptome und Gewebsschädigungen dauern so lange an, wie AAK vorhanden sind. Weitere Beweise für die Hypothese stehen aus.

P S. O induziert die Bildung von Anti-Streptolysin O und dient als *Ag in der Anti-Streptolysin-Reaktion* (ASR).
Da es Erythrozyten löst, kann es zur Unterscheidung von Leptospiren und „Pseudospirochäten" benutzt werden. Letztere werden als Produkte der Erythrozytenmembran durch S. O lysiert. (10)

L Halbert, S. P.: Streptolysin O. In: Microbial Toxins (Edit. T. C. Montie et al.). Academic Press, New York – London 1970, Vol. III
Köhler, W.: Die Serologie des Rheumatismus und der Streptokokkeninfektionen. 3. Aufl. Verlag J. A. Barth, Leipzig 1963

Streptolysin S

Abk. SL „S"

S Serumlösliches Streptokokken-Hämolysin Sauerstoffstabiles Streptokokken-Hämolysin

D Erythrozytenlösendes, sauerstoffunempfindliches Stoffwechselprodukt von Streptokokken der Gruppen A, B, C, D, E, G (und wahrscheinlich weiterer Gruppen). SL „S" ist kein Ag.

G Nach früheren Angaben wird SL „S" nur in Gegenwart von Serum (darum „S") gebildet. Es zeigt sich jedoch, daß auch andere Stoffe, wie Ribonukleinsäure, die SL „S"-Bildung gestatten. Dieses Hämotoxin wird nur wirksam, wenn es von der Bakt.-Zelle an einen *Träger* (carrier) gebunden wird: Serumalbumin, RNS, Polyribonukleotide, Tween u. a.; Zerstörung des Trägers führt zum Verlust der hämolytischen Aktivität. Bei Mischung von Streptokokkenzellen mit Erythrozyten wird es vom Träger direkt durch Kontakt an eine Trägersubstanz der Blutkörperchenmembran abgegeben. In diesem Fall kein Hämolysin in der überstehenden Flüssigkeit.
Wirkungsspektrum ist breiter als das des ↗ Streptolysin O, indem auch Protoplasten verschiedener Bakt. lysiert werden. (10)

Stress-Lymphozyt

S Downey-Typ II-Lymphozyt

D Neben den im peripheren Blut dominierenden kleinen runden ↗ Lymphozyten in geringer Anzahl vorkommender Lymphozytentyp mit größerem, schwach basophilem Zytoplasma.

H Bezeichnung nach Dougherty und Frank 1953.

G Die Zelle ist durch ein ansteigendes Zytoplasma-Kern-Verhältnis, durch eine Vermehrung schwach basophilen Zytoplasmas sowie einen runden, polymorphen oder gelappten Kern mit Chromatinaggregationen in kleinen diskreten Bezirken charakterisiert. Morphologisch ist der S.-L. identisch mit dem Downey-Typ II-Lymphozyt und ist damit eine *typische Lymphoidzelle.*

P Charakteristischerweise führt ein Stress (über adrenokortikale Vermittlung) sowohl beim Menschen als auch bei der Maus zu einer *Lymphozytopenie* infolge Abnahme der kleinen Lymphozyten, während die *folgende Lymphozytose primär durch ein zahlenmäßiges Ansteigen der S.-L. bedingt* ist. Damit erweisen sich die kleinen Lymphozyten als empfindlich gegenüber der lymphozytolytischen Wirkung von adrenokortikalen Hormonen. Demgegenüber scheint die Reaktion der S.-L. nicht NNR-abhängig zu sein, da auch bei adrenalektomierten Mäusen ein Ansteigen dieser Zellen infolge Stress zu beobachten ist. Die S.-L. sind nicht spezifisch für Mononucleosis infectiosa, sondern auch im Blut von Normalpersonen und bei verschiedenen anderen Krankheiten zu finden. (7)

L DOUGHERTY, T. F., und J. A. FRANK: J. Lab. clin. Med. 42 (1953), 530, 538

Strophulus infantum

S Prurigo simplex acuta
Urticaria papulosa infantum
Lichen urticatus
Zahnpocken

D Urtikariaäquivalent vor allem bei Kindern mit Ausbildung von juckenden Seropapeln, d. h. bis linsengroßen Quaddeln mit einem zentralen Bläschen. Die Quaddel geht durch Zellinfiltration in eine harte Papel über.

H Erstbeschreibung durch R. WILLAN (1798).
M. v. PFAUNDLER definierte S. als Autointoxikation durch den Magen-Darm-Trakt, F. HAMBURGER als Epizoonose.

G Das Krankheitsbild gehört zur Prurigo-simplex-Gruppe, bei der urtikarielle Papeln mit unterschiedlichem Verlauf auftreten. *Ätiologie:* analog der Urtikaria, besonders aber bei pastösen Kindern nach Obstgenuß und bei gleichzeitigem Wurmbefall. Ätiologie polytop wie bei ↗ Urtikaria, jedoch nur *allergisch-hyperergisch* oder toxisch, nicht physikalisch. *Histologie:* Papillarkörper-Ödem, Gefäßerweiterung und lymphohistiozytäres, eosinophilenreiches Infiltrat im Korium, Epidermisödem mit intraepidermalem, subkornealem Bläschen.

P Hellrote, linsengroße Herde mit urtikariellem Hof und zentralem Bläschen bilden sich nach Stunden zu härteren Papeln ohne urtikariellen Hof mit größerer Blase, die meist exkoriiert wird (Juckreiz!). Bevorzugung von Stamm und Streckseiten der Extremitäten. Schubweiser Verlauf. Allgemeinbefinden ungestört.
Therapie: Diät, Wurmkur, lokal Lotiones, Puder. (49)

L HAMBURGER, F.: Münch. med. Wschr. 87 (1940), 1362
PFAUNDLER, M. v.: Münch. med. Wschr. 89 (1942), 515

Struma lymphomatosa HASHIMOTO
↗ HASHIMOTO Thyreoiditis

Stufenschema der Immunität

D Schematisch dargestellte Reihenfolge der Vorgänge des ↗ Immunsystems, die nach Kontakt mit einem Antigen zu einer Immunität führen.

H 1964 von GÜNTHER aufgestellt

G Nach Ag-Kontakt zunächst unspezifische Vorstufe:
Phagozytose des Ag durch Granulozyten (Mikrophagen) und Monozyten (Makrophagen). Nach Weitergabe der Ag-Information 1. spezifische Stufe: *zelluläre Immunität* mit überwiegender Beteiligung der ↗ Lymphozyten. Nach Transformation der frühen in späte Immunozyten (↗ Plasmazellen) 2. spezifische Stufe: *humorale Immunität* mit freien ↗ Ak (↗ Ig) (siehe Tabelle). (19)

L GÜNTHER, O.: Dtsch. med. Wschr. 89 (1964), 2449

subakute Einschlußkörperchenenzephalitis (DAWSON) ↗ Panenzephalitis

subakute progressive Panenzephalitis ↗ Panenzephalitis

subakute sklerosierende Leukenzephalitis (VAN BOGAERT) ↗ Panenzephalitis

Stufenschema der Immunität

Stufe	Art der Abwehr	Zellart	Art des Antigens	Pathologie
Vorstufe	Phagozytose	Mikrophagen Makrophagen	kleine Korpuskeln größere Korpuskeln bis Zellgröße	
1. Stufe	Zündung der Spätreaktion	Lymphozyten	Mykobakt., Viren, Fremdzellen	Spätreaktion, Granulom, Autoimmunreaktion
2. Stufe	IgM IgG	Lymphozyten Plasmazellen	lösliche Antigene, Bakt., Viren, Fremdzellen	Anaphylaxie (Autoimmunreaktion)

subakute sklerosierende Panenzephalitis (Greenfield) ↗ Panenzephalitis

Subgen ↗ Muton

Subgruppe ↗ Immunglobulin-Gruppe
Subklasse ↗ Immunglobulinsubklasse

Substandard

D Vom ↗ Standard abgeleitetes (Immun-) Präparat, das als Bezugsgröße zu Vergleichsuntersuchungen herangezogen werden kann. (19)

Subtyp ↗ Immunglobulinsubtyp

sudden unexpected death ↗ Milch

Sugillationen

D Münzgroße flächenhafte Hautblutungen bei Vaskulopathien (allergische ↗ Vaskulitiden) und Koagulopathien. (49)

Sul (Sullivan) ↗ MNSs-Blutgruppen, Varianten

SULZBERGER-CHASE-Phänomen

D Hemmung der ekzematösen Sensibilisierung von Meerschweinchen (durch ↗ DNCB o. ä.) nach vorheriger intravenöser o. a. Zufuhr des gleichen oder eines kreuzreagierenden Allergens.

G Sonderfall der ↗ Immuntoleranz. Blockierung der Antigenrezeptoren an den Lymphozyten? (49)

L Frey, J. B., und H. Geleick: Dermatologica (Basel) **124** (1962), 389 und **125** (1962), 132
Klaschka, F.: Arch. klin. exper. Dermat. **228** (1967), 91
Stüttgen, G., und H. Ippen: Allergie und Haut. In: Allergie und Asthmaforschung V, S. 58. Barth, Leipzig 1969

Superantigen

D Antigen, das nach Wiedergewinnung aus ↗ Makrophagen als RNS-Ag-Komplex stärker immunogen wirkt als der ursprüngliche Ag-Komplex. (3)

L Goodman, J. W.: in: Inman, F. P. (Ed.): Contemporary topics in immunochemistry, Vol. I. Plenum Press. New York–London 1972

Superinfektion

D Erneute ↗ Infektion vor Ausbildung einer ↗ Immunität (↗ Promunität). (19)

Supplement

S „hohes Proteinmedium"
„Konglutinationsmedium" (alte Bezeichnung)

D Wasserlösliche Polymere (Gelatine, Dextran, Polyvinylpyrrolidon, Albumin, AB-Serum, entsprechende Gemische, Supplement RL), die Antigen-Antikörper-Reaktionen in vitro begünstigen und zur Agglutination im „inkompletten System" führen können. (26)

L Franz, H., et al.: Dtsch. Ges.wesen **29** (1974), 798 bis 800
Hummel, K.: Dtsch. Ges.wesen, S. 321, 1965

suppressor cells

S regulator T cells
T_s

D „Suppressor cells" sind ↗ T-Lymphozyten, funktionell charakterisiert durch einen modulierenden bzw. supprimierenden Einfluß auf die Immunantwort anderer immunkompetenter Zellen.

G Suppressor-Zellen werden in Milz, Thymus, Knochenmark, Lymphknoten, Blut, Appendix und Payerschen Plaques gefunden. Sie sind radiosensitiv, tragen Θ-Ag und sind Ly.1− und Ly.2+. Die funktionelle Lebensdauer der hauptsächlich in der Milz lokalisierten reifen Suppressorzellen beträgt nach Nachtigall et al. (1975) mindestens 60 Tage. Sie zeigen eine mäßige Glasadhärenz, nehmen zahlenmäßig nach adulter ↗ Thymektomie bzw. 15–20 d nach Hydrokortisongabe zu und spielen wahrscheinlich eine Schlüsselrolle bei den Alterns- oder Krankheits-bedingten Veränderungen des Immunsystems. So kann die relativ schwache Reaktion von Milzzellen junger Ratten auf optimale bzw. supraoptimale Dosen von ↗ Phythämagglutinin durch Entfernung dieser adhärenten Zellen erheblich gesteigert werden, während die ^{3}H-Thymidin-Einbaurate in Milzzellen alter Ratten a priori höhere Werte aufweist (Folch und Waksman, 1974). Diese zahlenmäßige Abnahme von „suppressor cells" im Alter steht möglicherweise mit der erhöhten Bildungsrate von ↗ Auto-Ak (durch Verminderung des regulativen Einflusses auf die ↗ B-Lymphozyten) in Verbindung. Dabei scheint die supprimierende Aktivität auf jeweils eine bestimmte ↗ Ig-Klasse gerichtet zu sein. Der durch mit *Corynebacterium parvum* behandelte Mäusemilzzellen hervorgerufene suppressive Effekt auf Lymphomentwicklung bzw. Mitogenantwort ist nach Kirchner et al. (1975) Suppressor-Makrophagen zuzuschreiben.

P Suppressor-Zellen haben sowohl einen regulierenden Einfluß auf die zell-vermittelte Immunität (Suppression der ↗ graft-versus-host-Reaktion (Hardin et al., 1973), Nichtreaktivität gegenüber inkompatiblen Transplantaten (Kilshaw et al., 1975) und Tumoren (Eggers und Wunderlich, 1975), Hapten-Toleranz (Polak und Turk, 1974)) als auch auf die humorale Immunität (Regulation der Ak-Bildung gegenüber Typ III-Pneumokokkenpolysaccharid (BAKER et al., 1974)) heterologen Erythrozyten sowie "keyhole limpet hemocyanin" (KANIN et al., 1974). Eine grundlegende Bedeutung wird den s. c. bei der Pathogenese der Autoimmunkrankheit von NZB/W-Mäusen (STEINBERG, 1974), der ↗ MAREKschen Krankheit der Hühner (ROUSE und WARNER, 1974) sowie bestimmten Formen der Hypogammaglobulinämie (WALDMANN et al., 1974) zugesprochen. (7)

L BAKER, P. J., et al.: J. Immunol. 112 (1974), 2020
EGGERS, A., et al.: J. Immunol. 114 (1975), 1554
FOLCH, H., et al.: J. Immunol. 113 (1974), 127 + 140
HARDIN, J. A., et al.: J. Immunol. 111 (1973), 650
KILSHAW, P. J., et al.: Nature 255 (1975), 489
KIRCHNER, H., et al.: J. Immunol. 115 (1975) 1212
NACHTIGALL, D., et al.: Transplant. Rev. 26 (1975), 87
POLAK, L., et al.: Nature 249 (1974), 654
ROUSE, B. T., et al.: J. Immunol. 113 (1974), 904
STEINBERG, A. D.: Arthr. Rheumat. 17 (1974), 11
WALDMANN, T. A., et al.: Lancet 1974/II, 609

surveillance ↗ Überwachung

SUTTER ↗ Kell-Blutgruppe

SVARTZ-SCHLOSSMANN-Reaktion

D Indirekte Hämagglutinationsreaktion zum Nachweis von ↗ Rheumafaktoren.

G In Abwandlung des ↗ WAALER-ROSE-Tests werden die möglicherweise vorhandenen heterophilen Schaferythrozytenagglutinine des Patientenserums durch die *dem Testansatz vorangehende Absorption mit Schaferythrozyten* entfernt. Damit entfällt die Testreihe mit nichtsensibilisierten Schafblutkörperchen, die beim WAALER-ROSE-Test erforderlich ist. Nach der Absorption werden dem in Verdünnungen (1 : 4, 1 : 8 bis 1 : 512) angesetzten Patientenserum sensibilisierte Schaferythrozyten zugefügt (Sensibilisierung ↗ WAALER-ROSE-Test).

P Im allgemeinen werden Agglutinationstiter bis 1 : 16 als negativ, 1 : 32 als zweifelhaft positiv und ab 1 : 64 als sicher positiv angesehen. Etwa 60% der Patienten mit rheumatoider Arthritis (↗ Rheumafaktoren) weisen erhöhte Titer auf. (10)

L KÖHLER, W.: Die Serologie des Rheumatismus und der Streptokokkeninfektionen. 3. Aufl. Verlag J. A. Barth, Leipzig 1963

SV 40

Abk. für simian virus (Affenvirus), gehört zu den ↗ Papovaviren.

Sw^a (Swann) ↗ Antigen, privates

Switch

D Umschaltung der IgM-Synthese zur IgG-Synthese.

G Es ist nicht geklärt, ob diese Umschaltung in ein und derselben Ak-bildenden Zelle durch das Ag bewirkt wird oder bei der Entwicklung der ↗ B-Lymphozyten aus den ↗ Stammzellen vor Beendigung der klonalen Selektion durch die Ag erfolgt. (3)

sympathische Ophthalmie

D Entzündliche Veränderungen zunächst eines Auges (Uveitis) unbekannter Genese und verzögert einsetzende Mitreaktion des kontralateralen Auges.

H ELSCHNIG (1911) wies als erster auf einen möglichen Zusammenhang zwischen s. O. und Immunprozessen hin, wobei er eine Sensibilisierung des Partnerauges annahm.

G Ätiologie unbekannt, ursächlich werden Autoimmunreaktionen (Ak-Wirkung) angenommen. Pigmentüberempfindlichkeit ist umstritten. SCHRECK sieht nicht in Immunreaktionen, sondern in der Wirkung von ↗ Mykoplasmen die auslösende Ursache.

P VANNAS et al. wiesen nach, daß artifizielle Traumatisierung des Auges bei vorher induzierter experimenteller Uveitis das Krankheitsbild erheblich verstärkt. Möglicherweise spielt hier die Freisetzung weiterer Ag (Uvea, Linse) eine Rolle. (51)

L ELSCHNIG, A.: Albr. v. Graefes Arch. Ophthal. 79 (1911), 428
SCHRECK, E.: Albr. v. Graefes Arch. klin. exp. Ophthal. 193 (1957) 229
VANNAS, S. et al.: Acta Ophthal. Kbh. 38 (1960), 618

Synchron-Impfung

D Gleichzeitige Verabfolgung von 2 oder mehr ↗ Impfstoffen, die *nicht* als ↗ Kombinationsimpfstoff hergestellt worden sind.

G Ihre Applikation kann oral + parenteral oder parenteral an *verschiedenen* Körperstellen erfolgen. Ihre gegenseitige negative Beeinflussung muß durch entsprechende Voruntersuchungen ausgeschlossen worden sein (↗ Antigenhierarchie).

P Für Auslandsreisende und infektionsbedrohte Menschen kann Applikation mehrerer Impfstoffe an einem Termin von Bedeutung sein.
Bei Kindern in Ländern mit guter Infektionsprophylaxe und -überwachung kommt S. nur in Ausnahmefällen zur Anwendung (↗ Impfkalender). (19)

syngen(isch)

S isolog

D Von einem genetisch identischen Spender derselben Spezies herstammend ↗ Transplantation. (2)

Syphilisserologie

D Lehre von den Serumeigenschaften bei Syphilispatienten, die sich mit einer Antigen-Antikörper-Reaktion nachweisen lassen.

H 1906 „fand" WASSERMANN ein geeignetes Ag für die ↗ Komplementbindungsreaktion auf Syphilis, indem er wäßrige (später alkoholische) Extrakte aus syphilitischen Fetallebern benutzte. Bald wurde festgestellt, daß auch Organextrakte (z. B. Herz von Rindern) als Ag verwendet werden können (WASSERMANN-Reaktion, Abk. WaR). 1929 empfahl GAETHGENS das ↗ Pallida-Ag. Seit 1907 (MICHAELIS) wurden zahlreiche Präzipitations- und ↗ Flockungsreaktionen für Syphilis beschrieben (MEINICKE, KAHN, SACHS und WITEBSKY u. a.). Für Untersuchungen im großen Stil (Reihenuntersuchungen) empfahl CHEDIAK 1932 die Testung von Kapillarblut, das auf Papier oder Glas aufgefangen, getrocknet (Trockenblut) und wieder in Lösung zur Reaktion gebracht werden kann. Eine Weiterentwicklung des Reaginnachweises bedeutete die Einführung des ↗ Cardiolipin-Antigens (PANGBORN 1941). Den entscheidenden Fortschritt zu einer erregerspezifischen Diagnose brachten NELSON und MEYER 1949 durch ihren Treponemen-Immobilisations-Test.

(Aus A. KERN: Z. Päd. u. Grenzgeb. 13 (1974), 147)

Reaktionstyp	Antigen		Reaktionsart	Nachweis		
Lipid-Reagin-Reaktion (non treponemal antigen tests)	Lipidextrakt	Cardiolipin	Cardiolipin-KBR (KOLMER) Cardiolipin-Mikroflockungs-Test (CMT, VDRL)	Reagine (Lipid-Antikörper)		
		Rinderherz-extrakt + Tolubalsam	MEINICKE-Klärungsreaktion (MKR)			
Treponemen-Antikörper-Reaktionen (treponemal antigen tests)	Treponemen-Stamm	REITER	Pallida-Reaktion (REITER-Treponemeneiweiß-KBR)	Treponemen-Antikörper	gruppenspezifische	
		NICHOLS	*Treponema pallidum*-Immobilisations-Test (TPI-Test)		mono-spezifische	Immobilisine
			Fluoreszenz-Treponen-Ak-Absorptions-Test (FTA-ABS)			Fluoreszenzmarkierung

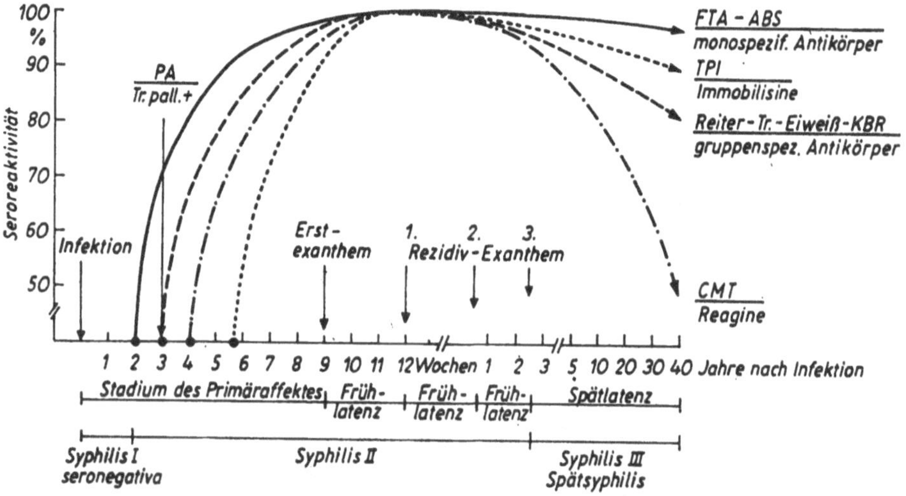

Beginn und Verlauf der Seroreaktionen bei unbehandelter Syphilis (nach A. KERN, 1974)

G Seroreaktionen zum Nachweis einer Syphilis lassen sich in 2 Gruppen einteilen.

1. Lipid-Reagin-Reaktionen, die für eine Syphilis charakteristisch, aber nicht erregerspezifisch sind.

2. Treponemen-Ak-Reaktionen mit monospezifischen, d. h. gegenüber *Treponema pallidum* spezifischen, und gruppenspezifischen Treponemeneiweiß-Ak-Reaktionen (siehe Tabelle).

P Die Reaktionsvariabilität und der Verlauf der Seroreaktionen bei Syphilitikern (siehe Abbildung) erfordern die gleichzeitige Anwendung einer Testkombination von mindestens 3 unterschiedlichen Antikörpernachweismethoden (z. B. VDRL = Veneral Disease Research Laboratory Test, Pallida-Reaktion, FTA-ABS). In Zweifelsfällen sind zusätzlich die Cardiolipin-KBR und der Treponemen-Immobilisations-Test durchzuführen. (19)

L EHRMANN, G., in JADASSOHN: Handbuch Haut- und Geschlechtskrankheiten, Ergänzungsband VI/2 A. Springer-Verlag, Berlin – Heidelberg – New York 1962
KERN, A.: Z. Päd. u. Grenzgeb. 13 (1974), 147
SOHNEEWEISS, U., und O. DIETZ: Die Reihenuntersuchung auf Syphilis mit modernen serologischen Methoden. Joh. Ambr. Barth-Verlag, Leipzig 1963
WHO Techn. Rep. Ser. No. 455 "Treponematoses Research" (1970)

taches laiteuses

S Milchflecke

D Nach peritonealer Reizung eintretende Zellansammlungen auf dem Omentum majus.

H Zuerst von RANVIER beschrieben.

G Wegen des weißlichen Aussehens erhielten sie den Namen „Milchflecke". Zytomorphologisch bestehen sie aus sehr aktiven langgestreckten *Makrophagen, lymphoiden Zellen* aller Differenzierungs- und Reifegrade sowie Ansammlungen ↗ *pyroninophiler* Immunoblasten und reifer ↗ *Plasmazellen*. Mit Hilfe der ↗ Hämolyse-Plaque-Technik läßt sich sowohl am gesamten Milchfleck als auch an einzelnen, daraus isolierten Zellen die Bildung spezifischer Ak nachweisen. (7)

L FISCHER, H., et al.: Klin. Wschr. 47 (1969), 1019

Taenien ↗ Helminthen-Antigen

T-Agglutination (*Streptococcus pyogenes*) ↗ Streptokokkenantigene, zelluläre

T-Agglutinin ↗ THOMSEN-FRIEDENREICH-Phänomen

tandem crossed immunoelectrophoresis (engl.) ↗ Tandem-Immunelektrophorese

Tandemduplikation

D Unmittelbar zeitlich aufeinanderfolgende Verdoppelung (Duplikation) eines Segmentes innerhalb eines Chromosoms (↗ Genduplikation).

G Wird das verdoppelte Segment zusätzlich in umgekehrter Reihenfolge seiner ↗ Genorte eingebaut, so liegt Tandeminversduplikation vor. (15)

Tandem-Immunelektrophorese

S Tandem-Technik
tandem crossed immunoelectrophoresis (engl.)

D Variante der ↗ zweidimensionalen Immunelektrophorese, bei der die immunologisch zu vergleichenden Ag-Proben in getrennte, nacheinander angeordnete Startlöcher verimpft werden.

H Beschrieben von KRÖLL 1969

G Die zu vergleichenden Ag-Proben werden in nacheinander angeordnete Startlöcher gegeben. Die Distanz zwischen den Proben beträgt mehrere Millimeter und ist von der gegebenen Ag-Konzentration abhängig. Wie bei der zweidimensionalen Immunelektrophorese werden die Serumproben zunächst im Trenngel elektrophoretisch aufgetrennt (1. Dimension). Ein die aufgetrennten Serumproteine enthaltender Gelstreifen wird auf eine zweite Glasplatte übertragen, der Rest dieser zweiten Platte wird mit einem Gel beschichtet, das oligo- oder polyspezifisches Antiserum enthält. Nach Beendigung der Elektrophorese lassen sich immunologisch identische Proteine als Doppelpräzipitatsäulen erkennen, deren Kurvenbasen bei richtig gewähltem Abstand der Startposition ineinander übergehen (s. Abbildung).
Die Elektrodenanordnung für den zweiten Trennschritt erfolgt um 180° versetzt (1. Dimension).

P Die Methode ist geeignet z. B. zur Identifizierung und auch Quantifizierung von Proteinen pathologischer Humanseren, von durch Trennverfahren gereinigten Serumproteinfraktionen und zum Vergleich von Serumproteinen und Körperflüssigkeiten mittels reiner Ag. [53]

L KRÖLL, J.: Scand. J. clin. Lab. Invest. 24 (1969), 55
KRÖLL, J.: Tandem-Crossed Immunoelectrophoresis. In: A Manual of Quantitative Immunoelectrophoresis – Methods and Applications. AXELSEN, N. H., J. KRÖLL, B. WEEKE (eds.). Universitetsforlaget Oslo 1973

Tandeminversduplikation ↗ Tandemduplikation

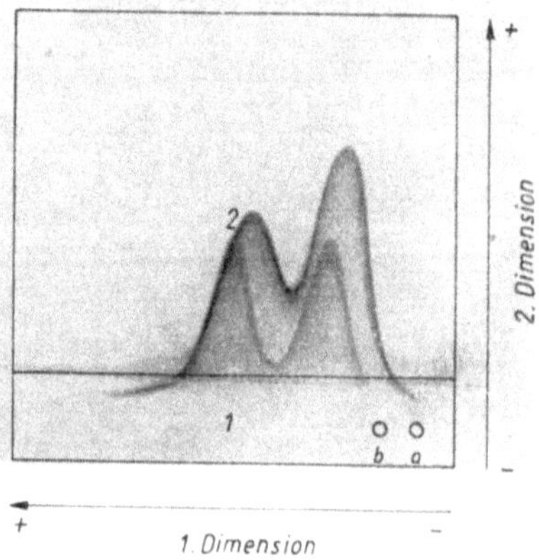

1. Dimension = Auftrennung von Rattenserum (Kontrolle)
– Auftragstelle a –
und Rattenserum (Versuch)
– Auftragstelle b –
2. Dimension = elektrophoretische Wanderung der aufgetrennten Proben in ein oligospezifisches Antirattenserum enthaltendes Referenzgel

Beide Proteine der Versuchsprobe sind mit denen der Kontrolle immunologisch identisch, es bestehen Unterschiede in der Konzentration eines Proteins

Tandem-Technik ↗ Tandem-Immunelektrophorese

1. T-Antigen ↗ Polyagglutinabilität ↗ Salmonella-Antigene

2. T-Antigen(e)

Abk. für Tumor-Antigen
S Neo-Antigen
D Im Zellkern von Tumoren, die durch ↗ DNS-Tumorviren induziert werden, nachweisbares Ag.
G T.-Ag sind identisch für alle Tumoren, die durch das gleiche Virus hervorgerufen werden. Obwohl sie keine Bausteine des Virus sind, werden sie wahrscheinlich vom Virusgenom kodiert. (13)

T-Antikörper ↗ T-Komponente

Tarantel ↗ Toxin

target cell ↗ Zielzelle

T cell-replacing factor

Abk. TRF
D Im 24 h-Überstand allogener Milzzellkulturen befindlicher Faktor, der als Differenzierungssignal für B-Lymphozyten in Ig-sezernierende Zellen wirken soll.
G Das Erscheinen Ak-sezernierender Zellen setzt sowohl die Proliferation von B-Lymphozyten als auch ihre Differenzierung in Plasmazellen voraus. Damit sind Proliferation und Differenzierung von B-Lymphozyten Voraussetzung für eine normale Immunantwort. Gegenüber ↗ thymusabhängigem Ag erfordert die Induktion einer humoralen Immunantwort jedoch die Hilfe von ↗ T-Lymphozyten (↗ helper cells). Der Mechanismus dieser T-Zell-Hilfe ist noch unbekannt. Der TRF zeigt eine Möglichkeit der Vermittlung dieser Helferfunktion. Seine Produktion hängt von Ag-Erkennung und T-Zell-Anwesenheit ab, die Behandlung mit Anti-Θ-Serum vermindert sie. TRF kann in vitro die T-Zell-Funktion bei der IgM- und IgG-Bildung gegen heterologe Erythrozyten ersetzen. Da TRF weder die ^{3}H-Thymidininkorporation noch die Entwicklung ↗ plaque-formender Zellen in Abwesenheit von Ag stimuliert, wird geschlossen, daß TRF als Differenzierungssignal für B memory cells (↗ B-Lymphozyten) wirkt. (7)

L Askonas, B., et al.: Eur. J. Immunol. 4 (1974), 164
Schimpl, A., und E. Wecker: Nature N. Biol. 237 (1972), 15

TCID$_{50}$

Abk. für tissue culture infective dose 50%
S infektiöse Einheit
D Kleinste Menge einer Virussuspension, die 50% der inokulierten Zellkultur infiziert.
G Bedeutung für die Herstellung von Lebend-↗ Virusimpfstoffen.
P In der Regel werden für eine ↗ Impfung mit Lebendvirusimpfstoffen 100—1000 infektiöse Einheiten appliziert. (19)

template theory ↗ Instruktionstheorie

Tenazität ↗ Infektion

Terminalinversion

D Änderung der linearen Reihenfolge der ↗ Genorte im Endabschnitt eines Chromosomenarmes durch Drehung eines Chromosomensegmentes um 180°. ↗ Inversion. (15)

Testserum, agglutinierendes

S diagnostisches Antiserum
D Serum, das Antikörper gegen einen Antigenfaktor (monospezifisches) oder mehrere (polyspezifisches) enthält (↗ Bakterienantigene, ↗ AB0-Testseren).
G Durch Injektion von (bekanntem) Ag (z. B. Bakt. — O, H, Vi u. a. — bei Kaninchen, 5mal 1 ml zu 10^9 Keimen i.v.) oder Blutgruppen-Ag auch bei anderen Tieren wird Ak-Bildung induziert. Nach Entblutung ist dieses Serum direkt (in Verdünnung, Absorption) zur Agglutination verwendbar. T. sind vor der Freigabe staatlich auf Spezifität und Sterilität zu prüfen.
P Praktische Bedeutung liegt in ihrer Verwendung zur Diagnostik von Bakt. (↗ Bakterienagglutination, ↗ Gruber-Reaktion bzw. Blutgruppendiagnostik). (8)

L Kauffmann, F.: Die Bakteriologie der Salmonella-Gruppe. E. Munksgaard, 1941
Otto, R.: Die Prüfung und Wertbemessung der Sera und Impfstoffe. Arb. aus dem P.-Ehrlich-Institut, H. 31. Verlag G. Fischer, Jena 1935

Tetanus-Immunserum

S T.-Antiserum
T.-Antitoxin
D Tetanus-antitoxin-haltiges (humanes oder tierisches) Serum.
G Zur Gewinnung von T. werden Pferde, Rinder, Schafe u. a. Großtiere mit ↗ Tetanustoxin (Toxoid) immunisiert (*heterologes* Immunserum vom Tier). Neuerdings werden (freiwillige, gesunde) Personen zur Immunserumgewinnung herangezogen (*homologes* Immunserum). In der DDR gibt es gesetzliche Bestimmungen für die experimentelle Immunisierung von Menschen zur ↗ Immunserumgewinnung. Das Immunserum wird durch Fraktionierungs- und Konservierungsverfahren aufgearbeitet (↗ *Human-IgG-Präparate*).

Die Wirkung des Antitoxins erstreckt sich ausschließlich auf das noch nicht an Zellen fixierte Tetanustoxin und nicht auf Tetanusbazillen. Wirkgehalt wird in *Internationalen Einheiten* (*IE*) angegeben. 1 IE wird als diejenige Tetanustoxin-neutralisierende Aktivität definiert, die in 0,0003094 mg des internationalen ↗ Standardpräparates enthalten ist. 1 IE schützt rund 100 Meerschweinchen zu 350 g vor dem Toxintod nach DL (50) am 4. Tag.

1 IE = 2 Antitoxineinheiten (AE)
= 1 amerikanische immunizing unit ROSENAU (IU)
= 1,825 frühere BEHRING- oder Bindungseinheiten (BE)

P Die ↗ Tetanustoxoidimpfung ist eine sichere (aktive) Immunprophylaxe gegen Tetanus. *Nur nichtgeimpfte Personen* mit tetanusverdächtigen (Bagatell)verletzungen (Quetsch-, Stich-, Biß-, erdverschmutzte Wunden sowie Holzsplitterverletzungen, Verbrennungen, Verbrühungen u. a.) erhalten unverzüglich eine (passive) Serumprophylaxe mit etwa 5000 IE i.m.; ↗ *Simultanimpfung* empfehlenswert. Bereits 12 h nach der Verletzung ist die passive Serum-Schutzwirkung fraglich.
Als *Serumtherapie* einer Tetanus*infektion* sind höhere Dosen erforderlich (100000 bis 500000 IE/d), die andere Behandlungsmaßnahmen nicht ersetzen, sondern ergänzen sollen, ohne daß hiervon umwälzende Erfolge erwartet werden dürfen. (19)

L REGAMEY, R. H.: Ergebn. Mikrobiol. Immunforschg. u. exp. Th. 32 (1959), 270
ECKMANN, L.: Tetanus prophylaxis and therapy. Grune Stratton Inc. New York—London 1963
SCHMAUSS, A. K.: Zbl. Chirurgie 46 (1974), 1441

Tetanustoxoid-Impfstoff

S Tetanus-Impfstoff
Tetanus-Vakzine
Toxoidum tetani (WHO-Nomenklatur)

D Durch Formalin entgiftetes Tetanustoxin (= Tetanustoxoid) *ohne* (Fluidimpfstoff) oder *mit* Adjuvans (Adsorbatimpfstoff).

H 1884 Entdeckung des *Clostridium tetani* durch NICOLAIER. 1890 Beschreibung des Tetanustoxins durch FABER. 1897/98 Entgiftung des Toxins mittels Schwefelkohlenstoff und exakte Charakterisierung dieses ↗ Toxoids durch EHRLICH (Nobelpreis!). 1925 Formalinentgiftung des Toxins und ihre praktische Anwendung für die Impfstoffherstellung durch RAMON. Formoltoxoid bildet die Grundlage aller modernen T.

G Ein definierter Stamm von *Clostridium tetani* mit hoher Toxinproduktion (z. B. Harvard-Stamm Nr. 49205) wird in einem Medium kultiviert, das bei Menschen nachweislich weder toxisch noch allergisch wirkt. Jeder Teilschritt der Herstellung von T. unterliegt strengen Kontrollvorschriften, wie sie in den WHO-Reports festgelegt sind (Bakterienreinheit, Filtration, Toxinbestimmung, Formalinzusatz, Sterilität, Fehlen der Toxizität, Antigenreinheit, Immunogenität usw.). Übliche *Impfstoffdosis* schwankt zwischen 20—40 SE (= 10 bis 20 Lf = 5—10 BE).

P T. erzeugt eine *antitoxische Immunität.* Dadurch wird eine Tetanusinfektion nicht verhindert, aber ihre toxischen Krankheitserscheinungen werden unterbunden. Der T. kann in Kombination mit ↗ Diphtherietoxoid-Impfstoff (DT = Zweifachimpfstoff) bzw. zusätzlich mit ↗ Pertussisbakterien-Impfstoff (DPT = Dreifachimpfstoff) eingesetzt werden. Die *Grundimmunisierung* erfolgt im Säuglingsalter (↗ Impfkalender). (19)

L WHO-Techn. Rep. Ser. Nr. 293 (1964)

tetraparentale Mäuse ↗ allophene Mäuse

Tetravakzine

↗ Kombinationsimpfstoff mit 4 verschiedenen Antigenen

Tetrazykline

D Antibiotikagruppe mit gemeinsamem Naphthazen-Grundkörper, der bei den einzelnen Präparaten unterschiedlich substituiert ist.

H 1945 entdeckt; 3 Jahre später wurde über klinische und experimentelle Erfahrungen berichtet.

G Antimikrobielle Wirkung beruht auf *Proteinsynthesehemmung* durch Blockade der 30-S- und 50-S-Untereinheiten der 70-S-Ribosomen. Antianaboler Effekt wurde auch an Zellen höherer Tiere (Säuger) nachgewiesen sowie durch klinische Beobachtungen bestätigt. Durch diesen pharmakologischen Eingriff wirken Tetrazykline auch als Immunsuppressoren sowohl durch eine Proliferationshemmung als auch durch Blockade der Eiweißsynthese.

P Die immunsuppressive Wirkung wird therapeutisch wegen ihrer relativen Unsicherheit und der hohen toxischen Dosen, die zu ihrer vollen Entfaltung notwendig wären, nicht ausgenutzt, spielt aber für die Wechselbeziehungen zwischen mikrobiellen Krankheitserregern und den immunologischen Reaktionen des Eukarioten eine Rolle. (23)

L SASYKIN, Iu. O.: Antibiotika als Inhibitoren biochem. Prozesse. Akademie-Verlag, Berlin 1972

T-Globulin

Abk. für Tumor-Globulin

D Globulin, das im Serum von Patienten mit verschiedenen Tumoren auftreten soll und für immundiagnostische Zwecke herangezogen werden kann.

G Das T-G., das im Serum von Krebspatienten gefunden wurde, reagiert spezifisch mit Ceramid-Lactosid-Rezeptoren (Cytolipin H), die an verschiedenen Krebszellen lokalisiert sein sollen. Für den immundiagnostischen Nachweis des T-G. kann ein Anti-T-Globulin (z. B. vom Kaninchen) benutzt werden. (13)

Theta-Antigen

S Θ-Antigen
Thy (= Thymus)-Antigen

D ↗ Differenzierungs-Ag, das auf Thymusabhängige Lymphozyten, Thymozyten, Epidermiszellen, Fibroblasten und im Gehirn der Maus lokalisiert ist.

G Theta-Ag sind Allo-Ag, bei der Maus sind die beiden, durch Allele gesteuerten Formen Θ-AKR (Thy 1.1) und Θ-C3H (Thy 1.2) bekannt. Das Θ-AKR-Ag kommt auch in Ratten vor. Ähnliche, ebenfalls durch Allele codierte T-Zell-Ag wurden bisher nur für Ratten beschrieben. (13)

Thioguanin ↗ 6-Thioguanin

third locus ↗ HlA

third-man-Test

S Test am dritten Menschen

D In vivo-Methode zur Histokompatibilitäts-Testung.

G Von dem zukünftigen *Transplantatempfänger* wird ein Stück Haut entnommen und auf eine nicht-blutsverwandte Testperson („third man") transplantiert. Nach der Abstoßung dieses Hauttransplantates werden von allen in Frage kommenden *Organspendern* ebenfalls Hautstücke entnommen und gleichfalls auf die Testperson übertragen. Eine Ag-Übereinstimmung des potentiellen Transplantatempfängers (also Spenders des ersten Hautstückes) kann mit dem Spender des Hautstückes angenommen werden, das zuerst von dem „dritten Menschen" abgestoßen wird.

P Der Test dient der Aufdeckung von Ag-Gleichheiten, jedoch nicht Differenzen. Die Nachteile dieses Testmodells sind aus seiner Anordnung abzulesen (u. a. Test am Menschen ausgeführt; Benötigung einer Testperson; Sensibilisierung der Testperson; Zeitaufwand; Empfindlichkeit nicht groß genug; bei Leichenspendern nicht anwendbar). (7)

THOMSEN-FRIEDENREICH-Phänomen

D Durch Kontamination mit best. Bakt. lassen sich Erythrozyten panagglutinabel machen (THOMSEN 1926).

G FRIEDENREICH erkannte, daß diesem Phänomen enzymatische Vorgänge zugrunde liegen. *Ursache* ist das Vorkommen von *Neuraminidasen* etwa bei *Vibrio cholerae* und *Clostridium perfingens*, welche endständige ↗ Neuraminsäuren abspalten, ↗ FRIEDENREICH-Antigene freilegen und zur ↗ Polyagglutinabilität von Erythrozyten führen. Das normalerweise in allen Wirbeltierseren vorkommende T-Agglutinin (ein IgM) bewirkt nicht nur die Polyagglutinabilität, sondern wahrscheinlich auch die Ausscheidung neuraminsäuredefekter (gealterter) Erythrozyten in vivo. (21)

L UHLENBRUCK, G., et al.: Acta biol. med. germ. 26 (1971), 405

Thrombapharese ↗ Zellapharese

Thrombocid(R) ↗ Heparin

thrombohämorrhagisches Syndrom ↗ Verbrauchskoagulopathie

Thrombozytenagglomeration ↗ Thrombozytenaggregation

Thrombozytenaggregation

S Thrombozytenagglomeration
Reversible und irreversible Thrombozytenaggregation

D Zusammenlagerung der Thrombozyten während des Blutstillungsvorganges in Gegenwart von ADP (Adenosindiphosphat), Kollagen, Kalzium- und Magnesium-Ionen sowie Plasma-Cofaktoren.

G In der *1. Phase* (reversible Aggregation) wird die Integrität der Thrombozyten erhalten und in der *2. Phase* (irreversible Aggregation) im Rahmen der viskösen Metamorphose aufgelöst. Nicht identisch mit Thrombozytenagglutination.

T. tritt auf, sobald die Gefäßintegrität oder die Zirkulation im Sinne einer Stase oder Störung der Mikrozirkulation (Thrombozyten-Sludge) verändert ist. Im Ablauf der *Blutstillung* geht ihr meist eine kollagen-induzierte Plättchenadhäsivität am Ort der Gefäßverletzung voraus. T. gilt als stoffwechselabhängige Zusammenlagerung der Thrombozyten und ist *kein immunol. Vorgang* (Thrombozytenagglutination). Im Rahmen der primären Blutstillung ist die T. unerläßlich. Vermehrte Aggregationstendenz führt zu thrombotischen Zuständen, Herabsetzung zur hämorrhagischen Diathese.
Mit Azetylsalizylsäure, Butazolidin, Imipramin, Infukoll M 40, Complamin, Linolensäure und Fibrin(ogen)-Spaltprodukten läßt sich eine Aggregationshemmung zur Verhütung von thromboembolischen Erkrankungen herbeiführen. (17)

L BORN, G. V. R., et al.: J. Physiol. 168 (1963), 178
GROSS, R., et al.: Klin. Wochenschr. 45 (1967), 931
NIEMEYER, G., et al.: Klin. Wochenschr. 45 (1967), 1142

Thrombozyten-Antigene

S Thrombozytenrezeptoren

D ↗ Ag-Determinanten, die die Entstehung von ↗ Thrombozyten-Ak bewirken und mit diesen eine spezifische ↗ AAR eingehen.

G Man unterscheidet ↗ xeno-Ag, ↗ allo-Ag und ↗ Auto-Ag. Die T. werden unterschieden in Gruppen-Ag, die an Thrombozyten und an anderen Zellen nachgewiesen werden (z. B. ABH-System, HLA-System) und in Gruppen-Ag, die nur an Thrombozyten nachgewiesen werden (Duzo, Ko^a und Ko^b, $Zw^a(Pl^{A1})$ und (Pl^{A2}), Pl^{E1} und Pl^{E2}). Die T. werden autosomal dominant vererbt.

Einteilung der Thrombozytenantigene des Menschen

Antigen	Antikörper	Klinik
Gruppen-antigene	allo-antikörper	Transfusionen, Schwangerschaften, Transplantation (?)
Autoantigen	Auto-antikörper	Idiopathische thrombozytopenische Purpura
Autoantigen (oder Thrombozytenrezeptor)	Arzneimittel-autoantikörper	Allergische Arzneimittelzytopenie (Sedormid-, Chinidinpurpura
Spezies-spezifische Antigene	xeno-antikö per	Immunsuppression (Antilymphozyten-serum)

P Die T. stehen mit immunol. Problemen bei Transfusionsstörungen, der neonatalen Purpura und bei Autoimmunerkrankungen ursächlich im Zusammenhang (s. Tabellen). (29)

L MAJSKY, A.: Thrombozytenimmunologie. In: Fortschritte der Hämatologie, Bd. 1, 44. Hrsg. PERLICK, E., W. PLENERT und O. PROKOP (Edd.). Verlag J. A. Barth, Leipzig 1970
THIERFELDER, S.: Therapiewoche **47** (1968), 2117

Thrombozyten-Antikörper

S Plättchen-Ak

D Antikörper, die durch Einwirkung von ↗ Thrombozyten-Ag gebildet werden, meist Ig G-Klasse.

G Es wird zwischen thrombozytären Auto-, allo- und xeno-Ak unterschieden. *xeno-Ak* richten sich gegen artspezifische Ag. *allo-Ak* können nach Transfusionen, Schwangerschaften, evtl. auch nach Transplantationen entstehen. Natürliche allo-Ak sind beim Menschen selten. *Auto-Ak* gegen Thrombozyten werden im Rahmen von autoallergischen Vorgängen beschrieben (↗ Arzneimittelallergie).

P T.-Ak *verkürzen die Überlebenszeit transfundierter Thrombozyten.* Das gilt besonders für allo-Ak (HLA-Ak). In der Transfusionspraxis ist die nichthämolytische Fieberreaktion durch T.-Ak bekannt, auch die akute posttransfusionelle Purpura SHULMAN und die isoimmune neonatale Purpura beruhen auf T.-Ak. Über eine Thrombozytopenie kann es zu lebensbedrohlichen Blutungen kommen.
Zum *in vitro-Nachweis* der T.-Ak dienen die üblichen serologischen Methoden wie Agglutination, Präzipitation (kaum), KBR, Antiglobulinkonsumptionstest. Als aussagekräftiger gilt der biologische *in vivo-Nachweis* nach MIESCHER: Auslösung einer Thrombozytopenie nach Plasmaübertragung beim Menschen oder am Versuchstier. (17 + 29)

L MUELLER-ECKHARDT, CH.: Histokompatibilität und Thrombozytentransfusion. Blut **34** (1977), 261

Thrombozytenkonzentrat

D ↗ Thrombozytenpräparat aus frischem Blut, z. B. ↗ Human-Zitratblut hergestellt.

G Transfusionsvolumen ca. 50 ml, Plättchengehalt (aus 2 Konserven) ca. 10^{11}, nicht lagerfähig(!).

Spezifische (eigene) Thrombozytengruppen-Antigene

Antigen	Genfrequenz (Näherungswerte)	Indikatorsystem	Literatur (Erstautor)
Duzo	0,12	Antihumanglobulin-Konsumptionstest	MOULINIER, 1957
Ko^a	0,074	Agglutination	VAN DER WEERDT et al., 1961
Ko^b	0,926	Agglutination	VAN DER WEERDT et al., 1965
$Zw^a(Pl^{A1})$	0,845	C-Fixation, Inhibition der Retraktion des Blutkuchens	VAN LOGHEM et al., 1959 SHULMAN et al., 1961
$Zw^b(Pl^{A2})$	0,155	Agglutination	VAN DER WEERDT et al., 1963
Pl^{E1}	0,975	C-Fixation	SCHULMAN et al., 1962–1964
Pl^{E2}	0,025	C-Fixation	SCHULMAN et al., 1964

P Anwendung bei Thrombozytopenie infolge von Thrombozytenbildungsstörungen, immunologisch bedingter Thrombozytopenie bei vitaler Indikation u. a. Indikationen. Cave: Immunisierung mit Thrombozyten- bzw. Leukozytenantigenen. (37)

Thrombozyten-Präparat(e)

S Thrombozytenhaltige Präparate
Thrombozytenkonserven
↗ Blutpräparat(e)
↗ Human-Zitratblut (Frischblut)
↗ Thrombozytenreiches (Frisch)plasma
↗ Buffy coat
↗ Thrombozytenkonzentrat
„Zellseparator-Thrombozytenkonzentrat“

thrombozytenreiches Plasma

S Thrombozytenreiches Frischplasma
D ↗ Thrombozytenpräparat mit einem Transfusionsvolumen von ca. 200 ml und einem Plättchengehalt von etwa 0,6 bis $0{,}7 \cdot 10^{11}$ aus möglichst wenige Stunden altem ↗ Human-Zitratblut hergestellt.
P Nicht lagerfähig(!) ↗ Thrombozytenkonzentrat. (37)

thrombozytoklastische Thrombopenie ↗ Immunthrombozytopenie

Thrombozytopenie ↗ Immunthrombozytopenie

thrombozytopenische Purpura ↗ Immunthrombozytopenie

Thymektomie

D Chirurgische Entfernung des ↗ Thymus.

H Den ersten greifbaren experimentellen Beweis, daß dem Thymus eine immunol. Funktion zukommt, lieferte MILLER 1961. Nach neonataler T. beobachtete er eine Reduktion der zirkulierenden Lymphozyten, das Überleben allogener Hauttransplantate und eine negative Beeinflussung der Ak-Bildung.

G Eine hormonale T. analog zur ↗ Bursektomie ist nicht möglich. Die Bedeutung der T. liegt hauptsächlich auf *experimentellem* Sektor (Studium der normalen Funktion des Thymus), weniger im klin. Bereich (Neubildungen, ↗ Autoimmunkrankheiten). Die Beeinträchtigung der immunol. Kapazität nach neonataler T. konnte bei Mäusen, Ratten, Meerschweinchen, Hamstern, Kaninchen und Vögeln festgestellt werden, nicht jedoch bei Hunden und Schweinen. Ursächlich für dieses Ergebnis ist der unterschiedliche Zeitpunkt der Besiedelung der ↗ sekundären lymphoiden Organe mit ↗ T-Lymphozyten. Während diese „peripherialization“ bei bestimmten Mäusestämmen erst postnatal beginnt, findet sie bei Hunden bereits zwischen 40.—48. d der Fetalperiode statt. Eine vor der Besiedelung der peripheren lymphoiden Organe durchgeführte T. ist charakterisiert durch eine drastische Verminderung der ↗ T-Lymphozyten ohne Beeinflussung der ↗ B-Lymphozyten. Damit ist im wesentlichen die zelluläre Immunität unterdrückt, wie ↗ Rejektion allogener und xenogener Transplantate, Regression von Tumoren (signifikantes Ansteigen lymphoretikulärer Tumoren; erhöhte Empfänglichkeit für karzinogen- oder virusinduzierte Tumoren), Hautreaktion vom Spättyp, Resistenz gegenüber bestimmten Infektionserregern (Mykobakterien, Viren, Pilze, Parasiten) (MILLER).

P Nach 1—4 Monaten entwickeln die erfolgreich operierten *Mäuse* eine zum Tode führende *„post-thymectomy wasting disease“*, die viele Ähnlichkeiten mit dem nach einer ↗ graft versus host-Reaktion auftretendem „wasting“-Syndrom hat. Letzteres läßt sich jedoch auch in keimfreien Mäusen induzieren, die „post-thymectomy wasting disease“ nicht. Damit ist die „wasting disease“ thymektomierter und konventional gehaltener Mäuse das Resultat nicht beherrschbarer exogener infektiöser Noxen (z. B. auch Bakterien der normalen Darmflora). Obwohl nach T. erwachsener Tiere auch ein Abfall der Lymphozytenzahl im Blut, Ductus thoracicus und lymphoiden Gewebe beobachtet wird, so kommt es zu keiner Beeinflussung der zellulären (und humoralen) Immunität. Die Rejektion von Erst- und Zweittransplantaten erfolgt wie bei unbehandelten Kontrollen (MILLER). Sind einmal genügend T-Zellen in der Zirkulation, so erscheinen die Ag-induzierten Immunreaktionen auch bei Abwesenheit des Thymus. Die Thymusabhängigkeit der T-Lymphozyten äußert sich nur hinsichtlich ihres Ursprungs und ihrer Differenzierung von Stammzellen.
Allerdings läßt sich mehrere Monate nach adulter T. bei Mäusen und Ratten eine gewisse Immundepression bei der graft versus host-Reaktion, der Hautallotransplantatrejektion und der Ak-Bildung gegen ↗ thymusabhängige Ag nachweisen, die auch mit der ↗ mixed lymphocyte reaction erfaßbar ist (ROBSON und SCHWARZ). Inwieweit diese Veränderungen auf dem thymektomie-bedingten Verschwinden von Thymusfaktoren aus dem Plasma oder einem dysregulatorisch bedingtem Ansteigen von Suppressor-Aktivität durch eine „suppressor T-cell“ oder einen „macrophage-T-lymphocyte complex“ beruhen, ist noch nicht entschieden (FOLCH und WAKSMAN).
Die zumindest partielle *Wiederherstellung der Immunregulationen* und die Verhinderung eines wasting-Syndroms bei neonatal

thymektomierten Mäusen gelingt mit Milz- und Lymphknotenzellen normaler Mäuse, jedoch nicht oder nur inadäquat mit Thymus- und Knochenmarkzellen. Dagegen lassen sich durch s.c. und subkapsuläre (unter die Nierenkapsel) Transplantation syngenen oder allogenen Thymusgewebes die Immunreaktionen ebenfalls (teilweise) wiederherstellen. Der gleiche Effekt wird erzielt, wenn das Thymusgewebe in zellundurchlässige Diffusionskammern gebracht wird (sog. „millipore" Kammern) und diese implantiert werden. Das spricht für die Existenz von humoralen Thymusfaktoren. Eine „immunol. Genesung" gravider thymektomierter Mäuse wird ebenfalls der humoralen Aktivität des fetalen Thymus zugesprochen. Die Inkubation von Milzzellen thymektomierter Mäuse mit diesem humoralen Thymusfaktor (HTF) befähigt sie, eine graft versus host-Reaktion auszulösen. Die Zielzelle(n) der HTF-Wirkung kann noch nicht eindeutig benannt werden. Nach ROTTER et al. sowie LONAI et al. scheint die Beeinflussung der intrathymischen Zelldifferenzierungen und -reifung durch den HTF gesichert, obwohl auch eine präthymische Wirkung (Transformation nicht-Θ-tragender Vorstufen in aktive T-Zellen) wahrscheinlich ist. Das von GOLDSTEIN et al. teilweise gereinigte *Thymushormon ↗ Thymosin*, ein Produkt der epithelialen Thymuszellen (MANDI und GLANT) zeigt sowohl in vivo als auch in vitro spezifische biologische Aktivitäten (partielle Rekonstitution der Allotransplantatrejektion und graft-versus-host-Reaktivität, Reduktion der Mortalitätsrate und des Auftretens eines „wasting"-Syndroms, Auslösung einer peripheren Lymphozytose, Wachstumsförderung). Neuere Untersuchungen von GOLDSTEIN (1975) sprechen für die Existenz von zwei im Thymus produzierten Polypeptid-Hormonen (MG je 7000), die als Thymopoietin I und II bezeichnet werden. Die frühere Benennung „thymin" I und II wird zur Vermeidung von Verwechslungen mit der Pyrimidinbase „thymine" nicht mehr verwendet. Lokalisationsstudien deuten auf die Möglichkeit hin, daß Thymopoietin I und II von differenten epithelialen Zellen im Thymus (Kortex oder Medulla) gebildet werden. Diese Daten belegen die Theorie einer endokrinen Thymusfunktion bei der Entwicklung und Reifung der in die zell-vermittelten Immunreaktionen eingeschlossenen lymphoiden Zellen. (7)

L FOLCH, H., und B. H. WAKSMAN: Cell. Immunol. **9** (1973), 25
GOLDSTEIN, G., et al.: J. Immunol. **106** (1971), 773
GOLDSTEIN, G.: Ann. N. Y. Acad. Sci. **249** (1975), 177
LONAI, P., et al.: Eur. J. Immunol. **3** (1973), 21
MANDI, B., und T. GLANT: Nature New Biol. **246** (1973), 25
MILLER, I. F. A. P.: Lancet 1961/II
MILLER, I. F. A. P: Brit. med. Bull. **21** (1965), 11
MILLER, I. F. A. P.: Vox Sang. **20** (1971), 481
ROBSON, L. C., und M. R. SCHWARZ: Transplantation **11** (1971), 465
ROTTER, V., et al.: J. exp. Med. **138** (1973), 130

thymic humoral factor ↗ Thymosin

Thymin ↗ Thymosin

thymische Dysplasie ↗ Gammaglobulinämie, kongenital mit Lymphozytopenie

Thymosin

S Thymin
thymic humoral factor (THF)

D Im ↗ Thymus produziertes, saures, niedermolekulares, immunologisch aktives Polypeptidhormon, das vor allem die Ontogenese der lymphoidzellabhängigen immunologischen Kompetenz (↗ T-Lymphozyten) beschleunigt sowie die Funktion und wahrscheinlich die Alterung der lymphatischen Zellen der zellvermittelten Immunität beeinflußt.

H Lymphopoetisch wirksamer Faktor erstmalig von ROBERTS und WHITE 1949 beschrieben und von GOLDSTEIN et al. 1966 isoliert und als Th. bezeichnet.

G Th. kann die Thymusfunktion bei neonatathymektomierten Mäusen weitgehend ersetzen, d. h. verlängert die Überlebenszeit, stellt die zellvermittelte immunologische Funktion wieder her, erhöht den Zuwachs an Körpergewicht und an lymphatischem Gewebe sowie die absolute Zahl der Blutlymphozyten; stellt die normale Thymusfunktion bei NZB Mäusen, die normalerweise eine ↗ Autoimmunkrankheit ähnlich dem ↗ Lupus erythematosus entwickeln, wieder her; wandelt ↗ T-Lymphozyten-Precursorzellen in Milz, Knochenmark, Leber bei thymuslosen Mäusen (genetisch bedingt) zu funktionellen T-Lymphozyten um; vermehrt bei neonatalen Mäusen die Zahl der immunologisch kompetenten Zellen; induziert am intakten Tier die Abstoßung von Hauttransplantaten; stellt die Kapazität der Milzzellen zur Transplantatgegenreaktion bei congenital thymuslosen Tieren wieder her usw.

P Wie im ↗ Radioimmunoassay oder Rosettenbioassay nachgewiesen, zirkuliert Th. im Blut aller Säugetiere, zeigt eine Abnahme mit dem Alter und niedrige Blutspiegel z. B. bei ↗ Morbus Hodgkin, chronisch lymphatischer Leukämie, geschlechtsgebundener Immunmangelerkrankung, ↗ Ataxia teleangiektasia. (18)

L Goldstein, A. L., et al.: Proc. Natl. Acad. Sci. U. S. 56 (1966), 1010
Goldstein, A. L., et al.: Recent Progr. Horm. Res. 26 (1970), 505
Goldstein, A. L., et al.: Federation Proc. 33 (1974), 2053
Roberts, S., and A. White: J. Biol. Chem. 178 (1949), 151

thymotropes Hormon

D Thymusstimulierender Wirkstoff, der im ↗ STH oder Prolaktin enthalten sein soll.

G Anregung des Thymuswachstum, insbes. der Bildung von ↗ Thymuslymphozyten in Zusammenwirken mit anderen Hormonen wie Nebennieren- und gonadalen Steroiden. Bes. Funktion während der ↗ Ontogenese des ↗ Immunsystems bei Mensch und Säugern postuliert. Wirkungsweise bisher ungeklärt, direkte Aktion auf ↗ Stammzellen oder Wirkung über Thymushormone (↗Thymosin) angenommen (s. Abbildung).

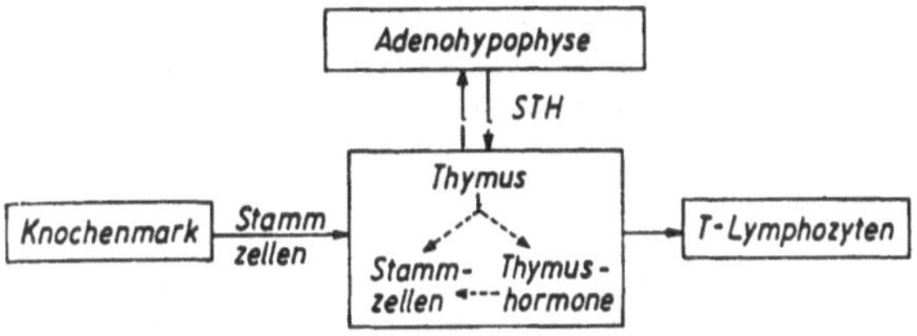

Wirkungszusammenhänge von thymotropem Hormon

Nachweis spezifischer STH-Rezeptoren in Zellmembranen von Thymozyten. Abnahme der Bindungskapazität der Rezeptoren für STH mit dem Alter durch Verminderung einer STH-empfindlichen Zellpopulation erklärt. STH erhöht den Thymidineinbau im Thymus und den Uridineinbau in RNS isolierter Thymozyten. Bei Hypophysektomie oder immunologischer Blockade der Adenohypophyse Atrophie des Thymus. Bei Thymektomie Vermehrung STH-produzierender Hypophysenzellen. Bei athymischer Maus gesenkter Serumprolaktinspiegel und erhöhte Spiegel des luteinisierenden Hormons, wobei eine Normalisierung dieser Hormonspiegel nach Thymus-Implantation eintritt. Damit wechselseitige Beeinflussung des Thymus und des neuroendokrinen Systems diskutiert. (18)

L Pierpaoli et al.: Clin. exp. Immunol. 24 (1976) 501
Sorkin, E., et al.: In: Pecile, A., und E. E. Müller (Eds.): Growth and Growth Hormone, S. 132. Exc. Med., Amsterdam 1972
Talwar, G. P., et al.: In: Abstracts of Int. Symp. on Growth Hormone and Related Peptides, Milano, 17–20 Sept. 1975, No. 10

Thymozyt ↗ Hydrokortison-resistente Thymozyten ↗ Hydrokortison-sensitive Thymozyten ↗ Thymus

Thymus

D Innere Brustdrüse, bei Tieren auch als „Briesel" bezeichnet. Primäres lymphoides Organ mit entscheidender Bedeutung für die Ausbildung der zellulären Immunität.

G Die *primäre T.-Anlage* entwickelt sich aus dem Epithel der dritten (und vierten) Schlundtasche und wird von einer relativ gefäßreichen mesenchymalen Kapsel umgeben. Die *Besiedelung* des fetalen T. *mit lymphoiden Zellen* erscheint bei Vögeln zwischen 8.–10. d und bei Mäusen zwischen 11.–12. d. Die Herkunft dieser Zellen, nach verschiedenen Hypothesen durch direkte Transformation der epithelialen oder mesenchymalen Zellen, konnte unter Anwendung radioaktiv markierter Zellen und anderer Techniken (Bestrahlungschimären, ↗ Parabiose, Thymustransplantation u. a.) geklärt werden. Sie entwickeln sich aus den in die primitive epitheliale Anlage einwandernden zirkulierenden hämatopoetischen ↗ *Stammzellen*, die aus der Area vasculosa und Dottersack des Embryos, der fetalen Leber und später dem Knochenmark stammen. In T.-Explantatkulturen von 12–13 d alten Mäusefeten läßt sich eine Proliferation dieser Zellen mit dem Resultat der Produktion großer Mengen typischer kleiner Lymphozyten nachweisen. Die strukturelle und funktionelle Differenzierung der Stammzellen wird jedoch wahrscheinlich durch die sie umgebenden epithelialen Zellen wesentlich beeinflußt (Moore und Owen). Die in ihm stattfindende Lymphozytopoese ist nur von der Verfügbarkeit an Stammzellen abhängig, dagegen nicht Ag-induziert.
Der *entwickelte T.* (2 Hauptlappen, häufig Sekundärlobuli) besteht aus einem *peripheren Teil* (*Kortex*) und einem *zentralen Teil* (*Medulla*). Die zwei hauptsächlich vorkommenden Zelltypen sind retikulo-epitheliale Zellen und Lymphozyten. Erstere finden sich häufiger in der Medulla als im Kortex. Die Lymphozytenverteilung zeigt ein gegenteiliges Muster. Die Populationsdichte an kleinen Lymphozyten ist im Kortex ca. 3,4mal größer als in der Medulla. Ihr Anteil an der Gesamtzahl der kleinen Lymphozyten ist ~90%. Der Durchmesser beträgt 5,5 µ. Der Kern hat einen einzigen

ringförmigen zentralen Nukleolus. Der schmale Plasmasaum erscheint auf Grund einer dichten Konzentration freier Ribosomen relativ dunkel. Die Medullalymphozyten sind mit einem Durchmesser von 6,4 μ etwas größer. Das Zytoplasma ist reichlicher und etwas heller, der GOLGI-Apparat gut entwickelt, Mitochondrien liegen verstreut im Zytoplasma, glattes endoplasmatisches Retikulum ist nachweisbar. Die *Differenzierung* der Kortex-Lymphozyten zu den Medulla-Lymphozyten erfolgt während ihrer Migration zur Medulla bereits im tiefen Kortexbereich (ITO und ABE). Das stimmt mit autoradiographischen Befunden überein, wonach im wesentlichen zwei Synthesezonen (subkapsuläres Kortexgebiet und kortiko-medullärer Bereich) existieren (POSTE und OLSEN). Das Schicksal markierter T-Zellen offenbart jedoch eine hohe Absterberate an Zellen im T. selbst. Auf Grund unterschiedlicher Resistenz gegenüber Hydrokortison werden die beiden T.-Lymphozytenpopulationen in eine ↗ hydrokortison-sensitive (im Kortex) und eine ↗ hydrokortison-resistente (in der Medulla) Population eingeteilt und durch ihre Membran-Ag, ihre immunol. Eigenschaften, ihre Reaktion auf ↗ Phytomitogene und ihre elektrophoretische Beweglichkeit charakterisiert. Die hydrokortison-resistente Population kann auf Grund ihrer physikochemischen Eigenschaften in weitere (vier) Subpopulationen unterteilt werden, die den schrittweisen Prozeß ihrer Differenzierung und Reifung repräsentieren (DUMONT und SABOLOVIĆ). Endpunkt dieser Entwicklung im T. sind Zellen, die den T. verlassen, um als ↗ T-Lymphozyten die ↗ thymusabhängigen Gebiete der ↗ sekundären lymphoiden Organe zu besiedeln.

Der Vorgang der *intrathymischen Reifung der lymphoiden Zellen* ist ungeklärt. Wahrscheinlich spielen die von den epithelialen T.-Zellen produzierten humoralen Faktoren (↗ Thymosin) dabei eine wesentliche Rolle. Rekonstitutionsversuche nach neonataler ↗ Thymektomie mit zellfreien Präparaten aus T.-Gewebe unterstützen diese Ansicht. Daneben spielen kompetitive Wirkungen zwischen Hypophyse und NNR eine nicht zu vernachlässigende Rolle. Die Lymphozytolyse bes. im Kortex nach Kortikosteroid-Applikation ist bekannt (↗ Kortisol), die Gabe von Wachstumshormon führt dagegen zu einem ansteigenden T.-Gewicht. T.-Hormon und Wachstumshormon scheinen eine synergistische Wirkung zu haben.

Immunol. Bedeutung:

Auf die immunol. Bedeutung des T. wurde im wesentlichen auf Grund der Ergebnisse nach neonataler ↗ Thymektomie bzw. bei primärer T.-Aplasie geschlossen. So stellt sich der T. heute als das entscheidende Organ bei der Etablierung der *zellulären Immunität* dar, deren Aufgaben von den ↗ T-Lymphozyten erfüllt werden. In Kooperation mit den ↗ B-Lymphozyten sind sie an der Auslösung einer humoralen Ak-Produktion beteiligt (↗ thymus-abhängige Ag, ↗ helper cells). Daneben beeinflußt der T. (auf bisher noch ungeklärte Weise) die Hämatopoese. Im Knochenmark neonatal thymektomierter Mäuse ist z. B. die Anzahl der „colony forming units" (↗ Stammzellen) reduziert. Eine wesentliche Bedeutung kommt dem T. bei der *Entwicklung der ↗ Immuntoleranz* gegen körpereigenes Gewebe während der Ontogenese zu. Ein Verlust dieser „Selbst-Toleranz" mit dem Auftreten normalerweise im T. zerstörter „verbotener" Zellklone („forbidden clones" nach BURNET) und einer dadurch ermöglichten Reaktion gegen körpereigenes Gewebe führt zum Bild der Autoimmunkrankheiten, die sich im Körper jedoch als komplexe Geschehen darstellen. Obwohl im Laufe des Lebens der T. graduell durch Fettgewebe ersetzt wird (*T.-Involution*), kann eine DNS-Synthese im verbleibenden Teil nahezu während des ganzen Lebens nachgewiesen werden (zumindest beim Meerschweinchen). Auch bei Ratten und Mäusen inkorporieren adulte Thymozyten Thymidin und Adenosin und zeigen einen hohen mitotischen Index. Damit setzt der T. wahrscheinlich einige seiner funktionellen Aktivitäten bis in das Erwachsenenalter fort (BLAU), obwohl sie mit fortschreitender Atrophie vermindert werden. (7)

L BLAU, J. N.: Clin. exp. Immunol. **11** (1972), 461
DUMONT, F., und D. SABOLOVIĆ: Biomedicine Expr. **19** (1973), 257
ITO, T., und K. ABE: Acta haemat. jap. **34** (1971), 387
MOORE, M. A. S., und J. J. T. OWEN: J. exp. Med. **126**. (1967), 715
POSTE, M. E, und I. A. OLSEN: Immunology **24** (1973), 691

thymus-abhängige Antigene

D Ag, die zur Auslösung einer humoralen Immunantwort der Helferfunktion der T-Zellen bedürfen.

G Auslösung der humoralen Immunantwort gegen bestimmte Ag erfordert die Kooperation von thymus-abgeleiteten oder ↗ T-Lymphozyten (↗ „helper cells") und knochenmark-abgeleiteten oder ↗ B-Lymphozyten. Demgegenüber induzieren thymus-unabhängige Ag eine humorale Immunantwort ohne kooperative Hilfe der T-Lymphozyten durch direkte Wirkung auf die B-Lymphozyten (selektive ↗ B-Lymphozytenstimulation).

P Die Prüfung der Thymusabhängigkeit bzw. -unabhängigkeit kann sowohl in vivo (↗

„nude“ Mäuse, thymektomierte oder Anti-Θ-Serum-behandelte Mäuse, Letalbestrahlung von Mäusen mit folgender Übertragung syngener lymphoider Zellen) als auch in vitro (↗ Hämolyse-Plaque-Test) erfolgen. Als *thymus-abhängige Ag* gelten heterologe Erythrozyten, Serumproteine, Hapten-Protein-Konjugate und Bakteriophagen (T2). (7)

thymus-abhängige Gebiete

D Areale in den ↗ sekundären lymphoiden Organen, die von ↗ T-Lymphozyten besiedelt werden bzw. die in die Rezirkulation der langlebigen kleinen Lymphozyten eingeschlossen sind.

G Zellkinetische Untersuchungen wie auch die Auswirkungen von ↗ Thymektomien ergaben, daß dazu die *parakortikale Zone der Lymphknoten* (auch Intermediärzone genannt), ein Gebiet, das zwischen Medulla und dem eigentlichen Kortex liegt, die *periarteriolären Lymphscheiden der Milz* und die *interfollikulären Areale des darmassoziierten lymphoiden Gewebes* (↗ Bursa-Äquivalent) gehören (Abbildung).
Im Gegensatz dazu werden die von ↗ B-Lymphozyten besiedelten Areale (vorzugsweise die Follikel) der ↗ sekundären lymphoiden Organe als thymus-unabhängige Gebiete bezeichnet. (7)

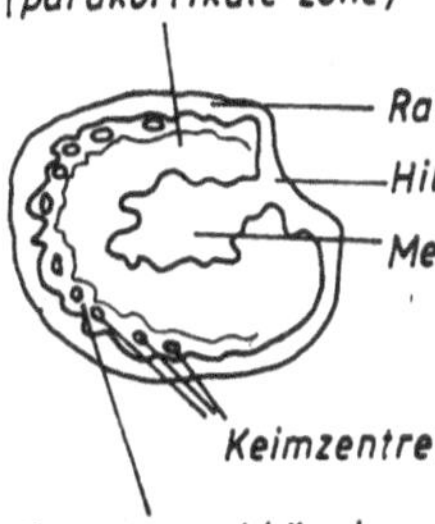

Schematische Darstellung eines Lymphknotens

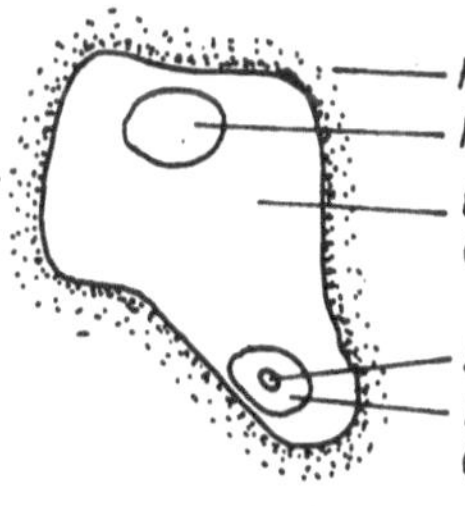

Schematische Darstellung der weißen Milzpulpa (aus FRIEMEL und BROCK: Grundlagen der Immunologie, Akademie-Verlag 1975)

Thymusalymphoplasie (GITLIN)
↗ Agammaglobulinämie, kongenital mit Lymphozytopenie

thymus-dependent ↗ thymus-abhängig

thymus-derived ↗ T-Lymphozyt

Thymusdysplasie ↗ NEZELOF-Syndrom

Thymushypoplasie ↗ DI GEORGE-Syndrom

Thymushormon ↗ Thymosin, ↗ Thymektomie (Thymopoietin)

thymus-processed ↗ T-Lymphozyt

thyreoid stimulating globulin (TSG) ↗ LATS

thyroxinbindendes Globulin

Abk. TBG

D Serumprotein mit spezifischer Bindungsfunktion für das Hormon der Schilddrüse (Thyroxin).

G Das nur in geringer Menge im Serum vorkommende Protein ist noch wenig charakterisiert. Seine quantitative Bestimmung erfolgt vorteilhaft mit immunologischen Methoden (z. B. ↗ Elektrophorese im Ak-haltigen Gel).
Serumkonzentration: 1—2 mg/100 ml
MG: 40000—50000
Sedimentationskonstante S: 3,3

P Der Serumspiegel ist bei hypothyreotischen Patienten erhöht, in der Schwangerschaft und bei Einnahme von oralen Kontrazeptiva kommt es ebenfalls zu einem Konzentrationsanstieg. Quantitative Bestimmungen werden bei der klin. Diagnostik der Schilddrüsenfunktion eingesetzt. (4)

L SCHULTZE, H. E., und J. F. HEREMANS: Molecular biology of human proteins. Elsevier Publishing Company, Amsterdam—London—New York 1966

thyroxinbindendes Präalbumin (TBPA)
↗ Präalbumin

Tieffrierblut

S Tiefgefrierblut, -konserve
TTK-Blut
TTK-Erythrozytenkonzentrat
(TTK = Tieftemperaturkonservierung)

D ↗ Human-Erythrozytenkonzentrat, das unter Verwendung meist intrazellulärer Kryoprotektiva (= Gefrierschutzstoffe), z. B. Glyzerin, bei unterschiedlicher Abkühlgeschwindigkeit (langsam, schnell, ultraschnell) in speziellen mechanischen Tiefkühltruhen oder in flüssigem Stickstoff bei −80 °C oder −196 °C aufbewahrt wird und extrem lange bis unbegrenzt lagerfähig ist. Durch Entfernen des Kryoprotektivums wird ein gewaschenes Human-Erythrozytenkonzentrat gewonnen.
D Aufbewahrung „seltener Blutkonserven", Anwendung bei autologen Transfusionen, bei Leukozyten- und/oder Thrombozytenantikörpern beim Patienten, bei prospektiven Organtransplantationsempfängern, aus organisatorischen und ökonomischen Gründen für eine rationelle verlustarme Blutkomponententherapie einschl. der Gewährleistung einer „Frischblutversorgung", Verminderung der transfusionsbedingten Hepatitisübertragung. (37)

„tingible" Körper ↗ Follikelzentrumsreaktion

Titer

S Antikörpertiter
D Größte Serumverdünnung, bei der ein Antikörper noch in sichtbarer Weise mit dem korrespondierenden Antigen reagiert. Wird angegeben als Verdünnungsstufe (z. B. 1:4, 1:8) der entsprechenden Untersuchungstechnik.
P ↗ Titration. Bedeutung für die Erfassung der Antikörpermenge und z. B. bei Forderungen zur Qualität von ↗ Testseren. (26)

Titration

D Semiquantitative Nachweismethode für Antigen-Antikörper-Reaktionen.
G Einer konstanten Menge eines Reaktionspartners wird der andere Reaktionspartner in steigender Verdünnung zugegeben. Die Verdünnungsstufe, bei der eine gerade noch faßbar positive Reaktion (↗ Agglutination, ↗ Präzipitation) auftritt, wird als Titer bezeichnet.
In der Praxis am häufigsten geometrische Verdünnungsreihen mit dem Faktor 2. Zur Charakterisierung der Stärke eines Antiserums (Avidität, ↗ Assoziationskonstante) wird oft die Angabe der Reaktionsstärke einer jeden Verdünnungsstufe einzeln oder summarisch (Score) vorgenommen, z. B.:

Verdünnung des Antiserums	1:2	1:4	1:8	1:16	1:32
Reaktion	+++	+++	++	+	−
Score	(3	3	2	1	0) = 9

Die Bewertung der Reaktion unterliegt subjektiven Gesichtspunkten. (21)

T-Kette ↗ Sekretionskomponente

T-Komponente

S T-Antikörper
D Bei Pferden nach Hyperimmunisierung auftretender Ak, der u. a. durch seine Eigenschaft, grobe Präzipitate zu bilden (Flockulation) gekennzeichnet ist.
G Die insbes. in Anti-Tetanus und Anti-Diphtherie-Hyperimmunseren in großen Mengen enthaltenen T-Ak bilden nach elektrophoretischer Auftrennung des Serums eine deutliche Fraktion, die T-Komponente. (1)
L Rockey, J. H., et al.: J. exp. Med. **120** (1964), 589

T_K-Zellen ↗ killer cells

TL-Antigen

Abk. für Thymus-Leukämie-Antigen
D Oberflächen-Ag von Thymozyten und Leukämiezellen der Maus.
G TL-Ag sind bei einigen Inzuchtlinien der Maus (TL^+-Mäuse) normale ↗ Differenzierungs-Ag von Thymozyten. Bei anderen Mäusestämmen (TL^--Mäuse) treten TL-Ag nur an der Oberfläche von Leukämiezellen, jedoch nicht von Normalzellen auf. Hier verhalten sich die TL-Ag wie ↗ Tumor-Ag. TL-Ag werden durch wenigstens 4 Allele gesteuert (TL 1, 2, 3, 4). Am TL-Ag-System wurde das Phänomen der ↗ antigenen Modulation entdeckt. (13)

T-Locus

D Genlocus der Maus [tailless (engl.), schwanzlos], der eine Region der Kopplungsgruppe IX einnimmt, auf der auch die Gene lokalisiert sind, die H-2- und Tl-Ag kodieren.
G Der T-L. beeinflußt die normale Embryonalentwicklung, es sind verschiedene Mutanten bekannt, die zu Defekten führen. Vom T-L. werden ↗ Oberflächen-Ag kodiert, die auf Spermien nachweisbar sind. (13)

T-Lymphozyt

Abk. für Thymus(abgeleiteter)-Lymphozyt
S thymus-derived
thymus-processed
thymus-dependent
D Aus hämatopoetischen ↗ Stammzellen unter dem Einfluß des ↗ Thymus differenzierte und für die Wahrung der zellulären Immunität verantwortliche Lymphozyten.
G Die Differenzierung erfolgt durch *Passage des Thymus*; zum Differenzierungsvorgang ↗ Lymphozyt. 70 bis 80% der zirkulierenden Lymphozyten sind T.; ausgedehnte

Rezirkulation von T. zwischen ↗ thymusabhängigen Gebieten der ↗ sekundären lymphoiden Organe, Lymphe, Hautlymphgängen und Blut. (Basis immunol. Überwachung, schneller Kontakt mit körperfremden Strukturen.)
Nach Kontakt mit Ag differenzieren sie sich über ein Blastenstadium (↗ Lymphozytentransformation, ↗ pyroninophile Zellen) zu Effektorzellen der zellvermittelten Immunität (↗ *„killer cells"*) und langlebigen Gedächtniszellen (↗ *„memory cells"*). Als ↗ *„helper cells"* kooperieren sie mit den ↗ B-Lymphozyten bei der Auslösung der Ak-Bildung gegen ↗ thymus-abhängige Ag, als ↗ *suppressor cells* wirken sie regulierend (supprimierend) auf die Immunantwort anderer Zellen. Nach Reaktion mit dem entsprechenden Ag setzen sie lösliche Faktoren (↗ Lymphokine) frei, mit denen sie zusammen die Basis für die zellulären Immunreaktionen bilden. (Zur Morphologie und Abgrenzung gegen B-Lymphozyten ↗ Lymphozyt.)

P Der *Nachweis der T.* kann sowohl mit immunol. als auch mit serol. Methoden erfolgen. Letztere erfassen Membran-Ag (↗ Rezeptoren). Methoden zur Diskriminierung gegen B-Lymphozyten ↗ Lymphozyt. Mit Hilfe ferritin-markierter Ak wiesen AOKI et al. die ↗ Allo-Ag H-2 und Θ an Lymphozyten von Lymphknoten und Milz nach (↗ T-Zellantigene).
Die Existenz Ag-bindender T-Zellen in der Milz setzt das Vorhandensein von Rezeptoren an der Zelloberfläche voraus, deren Natur und Herkunft lange umstritten war. Die von CHARREIRE und BACH nachgewiesene Ag-Spezifität von T-Rosetten spricht gegen die passive Fixation zytophiler Rezeptoren und für die Ig-Natur der Ag-bindenden Rezeptoren. Der Nachweis von *Ig-Determinanten an der Oberfläche von Thymozyten und T-Lymphozyten* mit ^{125}J-markierten Ak ist schwieriger als an B-Lymphozyten. Diese Schwierigkeit beruht neben der geringen Ig-Rezeptordichte pro Zelle wahrscheinlich auch auf dem Vorhandensein eines relativ dicken Glykoproteinmantels. Die Differenz zwischen „coat"-Dicke normaler Thymuszellen und Milzlymphozyten von ↗ „nude"-Mäusen (= B-Lymphozyten) ist statistisch signifikant (SANTER et al.). Der dicke innere „coat" der Thymuszellen beträgt 150 Å, der von B-Zellen 95 Å.
Versuche mit Hapten-carrier-Konjugaten (s. auch ↗ Trägereffekt) offenbarten neben unterschiedlichen Rezeptorspezifitäten von T- und B-Zellen auch differente Schwellenwerte für die *Ag-Stimulation.* Auf dieser Basis kann in beiden Zellarten getrennt eine ↗ Immuntoleranz induziert werden, die Ag-Dosis-abhängig ist. Die T-Zelltoleranz ist wahrscheinlich eine „low dose tolerance".
Die Quantifizierung der T-Lymphozytenindikatoren (zumindest bei Ratten) scheint auch mit der *^{3}H-Uridininkorporation* möglich zu sein (HOLLINGSWORTH und CARR). Die Ergebnisse entsprechen denen anderer T-Zellbestimmungsmethoden: 74,4% im Ductus thoracicus, 70,2% im Blut, 65,6% in der Milz. Für die zahlenmäßige Bestimmung menschlicher T-Lymphozyten scheint neben der Anwendung des ↗ Rosettentests (spontane Rosettenbildung mit Schaferythrozyten) auch der Einsatz spezifischen Anti-T-Lymphozytenglobulins (sATG) geeignet zu sein (RODT et al.). Das sATG wird dabei nach mehrfacher Absorption eines xenogenen ATS mit Nierenhomogenat, Leukämiezellen (CLL) und lymphoblastoiden B-Zellen, folgender Ammoniumsulfatfällung und Ionenaustauscherchromatographie erhalten. Der Nachweis des T-Zell-Antigens erfolgt entweder durch Markierung mit gekoppelten sATG (Immun-Peroxidase-Methode, Immunautoradiographie mit 125J-sATG) oder mittels komplementabhängiger Ag-Ak-Reaktion (Zytotoxizitätstest, Komplementfixationstest).
Der Prozentsatz T-Zell-Antigen-positiver Normallymphozyten ist nach diesen Methoden:

periphere Blutlymphozyten 72–83%,
Thymozyten 94–95%,
Tonsillenlymphozyten 53–55%,
Milzlymphozyten 36–38% und
Knochenmarkzellen 5–10%.

Die Charakterisierung von Leukämien sowie die Quantifizierung von T-Zell-Antigen auf bestimmten Zellpopulationen scheint mit sATG ebenfalls möglich zu sein.
Nach UHLENBRUCK et al. ist mit dem „Anti-A"-Agglutinin von *Helix pomatia*, das nach Neuraminidase-Behandlung humaner Lymphozyten ausschließlich mit T-Zellen reagiert, eine weitere Möglichkeit zur Unterscheidung, Trennung und Markierung von T. gegeben.
Die ↗ *Phytomitogene* Concanavalin A und Phythämagglutinin können in Abhängigkeit von Dosierung und Zeit die humorale in vitro-Antwort von Mäusemilzzellen auf heterologe Erythrozyten entweder fördern oder supprimieren. Diese Suppressoraktivität ist an T. gebunden (Nachweis mit Anti-Θ-Serum und Komplement, ↗ suppressor-cells).
Über weitere funktionelle und morphologische Veränderungen der T. ↗ Lymphozytentransformation, ↗ pyroninophile Zellen, ↗ Phytomitogene, ↗ „mixed lymphocyte reaction".
An T. gebundene *Funktionen:* ↗ graft versus host-Reaktion in vivo und in vitro,

Rekonstitution der ↗ Ak-Synthese in vitro, ↗ Transplantatrejektion, ↗ Tumorregression, ↗ Spätreaktion, Abwehr viraler, mykobakterieller und parasitärer Infektionen. Neben der Kooperation von T- und B-Zellen existiert, zumindest gegenüber partikulären Ag, eine Wechselwirkung zwischen T-Zellen und ↗ Makrophagen. (7)

L AOKI, T., et al.: J. exp. Med. **130** (1969), 979
CHARREIRE, J., und J. F. BACH: Transplant. Proc. **4** (1973), 1735
HOLLINGSWORTH, J. W., und J. CARR: Cell. Immunol. **8** (1973), 270
RODT, H., et al.: Klin. Wschr. **54** (1976), 361
SANTER, V., et al.: Exp. cell Res. **79** (1973), 404
UHLENBRUCK, G., et al.: Klin. Wschr. **51** (1973), 1210

Tm ↗ MNSs-Blutgruppen, Varianten

Tn-Antigen ↗ Polyagglutinabilität

To^a (Torkildsen) ↗ Antigen, privates

Toleranz ↗ Immuntoleranz, Immun-↗ Chimäre

Tolerogenität

D Eigenschaften eines Tolerogens (↗ Antigen). (19)

Tollwut-Immunserum

S T.-Antiserum
D (Tier-, meist Pferde-) Serum mit Antikörpern gegen Tollwutvirus.
G Die passive Immunisierung verzögert die Inkubationszeit einer Infektion, so daß eine aktive Immunisierung (↗ Tollwutvirus-Impfstoff) größere Erfolgsaussicht besitzt.
P Stark tollwutgefährdete Personen werden einer ↗ *Simultanimpfung* unterzogen. Dosis: 1,0 ml Immunserum/kg Körpergewicht bzw. 0,25 ml Hyperimmunglobulin/kg Körpergewicht. Eine alleinige Immunserumgabe reicht nicht aus. Die sofortige Umspritzung der tollwutverdächtigen Wunde mit Immunserum soll günstig wirken (KAPLAN). (19)

Tollwutvirus-Impfstoff (WHO-Techn. Rep. Nr. 523, 1973)

Impfstoff	Virusstamm	Impfstoff-einsatz bei:	Empfehlungen zur Häufigkeit der Impfstoffapplikation:
Vermehrungsfähige Viren			
Hühnerembryo			
LEP (low egg passage)	Flury	Hund	alle 3 J.
HEP (high egg passage)	Flury	Hund	
		Rind	jährlich
		Katze	
Kelev		Hund	jährlich
		Rind	
Zellkultur			
Hundeniere	HEP Flury	Hund	alle 3 J.
		Katze	jährlich
		Rind	
Schweineniere	ERA	Hund	
Hamsterniere	Wnukowo 32	Katze	
		Rind	alle 1–3 J.
		Schaf.	
		Ziege	
Hühnerembryofibroblasten	LEP Flury	Hund	alle 3 J.
Inaktivierte Viren			
Nervengewebe			
Säuglingsmäusegehirn	Virus fixe	Hund	alle 2–3 J.
		Katze	jährlich
		Rind	
Entenembryonen	Virus fixe	Hund	
		Katze	jährlich
		Rind	
Zellkultur			
Hamsterniere	Virus fixe	Hund	
		Katze	
		Rind	jährlich
		Pferd	
		Schaf	
		Ziege	
Schweineniere	LEP Flury	Hund	
		Katze	
		Rind	jährlich
		Pferd	
		Schaf	
		Ziege	

L KAPLAN, M. M., et al.: Bull. WHO 26 (1962), 765
↗ Tollwutvirus-Impfstoff

Tollwutvirus-Impfstoff

S Rabies-Vakzine
Lyssa-Vakzine

D Hirngewebsextrakt von erwachsenen bzw. neugeborenen Tieren (z. B. von Kaninchen, Schafen, Ratten, Mäusen) oder hirngewebsfreie Suspension (primäre Hamsternierenzellkultur) mit vermehrungsfähigem, abgeschwächtem oder inaktiviertem Virus (fixe).

H Erste Versuche mit T. gehen auf PASTEUR in den Jahren 1881–1885 zurück (↗ Virus fixe). Sein Impfstoff war noch hochgradig mit Myelin verunreinigt, die Impfkomplikationen waren dementsprechend häufig und führten in etwa 1% zum Tode der Impflinge (↗ Enzephalomyelitis). Durch verschiedene Extraktionsverfahren (z. B. Äther) wurde der Myelinanteil im Impfstoff zu reduzieren (HEMPT 1927) versucht; Herstellung hirngewebsfreien Impfstoffes, der z. B. an Enteneier adaptiert (JOSHINO 1960) für Impfungen in der Humanmedizin, an Hühnereier hingegen bes. für Tierimmunisierungen Verwendung findet.

G Unterscheidung zwischen prophylaktischer (*präinfektioneller*) und *postinfektioneller* Tollwutimpfung. Während beim Menschen ausschließlich die letztere mit inaktiviertem Impfstoff durchgeführt wird, findet erstere wegen der stärkeren immunogenen Wirkung (auch mit Lebendimpfstoff) bei Tieren (Hunden) Anwendung. Derartige prophylaktische Tollwutimpfungen müssen jedoch epizootiologisch gerechtfertigt sein.
Die wichtigsten T., Impfvirus-Stämme, ihr praktischer Einsatz sind in der Tabelle zusammengestellt.
Sämtliche Schritte der Impfstoffproduktion unterliegen der Kontrolle durch (nationale) Prüfinstitutionen. Die Prüfbedingungen sind in den minimal requirements der WHO-Reports enthalten (↗ HABEL-Test).

P Die postinfektionelle *Tollwutimpfung des Menschen* muß nach Kontakt mit tollwutverdächtigen Tieren sofort eingeleitet werden. Durch Verbesserung der Tollwutdiagnose am (gestorbenen oder getöteten) Tier (↗ Immunfluoreszenz) können Entscheidungen über ihre Notwendigkeit sicherer gefällt werden als früher. Ein Ausschluß von Tollwut durch das endgültige Laborergebnis rechtfertigt einen Abbruch bereits eingeleiteter prophylaktischer Maßnahmen. *Durchführung der Impfung* richtet sich nach der jeweiligen Situation: Je intensiver der Virus-Kontakt (Wunde), je näher der Infektionsort dem ZNS (Gesicht) und je verdächtiger die Exposition (tollwutkrankes Tier), desto dringender ist die (passive und) aktive Immunität anzustreben (↗ Simultanimpfung). Impfung mit Hirngewebsimpfstoff ist nicht ungefährlich. In 0,01–0,1% muß mit neurologischen ↗ *Impfkomplikationen* gerechnet werden (↗ Enzephalomyelitis). In diesen Fällen sollte die Impfung abgebrochen oder nur mit hirngewebsfreiem Impfstoff fortgesetzt werden. Eine Behandlung der Impfkomplikationen mit Kortikosteroiden kann versucht werden. Tollwutimpfung darf nur in Zentren mit bes. Genehmigung durchgeführt werden (Tabelle). (6 + 19)

L EICHWALD, C., et al.: Die Tollwut bei Mensch und Tier. VEB Fischer, Jena 1967
PASTEUR, L., et al.: Compt. rend. Acad. sc., Paris 92 (1881), 1259
Richtlinie für Ärzte über die Anwendung der Tollwutbekämpfung. Dtsch. Hyg.-Museum, Bestell-Nr. 22, (1964)
WHO-Techn. Rep. No. 321, (1966)
WHO-Techn. Rep. No. 523, (1973)

Tollwut-Impfstellen in der DDR

Berlin

Klinikum Buch, II. Med. Abteilung
1115 Berlin-Buch, Wiltbergstr. 50

Bezirk Cottbus

Bezirkskrankenhaus, Innere Poliklinik
75 Cottbus

Kreiskrankenhaus
793 Herzberg an der Elster, Anhalterstr. 1/7

Bezirk Dresden

Kreiskrankenhaus
86 Bautzen, Flinzstr. 1

Stadtkrankenhaus Neustadt
8021 Dresden, Industriestr. 40

Bezirkskrankenhaus
89 Görlitz, Gebirgsdorfer Str. 1/3

Krankenhaus, Poliklinik
8025 Meißen, Robert-Koch-Platz

Kreiskrankenhaus
83 Pirna, Schandauerstr. 12

Kreiskrankenhaus, Chirurg. Klinik
88 Zittau, Görlitzer Str. 10
(im Moment wird dort nicht geimpft)

Bezirk Erfurt

Krankenhaus Friedrichroda – Waltershausen
5804 Friedrichroda

Hygieneinspektion
55 Nordhausen, Arnoldstr. 8

Kreishygieneinspektion
53 Weimar, Erfurter Str. 38

Bezirk Frankfurt/Oder

Kreiskrankenhaus, Poliklinik
13 Eberswalde, Rudolf-Breitscheidt-Str. 100

Bezirkskrankenhaus
12 Frankfurt/Oder, Reinmannstr. 3

Bezirk Gera

Bezirkskrankenhaus
65 Gera, Straße des Friedens 122

Bezirk Halle

Robert-Koch-Krankenhaus, III. Med. Klinik
4502 Dessau-Alten, Köthenerstr. 93

Bezirkskrankenhaus Halle-Döhlau
4021 Halle, Röntgenstraße

Bezirk Karl-Marx-Stadt

Kreiskrankenhaus
93 Annaberg-Buchholz, Karl-Marx-Städter-Str. 15

VEB Kombinat Umformtechnik und Blechverarbeitungsmaschinenwerk
Betriebssanitätsstelle
94 Aue, Straße der Befreiung 63/65

Bezirkskrankenhaus, Klinikum am Küchwald
901 Karl-Marx-Stadt, Bürgerstr. 2

Poliklinik
99 Plauen/Vogtland, Dobenaustr. 14

Bezirkskrankenhaus Heinrich Braun, Med. Klinik
95 Zwickau, Karl-Keil-Str. 35

Bezirk Leipzig

Bezirkskrankenhaus St. Georg
7021 Leipzig, Straße der DSF 141

Bezirk Magdeburg

Krankenhaus Altstadt, Med. Klinik
301 Magdeburg, Max-Otten-Str. 11/15

Johannita-Krankenhaus der Altmark
35 Stendal, Wendstraße 31

Kreispoliklinik, Dauerimpfstelle
37 Wernigerode

Bezirk Neubrandenburg

Kreiskrankenhaus
20 Neubrandenburg, Külzstraße

Kreiskrankenhaus
205 Teterow

Kreiskrankenhaus
206 Waren/Müritz, Weinbergstraße

Bezirk Potsdam

Bezirkskrankenhaus, Med. Klinik
18 Brandenburg, Buchstraße 29

Krankenhaus, Poliklinik
171 Luckenwalde, Saarstraße 1

Poliklinik
195 Neuruppin, Neustästerstr.

Bezirkskrankenhaus
15 Potsdam, Herrmannswerder

Bezirk Rostock

Medizinische Universitätsklinik
22 Greifswald, Karpauenstraße 5/6

Medizinische Universitätsklinik Rostock
25 Rostock 1, Ernst-Heidemann-Str. 7

Kreiskrankenhaus
21 Pasewalk, Prenzlauer Chaussee 30

Bezirk Schwerin

Poliklinik
2091 Perleberg, Beckerstraße 1

Krankenanstalten Poliklinik
26 Güstrow, Grabenstraße 16

Bezirkskrankenhaus, Medizinische Klinik
27 Schwerin, Wismarsche Str. 298

Bezirk Suhl

Bezirkskrankenanstalten
61 Meiningen, Ernststr. 7/9

Tonsilla lingualis

W Zungentonsille

D Lymphoretikuläres Gewebe an der Zungenwurzel zwischen dem Sulcus terminalis und den vor der Epiglottis sich befindenden Valleculae.

H Erster zusammenfassender Bericht O. SEIFERT 1894.

G Krypten und lymphoretikulärer Mantel werden als Zungenbalg bezeichnet, die Krypten beschränken sich auf die Furchen der Zungenbälge.
Die kompensatorische Hypertrophie der Zungentonsille (Zeichen von TAWSE) nach der chirurgischen Entfernung der Gaumentonsille ist als ein sicheres Zeichen einer vikariierenden Tätigkeit im Sinne eines funktionellen Synergismus zwischen den einzelnen Anteilen des WALDEYERschen Rachenringes aufzufassen.
Die Zungentonsille erlangt ihre größte Entfaltung beim Erwachsenen zwischen dem 20. und 40. Lebensjahr.

P Bei einem plötzlich auftretenden Kehlkopfödem mit Luftnot ohne erkennbare andere Ursache ist immer an eine subakute Entzündung der Zungentonsille zu denken. (48)

L WILKE, J., In: MOSER: „Erkrankungen an Hals, Nase, Ohr und den oberen Luft- und Speisewegen". Bd. II, S. 175, Fischer, Jena 1971

Tonsilla palatina

S Gaumenmandel, Gaumentonsille, Mandel

D Von einer Kapsel umgebene Anhäufung lymphatischen nodulären und extranodulären Gewebes beiderseits an der lateralen Mesopharynxwand zwischen vorderem und hinterem Gaumenbogen.

H FABRICIUS im 16. Jahrhundert und TOURTUAL zu Beginn des 19. Jahrhunderts bezeichneten die Mandeln als Drüsen. 1830 führte E. v. RAPP erstmalig systematische morphologische Untersuchungen über die Tonsillen der Säugetiere durch, und STÖHR beschreibt 1890 die lymphoepitheliale Symbiose. Den Grundstein für das funktionelle Verständnis der Gaumenmandeln legte W. FLEMMING (1885) durch seine genaue Beschreibung der sog. „hellen Zentren", die er als „Keimzentren" ansah. 1927 erklärte HELLMAN diese Keimzentren zu Reaktionszentren gegen in das Mandelgewebe eindringende Reizstoffe, er wies erstmalig auf die Abwehrfunktion der Gaumenmandel hin. Nach einer ersten Mitteilung 1927 folgte dann 1937 durch MINEAR, AREY und MILTON eine gründliche Untersuchung über die Krypten der menschlichen Gaumentonsille.
SCHWARZ (1953) sieht die physiologische Aufgabe der Tonsille in der Bildung spezifischer Immunstoffe. Eine

Immunfunktion der Gaumentonsille nimmt auch NAUMANN (1957) an, sieht diese aber im Rahmen einer Vielzahl anderer Funktionen, wie z. B. der Lymphozytopoese und der Lymphozytolyse.

G Die T. p. enthält epitheliale Krypten, welche mit dem Ziel der Erweiterung der funktionellen Oberfläche das Lymphgewebe diffus durchdringen und eine lymphoepitheliale Symbiose im Epithel aufweisen. Die durch die *Kryptenbildung* erheblich vergrößerte Oberfläche der Tonsille (ca. 235 cm²) und die lymphoepitheliale Symbiose ermöglichen einen engen Kontakt zwischen toxisch-bakterieller Außenwelt und den Abwehrvorgängen des lymphoretikulären Tonsillengewebes. Die anatomisch-funktionelle Einheit des Tonsillengewebes stellt dabei das sog. *Krypto-Lymphom* dar, bestehend aus Kryptenlumen, Kryptenepithel mit lymphoepithelialer Symbiose, hellem Zentrum mit Lymphozytenmantel, extranodulärem Lymphgewebe und begrenzenden Kapselsepten. Nach der *genetischen Theorie* von EHRLICH läuft die Immunfunktion der Tonsille dabei in folgender Weise ab: Toxisch-bakterielle Noxen dringen durch die Massagewirkung des Schluckaktes in die Kryptenlichtung ein. Im Bereich der lymphoepithelialen Symbiose kommt es durch die Berührung mit Lymphozyten, Plasmazellen und Mesenchymzellen zur Umbildung der korpuskulären Antigene in „Organisator-Antigene" mittels Phagozytose (Antigenphase). Die in das Gewebe zwischen Krypte und Sekundärknötchen eintretenden „Organisator-Antigene" reizen die undifferenzierte Mesenchymzelle zur Bildung zunächst unreifer, später reifer Plasmazellen als Träger der Antikörper (Antikörperphase). Letztere sollen dann durch die Lymphozyten in den Blutkreislauf befördert werden. Mit Hilfe der Immunfluoreszenztechnik wurde die Verteilung immunglobulinbildender Zellen und Immunglobulindepots in der Tonsille untersucht. Dabei zeigte sich, daß IgA hauptsächlich im Deckepithel, in der Basalmembran, in den benachbarten Zellen der Basalmembran und in vielen Keimzentren, IgG überall verstreut in einzelnen Zellen des lymphatischen Gewebes, aber auch in vielen Keimzentren, und IgE enthaltende Zellen vereinzelt im Gewebe verstreut vorkommen. Das quantitative Vorkommen dieser Immunglobuline ist altersabhängig.
Somit haben die Gaumentonsillen eine *Abwehrfunktion*, welche aber mit dem Alter und begünstigt von bestimmten Faktoren in eine Herdfunktion übergehen kann, wobei nach neueren Anschauungen ein allergisch-hyperergischer Funktionsablauf ausgelöst wird, der von Hetero- bzw. Autoantigenen der Tonsille seinen Ursprung nimmt.

P Ein *gestörter Abwehrprozeß* der Mandeln ist bei den klinischen Zeichen der chronischen *Tonsillitis* (gerötete, vernarbte, verbackene Mandeln mit eitrigem Exprimat) anzunehmen, Indikation zur operativen Entfernung der Gaumenmandeln (*Tonsillektomie*). (48)

L FIORETTI, A.: Die Gaumenmandel. Thieme, Stuttgart 1961
ISHIKAWA, T., K. WICHER und C. E. ARBESMAN: Int. Arch. Allergy 43 (1972), 801
SURJÁN, L. sen, L. SURJÁN und M. SURJÁN: Acta Otolaryng. (Stockholm) 73 (1972), 222

Tonsilla pharyngea

S Rachenmandel, adenoide Vegetationen

D Von dünner Bindegewebskapsel begrenzte, unpaare Anhäufung lymphatischen Gewebes am Dach des Nasenrachens.

H Wilhelm MEYER (1873/74) hat als erster auf die Bedeutung der Rachenmandel hingewiesen. Er bezeichnete sie als „adenoide Vegetation". E. v. SKRAMLIK beschrieb als Besonderheit der Rachenmandel 1925 die Tatsache, daß jedes Sekundärknötchen in der Mitte eine kraterförmige Einziehung besitze, in welche ein Ausführungsgang der darunter gelegenen Schleimdrüse mündet, daraus schlußfolgerte er eine Funktion im Zusammenhang der Bereitung von Schleim und Speichel.

G Die T. p. besteht aus mehreren längs angeordneten Wülsten, die durch flache Buchten getrennt sind. Enthält wie die Gaumentonsille Sekundärfollikel (Keimzentren) und Krypten, aber niedrigerer Ausbildung. In die Rachenmandelbuchten münden zum Zwecke der physiologischen Reinigung gemischte Schleimdrüsen.
Die Tatsache, daß IgA, IgD, IgE, IgG und IgM auch im Gewebe der Rachenmandel gefunden wurden, spricht für eine *Abwehrfunktion* auch dieses Anteiles des WALDEYERschen Rachenringes, welche aber im Rahmen der Gesamtfunktion des lymphatischen Rachengewebes gesehen werden muß (funktionelle Syntonie), und wobei die höchste Aktivität der Rachentonsille im frühen Kindesalter gegeben ist. Bei der Rachenmandel ist die lymphoepitheliale Symbiose auf den ganzen Kryptenbereich und auch auf die epitheliale Oberfläche ausgedehnt, was sich vielleicht auf den ständig wirkenden Atemreiz zurückführen läßt. Die vergrößerte Rachenmandel stellt somit für eine gewisse Lebensperiode unter bestimmten Bedingungen einen Reizzustand dar, dazu bestimmt, erhöhten funktionellen Anforderungen durch erhöhte Leistung zu genügen, um später einer physiologischen Involution anheimzufallen. — Phylogenetisch tritt die Rachentonsille vor der Gaumentonsille auf.

P Addieren sich zu den Erscheinungen der funktionellen *Hyperplasie* der Rachenmandel die Erscheinungen der *Entzündung*, dann stellt die entzündlich-hyperplastische

Rachenmandel einen Krankheitsherd dar, Indikation zur operativen Entfernung der Rachenmandel (Adenotomie). (48)

L FALK, P., in: BERENDES, LINK, ZÖLLNER: „Hb. der HNO-Heilkunde", S. 30. Thieme, Stuttgart 1963
ISHIKAWA, T., K. WICHER und C. E. ARBESMAN: Int. Arch. Allergy 43 (1972), 801

Totvakzine ↗ Impfstoff

toxic factor ↗ Verbrennungstoxin

Toxin

S biologisches Gift

D Chemisch uneinheitlich, nicht analysierte Stoffgruppe, die von Mikroorganismen, Pflanzen oder Tieren stammt und bei Mensch und Tier typische Erkrankungen auslösen kann.

H T. wurde erstmals von R. KOCH 1884 anläßlich der Cholerauntersuchungen beschrieben. Mit den Pflanzengiften Rizin und Abrin führte P. EHRLICH seine grundlegenden Versuche durch (1891), in deren Ergebnis er die ↗ Seitenkettentheorie 1904 aufstellte.

G T. unterscheidet sich von einem chemischen Gift durch eine bestimmte Inkubationszeit und seine meist typische Wirkung auf Mensch und Tier.

P Immunologische Bedeutung haben bes. die *T. mit antigenen Eigenschaften.*
1. Bei den *bakteriellen T.* werden Ekto- und Endotoxine unterschieden (siehe Tabelle).
2. Unter den Pflanzengiften (*Phytotoxinen*) finden sich ebenfalls einige, die als Antigen wirken (siehe Tabelle).
3. Zu den wichtigsten *tierischen Toxinen,* die immunologisch bedeutsam sind, zählen

Übersicht über bakterielle Ekto- (Exo-) und Endotoxine

	Ektotoxine = Exotoxine	Endotoxine
Herkunft:	Stoffwechselprodukt der Bakt.	strukturgebunden in der Bakt. zellwand
Häufige Bakt.quellen:	Choleravibrionen Diphtheriebakt. Tetanusbazillen Gasbrandbazillen Botulinusbazillen	Enterobakteriaceen Meningokokken u. a.
Chemie:	Protein	Lipoproteinpolysaccharid
Wirkungsweise:	als Enzym	als Pyrogen
Eigenschaften:	hitzelabil starke immunogene Wirkung Antitoxinbildung Entgiftung durch Hitze oder Formalin möglich (Toxoid)	hitzestabil immunogene Wirkung schwach, wahrscheinlich auf Grund des geringen Proteinanteils Ak-Bildung (meist) nicht nachweisbar Entgiftung des Lipidanteils nicht möglich
Nachweis:	in vitro: Präzipitation (Flockung, Diffusion) in vivo: Schutzversuch	in vitro: Limulus-Amöbozyten-Lysat-Test in vivo: Pyrogentest
Klinische Bedeutung:	Ursache „toxischer" Infektionskrankheiten Immunprophylaxe durch Immunserum	Ursache infektallergischer Reaktionen (Spätreaktion) Ursache des infektiös-toxischen Schocks (SANARELLI-SHWARTZMAN)

Wichtige tierische Toxine

	Giftschlangen	Skorpione	Spinnen (z. B. Tarantel)	Insekten (z.B. Bienen, Ameisen u.a.)
Toxinwirkung:	lokal allgemein evtl. tödlich	lokal allgemein evtl. tödlich	lokal selten allgemein	lokal selten allgemein
Klinische Bedeutung:	jährlich auf der Erde etwa 40000 Todesfälle	in Nordafrika sterben mehr Menschen an S. als an Giftschlangenbissen	sehr selten tödlich	selten anaphyakt. Reaktion
Immunserumtherapie:	ja Schlangengift-Immunserum vom Pferd	ja Skorpion-Immunserum vom Pferd	nicht üblich	nicht üblich

das Schlangen-, Skorpion-, Spinnen- und Insektengift (siehe Tabelle).

Phytotoxine mit Antigeneigenschaften

Toxin	Herkunft	Bedeutung
Rizin	Rizinusbohnen	nur
Abrin	tropische Bohnensorte	wissen-
Krotin	Früchte des Tiglibaumes	schaftliches
Robin	Akazienrinde	Interesse
Phalloidin	Knollenblätterschwamm	starker Giftpilz
Pollen-toxine	zahlreiche Gräserarten	↗ Pollenallergie

Im Rahmen von (Haut)verbrennungen entstehen „toxisch" wirkende körpereigene Produkte (↗ Verbrennungstoxine). (3+8+19)

Toxin, letales

D Staphylokokken-Ektotoxin, das, Kaninchen oder Mäusen i.v. appliziert, den Tod der Versuchstiere in Form eines vasoparalytischen Effektes mit peripherem Kreislaufversagen bewirkt.

G Bes. empfindlich sind die Gefäßendothelzellen. Das Toxin ist thermostabil, antigen, durch Ak neutralisierbar. Identität mit dem ↗ Staphylokokken-Alpha-Hämolysin besteht nicht. (14)

Toxocara ↗ Helminthen-Antigen

Toxoid

D (Durch Hitze, Formalin o. a.) entgiftetes ↗ Toxin, Ektotoxin, dessen ↗ immunogene Eigenschaften erhalten sind (↗ Diphtherietoxoid-, ↗ Tetanustoxoid-Impfstoff). (19)

H Begriff wurde 1897/98 von EHRLICH im Rahmen seiner Untersuchungen zur Entgiftung des Tetanustoxins geprägt (Nobelpreis 1908). (19)

Toxoidum diphtheriae ↗ Diphtherietoxoid-Impfstoff

Toxoidum tetani ↗ Tetanustoxoid-Impfstoff

Toxoplasma ↗ Protozoen-Antigen

Toxoplasma-Antigene

S *Toxoplasma-gondii*-Antigene; Toxoplasmin

D Strukturgebundenes ↗ Protozoen-Antigen von Toxoplasma gondii.

H Toxoplasma-Ag wurden erstmalig von NICOLAU und RAVELO (1937) sowie WARREN und SABIN (1942) serodiagnostisch eingesetzt. Für die praktische Anwendung brauchbare Antigene führten WARREN und RUSS (1948) sowie SABIN (1949) in die ↗ Toxoplasmose-Serologie ein.

G Herkömmlich gibt es Mäuseaszites-Ag, Eihaut-Ag und Gewebekultur-Ag, die in ihrer Spezifität und Aktivität Unterschiede aufweisen. *Immunelektrophoretisch* besteht das am gebräuchlichsten verwendete Mäuseaszites-Ag aus mehreren antigen wirkenden Komponenten. Sie wandern elektrophoretisch im Bereich der Albumine, alpha$_1$-, alpha$_2$- und beta-Globuline. *Chemisch* lassen sich bisher drei Antigenfraktionen unterscheiden. Antigen I ist ein Nukleoprotein, Antigen II Nukleinsäure, Antigen III ein Mukoproteid. Nukleinsäure scheint spezifische antigene Eigenschaften zu besitzen; was auf die Strukturgebundenheit der Toxoplasma-Ag hinweist; in Toxoplasma gondii somatisch gebundene Granula bestehen aus RNS.

P Toxoplasma-Ag werden in den verschiedensten Methoden der Immundiagnostik zum Nachweis einer ↗ Toxoplasmose bzw. Toxoplasma-Infektion eingesetzt (KBR, SFT, IFAR, HA, IDT). Der Ausfall serologischer Reaktionen hängt im wesentlichen von der Anwendung herkömmlich unterschiedlicher Toxoplasma-Ag ab. So führen beispielsweise Mäuseaszites-Ag, Eihaut- (Chorioallantois-) Ag und Gewebekultur-Ag im IDT zu gleich guten Ergebnissen, in der KBR gibt lediglich das Mäuseaszites-Ag und das Eihaut-Ag übereinstimmende Resultate, während in der HA das Eihaut-Ag überhaupt nicht reagiert. (44)

L BERGER, J., et al.: Zbl. für Bakteriologie Abt. 1, Orig **209** (1968/69), 120–128
JIROVEC, O.: Parasitologie für Ärzte. VEB Gustav-Fischer-Verlag, Jena 1960
SZAFLARSKI, J., et al.: Zbl. für Bakteriologie Abt. 1, Orig. **200** (1966) 398–402

Toxoplasmin ↗ Spätreaktion

Toxoplasmoseserologie

D Lehre von den Serumeigenschaften bei bzw. nach Toxoplasma-Infektionen, die sich mit einer Antigen-Antikörper-Reaktion nachweisen lassen.

H 1907 Entdeckung des *Toxoplasma gondii* durch NICOLLE und MANCEAUX. 1939 als Erreger der menschlichen Toxoplasmose durch WOLF et al. erkannt. SABIN und FELDMAN entwickelten 1948 den Serofarbtest, der auch heute noch die grundlegende Methode des Ak-Nachweises darstellt.

G Wenige (3–6) Wochen post infectionem können mit verschiedenen Methoden Ak nachgewiesen werden (Abb. S. 466). Seit 1967 gibt es ein von der WHO empfohlenes standardisiertes positives Anti-Toxoplasma-Serum (↗ Standardpräparat). 1. Beim **Serofarbtest** (SFT) (SABIN-FELDMAN) wird die Anzahl der Toxoplasmen bestimmt, die in Anwesenheit eines „Akzessorserums" und einer Methylenblaulösung bei

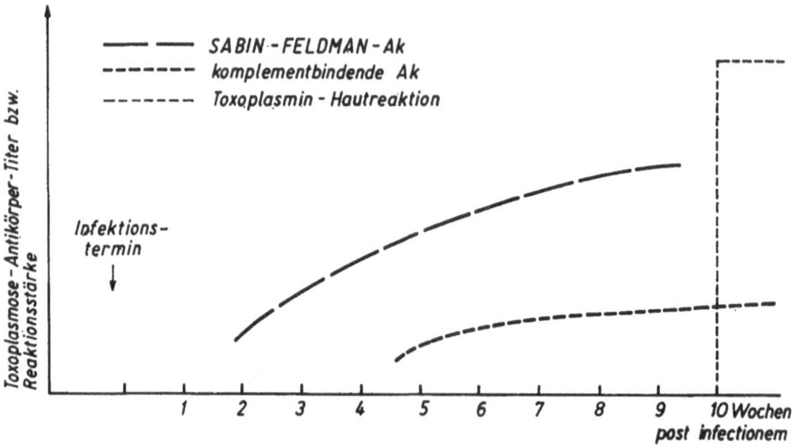

Zeitlicher Verlauf des Antikörperanstiegs bei Toxoplasmose

pH 11 durch Toxoplasmen-Ak-haltiges Serum an der Färbung gehindert werden. Es wird diejenige Serumverdünnung (Titer) festgestellt, bei der 50% der Toxoplasmen ungefärbt sind.

2. Die **KBR** mit einem geeigneten Toxoplasmen-Ag ergänzt die diagnostische Aussage des Serofarbtests. Die komplementbindenden Ak erscheinen etwas später als die „SABIN-FELDMAN"-Ak und persistieren etwa 2 Jahre. Sie spiegeln das *akute* Infektionsgeschehen wider.

3. Der **indirekte Hämagglutinationstest** neigt zu kreuzreaktiven, d. h. „unspezifischen" Ergebnissen. Bes. Aufmerksamkeit muß deshalb der Reinheit des Ag gewidmet werden. Der Test kann die beiden anderen genannten Verfahren nicht ersetzen.

4. **Immunfluoreszenz-Test** (IFT). Formalinfixiertes Ag wird auf Objektträgern mit Ak-haltigem Serum überschichtet, und die Ig können durch fluoreszenzmarkiertes Antihumanglobulin sichtbar gemacht werden (*indirekte* Technik). Die IF-Ak scheinen mit den SF-Ak zu korrelieren.

Die zelluläre Immunität wird mittels ↗ Intrakutantest als Spätreaktion nachgewiesen (Toxoplasmin-Test).

P Auf Grund der natürlichen Durchseuchung zeigen 10–80% gesunder Erwachsener Serum-Ak gegen Toxoplasmen: Normaltiter im SFT 1 : 64. Jede frische Infektion einer Schwangeren gefährdet ihr werdendes Kind (pränatale Toxoplasma-Infektion bei 3–8 auf 1000 Lebendgeborene). Aus diesem Grund gelten *Richtlinien für die T. während einer Schwangerschaft*, die das Ziel verfolgen, eine frische Infektion zu erfassen und eine Präventivbehandlung rechtzeitig einzuleiten.

1. Untersuchung der Frau *im ersten Schwangerschaftsdrittel* mit einer empfindlichen Methode, die über lange Zeit positiv reagiert (IFT, SFT, Toxoplasmin-Test). Ein positiver Befund wird als Toxoplasmose-Immunität gedeutet.

2. Eine *Kontrolle des positiven Befundes nach 4 Wochen* mit einer zuverlässigen Methode (SFT) kann einen Titeranstieg zeigen; dieser spricht für ein Infektionsgeschehen. Eine Präventiv-Th nach dem 4. Schwangerschaftsmonat erscheint zweckmäßig.

3. *Bei negativem Befund* der ersten Untersuchung wird die Schwangere (3 Monate bzw. wenigstens) *6 Wochen vor dem Entbindungstermin* mit einer Methode, deren Ergebnisse als sicher und reproduzierbar gelten (SFT, KBR), getestet. Positive Befunde verpflichten zur sofortigen Präventiv-Th.

4. Frauen, die *bereits ein Kind mit pränataler Toxoplasmose* entbunden haben, sind als immun anzusehen und bedürfen keiner weiteren Kontrolle. Das gleiche gilt für Schwangere mit einer positiven, konstanten T.; auch sie gefährden ihre Frucht nicht. (19)

L OCKLITZ, H. W., et al.: Infektologie. Verl. Volk und Gesundheit, Berlin 1974
Empfehlungen des Kongresses der deutschen Gesellschaft für Perinatalmedizin, Berlin 1972
WHO Techn. Rep. No. 431 (1969)

T-Protein ↗ Streptokokken-Antigen

Tr^a (Traversu) ↗ Antigen, privates

Trächtigkeit ↗ Schwangerschaft

Trägereffekt

S Carriereffekt
Schleppereffekt

D Aufwertung einer schwach immunogen wirkenden Substanz (Hapten) zu einem Vollantigen durch Kupplung an ein Trägerprotein.

G Bei der Immunisierung mit einer Substanz, die nur wenig immunogen wirkt, kann durch Zusatz z. B. von methyliertem Rinderserumalbumin eine verstärkte Immunantwort erreicht werden. Diese Verstärkung ist auf eine Komplexbildung mit dem Träger zurückzuführen. Die durch die Helferdeterminante des Trägerproteins induzierte Immunantwort verstärkt jene, die gegen die Determinante des schwachen Ag gerichtet ist. T. ist durch eine Kooperation zwischen ↗ T- und ↗ B-Lymphozyten bedingt. Die T-Lymphozyten werden gegen den Träger sensibilisiert und bewirken eine verstärkte Ak-Bildung gegen die induzierte Determinante durch die B-Lymphozyten bzw. ihrer Nachkommen. Der Effekt der T-Lymphozyten wird unterschiedlich gedeutet:

1. Die T-Lymphozyten präsentieren das Ag den ↗ Ag-Rezeptoren der B-Lymphozyten.
2. Die T-Lymphozyten stimulieren durch Abgabe löslicher Faktoren nach Ag-Kontakt die B-Lymphozyten. (3)

Transcortin ↗ Transkortin

Transfer-Faktor

Abk. TF

D Aus sensibilisierten Lymphozyten durch Zerstören der zellulären Struktur isolierbarer Wirkstoff, der die ↗ Spätreaktion spezifisch übertragen kann.

H Lawrence gelang es als erstem, mit einem zellfreien Extrakt aus sensibilisierten Lymphozyten, die Übertragung einer Spätreaktion zu ermöglichen und prägte dafür die Bezeichnung „transfer factor". 1956 veröffentlichten Lawrence und Pappenheimer erste physikochemische Eigenschaften des TF. Über klinische Erfolge bei der Behandlung der chronischen mukokutanen Candidiasis konnten erstmals Buckley et al. (1968) berichten.

G **Herstellung:**

TF wird aus Leukozytenanreicherungen durch wiederholtes *Gefrieren und Auftauen* freigesetzt, mit Desoxyribonuklease behandelt und tiefgefroren konserviert. Anreicherung mittels Sephadex-Chromatographie möglich.

Eigenschaften:

TF ist dialysierbar, hitzeempfindlich bei +56 °C (30 min), stabil bei +37 °C (6 h), resistent gegen Desoxyribonuklease, Ribonuklease und Trypsin, MG um 2000, und besteht aus einem *Polypeptid mit einem Ribonukleinsäure-Anteil.* Er ist kein Antigen, kein Antikörper und von Transplantationsantigenen klar abtrennbar.

Nachweis in vitro:

Indirekt durch die Freisetzung des ↗ macrophage inhibition factor aus kultivierten Lymphozyten nach Ag-Stimulation.

Wirkung:

Voraussetzung für die Wirksamkeit des TF beim Rezipienten ist, daß dieser über *reaktionsfähige ↗ T-Lymphozyten* verfügt. Ein kleiner Prozentsatz von ihnen wird *stimuliert und zur klonalen Proliferation angeregt,* so daß eine ausreichende Anzahl antigen-responsiver Zellen entsteht. Nach diesem einmaligen Anstoß läuft die Immunreaktion ohne weitere TF-Zufuhr ab. Die Wirkung ist streng antigen-spezifisch und hält Monate bis Jahre an.

P Eine *TF-Therapie* kann bei Krankheiten begonnen werden, bei denen Störungen im zellulären Immunsystem pathogenetisch eine Rolle spielen. Nebenreaktionen wurden bisher nicht beobachtet. Die mukokutane Candidiasis und das Wiskott-Aldrich-Syndrom sind kaum noch umstrittene Indikationen. Auch bei anderen Krankheiten (Ataxia teleangiectatica, kombinierter Immunmangel, Vaccinia generalisata, lepromatöse Lepra, verschiedene Malignome) sind Erfolge beobachtet worden. Mit der Abheilung der Krankheit wird die Hautreaktion wieder positiv bzw. bei der in vitro-Testung der ↗ macrophage inhibition factor nachweisbar. (7)

L Buckley, R. H., et al.: Clin. exp. Immunol. **3** (1968), 152

Francke, Ch., und P. J. Grob: Schweiz. med. Wschr. **104** (1974), 146

Hitzig, W. H.: Blut **27** (1973), 145

Lawrence, H. S.: J. clin. Invest. **33** (1954), 951

Lawrence, H. S., und A. M. Pappenheimer, Jr.: J. exp. Med. **104** (1958), 321

Lawrence, H. S., und F. T. Valentine: Amer. J. Pathol. **60** (1970), 437

Mutz, I., und G. B. Humphrey: Wien klin. Wschr. **85** (1973), 357

Neidhardt, J. A., et al.: Cell. Immunol. **9** (1973), 319

Vetto, R. M., et al.: Cancer **37** (1976), 90

Transferrin

Abk. Tf

S Siderophilin
eisenbindendes β_1-Globulin
β-metal-combining globulin
β-metal-carrying globulin
β_{1A}-Globulin
β-globuline métallaffine
Métallosèromucoide β_1

D β-Globulin des Serums mit Eisentransportfunktion.

H Bereits 1933 wurde ein eisenbindendes Protein in der β-Globulinfraktion des Serums erkannt (Starkenstein und Harvalik).

G Tf ist ein ↗ Glykoprotein mit etwa 5% Kohlenhydratanteil, das pro Molekül

2 Eisenionen bindet. Hauptsyntheseort ist die Leber. Durchschnittliche Serumkonzentration: 250 mg/100 ml. Tf kommt auch in anderen Körperflüssigkeiten vor.
MG 90000
Sedimentationskonstante S: 5,5
Seit 1957 ist ein genetischer ↗ Polymorphismus des menschlichen Tf bekannt (SMITHIES), dargestellt mit der ↗ Stärkegelelektrophorese. Die Vererbung erfolgt autosomal kodominant, gegenwärtig sind etwa 20 allele Gene bekannt. Die molekulare Struktur der Variation wird in der Substitution jeweils einer einzelnen Aminosäure gesehen. Die verschiedenen *Tf-Varianten* sind mit ↗ präzipitierenden Antiseren (Anti-Tf) immunologisch nicht zu unterscheiden. Genetische Tf-Variationen sind auch im Tierreich bekannt, z. B. bei Rindern, Affen, Mäusen, Schweinen und Hühnern (hier bestehen Beziehungen zum ↗ Conalbumin).

P Auf Grund der Eisenbindung besitzt Tf in vivo und in vitro *bakteriostatische Aktivität.* Die quantitative Bestimmung kann zur Beurteilung der ↗ Infektionsresistenz und der Eisenbindungskapazität herangezogen werden. Tf-Typisierungen werden zu *genetischen Studien* durchgeführt, für die Humangenetik sind besonders die unterschiedlichen Rassenverteilungen interessant. (4)

L GIBLETT, E. R.: Genetic markers in human blood. Blackwell Scientific Publications, Oxford – Edinburgh 1969
SCHULTZE, H. E., und J. F. HEREMANS: Molecular biology of human proteins. Elsevier Publishing Company, Amsterdam – London – New York 1966
SMITHIES, O.: Nature 180 (1957), 1482
STARKENSTEIN, S., et al.: Arch. exp. Path. Pharm. 12 (1933), 75

Transformation ↗ B-Lymphozyten Transformation

Transfusion ↗ Bluttransfusion

Transfusionszwischenfälle

S Transfusionsstörung
Transfusionsreaktion
Transfusionsunverträglichkeit

D Durch eine Transfusion ausgelöste pathophysiologische Reaktion des Empfängers.

G T. kann während oder bis zu 24 h nach der Transfusion auftreten. Mögliche Genese uneinheitlich.

Hauptstörungen:

Hämolytische Transfusionsreaktionen:
Meist durch Ak im Empfängerblut, die zugeführte „unverträgliche" Spendererythrozyten zerstören.
Transfusionsreaktionen durch *Ak gegen Leukozyten, Thrombozyten* oder Plasmabestandteile.
Bakt. bedingte Transfusionsreaktionen durch *bakt. Verunreinigung* des verabreichten Transfusionsgutes.
Pyrogene Transfusionsreaktionen.
Transfusionsstörungen durch *Kreislaufüberlastung* bei entsprechend geschädigten Pat.

Störungen durch *Kalium-* oder Zitratintoxikationen sowie Störungen des Säure-Basenhaushaltes spielen eine untergeordnete Rolle und sind nur bei einem kleinen Pat.kreis zu erwarten. (26)

L MOLLISON, P. L.: Blood Transfusion in Clinical Medicine. Blackwell Scientific Publications, Oxford – Edinburgh 1967
REISSIGL, H.: Die Bluttransfusion. Wilhelm Maudrich Verlag, Wien 1961
SPIELMANN, W.: Transfusionskunde. Georg-Thieme-Verlag, Stuttgart 1967
Transfusions- und Infusionsordnung: herausgegeben vom Ministerium für Gesundheitswesen der DDR, 1969
KECK, A., u. a. (Edd.): Schriftenreihe der Akademie für Ärztl. Fortb. der DDR, Nr. 45: Leitfaden des Transfusionswesens, bearb. von FÜNFHAUSEN, G., u. a. Verlag Volk und Gesundheit, Berlin 1974

Transition

D Bestimmte Veränderungen in den Basenpaarungen: AT ⇆ GC und TA ⇆ CG. Andere Alterationen der Basenpaare ↗ Transversion. (15)

transitorische Hypogammaglobulinämie ↗ Agammaglobulinämie, transitorische Form

Transkortin

D Menschliches Serumprotein (Spurenprotein) mit Bindungsfunktion für ↗ Kortisol.

H SLAUNWHITE und SANDBERG 1959

G ↗ Glykoprotein mit 14,1% Kohlenhydratanteil, das nur in geringer Serumkonzentration vorliegt (etwa 7 mg/100 ml) und Transportfunktion für Kortisol ausübt. (4)

L SCHULTZE, H. E., und J. F. HEREMANS: Molecular biology of human proteins. Elsevier Publishing Company, Amsterdam – London – New York 1966

Translokase

D Nicht näher bekanntes Enzym, das während der Proteinsynthese an der Akzeptorregion des ↗ Ribosoms wirkt.

G Es soll die spezifische Umformung dieser Region zur Aufnahme des tRNS-Moleküls bewirken (↗ RNS). (15)

Translokation

D Chromosomale Strukturveränderung (BRIDGES, 1917).

G Bei der T. wird ein herausgebrochenes Chromosomensegment entweder im gleichen Chromosom an anderer Stelle eingebaut

(= *intrachromosomale T.*), oder es wird auf ein anderes Chromosom übertragen. Der wechselseitige Austausch von zwei Segmenten nichthomologer Chromosomen (= *interchromosomale T.*) wird als *reziproke T.* bezeichnet (BELLING, 1925). — Durch T. wird der Genbestand der Zelle nicht verändert. Sofern kein Positionseffekt vorliegt, weichen die durch T. entstandenen ↗ Mutanten phänotypisch nicht vom Ausgangsmaterial ab. (15)

Transplantat, freies

D Zum Zeitpunkt der Transplantation mit dem Spender nicht mehr in Verbindung stehendes T. (2)

Transplantat, syngenes

S Synotransplantat
isologes T.
Isotransplantat
isograft (engl.)

D Von einem syngenen Spender stammendes T. ↗ Transplantation. (2)

Transplantation

D Übertragung (Verpflanzung) von lebendem Material (Zellen, Gewebe, Organe) an eine andere Stelle desselben Organismus oder in einen anderen Empfänger (Einpflanzung toten Materials ↗ Implantation) (Nomenklatur siehe Tabelle).

H T.-Versuche mit zufälligem Erfolg sind aus dem Mittelalter bekannt: Nasen-T. („Spender"-Sklaven), TAGLIACOZZI (1596). Hautallo-T. bei Schafen, BARONIO (1804). Berichte über Schilddrüsen-, Hoden-, Ovar- und Nierenpartikel-T. folgen. 1902 erste Nierenallo-T. beim Hund (ULLMANN). Seit dieser Zeit postulierten JENSEN (1903), später SCHÖNE (1908) immunol. Ursachen als Hintergründe einer T.-Rejektion. Übersichten bei LARGIADER sowie CONVERSE und CASSON.

G Ursache einer Transplantatabstoßung (↗ Rejektion) ist eine genetisch determinierte Differenz von Eiweißstrukturen zwischen transplantiertem Gewebe und Empfänger. Bei *Auto- und Synotransplantat* besteht Identität der Eiweißstrukturen; das Transplantat wird akzeptiert. Bei *Allotransplantaten* ist das Ausmaß der Rejektion vom Grad der Differenz der T.-Ag abhängig.
Die Eiweißstruktur des übertragenen Gewebes wird vom Immunsystem des Empfängers/Wirtes *als körperfremd* (*immunogen*) erkannt und eine Immunantwort ausgelöst (↗ Immunität) ↗ Rejektion. Bei Übertragung immunol. aktiver Zellen (Knochenmark, Milz, Lymphozyten usw.) in einen immunol. geschwächten Empfänger (nach neonataler ↗ Thymektomie, subletaler Bestrahlung, neonataler hoher Kortisongabe) reagiert nicht das Immunsystem des Wirtes gegen das Transplantat (Hvg-Reaktion), sondern die transplantierten immunkompetenten Zellen reagieren gegen den Wirt (↗ Gvh-Reaktion).
Der Abstoßungsvorgang wird durch *zellvermittelte Immunität* bewirkt. Die nach T. zu findenden Ak besitzen offenbar keine Rejektionsfunktion (zur zellvermittelten Immunität ↗ Lymphozyt).
Die Entdeckung der ↗ Transplantations-Ag ermöglichte die *Spender-Empfänger-Auswahl* auch bei Allo-T. so zu treffen, daß die immunogene Wirkung der starken T.-Ag ausgeschaltet wird; somit erfolgreiche Allo-T. über begrenzte Zeit möglich. Grundlage der Spender-Empfänger-Auswahl beim Menschen stellen das AB0- und das HlA.-System dar. (Verträglichkeitsgrade s. Tab. S. 470, ↗ Netohistokompatibilitätsrate.)
Während im AB0-System Kompatibilität zwischen Spender und Empfänger gefordert werden muß, ist im HlA-System lediglich

Transplantations-Nomenklatur
(ältere Bezeichnung in Klammern)

	adj.	Spender-Empfänger-Beziehung
Autotransplantat	autochthon (autolog)	Verpflanzung von Gewebe, meist Haut, an eine andere Stelle desselben Organismus, immunol. komplikationslos
Synotransplantat (Isotransplantat)	syngen (isolog)	Spender und Empfänger gehören derselben Spezies an und sind genetisch völlig (monozygote Zwillinge) oder weitgehend identisch (Inzucht über mehr als 20 Generationen)
Allotransplantat (Homotransplantat) „allo" (griech.) = anders	allogen (homolog)	Spender und Empfänger, obwohl zur selben Spezies gehörig, sind immungenetisch different. Transplantateinheilung immunologisch problematisch,
Xenotransplantat (Heterotransplantat)	xenogen (heterolog)	Spender und Empfänger gehören nicht zur selben Spezies und sind demzufolge immungenetisch völlig different. Transplantateinheilung unter den gegenwärtigen Bedingungen nicht möglich.

Dtsch. med. Wschr. **94** (1969), 56
Schweiz. med. Wschr. **99** (1969), 159
Münch. med. Wschr. **111** (1969), 399
Z. ges. exper. Med. **149** (1969), 9a

Identität der *starken* Ag Bedingung einer Verträglichkeit. (Referenzlaboratorien für Gewebstypisierung siehe Tabelle.)

Verträglichkeitsgrade
(nach VAN ROOD)

Identität	Die Leukozytengruppen von Spender und Empfänger sind bezüglich der HlA-Ag identisch
Fast identisch	Leukozytengruppen von Spender und Empfänger sind im HlA-System bis auf ein Ag identisch
Nicht identisch 2–3	Die Leukozytengruppen von Spender und Empfänger stimmen in 2 oder 3 der HlA-Ag nicht überein
Nicht identisch 4 oder mehr	Die Leukozytengruppen von Spender und Empfänger stimmen in 4 oder mehr der HlA-Ag nicht überein

Referenzlaboratorien für Gewebetypisierung

1. Dänemark
   Blood Bank and Blood Grouping Laboratory, Aarhus Kommunehospital, **Aarhus**, Denmark.
2. DDR
   Bezirksinstitut für Blutspende- und Transfusionswesen, **Berlin 113**, Atzpodienstraße 9–11.
3. Frankreich
   Institut de Recherches sur les Maladies du Sang, Hospital Saint-Louis,
   Paris, France.
4. Italien
   Istituto di Genetica Medica dell'Universita di Torino,
   Torino, Italia
5. Niederlande
   Central Laboratory of the Netherlands, Red Cross Blood Transfusion Service,
   Leiden, Netherlands
   Amsterdam, Netherlands.
   Dept. of Immunohaematology, Academisch Ziekenhuis,
6. Norwegen
   Blood Bank and Dept. of Immunohaematology, Ulle ål Hospital,
   Oslo 1.
7. Österreich
   Institut für Blutgruppenserologie der Universität **Wien.**
8. Tschechoslowakei
   Institute of Experimental Biology and Genetics, **Praha-Krc.**
9. USA
   Transplantation Immunology Branch, National Institute of Allergy and Infections Diseases, National Institutes of Health,
   Bethesda, Md. USA
   Department of Surgery, University of California School of Medicine, The Center for the Health Sciences,
   Los Angeles, Calif., USA
   Blood Center
   310 E 67 Street, N.Y. USA
   New York
10. Portugal
    Dr. F. Vaz
    S. o. S.
    Av. Elias Garcia 81, r/c. e 1°
    Lisboa, Portugal (Lissabon)

Eine weitere Einteilungsskala für den Grad der Abstimmung der möglichen Ag-Differenz zwischen Spender und Empfänger gibt TERASAKI (Übersicht bei BOTHA). Eine dritte bisher nur funktionell faßbare Lymphozyteneigenschaft, als LD (Lymphozytendifferenz) im Gegensatz zu SD (serolog. Differenz für HLA, s. dort Tabelle) wird in ihrer Bedeutung diskutiert, neue Bezeichnung: HLA-DW1 (···DW6) ↗ HLA.

P Die ↗ *Nieren-Allo-T.* ist in ihrer gegenwärtigen Entwicklungsphase eine bewährte Behandlungsmethode bei terminaler Niereninsuffizienz. Th-Erfolge werden eindeutig durch immunol. Faktoren limitiert.
Da in der Realität volle Übereinstimmung der einzelnen HlA-Ag bei Spender und Empfänger nicht erreicht wird, muß eine ↗ Rejektion durch immunsuppressive Th unterdrückt werden (↗ Transplantattoleranz im experimentellen Bereich).

Nebenwirkungen:

Ursache einer chron. Niereninsuffizienz (z. B. Glomerulonephritis) wird durch Nephrektomie und nachfolgender T. einer gesunden Niere nicht behoben. Bestimmte Grundkrankheiten sind erneut bei transplantierter Niere möglich (z. B. rekurrierende Glomerulonephritis). Hohe immunsuppressive Dosen führen zur Herabsetzung der Immunabwehr (erhöhte Infektneigung), Knochenmarkinsuffizienz, aseptischen Knochenmarknekrosen (häufig Femurkopf), gastrointestinalen Blutungen, Pankreatitis, Pilzbefall (bes. Candidose oder Aspergillose), Sepsis, Tuberkulose, Pneumonie, Hepatitis, gutartigen Tumoren sowie erhöhter Rate maligner Tumoren insb. des RHS (bei Transplantatträgern 14 : 2000, Normalbevölkerung 8,2 : 100000). Glomerulonephritis de novo (ohne vorherige GN) kommt selten vor.
Unter den möglichen Organ-T. steht die ↗ *Nierenallo-T.* in der Häufigkeit und Erfolgsaussicht an erster Stelle (Lebendspender möglich; doch in zunehmendem Maße Verwendung von Leichennieren).
Herz- und Leber-T. sind an Leichenmaterial gebunden. Differenzen der T.-Erfolge bei beiden Formen der Transplantatgewinnung (Lebend- und Leichenspender) sind durch immunol. Probleme nicht begründet.
Die nächsten Schritte in der T.-Th sind durch ↗ Knochenmark-T. zu erwarten. Die dazu erforderlichen technischen Voraussetzungen (Abtrennung der immunaggressiven ↗ T-Lymphozyten von den ↗ B-Lymphozyten) sind durch präparative Zytophorese gegeben. (2)

L BOTHA, M. C.: Arzneimittel-Forschung **20** (1970), 181 (Drug. Res.)
CONVERSE, J. M., and Ph. R. CASSON: In: RAPPOPORT

F. T., und J. DAUSSET (Edd.): Humantransplantation. Grune & Stratten, New York – London 1968
LARGIADER, F.: Organtransplantation. Georg-Thieme-Verlag, Stuttgart 1970

Transplantationsimmunität

D Durch Zell- oder Gewebsübertragung auf ein zweites Individuum verursachte veränderte Reaktionslage der Abwehrfähigkeit (↗ Immunität).

H Begriff von G. SCHÖNE 1912 geprägt, Richtigkeit der Hypothese 1942/1943 durch MEDAWAR bestätigt.

G Entwicklung und Ausmaß der T. sind vom Grad der genetischen Differenz zwischen Spender und Empfänger abhängig (Histokompatibilität).
Immunol. Aggressionen erfolgen sowohl vom Transplantat aus und sind gegen den Empfänger gerichtet ↗ *Graft-versus-host-Reaktion*, wie vom Empfänger aus gegen das Transplantat *Host-versus-graft-Reaktion* (↗ Transplantation). Überwiegt bei Histoinkompatibilität des Transplantates die Immunabwehr des Empfängers, so kommt es zur *Transplantatabstoßung* ↗ *Rejektion*. Überwiegt die Graft-versus-host-Reaktion, so kommt es zur Ausbildung eines typischen Krankheitsbildes des Versuchstieres, der ↗ *runt disease*, ↗ homologous disease ↗ Transplantation.

P Erforschung der T. erfolgte vorwiegend durch Transplantation von Haut *bei Versuchstieren* (Inzuchtstämme, ↗ kongenresistente Stämme), dadurch wurde die Entdeckung der Histokompatibilitätsantigene möglich. Die grundlegenden Erkenntnisse ermöglichten eine Anwendung der ↗ Transplantation *im Humansystem*, größere Erfahrungen liegen auf dem Gebiet der ↗ Nierentransplantation vor. (2)

Transplantationslunge

D Nach Nierentransplantation auftretendes Syndrom.

G Immunologisch induzierte Verdickung von Alveolarwänden, meist mit atypischer Pneumonie (Zytomegalieviren, Pneumocystis carinii) bei *Resistenzminderung* durch Immunsuppression verbunden.

P Stets nach 40. postoperat. Tag auftretendes akutes Krankheitsbild (meist nach ↗ Rejektionskrisen u. Verminderung der Kortikosteroid-Dosis) mit Fieber, Dyspnoe sowie beidseitigen basalen oder hilusnahen Lungeninfiltrationen u. erniedrigter Diffusionskapazität. Therapie: Kortikosteroide, hohe Antibiotika- u. Antimykotika-Gaben. (36)

L SLAPACK, M., et al.: Brit. med. J. I (1968), 250

Transplantationstumoren ↗ Tumorstämme, experimentelle

Transplantattoleranz, exogene

D Durch immunsuppressive Th erzeugte scheinbare Toleranz, im Gegensatz dazu aktiv erzeugte (endogen ausgelöste) Transplantattoleranz bei Immun ↗ Chimären. (2)

Transplantatverwerfungszellen ↗ graft-rejection-cells

transplazentare Passage ↗ Plazentapassage

Transportstück ↗ Sekretionskomponente

Transversion

D Bestimmte Veränderung der Basenpaare in der DNS-Doppelhelix, indem herausgelöste Purine durch Pyrimidine (und umgekehrt) ersetzt werden: AT ⇌ CG; AT ⇌ TA; GC ⇌ CG; GC ⇌ TA. ↗ Transition. (15)

trapping 1. ↗ follicular antigen trapping 2. ↗ lymphocyte trapping

Treponema pallidum

D Erreger der Syphilis. ↗ Syphilisserologie

Treponema pallidum-Immobilisations-Test nach NELSON und MAYER

Abk. TPI-Test
NT (NELSON-Test)

S NELSON-Test

D Methode zum Nachweis spezifischer Antikörper gegen *Treponema pallidum* (↗ Syphilisserologie).

H NELSON und MAYER 1949

G *Prinzip:* Beweglichkeit der Syphilistreponemen wird durch spezifische Ak in Gegenwart von Komplement aufgehoben.

P Die Durchführung des Testes ist aufwendig. Die Treponemen müssen (in Kaninchenhoden) gezüchtet, gewonnen, mit Patientenserum inkubiert, und das komplementhaltige Reaktionsgemisch mikroskopisch beurteilt werden. Die Patientenserumverdünnung gilt als positiv, wenn mehr als 50% der ausgezählten Treponemen unbeweglich sind. Jeder methodische Schritt ist hochinfektiös! (19)

L EHRMANN, G., et al. in JADASSOHN: Handbuch der Haut- und Geschlechtskrankheiten, Ergänzungsband VI/2A, S. 600. Springer-Verlag, Heidelberg – Berlin – New York 1962

Trichinella ↗ Helminthen-Antigen

Trichophytid

S Lichen trichophyticus; makulöse, papulöse, nodöse usw. Trichophytide

D Allergisch-hyperergisch bedingte, disseminierte oder regionäre Hautreaktionen auf Trichophyton-Allergene bei Trichophytia profunda — visceralis oder selten auch — superficialis.

H W. JADASSOHN hat 1927 die allergischen Reaktionen bei Mykosen mit den ↗ Tuberkuliden verglichen und sie als Mykide (Trichophytide, Mikrosporide usw.) bezeichnet.

G Antigene oder Dermatophyten werden hämatogen gestreut und führen nach Allergisierung des Organismus, gewöhnlich im Verlauf einer tiefen oder viszeralen Mykose, zu einer gefäßvermittelten *allergisch-hyperergischen Reaktion.* Die Trichophytinreaktion ist positiv ($10^{-4}-10^{-6}$), ebenso der Lymphozytentransformationstest. Sowohl *Immunreaktion* vom Sofort- (↗ Früh-) als auch vom verzögerten Typ (↗ Spät-) sind möglich. Trichophytide können nach Einleitung der Therapie durch massiven Erregerzerfall ausgelöst werden. Der Pilznachweis kann gelegentlich in der T.-Effloreszenz gelingen. Antikörper verhindern das Anwachsen.

P 8—14 Tage post infectionem oder später entstehen makulöse, makulopapulöse, urtikarielle, pustulöse oder polymorphe Exantheme, selten auch stammbetonte lichenoide Effloreszenzen, stets mit starkem Juckreiz und Neigung zur Spontanremission bei Behandlung des Grundleidens.
Selten kommen dyshidrosiforme Reaktionen der Hände und Füße oder knotige, an ein Erythema nodosum erinnernde T. oder ein symptomatisches Erythema exsudativum multiforme vor.
Therapie: Gricin per os (Grundleiden), symptomatische antiallergische (↗ Antihistaminika) und lokale antiphlogistisch-antipuriginöse Therapie. (49)

L BADER, G.: Die viszeralen Mykosen. Fischer, Jena 1965
FEGELER, F.: Medizinische Mykologie in Klinik und Praxis. Springer, Berlin—Heidelberg 1967
GÖTZ, H.: Die Pilzkrankheiten der Haut durch Dermatophyten. Springer, Berlin—Heidelberg 1962
JADASSOHN, W.: Arch. Derm. Syph. (Berlin) 153 (1927), 476

Trichophytin ↗ Spätreaktion

triggering effect (engl.)

D Auslöser-Effekt. Differenzierung der B-Lymphozyten zur Ak-bildenden Zelle durch Koppelung von Ag an ↗ B-Lymphozyt und ↗ T-Lymphozyt. (2)

Triketohydrindenhydrat ↗ Ninhydrin

Triplevakzine

D ↗ Kombinationsimpfstoff mit 3 verschiedenen Antigenen. (19)

Trophoblast

D Epithel fetaler Herkunft, das in der menschlichen Plazenta die Oberfläche der Zotten mit einer äußeren (Synzytiotrophoblast, Plasmoditrophoblast) und einer inneren Schicht (Zytotrophoblast, LANGHANS-Zellen) bedeckt.

G T. bildet die fetale Seite der Plazenta und stellt eine enge Verbindung zu den mütterlichen Geweben her.
T. ist *selektiv durchlässig* (↗ Plazentapassage), bildet und sezerniert Hormone (↗ Choriongonadotropin, ↗ Östrogene, HPL), Enzyme (Oxytozinase, HAP) und wahrscheinlich auch andere Eiweiße.
T.-Gewebe enthält Proteine, die immunogen sein können (↗ Plazenta). Beim Menschen werden während der Schwangerschaft täglich bis zu 100000 T.-Sprößlinge (entspricht etwa 1 g Gewebe) in die mütterliche Zirkulation eingeschwemmt. Dieses *Ag-Material* könnte im mütterlichen Organismus ↗ Immuntoleranz gegenüber fetalen Ag induzieren und/oder Bildung von T.-Ak auslösen. Bei einem Teil dieser Ak handelt es sich um spezifische blockierende Ak (↗ Enhancement) und ↗ HLA-Ak. Ag des T. können durch Enhancement-Ak blockiert sein, wodurch T. vor der Zerstörung durch sensibilisierte Lymphozyten der Mutter geschützt sein soll. Darüber hinaus soll Oberfläche des T. durch *azelluläre Deckschicht* (Fibrinoid-, Sialomuzinschicht) „maskiert" sein, die chemisch einen sulfatierten Mukoprotein-Mukopolysaccharidkomplex, reich an Hyaluronsäure, Sialinsäure und Tryptophan, darstellt. Zur Bildung dieses Fibrinoids, bei dem es sich teilweise auch um reines Fibrin handeln soll, sind T.- und Deziduazellen gleichermaßen befähigt (↗ Plazenta). *Neuraminidase* soll Fibrinoidschicht zum Verschwinden bringen. Immunol. bedeutsam könnte auch die Makrophagenfunktion der T.-Riesenzellen sein. Die bes. in der Frühschwangerschaft nachgewiesene hohe *HCG-Konzentration an der T-Oberfläche* könnte infolge immunsuppressiver Wirkung einen immunol. Schutz für das allogene fetale Gewebe darstellen (↗ Choriongonadotropin). *Neoplasien* des T. bei ↗ Chorionkarzinom. (9)

L ADCOCK, E. W., et al.: Science 181 (1973), 845
BRADBURY, S., et al.: Histochem. J. 2 (1970), 263

troubles d'immunoprolifératives (frz.) ↗ Immunproliferationskrankheiten

Trübungsverminderungs-Test ↗ Anti-Hyaluronidase-Reaktion

Trypanosoma ↗ Infektionsabwehr ↗ Protozoen-Antigen

Trypsin

D Proteolytisches Enzym der Pankreasdrüse.

G T. gehört zu den Endopeptidasen und spaltet Lysyl- und Arginylbindungen an deren Karbonylgruppen. (1)

Trypsinfragmente (des IgG)

D Durch Einwirkung von ↗ Trypsin auf IgG erhaltene Fragmente: tFab, tFc und tFab'.

G Die Fragmente tFab und tFc entsprechen etwa den nach Papainbehandlung (↗ Papainfragmente) entstehenden Spaltprodukten vom IgG-Molekül. Das Fragment tFab' besteht aus dem konstanten Teil der L-Kette und dem konstanten Teil des Fd-Fragmentes (den Regionen C_L und C_H1). Die Anteile beider Ketten werden über eine Disulfidbrücke zusammengehalten. Das MG beträgt etwa die Hälfte vom tFab-Fragment.
Bei der Einwirkung von Trypsin auf IgM-Moleküle entstehen unter bestimmten Bedingungen Fab_μ-Fragmente mit einem MG von etwa 40000 und ein $F(c)_{5\mu}$-Fragment mit einem MG von 340000, das der zentralen Ringstruktur des pentameren IgM entspricht. (1)

L MEDGYESI, G. A., et al.: Immunochemistry **10** (1973), 509
PLAUT, A. G., et al.: Proc. Nat. Acad. Sci. U.S.A. **65** (1970), 318

tryptophanarmes α_1-Glykoprotein

D Menschliches Serumprotein (Spurenprotein), das sich durch geringen Tryptophangehalt auszeichnet.

H Das ↗ Glykoprotein (Kohlenhydratgehalt 13,7%) wurde 1964 isoliert und charakterisiert (HAUPT und HEIDE).

G Seine biologische Funktion ist unbekannt.
MG: 55000–60000
Sedimentationskonstante S: 3,3
Durchschnittliche Serumkonzentration: 8 mg/100 ml. (4)

L SCHULTZE, H. E., und J. F. HEREMANS: Molecular biology of human proteins. Elsevier Publishing Company, Amsterdam – London – New York 1966

tryptophanreiches Präalbumin (TrPA) ↗ Präalbumin

Trypto-Serum ↗ Immunserum

T_s ↗ suppressor cells

T-6-Marker

D Zytogenetisch nachweisbare Chromosomenabnormität bei einigen Mauslinien (z. B. CBA/H-T6).

G Das T6-Chromosom unterscheidet sich vom normalen entsprechenden Chromosom durch halbe Länge und eine Einschnürung nahe dem Zentromer. Es wird zur Identifizierung von Immunzellen nach Zelltransfer in andere Mauslinien hinzugezogen. (13)

T-Stück ↗ Sekretionskomponente

Tuberkulid

D Symmetrische, disseminierte Exantheme durch allergische Reaktion (Vaskulitis) auf Mycobacterium tuberculosis (Tuberkulinschwelle intracutan 10^{-7}–10^{-9}) bei hyperergischer Reaktionslage des Organismus und kleiner Erregerzahl, ausgelöst durch hämatogen gestreute M. tuberculosis.

H Der Begriff wurde 1896 von J. DARIER geprägt, damals noch in der Annahme einer allergischen Reaktion auf Tuberkeltoxine. Der Begriff wurde von der Tuberkulose abstrahiert als „Id-Reaktion" für andere allergisch-hyperergische Reaktionen bei Infektionen (Mykid, Bakterid).

G Zu den Tuberkuliden gehören:

1. Tuberculosis cutis lichenoides = Lichen scrofulosorum.
2. Tuberculosis papulo-necrotica = papulonekrotisches Tuberkulid = Aknitis tuberculosa und Akne cachecticorum.
3. Tuberculosis cutis indurativa = Erythema induratum BAZIN und mit Einschränkungen.
4. die Tuberculosis (Lupus) miliaris disseminata (faciei).

Das rosaceaartige Tuberkulid ist eine (Acne) Rosacea mit tuberkulider Fremdkörperreaktion.
Verlauf in Schüben, langwierig, aber meist gutartig, Spontanheilung, ungestörtes Allgemeinbefinden.
Zu 1. Die allergische Reaktion findet im Gefäßplexus des Stratum papillare statt und führt zu einer ekzemähnlichen Epidermispapel. Histologisch sind umschriebene, perifollikuläre tuberkuloide Reaktionen vorhanden. Spontane Rückbildungstendenz.
Zu 2. Es findet sich eine nekrotisierende Angiitis im Korium mit zentraler Nekrosebildung und peripherer Intimawucherung, Media- und Adventitiaverdickung sowie tuberkuloiden Infiltraten. Als Realisationsfaktor wird eine kapillarvenöse Prästase (Akroasphyxie) mit lokaler Abwehrschwächung angesehen.
Zu 3. Gleicher Prozeß wie bei 2. in der Subkutis, führt zu größeren Granulomen, die später exulzerieren können. Der Erregernachweis gelingt nur im Frühstadium. Gleiche Realisationsfaktoren der lokalen Prästase wie bei Perniones usw., daher Mischbilder und Besserung im Sommer möglich.

Zu 4. Gelegentlich als hämatogene Miliartuberkulose mit Übergang in T. gesichert, heute überwiegend als polyätiologische allergisch-hyperergische Vaskulitis mit Granulomatose angesehen.

P Zu 1. Seltene Krankheit bei Kindern mit streuender Tuberkulose, am Stamm treten schubweise blaßrosa follikuläre spitze Knötchen mit zentraler Hyperkeratose oder lichenoide Papeln auf. Gelegentlich Umwandlung in Bläschen und Pusteln.
Therapie des Grundleidens!
Zu 2. An den Streckseiten der Extremitäten und Akren derbe, blaurote Papeln mit nachfolgender zentraler Nekrose, Pustel- oder Krustenbildung und spontane Abheilung mit hyperpigmentierten, schüsselförmig eingesunkenen (varioliformen) Narben. Verläuft schubweise, so daß verschiedene Stadien nebeneinander bestehen.
Zu 3. Ätiologie und Einordnung sind umstritten, weil der Erregernachweis nur selten gelingt. Die Krankheit tritt zugunsten ähnlicher Vaskulitiden allergischer Genese zurück. Die an den Beugeseiten der Extremitäten (Unterschenkel!) auftretenden, erbs- bis walnußgroßen, umschriebenen, blauroten Knoten sind hart, indolent und kalt, verbacken teilweise mit der Oberfläche und ulzerieren nach außen. Fisteln und unterminierte Ränder sind typisch.
Therapie von 2. und 3.: Tuberkulostatische und durchblutungsfördernde Maßnahmen, Varizenkompression usw., in schweren Fällen mit Kortikosteroiden, nachdem der streuende Primärherd ausgeschaltet wurde. (49)

L DARIER, J., et al.: Ann. Derm. Syph. (Paris) VI (1905), 621
HEBRA, F. VON: Atlas für Hautkrankheiten, Tafel III S. 25, Wien 1858
ORFANOS, C.: Tuberkulose der Haut. In: H. GOTTRON und W. SCHÖNFELD: Dermatologie und Venerologie, Ergänzungsband, S. 262. Thieme, Stuttgart 1970

Tuberkulin

D Präparat aus dem Filtrat flüssiger Kulturen von Tuberkelbakterien (↗ Mykobakterien). Gereinigtes Tuberkulin (GT) = Tuberkuloprotein. Dem GT entsprechen: Purificatum Tuberkulin (PT), Purified Protein Derivate (PPD) sowie das von der WHO empfohlene Renset Tuberkulin (RT) 23, das mit 0,005% Tween 80, einer oberflächenaktiven Substanz, angewendet wird.

H R. KOCH stellte 1890 erstmals T. aus hitzegetöteten und filtrierten Glyzerin-Bouillon-Kulturen von humanen Tb her (= Alt-Tuberkulin = AT bzw. Tuberkulin-Original Alt = TOA). (↗ KOCH-Phänomen). KOCH wendete T. subkutan an, v. PIRQUET durch Impfbohrer oder Nadel oberflächlich in die Haut („Kutireaktion") mit der Möglichkeit von Reihenuntersuchungen ab 1907, HAMBURGER und MORO mittels T.salbe perkutan. Die sichersten Ergebnisse erbringt die intrakutane Injektion nach MENDEL und MANTOUX.

G Die Hautreaktion durch T. ist das klassische Beispiel einer immunologischen ↗ *Spätreaktion*, beruht also auf einer zellulären ↗ Immunität infolge Tb-Infektion bzw. Tb-Impfung. *Histologisch* imponiert nach einer kurzzeitigen Kapillarerweiterung und polymorphzelligen Infiltration eine Ansammlung mononukleärer Zellen neben herdförmiger Nekrose, nach 24 Stunden Ansammlung von reichlich Makrophagen und kleinen Lymphozyten, die auch nach Abklingen des Ödems über (etwa 4) Wochen vermehrt nachweisbar bleiben.

P Der T.test gewinnt wieder an *diagnostischer Bedeutung*. 0,1 ml einer T.verdünnung werden intrakutan injiziert und die Reaktion bei Menschen nach 2(—3) Tagen abgelesen. Die WHO empfiehlt als Standard 2 Tuberkulineinheiten (TE) RT 23. Eine deutlich tastbare Infiltration (in der Regel mit Rötung) über 6 mm im Durchmesser wird als *positives* Ergebnis gewertet. Nach ↗ BCG-Impfung ist in 90% mit einer positiven Reaktion (bis 12 mm) zu rechnen, die in 3 bis 5 Jahren allmählich negativ wird. Tb-infektionsverdächtig sind sehr starke T.-positivität (über 13 mm) und besonders die ↗ *T.konversion*. Für Reihenuntersuchungen genügt ein jährlicher Monotest (= Einmaltest), entweder als Pflasterprobe oder besser als Intrakutantest mit 2 TE. Zum exakten Ausschluß einer Tb-Infektion ist ein Intrakutantest mit 20 oder 100 TE anzuschließen. (↗ Referenzlab. WHO siehe Tabelle b, Ziffer 4.)
Proteine aus Kulturfiltrat anderer Mykobakterienarten zeigen mehr oder weniger starke Kreuzreaktionen mit Tuberkulin. Simultanteste mit Tuberkulin und analogen Präparaten aus anderen ↗ Mykobakterien (sog. *Sensitine*) sind u. U differentialdiagnostisch wertvoll. (19 + 28)

L WHO-Techn. Rep. Ser. Nr. 384 (1968)

Tuberkulinkonversion

D Umkehrung von tuberkulinnegativ zu tuberkulinpositiv.

G Eine positive Hautreaktion durch
↗ Tuberkulin kommt als eine immunologische
↗ Spätreaktion etwa 6 Wochen nach Tb-Infektion oder
↗ BCG-Impfung zustande.

P Der Nachweis einer T. ist bei Ausschluß einer Tb-Impfung von großer Bedeutung für die klinische Diagnose einer Tb-Infektion. (19)

Tuberkulose-Impfung ↗ Bacillus CALMATTE-GUÉRIN-Impfstoff

TÜRK-Lymphomatose ↗ mononucleosis infectiosa

Tuftsin

D Basisches Tetrapeptid (Thr-Lys-Pro-Arg), das hormonähnlich die Phagozytoseaktivität der Granulozyten stimuliert.

G T. wird in der Milz gebildet und an die H-Ketten zytophiler IgG-Moleküle („leukophiles Gammaglobulin") gebunden transportiert. Diese Transportform des Peptidhormons heißt ↗ Leukokinin.

P Durch Leukokininase wird T. wieder abgespalten und stimuliert die Phagozytoseaktivität (Ingestion) neutrophiler Granulozyten. Rezeptor des Peptids ist Neuraminsäure. (21)

L NAJJAR, V. A., et al.: Nature 228 (1970), 672

Tumor-Antigene

S Tumorspezifische Antigene
Tumorassoziierte Antigene

D Antigene, die in Tumorzellen oder an der Oberfläche von Tumorzellen neu auftreten bzw. von Tumorzellen synthetisiert werden und im Serum von Tumorträgern nachweisbar sind.

G Tumorzellen enthalten wie die entsprechenden Normalzellen normale Zell-Ag (z. B. Histokompatibilitäts-Ag, ↗ Differenzierungs-Ag). Sie besitzen darüber hinaus in der überwiegenden Zahl der getesteten Tumoren T.-Ag, die sie von den Normalzellen unterscheiden. T. treten *im Kern, im Zytoplasma* und *an der Oberfläche von Tumorzellen* auf. Ak und Immunlymphozyten können *in vivo nur mit T. der Zelloberfläche* reagieren. Nur eine Reaktion mit diesen Ag kann deshalb eine Tumortransplantationsabstoßung bewirken (↗ tumorspezifische Transplantations-Ag). Treten T. in größerer Konzentration auch außerhalb des Tumors (z. B. im Serum) auf, können sie als Indikator für die Anwesenheit von Tumoren genutzt werden (↗ Krebsdiagnostik).

Hinsichtlich ihres genetischen Ursprungs lassen sich auf Grund experimenteller Untersuchungen mehrere *Typen* von T. unterscheiden:

1. T., die *von einem Virus induziert* werden. Die Ag zeigen Kreuzreaktion bei den Tumoren, die durch das gleiche Virus hervorgerufen wurden, unabhängig von der Histologie des Tumors oder der Spezies, in der der Tumor entstanden ist. ↗ Virusinduzierte Ag in Tumoren, ↗ RNS-Tumorviren, ↗ DNS-Tumorviren.

2. T., die *vom Zellgenom kodiert* werden. Hierzu zählen die ↗ karzinoembryonalen Ag, die während der Embryogenese, normalerweise aber nicht im erwachsenen Organismus zur Expression kommen. Das ↗ TL-Ag tritt bei einigen Mäusestämmen auch nur während der Leukämogenese auf. Ähnlich wie diese Ag werden in einigen Tumoren Substanzen (z. B. Enzyme) synthetisiert, die normalerweise in den entsprechenden Normalgeweben überhaupt nicht gebildet werden.

3. T., deren *genetischer Ursprung unklar* ist. In diese Kategorie zählen die ↗ individuell distinkten T. chemisch und physikalisch induzierter Tumoren. Jeder Tumor dieser Gruppe besitzt spezifische Ag, die ihn von anderen Tumoren unterscheiden, auch wenn diese durch das gleiche Agens hervorgerufen wurden und gleichen histologischen Ursprungs sind.

P T., die bisher in *Tumoren des Menschen* gefunden wurden, lassen sich ebenfalls in diese Kategorien einordnen, obwohl nicht für alle der genetische Hintergrund (und damit die Ätiologie) geklärt ist. In ↗ BURKITT-Lymphomen, Nasopharynxtumoren und Zellen der infektiösen ↗ Mononukleose wurden ↗ EPSTEIN-BARR-Virus-induzierte Ag nachgewiesen, ein Hinweis auf die Beteiligung des Virus an der Entstehung dieser Erkrankungen. ↗ Embryonale Ag wurden im Zusammenhang mit Lebertumoren (↗ Alpha-Fetoprotein) und Tumoren des Magen-Darm-Trakts (↗ CEA) gefunden. Bei Melanomen wurden ↗ individuell distinkte T. an der Zelloberfläche nachgewiesen. Bisher nicht eindeutig zu interpretieren ist die weitgehende Kreuzreaktivität, die bei menschlichen Tumoren identischen Organursprungs gefunden wurde.

Die *Bedeutung* der T. für die Malignität und das Wachstum von Tumoren ist noch nicht geklärt. Es gibt keine Hinweise, daß bestimmte T. eine direkte Beziehung zur Malignität haben. Das Auftreten von T. an der Oberfläche von Tumorzellen ruft Immunreaktionen hervor (↗ Tumorimmunität), deren Verstärkung und Steuerung Ziel immuntherapeutischer Forschungen ist (↗ Krebstherapie). (13)

L PASTERNAK, G., und U. SCHNEEWEISS: Tumor- und Transplantationsimmunologie. VEB Gustav-Fischer-Verlag, Jena 1973
Nat. Cancer Inst. Monogr. 37 (1973), Conference and Workshop on Cellular Immune Reactions to Human Tumor-associated Antigens

Tumor-Antikörper

D Ak, die spezifisch mit Tumor-Ag reagieren.

G T. können im Tumorträger vorhanden sein, sie können dann zytotoxische Wirkung haben oder auch das Tumorwachstum fördern (↗ blockierende Faktoren). T. können ebenso nach Immunisierung anderer Individuen gewonnen werden und dann Bedeutung für die ↗ Krebsdiagnostik und ↗ Krebstherapie haben. (13)

tumorassoziierte Transplantations-Antigene

Abk. TATA

D Oberflächen-Ag von Tumorzellen, die mit Transplantationsmethoden nachgewiesen werden.

G Der Terminus TATA wird von einigen Arbeitsgruppen der Bezeichnung tumorspezifische Transplantations-Ag vorgezogen, da diese Ag auch auf nichtmalignen Zellen auftreten können (z. B. virusinduzierte Ag) und deshalb nicht unbedingt „tumorspezifisch" sind. (13)

Tumorbank

D Konservierung und Sammlung experimentell verwendbarer Tumorzellen in lebensfähigem Zustand bei tiefen Temperaturen über längere Zeiträume.

G Solide Tumoren werden unter sterilen Bedingungen in kleine Stückchen von 3 bis 5 mm Durchmesser zerschnitten und in ein Konservierungsmedium, z. B. EAGLE-Medium mit Zusatz von 5% Glyzerin als Schutzstoff gebracht. Auch Dimethylsulfoxid (7,5%) in HANKS-Lösung oder Glucose (5,3%) werden empfohlen. Aszitestumoren oder Zellbrei von Leukämien oder soliden Tumoren werden etwa zu gleichen Teilen mit Konservierungsmedium gemischt, wobei der Glyzeringehalt des Gemisches 5–10% betragen soll. Die Proben werden nach einem speziellen Gefrierverfahren auf etwa –20 bis –30 °C abgekühlt und danach bei –78 °C bzw. –196 °C aufbewahrt.

P Langsame Temperaturerniedrigung von nicht mehr als 1 °C/min während des Einfrierens und – bei Wiederverwendung – schnelles Auftauen ergeben die besten Resultate. Wichtig für die Überlebensfähigkeit ist bes. das kontinuierliche Überschreiten des Gefrierpunktes der Zellsuspension (Unterkühlungseffekt!).
Das Wachstum der soliden Tumoren in der 1. Passage nach Tiefkühlkonservierung erfolgt verzögert. Überlebenszeit von Versuchstieren mit Leukämie- und Aszitestumor-Transplantaten dieser Passage kann um einige Tage verlängert sein.
Bevorzugte Kühlsysteme zur Aufbewahrung der Tumorkonserven:

1. Trockeneis (CO_2) in 96%igem Äthanol im Dewardgefäß, –78 °C, Tumormaterial in zugeschmolzenen Ampullen direkt in der flüssigen Phase gelagert. Vorteil: Konstante Temperatur.
2. Trockeneis ohne zusätzliche Flüssigkeiten, bei geeigneter Lagerung Verschließen der Proben nicht erforderlich.
3. Flüssiger Stickstoff im Tiefkühlkontainer, –196 °C. Lagerung in der flüssigen Phase in zugeschmolzenen Ampullen ist gefährlich wegen möglicher Explosion undichter Ampullen bei Entnahme!

Gasphasenlagerung: Beste Konservierungsmöglichkeit, dichtes Verschließen der Proben nicht erforderlich.
Die eingefrorenen Tumorstämme bleiben viele Jahre lebensfähig und behalten ihre speziellen Eigenschaften. Dadurch lassen sich notwendige Passagen über lebende Tiere auf ein Minimum einschränken. (52)

Zur Zeit in der Tumorbank, Zimet Jena, vorhandene Stämme:

Tumorart	Charakteristika
Mäuse-Tumoren	
EAC/Bonn	EHRLICH-Asziteskarzinom, wächst in Suspensionskultur in vitro, Aszites oder solider Form in vivo
Sa 180 (P)	Aszitestumor, Sarkom
L 1210	Lymphoide Leukämie, Aszitesform
NK/Ly	Lymphom, Aszitesform
RAB I }	Aszitestumoren, ursprünglich
RAB VI }	Retothelsarkome
S 37	Sarkom, Aszitesform
Ratten-Tumoren	
Shay-Leukämie	Chloroleukämie, Aszitesform
Yoshida-Sarkom	Aszitesform, schnell wachsend
Jensen-Sarkom	Aszitesform
DS-Karzinosarkom	solid und Aszitesform
Zajdela-Hepatom	Aszitesform
Walker-256-Karzinosarkom	solide Form
Tumoren anderer Tierarten	
Brown-Pearce-Tumor	Kaninchentumor, solid

Anschrift: Tumorbank im Labor Cancerostatica
Akademie der Wissenschaften der DDR
Zentralinstitut für Mikrobiologie und Experimentelle Therapie
DDR - 69 Jena, Beuthenbergstr. 11

L GERICKE, D.: Europ. J. Cancer 2 (1966), 285
MOL'KOV, Ju. N.: Vopr. Onkol. 15 (1969), 2, 85
WOLSTENHOLME, G. E. W., und M. O'CONNOR: The Frozen Cell. J. a. A. Churchill Verlag, London 1970

Tumorimmunität

D Immunol. Reaktivität gegenüber Tumoren bzw. ↗ Tumor-Ag.

G T. kann in Versuchstieren durch Vorbehandlung mit devitalisierten Tumorzellen,

Membranfraktionen von Tumorzellen oder isolierten Tumor-Ag (bei virusinduzierten Tumoren auch mit den entsprechenden Tumorviren) induziert werden. Die Immunisierung kann das Auswachsen transplantierter syngener Tumorzellen zu einem Tumor verhindern, wenn die transplantierten Tumorzellen die gleichen Tumor-Ag besitzen wie zur Immunisierung verwendet wurden. Tumorspezifische Transplantationsresistenz kann passiv mit Immunzellen, in einigen Fällen auch mit Ak übertragen werden. Tumorspezifische Immunreaktionen führen jedoch *nicht in jedem Falle zur Zerstörung von Tumorzellen.* So wurden in zahlreichen Versuchstieren und Patienten mit progressiv wachsenden Tumoren Lymphozyten und Ak nachgewiesen, die in vitro mit den Tumorzellen reagieren, ohne daß in vivo ein wachstumshemmender Einfluß beobachtet wird. Weiterhin können passiv übertragene tumorspezifische Ak das *Tumorwachstum fördern* (immunol. ↗ Enhancement, ↗ blockierende Faktoren). In vitro-Experimente haben gezeigt, daß die Zerstörung von Tumorzellen in erster Linie durch die zelluläre Abwehr erfolgt. Die wichtigste Rolle spielen wahrscheinlich *T-Lymphozyten,* obwohl auch für B-Lymphozyten eine direkte zytotoxische Wirkung auf Tumorzellen nachgewiesen wurde. Über die Rolle der Makrophagen bei der spezifischen Zerstörung von Tumorzellen liegen bisher widersprüchliche Ergebnisse vor. Ak sind für die Zerstörung von Tumorzellen, außer von Leukämiezellen, wahrscheinlich von untergeordneter Bedeutung. Es ist nicht sicher, ob die zytotoxische Wirkung der Ak in erster Linie von der Konzentration der Tumor-Ag an der Oberfläche der Targetzellen abhängt oder ob sich zytotoxische Ak in ihren physikochemischen Eigenschaften von Ak unterscheiden, die Enhancement bewirken können.
Durch welche Faktoren das Verhalten von Tumorzellen in vivo entscheidend beeinflußt wird, ist nicht sicher. Von Bedeutung scheinen *blockierende Faktoren* im Serum der Tumorträger zu sein, die die Zerstörung von Tumorzellen durch zytotoxisch wirksame Immunlymphozyten verhindern. (13)

Tumorimmunologie

D Forschungsrichtung der ↗ Immunologie, die sich mit Problemen des Krebses beschäftigt.

G Ausgangspunkt für ein immunol. Herangehen an das Krebsproblem war die Annahme, daß wie bei ↗ Infektionskrankheiten eine ↗ Impfung gegen Tumoren und damit eine Verhütung von Geschwülsten möglich sei. Voraussetzung für eine derartige Krebsprophylaxe und auch für eine Immun-Th des Krebses sind das Vorhandensein von spezifischen *Tumor-Ag* an der Oberfläche der Tumorzellen sowie die mögliche Fähigkeit des Tumorträgers (vielleicht nach entsprechender Immunisierung), gegen die Tumor-Ag immunol. reagieren zu können. Hinweise für eine bestehende immunol. Abwehr gegen Krebs bieten Spontanremissionen menschlicher Geschwülste sowie die Tatsache, daß ein Teil der Tumoren verhältnismäßig lange lokalisiert bleibt.
Die *tierexperimentellen* Untersuchungen im ersten Drittel unseres Jahrhunderts konnten jedoch keinen Nachweis für die Existenz von Tumor-Ag erbringen, da sie an inhomogenem Tiermaterial durchgeführt wurden. Erst mit der Verwendung von ↗ *Inzuchtlinien* gelang der Beweis, daß Tumoren (zuerst bei experimentellen Tumoren der Maus nachgewiesen) an der Oberfläche ↗ Tumor-Ag besitzen, die sie von den entsprechenden Normalgeweben unterscheiden (1943 Gross, 1953 Foley, 1957 Prehn und Main). Syngen transplantierte Tumorzellen wachsen auf den Empfängertieren nicht zu einem Tumor aus, wenn die Tiere vorher mit devitalisierten Tumorzellen oder subminimalen Tumorzelldosen (bei virusinduzierten Tumoren auch mit dem entsprechenden Tumorvirus) immunisiert wurden. Die passive Übertragung der Resistenz durch Lymphozyten und in einigen Fällen (in erster Linie bei Leukämien) auch mit Serum von immunisierten Tieren auf normale Versuchstiere zeigte, daß dem Phänomen ein immunol. Vorgang zugrunde liegt.

P Genauere Einblicke in die bei der Tumorabstoßung ablaufenden Vorgänge wurden mit verschiedenen *in vitro-Methoden* erhalten.

Serologische in vitro-Methoden

↗ Immundiffusion, ↗ Immunelektrophorese, ↗ Radioimmunoassay, ↗ Komplementbindungsreaktion, ↗ Immunfluoreszenztest, ↗ Immunelektronenmikroskopie, ↗ Zytotoxizitätstest.

Zelluläre in vitro-Methoden

↗ Lymphozytentransformation mit Tumormaterial, ↗ Makrophagen- und ↗ Leukozyten-Migrations-Hemmtests, ↗ Kolonie-Inhibitions-Test, zelluläre ↗ Zytotoxizitätstest.
Die *Zerstörung der Tumorzellen* erfolgt nach Reaktion von Immunlymphozyten (bei Leukämien auch von Ak unter Mitwirkung von Komplement) mit Tumor-Ag, die an der Zelloberfläche lokalisiert sind. Immunlymphozyten und Ak können dabei eine antagonistische Wirkung haben (↗ Tumorimmunität, immunol. ↗ Enhancement).
Da auch der autologe Wirt nach Entfernung

des Tumors gegen die eigenen Tumorzellen immunisiert werden kann und da auch in Tumorträgern (sowohl bei Versuchstieren als auch bei Tumorpatienten) Ak und Lymphozyten gefunden wurden, die in vitro mit den eigenen Tumorzellen reagieren, kann geschlußfolgert werden, daß Tumorträger immunol. gegen den eigenen Tumor reagieren können und daß trotz des in den meisten Fällen beobachteten progressiven Wachstums des Tumors keine immunol. Toleranz gegenüber den Tumor-Ag beim Tumorträger vorliegt (immunol. ↗ Überwachung).
Ausgehend von diesen grundlegenden Erkenntnissen werden tumorimmunol. Untersuchungen heute mit *folgenden Fragestellungen* durchgeführt:

1. Klärung des Mechanismus der *immunol. Tumorzellzerstörung* mit dem Ziel, diese Wirkungsweise steuernd zu beeinflussen (↗ Krebs-Th).
2. Suche nach *Tumor-Ag* und Immunreaktionen bei Tumoren des Menschen (Krebs-Th, ↗ Krebs-Di, ↗ Krebsprophylaxe, Immunstatus der Tumorpatienten).
3. Anwendung immunol. Methoden bei der Klärung des Phänomens der *Kanzerogenese* (↗ Tumor-Ag). (13)

L Blom, B. R., et al.: Cell. Immunology 6 (1973), 331
Burtin, P.: Ann. Biol. Clin. 30 (1972), 95
Morton, D. L.: Surgery 74 (1973), 69
Perlmann, P., und G. Holm: Adv. Immunology 11 (1969), 117
Nat. Cancer Inst. Monogr. 35 (1972), Conference on Immunology of Carcinogenesis
Pasternak, G., und U. Schneeweiss: Tumor- und Transplantationsimmunologie. VEB Gustav-Fischer-Verlag, Jena 1973

Tumormodelle ↗ Tumorstämme, experimentelle

tumorspezifische Transplantationsantigene

Abk. TSTA

D An der Oberfläche von Tumorzellen lokalisierte ↗ Tumor-Ag, die eine Immunantwort hervorrufen können, die zur Tumortransplantatabstoßung führt.

G Definition bezieht sich eigentlich nur auf den Nachweis der Ag durch eine Transplantatabstoßung. Die Bezeichnung t. T. wird jedoch teilweise auch für Tumor-Ag menschlicher Tumorzellen benutzt, die mit in vitro-Methoden nachgewiesen wurden (↗ Referenzlab. WHO siehe Tabelle b, Ziffer 12). (13)

Tumorstämme, experimentelle

S Tumormodelle
Transplantationstumoren

D Transplantable Tumoren von Versuchstieren, die sich durch lebende Tumorzellen von Tier zu Tier übertragen lassen und ihre spezifizierten Eigenschaften weitgehend beibehalten. Einige Stämme können durch onkogene Viren induziert werden.

H Erste erfolgreiche Versuche zur Transplantation tierischer Geschwülste im letzten Viertel des 19. Jahrhunderts durch Nowinsky (1876), Hanau (1889), von Eiselsberg (1890), Firket (1892), Morau (1894); Loeb, Jensen, Borrel, Bashford, Ehrlich, Murray, Flexner, Jobling, Apolant u. a. (um die Jahrhundertwende). Noch heute verwendete T. wie Ehrlich-Aziteskarzinom und Jensen-Sarkom sind direkte Nachfolgelinien der damals untersuchten Tumoren. Etwa 1903–1916 fand man Zusammenhänge zwischen Verwandtschaftsgrad der Spender- und Empfängertiere und Transplantierbarkeit der Tumoren. Das führte zur Züchtung von Versuchstier-Inzuchtstämmen.

G Übersicht einiger häufig verwendeter Tumormodelle (S. 479)

P Verwendung der angeführten Tumormodelle, insbesondere in der experimentellen Krebsforschung. Die Anzahl der T. für spezielle Fragestellungen nimmt ständig zu und ist nahezu unübersehbar geworden. (52)

L Geran, R. I., et al.: Cancer Chemother. Rep. 3 (1972), Part 3, No 2, 1–15
Larionov, L. F.: Chemotherapie bösartiger Geschwülste (russ.), Moskau 1962
Roberts, D. C.: Transplanted Tumors of Rats and Mice: An Index of Tumours and Host Strains, London: Laboratory Animals ltd., 1969
Roberts, D. C., and B. Drobycz: Research Using Transplanted Tumors of Laborator Animals. A Cross Referenced Bibliography – XII 1975, Imp. Cancer Res. Fund, London
Schmidt, F., und Z. Brada: Zschr. Versuchstierk. 4 (1964), 122–148
Steward, H. L., et al.: Transplantable and Transmissible Tumors of Animals. Atlas of Tumor Pathology Sect. XII, Fasc. 40, Washington 1959

Tumortransplantation

D Experimentelle Übertragung von Tumoren.

G Durch T. wurden bei der Maus die ↗ Transplantationsimmunologie entwickelt und die Histokompatibilitäts-Ag entdeckt. Die Existenz ↗ tumorspezifischer Transplantations-Ag wurde ebenfalls durch Transplantation syngener Tumorzellen auf vorher immunisierte Versuchstiere bewiesen. Eine s.c. Injektion von autologen Tumorzellen bei Tumorpatienten wurde in wenigen Fällen durchgeführt, um Hinweise für Tumor-Ag bzw. dagegen gerichtete Immunreaktionen zu erhalten. Die Transplantation von menschlichen Tumorzellen bzw. in vitro-transformierten menschlichen Zellen auf neugeborene Tiere heterologer Spezies wird als in vivo-Nachweismethode der Malignität dieser Zellen benutzt. (13)

Bezeichnung	Ursprung	Tierstamm
Mäusetumoren		
L 1210, lymphoide Leukämie	1948 nach Methylcholantrenpinselung, aus Milz und Lymphknoten, Aszitesform	DBA/2
P 388, lymphatische Leukämie	1955 nach Methylcholanthrenpinselung, Aszitesform	DBA/2
NK/Ly, Nemeth-Kellner-Lymphom	1960 als spontane lymphoide Leukämie, Aszitesform	Swiss, DBA/2 u. a.
SOV 16, myeloische Leukämie	1955 virusinduziert, solid und Aszitesform	AB
Ehrlich-Karzinom	vermutlich 1903 als spontanes Mamma-Karzinom, heute zahlreiche Unterlinien, solid und Aszitesform	nicht stammspezifisch
Sarkom 180, Crocker-Sarkom	1914 spontan, solid und Aszitesform	nicht stammspezifisch
Sarkom 37	1906 spontan, Mamma-Karzinom	nicht stammspezifisch, jedoch unterschiedliche Regressionsraten, günstig BALB/c
Lewis-lung-Karzinom	1951 spontan	C 57 BL/6
Melanotisches Melanom B 16	1954 spontan	C 57 BL/6
Harding-Passey-Melanom	1925 spontan	nicht stammspezifisch
Krebs-2-Tumor	1932 spontan, möglicherweise als (seltenes) Mamma-Karzinom einer männlichen Maus	A, Swiss u. a.
0 ж-5	1955 Vormagentumor nach Dimethylbenzantracengaben	C 3H A
прж	1955 Vormagentumor nach Dimethylbenzanthracengaben	CC-57
лио-1	1950 spontan, Lymphom	Afb
Rattentumoren (meist nicht stammspezifisch)		
Chloroleukämie 123-Shay	1949 durch Methylcholanthren, myeloische Leukämie	
Walker-Karzinosarkom 256	1928 spontan in der Milchdrüsenregion einer trächtigen Ratte, solid	
Jensen-Sarkom	1907 nach Bakterieninokulation bei 2 Ratten	
DS-Karzinosarkom	1956 Gehörgangskarzinom durch 4-Dimethylaminostilben, solid und Aszitesform	
Flexner-Jobling-Karzinosarkom	1906 spontan in der Samenblase, solid	
Yoshida-Sarkom	1943 durch 0-Aminoazotoluolfütterung, solid und Aszitesform	
Guerin-Karzinom	1934 spontan am Uterus	
Sarkom 45	1949 durch Dimethylbenzanthrazen	
Sarkom M-1	1943 durch 3,4-Benzpyrin	
Kaninchentumoren		
Brown-Pearce-Tumor	1916–1921 nach Infektion mit Treponema pallidum, undifferenziert, möglicherweise epithelialer Herkunft, solid	
Shope-Papillom	1933 von wilden Kaninchen am Mississippi, dermotropes Virus	
Goldhamstertumoren		
Melanom Nr. 1 (Fortner) melanotisch	1956/57 spontan nach Injektion menschlicher Galle	
Melanom Nr. 3 (Fortner) amelanotisch		
Melanom Nr. 4 (Fortner) amelanotisch	1957 nach Natriumdesoxycholatinjektion	
Huhntumor		
Rous-Sarkom	1908 spontan, Virustumor	

Tumorviren

S onkogene Viren

D Viren, die Tumoren induzieren können.

G Es gibt sowohl DNS- als auch RNS-haltige tumorinduzierende Viren (↗ DNS- und ↗ RNS-Tumorviren). Bei der malignen Transformation einer Zelle wird das Virusgenom ins Zellgenom inkorporiert. Die RNS der RNS-Tumorviren wird dazu in eine komplementäre DNS umgeschrieben (↗ Revertase).

P Nicht in allen Fällen rufen Tumorviren in ihren natürlichen Wirten eine maligne Transformation hervor. Einige humane Adenoviren induzieren Tumoren in Hamstern, es existieren jedoch keine Hinweise dafür, daß sie auch für den Menschen onkogen sind. Verschiedene RNS-Tumorviren und einige herpesähnliche Viren sind dagegen auch für ihre natürlichen Wirte onkogen. T. induzieren in infizierten und maligne transformierten Zellen ↗ *Tumor-Ag*, die eine Immunreaktion hervorrufen können. Die Suche nach virusinduzierten Ag in Tumoren des Menschen sowie von antiviralen Ak in Seren von Tumorpatienten wird zur Klärung der viralen Ätiologie menschlicher Tumoren herangezogen. (13)

L GROSS, L.: Oncogenic Viruses. Pergamon Press, Oxford – London – Edinburgh – New York – Toronto – Sydney – Paris – Braunschweig 1970
GREEN, M.: Ann. Rev. Biochem. **39** (1970), 701
DULBECCO, R.: Ann. Int. Med. **70** (1969), 1019

turbidity reducing test ↗ Anti-Hyaluronidase-Reaktion

Typ-B-Viren

D RNS-Tumorviren, die Mammatumoren hervorrufen.

G Sie unterscheiden sich morphologisch von den ↗ Typ-C-Viren in erster Linie durch das exzentrisch gelagerte Nukleoid. Der bekannteste Vertreter ist das Mamma-Tumorvirus der Maus. Es existieren Hinweise (auch auf Grund immunol. Untersuchungen), daß ein verwandtes Virus auch beim Menschen vorkommt. (13)

Typ-C-Viren

D Wichtige Gruppen der ↗ RNS-Tumoren, die Leukämien und Sarkome in den verschiedenen Spezies induzieren.

G Typ-C-V. vermehren sich durch Abschnüren von der Zellmembran transformierter oder infizierter Zellen. Sie besitzen eine Virushülle und ein zentrales elektronendichtes Nukleoid. Typ-C-V. wurden elektronenoptisch wiederholt in menschlichen Tumoren nachgewiesen, so daß ihre Beteiligung bei der Induktion menschlicher Tumoren wahrscheinlich ist ↗ Onkogen-Hypothese. (13)

Typhusbakterien-Impfstoff

S Typhus-Impfstoff
Typhus-Vakzine

D Inaktivierte oder vermehrungsfähige, abgeschwächte Typhusbakterien oder ihre Bestandteile.

H Unmittelbar nach der Entdeckung des Typhusbakteriums (*Salmonella typhi*) durch EBERTH 1880 setzten Vakzinationsversuche ein, die durch PFEIFFER 1896 zum ersten inaktivierten, parenteral applizierbaren T. führten. Kombinationen mit 3 (Typhus + Paratyphus A + B) bzw. 4 (TAB + Cholera) Impfstoffen folgten 1913 (CASTELLANI) bzw. 1915 (MENDELSON). Wie bei kaum einer anderen Impfung blieb der Erfolg des T. über Jahrzehnte umstritten. Deshalb wurde in den 50er Jahren von der WHO ein kontrollierter ↗ Feldversuch in Jugoslawien, Polen, Sowjetunion und British-Guayana durchgeführt. Die hierbei eingesetzten T. erwiesen sich als wirksam, Paratyphus-A + B-Impfstoffe waren unwirksam.

G Als internationaler *Referenzimpfstoff* gilt die azetoninaktivierte und getrocknete Typhusvakzine. Ähnlich in der Wirkung sind hitzeinaktivierte und phenolkonservierte T. Andere Totimpfstoffe wie Alkohol-Vakzine nach FELIX oder Extraktimpfstoffe (Kohlenhydrat-Lipid-Komplex nach WESTPHAL, ↗ Endotoxin) zeigen unsichere Schutzwirkung. Als Impfstämme werden in der Regel *endemiefrische Typhusstämme* benutzt, die in ihrer O-, H-, Vi-Antigenität möglichst vollständig sind. Die Dichte des T. wird auf 1–2 Milliarden Bakterien pro ml eingestellt. Die Wirksamkeit des *oralen T.* wurde durch die tierexperimentellen Studien von RAETTIG (1962) unter Beweis gestellt und hat sich in einigen großen Feldversuchen (Chile u. a.) bewährt (GRAHNEIS et al. 1973). Impfschutz hängt wesentlich von der Impfstoffdosis ab. Sämtliche Teilschritte der Impfstoffproduktion unterliegen einer Kontrolle durch (nationale) Prüfinstitutionen. Die Prüfbedingungen sind in den minimal requirements der WHO-Reports festgelegt.

P Typhusepidemien spielen in Entwicklungsländern eine größere Rolle als in Ländern mit guten sozioökonomischen Bedingungen. Aus diesem Grund werden in letzteren Ländern Impfungen praktisch nur bei gefährdeten Personengruppen (Laborpersonal, Militär usw.) vorgenommen (↗ Impfungen für Auslandsreisende). Der Impfschutz dauert etwa 3–5 Jahre. (19)

L WHO-Techn. Rep. Ser. Nr. 361 (1967), Nr. 500 (1972)
Yugoslaw Typhoid Commission, Bull. WHO **16** (1957), 879

T-Zellantigene

D ↗ Differenzierungs-Ag der thymus-abhängigen Lymphozyten.

G Die meisten T-Z. sind von der Maus bekannt. Die wichtigsten Differenzierungs-Ag auf Thymozyten und thymus-abhängigen Lymphozyten dieser Spezies sind das ↗ Theta-Ag, ↗ Ly-Ag und das ↗ MSLA. ↗ TL-Ag kommen ausschließlich auf Thymozyten vor. Thymozyten und Thymus-abgeleitete Lymphozyten unterscheiden sich auch hinsichtlich der Konzentration an Differenzierungs- und H-2-Ag. Unterschiede in der Antigenität sind auch für Subpopulationen der Thymozyten bekannt. Mit heterologen Antiseren wurden spezies-spezifische T-Z. weiterhin bei Hühnern, Kaninchen, Ratten und auch beim Menschen nachgewiesen. (13)

ubiquitäre Ag ↗ Antigen, ubiquitär

1. Überwachung, immunologische

S immunologic surveillance (engl.)

D Funktion des ↗ Immunsystems, im Organismus entstehende abartige Zellen mit fremder Oberflächenstruktur (u. a. Tumorzellen) als fremd zu erkennen und zu vernichten.

H Die Idee einer i. Ü. wurde erstmals 1909 von P. Ehrlich formuliert. Er ging von der Annahme aus, daß bei der embryonalen und postembryonalen Entwicklung im Organismus Defekte auftreten, die zu Tumorzellen führen könnten, so daß eine Schutzwirkung vorhanden sein muß, die ein ständiges Entstehen von Tumoren verhindert. Das Konzept der i. Ü. wurde 1957 und in den folgenden Jahren von M. Burnet entworfen. Er kam zu der Schlußfolgerung, daß sich das Immunsystem bei Vertebraten zum Schutz der Integrität des Organismus gegen innere (Tumorzellen) und äußere Feinde (Infektionserreger) entwickelt hat.

G *Hinweise auf eine i. Ü.* werden in folgenden Beobachtungen gesehen:

1. Neonatale ↗ Thymektomie von Versuchstieren oder Behandlung mit ↗ ALS erhöht die Häufigkeit experimenteller virusinduzierter Tumoren.
2. Das Auftreten der durch ein Herpesvirus hervorgerufenen Marek-Erkrankung der Hühner wird auch bei genetisch resistenten Linien nach neonataler Thymektomie gesteigert.
3. Röntgenbestrahlung führt in adulten Mäusen zu Polyomavirus-induzierten Tumoren. Normale Mäuse sind gewöhnlich gegenüber dem weitverbreiteten Virus resistent.
4. Das ↗ Epstein-Barr-Virus hat beim Menschen eine universelle Verbreitung, induziert aber nur in wenigen Fällen Tumoren (z. B. ↗ Burkitt-Lymphom). Dagegen werden in vitro gezüchtete normale Lymphozyten, die das Epstein-Barr-Virusgenom enthalten, verhältnismäßig oft in lymphoblastoide Zellinien konvertiert.

Die jeweilige Spezies hat offensichtlich gegen unter natürlichen Bedingungen vorkommende onkogene Viren im Laufe der Evolution einen Abwehrmechanismus entwickelt, der das Auswachsen transformierter Zellen in den meisten Fällen verhindert.

Trotz vorhandener i. Ü. kommt es jedoch zum Auftreten von Tumoren. Für das Auswachsen transformierter (Tumor-)Zellen werden folgende Mechanismen verantwortlich gemacht:

1. Immundefekte und Immunsuppression: Verschiedene teilweise genetisch bedingte Erkrankungen des Immunsystems führen zum gehäuften Auftreten von Tumoren. Immunsuppression fördert das Wachstum von Tumoren. Nierentransplantatempfänger unter langandauernder Immunsuppression zeigen eine erhöhte Tumorrate.

2. „sneaking through“ (engl. durchschlüpfen): Kleine Tumorzellquantitäten sind in einigen Fällen dem Immunsystem wenig zugänglich, bzw. induzieren keine Immunantwort. Wenn der Tumor bei größerem Umfang eine Aktivierung des Immunsystems induziert, kann die Abwehr für eine Zerstörung nicht ausreichen.

3. Immunresistenz und fehlende Antigenität: Tumorzellen, die gegenüber der zytotoxischen Wirkung von Ak oder Immunlymphozyten resistent sind oder keine Tumor-Ag an der Oberfläche besitzen, können vom Immunsystem nicht am Auswachsen gehemmt werden. Auch antigene Modulation könnte das Wachstum fördern.

4. Blocking: Ak, AAK und lösliches Ag können die Zerstörung von Tumorzellen durch Immunlymphozyten verhindern und damit das Wachstum eines Tumors fördern. Die Wachstumsförderung kann durch Blockierung der Ag an der Tumorzelloberfläche, durch Hemmung der Ag-Freisetzung und damit Hemmung der Aktivierung von Immunzellen und durch Blockierung der Immunzellen erfolgen (immunol. ↗ Enhancement, ↗ blockierende Faktoren). (13)

L Burnet, F. M.: Progr. Exp. Tumor Res. 13 (1970), 1
Klein, G.: Transpl. Proc. 5 (1973), 31
Smith, R. T., und M. Landy: Immune Surveillance. Acad. Press, New York – London 1970

2. Überwachung, immunepidemiologische

S Sero-epidemiologische Übersicht
Durchseuchungsstudie
Immunepidemiologie
epidemiological surveillance
Serologische Epidemiologie

D Einmalige, regelmäßige oder wiederholte Untersuchung von Personen oder Tieren einer Population zur Charakterisierung der epidemiologischen Situation vorwiegend durch den Antikörperkataster.

G Insbesondere geht es dabei um
— Aufnahme des Immunstatus einer Bevölkerung vor und nach Einführung von Schutzimpfung.
— Erfassung von Selektivmarkern für Genetik, hämatologische Störungen, Nahrungsmangelkrankheiten und bestimmte chronische Erkrankungen.

Die immunepidemiologische Überwachung wurde zusammen mit dem Infektionsschutz entwickelt. Die WHO leitete 1958 eine besonders intensive Entwicklung durch Bildung einer Expertengruppe für „serologische Übersichten und Serumreferenzbanken“ ein (1). Die immunepidemiologische Überwachung von Infektions-

krankheiten basiert darauf, daß spezifische, den Immunschutz weitgehend charakterisierende Antikörper bzw. der Mangel an Immunität gegen die Erreger frühzeitig erkannt werden. Ebenso sind im Blut Substanzen enthalten, die für Experten anderer Disziplinen interessant sind, weshalb Untersuchungen vielseitig verwertbar entwickelt werden sollten.
Schwerpunkt der Entwicklung ist die Anwendung der serologischen Methoden für
– die Erkennung und epidemiologische Erforschung „neuer" Krankheiten, insbesondere noch unbekannter Infektionskrankheiten und ↗ slow Virus-Infekte,
– chronische Krankheiten,
– ernährungsbedingte und hämatologische Störungen,
– genetische und biochemische Untersuchungen.

Die immunepidemiologische Untersuchung ist Teil der epidemiologischen Überwachung (*epidemiological surveillance*). Ein lückenloses Meldeprinzip mit hoher, gleichförmiger Qualität der Erhebungen ist nicht realisierbar. Deshalb werden nach dem Modell des Kontroll- und Warnsystems (3) exakte Stichprobenuntersuchungen in „Meßpunkten" in kurzen Abständen erhoben. Auf solchen Analysen läßt sich ein Warnsystem mit prophylaktischen Konsequenzen aufbauen.

P Die immunepidemiologische Überwachung erlaubt zusammen mit anderen Daten eine Schätzung der Bedeutung von Krankheiten, das Planen und Auswerten von Impfprogrammen oder anderer antiepidemischer Maßnahmen sowie die frühzeitige Erkennung von Gefahren. Die 21. Weltgesundheitstagung 1968 empfahl allen Mitgliedsstaaten den Aufbau oder Ausbau einer epidemiologischen Überwachung. *Internationale Überwachungsprogramme* bestehen bereits für die quarantänepflichtigen Krankheiten und Influenza sowie Malaria. In internationale Programme werden Krankheiten nach den jeweiligen Prioritäten einbezogen. (42)

L Immunologic and haematologic surveys. Wld. Hlth. Org. techn. Rep. Ser. Nr. 181 (1959)
SINNECKER, H.: Allgemeine Epidemiologie. VEB G.-Fischer-Verlag, Jena 1971
SINNECKER, H.: Stand und Perspektiven des Infektionsschutzes in der DDR. Z. Ges. Hygiene (1974)

Überwanderungselektrophorese

S Elektrosynärese
Elektroimmunodiffusion
Gegenstromelektrophorese
PESENDORFER-Elektrophorese
counter current electrophoresis

D Immunpräzipitatbildung im Gel unter Verkürzung der Diffusionszeiten für Antigen und Antikörper durch Anlegen einer Gleichspannung.

G Ü. beruht auf einer elektrophoretischen Ag-Wanderung in Richtung Anode und endosmotisch bedingtem Ak-Transport in Richtung Kathode. Am Ort des Zusammentreffens der Reaktionspartner erfolgt Präzipitatbildung. Agarosegel ist wegen der in diesem Gel kaum vorhandenen Endosmose weniger als Träger für Ü. geeignet als Agargel.
Durch Wahl entsprechender Milieubedingungen (pH, Ionenstärke, Salze) ist die elektrophoretische Ag-Wanderung in bestimmten Grenzen steuerbar.

P Da Ig durch Endosmose kathodische Bewegungsrichtung erhalten, ist ihr Nachweis als Ag durch Ü. erschwert, Präzipitatbildung von Ig-Anti-Ig-Komplexen erfolgt in unmittelbarer Nähe der Ag-Startposition.
Durch Modifikation der Grundmethode kann die Ü. als qualitatives, quantitatives (Endtiterbestimmung), komparatives oder präparatives Verfahren durchgeführt werden. Der Vorteil der Methode gegenüber der doppelten radialen ↗ Immundiffusion besteht im Fortfall der langen Diffusionszeiten und seiner Anwendbarkeit auf die Untersuchung von Proteinen mit geringen Diffusionskoeffizienten. (27)

L PESENDORFER, F., et al.: Klin. Wschr. 48 (1970), 58

Ultrafiltration

D Trennung molekulardisperser Teilchen von kolloiddispersen Teilchen durch Membranfilter unter Anwendung von Über- oder Unterdruck.

G *Membranmaterial:* Zelluloseester bzw. Zelluloseregenerate, vorwiegend als Filterplättchen oder Hülse mit definierter Porengröße.

P *Anwendung:* Enteiweißung, Konzentrierung von Proteinlösungen. (33)

umtägige Prednisontherapie ↗ alternierende immunsuppressive Therapie

uncommitted lymphocytes

D Immunol. ungeprägter kleiner Lymphozyt; durch Ag-Kontakt entsteht aus u. l. ↗ Immunozyt. (2)

Unfruchtbarkeit ↗ Sterilität, immunologisch bedingt

univalent ↗ monovalent

univalente Antikörper ↗ Antikörper

Universalspender

S Universalblut

D Blut eines Spenders der Gruppe 0; cde/cde ohne hämolysierende Isoantikörper und mit niedrigem Isoagglutinintiter.

P Verwendung zur Transfusion für Empfänger aller Gruppen in lebensbedrohlichen „Eilfällen“ nur ausnahmsweise möglich. Besser ist in solchen Fällen die Verabreichung von 0-Erythrozytensediment mit Plasma der Blutgruppe AB oder des Transfusionsempfängers. (26)

L Keck, A., u. a. (Edd.): Schriftenreihe der Akademie für Ärztl. Fortb. der DDR, Nr. 45: Leitfaden des Transfusionswesens, bearb. von Fünfhausen, G., u. a. Verlag Volk und Gesundheit, Berlin 1974
Reissigl, H.: Die Bluttransfusion. Wilhelm-Maudrich-Verlag, Wien 1961
Transfusions- und Infusionsordnung. Ministerium für Gesundheitswesen der DDR, 1969

Uroparaproteinurie ↗ Paraproteinurie

Urtica ↗ Quaddel

Urtikaria

S Nesselsucht
D Akut oder chron. verlaufende Hauterkrankung mit multiplen, stark juckenden Quaddeln.
G Pathogenese ist uneinheitlich. Man unterscheidet:

1. **Allergische U.:** In größeren Statistiken finden sich bei akuter U. in 10–60%, bei chron. in weniger als 10% Hinweise auf eine ↗ atopische Reaktion. Die *wichtigsten ↗ Allergene* sind in der Reihenfolge ihrer Bedeutung: Arzneimittel (~30–60%; Penizillin, Streptomyzin, INH, PAS, Analgetika, Sulfonamide, Barbiturate, Phenothiazine, Vitaminpräparate), Allergenextrakte, Nahrungs- und Genußmittel (20 bis 35%; Milch, Eier, Obst, Gemüse, Getreide, Fisch, Fleisch), Inhalationsallergene (5–20%), Parasiten, Infektionserreger und Kontaktallergene (relativ selten). Vereinzelt wurden auch urtikarielle Eruptionen bei zytotoxischen Reaktionen (z. B. Transfusionszwischenfällen) beobachtet, bei denen wahrscheinlich die Komplementaktivierung (↗ Anaphylatoxin) von Bedeutung ist. Urtikarielle Reaktionen bei Serumkrankheit können sowohl reaginbedingt als auch durch Komplementaktivierung ausgelöst sein.

2. **Nicht-allergische Formen der U.** können z. B. ausgelöst sein durch
– Histaminliberatoren oder toxische Substanzen, z. B. Morphin, Kodein, Dextran bzw. Berührung von Brennnesseln, Raupen, Medusen und Aktinien,
– abnorme Vermehrung der Mastzellen (Urticaria pigmentosa),
– psychogene Einflüsse,
– physikalische Reize (physikalische ↗ Allergie).

P Charakteristisch für die U. sind generalisiert oder lokalisiert auftretende, mäßig gerötete, von der Umgebung deutlich abgesetzte, stark juckende flache *Quaddeln* mit einem Durchmesser zwischen 1 und 2 cm. Meist sind sie von einem nicht sehr ausgedehnten Erythem umgeben. Auch die Schleimhäute können beteiligt sein (Endo-U.). In der Regel treten die Effloreszenzen akut auf und klingen innerhalb von 1–2 d ab. Doch gibt es auch ausgesprochen chron. verlaufende Formen. Die Th besteht bei den allergischen Formen in der Allergenkarenz bzw. der ↗ Desensibilisierung, symptomatisch wirken Antihistaminika. (5)

Uteroglobin

S Uterusspezifisches Globulin
β_1-Uteroglobulin
Blastokinin
D Kohlenhydratfreies β_1-Globulin mit einem MG von 30000. Eines der für den Genitaltrakt von Säugern spezifischen Proteine.
G Biologische Funktion des U. und der anderen uterusspezifischen Globuline ist noch weitgehend unbekannt. Möglicherweise sind diese Proteine Wachstums- und Entwicklungsfaktoren für die befruchtete Säugereizelle vor der Implantation. Die uterusspezifischen Proteine sind beim Kaninchen am besten untersucht; beim Menschen konnte U. noch nicht sicher nachgewiesen werden. (9)

L Beier, H. M., und K. Beier-Hellwig: Acta endocrinol. (Kbh) Supp. Nr. 180 (1973)
Kirchner, Ch.: Wilhelm Roux' Archiv **164** (1969), 97

uterusspezifisches Globulin ↗ Uteroglobin

Uvea ↗ Auge

Vaccinum poliomyelitidis
↗ Poliomyelitisvirus-Impfstoff

Vaccinum variolae ↗ Vakzinevirus-Impfstoff

Vakzination

S ↗ Impfung
↗ Vakzinevirus-Impfstoff

Vakzine

D Organische Substanz bakteriellen oder viralen Ursprungs, die nach Applikation in einen zur ↗ Immunität befähigten Organismus Immunität hinterläßt, ohne dabei vollständige Krankheitssymptomatik zu entfalten.

H Begriffseinführung durch PASTEUR zu „Untersuchungen über Ursachen und Wirkungen der Variolae vacciniae" (1798). (2)

G ↗ Impfstoff

Vakzinevirus-Impfstoff

S Pocken-Impfstoff
Variola-Vakzine
Vakzinia
Vaccinum variolae (WHO-Nomenklatur)

D Vermehrungsfähige, abgeschwächte oder inaktivierte Vakzineviren.

H Bereits im Altertum (China, Indien) kannten Priester und Ärzte die *Variolation*: Übertragung von Pockenpustelinhalt auf Gesunde. Im 18. Jahrhundert führte die Ehefrau des englischen Gesandten in Konstantinopel, Lady Montague, die Variolation nach Europa ein. Der englische Arzt JENNER entwickelte aus dieser Methode die *Vakzination* (1796): Übertragung von Pustelinhalt erkrankter Kühe (Euterpustel) auf gesunde Menschen; Abschwächung des Kuhpockenvirus durch Rinderpassagen. 1874 in Deutschland erstes Pockenimpfgesetz.

G Vakzineviren stammen von Kuhpockenviren ab und unterscheiden sich von Menschen ↗ Pockenviren (Variola-Viren) antigenisch praktisch nicht, haben aber eine schwächere Virulenz. Sie werden auf der Haut lebender Tiere (z. B. Rinder), auf Hühnerembryonen oder auf geeigneten Zellkulturen kultiviert. Primäre und sekundäre Saatviren (primary and secondary seed lot) leiten sich über maximal 5 Passagen von dem Referenzimpfstamm ab. Die gegenwärtig international bekanntesten Referenzstämme sind *Elstree* (LISTER-Institut), *EM 63* (Moskau) und *New York* (Board of Health).
Sämtliche Schritte der Impfstoffproduktion unterliegen einer Kontrolle durch (nationale) Prüfinstitutionen. Die Prüfbedingungen sind in den minimal requirements der WHO-Reports festgelegt (Untersuchung der Saatviren, Untersuchung auf Begleitmikroorganismen, Einstellung und Testung der Saatvirusernte; maximal erlaubte Zahl der apathogenen Bakt. 3000 pro ml, verboten sind Enterobacteriaceen, Staphylokokken, Streptokokken, Tetanusbazillen, Milzbrandbazillen u. a. pathogene Keime; Identitätsteste, Testung der Viruskonzentration, Testung der Impfstoffqualität und -haltbarkeit usw.).
Impfschutz ist bis zu einem gewissen Grade von der Impfstoffdosis abhängig. WHO empfiehlt z. B. für Revakzinationen einen Mindesttiter des Impfstoffes von 10^8 PFU pro ml.

P V. hat zu einer Zurückdrängung der Pockenerkrankungen auf der Erde geführt. 1971 gab es nur noch 4 *endemische Pockenherde* (Äthiopien, Indien, Pakistan, Sudan), die inzwischen ebenfalls beseitigt werden konnten (WHO-Programm). Aus diesem Grund haben einige Länder (USA, England) unter Berücksichtigung der möglichen ↗ Impfkomplikationen bereits die Pockenimpfpflicht aufgehoben. In den meisten Ländern wird aber an der gesetzlich vorgeschriebenen Pockenimpfung, bes. für die gefährdeten medizinischen Berufe, festgehalten, solange die *Gefahr einer Pockeneinschleppung* besteht (↗ Impfkalender der DDR). *Impfschutz* hält mit Sicherheit mindestens 3 Jahre an und sinkt im Laufe der Folgejahre allmählich ab. Pockenerstimpfung ist nicht ungefährlich; die gefürchtetste ↗ *Impfkomplikation* ist die postvakzinale ↗ Enzephalitis mit einer altersabhängigen Häufigkeit von 1:40000 (nach dem 3. Lebensjahr häufiger!). Für die Erstimpfung werden deshalb Impfstoffe mit stark reduzierter ↗ Reaktogenität (z. B. Stamm CV1-78, Elstree) empfohlen, bisweilen auch die Vor- oder ↗ Synchronimpfung mit Formalin-inaktivierten Vakzineviren (HERRLICH 1959). Die Möglichkeit einer oralen Pockenimpfung wurde im Tierversuch erprobt (HUBER, 1970). (19)

L HERRLICH, A.: Handbuch der Schutzimpfungen. Springer-Verlag, Berlin – Heidelberg – New York 1965
ROHDE, W., U. SCHNEEWEISS und F. M. G. OTTO: Grundriß der Impfpraxis. Verl. Joh. Ambrosius Barth, Leipzig 1968
WHO-Techn. Rep. Ser. No. 323 (1966)
WHO-Techn. Rep. Ser. No. 493 (1972)
WHO: Smallpox Vaccination. Wkly epidem. Rec. 46 (1971), 426

Vakzinia-Immunserum

Abk. HVI (humanes Vakzinia Immunglobulin)

S Antivakzinia-Immunserum
Impfpocken-Immunserum

D Humanes Serum mit Ak gegen ↗ Vakzinia-virus.

P HVI bietet raschen Schutz bei unmittelbar Pocken-gefährdeter Situation (*Kontaktpersonen 1. Grades*). Breitere Anwendung (simultan) findet es *bei gefährdeten Impflingen* (↗ Vakzinevirus-Impfstoff), insbes. prophylaktisch bei Vaccina heteroinoculata (Übertragung von Pustelinhalt des Impflings auf eine noch nicht geimpfte oder nicht mehr immune Person) oder auch therapeutisch bei Eccema vaccinatum (hämatogene Aussaat des Vakzinevirus bei einem Ekzematiker). Dosierungsrichtlinien: prophylaktisch 0,05 ml/kg und therapeutisch 0,10 ml/kg oder mehr in 1wöchigen Abständen. (19)

L SPIESS, K.: Impfkompendium
G. Thieme-Verlag Stuttgart, 1976

Valenz

D Wertigkeit.
G **1. V. eines Ak** ist die Zahl seiner Ag-Bindungsstellen. IgG ist ↗ bivalent, IgM pentavalent (↗ Ig).
2. V. des Ag ist die Zahl seiner reaktionsfähigen Determinanten. Die meisten Ag sind polyvalent (↗ Ag). (3)

1. V-Antigen

S ces-Antigen
ces
hrv

D ↗ Rhesus-Blutgruppen-Ag an menschlichen Erythrozyten.

H Anti-V (Anti-hrv) wurde 1955 von DE NATALE, CAHAN, JACK, RACE und SANGER bei einem polytransfundierten cde/cde-Empfänger gefunden.

G *V-Ag* ist dominant, kommt immer mit dem Genkomplex cDe, cDue, cde zusammen vor. (Mit Dce doppelt so häufig wie mit dce). Das V-Ag wird vorwiegend bei Negern gefunden. Die Häufigkeit variiert bei afrikanischen Negern zwischen 33 und 40%, in den USA 27%. *Anti-V* ist häufig von Anti-D begleitet. Durch Anti-V verursachter Mhn wurde bisher nicht bekannt. (26)

L RACE, R. R., und R. SANGER: Blood Groups in Man. Blackwell Scientific Publikations, Oxford—Edinburgh 1968

2. V-Antigen ↗ Virusantigen

variable Region

D N-terminaler Bereich von H- und L-Ketten mit großer Heterogenität in der Aminosäuresequenz.

G Die einander homologen V-Regionen bei L- und H-Ketten umfassen bei beiden etwa die ersten 110 bis 120 Aminosäuren. Von diesen zeigen einige Positionen eine hohe Variabilität (hypervariable Regionen), andere variieren weniger stark (subgruppenspezifische Aminosäurereste), einige sind relativ konstant (H- bzw. L-Ketten-spezifische Positionen). Die Funktion der V-Region besteht in der Ausbildung der Bindungsstelle für das Ag.

P Affinitätsmarkierungen haben gezeigt, daß Aminosäuren aus den hypervariablen Regionen unmittelbar an der Ag-Bindung beteiligt sind, die relativ konstanten Aminosäurereste sind offenbar für die Aufrechterhaltung der Tertiärstruktur notwendig. Die Unterscheidung der V-Regionen nach subgruppenspezifischen Resten hat zur Einteilung in drei V_κ-, fünf V_λ- und drei V_H-Subgruppen geführt. V-Regionen gleicher Subgruppen differieren in bedeutend weniger Aminosäurepositionen als V-Regionen unterschiedlicher Subgruppen. (1)

L EDELMAN, G. M., et al.: Ann. Rev. Biochem. 38 (1969), 415
PINK, R., et al.: Ann. Rev. Med. 22 (1971), 145

Variation, serologische

D Dynamische, serologische Vorgänge der O-Formen (↗ Formenwechsel) bzw. der H-Phasen (↗ Phasenwechsel) bei Enterobacteriaceae. (8)

H F. KAUFFMANN 1961

L KAUFFMANN, F.: Die Bakteriologie der Salmonellagruppe. Einar Munksgaard, Kopenhagen 1941 (dort weitere Literatur!)
KAUFFMANN, F.: Die Bakteriologie der Salmonellaspecis. Einar Munksgaar, Kopenhagen 1961

Variola ↗ Pockenviren

Variolation ↗ Vakzinevirus-Impfstoff

Variola-Vakzine ↗ Vakzinevirus-Impfstoff

Variolois ↗ Pockenviren

Varizellation

D Analog zur Variolation vorgenommene Inokulation gegen Windpocken mittels Pustelinhalt eines Patienten; nicht üblich. (19)

Vaz ↗ Leukozytenagglutination

Ve ↗ MNSs-Blutgruppen, Varianten

Vea (Vel) ↗ Antigen, ubiquitäres

Ven ↗ Antigen, privates

Verbrauchskoagulopathie

Abk. engl. DIC (disseminated intravascular coagulation)

S Intravasale Gerinnung
Intravaskuläre Gerinnung
Disseminierte intravaskuläre Gerinnung

Defibrinierungssyndrom
Defibrinierungsblutung
Thrombohämorrhagisches Syndrom

D Erworbene Gerinnungsstörung, die durch eine intravasale Umsatzsteigerung von Thrombozyten und plasmatischen Gerinnungsfaktoren charakterisiert ist (LASCH).

G Dabei wird die V. durch eine Hyperkoagulabilität infolge einer vermehrten Thrombinbildung eingeleitet und schließlich beim auftretenden Mißverhältnis zwischen Umsatz und Neubildung von einer Hypokoagulabilität gefolgt. *Mikrothrombosierungen* der Endstrombahn (intravasale Gerinnung) und *Hämorrhagien* sind häufige, aber keine obligaten Begleiterscheinungen der V. Umsatzsteigerung der Gerinnungsfaktoren und Thrombozyten ist im *Tiermodell als* ↗ SANARELLI-SHWARTZMAN-*Phänomen* bekannt. Durch Endotoxine GRAM-negativer Bakt. oder Viren, Zufuhr bestimmter Lipide oder freier Fettsäuren, Freisetzung von Gewebefaktor aus Zellen bei hämolytischen Prozessen oder schweren Gewebstraumatisierungen, Schockzustände und in seltenen Fällen AAR kann der Pathomechanismus einer V. bei Tier und Mensch eingeleitet werden. Er gleicht im Verlauf und in den pathologisch-anatomischen Veränderungen den Folgen einer Thrombin- oder Thromboplastininfusion im Tierversuch. Ausmaß der intravasalen Mikrothrombosierung ist dabei weitgehend vom Funktionszustand des RHS abhängig. Bleibt die Abräumfunktion für Gerinnungszwischen- und -endprodukte voll erhalten und ist die Mikrozirkulation ungestört, dann kommt es nicht zur *Blockierung der Endstrombahn.*

Gegenüber einer primären ↗ Fibrinolyse ist dd der *Thrombozytensturz* ausschlaggebend. Im Plasma und Serum werden bei einer V. *Fibrinmonomere* und ↗ *Fibrin(ogen)-Spaltprodukte* gefunden, bei einer isolierten Fibrinolyse nur Fibrin(ogen)-Bruchstücke.

P V. treten häufiger auf als sie di. werden. Im Erwachsenenalter stehen sie an der Spitze in der Häufigkeitsverteilung der hämorrhagischen Diathesen. Jedes Schocksyndrom bzw. jedes schwere Krankheitsbild mit Kreislaufzentralisation ist für eine V. prädestiniert. Dabei darf das *Vorstadium* der Hyperkoagulabilität ohne Thrombozytensturz und ohne wesentliche Verminderung der Gerinnungsfaktoren, jedoch mit Nachweis von *Fibrinmonomeren im Plasma* nicht fehlgedeutet werden, weil gerade diese einleitende Phase einer prophylaktischen Th gut zugängig ist. Verbrauchsreaktionen wurden *bei folgenden unterschiedlichen Krankheitsbildern* und -zuständen bekannt: Hämolytisch-urämisches Syndrom (GASSER), WATERHOUSE-FRIDERICHSEN-Syndrom, Purpura fulminans, thrombotische Mikroangiopathie (MOSCHCOWITZ), Sepsis, kardiogener und hämorrhagischer Schock, akute Pankreatitis, Leukosen, Leberzirrhosen, Malignome, Polyglobulie und Polyzythämie, Hämolyse bei Blutgruppeninkompatibilität, Einsatz von extrakorporaler Dialyse, Fruchtwasserembolie, abgestorbener Fetus in utero und Schlangengiftintoxikation.

Klin. werden 3 Symptomenkomplexe für die manifeste V. unterschieden:

1. *Hämorrhagische Diathese* durch den Verbrauch von Thrombozyten und plasmatischen Gerinnungsfaktoren sowie verstärkt durch die sekundäre Begleitfibrinolyse;
2. *Organläsionen* durch die disseminierte Thrombenbildung in der peripheren Strombahn (Nierenrindennekrose, Nebennierenapoplexie beim WATERHOUSE-FRIDERICHSEN-Syndrom, Hypophysennekrose beim SHEEHAN-Syndrom);
3. *Irreversibler Schock* mit zunehmender Sauerstoffschuld des gesamten Organismus infolge der gestörten Mikrozirkulation.

Gerinnungsanalytisch wird die Di durch den Verbrauch der Plasmafaktoren und Thrombozyten, durch die Verminderung der Gerinnselfestigkeit im Thrombelastogramm und durch den Nachweis von Fibrinmonomeren im Alkohol-Gelationstest oder im Protaminsulfattest gestellt.

Als **Prophylaxe und Th** der beginnenden V. *Heparin* als i.v. Dauertropfinfusion und anschließende *Substitution mit Plasma und Plasmaderivaten.* Außerdem hat die kausale Th des Grundleidens und die energische Behandlung des Schocksyndroms zu erfolgen. Bei manifester V. mit Mikrothrombosierung der peripheren Strombahn und Auftreten von Organ- und Hautnekrosen kommt die thrombolytische Th mit Streptokinase oder Plasminpräparaten in Betracht. (17)

L HARMS, D.: Med. Welt 22 (1971), 2024
LASCH, H.-G., et al.: Dt. med. Wschr. 96 (1971), 715
MAAK, B., und G. ROGNER: Thrombohämorrhagische Syndrome. In: PERLICK, E., W. PLENERT und O. PROKOP: Fortschritte der Hämatologie, Bd. 2. Barth, Leipzig 1972

Verbrennungskrankheit

S burn disease
burn illness

D Mit Hautnekrosen einhergehende komplexe Allgemeinerkrankung nach thermischem Trauma.

H Bericht über ausgezeichnete Wirkung von „Verbrennungsserum" (gewonnen von genesenen Pat.) führte zum Studium von V. mit immunol. Untersuchungsmethoden, GRUBER (1964).

G V. wird durch komplexe Ätiologie bedingt. In der Pathogenese sind eine initiale Schockphase, eine lokale Infektion bis zur Sepsis sowie eine Immunpathogenese zu unterscheiden. Häufig auftretende „Spättodesfälle" (um den 10.–30. d) nach mäßiger bis schwerer Verbrennung haben ihre Ursache in der Wirkung eines ↗ Verbrennungstoxins.

Immunol. Aspekte: Die zellvermittelte Immunität scheint vermindert zu sein (Verlängerung der Überlebenszeit von Allotransplantaten bei experimenteller Verbrennung des Empfängertieres). Verhalten der Serumeiweißwerte (siehe Tabelle u. Abbildung).

P Neben der klassischen Therapie wird elektrophoretische Überwachung der Konzentrationsänderungen der Serumeiweißwerte empfohlen. Erprobt und diskutiert wird gegenwärtig die Frühexzision des nekrotischen Gewebes, vorbereitet wird die Anwendung einer passiven Immun-Th (Anti-↗ Verbrennungstoxin). (31)

L ANDERL, H., und E. SEMENITZ: Wiener Klin. Wschr. 86 (1974), 91
DANIELS, J. C., et al.: J. of Trauma 14, 2 (1974), 137
GRUBER, U. F., et al.: Fortschritte Kiefer- und Gesichtschirurgie 9 (1964), 17

Verhalten der Serumeiweißwerte bei Verbrennung

Protein-Fraktion (Elektrophorese)	Proteinspiegel	Posttraumatische Minimal- bzw. Maximalwerte (in Tagen)	„Kritische Werte" (in mg/ml Serum)
Albumin	signifikante Abnahme	3–5	10
α_1-Globulin	starke Zunahme (bes. Haptoglobin)	10	
γ-Globulin	signifikante Abnahme	7	3 (adult) ca. 2–2,5 (Kinder)
	stärkste Abnahme – IgG mäßige Abnahme – IgM		2 (adult)

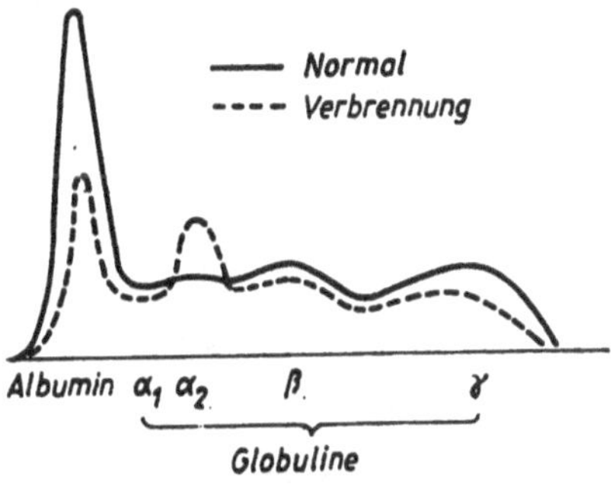

Serum-Elektrophoreseprofil bei Kindern (nach DANIELS et al.)

Verbrennungstoxin

S „Toxin"
toxic factor
burn toxin

D Aus normal vorkommendem Lipoprotein (in epidermalen Zellschichten) durch thermische Energie bei ↗ Verbrennungskrankheit entstehendes, toxisch wirkendes Polymerisat.

H Von AVDAKOFF 1876 zum ersten Mal toxische Wirkung von Serum verbrannter Tiere bei gesunden Empfängern nachgewiesen, zit. nach BURRI (1964). Durch Hautverbrennung unter standardisierten Bedingungen wurde ein Lipid-Protein-Komplex mit toxischer Wirkung isoliert. Isolierungsverfahren, biochemische und physikochemische Charakterisierung bei SCHOENENBERGER (1972).

G Vorkommen von V. erst nach Einwirkung von Temperaturen über +100 °C auf die Haut. Äthylenoxid-Behandlung bei 5 Atü, +42 °C, 80 min zerstört V. nicht.
MG (atoxisches oder natives) Monomer: 1×10^6; (toxisches) Trimer: 3×10^6
Durchmesser des Toxinmoleküls ~ 300 Å
Monomer und Trimer bestehen aus: 40% Lipid, 60% Protein (mit 1% Aminozucker)
Lipidanteil: nur gering und unspezifisch an toxischer Aktivität beteiligt, dagegen Proteinanteil: wesentlich für toxische Wirkung verantwortlich.
Im Experiment gelang aktive Immunisierung von Mäusen mit isolierter gereinigter toxischer Substanz; kein entsprechender Effekt mit nativem Monomer.
Desgleichen signifikante Schutzwirkung durch passive Immunisierung mit heterologem Antiserum gegen V. nach letaler thermischer Schädigung.

P Isolierung eines Toxins aus in vitro verbrannter menschlicher Haut und Serum Schwerverbrannter mit gleichartiger Wirkung. Herstellung von Immunseren zwecks passiver Immunisierung bei schweren Verbrennungsschäden möglich.
Vermutete Wirkungsweise: Generalisierte submikroskopische Zellschädigung durch das Toxin, die letale Wirkung hängt von der quantitativen Relation Toxin zu Wirtszellen ab. Synergistische Wirkung durch weitgehend apathogene, bei Verbrennungen auftretende Keime möglich. Reduzierung der Letalität nach schweren Verbrennungen gelang durch Applikation einer aus heterologem Antiserum isolierten IgG-Fraktion. Die Gefahr einer unerwünschten Immunantwort gegen Fremdeiweiß ist gering, da das Immunsystem beim Pat. mit ↗ Verbrennungskrankheit geschwächt ist. (31)

L SCHOENENBERGER, G. A., et al.: Der Chirurg 45 (1974), 20–28
STÄDTLER, K., et al.: Therapeutische Umschau 28 (1971), 847

Vermes ↗ Helminthen

V-Form ↗ Formenwechsel

V-Fraktion ↗ Präalbumin

Vi-Antigen

Abk. für Virulenz Ag

D Strukturgebundenes ↗ Bakterienantigen bei *Salmonella typhi*, *Citrobacter* 029 und einigen Kolispezies.

H Erstbeschreiber des Ag vermuteten Zusammenhang mit der ↗ Virulenz. Dies erwies sich jedoch als Irrtum.

G Typhusstämme mit Vi-Ag ohne nachweisbares O-Ag werden als V-Formen bezeichnet; sind beide Ag (Vi + O) nachweisbar, spricht man von VW-Formen; Stämme ohne Vi-Ag sind W-Formen. Am häufigsten finden sich im Untersuchungsmaterial V. und VW-Formen. ↗ Formenwechsel ist möglich (↗ Bakterienagglutination). (8 + 19)

Vier-Gen-Theorie

D Theorie der ↗ multiplen Allelie zur Deutung der Beziehung des ↗ S-Blutgruppensystems zum ↗ MN-System.

G Nach WIENER u. WEXLER (1960) existieren 4 Allele: *MS*, *Ms*, *NS*, *Ns*. Im Gegensatz dazu wird von RACE u. SANGER eine Genkopplung als Erklärung herangezogen. (15)

Viroimmunoassay

D Hochempfindliches Testprinzip zur Erfassung von Ag bzw. Haptenen im Nano- bzw. Pikogrammbereich auf der Grundlage einer AAR unter Verwendung von ↗ Viren bzw. Bakteriophagen-konjugiertem Ag bzw. Hapten.

G Test basiert auf der ↗ Plaque-Technik. Bakteriophagen werden kovalent mit Ag bzw. Hapten konjugiert. Die Neutralisation der so modifizierten Bakteriophagen im Plaque-Test durch das gegen Ag bzw. Hapten gerichtete Antiserum wird durch Zugabe von nichtkonjugiertem Ag bzw. Hapten (Testprobe oder Standard) verhindert. Reaktion unterliegt den Bedingungen des Massenwirkungsgesetzes und folgt so dem Prinzip der ↗ Sättigungsanalyse (↗ Radioimmunoassay).

P Bisher insbesondere zur Bestimmung von Steroidhormonen und Prostaglandinen angewandt. Empfindlichkeit für Bestimmung von 17β-Oestradiol 0,7 pg. (18)

L ANDRIEU, J. M., et al.: in: Radioimmunoassay and Related Procedures in Medicine Vol. II IAEA, Wien, 1974, S. 47
CAMERON, E. H. D., S. G. HILLIER and K. GRIFFITHS (Eds.): Steroid Immunoassays, Cardiff, 1975

Virulenz

D Summe der krankheitsverursachenden Eigenschaften eines Mikroorganismus.

G Im einzelnen setzt sich die V. zusammen aus
1. Zahl der Mikroben (Infektionsdosis),
2. Vermehrungsfähigkeit der Mikroben (Vitalität),
3. Giftigkeit der Mikroben oder ihrer Produkte (Toxizität). Jede dieser Eigenschaften läßt sich quantitativ bestimmen.

P V. + ↗ Pathogenität machen einen Mikroorganismus zum Krankheitserreger. (↗ Infektion, ↗ Infektionskrankheit.) Für die Herstellung von ↗ Impfstoffen kommt es vor allem darauf an, diese Eigenschaften eines Erregers zu beseitigen (↗ Attenuierung, ↗ Inaktivierung), ohne seine ↗ immunogene Wirkung einzuschränken. (19)

Virus

S Elementarkörperchen

D Bezeichnung für eine Gruppe in Form und Aufbau uneinheitlicher Gebilde in der Größenordnung von 10—200 (bis 500) mμ.

H PASTEUR benutzte erstmals (1881/1885) „Virus" für die Bezeichnung des Erregers von Infektionskrankheiten, allerdings auch bakt. Genese. LOEFFLER und FROSCH definierten 1898 das V. als einen auf üblichen Nährsubstraten nicht züchtbaren, filtrierbaren, ultravisiblen Organismus. Dank hochentwickelter Untersuchungstechniken sind heute nahezu alle bekannten V.arten definiert.

G Viren werden zu den Kleinstlebewesen (Mikroorganismen) gezählt, obwohl sie keinen eigenen Stoffwechsel haben und sich allein nicht vermehren können. Sie dringen in lebende Zellen (Mensch, Tier, Pflanze, Bakterien) ein. Mit Hilfe ihres genetischen Materials (RNS *oder* DNS) zwingen sie der Wirtszelle eine gezielte Umsteuerung des Stoffwechsels mit Reproduktion kompletter Viruseinheiten auf (absoluter Zellparasitismus). Auf Bakt.zellen spezialisiertes V. heißt ↗ Bakteriophage.
V. besitzen kugelähnliche (sphäroide) *Gestalt*; nur wenige V. sind quaderförmig gebaut (Pocken-V.). Gelegentlich treten filamentöse Formen auf (Myxoviren). Phytopathogene V. sind meist stabförmig.
Bauprinzip: 1. *Core* („Kern", Innenkörper, Nukleoid) ist das Zentrum des V.; es besteht aus einem Typ einer Nukleinsäure, bei anthropo- bzw. zoopathogenen V. entweder aus DNS oder RNS, bei phytopathogenen V. aus RNS. Es ist der Sitz der Erbinformation und zugleich des infektiösen Prinzips. 2. *Kapsid* (Proteinmantel, coat) umgibt schützend das Core und ist in helikaler oder kubischer (isometrischer) Struktursymmetrie aus einer Vielzahl identischer morphologischer Protein-Untereinheiten (Kapsomeren) zusammengesetzt. Es bedingt die Adsorption des V. an die Wirtszelle unter Wahrung der Wirtsspezifität und löst als immunogene Komponente (↗ Virus-Ag) im Wirtsorganismus die Bildung v.spezifischer ↗ Ak aus. Core und Kapsid werden als strukturelle Einheit unter der Bezeichnung *Nukleokapsid* zusammengefaßt und repräsentieren bei den meisten V.arten zugleich das komplette infektiöse V. (= Virion). 3. *Envelope* ist eine zusätzliche V.-hülle aus Lipiden, Kohlenhydraten und Proteinen bei einigen V.arten (Herpes-, Myxo-). Sie rührt aus Bestandteilen der Wirtszellmembranen her. In ihr sind weitere (wirtszellspezifische) Ag des V. lokalisiert, bei Myxo- und Paramyxo-V. außerdem das ↗ Hämagglutinin (in radiären, über die V.oberfläche hinausragenden Strukturen, sog. „Spikes") sowie best. Enzymaktivitäten (Neuraminidase, Muzinase).

Vermehrung des V. setzt eine geeignete (V.-affine) stoffwechselaktive Wirtszelle voraus. Nach Adsorption des V. an deren zytoplasmatische Membran dringt allein die V.nukleinsäure in das Zellinnere ein (Stadium der *Penetration*) und setzt nach einer kurzen Latenzphase (*Eklipse*) unmittelbar die Bildung sog. Frühproteine, die eigene Replikation und dann die Neusynthese von v.spezifischen Hüllproteinen in Gang. Alle nötigen Enzyme für die Replikations- und Synthesevorgänge sind in der Nukleinsäure kodiert. DNS-Viren übertragen die in ihrer DNS enthaltene genetische Information über m-RNS auf die zelluläre Translationsebene, onkogene RNS-V. induzieren zuerst die Synthese einer RNS-abhängigen DNS, deren Transkription dann wie bei DNS-V. vor sich geht. *V.synthese* erfolgt in Abhängigkeit von der V.art entweder im Zellkern (Herpesviren) oder im Zytoplasma (Pockenviren). Sind die einzelnen Syntheseschritte abgeschlossen, so erfolgt der Zusammenbau der Komponenten (Nukleinsäure, Strukturproteine) zum Virion (Stadium der *Maturation*). Dieser findet allgemein im Zytoplasma nach Art eines Kristallisationsprozesses statt. Es schließt sich die Freisetzung der neugebildeten Virions aus der Zelle an (Stadium der *Liberation*). V. mit Envelope (Herpesviren) erhalten diese beim Durchtritt durch die Zellmembran. Freigesetztes V. ist infektionstüchtig und befällt neue Wirtszellen.

Während des Reproduktionszyklus fallen in der Zelle nichtstrukturelle virale „Frühproteine" an, die Ag-Charakter besitzen (z. B. ↗ T-Ag bei Adeno- und Papova-V., S-Ag bei Poliomyelitis-V.) und serologisch nachgewiesen werden können. Ihre eigentliche Funktion besteht in der Umsteuerung des zellulären Stoffwechsels (Hemmung der zellulären Nukleinsäure- und Proteinsynthese). Tumorerzeugende (onkogene) V. (↗ Tumorviren) induzieren weitere Qualitäten zellulärer Ag., die im Zusammenhang mit der Transformation der Wirtszelle stehen.

P Erreger leichter bis tödlicher ↗ *Infektionskrankheiten.* Organismus antwortet auf V.infektionen mit verschiedenartigen Abwehrvorgängen (↗ Infektionsabwehr, ↗ Interferon, ↗ Immunität). Schwergewicht der Krankheitsbekämpfung liegt auf der Prophylaxe (↗ *Virusimpfstoff*) und Immuntherapie (↗ Immunserum). An Chemotherapie wird wissenschaftlich intensiv gearbeitet. (6)

L LOEFFLER, F., et al.: Zbl. Bakt. I. Orig. **23** (1898), 371
STARKE, G., und P. HLINAK: Grundriß der Allgemeinen Virologie. VEB Fischer, Jena 1974
VETTERLEIN, W.: Allgemeine Morphologie der Viren. In: RÖHRER, H. (Hrsg.): Handbuch der Virusinfektionen bei Tieren. VEB Fischer, Jena 1967, Bd. I, S. 257

Virusantigen

D An ↗ Virus gebundenes oder bei der Virusvermehrung entstehendes ↗ Antigen.

G Viren sind starke Ag; Träger der Antigenität sind meist Proteine oder konjugierte Proteine.

Übersicht der Virusantigene

Virusspezifische Ag:

1. **Virus-Partikel-Ag** (V-Ag): Strukturbestandteile des Virion.
2. **Soluble Ag** (S-Ag): kleiner als das Virion, erscheinen bei Differentialzentrifugation im Überstand.

a) Ag-Strukturen, die sowohl strukturgebunden als auch in freier Form auftreten: im Überschuß synthetisierte Strukturproteine.
b) Ag-Strukturen, die nur in „solubler" Form auftreten: virusspezifische Enzymproteine.

Zellspezifische Ag im Virion:

bei Reifung und Ausschleusung des Virus aus Kern- und Zellmembran gebildete Hüllen bei Myxo- und Herpes-Viren.

P Antigenität eines Virus bestimmt in Wechselwirkung mit Wirtsfaktoren Zustandekommen, Verlauf und Ausgang der entsprechenden ↗ *Infektionskrankheit.* Gegen V. vom infizierten Makroorganismus gebildete ↗ Ak können mit Methoden der ↗ Virusserologie nachgewiesen werden. Auch der Virusnachweis selbst, sofern er nicht elektronenoptisch oder durch Erfassung der biologischen Wirkung erfolgt, ist in vielen Fällen eine Identifizierung von V. (z. B. ↗ Immunfluoreszenz, ↗ Präzipitation, ↗ Radioimmunoassay). V. sind darüber hinaus wertvolle Hilfsmittel zum Studium von Virus-Zell-Wechselwirkungen, da sie vom Virusgenom kodiert und von der Wirtszelle synthetisiert werden. Die Kenntnisse der V. gehören zu den wesentlichen Voraussetzungen für die Herstellung von ↗ *Virusimpfstoffen* oder ↗ Immunseren.
Von den zahlreichen Virusgruppen haben einige eine besondere *medizinische Bedeutung.* Eine Auswahl von ihnen sind ↗ Adeno-, ↗ Herpes-, ↗ Pocken-, ↗ Poliomyelitis-, ↗ Arbo-, ↗ Influenza-Viren (↗ Virusklassifizierung). (24)

Virusblockade ↗ Interferenz

Virus fixe

D frz. Bezeichnung für beständiges Virus.

G Durch Kaninchenpassagen modifiziertes Tollwut-Wildvirus, das sich durch eine „fixierte" Minimalinkubationszeit auszeichnet und von PASTEUR 1881 erstmalig als ↗ Tollwutvirus-Impfstoff benutzt wurde.
Im weiteren Sinn wird der Begriff auch auf

andere stabile Virusmutanten ausgedehnt, z. B. Gelbfieber-Virusstamm E. (19)

Virusimpfstoff

S Virusvakzine

D ↗ Impfstoff, der inaktivierte oder vermehrungsfähige, attenuierte Viren oder Virusbestandteile enthält.

H Die „klassischen" Virusimpfstoffe sind die Kuhpockenlymphe von JENNER (1796) und der aus Kaninchenhirn gewonnene ↗ Tollwutvirus-Impfstoff von PASTEUR (1881). Ein wesentlicher Fortschritt war die Einführung von Virusvermehrungssubstraten (embryonierte Hühnereier seit 1930 und Zellkulturen seit 1949). In den letzten Jahren wurden weitere Fortschritte durch verfeinerte Methoden der Virusreinigung, -konzentrierung, Charakterisierung der ↗ Marker mit ihrer Ultrastruktur erzielt.

G Herstellung von V. setzt die Möglichkeiten einer Virusisolierung und einer Virusmassenanzüchtung voraus. Von entscheidender Bedeutung ist der Nachweis der guten Wirksamkeit (↗ Immunogenität) und Unschädlichkeit (↗ Impfstoffprüfung) des V. Besondere *Probleme bei den viralen Impfstoffen:* ↗ Kontamination während der Impfstoffproduktion muß verhindert werden; Viruszüchtung auf permanenten Zell-Linien ist verboten, weil durch Virustransformation kanzerogene Gefahren heraufbeschworen werden.
Von allgemeiner Bedeutung erscheint die Tatsache, daß V. ähnlich wie Wildviren die ↗ Interferon-Bildung anregen, wodurch über den eigentlichen spezifischen Impfschutz (↗ Immunität) hinaus übergreifende Abwehrvorgänge gegenüber anderen Virusinfektionen aktiviert werden.

P Man unterscheidet grundsätzlich zwischen *inaktivierten* („Tot"-) und vermehrungsfähigen, abgeschwächten (*attenuierten* „Lebend"-) V. Letztere bieten die Vorzüge einer intensiveren Ausbreitung und Vermehrung im Körper des Impflings, wodurch ein stärkerer und länger anhaltender Impfschutz erzeugt wird. Von allen bisherigen V. gibt es Tot- und Lebend-Vakzinen. *Praktische Anwendung* finden Totvakzine z.B. im ↗ Influenzavirus-Impfstoff, ↗ Tollwutvirus-Impfstoff u. a., häufiger werden die sog. Lebend-V. eingesetzt, z. B. ↗ Pockenvirus-Impfstoff, ↗ Masernvirus-Impfstoff, ↗ Rötelnvirus-Impfstoff, ↗ Mumpsvirusimpfstoff, ↗ Poliomyelitisvirus-Impfstoff u. a. (19)

L CHUMAKOV, M. P., und R. HAAS: Int. Virol. I, Seminar No. 6 (1969), 260
HLINAK, P., et al.: Zbl. Pharm. 110 (1971), 269

virusinduzierte Antigene in Tumoren

D Von einem Virusgenom kodierte Ag, die in Tumorzellen nachweisbar sind.

G Tumoren gleicher viraler Ätiologie besitzen identische virusinduzierte Ag. Bei diesen Ag kann es sich um Bausteine des Virus (virale Ag) oder um virusinduzierte neue zelluläre Ag handeln, die nicht in das Virus eingebaut werden. Das Vorhandensein virusinduzierter Ag in Tumoren kann nur bedingt als Beweis für die virale Ätiologie eines Tumors gewertet werden, da auch ↗ antigene Konversion zum Auftreten dieser Ag führen kann. (13)

Virusinterferenzphänomen

↗ Interferenz

Virusklassifizierung

S Virussystematik
Virustaxonomie

D Einteilung von ↗ Viren auf der Grundlage chemischer, physikalischer, biologischer und immunologischer Eigenschaften.

G *Kriterien für die Klassifizierung* von Viren sind:

1. Nukleinsäure (DNS oder RNS, Zahl der Stränge, Basenverhältnis, Basensequenz, MG).
2. Symmetrie des Nukleokapsids und Anzahl der Kapsomeren.
3. Vorhandensein oder Fehlen einer Virushülle (Envelope).
4. Durchmesser von Virion und Helix.
5. Ätherempfindlichkeit bzw. -resistenz.
6. Intrazelluläre Lokalisation von Synthese- und Reifungsvorgängen der Virusvermehrung.
7. Eigenschaften der Nukleinsäure-Polymerase (Bestandteil des Virion oder viruskodiert, DNS- oder RNS-abhängig).
8. Antigenbeziehungen.
9. Wirtsspezifität, Vektorenspezifität.
10. pH- und Temperaturstabilität.

Die Kriterien 1–7 dienen vorwiegend zur Festlegung übergeordneter Taxa, wie Virus-Hauptgruppen und Familien. Kriterien 8 bis 10 ermöglichen eine Klassifizierung in Untergruppen, Typen und Subtypen. (24)

P Tabelle S. 441 oben.

L FENNER, F.: Second Report of the International Committee on Taxonomy of Viruses; Intervirology 7 (1976), 1–115
MELNICK, J. L.: Progr. med. Vir. 22 (1976), 211 (in gleicher Serie erscheint jährlich derartige Mitt.)

Virusserologie

D Anwendung serologischer Methoden zur Diagnose und Epidemiologie bei Virusinfektionen.

G Ziel ist entweder der Ak-Nachweis (Di, Durchseuchungsstudien, Beurteilung der Wirksamkeit von ↗ Virusimpfstoffen) oder

Klassifizierung der wichtigsten Gruppen animalischer Viren

Nuklein-säuretyp	Virusfamilie	Hinweis auf Kapitel
DNS	Parvoviridae	
DNS	Papovaviridae	↗ Papovaviren
DNS	Adenoviridae	↗ Adenoviren
DNS	Iridoviridae	
DNS	Herpetoviridae	↗ Herpesviren
DNS	Poxviridae	↗ Pockenviren
RNS	Picornaviridae	↗ Poliomyelitis-viren
RNS	Reoviridae	↗ Arboviren
RNS	Togaviridae	↗ Arboviren
RNS	Orthomyxoviridae	↗ Influenzaviren
RNS	Paramyxoviridae	
RNS	Rhabdoviridae	↗ Tollwutvirus-Impfstoff
RNS	Retroviridae	↗ RNS-Tumor-viren
RNS	Arenaviridae	↗ Arboviren
RNS	Coronaviridae	
RNS	Bunyaviridae	↗ Arboviren

der Ag-Nachweis (Identifizierung und Typisierung eines ↗ Virus).
Wichtigste Methoden der V. sind ↗ KBR, ↗ Neutralisationstest (NT) und ↗ Hämagglutinationshemmungstest (HHT), wobei lediglich letztere zwei Methoden auf der Hemmung der spezifischen biologischen Virusaktivität beruhen. Bei verschiedenen Viruserkrankungen und Fragestellungen werden weiterhin als Methoden eingesetzt: ↗ Präzipitation, ↗ Hämadsorption und -hemmung sowie ↗ Immunfluoreszenz (siehe Tabelle).

Einsatz serologischer Methoden bei Viruserkrankungen des Menschen

Virusgruppe	NT	HHT	KBR
Influenza-	+	+ +	+ +
Parainfluenza-	+	+ +	
RS-	+		+ +
Herpes simplex	+		+
Adeno-	+ +	+	+ +
Poliomyelitis-	+ +		+
Coxsackie-	+		+
ECHO-	+ +	+	
Rhino-	+ +		
Pocken-	+	+	+ +
Arbo-	+ +	+ +	+

NT = Neutralisationstest
HHT = Hämagglutinationshemmtest
KBR = Komplementbindungsreaktion

P Für den optimalen Einsatz einzelner Methoden und die richtige Beurteilung der Befunde sind Zeitpunkt des Auftretens und Dauer der Persistenz (Verlauf) der jeweils erfaßten Ak-Art wesentlich. *Komplementbindende Ak* erscheinen meist in der 2. bis 3. (4.) Krankheitswoche und persistieren einige Monate. Die KBR eignet sich daher zur Erfassung des akuten Krankheitsgeschehens, im allg. jedoch nicht für Durchseuchungsstudien oder für die Beurteilung der Wirksamkeit von ↗ Impfungen. *Neutralisierende Ak* treten frühzeitig im Krankheitsverlauf auf und persistieren über viele Jahre. Ihr Nachweis ist von wesentlicher Aussage für Durchseuchungsstudien und zur Bewertung des Impfschutzes. *Hämagglutinationshemmende Ak* zeigen einen ähnlichen zeitlichen Verlauf wie neutralisierende Ak. Wertigkeit verschiedener Methoden für die Praxis wird darüber hinaus von den Kriterien: Aufwand, Zeitdauer und Spezifität bestimmt. Der KBR, die bei geringer Spezifität wenig zeitlichen und materiellen Aufwand erfordert, steht der NT als hochspezifische, relativ aufwendige, viel Zeit erfordernde, jedoch bei allen Viren durchführbare Reaktion gegenüber. (24)

L HABEL, K., und N. P. SALZMAN: Fundamental Techniques in Virology. Acad. Press, New York—London 1969
LENNETTE, E. H., und N. J. SCHMIDT (Eds.): Diagnostic Procedure for Viral and Rickettsial Disease, 4rd ed. Am. Pbl. Hlth. Ass., New York 1969
SCHMIDT, N. J., und E. H. LENNETTE: Progr. med. Vir. 15 (1973), 244—308

Virusvakzine ↗ Virusimpfstoff

Visna ↗ „Slow"-Virusinfektion

Vi-Variation ↗ Formenwechsel

Vogelpocken ↗ Pockenviren

Vogelzüchterlunge ↗ Alveolitis, allergische

Vollantigen ↗ Antigen

Vollblutkonserve(n)

S Blutkonserven
↗ Blutpräparat(e)
↗ Human-Zitratblut
↗ Human-Zitratblut-A
↗ Human-Zitratblut-AG
↗ CPD-Vollblutkonserve
↗ Human-Heparinblut
↗ Heparin-ACD-AG-Vollblutkonserve
↗ Human-ÄDTA-Blut
↗ Human-Ionenaustauscherblut

Vorläufer-Gen

D Hypothetisches ↗ Gen, dessen Duplikation (↗ Genduplikation) zu einem primitiven L-Gen führt.

G Aus diesem entstehen die Gene für die Induktion der kappa- und der lambda-Ketten des Ak-Moleküls. Das V. enthält demnach die genetische *Information für die Sequenz von 107 Aminosäuren.* Zwei Gene für primitive L-Ketten werden verknüpft, und es resultiert ein primitives Gen für H-Ketten.

Durch Differenzierungsvorgänge kann sich dieses Gen dann in Gene für α-, δ-, γ-, ε- und μ-Ketten entwickeln. Auch eine weitere Differenzierung in Gene für Subklassen der H-Ketten ist möglich (siehe Abbildung). (15)

Vormilch ↗ Kolostrum

V-Region ↗ variable Region

VS-Antigen

S e^s-Antigen
D ↗ Rhesusblutgruppenantigen an menschlichen Erythrozyten.
G VS ist häufiger als ↗ V; Anti-VS reagiert mit allen V-positiven Blutproben und mit dCe^s-Erythrozyten. Anti-VS kommt außerordentlich selten vor, die klinische Bedeutung ist gering. (26)

L RACE, R. R., and R. SANGER: Blood groups in man. 5th ed. Blackwell Scientific Publications, Oxford and Edinburgh 1968

VW-Form ↗ Formenwechsel

Vw (Verweyst) ↗ MNSs-Blutgruppen, Varianten

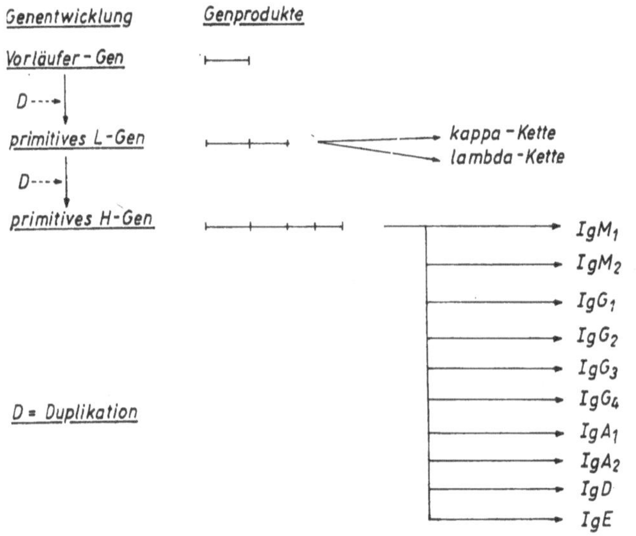

Entstehung der Ig-Klassen aus einem Vorläufer-Gen

WAALER-ROSE-Test

S Differential-Agglutinations-Test
D Indirekter Hämagglutinationstest zum Nachweis von ↗ Rheumafaktoren.

H WAALER fand 1940, daß die Agglutinationsstärke von Kaninchenambozeptor für Schaferythrozyten gesteigert wird, wenn man dem Testsystem Serum von Pat. mit rheumatoider Arthritis zusetzt. ROSE et al. sahen 1948 das gleiche Phänomen und nahmen eine eingehende Bearbeitung vor.

G Unter Annahme eines „rheumatoid arthritis serum factor" (den späteren ↗ *Rheumafaktoren*) wurde die Verstärkung der Agglutinationskraft sensibilisierter Schaferythrozyten durch Rheumatiker-Serum ausgenutzt, um diesen Faktor nachzuweisen. Um die in vielen Normalseren vorhandenen ↗ *heterophilen Ak* gegen Schafblut nicht mit in die Bewertung einzubeziehen, müssen diese getrennt bestimmt werden.

P Die Schaferythrozyten werden mit dem 4. Teil der minimalen Agglutinationsdosis eines vom Kaninchen gewonnenen Ambozeptors sensibilisiert. Vom Pat.-Serum werden zwei Verdünnungsreihen (1 : 4, 1 : 8, ..., 1 : 1024) angesetzt, wovon eine Reihe mit einer 1%igen, nichtsensibilisierten Schafblutkörperchensuspension beschickt wird, die zweite mit sensibilisierten Erythrozyten. Nach 2 stündiger Bebrütung und Kühlschrankaufenthalt über Nacht wird der Endtiter der Hämagglutination bestimmt. Der Quotient der reziproken Titer beider Reihen gilt als *Differential-Agglutinations-Titer*.

$$\frac{\text{Reziproker Titer der sensibilisierten Reihe}}{\text{Reziproker Titer der nichtsensibilisierten Reihe}} = \textit{Differential-Agglutinations-Titer}$$

Titer ab 1 : 16 gelten als positiv. Der WAALER-ROSE-Test ist heute durch andere Methoden ersetzt (↗ Rheumafaktoren, Nachweis). (10)

L KÖHLER, W.: Die Serologie des Rheumatismus und der Streptokokkeninfektionen. 3. Aufl. Verlag J. A. Barth, Leipzig 1963
ROSE, H. M., et al.: Proc. Soc. exper. Biol. Med. 68 (1948), 1

Wachstum, immunologische Kontrolle

D Steuerung der Mitoserate der Gewebe in einem Regelkreis mit Hilfe des Immunsystems (unspezifische Mitoseinhibition ↗ Chalon).

G Die Rate an symmetrischen Mitosen von Zellen im Gewebsverband unterliegt einer Kontrolle, welche die Größe und Form des Gewebes und mithin des entsprechenden Organs bestimmt. Der *hypothetische Vorgang* basiert auf einer von den Zellen des in seinem Wachstum kontrollierten Gewebes (GZ = Gewebezelle) produzierten Substanz, die teils an der Oberfläche der GZ adsorbiert bleibt, teils an das umgebende Medium abgegeben wird. Diese Substanz (*tissue coding factor, TCF*) stellt ein endogenes, physiologisches Antigen dar, gegen welches immunkompetente Zellen das *Mitosekontrollprotein* (*MCP*) als Antikörper bilden. TCF verhindert den Eintritt der es produzierenden GZ in die symmetrische Mitose. Auf humoralem Wege gelangt sein sezernierter Anteil an die zentralen Organe des Immunsystems (Lymphknoten). Hier bewirkt es 1. eine Förderung der Zellteilung und 2. eine Hemmung der Transformation in immunpotente Zellen.
Eine große TCF-Menge ist Ausdruck einer Vielzahl gleicher, TCF-produzierender Zellen. TCF veranlaßt die Bildung einer ebenfalls großen Zahl Lymphozyten eines bestimmten Klons. Diese Lymphozyten werden bei Absinken des TCF-Spiegels, etwa bei GZ-Verlust, zu immunkompetenten Zellen transformiert, die MCP bilden, das wiederum mit dem TCF am GZ im Sinne einer AAR reagiert. Dadurch verliert der TCF seine mitosehemmende Wirksamkeit, und die Zellteilung des GZ wird freigegeben (siehe Abbildung).

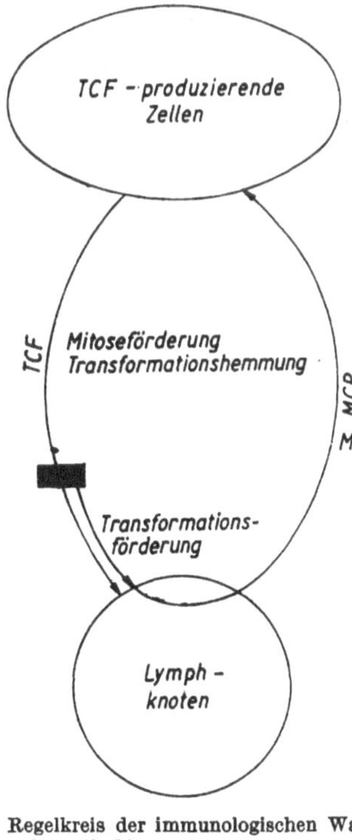

Regelkreis der immunologischen Wachstumskontrolle (schematisch)

P Diese Hypothese kann z. T. den wachstumshemmenden Effekt erklären, den Immunsuppressiva durch die Störung der für die Produktion des MCP kompetenten Immunzellen ausüben. (23)

BURCH, P. R. J., und R. G. BURWELL: Quart. Rev. Biol. 40 (1965), 252
BURWELL, R. G.: Lancet 1963/II 69

Wachstumshormon-Antikörper ↗ STH-Antikörper

Wärme-Antikörper ↗ Antikörper

WaR

Abk. für WASSERMANN-Reaktion, d. h. ↗ Lipid-KBR zur Serodiagnostik einer Syphilis (↗ Syphilisserologie).

wasting disease

S Auszehrungskrankheit
Schwundsyndrom

D Tödlich verlaufende Krankheit bei Versuchstieren infolge fehlender zellvermittelter Immunität nach neonataler ↗ Thymektomie.

G Hauptsymptom nach Thymektomie ist die *Lymphozytopenie*. Symptomatik ähnlich wie bei ↗ graft-versus-host-reaction.
Nach wenigen Wochen tritt *Wachstumsstillstand* ein. Die vorhandene Splenomegalie ist von geringerem Ausmaß als bei der runt disease (↗ Gvh), ferner Gewichtsverlust, Haarausfall, Struppigwerden des Fells, Diarrhöe, Lidödem, Exitus.
Bakteriämie möglich aus der eigenen Darmflora, andere Autoren finden bei neonatal thymektomierten Mäusen häufig eine *Virushepatitis* unterschiedlichen Schweregrades und nehmen an, daß die Tiere gegen Viren anfälliger sind als gegen Bakt. Applikation syngener Milzzellen kann den letalen Ausgang verhindern. Lymphosarkombildung wie bei runt disease möglich. Haut und Schleimhaut papierdünn, Darmzotten atrophisch.
Ausbildung des Krankheitsbildes bei Mäusen auch nach Injektion hyperimmunen ↗ ATS beschrieben.

P Die Latenzzeit ist nach Tierstämmen unterschiedlich. Injektionen höherer Kortisondosen bei nicht thymektomierten neugeborenen Mäusen bedingen ebenfalls das Bild einer w. d. Sowohl bei neonatal thymektomierten wie bei mit Kortison behandelten Neugeborenen kann das Krankheitsbild der w. d. durch Antibiotika und sterile Aufzucht kontrolliert werden. (2)

Wb (Webb) ↗ Antigen, privates

WEGENER-Granulomatose

S Pneumogene Granulomatose.
Abk. PG

D Maligne, letal verlaufende Variante der ↗ Panarteriitis nodosa idiopathica mit nekrotisierend-ulzerösen Prozessen vorwiegend in den regiones rhino-laryngeo-pulmonales und Nephrosklerose.

G Ätiologie: unbekannt. (Rickettsiose?)
Pathogenese: *allergisch-hyperergische Angiitis* (Hypersensitivitätsangiitis), die im Gegensatz zur Panarteriitis nodosa auf die Venen und Kapillaren übergreift. Pathologisch-anatomisch stark wechselnde nekrotisierende Angiitiden mit fibrinoider Nekrose und ausgeprägter granulomatöser Reaktion. Immunhistologisch sind *Immunglobulin-Komplexe mit Komplement* in den Läsionen vorhanden. Das Antigen ist unbekannt.

P Beginn mit chronischer Rhinitis, Epistaxis, Laryngitis, dann Sinusitis, Otitis, Bronchitis, Bronchopneumonien, granulomatöse Entzündung und putride Gewebszerstörung. *Schubweiser Verlauf* und Allgemeinsymptome wie bei ↗ Panarteriitis nodosa. Fast regelmäßig Beteiligung der Gefäße von Milz, Lungen und Nieren. Herdnephritis oder nekrotisierende Glomerulonephritis.
Therapie: hochdosierte Kortikosteroide, Immunsuppressiva, Breitbandantibiotika. (49)

L KLINGER, H.: Frankf. Z. Path. 42 (1931), 455
SCHUH, D., et al.: Angiologica (Basel) 6 (1969), 339
WEGENER, F.: Verh. dtsch. path. Ges., 29. Tag. (1936), 202
WEGENER, F.: Die pneumogene allgemeine Granulomatose (PG) – sog. WEGENERsche Granulomatose. In: E. KAUFMANN und M. STAEMMLER: Lehrb. d. spez. path. Anat. Ergänzungsbd. I, 1, S. 225, Berlin 1967

WEIGL ↗ Fleckfieber-Impfstoff

WEIL-FELIX-Reaktion

D Hetero-Agglutination infolge einer Antigen-Antikörper-Reaktion zwischen dem Proteusstamm vom Typ OX 19 und dem Serum von Fleckfieberpatienten.

H WEIL und FELIX 1916

G Im Prinzip handelt es sich um eine ↗ WIDAL-Reaktion. Es werden jedoch nicht die Krankheitserreger (Rickettsien) als Ag verwendet. Auf Grund einer Ag-Gemeinschaft (↗ heterogenetisches Ag) mit dem Proteusstamm OX 19 kann dieser (methodisch einfacher) benutzt werden.

P Wichtigste Methode zur Serodiagnostik des Fleckfiebers. (19)

L KÖHLER, W., und H. MOCHMANN: Lehrbuch der Mikrobiologie. Verlag G. Fischer, Jena 1971

weiße Transplantatabstoßung

S white-graft-reaction

D Abstoßungsmodus eines allogenen Hauttransplantates, das als *Zweittransplantat* kurzfristig nach einem Ersttransplantat gesetzt wurde.
Es liegt eine beschleunigte Abstoßung vor. *Das Transplantat* wird im Gegensatz zu einem Primärtransplantat oder einem erst nach längerem Intervall zum Ersttransplantat gesetzten und mit dem Modus einer second-set-reaction abgestoßenen Zweittransplantat *nicht oder ungenügend vaskularisiert.* In den Kapillaren finden sich Fibrinablagerungen. Das Transplantat zeigt eine primäre Ischämie, ↗ Rejektion. (2)

Wertigkeit ↗ Valenz

W-Form ↗ Formenwechsel

WGA

Abk. für **w**heat **g**erm **a**gglutinin.
D ↗ Lektin aus *Triticum vulgaris.* Zur Reaktion mit maligen transformierten Zellen ↗ Concanavalin A. (21)

WIDAL-Reaktion

D Quantitative ↗ Bakterienagglutination durch Antigen-Antikörper-Reaktion zwischen bekannten Bakt.antigenen und unbekannten Antikörpern im Patientenserum.

H WIDAL 1896

G *Prinzip:* Patientenserum (Verdünnungsreihe) wird mit definierter Suspension bekannter Bakt. versetzt. Diejenige Serumverdünnungsstufe, die gerade noch eine deutliche Agglutination erkennen läßt, wird als Endtiter bezeichnet.
P *Bewertung:* Es kann mit vielen Bakt.gruppen getestet werden. Zum Beispiel Enterobacteriaceen, Brucella, Listeria usw. Nur mehrmalige Untersuchungen (Titerverlauf) lassen diagnostische Aussage zu. ↗ Normaltiter müssen berücksichtigt werden.
O-Agglutinine sind vorwiegend im Verlauf der Infektion nachweisbar, *H-Agglutinine* treten häufig erst nach Abklingen der akuten Krankheitsphase in Erscheinung und bleiben, auch nach Impfung, über längere Zeit nachweisbar. (8 + 19)

L HALLMANN, L., und F. BURKHARDT: Klin. Mikrobiol. 4. Aufl. Thieme Verlag, Stuttgart 1974
2. AB DDR

WINTERBAUER-Syndrom ↗ CRST-Syndrom

WISKOTT-ALDRICH-Syndrom

S Chron. angeborene Thrombozytopenie + AMS + Ekzem.

D Seltenes, rezessiv-geschlechtsgebundenes (X-chromosomales) Erbleiden mit thrombozytopenischer Purpura, Leukozytopenie, Infektneigung und ekzematösen Hautveränderungen. ↗ Immundefekt.

H 1937 von WISKOTT und 1954 von ALDRICH beschrieben.

G Bildung humoraler Ak ist selektiv ausgeblendet (nur ↗ IgM betroffen). IgA ist meist, IgG bisweilen vermehrt. *Defekt der Immunantwort* scheint weniger die „ausführenden" als die „erkennenden" Anteile des Immunsystems zu betreffen. Durch eine gestörte ↗ Makrophagentätigkeit ist möglicherweise die Aufbereitung des Ag gestört. In gleicher Weise wie beim LOUIS-BAR-Syndrom werden vermehrtes Vorkommen maligner Lymphombildungen oder anderer Krankheitsbilder im Sinne der ↗ Immunproliferationskrankheit beobachtet.
P An W. A. S. erkrankte Knaben leiden seit frühester Kindheit an schwersten bakt. *Infektionen* als Ausdruck des Immundefektes und der *Leukozytopenie, Ekzemschüben* und *hämorrhagischer Diathese.* Tod in den ersten Lebensjahren. Günstigere Verläufe unter regelmäßiger IgM-Substitution wurde bekannt. (11 + 17)

L BLAESE, R. M., et al.: Lancet I, 1056 (1968)
KURAMOTO, A., et al.: New Engl. J. Med. 282 (1970), 475

WITEBSKI-Postulate

D Kriterien einer ↗ Autoimmunerkrankung:
1. Im Blut des Patienten müssen Ak oder sensibilisierte Lymphozyten nachweisbar sein, die bei Körpertemperatur aktiv sind.
2. Das Ag, gegen das sie gerichtet sind, muß charakterisiert oder sogar isoliert werden können.
3. Die Immunreaktion muß im Tierversuch gegen dasselbe Ag produzierbar sein.
4. An einem korrespondierenden Gewebe eines sensibilisierten Tieres müssen ähnliche oder identische Veränderungen auftreten, wie sie für die Krankheit des Menschen charakterisiert sind. (5 + 23)

L WITEBSKI, S. J.: J. Am. Med. Ass. 104 (1957), 1439

Wr^a (Wright) ↗ Antigen, privates

Wright-Blutgruppe

Symbol: Wr
D Blutgruppen-Ag an menschlichen Erythrozyten.

H Über das Ag Wr^a wurde zuerst von HOLMAN 1953 berichtet.

G Das Ag Wr^a hat eine Verbreitung von 0,1 bis 0,3%. Wr^a wird zu den ↗ privaten oder familiären Ag gerechnet.

P Anti-Wr^a werden häufiger gefunden, insbes. in Blutproben von Schwangeren. Anti-Wr^a verursachen sehr selten hämolytische Transfusionsreaktionen, Schwangerschaftsunverträglichkeiten oder Morbus haemolyticus neonatorum. (16)

L HOLMAN, C. A.: Lancet II, 119 (1953)

Wu (Wulfsberg) ↗ Antigen, privates

Würmer ↗ Helminthen

X-Antigene ↗ H-Y-Antigene

X-chromosomal-rezessive alymphozytäre Form nach GITLIN ↗ Agammaglobulinämie, kongenital mit Lymphozytopenie

X-chromosomal rezessive Form (BRUTON) ↗ Agammaglobulinämie, kongenital ohne Lymphozytopenie

xenogen(isch)

S heterolog
D Von einer anderen Spezies stammend als jener, der ein Rezipient angehört (↗ Transplantation). (2)

Xenotransplantat

S xenogenes Transplantat
Heterotransplantat
heterograft (engl.)
D Von einem xenogenen Spender stammendes Transplantat (↗ Transplantation). (2)

Xg-Blutgruppe

Symbol: Xg; Allele: *Xg*^{a} (*Xg*)
D Blutgruppen-Ag an menschlichen Erythrozyten.
H 1962 durch MANN et al. beschrieben.
G Xg ist auf dem X-Chromosom lokalisiert, alle anderen bisher bekannten Blutgruppen-Ag werden durch Gene der Autosomen gesteuert. Untersuchungen an Pat. mit KLINEFELTER-Syndrom (Karyotyp XXY) und an Pat. mit TURNER-Syndrom (Karyotyp XO) machen es wahrscheinlich, daß sich der Xg-Locus auf dem kurzen Arm des X-Chromosoms befindet.

Vererbung der Xg^a-Merkmale

Phänotypen			
Vater	Mutter	Töchter	Söhne
Xg(a+)	Xg(a+)	Xg(a+)	Xg(a+) Xg(a−)
Xg(a+)	Xg(a−)	Xg(a+)	Xg(a−)
Xg(a−)	Xg(a+)	Xg(a+) Xg(a−)	Xg(a+) Xg(a−)
Xg(a−)	Xg(a−)	Xg(a−)	Xg(a−)

Gen *Xg*^{a} ist dominant wirksam gegenüber dem hypothetischen *Xg*. In der Tabelle ist die Vererbung des Xg^a dargestellt, zur Häufigkeit siehe die folgende Tabelle.

Häufigkeit der Phänotypen Xg(a+) und Xg(a−)
(nach RACE und SANGER, 1962)

Reaktion mit Anti-Xg^a	Phänotyp	Genotyp	Häufigkeit in %
Männer			
+	Xg(a+) Y	Xg^a Y	61,7
−	Xg(a−) Y	Xg Y	
Frauen			
+	Xg(a+)	Xg^{a}Xg^a	88,8
+	Xg(a+)	Xg^{a}Xg	
−	Xg(a−)	XgXg	

Xg^a-Frequenz ist bei Europäern und Indern ungefähr gleich, bei Negern und Chinesen niedriger.

P *Xg*^{a}*-Ag* sind bei Geburt voll entwickelt. Die Merkmale zeigen Dosiseffekt. Die hemizygoten Typen Xg^{a}Y und die homozygoten Xg^a Xg^a-Typen reagieren stärker als die heterozygoten Xg^{a}Xg-Typen. Anti-Xg^a sind seltene Ak, sie wurden nach mehrfachen Transfusionen nachgewiesen. Auch Auto-Xg^a-Ak sind bekannt. Anti-Xg^a reagiert am besten im indirekten COOMBS-Test. (16)

L MANN, J. D., et al.: Lancet I, 8 (1962)

Xh-Faktor ↗ pregnancy associated α_2-Glycoprotein

X-Komponente ↗ saures α_1-Glykoprotein

Xm-Faktor ↗ pregnancy associated α_2-Glycoprotein

X-substance ↗ CEA-like substances

XYZ Transformation ↗ Selektionstheorie

Yaba-Affen-Poxvirus ↗ Pockenviren

Y-Antigene ↗ H-Y-Antigene

Yt ↗ Cartwright

Zein ↗ Gliadin

Zellapherese

S Leukapherese
Thrombapherese

D Blutentnahme und Rücktransfusion des Spenderblutes nach Entfernung der Leukozyten oder Thrombozyten.

P **Methoden der Zellapherese:**
1. kontinuierliche oder intermittierende Durchflußzentrifugation über einen Zellseparator;
2. Filtration des Blutes durch Filter aus Nylonwatte und nachfolgender Elution der Zellen (Filtrationsleukapherese), nur zur Granulozytengewinnung geeignet;
3. Kombination der Zentrifugation und Filtration.
Die Z. wird eingesetzt, um Granulozyten oder Thrombozyten von **einem**, mit dem Pat. möglichst HLA-kompatiblen Blutspender in th. wirksamen Mengen zu bekommen ($1-5\times10^{10}$ Granulozyten; ca. 6×10^{11} Thrombozyten). Die Zellseparatoren können auch zum Plasmaaustausch bei entsprechenden Pat. genutzt werden. (32)

H GOLDMAN, J. M., und R. M. LOWENTHAL: Leucocytes: Separation, Collection and Transfusion. Academic Press, London – New York – San Francisco 1975
SCHMIDT-VALCKENBERG, M., H. BORGBERG: Dtsch. Wschr. **101** (1976), 1458

Zelle, mononukleäre phagozytierende ↗ Makrophag

Zellfamilie ↗ Klon

Zellrezeptor ↗ Rezeptor

zelluläre Immunreaktion

S zellgebundene I.
zellvermittelte I.
zellabhängige I.
immunzelluläre I.
lymphozytengebundene I.
lymphozytenvermittelte I.
lymphozytenabhängige I.
u. ä.

D Lymphozytenbedingte Reaktion des Immunsystems.

G Das Ag (↗ Ag-Determinante) führt zu einer spezifischen Stimulierung der ↗ Lymphozyten, insbes. der T-Lymphozyten. Diese reagieren auf den Ag-Reiz mit morphologischen (Transformation) und funktionellen, biologisch wirksamen Veränderungen (↗ Lymphokin).
Die z. I. als Ausdruck einer zellulären ↗ Immunität ist gegenüber der humoralen Immunität die ↗ phylogenetisch und ↗ ontogenetisch ältere Entwicklungsstufe (↗ Stufenschema). Beide Reaktionsformen sind jedoch anatomisch und funktionell aufs engste miteinander verknüpft.

P Die z. I. hat große praktische Bedeutung.
1. **Diagnostische Bedeutung:** Mit bekanntem Ag läßt sich der Nachweis einer zellulären Immunität (bzw. Allergie) führen (in vitro-Methoden wie ↗ Lymphozytentransformationstest, ↗ Migrationshemmfaktornachweis u. a., in vivo-Methoden wie ↗ Intrakutantest, ↗ Tuberkulin usw.).
2. **Klinisch-allergologische Bedeutung:** Auf einer überschießenden z. I. beruht die ↗ Spätreaktion (↗ Allergie).
3. Die z. I. besitzt ursächliche Bedeutung für viele weitere **(pathologische) Immunphänomene:** ↗ Transplantationsimmunologie, ↗ Tumorimmunologie usw.
4. **Therapeutisch oder prophylaktisch** zeichnen sich erste Erfolge ab: ↗ T-Lymphozyten. (19)

L STEFFEN, C.: Allg. und experimentelle Immunolog. u. Immunpathologie. Verlag G. Thieme, Stuttgart 1968

zellvermittelt ↗ zelluläre

zellvermittelte Zytotoxizität ↗ killer cells

Zentroblast ↗ Germinoblast

Zentroblastom Zentrozytom

S großfollikuläres Lymphoblastom
Morbus BRILL-SYMMERS

D Follikuläres Lymphom, das sich von den Keimzentrumszellen ableitet und in seiner zentrozytisch-zentroblastischen Form zum Formenkreis mit niedriger Malignität (früher BRILL-SYMMERS) gehört. Das zentroblastische Sarkom ist von hoher Malignität (Sonderform ist das ↗ BURKITT-Lymphom).

G ↗ Lymphome, maligne.

P Morphologisch gekennzeichnet durch follikuläre bzw. diffus auftretende multiple Lymphknotenschwellungen und Splenomegalie. Leukämische Verlaufsform möglich (DD Lymphadenose). Gipfel der Altersverteilung liegt um das 5. Lebensjahrzehnt. Bei den niedrig malignen Formen besteht eine relativ lange Überlebenszeit. (11)

Zerebrospinalflüssigkeit ↗ Liquor cerebrospinalis

Zeta-Potential ↗ Agglutination

Zielzelle

S target cell

D Zellen normalen oder neoplastischen Gewebes, (kultivierbar) gegen die sich eine immunol. Aggression spezifisch sensibilisierter Angriffszellen (killer cells) richtet.

H Versuchsanordnung geht auf ROSENAU und MOON (1961/1963) zurück; mehrfach bestätigt.

G Immunol. Aggression äußert sich in der Abtötung der Z. in vitro, quantitativ erfaßbar, etwa 20 Angriffszellen auf eine Z. vermögen 90% der Z. abzutöten. Der Erfolg ist an den direkten Kontakt beider Zellarten gebunden. Als Z. werden häufig *kultivierte Mäusefibroblasten* verwendet.

P Als *Angriffszellen* können Milzzellen, Lymphknotenzellen, Ductus-thoracicus-Lymphozyten, peritoneale Makrophagen fungieren. Erfolg der killer cells (lytische Wirkung) kann durch Kortison, Actinomycin D, Chloramphenikol gehemmt werden, die zytotoxische Aktivität durch Imuran und spezifisch gegen sie gerichtetes Ig G oder Ig M. Nur etwa 1–2% der potentiell befähigten Lymphozyten sollen an einer Abtötung beteiligt sein. (2)

Zielzellen-Destruktion

S target cell destruction

D Versuchsanordnung zur Überprüfung immunol. Wirkprinzipien.

G Lymphoide Zellen eines zur Immunität befähigten Tieres, das gegen eine bestimmte Art Zielzellen immunisiert wurde, bewirken in vitro eine Aggregation der Zielzellen und töten den größten Teil von ihnen ab. Durch Proteinsynthesehemmer wird die lytische Wirkung (Abtötung der Zielzellen) stark reduziert. Daraus wurde der Schluß gezogen, daß die Z.-D. von der Proteinsynthese (Synthese eines Zellfaktors) abhängig ist.

P In vivo erscheinen destruierte Zellen etwa 6 Tage nach Setzen eines Hauttransplantates, nur etwa 1 bis 2% der potentiellen kleinen Lymphozyten beteiligen sich an der Destruktion der Zielzellen (↗ Transplantatverwerfungszellen). (2)

Zirkonium-Überempfindlichkeit

↗ Intrakutantest

Zirkulierendes Antikoagulans

↗ Immunkoagulopathie

Zn-α_2-Glykoprotein

D Menschliches Serumprotein (Spurenprotein), das sich durch ungewöhnlich hohen Gehalt an Tyrosin und Tryptophan auszeichnet.

H Isolierung und Charakterisierung des ↗ Glykoproteins 1961 durch BÜRGI und SCHMID.

G Die biologische Funktion ist unbekannt. Kohlenhydratanteil des Moleküls 18,2%. Durchschnittliche Serumkonzentration: 5 mg/100 ml.
MG 41000
Sedimentationskonstante S: 3,2. (4)

L BÜRGI, W., und K. SCHMID: J. biol. Chem. **234** (1961), 1066

Zöliakie

S GEE-HERTER-HEUBNER-Syndrom
einheimische Sprue (beim Erwachsenen)
gluteninduzierte Enteropathie

D Allgemeines intestinales Malabsorptionssyndrom infolge ausgedehnter Läsionen der Dünndarmmukosa, hervorgerufen durch die Einwirkung von ↗ Gluten.

H Erstbeschreibung durch den Engländer S. J. GEE 1888. Der Amerikaner Ch. A. HERTER publizierte 1908 die Ergebnisse seiner Stuhlflorauntersuchungen bei Z. Im deutschen Sprachgebiet durch O. HEUBNER (1909) bekannt geworden. W. K. DICKE (1950) erkannte und bewies zusammen mit H. A. WEIJERS und J. H. VAN DE KAMER (1953), daß die Ursache der Z. eine Gluten- bzw. Gliadin-Intoleranz ist.

G **Formale Genese:** Zottenepithel der Einwirkung des Glutens unmittelbar ausgesetzt, deshalb am stärksten alteriert. Kryptenepithel intakt, zeigt gesteigerte proliferative Aktivität, um Epithelverluste zu ersetzen (hyperregenerativer Reaktionstyp). Bei anhaltender Gluteneinwirkung gesteigerte Epithelregeneration unzureichend, Schleimhaut flacht ab; funktionell Verminderung der sekretorischen und absorptiven Leistung des Epithels mit allgemeinem Malabsorptionssyndrom.
Von zwei Theorien zur Erklärung der **kausalen Genese** der Z. postuliert die eine das Fehlen eines für den Endabbau des ↗ Gliadins erforderlichen Enzyms, so daß toxisch wirkende Oligopeptide wirksam werden können. *Enzymdefekt* bisher nicht bewiesen. Die andere faßt die immunologischen Untersuchungsergebnisse zusammen und interpretiert sie als Ausdruck einer *Gliadinallergie.* Nachgewiesen wurden im Serum zirkulierende komplementbindende Ak und Präzipitine gegen ↗ Gliadin bei Z., aber auch bei Gesunden (bis zu 80% der Erwachsenen). Im Unterschied zu Gesunden zeigen Z.-Patienten nach oraler Gliadinbelastung eine signifikante Verminderung des Ak-Titers infolge Absättigung durch das Ag. – IgA und IgM bei Z. im Serum und Intestinalsaft häufig erhöht, IgG seltener. Mehrzahl der Plasmazellen der Mukosa enthält IgA (Immunfluoreszenz). Glutenexposition führt bei Z. zu einem raschen Ansteigen der IgA- und IgM-Synthese in der Darmschleimhaut. Die Ablagerung von IgA und Komplement an der Basalmembran der Zottenepithelien einige Stunden nach Glutenexposition macht eine allergische Reaktion vom Typ 3 wahrscheinlich. Unter glutenfreier Diät Normalisierung des IgA-Spiegels. Serum-IgE bei der Mehrzahl der Z.-Patienten im akuten Stadium im Normbereich nachweisbar, so daß für die Pathogenese allergische Reaktionen vom Soforttyp zumindest primär keine Rolle spielen.

Zottenepithelzellen von Z.-Patienten binden im Unterschied zu Gesunden Gliadin. Diese Gliadinbindung weist auf eine (angeborene?) Abnormität der intestinalen Epithelzellen hin, deren Bedeutung für die Pathogenese noch nicht geklärt ist. Ferner tendieren Z.-Patienten zum Histokompatibilitäts-Phänotyp HLA 8. Ein bestimmtes Histokompatibilitäts-Gen könnte mit einem anderen, verantwortlich für besondere immunologische Reaktivität, assoziiert sein. Schließlich erbrachte PHA-Stimulation in einigen Fällen eine gestörte, bei der Mehrzahl jedoch eine normale bis gesteigerte Lymphozyten-Transformation.

Weder die bisher nachgewiesenen immunologischen noch die metabolischen Abweichungen können die kausale Genese der Z. erklären; beide beeinflussen in einer noch unbekannten Wechselwirkung das Krankheitsgeschehen.

Seit Einführung der **Dünndarmbiopsie** sind die typischen, aber nicht spezifischen pathologisch-anatomischen Veränderungen bei Z. gut bekannt. Mit zunehmender Schädigung der Schleimhaut reichen die lupenoptischen Befunde von leichter Verkürzung und Verplumpung der Zotten (partielle Zottenatrophie) bis zur völlig abgeflachten Schleimhaut (mosaic pattern, flat mucosa, subtotale Zottenatrophie); histologisch stärkste *Veränderungen am Zottenepithel*; Kryptenepithel kaum alteriert. Lamina propria von Plasmazellen, Eosinophilen und Lymphozyten infiltriert. Elektronenoptisch Verminderung von Länge und Zahl der Mikrovilli.

P Allmähliche Entwicklung des Krankheitsbildes zwischen dem 6. und 18. Lebensmonat. Das *klinische Bild* zeigt graduelle Abstufungen bis zu asymptomatischen Formen.

Kardinalsymptome: Massige, übelriechende Stühle, Wachstumsstillstand, Dystrophie, großes Abdomen, muskuläre Hypotonie.

Der Definition entsprechend ist die *Diagnose* zu sichern durch Nachweis

1. der Malabsorption (Fettretentionskoeffizient, Stuhlfettbestimmung unter gliadinhaltiger und -freier Kost; D-Xylose-Exkretionstest),
2. der typischen, aber nicht spezifischen Mukosaläsion mittels Schleimhautbiopsie,
3. des Gluteneffekts (Remission nach Glutenentzug, Rezidiv unter Gluten).

Die *Therapie* besteht in glutenfreier Diät. In Anbetracht der Möglichkeit maligner Entartung (enterale Retikulo-, Lymphosarkome) sollte sie lebenslang beibehalten werden. Erneute Glutenexposition führt zum Wiederauftreten der Zottenatrophie, wobei das klinisch nachweisbare Rezidiv sich nicht selten erst nach Jahren manifestiert. (41)

L BROSTOFF, J. (Ed.): Clinical immunology – allergy – in paediatric medicine. Oxford 1973
SHMERLING, D. H.: Pädiatr. Fortbildgk. Praxis Vol. 30, pp. 86–94 (Basel 1971)
TOWNLEY, R. R. W., et al.: Ergebn. inn. Med. Kinderheilk. 26 (1967), 1
WEIJERS, H. A., et al.: Acta paediat. Scand. 59 (1970), 461

Zone b ↗ saures α_1-Glykoprotein

Zone C ↗ α_1-Antitrypsin

ZUMBUSCH-Typ

D Verlaufsvariante einer ↗ Psoriasis pustulosa

Zw^a ↗ Thrombozytenagglutination

Zw^b ↗ Thrombozytenagglutination

zweidimensionale Immunelektrophorese (↗ Immunelektrophorese)

S Bidimensionale Immunelektrophorese
crossed immunoelectrophoresis (engl.)
LAURELL antigen – antibody crossed electrophoresis ad modum CLARKE and FREEMAN (engl.)

D Kombination von einfacher zonenelektrophoretischer Proteintrennung im Gel (1. Dimension) und nachfolgender ↗ Elektrophorese im antikörperhaltigen Gel.

H Methode geht auf RESSLER (1960) zurück und wurde von LAURELL (1965) sowie CLARKE und FREEMAN (1968) weiterentwickelt.

G In der 1. Dimension erfolgt eine elektrophoretische Auftrennung eines Proteingemisches im Trenngel (Agarose). Nach erfolgter Auftrennung der Probe wird das Trenngel soweit abgetragen, daß lediglich ein 1-cm-Streifen stehenbleibt. Der Rest der Glasplatte wird mit einem antiserumhaltigen zweiten Trenngel beschichtet. Ein Gelstreifen aus der ersten Trennung kann auch auf eine zweite Platte übertragen und diese dann mit dem 2. Trenngel beschichtet werden (Schema s. Abb. S. 501). In der 2. Dimension wandern die aufgetrennten Fraktionen durch Anlegen einer Spannung elektrophoretisch in das Referenzgel und bilden spezifische Präzipitate.

P Die Methode eignet sich gut zur qualitativen und quantitativen Bewertung mehrerer Serumproteine in einem Arbeitsgang. Durch Abwandlung des Verfahrens, z. B. ↗ Tandem-Immunelektrophorese, ↗ Intermediärgel-Immunelektrophorese, lassen sich unter Verwendung reiner Ag bzw. Antiseren unbekannte Antiseren bzw. unbekannte Serumproteinfraktionen identifizieren. (53)

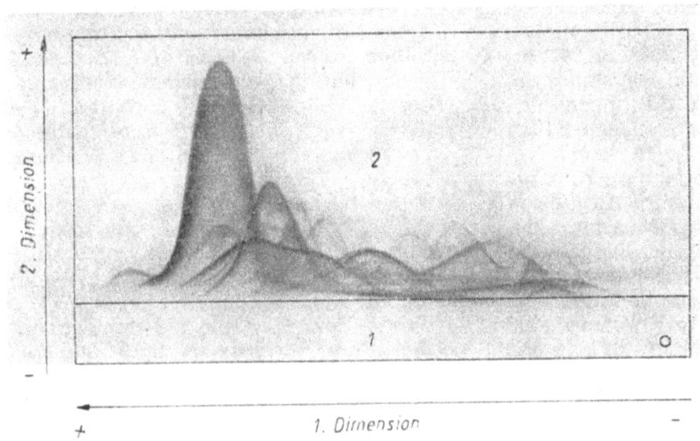

1 = Trenngel (aufgetrenntes Ag-Gemisch)
2 = Referenzgel (enthält oligo- oder polyspezifisches Antiserum)

L CLARKE, M. H. G., and T. FREEMAN: Clin. Sci. **35** (1968), 403
LAURELL, C. B.: Anal. Biochem. **10** (1965), 358
RESSLER, N.: Clin. Chim. Acta **5** (1960), 795
SCHIRGEL, B.: Quantitative zweidimensionale Immunelektrophorese. In: H. FRIEMEL (Ed.), Immunologische Arbeitsmethoden. VEB Gustav-Fischer-Verlag, Jena 1976
WEEKE, B.: Crossed Immunoelectrophoresis. In: N. H. AXELSEN, J. KRÖLL, B. WEEKE (eds): A Manual of Quantitative Immunelectrophoresis – Methods and Applications. Universitatsforlaget, Oslo 197

2-Merkaptoäthanol

S Merkaptoäthanol

D Disulfidbrücken in Proteinen angreifendes reduzierendes Agens.

G Durch Spaltung sensitiver Disulfidbrücken verlieren Merkaptoäthanol-empfindliche Ak nach Behandlung mit M. (in definierten Konzentrationsbereichen) ihre agglutinierenden Eigenschaften (z. B. ↗ IgM). Merkaptoäthanol-resistente Ak bleiben durch das Agens in dieser Ak-Eigenschaft unbeeinflußt. In höheren Konzentrationen wird M. zur Spaltung von ↗ Ig in ↗ H- und ↗ L-Ketten eingesetzt. (1)

L DETUSCH, H. F., und J. I. MORTON: Science **125** (1957), 600
EDELMAN, G. M., und M. D. POULIK: J. exp. Med. **113** (1961), 861

Zweiphasentheorie ↗ Netzwerktheorie

Zweistufenhemmungstest

D Immunol. Kontrollreaktion der ↗ Immunfluoreszenz.

H Eingeführt von COONS et al. (1942). Untersuchungen zur Auswirkung verschiedener Ig-Isotypen durch MOHR (1972).

G *Prinzip:* Durch Vorbehandlung eines Ag-haltigen Präparates mit Immunserum wird die nachfolgende Bindung gleicher Ag-homologer, aber fluoreszenzmarkierter Ak vereitelt. Spezifität der Reaktion gilt als erwiesen, wenn die Fluoreszenz des Ag vollkommen ausbleibt oder zumindest deutlich vermindert ist (= positiver Verlauf des Testes). Zur Verminderung der Fluoreszenz um etwa die Hälfte muß mit der 5- bis 10fachen Menge unmarkierter Ak vorinkubiert werden.

P Ein häufig angewandter Test zur *Bestätigung der Spezifität von Immunfluoreszenzreaktionen.* (6)

2,4-Dinitrochlorbenzol (DNCB)

D Benzolderivat; definierte chemische Substanz, die natürlicherweise nicht vorkommt und zur Auslösung einer Kontaktdermatitis als Testmodell zur Prüfung der zellvermittelten Immunität geeignet ist.

H Erstmals 1927 von WEDROFF als DNCB-Dermatose beschrieben; 1934 von LANDSTEINER zur Sensibilisierung von Meerschweinchen benutzt. 1939 durch SULZBERGER Allergieerzeugung am Menschen.

G Einfache chemische Verbindung mit hoher Immunogenität. Als ↗ Hapten wirksam. Löst eine allergische Hautreaktion vom Spättyp in Form einer Kontaktdermatitis bei Tier und Mensch aus. Wird zum Nachweis bzw. zur Prüfung der ↗ zellvermittelten Immunität verwendet. Hat gegenüber anderen Substanzen zwei wesentliche Vorteile:

1. im allgemeinen keine natürliche Exposition, daher keine präexistente Überempfindlichkeit, sondern echte Primärantwort zu erwarten.
2. Hoch immunogen. Führt beim Meer-

schweinchen in 100%, beim Menschen in 90% zur Allergisierung.

P *Testvorgang:* 1—2 mg DNCB als 1- bis 2%ige Lösung in Azeton auf fest umschriebenes Hautareal epikutan aufbringen. Primärreaktion als Rötung in manchen Fällen ablesbar, falls nach 14 Tagen keine Reaktion, muß positive Immunantwort als Sekundärreaktion durch zweite Exposition mit 30—50 μg DNCB nachgewiesen werden. Wenn positiv, nach 2—4 Tagen Rötung und Induration. Sorgfältige Dosierung notwendig. Überstarke Reaktionen kommen vor. Vorsicht bei Allergikern und Ekzematikern! In höheren Dosen ist DNCB toxisch mit allen Eigenschaften des Benzols.
Die in vivo Immunisierung mit DNCB ist in vitro mittels spezifischen ↗ Lymphozytentransformationstesten unter Verwendung von DNCB-Ag (gekoppelt an autologe oder allogene Blutleukozyten als Carrier) ab 10. Tag nach Immunisierung beim Menschen erfaßbar. Gipfelwerte zwischen 14. und 21. Tag (Miller und Levis). DNCB wurde einerseits zu Toleranzstudien am Meerschweinchen, andererseits zur Immuntherapie beim Menschen verwendet.
Auslösung der DNCB-Kontaktdermatitis beim Menschen ist einer von mehreren Tests zur Prüfung der zellvermittelten Immunantwort im Rahmen des Immunstatus bei Patienten mit Immundefekten, Autoaggressionsvorgängen, malignen Tumoren usw. (22)

L Brun, F. E.: Schweiz. med. Wschr. **101** (1970), 1235
Miller, A. E., and W. R. Levis: J. Clin. Invest. **52** (1973), 1925

Zwergkrankheit ↗ graft versus host reaction

zyklisches Adenosin-Monophosphat ↗ cAMP

zymophore Gruppe ↗ Seitenkettentheorie

Zystizerkus ↗ Parasiten-Antigen

Zytase ↗ Komplement

Zytoadhärenztest

S In vitro-Opsonisationstest

D In vitro-Test zur Bestimmung der immunsuppressiven Kapazität von ↗ ALS auf der Basis ihrer Eigenschaft, zirkulierende Lymphozyten bzw. Thymozyten zu opsonieren. Die darauf erfolgende Anheftung an Makrophagen ist ein Maß dieser Aktivität.

G 1. *Herstellung von Makrophageneinzelschichtkulturen* (Monolayer): Gewinnung der Makrophagen aus der Bauchhöhle von Mäusen oder Ratten nach i.p. Injektion eines Reizmittels und Anlage von Kulturen.
2. *Präparation von Lymphozyten-* (Thymozyten-) Suspensionen und Opsonierung derselben durch Inkubation ($3 \times 10^7/1$ ml) in Medien, die verschiedene Verdünnungen des zu testenden ALS enthalten (1 h bei 37 °C). Nach dieser Zeit werden die Zellen gewaschen und in frisches Medium gebracht.
3. *Prüfung der Lymphozyten- (Thymozyten-) Adhärenz:* Die resuspendierten Zellen werden in einer Konzentration von 3×10^7 Zellen auf den Makrophagenmonolayer gebracht. Die Reaktionszeit beträgt 1 h. Nach dieser Zeit werden die nicht-haftenden Zellen mit Kochsalz abgespült und die Zahl der Makrophagen mit anhaftenden Lymphozyten (Thymozyten) pro 100 Makrophagen ausgezählt. Das Verhältnis dieser Anzahl zu einem Kontrollwert (Verwendung unbehandelter Thymozyten) wird als Opsonisations-Index angegeben.
Mittler der Reaktion zwischen Lymphozyten und Makrophagen sind zytophile Ak. Über die ↗ Fab-Anteile erfolgt die Bindung an die Lymphozyten, über den ↗ Fc-Anteil die Bindung an die Makrophagen. Damit ist die ↗ Opsonisation dieser Zellen durch das ALS eine Funktion dieser Ak. Der so bestimmte Titer zytophiler Ak korreliert quantitativ mit der Fähigkeit antilymphozytärer Seren, die Hautallotransplantatüberlebenszeit zu verlängern (Bach et al.). Eine peptische Verdauung der Ak (IgG) führt damit zum Verlust dieser Aktivität. (7)

L Bach, M. K., et al.: Transplantation **9** (1970), 49
Gill, P. G.: J. Immunol. **102** (1969), 1329

Zytokin ↗ Lymphokin

Zytotoxizitätstest

D Immunologischer in vitro-Test zum Nachweis von Zelloberflächen-Ag (auf der Zielzelle) bzw. zytotoxischen Ak oder Immunlymphozyten durch Zerstörung von Targetzellen (↗ Zielzellen).
(Zytotoxische Wirkung von PHA stimulierten Lymphozyten auf Fibroblasten ist dagegen unspezifisch.)

G Beim Z. erfolgt die Zerstörung von Targetzellen durch spezifisch mit Oberflächen-Ag reagierende Ak nach Zusatz von ↗ Komplement. Die Targetzellzerstörung wird durch Anfärben der abgetöteten Zielzellen (z. B. mit Trypanblau oder Eosin oder Fluoreszindiazetat) oder durch Messung der Freisetzung von inkorporierten, radioaktiv markierten Substanzen (z. B. Chrom-51-Freisetzungstest) nachgewiesen.
Eine Zerstörung von Targetzellen durch Immunlymphozyten ist ebenfalls durch Chrom-51-Freisetzung nachweisbar.
Für tumorimmunol. Fragestellungen wer-

den Tumorzellen in die einzelnen Reaktionslöcher von Mikrotestplatten für Gewebekulturen gegeben, sie wachsen auf dem Boden fest. Nach Zugabe von Immunlymphozyten oder Ak und Komplement erfolgt die Zerstörung der Tumorzellen, die sich dann ablösen. Die Reduktion angehefteter Tumorzellen ist ein Hinweis auf Anwesenheit von Tumor-Ag an ihrer Zelloberfläche sowie auf die Existenz von Ak oder Lymphozyten, die mit diesen Ag reagieren.

P Eine breite praktische Anwendung findet der Z. als Methode der serolog. Spender-Empfänger-Auswahl auf der Basis des ↗ HLA-Systems für Organtransplantationen (↗ Nieren-, ↗ Knochenmarktransplantationen). In diesem Zusammenhang wird nur noch der Mikrozytotoxtest (Einsatz von 1 μl Anti-HLA-Seren, 2000 bis 3000 Lymphozyten, 5 μl Komplement) durchgeführt. Diese Methode läßt sich als Fluochromtest bzw. durch Einsatz fermentierter Lymphozyten sensitiver gestalten bzw. für den umfangreichen Einsatz automatisieren. (13 + 32)

L BRAND, D. L., et al.: in: Histocompatibility Testing 1970, S. 357, Munksgaard, Kopenhagen
RAY, G., et al.: Manual of tissue typing techniques. N. I. A. I. D., N. I. H., Bethesda (1974), Publ. No. (NIH) 75–545
WILSON, M., et al.: Transplantation 16 (1973), 408

Z-Zelle ↗ antikörperbildende Zelle, (ABZ)

FSC
www.fsc.org
MIX
Papier | Fördert gute Waldnutzung
FSC® C083411

Kolibri 360 GmbH
Ferdinand-Jühlke-Straße 7
99095 Erfurt, Deutschland
produktsicherheit@kolibri360.de